临床内科常见疾病诊治

高顺翠等主编

吉林科学技术出版社

图书在版编目（ＣＩＰ）数据

临床内科常见疾病诊治 / 高顺翠等主编. -- 长春 ：
吉林科学技术出版社, 2020.10
ISBN 978-7-5578-7714-9

Ⅰ．①临… Ⅱ．①高… Ⅲ．①内科－常见病－诊疗
Ⅳ.①R5

中国版本图书馆 CIP 数据核字(2020)第 198838 号

临床内科常见疾病诊治

主　　编	高顺翠等	
出 版 人	宛　霞	
责任编辑	王聪慧　郝沛龙	
书籍装帧	刘初晓	
开　　本	185mm×260mm　1/16	
字　　数	842 千字	
页　　数	578	
印　　张	34	
印　　数	1-1500 册	
版　　次	2020 年 10 月第 1 版	
印　　次	2021 年 5 月第 2 次印刷	

出　　版	吉林科学技术出版社	
发　　行	吉林科学技术出版社	
地　　址	长春市南关区福祉大路 5788 号出版集团 A 座	
邮　　编	130000	
网　　址	www.jlstp.net	
电　　话	0431-81629511	
印　　刷	保定市铭泰达印刷有限公司	

书　　号	ISBN 978-7-5578-7714-9	
定　　价	128.00 元	

编 委 会

前　言

随着我国医学理论与技术的蓬勃发展,临床医学的不断更新与深入,疾病的诊断和治疗手段也在不断进步。内科学与许多基础学科和其他临床学科有密切关系,所阐述的内容在整个临床医学的理论和实践中具有普遍意义,是学习和掌握其他临床学科的重要基础。

为了便于广大医师及时学习内科疾病的新理论、新知识、新技术,不断提高专科水平,更好地为患者服务,我们编写了本书。本书在编写过程广泛收集了国内外有关内科疾病诊疗的先进经验及临床研究成果,又融入了编者长期临床实践的经验积累,以确保内容的科学性、先进性和适用性。

本书主要以内科常见病、多发病及作者深入了解的疾病为主。重点论述了呼吸内科、心内科、肾内科、消化内科等内科常见疾病,并对临床常见的康复技术做了简单介绍。整体结构严谨、层次分明,从临床实际出发,重点突出诊断与治疗的先进性和实用性,适合各级临床内科医生阅读参考。

本书编写设置:主编高顺翠编写了第一章第一节、第四节至第九节,共 42.23 千字;主编温淑珍编写了第二章第十一节至第十三节、第二章第二十四节,共 31.87 千字;主编张虹编写了第三章第一节至第五节、第九节至第十节,第八章第十一节,共 52.81 千字;主编李智敏编写了第七章,共 21.85 千字;主编安立才编写了第九章,共 21.83 千字;主编李贵超编写了第二章第一节至第十节、第二十八节至三十四节,共 102.36 千字;副主编时宪峰编写了第一章第十节至第十一节,共 21.75 千字;副主编李文军编写了第二章第十五节至第二十三节,共 83.15 千字;副主编王薇编写了第四章第十一节,共 11.28 千字;副主编任杰编写了第二章第二十六节至第二十七节,共 31.75 千字;副主编杨三龙编写了第四章第一节至第十节,共 83.05 千字;副主编张英编写了第八章第一节至第十节,共 52.75 千字;副主编赵国静编写了第十三章,共 52.68 千字;副主编赵海珍编写了第六章,共 11.09 千字;副主编柴梅月编写了第三章第十六节至第十七节,共 10.89 千字;副主编马磊编写了

第五章第一节,共 5.95 千字;副主编颜来芹编写了第二章第二十五节,共 5.92 千字;副主编毋芳玲编写了第十一章第一节,共 5.81 千字;副主编罗媛编写了第十一章第二节,共 5.75 千字;副主编何春其编写了第三章第六节至第八节、第十一节至第十五节、第十八节至第二十二节,共 82.81 千字;副主编董雅璐编写了第三章第二十三节至第二十四节,共 10.84 千字;副主编张江琴编写了第十二章,共 5.71 千字;编委潘微编写了第十章,共 10.75 千字;编委朱丽叶编写了第八章第十二节,共 2.31 千字;编委石心生编写了第一章第二节至第三节,共 3.75 千字;编委闫伟敏编写了第五章第二节,共 2.25 千字;编委李冬先编写了第二章第十四节,共 3.68 千字。

　　本书虽经反复讨论、修改和审阅,查阅了大量参考文献,但是由于编者水平所限,仍难保无疏漏或偏颇,如有不妥之处敬请广大读者批评指正。

《临床内科常见疾病诊治》编委会

目　录

第一章　呼吸内科疾病诊疗 ··· (1)

　　第一节　上呼吸道感染 ·· (1)

　　第二节　急性气管－支气管炎 ·· (4)

　　第三节　支气管扩张 ·· (5)

　　第四节　支气管哮喘 ·· (7)

　　第五节　呼吸衰竭 ··· (10)

　　第六节　睡眠呼吸暂停低通气综合征 ·· (21)

　　第七节　慢性阻塞性肺疾病 ·· (22)

　　第八节　特发性肺纤维化 ··· (24)

　　第九节　慢性肺源性心脏病 ·· (26)

　　第十节　恶性胸腔积液 ··· (29)

　　第十一节　不明原因胸腔积液的诊断进展 ·· (37)

第二章　心内科疾病诊疗 ·· (43)

　　第一节　急性心包炎 ·· (43)

　　第二节　心包积液 ··· (49)

　　第三节　缩窄性心包炎 ··· (54)

　　第四节　主动脉瓣疾病 ··· (56)

　　第五节　二尖瓣疾病 ·· (63)

　　第六节　三尖瓣疾病 ·· (73)

　　第七节　肺动脉口狭窄 ··· (75)

　　第八节　人造心脏瓣膜 ··· (77)

　　第九节　肺动脉高压 ·· (82)

　　第十节　猝　死 ··· (88)

　　第十一节　心绞痛 ··· (94)

　　第十二节　急性心肌梗死 ··· (99)

　　第十三节　缺血性心肌病 ·· (109)

　　第十四节　无症状心肌缺血 ·· (116)

　　第十五节　原发性心肌病 ·· (118)

　　第十六节　病毒性心肌炎 ·· (123)

第十七节　心律失常 ……………………………………………………（130）

第十八节　病态窦房结综合征 …………………………………………（142）

第十九节　多发性大动脉炎 ……………………………………………（146）

第二十节　静脉血栓形成 ………………………………………………（150）

第二十一节　雷诺综合征 ………………………………………………（154）

第二十二节　血栓闭塞性脉管炎 ………………………………………（157）

第二十三节　低血压病 …………………………………………………（162）

第二十四节　原发性高血压 ……………………………………………（172）

第二十五节　感染性心内膜炎 …………………………………………（178）

第二十六节　心力衰竭 …………………………………………………（181）

第二十七节　肺栓塞 ……………………………………………………（198）

第二十八节　介入治疗的适应证和禁忌证 ……………………………（204）

第二十九节　介入治疗并发症 …………………………………………（208）

第三十节　成功与并发症的预测因素 …………………………………（211）

第三十一节　药物洗脱支架 ……………………………………………（213）

第三十二节　冠状动脉造影 ……………………………………………（215）

第三十三节　经皮腔内冠状动脉内成形术 ……………………………（218）

第三十四节　冠状动脉支架术 …………………………………………（220）

第三章　肾内科疾病诊疗 ………………………………………………（223）

第一节　急性肾小球肾炎 ………………………………………………（223）

第二节　慢性肾小球肾炎 ………………………………………………（226）

第三节　系膜增生性肾小球肾炎 ………………………………………（228）

第四节　IgA 肾病 ………………………………………………………（232）

第五节　肾病综合征 ……………………………………………………（235）

第六节　快速进展性肾小球肾炎和新月体肾炎 ………………………（244）

第七节　抗肾小球基底膜肾炎 …………………………………………（247）

第八节　局灶节段性肾小球硬化症 ……………………………………（250）

第九节　急性间质性肾炎 ………………………………………………（253）

第十节　狼疮性肾炎 ……………………………………………………（257）

第十一节　过敏性紫癜性肾损害 ………………………………………（261）

第十二节　系统性硬化的肾损害 ………………………………………（264）

第十三节　抗中性粒细胞胞质抗体相关性血管炎的肾损害 …………（268）

第十四节　多发性骨髓瘤的肾损害 ……………………………………（273）

第十五节　肾淀粉样变性 ………………………………………………（277）

第十六节　糖尿病肾病 …………………………………………………（281）

第十七节　急性肾衰竭 ……………………………………………………（286）

第十八节　缺血性肾病 ……………………………………………………（290）

第十九节　遗传性肾炎 ……………………………………………………（297）

第二十节　梗阻性肾病 ……………………………………………………（302）

第二十一节　单纯性肾囊肿 ………………………………………………（307）

第二十二节　多囊肾病 ……………………………………………………（308）

第二十三节　肾　癌 ………………………………………………………（313）

第二十四节　肾母细胞瘤 …………………………………………………（317）

第四章　消化内科疾病诊疗 …………………………………………………（321）

第一节　胃肿瘤 ……………………………………………………………（321）

第二节　急性胃扩张 ………………………………………………………（330）

第三节　胃和十二指肠溃疡 ………………………………………………（332）

第四节　急性胃扭转 ………………………………………………………（343）

第五节　胃和十二指肠结核 ………………………………………………（344）

第六节　胃和十二指肠异物 ………………………………………………（347）

第七节　肠梗阻 ……………………………………………………………（349）

第八节　肠系膜血管缺血性疾病 …………………………………………（352）

第九节　小肠瘘 ……………………………………………………………（357）

第十节　小肠肿瘤 …………………………………………………………（364）

第十一节　原发性肝癌 ……………………………………………………（372）

第五章　神经内科疾病诊疗 …………………………………………………（381）

第一节　短暂性脑缺血发作 ………………………………………………（381）

第二节　蛛网膜下隙出血 …………………………………………………（386）

第六章　感染科疾病诊疗 ……………………………………………………（389）

第一节　急性病毒性肝炎 …………………………………………………（389）

第二节　慢性乙型病毒性肝炎 ……………………………………………（392）

第七章　精神科疾病诊疗 ……………………………………………………（399）

第一节　精神分裂症 ………………………………………………………（399）

第二节　抑郁症 ……………………………………………………………（403）

第三节　躁狂症 ……………………………………………………………（407）

第四节　神经衰弱 …………………………………………………………（410）

第八章　内分泌疾病诊疗 ……………………………………………………（413）

第一节　痛风流行病学 ……………………………………………………（413）

第二节　痛风的临床表现及诊断 …………………………………………（417）

第三节　痛风的鉴别诊断 …………………………………………………（420）

第四节　痛风的发病机制 ……………………………………………（422）

第五节　痛风的分型及分期 …………………………………………（425）

第六节　痛风的治疗 …………………………………………………（426）

第七节　痛风的基本治疗药物 ………………………………………（433）

第八节　慢性病管理概述 ……………………………………………（437）

第九节　痛风的饮食管理 ……………………………………………（442）

第十节　痛风的社区管理 ……………………………………………（446）

第十一节　糖尿病 ……………………………………………………（447）

第十二节　糖尿病酮症酸中毒与高渗性高血糖状态 ………………（452）

第九章　血液内科疾病诊疗 ……………………………………………（456）

第一节　慢性白血病 …………………………………………………（456）

第二节　霍奇金淋巴瘤 ………………………………………………（460）

第三节　非霍奇金淋巴瘤 ……………………………………………（464）

第十章　输　血 …………………………………………………………（472）

第一节　输血流程 ……………………………………………………（472）

第二节　输血不良反应 ………………………………………………（475）

第十一章　内科常用药物 ………………………………………………（482）

第一节　抗贫血药 ……………………………………………………（482）

第二节　抗肿瘤药物的应用 …………………………………………（486）

第十二章　外周静脉穿刺置入中心静脉导管术 ………………………（492）

第十三章　康复治疗技术 ………………………………………………（497）

第一节　推拿疗法 ……………………………………………………（497）

第二节　针灸疗法 ……………………………………………………（501）

第三节　拔罐疗法 ……………………………………………………（507）

第四节　作业治疗 ……………………………………………………（508）

第五节　语言治疗 ……………………………………………………（515）

第六节　运动疗法 ……………………………………………………（523）

参考文献 …………………………………………………………………（531）

第一章　呼吸内科疾病诊疗

第一节　上呼吸道感染

急性上呼吸道感染简称上感,为外鼻孔至环状软骨下缘包括鼻腔、咽或喉部急性炎症的概称。主要病原体是病毒,少数是细菌。发病不分年龄、性别、职业和地区,免疫功能低下者易感。通常病情较轻、病程短、可自愈,预后良好。但由于发病率高,不仅影响工作和生活,有时还可伴有严重并发症,并具有一定的传染性,应积极防治。

一、流行病学

上感是人类最常见的传染病之一,多发于冬春季节,多为散发,且可在气候突变时小规模流行。主要通过患者喷嚏和含有病毒的飞沫经空气传播,或经污染的手和用具接触传播。可引起上感的病原体大多为自然界中广泛存在的多种类型病毒,同时健康人群亦可携带,且人体对其感染后产生的免疫力较弱、短暂,病毒间也无交叉免疫,故可反复发病。平时体弱多病的人、老年人和婴幼儿及慢性疾病(如肿瘤、糖尿病)患者相对普通人更易患上呼吸道感染。医务工作者、教师、敬老院工作人员等则属于职业易感人群。不具备上述易感因素的"普通人"在劳累、饮酒、熬夜、淋雨等状态下亦相对平时易感。现代社会压力使大多数人处于亚健康状态,均属于对病毒及细菌的易感状态。

二、病因和发病机制

急性上感有 70% ~80% 由病毒引起,包括鼻病毒、冠状病毒、腺病毒、流感和副流感病毒以及呼吸道合胞病毒、埃可病毒和柯萨奇病毒等。另有 20% ~30% 的上感为细菌引起,可单纯发生或继发于病毒感染之后发生,以口腔定植菌溶血性链球菌为多见,其次为流感嗜血杆菌、肺炎链球菌和葡萄球菌等,偶见革兰阴性杆菌。但接触病原体后是否发病,还取决于传播途径和人群易感性。

淋雨、受凉、气候突变、过度劳累等可降低呼吸道局部防御功能,致使原存的病毒或细菌迅速繁殖,或者直接接触含有病原体的患者喷嚏、空气以及污染的手和用具诱发本病。老幼体弱,免疫功能低下或有慢性呼吸道疾病如鼻窦炎、扁桃体炎者更易发病。

三、病理

组织学上可无明显病理改变,亦可出现上皮细胞的破坏。可有炎症因子参与发病,使上呼吸道黏膜血管充血和分泌物增多,伴单核细胞浸润,浆液性及黏液性炎性渗出。继发细菌感染者可有中性粒细胞浸润及脓性分泌物。

四、临床表现

临床表现有以下类型。

1. 普通感冒

普通感冒为病毒感染引起,俗称"伤风",又称急性鼻炎或上呼吸道卡他。起病较急,主要表现为鼻部症状,如喷嚏、鼻塞、流清水样鼻涕,也可表现为咳嗽、咽干、咽痒或烧灼感甚至鼻后滴漏感。咽干、咳嗽和鼻后滴漏与病毒诱发的炎症介质导致的上呼吸道传入神经高敏状态有关。2～3d 后鼻涕变稠,可伴咽痛、头痛、流泪、味觉迟钝、呼吸不畅、声嘶等,有时由于咽鼓管炎致听力减退。严重者有发热、轻度畏寒和头痛等。体检可见鼻腔黏膜充血、水肿、有分泌物,咽部可为轻度充血。一般经 5～7d 痊愈,伴并发症者可致病程迁延。

2. 急性病毒性咽炎和喉炎

由鼻病毒、腺病毒、流感病毒、副流感病毒以及肠病毒、呼吸道合胞病毒等引起。临床表现为咽痒和灼热感,咽痛不明显。咳嗽少见。急性喉炎多为流感病毒、副流感病毒及腺病毒等引起,临床表现为明显声嘶、讲话困难、可有发热、咽痛或咳嗽,咳嗽时咽喉疼痛加重。体检可见喉部充血、水肿,局部淋巴结轻度肿大和触痛,有时可闻及喉部的喘息声。

3. 急性疱疹性咽峡炎

急性疱疹性咽峡炎多由柯萨奇病毒 A 引起,表现为明显咽痛、发热,病程约为一周。查体可见咽部充血,软腭、腭垂、咽及扁桃体表面有灰白色疱疹及浅表溃疡,周围伴红晕。多发于夏季,多见于儿童,偶见于成人。

4. 急性咽结膜炎

急性咽结膜炎主要由腺病毒、柯萨奇病毒等引起。表现为发热、咽痛、畏光、流泪、咽及结膜明显充血。病程 4～6d,多发于夏季,由游泳传播,儿童多见。

5. 急性咽扁桃体炎

病原体多为溶血性链球菌,其次为流感嗜血杆菌、肺炎链球菌、葡萄球菌等。起病急,咽痛明显、伴发热、畏寒,体温可达 39℃ 以上。查体可发现咽部明显充血,扁桃体肿大、充血,表面有黄色脓性分泌物。有时伴有颌下淋巴结肿大、压痛,而肺部查体无异常体征。

五、实验室检查

1. 血液检查

因多为病毒性感染,白细胞计数常正常或偏低,伴淋巴细胞比例升高。细菌感染者可有白细胞计数与中性粒细胞增多和核左移现象。

2. 病原学检查

因病毒类型繁多,且明确类型对治疗无明显帮助,一般无须明确病原学检查。需要时可用免疫荧光法、酶联免疫吸附法、血清学诊断或病毒分离鉴定等方法确定病毒的类型。细菌培养可判断细菌类型并做药物敏感试验以指导临床用药。

六、并发症

少数患者可并发急性鼻窦炎、中耳炎、气管－支气管炎。以咽炎为表现的上呼吸道感染,部分患者可继发溶血性链球菌引起的风湿热、肾小球肾炎等,少数患者可并发病毒性心肌炎,应予警惕。

七、诊断与鉴别诊断

根据鼻咽部的症状和体征,结合周围血象和阴性胸部 X 线检查可做出临床诊断。一般无须病因诊断,特殊情况下可进行细菌培养和病毒分离,或病毒血清学检查等确定病原体。但须与初期表现为感冒样症状的其他疾病鉴别。

1. 过敏性鼻炎

过敏性鼻炎起病急骤,常表现为鼻黏膜充血和分泌物增多,伴有突发的连续喷嚏、鼻痒、鼻塞、大量清涕,无发热,咳嗽较少。多由过敏因素如螨虫、灰尘、动物毛皮、低温等刺激引起。如脱离过敏原,数分钟至 $1\sim2h$ 内症状即消失。检查可见鼻黏膜苍白、水肿,鼻分泌物涂片可见嗜酸性粒细胞增多,皮肤针刺过敏试验可明确过敏原。

2. 流行性感冒

流行性感冒为流感病毒引起,可为散发,时有小规模流行,病毒发生变异时可大规模暴发。起病急,鼻咽部症状较轻,但全身症状较重,伴高热、全身酸痛和眼结膜炎症状。取患者鼻洗液中黏膜上皮细胞涂片,免疫荧光标记的流感病毒免疫血清染色,置荧光显微镜下检查,有助于诊断。近来已有快速血清 PCR 方法检查病毒,可供鉴别。

3. 急性气管、支气管炎

急性气管、支气管炎表现为咳嗽咳痰,鼻部症状较轻,血白细胞可升高,胸部 X 线片常可见肺纹理增强。

4. 急性传染病前驱症状

很多病毒感染性疾病前期表现类似,如麻疹、脊髓灰质炎、脑炎、肝炎、心肌炎等病。患病初期可有鼻塞,头痛等类似症状,应予重视。如果在上呼吸道症状一周内,呼吸道症状减轻但出现新的症状,需进行必要的实验室检查,以免误诊。

八、治疗

由于目前尚无特效抗病毒药物,以对症处理为主,同时戒烟、注意休息、多饮水、保持室内空气流通和防治继发细菌感染。

1. 对症治疗

对有急性咳嗽、鼻后滴漏和咽干的患者应给予伪麻黄碱治疗以减轻鼻部充血,亦可局部滴鼻应用。必要时适当加用解热镇痛类药物。

2. 抗菌药物治疗

目前已明确普通感冒无须使用抗菌药物。除非有白细胞升高、咽部脓苔、咯黄痰和流鼻涕等细菌感染证据,可根据当地流行病学史和经验用药,可选口服青霉素、第一代头孢菌素、大环内酯类或喹诺酮类。极少需要根据病原菌选用敏感的抗菌药物。

3. 抗病毒药物治疗

由于目前有滥用造成流感病毒耐药现象,所以如无发热,免疫功能正常,发病超过 2d 一般无须应用。

对于免疫缺陷患者,可早期常规使用。利巴韦林和奥司他韦(oseltamivir)有较广的抗病毒谱,对流感病毒、副流感病毒和呼吸道合胞病毒等有较强的抑制作用,可缩短病程。

4. 中药治疗

具有清热解毒和抗病毒作用的中药亦可选用,有助于改善症状,缩短病程。

九、预防

(1)净化环境:保持室内清洁,定时开窗通风,尤其是宿舍、教室、人群密集的办公室。

（2）养成良好的卫生习惯：不随地吐痰，饭前便后要洗手。勤洗澡、剪指甲、晒被褥。打喷嚏、咳嗽和清洁鼻子后要用肥皂、流动水洗手。不与他人共用毛巾。洗手前不要用手触摸脸、眼、口，改掉抠鼻子、揉眼睛的习惯，避免手上病菌侵入体内。

（3）注意生活规律、劳逸结合：不要过度疲劳，保证充足睡眠，以调节人体各种机能，增强免疫力。

（4）适时增减衣服：根据天气变化，适时增减衣服，防寒保暖，避免着凉。身体出汗时不要吹冷风或用冷水洗浴。

（5）饮食均衡，注意卫生：保证每天摄入足量的蛋白质、碳水化合物、脂肪、维生素、矿物质和水。多食新鲜的蔬菜、水果，不吃变质和过期的食品。不食生冷食物。

（6）适当锻炼，增强体质：多晒太阳，进行慢跑、散步运动，以增强体质，提高机体抗病能力。

（7）自我调节，保持心情愉快、情绪稳定，以增强机体免疫力。

（8）疾病流行季节，减少到人多的公共场所去的机会，更不要去患呼吸道传染病患者家。

（高顺翠）

第二节　急性气管－支气管炎

急性气管－支气管炎是指气管－支气管黏膜的急性炎症。多由感染、理化因素刺激或过敏等引起。常见于冬春季节或天气突变之时。

一、病因和发病机制

受凉、过度疲劳等可致上呼吸道防御功能低下，病毒、细菌等病原微生物乘虚而入，直接侵入气管－支气管引起感染。此外，刺激性气体及致敏原也可引起气管－支气管的过敏性炎症反应。

二、临床表现

全身症状较轻，发热38℃左右，多于3~5d降至正常。咳嗽，开始为刺激性干咳或咳少量黏液性痰，2~3d后咳嗽加剧，痰液变稀容易咳出，偶可痰中带血。严重者常在晨起、夜间、吸入冷空气或活动后有阵发性咳嗽或咳痰。呼吸道症状2~3周消失。查体阳性体征不多，有的可以在两肺闻及少许干啰音、湿啰音。

三、诊断方法

主要根据病史和咳嗽、咳痰等临床表现，结合血常规的白细胞、中性粒细胞升高和胸部 X 线检查肺纹理增多，并除外其他疾病，即可做出临床诊断。

四、治疗原则

1. 一般治疗

适当休息，注意保暖，多饮水。

2. 控制感染

可选用大环内酯类或喹诺酮类抗生素；如伴有黄色脓性痰，可选用青霉素或头孢菌素类抗生素。多数患者用口服抗生素即可，症状较重者可用肌肉注射或静脉滴注。热退 1～3d 后即可停药。

3. 对症治疗

发热、头痛等全身症状明显者，应予退热、止痛药物，可给阿司匹林/咖啡因/非那西丁（复方阿司匹林）、对乙酰氨基酚（扑热息痛）等，但不宜过多。咳嗽、咳痰可给鲜竹沥，枇杷膏，氨溴索（沐舒坦）等。有支气管痉挛时，可用氨茶碱，特布他林（博利康尼）等。

五、预防和健康教育

（1）锻炼身体，增强体质，防止感冒。

（2）进清淡饮食，多食瓜果蔬菜及富含蛋白质食物。

（3）净化环境，防止空气污染。

（石心生）

第三节 支气管扩张

支气管扩张是常见的慢性支气管化脓性疾病，多数患者与儿童时期罹患麻疹肺炎、百日咳或反复肺部感染有关。病变部位以发生在 4～6 级支气管为多，受损害的支气管壁形成柱状或囊状扩张。临床主要表现为慢性咳嗽，大量脓痰及反复咯血。

一、病因与病理

主要病因是支气管－肺组织感染和支气管阻塞，特别是婴幼儿期有肺炎、麻疹病史。支气管内膜结核、肿瘤、异物和反复感染，引起管腔阻塞，黏膜充血、水肿、分泌物增加，肺泡组织失去弹性，胸腔负压的存在，导致支气管扩张。部分患者见于支气管先天发育障碍和遗传因素。支气管扩张可分为柱状扩张和囊状扩张，可同时存在。其病理改变为支气管的弹性组织、肌层和软骨等受到破坏，致管腔变形扩大，腔内含有大量分泌物。常伴有周围毛细血管扩张并形成血管瘤，出现反复咯血。支气管扩张多见于左下叶。

二、临床表现

1. 症状

慢性咳嗽、咳大量脓痰，痰液静置后可出现分层。常见的致病菌为铜绿假单胞菌、金黄色葡萄球菌、流感嗜血杆菌、肺炎链球菌和卡他莫拉菌。反复咯血，占 50%～70%，咯血量大小不一。部分患者以反复咯血为唯一症状，称为干性支气管扩张。反复肺部感染，表现为同一肺段反复出现炎症并迁延不愈。同时可出现发热、食欲减退、消瘦、贫血等。

2. 体征

早期和干性支气管扩张可无异常肺部体征，随病情发展，可于下胸部、背部闻及固定、局限性、持久的湿啰音。有时可闻及哮鸣音，部分可见杵状指（趾）。

三、辅助检查

1. 实验室检查

（1）血常规：急性感染时血白细胞计数及中性粒细胞均可增高。长期反复感染或反复咯血者可有贫血。

（2）痰检查：镜检可见弹力纤维、脓细胞，涂片或培养可发现病原菌。

2. X 线检查

胸部 X 线片可正常或有肺纹理增粗、紊乱。病变典型时可有蜂窝状或卷发状阴影。继发感染时，阴影内可见液平面。

3. 支气管碘油造影

支气管碘油造影对确诊有重要意义，并可确定病变部位、性质和范围，为手术治疗提供必要的资料。病变处支气管可呈柱状、囊状或囊柱状阴影。有明显的肺部感染或咯血者，应在感染控制，咯血停止两周后再行造影检查。对诊断明确且不宜手术或心肺功能不全者，则不宜做此项检查。

4. 纤维支气管镜检查

纤维支气管镜检查可发现出血部位，查明支气管有无肿瘤、异物等，有助于明确诊断。

四、治疗措施

1. 一般性治疗

一般性治疗包括使用祛痰药、支气管扩张剂和引流排痰等治疗。

2. 控制感染

根据症状、体征、痰性质和细菌培养的结果选用抗生素，用药主要针对革兰阴性杆菌，如铜绿假单胞菌、流感嗜血杆菌、不动杆菌等，同时要兼顾厌氧菌的感染。除口服及静脉给药外，还可雾化吸入或经纤维支气管镜滴入抗生素。

3. 外科手术

反复发作的大咯血，肺部感染经长期内科治疗效果不佳，病变不超过 2 个肺叶，无严重心、肺功能损害者，可考虑手术切除。

4. 咯血的治疗

少量咯血多以精神安慰、卧床休息为主，可用酚磺乙胺（止血敏）、氨甲苯酸（止血芳酸）、卡巴克络（安络血）及酚妥拉明等药物。大咯血时可用垂体后叶素 5～10U 加入 5% 生理盐水 40mL 中缓慢静脉注射，时间为 15～20min，然后将垂体后叶素按 0.1U/（kg·h）速度静脉滴注。必要时可用支气管动脉栓塞法止血。对于有高血压、冠状动脉粥样硬化性心脏病、心力衰竭的患者和孕妇禁用垂体后叶素。

五、预防和健康教育

防治麻疹、百日咳、支气管肺炎和肺结核等疾病。积极治疗鼻窦炎和扁桃体炎。防止异物吸入。加强体育锻炼，增强机体免疫力和抗病能力。

（石心生）

第四节　支气管哮喘

支气管哮喘是一种因气道对各种刺激的反应性增高、支气管平滑肌痉挛、黏膜水肿和分泌物增多,引起广泛的可逆性气道阻塞的一种疾病。其临床特征可归纳为:①广泛的气道狭窄;②可逆性;③气道过敏与高反应性;④除外其他心肺疾病所引起。支气管哮喘是一种常见病。近年各国调查结果,患病率在1%左右。

一、病因和发病机制

支气管哮喘是由多种炎症细胞及细胞因子参与的气道慢性炎症。哮喘的病因和发病机制还不十分清楚。大多认为受遗传和环境因素的双重影响。环境因素主要包括一些激发因素,如吸入花粉、动物毛屑;感染细菌、病毒;食用鱼、虾;应用某些药物如阿司匹林;气候变化、运动等都可能是哮喘的激发因素。气道慢性炎症被认为是哮喘的本质,气道反应性增高、免疫学机制及神经机制也是哮喘发生发展的重要原因。

二、临床表现

临床上常根据发病年龄,临床表现及实验室检查的结果而将哮喘分为外源性哮喘、内源性哮喘和混合性哮喘。

1. 症状

(1)外源性哮喘:春秋季发病较多,可有明显的过敏原接触史。发作前多有鼻、咽和眼部发痒、喷嚏、流涕和咳嗽等黏膜过敏先兆。继之出现伴或不伴有哮鸣音的呼气性呼吸困难、胸闷、烦躁不安。患者多被迫取坐位,严重时出现发绀。发作将停时,咳出较多粘痰,气促缓解,随即哮喘停止。

(2)内源性哮喘:成年患者居多,常于呼吸道反复感染后发作,除有咳嗽、咳痰外,逐渐出现呼气性呼吸困难。起病缓慢,发作期较长,不易彻底缓解,多伴有呼吸道感染的症状和体征。

(3)混合性哮喘:在发病过程中多种因素相互影响,临床表现复杂,可终年反复发作,无明显的缓解季节,治疗效果多不理想。

(4)哮喘持续状态:指严重的哮喘发作持续在24h以上者。常由下列原因引起:①呼吸道感染未控制;②过敏原未消除;③严重脱水、痰液粘稠、形成痰栓、阻塞小支气管、导致阻塞性肺不张;④严重缺氧、酸中毒、电解质紊乱;⑤对治疗哮喘的常用药物耐药;⑥精神紧张;⑦并发心肺功能障碍、气胸等。患者发作时张口呼吸,大量出汗,发绀明显,呈端坐呼吸,如病情不能控制,可出现呼吸、循环衰竭。凡出现神志模糊,呼吸频率>30次/分,脉率>120次/分,奇脉或因气喘而致讲话不能成句等现象均提示病情危重。

2. 体征

哮喘早期患者缓解期可无明显体征。发作严重者,胸廓饱满,各辅助呼吸肌均参与呼吸运动,发绀、大汗淋漓。叩诊胸部呈过清音,肺界下降,心浊音界缩小。听诊时两肺广泛哮鸣音,甚至不用听诊器即可闻得,但有时因患者极度衰弱或痰栓阻塞支气管或并发气胸等原因,哮鸣音反而减弱或消失。

3. 并发症

(1)肺部感染、慢性支气管炎及肺不张:哮喘发作时,因支气管痉挛、黏膜水肿使痰液引流不畅易致肺部感染反复发作。反复感染又易并发慢性支气管炎。若痰栓阻塞支气管可致肺不张。

（2）自发性气胸、纵隔和皮下气肿：当支气管哮喘患者突然出现严重的呼吸困难，应疑及并发自发性气胸，需及时作胸透检查，以明确诊断。气胸也可发展成纵隔气肿和皮下气肿。

（3）阻塞性肺气肿和肺源性心脏病：经常发生哮喘持续状态，尤其是合并慢性支气管炎者，易并发阻塞性肺气肿，且可因低氧血症使肺小动脉痉挛而造成肺动脉高压，逐渐发展成肺源性心脏病。

三、辅助检查

1. 血常规

发作时嗜酸性粒细胞增多，合并感染时白细胞总数及中性粒细胞增多。

2. 痰液检查

痰涂片可见较多嗜酸性粒细胞、黏液栓等。如合并呼吸道细菌感染，痰涂片革兰染色、细菌培养可发现病原菌。

3. X 线检查

哮喘发作时可见两肺透亮度增加，缓解期无异常发现。如合并肺部感染、阻塞性肺气肿、气胸等则可有相应的 X 线表现。

4. 肺功能检查

哮喘发作时，呈阻塞性通气功能障碍，第一秒用力呼气容积及第一秒用力呼气容积占肺活量百分比、呼气峰值流速等均下降。此外，尚有肺活量减少，功能残气量增加，残气量占肺总量百分比增高。上述指标在缓解期可逐渐恢复。

5. 支气管激发试验

支气管激发试验只适用于第一秒用力呼气容积在正常预计值的 70% 以上的患者，在设定的激发剂量范围内，第一秒用力呼气容积下降 >20% ，为激发试验阳性。

6. 支气管舒张试验

吸入支气管扩张剂，如沙丁胺醇，第一秒用力呼气容积较用药前增加 >15% ，且其绝对值增加 >200mL，为舒张试验阳性。

7. 变应原的测定

分皮肤变应原测定和吸入变应原测定。

8. 血气分析

哮喘急性发作严重者可能导致呼吸功能衰竭，应及时查动脉血气分析。

四、诊断和鉴别诊断

1. 诊断依据

反复发作的病史，发作性呼气性呼吸困难伴或不伴有哮鸣音的典型症状及体征，结合肺功能的表现，并排除可造成气喘或呼吸困难的其他疾病可做出诊断。必要时结合支气管激发或舒张试验。

2. 鉴别诊断

（1）慢性喘息型支气管炎：实际上为慢性支气管炎合并哮喘，多见于中老年人，有慢性咳嗽史，有肺气肿体征，两肺可闻及湿啰音。

（2）心源性哮喘：是急性左心衰竭的一种临床表现。患者常有高血压、冠心病、二尖瓣狭窄等病史，多在夜间突然发生呼吸困难，端坐呼吸，常咳出大量粉红色泡沫样痰，两肺除有哮鸣音外，还有广泛湿啰音。

（3）支气管肺癌：中央型肺癌由于肿瘤压迫导致支气管狭窄或伴有感染时，可出现呼吸困难及哮鸣音，易与哮喘相混淆。肺癌发病年龄较大，病程较短，呼吸困难，咳嗽伴血痰，哮鸣音多为局限性，吸气时明显，支气管扩张剂疗效不佳。痰查癌细胞、支气管镜及胸部 X 线检查有助于明确诊断。

五、治疗方法

目前尚无特效的治疗方法。其治疗目的是长期使用最少量药物或不用药物能使患者活动不受限制，并能与正常人一样生活、工作和学习。

1. 脱离变应原

部分哮喘患者能找到引起哮喘发作的变应原，应立即脱离变应原。

2. 药物治疗

哮喘急性发作时应强调症状治疗与抗炎治疗并重，临床上常根据不同情况，选用下列药物。

（1）拟肾上腺素药物：目前主要选用对支气管解痉作用明显的 β_2 受体激动剂。常用沙丁胺醇（舒喘灵）、特布他林气雾剂吸入。

（2）茶碱类药物：氨茶碱最常用，饭后服用，发作严重者可用 0.25g 加于 50% 葡萄糖 40mL 中于 20min 内缓慢静脉注射，注射速度过快可致心律失常、血压下降，甚至死亡，应予以重视。急性发作时目前多用二羟丙茶碱（喘定）0.25g 加于 0.9% 生理盐水 20mL 中于 20min 内缓慢静脉注射，而氨茶碱的用法是用 0.25g 加于 0.9% 生理盐水 100mL。中缓慢静脉滴注，1 日 2 次。口服多用茶碱缓释剂，如多索茶碱。

（3）糖皮质激素：是当前防治哮喘最有效的药物。可分为吸入、口服和静脉用药。吸入剂有倍氯米松和布地奈德等，一般需连续、规律吸入 1 周才能生效。吸入药物直接作用于呼吸道局部，用药剂量小，虽然价格较贵，但长期应用全身性不良反应少，吸入剂是目前推荐长期抗炎治疗哮喘的最常用药物。每 3 个月调整一次吸入剂量。病情严重时可在医生指导下全身应用糖皮质激素，应注意缓慢停药的问题，防止复发。为预防并发症的发生，用药后要用清水漱口并吐掉，不要咽入胃中。治疗中一般先吸入 β_2 受体激动剂的气雾剂，5～10min 后才用激素的气雾剂。

（4）抗胆碱药：异丙托溴铵气雾吸入，偶有口干的不良反应。

3. 对症治疗

由于哮喘患者张口呼吸，气道水分丢失较多，容易痰液黏稠，故需补液纠正脱水，亦可给祛痰药，或超声雾化湿化气道、稀释痰液。

4. 控制感染

顽固性发作常合并呼吸道感染，使哮喘不易控制，故应选用有效抗生素，积极抗感染治疗。

5. 重度至危重度哮喘的治疗

严重哮喘发作持续不缓解常由下列原因引起：①呼吸道感染未控制；②变应原未消除；③严重脱水，痰液黏稠，形成痰栓，阻塞小支气管，导致阻塞性肺不张；④严重缺氧、酸中毒、电解质紊乱;⑤对治疗哮喘的常用药物耐药;⑥精神紧张;⑦并发心肺功能障碍、气胸等。对于重度至危重度哮喘应积极寻找病因,有针对性地治疗。必要时行气管插管、呼吸机辅助通气。

六、预防和健康教育

(1)了解哮喘的激发因素,尽量避免。

(2)学会在家中自行检测病情变化,掌握峰流速仪的使用方法,尽可能地记哮喘日记。

(3)了解常用平喘药物的名称、用法和用量,特别是气雾剂的吸入技术和用量。

(4)与医生保持长期联系,制定长期稳定的治疗方案。

(高顺翠)

第五节 呼吸衰竭

呼吸衰竭是临床常见急症之一,如不及时抢救,容易引起死亡。因而,提高对呼吸衰竭的识别能力和治疗水平十分重要。呼吸系统的主要功能是摄取氧气和排出二氧化碳,如果呼吸功能严重损害,导致缺氧或伴有二氧化碳潴留,就发生呼吸衰竭。

呼吸衰竭的血液气体诊断标准是:在海平面大气压,静息呼吸空气条件下,动脉血氧分压(PaO_2)低于 8.00kPa,或伴有动脉血二氧化碳分压($PaCO_2$)高于 6.67kPa。根据其是否伴有 $PaCO_2$ 升高可分为 Ⅰ 型呼吸衰竭和 Ⅱ 型呼吸衰竭。Ⅰ 型呼吸衰竭又称氧合障碍型呼吸衰竭;Ⅱ 型呼吸衰竭又称通气障碍型呼吸衰竭。呼吸衰竭的患者又可根据其缺氧程度分为轻度、中度或重度缺氧,判断缺氧程度是根据氧的各项参数,其至也包括氢离子曲线的移位情况,进行综合分析。但临床上为了实用方便,通常以氧分压(PaO_2)作为主要指标。$PaO_2 > 6.67kPa$ 为轻度缺氧;PaO_2 在 $5.33 \sim 6.67kPa$ 为中度缺氧;$PaO_2 < 5.33kPa$ 为重度缺氧。

一、病因、分类和发病机制

1.病因

(1)呼吸道阻塞性疾病:慢性阻塞性肺疾病、支气管哮喘等,引起通气不足、通气量减少,导致缺氧、二氧化碳潴留。

(2)肺组织病变:重症肺结核、肺气肿等,引起弥散功能障碍及通气/血流比例失调,发生缺氧及伴或不伴有二氧化碳潴留。

(3)胸廓及胸膜病变:严重脊柱后凸、侧凸畸形,手术创伤,广泛胸膜增厚等限制胸廓运动和肺扩张,引起肺泡通气减少和因吸入气体分布不匀所致的通气/血流比例失调而影响肺换气功能,亦可引起缺氧及伴或不伴有二氧化碳潴留。

2.分类

(1)按病程分类:急性呼吸衰竭指原来呼吸功能正常,因突发原因引起的呼吸功能突然衰竭。常见原因有气道异物、溺水、外伤、药物中毒及颅脑病变抑制呼吸中枢等。

慢性呼吸衰竭指在一些慢性疾病,包括呼吸和神经肌肉系统疾病等基础上,呼吸功能障碍逐渐加重而发生的呼吸衰竭。慢性阻塞性肺疾病是最常见的原因。

(2)按动脉血气分类。Ⅰ型呼吸衰竭:缺氧但不伴二氧化碳潴留,主要见于动静脉分流、弥散功能障碍或通气/血流比例失调等换气功能障碍的疾病,如急性呼吸窘迫综合征。

Ⅱ型呼吸衰竭:缺氧同时伴二氧化碳潴留,主要见于肺泡有效通气量不足所引起的疾病。

3. 发病机制

(1)缺氧和二氧化碳潴留的发病机制:①通气不足:在慢性阻塞性肺疾病细支气管慢性炎症所致管腔狭窄的基础上,感染使气道炎性分泌物增多,阻塞呼吸道造成阻塞性通气不足,肺泡通气量减少,肺泡氧分压下降,二氧化碳排出障碍;②通气/血流比例失调:正常情况下肺泡通气量为4L/min,肺血流量为5L/min,通气/血流比例为0.8。病理情况下,如慢性阻塞性肺气肿,由于肺内病变分布不均,有些区域虽有通气但血流量不足,通气/血流比例>0.8,吸入的气体不能与血流进行有效的气体交换,形成无效腔效应。相反,有些区域虽有血流但通气不足,通气/血流比例<0.8,血液流经肺脏不能充分进行的气体交换,致使静脉血混杂,形成动静脉样分流。当动静脉样分流超过30%时,提高吸入氧浓度对氧分压的提高有限,所以通气/血流比例失调的结果主要是缺氧,而无二氧化碳潴留;③弥散障碍:氧的弥散能力仅为二氧化碳的1/20,所以弥散障碍主要影响氧的交换;④氧耗量增加:发热、寒战、呼吸困难等均使氧耗量增加,氧耗量增加是呼吸功能不全时加重缺氧和二氧化碳潴留的原因之一。

(2)缺氧对机体的影响:对中枢神经系统的影响缺氧的早期表现就是精神症状,轻度缺氧仅有注意力不集中、智力减退、定向障碍等。加重时可出现烦躁不安、神志恍惚、谵妄、昏迷等。严重缺氧可使血管通透性增加,引起脑间质和脑细胞水肿。颅内压急剧增高,加重脑组织缺氧,形成恶性循环。

对呼吸的影响轻度缺氧通过颈动脉体和主动脉体化学感受器的反射作用,刺激通气。

对心脏、循环的影响二氧化碳潴留可以使心率增加,心排出量增加,脑血管、冠状动脉、皮下浅表毛细血管及静脉扩张,而部分内脏血管收缩,早期引起血压升高,严重时导致血压降低。

(3)二氧化碳潴留对机体的影响:①对中枢神经系统的影响:轻度二氧化碳潴留可间接兴奋皮质,引起失眠、精神兴奋、烦躁不安等兴奋状态;随着二氧化碳潴留的加重,皮质下层受到抑制,使中枢神经处于麻醉状态,表现为嗜睡、昏睡甚至昏迷。二氧化碳潴留还可扩张脑血管,严重时引起脑水肿;②对呼吸的影响:二氧化碳是强有力的呼吸中枢兴奋剂,随着吸入二氧化碳浓度的增加,通气量逐渐增加。但当其浓度持续升高至12%时通气量不再增加,呼吸中枢处于抑制状态;③对心脏、循环的影响:心脏对缺氧很敏感,缺氧可以使心率增加,血压升高;④对酸碱平衡的影响:二氧化碳潴留可直接引起呼吸性酸中毒,慢性呼吸衰竭酸中毒发展慢,由于肾脏的调节使 pH 值维持在正常范围,称为代偿性呼吸性酸中毒。急性呼吸衰竭和慢性呼吸衰竭的失代偿期,pH 值低于正常范围,称为失偿性呼吸性酸中毒,此时多合并代谢性碱中毒。

二、临床表现

除原发病的表现外,呼吸衰竭的临床表现主要由缺氧和二氧化碳潴留所引起。从而导致多器官损害和代谢紊乱。

1. 呼吸困难和发绀

呼吸困难是临床最早出现的症状,表现为呼吸费力、急促,端坐呼吸。严重呼吸衰竭并发脑水肿,可引起呼吸节律和频率的改变,如潮式呼吸。发绀是严重缺氧的典型表现,可出现口唇、口腔黏膜、甲床青紫现象。

2. 精神神经症状

早期常表现为头痛、失眠、定向力减退,有时表现白天嗜睡、夜晚不眠,此时一定不要应用镇静或安眠药,否则可加重二氧化碳潴留。晚期可出现精神恍惚、无意识动作、抽搐、精神错乱乃至昏迷,称为肺性脑病,可有神经病理体征,扑翼样震颤,甚至并发脑疝,患者可突然死亡。

3. 循环系统表现

二氧化碳潴留可使外周体表静脉充盈、皮肤充血、温暖多汗、血压升高、脉搏洪大;可出现搏动性头痛;亦可出现心率加快、期前收缩、房颤;可出现右心衰竭的临床表现;严重者可出现室颤甚至心跳骤停。

4. 消化系统症状

肝淤血造成血清丙氨酸氨基转移酶升高。胃黏膜广泛充血水肿、糜烂、渗血及应激性溃疡,造成消化道出血。

5. 泌尿系统表现

部分患者出现少尿、血尿、蛋白尿、管型尿,血尿素氮及肌酐升高,但多能随呼吸衰竭的缓解而逐渐恢复正常。

6. 血液系统表现

红细胞代偿性增多,易诱发肺动脉栓塞,加重右心衰竭。严重缺氧、酸中毒、感染、休克等可引起微循环障碍,诱发弥散性血管内凝血,进而发生多脏器功能损害。

三、辅助检查

1. 血气分析

动脉血气分析是诊断呼吸衰竭的最可靠指标。能确诊呼吸衰竭及其严重程度,对指导氧疗、机械通气、纠正酸碱平衡失调具有重要价值。根据血气分析可分为 I 型呼吸衰竭(动脉血氧分压低于 60mmHg)和 II 型呼吸衰竭(动脉血氧分压低于 60mmHg,动脉血二氧化碳分压高于 50mmHg)。

(1)动脉血氧分压:是物理溶解于血浆中氧分子所产生的压力,正常值 95～100mmHg。低于 60mmHg 提示呼吸衰竭。

(2)动脉血二氧化碳分压:是物理溶解于血浆中二氧化碳分子所产生的压力,正常值 35～45mmHg。高于 50mmHg 提示呼吸衰竭。

(3)血液 pH 值:正常值为 7.35～7.45。pH 值升高提示碱中毒,pH 值降低提示酸中毒。但 pH 值异常不能区别是由呼吸性还是由代谢性因素所致,需结合临床其他资料综合分析。

(4)碱剩余:在 38℃,二氧化碳分压 40mmHg,血氧饱和度 100% 的条件下,将血液滴定至 pH 值 7.4 所需的酸或碱的量,正常值为(0±3)mmol/L。它是人体代谢性酸碱平衡失调的定量指标。

(5)二氧化碳结合力:指在血浆中以物理及化学形式存在的二氧化碳量,反映体内主要碱储备,正常值为 22～29mmol/L。增高表示代谢性碱中毒或呼吸性酸中毒。降低表示代谢性酸中毒或呼吸性碱中毒。

2. 胸部影像学检查

胸部 X 线片、胸部 CT 等可了解引起呼吸衰竭的原因。

四、诊断

具有慢性肺胸疾病或其他导致呼吸功能障碍的疾病的病史,以及缺氧和二氧化碳潴留所致的临床表现,若动脉血氧分压低于 60mmHg,或伴有二氧化碳分压高于 50mmHg,即可诊断。

五、治疗原则

1. 保证气道通畅

保证气道通畅是纠正呼吸衰竭的重要措施。清除气道分泌物,痰液黏稠者用溴己新,可用超声雾化吸入或补液,使痰液稀释,便于排出。鼓励患者咳嗽排痰,无力排痰及意识障碍者可行翻身拍背、导管吸痰。解除气道痉挛,可应用氨茶碱、沙丁胺醇等药物。必要时建立简便人工气道、气管插管及气管切开,机械通气是重建呼吸通道最可靠的方法。

(1)机械通气的目的:纠正严重呼吸性酸中毒,维持恰当的肺泡通气,主要监测 pH 值和动脉血二氧化碳分压,使 pH 值、动脉血二氧化碳分压处于正常范围。

纠正低氧血症,缓解组织缺氧,这是主要目的,主要监测 pH 值和动脉血氧分压和动脉血氧含量。

缓解呼吸窘迫,降低呼吸氧耗,逆转呼吸肌的疲劳,以机械通气代替或辅助自主呼吸,提供机械辅助以减轻呼吸肌负荷,有利于呼吸肌疲劳的恢复。

(2)机械通气的适应证:①意识障碍,呼吸不规则;②气道分泌物多而黏稠不易排出;③严重低氧血症和/或二氧化碳潴留,危及生命(如动脉血氧分压≤45mmHg,动脉血二氧化碳分压≥70mmHg);④合并多器官功能障碍。

(3)机械通气的禁忌证:已发生气压伤如气胸、血气胸,纵隔气肿的患者行正压通气可导致张力性气胸的发生而危及生命,应属于机械通气的禁忌证。但如先安放胸腔引流管,则可进行通气治疗。对于有肺大泡或多次发生自发性气胸的患者,一般不宜应用,若病情加重,可给予通气疗法,但应避免过高的气道峰压和平台压。对于低血压或休克的患者,只有病情恶化时可选用。

(4)机械通气的通气模式及其选择:机械通气常见模式包括辅助通气、控制通气、辅助/控制通气、间歇正压通气、压力支持通气、呼气末正压通气、持续气道内正压通气、双水平气道正压通气。

通气模式的选择原则:维持适当通气和换气,缓解呼吸肌疲劳,尽量减少机械通气负效应。传统上用定容性通气模式。

(5)机械通气常见的并发症:①气压伤。如张力性气胸、肺间质气肿、纵隔气肿、心包积气、气腹及后腹膜积气、静脉或动脉空气栓塞;②血流动力学影响。如胸内压增加、右心房充盈压下降、前负荷减少、肺血管阻力增加、心输出量减少、血压下降;③气管套管有关的并发症。如插入右主支气管、气管狭窄、气管-食管瘘、出血;④气管、肺感染。如呼吸机相关性肺炎;⑤鼻咽部并发症。如局部疼痛,鼻黏膜出血、感染,鼻炎,鼻窦炎,中耳炎,声带水肿,声音嘶哑,气管软化;⑥通气不足,通气过度。

2. 氧疗

吸氧是治疗呼吸衰竭的必要措施。Ⅰ型呼吸衰竭以缺氧为主,不伴有二氧化碳潴留,应吸入较高浓度(>35%)的氧,使动脉血氧分压提高到 60mmHg 或动脉血氧含量在 90% 以上。Ⅱ型呼吸衰竭患者,缺氧同时伴有二氧化碳潴留,则应持续吸入较低浓度(<35%)的氧。因为

慢性呼吸衰竭失代偿者缺氧伴二氧化碳潴留是由通气不足所引起的,由于长期二氧化碳潴留,其呼吸中枢化学感受器对二氧化碳反应性差,呼吸的维持主要靠低氧血症对颈动脉体、主动脉体化学感受器的驱动作用,若吸入高浓度氧,动脉血氧分压会迅速上升,使外周化学感受器丧失低氧血症的刺激,解除了低氧性呼吸驱动从而抑制呼吸中枢。患者的呼吸变浅变慢,动脉血二氧化碳分压会迅速上升,严重时会陷入二氧化碳麻醉状态。

3. 增加通气量

可促进二氧化碳的排除和提高氧的摄取。合理应用呼吸兴奋剂如尼可刹米,通过刺激呼吸中枢和外周化学感受器,增加呼吸频率和潮气量以改善通气。应用前提是保障呼吸道通畅,否则因为增加耗氧量和呼吸功而加重病情。

4. 处理酸碱平衡失调和水、电解质紊乱

严重酸中毒 pH < 7.2 时,可少量补充碳酸氢钠;显著碱中毒者可用精氨酸 20g 静脉滴注。慢性呼吸衰竭患者易有脱水、低钾血症、低镁血症或低钠血症,应根据临床表现和检测结果给予纠正。

5. 治疗原发病

肺部感染是诱发呼吸衰竭的常见原因,如感染能迅速被控制,呼吸衰竭常可随之缓解。

6. 辅助呼吸

严重呼吸衰竭,尤其是经上述疗法无改善或恶化者应尽快应用机械通气辅助呼吸。

六、急性呼吸衰竭

呼吸衰竭是指肺气体交换严重障碍,致动脉血氧分压(PaO_2)低于正常范围,伴或不伴有动脉血二氧化碳分压($PaCO_2$)增高的病理过程。低氧血症和高碳酸血症的临床表现并不特异,必须进行动脉血气分析方可确诊。一般以成年人在海平面标准大气压下,静息和呼吸室内空气时,PaO_2 低于 60mmHg(1mmHg = 0.133kPa),和(或)CO_2 高于 50mmHg 作为诊断呼吸衰竭的标准。

氧气储存于肺、血红蛋白、肌红蛋白以及机体水分中。氧在液体中的溶解度很低,在机体水分中的氧储备量极少;氧与肌红蛋白的亲和力很高,在生理情况下氧气不能与肌红蛋白解离。因此,可利用的氧储备主要分布于肺脏和血红蛋白。生理情况下,肺约含氧 400mL,而血红蛋白结合氧约 850mL,人体总的可利用的氧储备共 1250mL。

正常人氧耗量为 200 ~ 300mL/min,窒息 5min 左右即可将氧储备耗竭。肺泡缺氧或低氧血症时,氧储备更低。如突发窒息或呼吸骤停,可在数分钟内死于生命器官严重缺氧。一般情况下,窒息时 $PaCO_2$ 以 3 ~ 6mmHg/min 的速度增加,10 ~ 15min 可升至危及生命的 90 ~ 100mmHg。因此,呼吸骤停患者的死因主要为缺氧。当然,$PaCO_2$ 迅速上升时,pH 下降到7.20左右,可引起严重的内环境紊乱。

肺气体交换障碍发生较快或机体不能进行有效代偿,将产生致命的内环境紊乱,即急性呼吸衰竭。若呼吸衰竭产生过程为渐进性(一般为 3d 以上),机体则可进行代偿,称为慢性呼吸衰竭。

(一)病因分类

肺气体交换涉及两个环节,首先为通气(依赖"通气泵"作用),其次为肺换气(肺泡和血液之间的气体交换过程)。根据气体交换的两个环节,可按常见病因分为肺衰竭和泵衰竭。

1. 肺衰竭

肺衰竭是各种原因引起的肺泡气体交换不足的病理状态。主要表现为动脉氧合不足,而无明显的二氧化碳潴留。动脉血二氧化碳可通过增加通气泵做功而排出。

引起肺衰竭的疾病包括以下几种。

(1)呼吸道气流受限:①上呼吸道梗阻:喉头水肿、喉痉挛、异物、肿瘤、外伤、感染等;②广泛和严重的下呼吸道阻力增加:支气管哮喘严重发作、慢性支气管炎、阻塞性肺气肿和肺心病。

(2)肺实质疾病:①肺实质性疾病:严重肺部感染、毛细支气管炎、间质性肺疾病、肺水肿、肺栓塞和各种原因引起的肺实质损伤;②急性呼吸窘迫综合征(ARDS)。

肺衰竭均伴有呼吸功增加,可导致呼吸肌疲劳,进一步恶化可引起泵衰竭。下列情况均有呼吸功增加:①低氧血症引起通气驱动增强;②气道阻力增加;③肺顺应性降低;④生理无效腔增加。

2. 泵衰竭

通气泵由胸廓、呼吸肌以及调节呼吸肌收缩和舒张的神经系统组成,主要影响 CO_2 排出。通气泵的主要功能是保持一定的跨肺压梯度。跨气道压梯度为气管和肺泡压之差,跨肺压梯度为气管和胸膜腔压力之差。跨气道压梯度改变时,气体才能进入或排出肺脏。呼吸肌收缩降低了胸腔内压,进而降低肺泡压。跨肺压梯度变化导致跨气道压梯度改变。

泵衰竭常见原因包括以下几种。

(1)呼吸肌疲劳或衰竭:气道阻力增加和肺顺应性降低导致呼吸肌过负荷。

(2)胸廓和胸膜病变:严重气胸、大量胸腔积液、连枷胸、脊柱侧后凸、腹膜炎、血胸、上腹部和胸部术后。

(3)神经肌接头病变:重症肌无力、药物阻滞作用。

(4)运动神经病变:脊髓损伤、脊髓灰质炎、格林-巴利综合征、肌萎缩侧索硬化。

(5)中枢神经系统抑制或功能紊乱:脑血管意外、病毒性脑炎、细菌性脑膜炎、药物中毒、脑水肿、颅脑外伤、中枢性通气不足综合征。

(二)发生机制

呼吸衰竭包括肺通气障碍和/或肺换气功能障碍。肺换气功能障碍又可分为通气/血流(V/Q)比值失调和弥散障碍。

1. 通气不足

海平面大气压为 760mmHg。空气进入上气道时被加温和湿化,37℃时饱和水蒸气压是47mmHg。其它气体分压之和为 760 – 47 = 713mmHg。大气中氧浓度约是21%,上气道中已加温湿化的吸入气氧分压(PiO_2)为 $0.21 \times 713 \approx 150$mmHg。空气进入肺泡后,氧气被吸收,同时$CO_2$ 从体内排出。理想情况下,肺泡氧气吸收量和进入肺泡的 CO_2 量相等,则肺泡氧分压(PAO_2)= PiO_2 – 肺泡二氧化碳分压($PACO_2$)。

实际上,进入肺泡的 CO_2 量低于肺泡氧气吸收量。$PAO_2 = PiO_2 - PPACO_2/R$。其中 R 为呼吸商,为 CO_2 产生量与耗氧量之比,由人体代谢状态决定,主要受碳水化合物、蛋白质和脂质代谢的影响,取决于 3 类物质在代谢中所起作用的比例。R 一般为 0.8(0.7~1.0)。碳水化合物为 1.0,脂质为 0.7,蛋白质为 0.85。

肺泡通气量增加,$P2CO_2$ 则下降;通气量低于正常时,PAO_2 随通气量增加而升高,但当通气量高于 4L/min 以上时,PAO_2 增加趋势变缓。在轻度通气不足时,动脉血氧饱和度(SaO_2)

仍较高;但严重通气不足时,SaO_2 显著减少。

呼吸系统排出 CO_2 的能力,主要取决于肺泡通气量。肺泡通气量正常时,一般不会发生 CO_2 潴留。但通气不足时,不能确保静脉血充分氧合和静脉血二氧化碳排出体外,$PACO_2$ 明显升高。

肺泡通气量与 $PACO_2$ 之间的关系并非为线性。相同的肺泡通气量变化值,在通气不足或通气过度时,对 $PACO_2$ 的影响差别非常显著。高碳酸血症时,$PACO_2$ 对肺泡通气量细微变化非常敏感;相反,低碳酸血症时,$PACO_2$ 对肺泡通气量的变化不如前者敏感。其意义在于高碳酸血症患者肺泡通气量轻度下降,CO_2 潴留将加剧;同时,肺泡通气量稍微增加,CO_2 潴留会明显减轻。$PACO_2$ 与 $PaCO_2$ 无明显差异,$PaCO_2$ 为反映总肺泡通气量的最佳指标。

肺泡通气不足的常见原因为阻塞性通气功能障碍和限制性通气功能障碍,主要见于下列情况,肺实质或气道的严重疾病(如 COPD)、影响呼吸中枢的疾病、抑制中枢神经系统的麻醉药或镇静剂过量、损伤呼吸肌功能的神经肌肉疾患、胸廓损伤。

2. 通气/血流(V/Q)比值失调

(1)正常人的 V/Q 比值:肺内气体交换有赖于单位时间内肺泡通气量和肺泡血流灌注量之间一定的比例。理想状态下,肺泡通气量为 4L/min,血流灌注量为 5L/min,V/Q 比值为 0.8,肺泡动脉氧分压差($A - aDO_2$)为 0。但是,即使在健康人体,吸入气体和肺血流的分布并非均匀一致,V/Q 比值亦非均为 0.8,存在轻度的 V/Q 比值失调,$A - aDO_2$ 为 2 ~ 5mmHg。这是因为正常人在直立位时,由于重力的作用,血流量自肺尖到肺底逐渐递增;胸腔内负压从肺尖部到肺底部递减,递减幅度大约在 $0.25cmH_2O$/cm,负压使肺尖部肺泡扩张度较肺底部明显,肺泡顺应性较差,吸气时进入肺尖部的气体量相对较少,使肺泡通气量从上而下递增;而肺泡血流灌注量从肺尖部至肺底部的递增量比肺泡通气量明显,肺尖部和肺底部血流量分别为 0.6L/min 和 3.4L/min,两者相差 6 倍之多。从而使 V/Q 比值自上而下递减,V/Q 的变化范围从肺尖部的 3 左右降至肺底部的 0.6 左右。该变化幅度在健康老年人明显增大,约为 0.01 至 10 以上。

(2)病理情况下的 V/Q 比值:凡累及气道、肺泡、肺间质的肺部疾病均可导致不同程度的肺部气体分布不均和 V/Q 比值失调,从而引起 PaO_2 下降。

V/Q 失调的常见原因:包括肺内气道阻力分布不均和顺应性分布不均。①肺内气道阻力分布不均:见于支气管痉挛、收缩,肺气肿时肺泡弹性回缩力下降引起气道萎陷,肺泡表面活性物质缺乏所致的小气道萎陷,支气管粘膜充血水肿、气道分泌物增多、清除障碍引起的气道狭窄,气道内肿物或管腔外肿物、肿大淋巴结压迫,气胸、胸腔积液对局部气道的压迫等;②顺应性分布不均:见于肺间质纤维化、肺气肿、ARDS、胸腔积液、气胸、肺炎,以及肺内肿瘤、脓肿、囊肿等。

V/Q 失调的分类:可分为低 V/Q 比值失调和高 V/Q 比值失调,大部分疾病均同时存在两种情况:①低 V/Q 比值或部分肺泡通气不足:从低通气肺单位流出的血液气体成分近于混合静脉血,与动脉血混合后导致血氧含量显著降低,产生"功能性分流"。血流灌注相对正常而无肺泡通气时,称为"解剖样分流",其 V/Q 比值为零。低 V/Q 比值现象在呼吸衰竭患者极为常见,主要产生于肺内分流,继发于气道阻力增高所致的低通气而血流灌注相对正常的区域。如低 V/Q 比值的肺单位较多,血中血红蛋白氧合受损,则产生低氧血症。如支气管哮喘严重发作时、支气管广泛痉挛和痰栓形成,肺泡通气量明显减少,功能性分流明显,故均有低氧血症。慢性阻塞性肺疾病存在支气管和细支气管广泛性管壁增厚、扭曲,尤其在肺部感染和支气管痉挛时,气道阻力明显增加,肺泡通气量减少,产生功能性分流。心源性肺水肿、ARDS、肺部感染等导致肺不张、肺水肿或肺萎陷,使受累肺泡塌陷,而相应区域的毛细血管血流量依然可能正常,则导致血流灌注正常而无肺泡通气,引起解剖样分流;②高 V/Q 比值或部分肺泡血流不足:在肺泡通气相对正常而肺泡周围毛细血管血流灌注减少的肺单位,V/Q 比值明显大于0.8,形成"无效腔样效应";肺泡通气相对正常而无血流灌注时,称为"无效腔通气",其 V/Q 比值为无穷大。此时血红蛋白的氧合处于氧离曲线的平台段,无低氧血症产生。单纯高 V/Q 比值现象较为少见。主要见于肺栓塞所致的血流灌注减少。但由于肺微栓塞和肺小动脉收缩,肺动脉压增高,使肺动静脉吻合支开放,从肺动脉流出的静脉血未参与气体交换而直接渗入动脉血,导致低氧血症,严重者产生急性呼吸衰竭。高 V/Q 比值现象亦见于慢性阻塞性肺疾病、肺间质纤维化、ARDS。V/Q 比值失调对 $PaCO_2$ 的影响轻微。生理情况下,混合静脉血PCO_2 比 $PaCO_2$ 仅高 6mmHg,二者混合对 $PaCO_2$ 不会产生明显影响,即使存在明显的 V/Q 比值失调,产生静脉血掺杂,部分通气良好的肺泡仍可将过多的 CO_2 排出,使 $PaCO_2$ 保持正常。

3. 弥散障碍

弥散障碍是指由于肺泡膜面积减少或肺泡膜异常增厚所引起的气体交换障碍。气体弥散率取决于肺泡膜两侧的气体分压差、肺泡膜面积与厚度以及气体的弥散常数。弥散常数又与气体分子量和溶解度有关。

气体弥散量还取决于血液与肺泡接触的时间。氧气从肺泡弥散入毛细血管存在明显障碍,可产生低氧血症。但在大部分疾病,单纯由弥散障碍引起的低氧血症少见。单纯弥散障碍不会导致 CO_2 潴留。

(1)肺泡膜减少:正常成人肺泡膜表面积约为 $80m^2$,静息时仅有大约一半的面积参与气体交换,储备量较大。只有在肺泡膜表面积减少 1/2 以上时,方可能产生弥散障碍。肺泡膜面积减少见于肺气肿、肺叶切除后、严重肺不张、大面积肺实变等。

(2)肺泡膜增厚:健康人血液通过肺毛细血管大约需 0.75s,而肺泡膜两侧的氧气仅需0.25s 即达到平衡。弥散膜减少或增厚时,虽然气体弥散速度降低,一般在静息时仍可在正常的接触时间(0.75s)内达到血气和肺泡气的平衡,而不致发生血气的异常。

只有在体力负荷增加等使心排出量增加和肺血流加快,血液和肺泡接触时间过于缩短的情况下,才会由于气体交换不充分而发生低氧血症。

肺泡膜增厚见于液体(间质性肺水肿)、细胞成分(病毒性肺炎、癌细胞肺脏广泛转移、自身免疫性疾病)、胶原(结节病、弥散性肺间质纤维化)在肺间质聚积或增生。

(三)低氧血症对机体的影响

低氧血症可引起与氧运输有关的组织器官的代偿反应(如呼吸系统、心血管系统、造血系统)、对缺氧敏感组织器官(如神经系统)的功能紊乱。组织器官的代偿反应本身可引起严重的病理变化。

1. 呼吸系统

动脉低氧血症通过刺激颈动脉体、主动脉窦化学感受器,兴奋呼吸中枢,引起肺泡通气量增加,后者使 PaO_2 增加和 $PaCO_2$ 下降。但严重低氧血症本身可削弱组织器官对低氧血症的代偿反应,这取决于低氧血症的严重程度和持续时间。严重低氧血症($PaO_2 < 30mmHg$)可直接抑制呼吸中枢的神经元细胞,从而使通气量下降。

2.心血管系统

心血管系统对低氧血症的反应包括:①每搏输出量和心率增加,使心排出量增加,但低氧血症持续数天后,心肌产生缺氧性损伤,心排出量可下降;②血流重分布。低氧血症时,心脏和大脑的血流量增加,其上升比例超过了心排出量的变化比值。这有利于保护心脏和大脑的功能,因为二者代谢旺盛,耗氧量大,对缺氧极为敏感。

低氧血症时常发生肺小血管收缩。局部肺组织缺氧严重,血流将重分布至通气相对较好的区域,以改善通气/血流比值,增加 PaO_2。全肺组织存在缺氧,如弥散性肺部疾病,将产生广泛性肺血管痉挛,导致肺动脉高压。

3.造血系统

肾脏缺氧可刺激肾脏细胞产生促红细胞生成素,后者刺激骨髓产生红细胞,增加血液携氧量,代偿低氧血症。然而红细胞明显增加时,血液粘滞度增高,加重心脏后负荷,降低脑血流量。

4.神经系统

神经系统对缺氧非常敏感,脑血流停止 $10 \sim 15s$(如心脏骤停),即可发生功能障碍或晕厥。轻度低氧血症尽管可增加脑血流量,但仍可引起神经细胞的可逆性损伤;严重持续的低氧血症导致神经细胞死亡。神经细胞不可再生,严重缺氧性脑损伤为永久性。

PaO_2 降至 $35 \sim 50mmHg$ 时,大脑皮质功能可发生严重但可逆的损害,如定向能力、计算能力、记忆、精神运动障碍,以烦躁不安和神智模糊为多见。PaO_2 低于 $30mmHg$ 时,可出现神智丧失。PaO_2 降至 $20mmHg$ 以下仅数分钟,即可发生神经细胞不可逆损伤。

(四)高碳酸血症对机体的影响

1.呼吸性酸中毒

作为细胞能量代谢产物,CO_2 源源不断地在体内产生。CO_2 极易弥散入血浆,进入红细胞。在红细胞内,CO_2 分子与水分子相互作用形成碳酸(H_2CO_3),碳酸立即解离产生 H^+ 和 HCO_3^-,H^+ 释放入血,降低血液 pH 值。肺脏的主要功能之一是排出血液中的 CO_2。通气量增加时,CO_2 排出增加,pH 值增高;通气量下降,CO_2 潴留在血液中,pH 值降低。

酸碱平衡紊乱时,呼吸、肾脏系统以及一系列缓冲对(细胞内和细胞外)将发挥作用调节血浆 pH 值,避免 pH 值的明显波动,保持内环境稳定。

Pr^- 为血浆蛋白;Hb^- 为非氧合血红蛋白;HbO^- 为氧合血红蛋白。血浆 pH 值发生变化时,体液的化学缓冲系统迅速发挥作用。缓冲对不能缓冲其本身成份的变化。在急性呼吸性酸中毒,$PaCO_2$ 每增加 $10mmHg$,HCO_3^- 仅上升 $1mmol/L$。对 H_2CO_3 的缓冲几乎全由血红蛋白、蛋白质和磷酸盐完成。但由于血浆中蛋白质盐和磷酸盐的含量较低,故其缓冲能力有限。

除上述化学缓冲对外,肾脏亦发挥了作用。肾脏可直接分泌 H^+,每分泌一分子 H^+,将产生一分子 HCO_3^-;此外,肾脏还可吸收肾小球液中的 HCO_3^-。此过程较为缓慢,需数小时至数天。最大代偿作用需一周时间。随着 HCO_3^- 上升,血液 pH 值将恢复正常。在慢性呼吸衰竭,PCO_2 每增加 $10mmHg$,HCO_3^- 上升大约 $4mmol/L$。呼吸性酸中毒是通气功能障碍所致,所以呼吸系统本身不能起代偿调节作用。

急性呼吸性酸中毒时,$PaCO_2$ 和 H_2CO_3 浓度急剧升高,肾脏尚来不及发挥代偿作用,血液 pH 值下降,往往为失代偿性。

2. 对循环系统的影响

高碳酸血症对循环系统的影响是复杂的。除 CO_2 对血管平滑肌的直接松弛作用外,它还可使交感神经系统的活性增高。后者使血管平滑肌收缩,并对心脏有正性肌力作用。所以轻中度高碳酸血症或发病初始,心排出量增加和脉搏洪大较为常见。高碳酸血症严重时,酸中毒的作用为主,导致心排出量下降、血压降低。

高碳酸血症和呼吸性酸中毒均可导致肺小动脉痉挛,产生肺动脉高压,加重右心室负担,严重时产生右心衰竭。

3. 对中枢神经系统的影响

$PaCO_2$ 急剧升高后数秒钟,脑脊液 pH 值就可发生变化,导致神志错乱,甚至昏迷。其原因如下:①脂溶性 CO_2 极易通过血脑屏障和细胞膜,从而使脑细胞内 H^+ 增加;②$PaCO_2$ 升高引起的脑组织的细胞外液 H^+ 增加幅度大于其它组织的细胞外液 H^+ 增加的幅度。正常情况下,血脑屏障使蛋白质和红细胞不能进入脑脊液,脑脊液的缓冲能力有限,其 pH 值取决于 HCO_3^- 和 PCO_2。脑脊液 PCO_2 较血浆高约 $8mmHg$,HCO_3^- 也低于血浆,故其 pH 值低于血液,加之 CO_2 可自由通过血脑屏障,转化为 H^+ 及 HCO_3^-,后者通过血脑屏障的能力明显低于 CO_2。所以脑组织细胞外液酸中毒较其它组织明显;③CO_2 对脑血管具有显著的扩张作用,而脑血流增加可增加组织间液压力,引起脑水肿;④"CO_2 麻醉作用",这在严重的急性呼吸性酸中毒尤为显著。

(五)临床表现

患者均有胸闷气急,呼吸困难,呼吸频率增加,鼻翼煽动,辅助呼吸肌活动增强。严重时有呼吸节律紊乱,如陈-施氏呼吸、叹息样呼吸,主要见于中枢神经系统疾病。严重者神志障碍,烦躁不安,定向力障碍,进而谵妄、昏迷、抽搐。早期心动过速、血压增高,严重时心率减慢、血压下降。同时伴 CO_2 潴留者可有头痛、嗜睡、扑翼样震颤和睡眠颠倒。

动脉低氧血症是急性呼吸衰竭的主要特征,可伴有 CO_2 潴留和酸中毒。动脉血气分析发现 PaO_2 降低,可伴有 $PaCO_2$ 增加和 pH 值下降。可伴有肝、肾功能损害。大多同时伴有酸碱和电解质紊乱。以下就导致急性呼吸衰竭的常见疾病做简要阐述。

1. ARDS

ARDS 是感染、创伤等因素引起的,以顽固性低氧血症为特征的急性呼吸衰竭,病死率高达 $50\% \sim 60\%$。往往在原发病发生数小时或数天后,出现呼吸增快和窘迫、发绀,常规氧疗无效。早期两肺可无阳性体征,后期有干、湿性啰音,心率增快、甚至血压下降。可伴多器官功能损害。

2. 慢性阻塞性肺病急性加重期

慢性阻塞性肺病患者并发感染或劳累后,可急性发作,引起急性呼吸衰竭。往往咳嗽、咳痰较平时严重,呼吸困难加剧,呈端坐呼吸,颈、肩部辅助呼吸肌参与呼吸运动,常呈缩唇呼吸,可有胸腹矛盾运动。在严重缺氧和二氧化碳潴留时,可伴右心衰竭,表现为口唇发绀、球结膜水肿、颈静脉怒张、双下肢水肿、意识模糊、烦躁不安或昏迷。动脉血气分析大多为Ⅱ型呼吸衰竭,常合并呼酸、代酸、代碱。

3. 重症支气管哮喘

重症哮喘可引起急性呼吸衰竭。患者均有严重呼吸困难、喘息和咳嗽,呼吸频率 >30 次/min,或呼吸微弱和呼吸节律异常;可见辅助呼吸肌收缩,常表现为矛盾运动;胸部呈过度充气改变,听诊可闻及广泛的吸气和呼气相哮鸣音,危重时呼吸音和哮鸣音明显减弱,甚至消失(称为沉默肺);发绀明显;易并发气胸、皮下气肿或纵隔气肿。PaO_2 低于 60mmHg,提示合并呼吸衰竭。$PaCO_2$ 可下降,$PaCO_2$ 值上升,提示气道阻塞进行性加剧,病情恶化。

4. 胸部损伤

胸部创伤导致多发性肋骨骨折和气胸,易合并急性呼吸衰竭,需紧急处理。

(1)多发性肋骨骨折:呼吸运动可引起剧烈胸痛,多发性骨折患者有意识地抑制呼吸运动,常常引起通气不足。

多根多处肋骨骨折易引起局部胸壁失去肋骨支撑而软化,出现反常呼吸运动现象,吸气时软化区的胸壁内陷,而不随其余胸廓向外扩展,呼气时则反之,软化区向外膨出(连枷胸),导致急性呼吸衰竭。软化区范围较大时,呼吸时两侧胸膜腔内压力不平衡,使纵隔左右摆动,可同时出现呼吸、循环衰竭。

(2)气胸:胸壁外伤时,若胸壁形成单向活瓣,则吸气相外界气体可进入胸腔,而呼气相胸腔内气体不能排出,导致胸内压进行性升高,即张力性气胸。不仅使患侧肺萎陷,影响呼吸功能,还会引起静脉回流障碍,导致循环衰竭。开放性气胸可导致纵隔摆动,引起心源性休克和心脏骤停。

(六)急性呼吸衰竭的治疗

急性呼吸衰竭的治疗原则为在保证气道通畅的前提下,尽快改善和纠正低氧血症、CO_2 潴留和代谢功能紊乱。具体步骤如下。

1. 保证气道通畅

保持气道通畅,迅速清除气道分泌物,定时吸痰;气道充分湿化,增强排痰功能;有支气管痉挛时,给予支气管扩张剂。严重者,应迅速进行经鼻或经口气管插管。

2. 机械通气

气管插管后应尽早给予机械通气。通气模式可根据病情选用。

3. 氧气疗法

氧疗目的为使 SaO_2 至少保持在 90% 以上,同时又无氧中毒产生。氧疗开始时可给予较高的吸入氧浓度($FiO_2 > 50\%$),在 SaO_2 升至 90% 以上并稳定后应尽量降低 FiO_2,预防氧中毒。

4. 注意纠正酸碱失衡和电解质紊乱。

5. 控制感染

根据本地区或本单位呼吸道感染细菌学分布情况、细菌耐药情况经验性选用抗生素治疗;应尽快通过呼吸道分泌物细菌学检查明确病原菌,根据其药敏情况选用有效抗生素。

6. 营养支持

每天需保证 1500 ~ 3000kcal 的热量,可通过胃管鼻饲、静脉、口服等途径补充。

7. 治疗原发病和基础病。

(高顺翠)

第六节　睡眠呼吸暂停低通气综合征

睡眠呼吸暂停低通气综合征是由于某些原因而致上呼吸道阻塞,睡眠时有呼吸暂停,伴有缺氧、鼾声、白天嗜睡等症状的一种较复杂的疾病。好发于肥胖、老年人。上呼吸道任何一个部位的阻塞性病变都可导致此病。

一、病因

上呼吸道任何部位的狭窄和阻塞均可导致睡眠呼吸暂停低通气综合征的发生。

1. 肥胖

体重≥标准体重的20%或体重指数≥25为肥胖。肥胖容易造成上呼吸道阻塞,是睡眠呼吸暂停低通气综合征发病的最主要因素。

2. 性别、年龄

男性患者患病率高于女性,女性在绝经期后患病率才升高。总体患病率与年龄成正比。

3. 鼻咽部疾病和上呼吸道解剖异常

常见疾病有鼻中隔偏曲、鼻息肉、鼻咽部肿瘤、扁桃体肥大、舌体肥大、舌根后坠等。

4. 其他

如嗜酒或服用镇静安眠药物、甲状腺功能低下、相关家族史等。

二、临床表现

主要表现为睡眠打鼾,且与呼吸暂停交替出现。可有夜间憋醒,憋醒后常感心悸、胸闷不适。睡眠时常有抽搐、呓语、夜游、幻听、幻视、遗尿及夜尿增多等。晨起后常感头痛,头晕,困倦,疲乏。白天注意力不集中,常打瞌睡。影响到循环系统可引起或加重高血压、心绞痛、心肌梗死、心律失常等,影响到神经系统可引起脑梗死、脑出血、精神异常等。查体患者多肥胖,多有颈围增粗等表现。

三、诊断及治疗

1. 诊断

应用对患者进行多导睡眠图各项指标的监测,若于7h的夜间睡眠时间内呼吸暂停及低通气反复发作在30次以上,或睡眠呼吸暂停低通气指数≥5次/h即可确定诊断。根据血氧饱和度将睡眠呼吸暂停低通气综合征分为轻、中、重三度。

2. 治疗

(1)病因治疗纠正:引起睡眠呼吸暂停低通气综合征或使其加重的基础疾病。

(2)一般治疗:减肥对改善夜间呼吸暂停及低氧血症肯定有效,应避免饮酒及服用镇静安眠药物。采用侧卧位睡眠或适当抬高头部均可缓解症状。低浓度氧疗对防治心脑血管疾病有效。

(3)气道内正压通气治疗:是治疗睡眠呼吸暂停低通气综合征的首选措施。经鼻/面罩行无创正压通气,无须行气管插管,简便易行,可携机回家长期治疗,节约治疗费用。

(4)口腔矫治器或舌托:配戴后可使下颌或舌前移,上气道扩大或增加其稳定性,扩大软腭、悬雍垂尖水平的后气道间隙,适用于轻症患者。

(5)外科手术治疗:气道切开对致命性低氧血症及心律失常是救命性措施,悬雍垂腭咽成形术可使口咽面积扩大,打鼾消失。

四、预防和健康教育

合理饮食,适量运动,防止肥胖;积极宣传睡眠呼吸暂停低通气综合征的危害。

(高顺翠)

第七节　慢性阻塞性肺疾病

慢性阻塞性肺疾病(COPD)是一种具有气流受限特征的肺部疾病,气流受限不完全可逆,呈进行性发展。确切的病因还不十分清楚,但认为与肺部对有害气体或有害颗粒的异常炎症反应有关。COPD 是呼吸系统疾病中的常见病和多发病,患病率和病死率均高。因肺功能进行性减退,严重影响患者的劳动力和生活质量。世界卫生组织(WHO)资料显示,COPD 的病死率居所有死因的第 4 位,且有逐年增加之势。

一、病因和发病机制

1. 吸烟

吸烟为重要的致病因素,吸烟者慢性支气管炎的患病率比不吸烟的高 2~8 倍,烟龄越长,吸烟量越大,慢性阻塞性肺疾病患病率越高。烟草中的化学物质可损伤气道上皮细胞,导致支气管黏液腺肥大,杯状细胞增生,支气管黏膜充血水肿,副交感神经功能亢进,引起支气管平滑肌收缩,气流受限。

2. 职业性粉尘和化学物质

烟雾、过敏原、工业废气和室内空气污染均可致慢性阻塞性肺疾病。

3. 空气污染

大气中的有害气体如二氧化硫、二氧化氮、氯气等可损伤气道而致病。

4. 感染病毒、细菌和支原体

感染病毒、细菌和支原体是本病急性加重的主要因素。

5. 蛋白酶－抗蛋白酶失衡

蛋白酶对组织有损伤、破坏作用;抗蛋白酶对弹性蛋白酶等多种蛋白酶具有抑制作用。蛋白酶增多或抗蛋白酶不足均可导致组织结构破坏产生肺气肿。

6. 其他

机体的内在因素、自主神经功能失调、营养、气温的突变等都可能参与慢性阻塞性肺疾病的发生、发展。

二、临床表现

1. 症状

起病缓慢,病程较长。慢性咳嗽,常晨间咳嗽明显,夜间有阵咳或排痰。每年大于 3 个月,连续 2 年以上。咳痰,一般为白色黏液性或浆液性泡沫样痰,清晨排痰较多。可有血丝痰或脓性痰。气短或呼吸困难,早期在劳力时出现,后逐渐加重,是慢性阻塞性肺疾病的标志性症状。喘息和胸闷,重症者可出现喘息和胸闷。后期可有体重减轻及食欲下降等。

2. 体征

早期体征可正常,随疾病进展可出现桶状胸,触觉语颤降低,叩诊呈过清音,听诊闻及干啰音、湿啰音。

3. 并发症

慢性阻塞性肺疾病常见的并发症有慢性呼吸衰竭、自发性气胸及慢性肺源性心脏病。

三、辅助检查

1. 肺功能检查

肺功能检查是判断气流受限的主要客观指标,对慢性阻塞性肺疾病诊断、严重程度评价、疾病进展评价、预后及治疗反应评价等有重要意义。第一秒用力呼气容积占用力肺活量百分比是评价气流受限的一项敏感指标。第一秒用力呼气容积占预计值百分比是评价慢性阻塞性肺疾病严重程度的良好指标。

2. 胸部 X 线检查

早期胸片可无变化,以后可有肺纹理增粗、紊乱等非特异性改变。

3. 其他

胸部 CT 检查、血气分析检查及血常规检查等。

四、诊断和鉴别诊断

1. 诊断

根据吸烟等高危因素史、临床症状、体征及肺功能检查等综合分析确定。不完全可逆的气流受限是慢性阻塞性肺疾病诊断的必备条件。吸入支气管扩张剂后第一秒用力呼气容积占用力肺活量百分比 <70% 及第一秒用力呼气容积 <80% 预计值可确定为不完全可逆性气流受限。

有少数患者并无咳嗽、咳痰症状,仅在肺功能检查时发现第一秒用力呼气容积占用力肺活量百分比 <70% ,而第一秒用力呼气容积≥80% 预计值,在除外其他疾病后,亦可诊断为慢性阻塞性肺疾病。

慢性阻塞性肺疾病病程分期:急性加重期和稳定期。

2. 鉴别诊断

(1)支气管哮喘:喘息型慢性支气管炎应与支气管哮喘相鉴别。哮喘发病多在幼年或青年时期,一般无慢性咳嗽、咳痰史,以发作性喘憋为特征,发作时两肺满布哮鸣音,缓解后症状消失。常有个人或家族过敏性疾病史。喘息型慢性支气管炎多见于中老年人,一般以咳嗽、咳痰为主要症状,伴喘息及哮鸣音。感染控制后症状可缓解。

(2)支气管扩张:多发生于儿童或青年期,常继发于麻疹、支气管肺炎或百日咳后,具有慢性咳嗽、咳大量脓痰、反复咯血的特点,查体肺部可有固定性湿啰音。X 线检查常见下肺野纹理粗乱或呈卷发状。支气管造影或胸部 CT 可确诊。

(3)肺结核:具有较明显的低热、乏力、盗汗、消瘦等结核中毒症状,胸部 X 线检查和痰结核杆菌检查,可以明确诊断。老年肺结核常因慢性支气管炎症状的掩盖而容易漏诊,应特别注意。

(4)肺癌:多发生于40岁以上男性,有多年、大量吸烟史,刺激性咳嗽伴痰中带血,或慢性咳嗽性质发生了改变。X线检查发现肺内块状阴影、肺不张或反复同一部位的肺炎(即阻塞性肺炎),以及单侧肺门增大均应高度怀疑肺癌的可能,痰查癌细胞及支气管镜活检,可明确诊断。

五、治疗原则

1.稳定期治疗

(1)教育和劝导患者戒烟,脱离污染环境。

(2)应用支气管扩张剂。β_2 受体激动剂、抗胆碱药及茶碱类均可起到缓解症状的作用。

(3)应用祛痰药。可帮助驱除黏稠的痰液。

(4)长期家庭氧疗。对慢性阻塞性肺疾病慢性呼吸衰竭者可提高生活质量和生存率。氧流量为 1~2L/min,每天吸氧时间不少于15h。

2.急性加重期治疗

(1)确定急性加重的原因及病情严重程度。

(2)根据病情严重程度决定门诊或住院治疗。

(3)应用支气管扩张剂。

(4)控制性吸氧。一般吸氧浓度为28%~30%。

(5)应用抗生素。应根据患者所在地常见病原菌类型及药物敏感情况积极选用抗生素治疗。有效控制呼吸道感染是急性发作期治疗成败的关键。合理应用抗生素是控制感染综合治疗中最重要的环节,抗生素应用原则是早期、足量、静脉给药。根据感染环境及痰液检查选择有效抗生素。常用药物有青霉素类、大环内酯类、喹诺酮类及头孢菌素类药物等。

(6)对急性加重期患者可考虑应用糖皮质激素。

六、预防和健康教育

(1)提倡戒烟,增强免疫功能,减少有害物质的吸入,预防感染。

(2)此病反复发作可发展为慢性肺源性心脏病及肺性脑病等,所以积极控制慢性阻塞性肺疾病的反复急性发作是预防的重要措施。

(3)患者可于发病季节提前应用增强机体免疫力的药物,如卡介苗、丙种球蛋白等。

(高顺翠)

第八节　特发性肺纤维化

特发性肺纤维化(IPF)是一种原因不明、以弥散性肺泡炎和肺泡结构紊乱最终导致肺间质纤维化为特征的疾病。按病程有急性、亚急性和慢性之分,所谓 Hamman – Rich 综合征属急性型,临床更多见的则是亚急性和慢性型。本病多为散发,估计发病率3~5/10 万,占所有间质性肺病的65% 左右。见于各年龄组,而做出诊断常在 50~70 岁之间,男女比例为(1.5~2):1。预后不良,早期病例即使对激素治疗有反应,生存期一般也仅有 5 年。

一、病因与病理改变

特发性肺纤维化病因不明,发病机制亦未完全阐明,但已有足够证据表明与免疫炎症损伤有关。不同标本所显示的免疫炎症反应特征不尽一致。

特发性肺纤维化早期或急性期病理改变主要为肺泡炎。可见肺泡壁和间质内淋巴细胞、浆细胞、单核细胞、组织细胞和少数中性粒细胞及嗜酸性粒细胞浸润。肺泡腔可以不累及,肺泡间隔可有网状蛋白增生,但尚少纤维化。随着疾病发展,炎症细胞渗出和浸润逐渐减少,成纤维细胞和胶原纤维增生,肺泡壁增厚,Ⅰ型肺泡细胞减少,Ⅱ型肺泡细胞增生,肺泡结构变形和破坏,并可波及肺泡管和细支气管。后期呈现弥散性肺纤维化,气腔(肺泡、肺泡管、细支气管)变形,扩张成囊状,大小从1厘米至数厘米不等,谓之"蜂窝肺"。特发性肺纤维化病理上无动脉血管炎或肉芽肿病变;有之,则应考虑结缔组织病或其他间质性肺病。

二、临床表现

约15%的特发性肺纤维化病例呈急性经过,呈进行性呼吸困难加重,多于6个月内死于呼吸及循环衰竭。绝大多数特发性肺纤维化为慢性型(可能尚有介于中间的亚急性型),平均生存时间也只有3.2年。

1. 主要症状

(1)劳力性呼吸困难并进行性加重,呼吸浅速,可有鼻翼煽动和辅助肌参与呼吸,但大多没有端坐呼吸。

(2)早期五咳嗽,以后可有干咳或咳少量黏液痰。易有继发感染,出现黏液脓性痰或脓痰,偶见血痰。

(3)可有消瘦、乏力、食欲缺乏、关节酸痛等,一般比较少见。急性型可有发热。

2. 体征

(1)呼吸困难和发绀。

(2)胸廓扩张和膈肌活动度降低。

(3)两肺中下部吸气相尼龙带拉开音,具有一定特征性。

(4)杵状指(趾)。

(5)终末期呼吸衰竭和右心衰竭相应征象。

三、诊断

1. 诊断技术

(1)常规胸部X线片:早期肺泡炎在X线上不能显示异常;随病变进展,X线表现出云雾状、隐约可见微小点状的弥散性阴影,犹如磨玻璃。进一步进展则见纤维化愈趋明显,从纤细的网织状到粗大网织状,或呈网织结节状。晚期更有大小不等的囊状改变,即蜂窝肺。肺容积缩小,膈肌上抬,叶间裂移位。

(2)CT:对比分辨率优于X线,应用高分辨率CT可以进一步提高空间分辨率,对于特发性肺纤维化的诊断,特别是早期肺泡炎与纤维化的鉴别以及蜂窝肺的发现极有帮助。

(3)肺功能检查:特发性肺纤维化的典型肺功能改变包括限制性通气损害、肺容量缩小、肺顺应性降低和弥散量降低。严重者出现动脉血氧分压下降和肺泡-动脉氧分压差增大。肺功能检查,特别是运动试验在影像学异常出现前即有弥散量降低和低氧血症。肺功能检查可作动态观察,对病情估价很有帮助,用于考核疗效可能也是有用的。同样,特发性肺纤维化的肺功能异常没有特异性,无鉴别诊断价值。

(4)支气管肺泡灌洗:回收液细胞总数增高,而中性粒细胞比例增加是特发性肺纤维化比较典型的改变,对诊断有帮助。目前仍主要用于研究。

(5)肺活检:特发性肺纤维化早中期的组织学改变有一定特点,而且间质性肺病包括许多有明确病因可寻者,因此肺活检对于本病确诊和活动性评价十分有意义。首选应用纤维支气管镜做活检,但标本小,诊断有时尚有困难。必要时宜剖胸活检。

2.诊断的建立

根据典型临床表现和上述检查,特发性肺纤维化诊断能够成立/核心问题是排除其他间质性肺病包括原因已明或不明者。特发性肺纤维化是一个特定的疾病整体,虽然有可能它并不是一个均质单一的疾病。所以肺活检对特发性肺纤维化的诊断是必要的。但对于不能接(耐)受创伤性检查者,只要有证据排除其他间质性肺病,建立特发性肺纤维化临床诊断亦是能够接受的。

四、治疗措施

特发性肺纤维化的激素治疗仍有争议。但是由于缺少肯定的或特异性的治疗,对于活动性特发性肺纤维化、甚至不能确定活动性但无激素禁忌证者,激素仍被推荐。泼尼松 0.5 ~ 1.0mg/(kg·d),治疗 4 周,再逐步减至 0.25g/(kg·d),继续 2 个月,以后缓慢减至维持量。激素反应不佳或有禁忌时则加用或改用环磷酰胺。泼尼松亦可与硫唑嘌呤联合用于单一激素反应不佳者。特发性肺纤维化可能是肺移植最好适应证之一,尚在深入研究中。

五、预防和健康教育

防止刺激性物质的长期吸入,如具有腐蚀性的化学性气体、煤尘、粉尘等。积极宣传呼吸道防护知识。

(高顺翠)

第九节 慢性肺源性心脏病

慢性肺源性心脏病(简称肺心病)是指慢性肺胸疾病或肺血管慢性病变逐渐引起肺动脉高压,进而造成右心室肥大,最后发生心力衰竭和呼吸衰竭的心脏病。

一、病因和发病机制

1.支气管肺疾病

支气管肺疾病以慢性支气管炎并发阻塞性肺气肿引起的肺心病最常见,约占 80% ~ 90%,其次为重症肺结核、支气管哮喘、支气管扩张、尘肺和肺间质纤维化等,这些疾病均使肺的结构发生不可逆性改变。

2.影响胸廓运动的疾病

严重胸膜增厚、强直性脊柱炎、脊椎畸形及胸廓严重畸形等,使胸廓活动受限、支气管扭曲、排痰不畅、肺部反复感染，引起肺不张或肺气肿，导致缺氧、肺血管阻力增加、肺动脉高压而发展为肺心病。

3. 肺血管疾病

肺血管疾病包括结节性动脉炎，广泛或反复发生的多发性肺小动脉栓塞等，均可引起肺动脉压力升高，导致右心功能衰竭。

二、临床表现

本病发展缓慢，临床上除有肺、胸基础病的症状和体征外，主要表现是逐渐出现的肺、心功能衰竭以及其他器官损害的表现。按其功能的代偿期和失代偿期进行描述。

1. 肺、心功能代偿期（缓解期）的表现

肺、心功能代偿期（缓解期）的表现主要是慢性支气管炎和肺气肿。患者多有慢性咳嗽、咳痰，呼吸困难、胸闷或心悸。查体两肺呼吸音减低，偶可闻及干啰音、湿啰音，下肢轻度水肿，并有肺气肿体征。心音遥远，有明显的剑突下心尖搏动，三尖瓣区收缩期杂音，提示右心室肥大。X线、心脏超声有助于确诊。

2. 肺、心功能失代偿期（包括急性加重期）的表现

肺、心功能失代偿期（包括急性加重期）的主要表现是呼吸衰竭和心功能衰竭。一般先出现呼吸衰竭，而后发生心功能衰竭。呼吸衰竭常由呼吸道感染诱发，表现为缺氧和二氧化碳潴留。患者感胸闷、气促，可有发绀。由于脑细胞缺氧及水肿，可表现为头痛、烦躁，甚至谵妄、抽搐、昏迷。严重缺氧时还可造成肝肾功能损害；缺氧纠正后，肝肾功能可恢复。合并严重二氧化碳潴留时，可出现精神、神经症状，称为肺性脑病。开始表现为失眠、头痛、烦躁不安；随后可出现精神错乱或表情淡漠、嗜睡，以致昏迷。心力衰竭以右心衰竭为主，表现为心悸、气促、心率增快、心律不齐、腹胀、颈静脉怒张、肝大、肝-颈静脉回流征阳性，下肢指凹性水肿等。胸骨左缘第4、5肋间可听到收缩期杂音。

3. 并发症

并发症有肺性脑病，心律失常，消化道出血，感染性休克，酸碱平衡失调，电解质紊乱，弥散性血管内凝血等。最终可出现多器官功能衰竭。

三、辅助检查

1. 血液检查

急性感染时白细胞和中性粒细胞常升高，红细胞和血红蛋白可增高；部分患者可有肝肾功能异常。

2. X线检查

诊断标准如下。

（1）右肺下动脉干扩张，横径≥15mm或右肺下动脉横径与气管横径比值≥1.07。

（2）肺动脉段凸出或其高度≥3mm。

（3）中央肺动脉扩张，外围血管纤细，形成"残根"征。

（4）右心室增大（结合不同体位判断）。

具有上述4项中的1项即可诊断。

3. 心电图

（1）主要条件包括：①额面平均电轴≥+90°；②重度顺钟向转位；③Rv1+Sv5≥1.05mV；

④肺型 P 波。

(2)次要条件包括:①肢体导联低电压;②右束支传导阻滞(不完全性或完全性)。

具有 1 项主要条件即可诊断,2 项次要条件为可疑肺心病的心电图改变。

4.超声心动图

超声心动图系无创伤性检查,可发现早期肺动脉高压及右心室肥大的征象,但基层单位尚未推广。

四、诊断和鉴别诊断

(一)诊断

根据患有慢性支气管炎、肺气肿、其他胸肺疾病或肺血管疾病史,并出现肺动脉高压、右心室肥大或右心室功能不全的临床表现,结合 X 线、心电图、超声心动图等检查,即可做出诊断。

(二)鉴别诊断

1.冠状动脉粥样硬化性心脏病(简称冠心病)

肺心病与冠心病均多见于老年人,而且有时两病共存。冠心病患者往往有典型的心绞痛、心肌梗死病史,多与高脂血症、高血压、糖尿病并存,以左心室扩大和左心衰竭为主,心电图有典型缺血性改变。

2.风湿性心脏病

二尖瓣狭窄有肺动脉高压、右心室肥大,合并肺部感染时易与肺心病混淆。但风湿性二尖瓣狭窄患者一般发病年龄较轻,既往常有风湿性心肌炎病史,可闻及舒张期杂音。X 线检查可见左心房、右心室肥大,心电图有"二尖瓣型 P 波"。

3.原发性扩张型心肌病

该病无慢性支气管炎、胸肺疾病史及肺气肿体征。X 线检查无明显肺动脉高压征象,心电图无明显的心脏顺钟向转位及电轴右偏,临床主要表现为全心扩大、心律失常、左心衰竭,大部分可闻及舒张期奔马律。

五、治疗原则

1.缓解期治疗

早期治疗呼吸道感染及原发病,坚持适量的体育锻炼及呼吸操。亦可应用气管炎菌苗等增强免疫力,减少急性发作。

2.急性发作期治疗

积极控制呼吸道感染;纠正缺氧和二氧化碳潴留;控制呼吸衰竭和心力衰竭。

(1)控制感染:有效控制呼吸道感染是急性发作期治疗成败的关键。合理应用抗生素是控制感染综合治疗中最重要的环节,抗生素应用原则是早期、足量、静脉给药。根据感染环境及痰液检查选择有效抗生素。常用药物有青霉素类、大环内酯类、喹诺酮类及头孢菌素类药物。

(2)心力衰竭的治疗:有效控制呼吸道感染,改善呼吸功能,纠正呼吸衰竭,常能使右心衰竭得到改善。经以上处理心力衰竭不能缓解者需用利尿剂、强心药和血管扩张剂等治疗。①利尿剂通过利尿,减少血容量,减轻心脏前负荷。宜选择作用轻、小剂量的利尿剂。如氢氯噻嗪、螺内酯等,用药一般不超过 4d,同时应预防低钾血症、低钠血症以及痰液黏稠、血液浓缩;②正性肌力药物肺心病患者常存在缺氧、酸碱平衡失调及电解质紊乱,极易发生洋地黄中毒,故应慎用。用时剂量宜小。应用指征:感染已控制、呼吸功能已改善、利尿剂不能得到良好疗效而反复水肿的心力衰竭者;以右心衰竭为主要表现而无明显感染的患者;出现急性左心衰竭者;③血管扩张剂扩张动脉、静脉,减轻心脏前、后负荷,降低心肌氧耗量,对部分顽固性心力衰竭者有一定疗效,但不像治疗其他心脏病那样效果明显。可用钙通道阻滞剂、中药川芎嗪等。

(3)控制心律失常:肺心病的心律失常多因缺氧、感染、酸碱平衡失调、电解质紊乱及洋地黄过量所致。上述因素控制后,多数心律失常可自行消失。如果持续存在,可酌情选用抗心律失常药物。

(4)抗凝治疗:应用普通肝素或低分子肝素防止肺微小动脉血栓形成。

六、预防和健康教育

(1)加强体育锻炼,提倡戒烟。绿化环境,提高人群的卫生知识。

(2)积极防治原发病如慢性支气管炎、慢性阻塞性肺气肿是治疗慢性肺源性心脏病的关键。

(3)一旦慢性肺源性心脏病急性发作,应尽早进行积极的综合治疗,防止并发症发生,降低病死率。

(高顺翠)

第十节　恶性胸腔积液

一、概述

恶性胸腔积液(MPE)是指肿瘤细胞直接浸润胸膜所致的胸腔积液,包括原发于胸膜的恶性肿瘤或其他部位恶性肿瘤的胸膜转移。恶性肿瘤是胸腔积液最常见的病因,国内尚缺乏MPE流行病学的调查资料。据统计,美国每年MPE的发患者数超过150000人。

几乎所有的恶性肿瘤都可出现MPE,而发生恶性肿瘤转移的患者中大约一半可出现MPE。男性患者肺癌最常见,女性患者最常见病因是乳腺癌。在MPE的病因中这两类肿瘤共占50%～65%,淋巴瘤、泌尿生殖系统肿瘤和胃肠道肿瘤大约占25%。7%～15%的MPE找不到原发肿瘤病灶。

转移性腺癌是最常见的病理类型,原发性胸膜肿瘤见于胸膜间皮瘤和原发于胸膜的淋巴瘤。原发于胸膜间皮细胞的肿瘤为胸膜间皮瘤,20%～30%的非霍奇金淋巴瘤和霍奇金淋巴瘤可以出现胸腔积液,大部分患者为T细胞淋巴瘤,多为淋巴母细胞淋巴瘤。

血液系统恶性肿瘤如多发骨髓瘤和慢性髓性白血病也可导致MPE。

MPE的出现表明肿瘤已发展至晚期,其中位生存期为3～12个月,平均为4个月。这与原发肿瘤类型与分期有关。

肺癌所致MPE患者生存期最短,卵巢癌所致MPE生存期最长,无法找到原发灶的MPE患者生存期介于上述两者之间。

二、MPE 的临床评估

大部分 MPE 具有临床症状,约 25% 患者无症状,仅通过体检或胸部 X 线片检查偶然发现。

（一）症状

1. 呼吸困难

呼吸困难是最常见的症状,这是由于胸腔积液的存在导致胸壁顺应性下降、同侧膈肌活动受限、纵隔移位和肺容积下降。MPE 所致呼吸困难通常可以通过治疗性胸腔穿刺引流胸腔积液而改善。一侧大量胸腔积液患者的病因多为恶性肿瘤,胸部 X 线片可见一侧肺脏几乎全部为不透明阴影。

2. 胸痛

胸痛不常见,通常与恶性肿瘤累及壁层胸膜、肋骨及其他肋间组织结构有关,弥散性胸痛常见于胸膜间皮瘤。

3. 其他症状

其他症状包括咳嗽、厌食、乏力、疲劳和体重减轻等。

（二）体征

1. 胸腔积液的体征

没有特异性,表现为胸腔积液区域的呼吸音减低、叩诊浊音,大量胸腔积液可导致气管向对侧移位导致肋间听诊鼓音。

2. 其他体征

其他体征为原发肿瘤的胸膜腔外表现,如体表淋巴结增大。

（三）既往史

吸烟史、职业暴露史,尤其是石棉或者其他致癌物质的接触史,均为恶性肿瘤发生的高危因素。

三、MPE 的诊断

通过仔细询问病史和体格检查,是否有大量吸烟或石棉暴露史等,对可疑 MPE 者需进一步进行辅助检查来明确诊断,包括影像学检查、胸腔穿刺胸腔积液分析和胸膜活检。仍未找到肿瘤来源的 MPE 尚需长期观察,进一步明确诊断。

（一）影像学检查

1. 胸部 X 线片

胸部 X 线片能观察到不同程度的胸腔积液。胸部侧位片后肋膈角钝提示 50mL 胸腔积液;后前位胸片肋膈角钝提示 200mL 胸腔积液;卧位胸片可以发现 100mL 胸腔积液。大量胸腔积液可见一侧胸壁呈半月征、纵隔健侧移位,同侧积液可以积聚在叶间裂、纵隔旁及肺底部。

大量 MPE 的患者如果纵隔没有向对侧移位,则提示纵隔固定、支气管主干被肿瘤(常是肺鳞状细胞癌)堵塞、或胸膜广泛浸润(常见于恶性胸膜间皮瘤)。

2. 计算机断层扫描技术(CT)

CT 可发现恶性肿瘤患者少量 MPE,并有助于肺部和腹部病变的评估。胸部 CT 用于 MPE 诊断的优势包括:性价比高;胸腔积液存在时进行胸部 CT 检查更易发现异常胸膜;CT 可以发现肺实质和腹部情况,包含上腹部的增强 CT 还可以评价是否存在肾上腺和肝转移瘤;胸膜增强现象可以帮助区别良恶性病变。

胸部 CT 提示胸膜肿瘤的征象为:环形胸膜增厚、胸膜结节样增厚、壁层胸膜增厚超过 1cm、纵隔胸膜受累或原发肿瘤的征象。以上特征对恶性肿瘤的特异性为 22% ~56%,敏感性为 88% ~100%。胸膜间皮瘤的 CT 表现包括:叶间裂受累、胸膜增厚超过 1cm。肺癌外科手术前发现任何胸膜微小结节或增厚,即使没有出现胸腔积液,也提示胸膜转移的可能。

3. 胸部磁共振显像检查

胸部磁共振显像检查易受到呼吸和心脏运动的影响,磁共振(MRI)对 MPE 的诊断价值有限,但 MRI 具有优良的软组织影像,可能有助于评估胸壁和膈肌侵犯范围。

4. 胸腔超声

胸腔超声敏感性高,可发现 5mL 的胸腔积液,明确胸腔积液量以及是否分隔等特点;对 X 线发现的异常(如肺实变、肺不张、膈疝或膈抬高)与胸腔积液进行鉴别探查到胸膜实性病变提示胸膜肿瘤。胸膜增厚、低回声不规则、边界不清提示胸膜间皮瘤。

转移性胸膜肿瘤可见圆形、结节状、半圆形或宽基底、分叶状突入胸膜腔。

胸膜结节侵入到周围结构更提示胸膜恶性肿瘤。胸腔超声还常用于引导少量 MPE 的胸腔穿刺和肋间置管引流,从而减少并发症。

对超声引导下 941 例胸穿的报道显示,气胸、疼痛和呼吸困难的发生率分别为 2.5%、2.7% 和 1%。来自英国的调查显示,呼吸科医生在超声引导下进行胸腔穿刺的并发症仅为 0.5%。

5. 氟脱氧葡萄糖正电子发射 CT 扫描(PET – CT)

PET – CT 诊断 MPE 价值的研究报道较少,需进一步明确。一项 31 例患者研究显示胸膜局部 18 – FDG 代谢增强同时 CT 可见胸膜实性病变,对恶性胸腔积液的诊断其敏感性 95%,特异性 80%,准确率为 90%。

滑石粉胸膜固定术可造成胸膜增厚并增加 FDG 的吸收,造成假阳性的结果,其他引起假阳性的原因为尿毒症性胸腔积液和肺炎旁积液。

(二)胸腔穿刺抽液及胸腔积液分析

疑诊 MPE 时,首先应当进行胸腔穿刺抽液并检查,包括有核细胞计数和分类、总蛋白、LDH、淀粉酶、糖和 pH 以及微生物和细胞学检查。

1. 胸腔积液常规检查

根据 Light 标准判断,多数 MPE 为渗出液,3% ~10% MPE 为漏出液,因此漏出液不能排除 MPE 或癌旁胸腔积液。此外,约 50% 的血性胸腔积液是 MPE,但仅有 11% 的 MPE 是血性胸腔积液,多数为草黄色,少数为乳糜胸腔积液。

漏出液可能由于胸腔积液分析错误或存在引起漏出液的疾病,如心力衰竭、肺萎陷或低蛋白血症。

肿瘤旁胸腔积液的原因通常是纵隔淋巴结受累、支气管阻塞所致的肺膨胀不全或合并非恶性疾病等,其中部分患者合并充血性心力衰竭。

2. 胸腔积液糖与 pH

大约 1/3 的 MPE 患者糖低于 60mg/dL 和 pH 小于 7.35,研究曾报道上述胸腔积液糖与 pH 降低提示肿瘤高负荷,预后差,生存期短,胸膜固定术可能失败。因此指南推荐胸腔积液

pH 和葡萄糖作为胸膜固定术患者的选择参考。而两项 meta 分析显示二者预测生存期和胸膜固定术效果的作用有限。

3. 淀粉酶

偶尔可见胸腔积液中淀粉酶升高,常发生于食管破裂或胰腺炎,也可以见于 MPE。如果 MPE 患者胸腔积液淀粉酶升高预示生存期短。

4. 胸腔积液细胞分类

MPE 中常见淋巴细胞,超过 1/3 的病例以嗜酸性粒细胞升高为主。

5. 胸腔积液肿瘤标记物

如癌胚抗原、细胞角蛋白片段 21 – 1、糖类抗原如 CA125、CA15 – 5 及 CA19 – 9 等有助于 MPE 的诊断。这些可溶性指标的敏感度普遍不高,一般波动在 40% ~ 60%,但特异度相对较高,可以达到 80% ~ 90%,因此具有一定的参考价值。

联合检测多种肿瘤标志物可提高其诊断率。近几年,胸腔积液的间皮瘤相关肽(即间皮素),是间皮瘤细胞表达的糖蛋白,与转移癌和良性胸腔积液相比,恶性胸膜间皮瘤患者表达增高,提示这一生物标记物有助于探索 MPE 的诊断,但在早期胸膜间皮瘤其敏感性相对差。其他生物标记物,如胸腔积液中 sCD44v6/std 比值超过 0.34 用来鉴别腺癌和胸膜间皮瘤,其敏感性为 60%,特异性为 93%。

6. 其他方法

如应用单克隆抗体对肿瘤标志物进行免疫组化染色以及染色体分析等,有助于胸腔积液的鉴别诊断。

由于它们的敏感性和特异性相对较低,因此不能单靠这些方法确诊。

染色体分析可能有助于淋巴瘤和白血病的诊断,特别是初次细胞学检查结果为阴性时,可以应用流式细胞术检测 DNA 非整倍体以协助诊断。

7. 胸腔积液细胞学检查

胸腔积液细胞学检查是诊断 MPE 最简单的方法,其诊断率与原发性肿瘤的类型及其分化程度有关,波动在 62% ~ 90%,对于非霍奇金淋巴瘤为 22% ~ 94% 之间,多次细胞学检查可适当提高阳性率。一项研究纳入 55 例恶性胸腔积液患者,第一次胸腔穿刺后 65% 患者得到诊断,第二次胸腔穿刺后又有 27% 患者得到诊断,而第三次胸穿后仅增加了 5% 的患者得到诊断。增加送检细胞学的胸腔积液容积并不能增加诊断的敏感性。

此外,普通胸腔积液细胞学检查特异性差,因为腺癌、胸膜间皮瘤、淋巴瘤和非肿瘤反应性淋巴细胞增多很难通过细胞学进行鉴别。

(三)胸膜活检

反复胸腔积液检查仍不能确诊,需要进一步进行胸膜活检,包括闭式胸膜活检、影像引导下胸膜活检、内科或外科胸腔镜胸膜活检。

闭式胸膜活检对恶性病变诊断率低于细胞学检查。使用 Abram 胸膜活检针进行胸膜活检,恶性肿瘤阳性率在 48% ~ 56% 之间。其诊断率相对较低,与以下因素有关:30% 的 MPE 患者仅有脏层胸膜转移、肿瘤累及壁层胸膜的范围较小、胸膜活检未能取到肿瘤部位以及操作者经验不足等。

而研究显示胸腔积液细胞学阴性时,胸膜活检病理可使 MPE 阳性率提高 7.1%。活检标本大小也影响诊断效率,Chakrabarti 等研究显示如排除标本量不足的病例,胸膜间皮瘤与腺癌的胸膜活检诊断率为 51%，该研究对胸膜间皮瘤的敏感性为 31%，明显低于腺癌的诊断率（69%）。

为克服闭式胸膜活检的不足，现常采用超声或 CT 引导下胸膜活检或胸腔镜胸膜活检。近期一项随机研究显示，细胞学阴性的疑诊 MPE 患者，用 Abram's 胸膜活检针盲检敏感性为47%，对照组 CT 引导胸膜切割针活检的阳性率为 87%，类似的研究对胸膜增厚和胸腔积液诊断的敏感性为 88%，引导胸膜活检诊断率明显提高。

胸膜活检术的禁忌证包括出血体质、接受抗凝治疗、胸壁感染以及患者不配合。

主要的并发症有气胸、血胸和胸膜反应。气胸常常是由于活检时空气经穿刺针进入胸腔所致，一般不需要处理。

（四）内科胸腔镜

内科胸腔镜检查是由内科医生将内镜插入胸膜腔，直视胸膜腔，发现病变后进行胸膜活检标本的采集。当前的指南建议应用胸腔镜进行 MPE 的诊断。一般分为内科胸腔镜和外科胸腔镜。

内科胸腔镜是常用的 MPE 诊断方法，患者在局麻或加镇静麻醉下保持自主呼吸状态下进行检查，常由内科医生操作。

传统胸腔镜采用硬质胸腔镜，近几年尖端可弯曲胸腔镜应用广泛，其操作与可弯曲支气管镜相似，硬性杆和可弯曲的前端在胸膜腔内容易操作，但活检标本仍较硬质胸腔镜所取标本小，因此造成 4%～9.5% 的患者不能诊断。

内科胸腔镜检查结果出现假阴性的原因包括活检组织块太小或未能活检到病变组织、胸腔内出现组织粘连导致胸腔镜无法到达肿瘤组织部位以及进行胸腔镜检查操作者的经验。

常规内科胸腔镜活检组织块小、部分胸膜病变似正常且部分难以活检，Sasada 等尝试应用（过去用于胃肠道癌的黏膜剥离切除）IT 刀（尖端有陶瓷绝缘头的电刀）切除大块胸膜组织，结果 IT 刀切除大块胸膜组织送检，诊断率高达 85%，而普通胸膜活检仅为 60%，二者均无严重并发症。

对于胸膜表面光滑无明显结节的病变，这种新型大块胸膜活检工具可能有助于获得大块组织进行诊断。

经过内科胸腔镜检查之后，约有 10% 的胸腔积液患者不能明确病因，进一步考虑外科胸腔镜术或者开胸探查术。

（五）外科胸腔镜或开胸活检术

外科胸腔镜通常要在手术室、患者全麻单侧肺通气、外科医生和麻醉医生共同来完成，通常称为电视辅助胸腔镜手术。外科胸腔镜可视范围比内科胸腔镜广阔，活检组织块大，可同时进行诊断和治疗操作。患者不能耐受单侧肺通气是外科胸腔镜检查术的禁忌证，此时应考虑开胸活检术。胸腔有粘连时进行胸腔镜检查是不安全的，尤其是缺乏经验的医生进行操作时尤应格外注意。术前胸部 X 线检查或胸腔超声检查发现明显的胸膜粘连则应该进行开胸活检术。

（六）支气管镜检查

当怀疑存在肺癌、出血、肺膨胀不全、支气管黏膜病变或者大量胸腔积液而不出现纵隔移位时，则应进行支气管镜检查，也可用于明确胸膜固定术后肺膨胀不全的支气管管腔阻塞的发生。

四、MPE 的处理

MPE 的治疗为姑息治疗,主要目的是改善症状、防止胸腔积液复发、提高生活质量和延长生命。治疗方法的选择依据患者的症状和体力状况、原发肿瘤类型及对全身治疗的反应、胸腔积液引流后肺复张程度。常用治疗方法包括观察、治疗性胸腔穿刺、肋间插管引流并胸膜固定术、胸腔镜并胸膜固定术、门诊留置胸腔引流管等。

(一)临床观察

适用于原发肿瘤已明确但无临床症状的 MPE 患者,对 MPE 本身不需任何治疗干预;对于有症状的 MPE 患者,需咨询呼吸科专科医生的意见。

(二)治疗性胸腔穿刺术

治疗性胸腔穿刺抽液可改善呼吸困难等症状,且单纯胸腔穿刺术后 1 个月内胸腔积液复发率较高,因此,推荐用于预期寿命小于 1 个月的患者。需注意 1 次穿刺引流量应控制在1.5L内且放液速度不宜过快,避免发生复张后肺水肿。

如果胸腔穿刺后呼吸困难不缓解,需要考虑引起呼吸困难的其他病因,如肺栓塞或侵袭血管、心功能不全、肺膨胀不全、淋巴管转移癌或肿瘤压迫等情况。

(三)胸膜固定术

胸膜固定术是向胸膜腔内注入硬化剂,如消毒滑石粉,产生化学性胸膜炎、胸膜纤维化和胸膜腔闭塞。常采用内科胸腔镜下喷洒滑石粉胸膜固定或肋间插入胸腔引流管,引流胸腔积液后注入滑石粉胶浆。分析 36 项随机对照研究涉及 1499 例患者的研究显示应用硬化剂进行胸膜固定术显著优于滴注等渗盐水和单纯胸腔积液引流。其中滑石粉最为有效,且胸腔镜下胸膜固定为最佳方法,尚无证据表明胸膜固定术增加病死率。

1. 肋间置管引流及胸膜固定术

对预期寿命极短的患者不推荐反复行胸腔穿刺术,建议小口径胸腔引流管先引流胸腔积液、缓解症状,随后向胸腔内注射硬化剂行胸膜固定术。

首次排液不应超过 1L。随后每隔 2h 可引流 1L,引流过程中患者一旦出现胸部不适、持续性咳嗽或血管迷走神经性症状应停止引流。如一次引流胸腔积液量过大、过快,或早期过度使用胸腔负压吸引使萎陷的肺脏快速复张,可发生复张性肺水肿。如需应用负压吸引使肺脏复张,推荐应用高容低压装置且吸引负压应逐渐升至 $-20cmH_2O$。

如果肺脏没有明显萎陷,肋间导管引流后应行胸膜固定术以防胸腔积液复发。

单纯肋间置管引流术而不实施胸膜固定术的患者 MPE 复发率高,所以应避免单纯行肋间置管引流术。

影像学证实脏层和壁层胸膜闭锁满意为胸膜固定术成功的重要条件。胸膜固定术失败可能与肺膨胀不全、脏层和壁层胸膜完全不接触有关,这时推荐留置胸腔引流管,如果脏壁层胸膜接触超过一半以上,可再次行胸膜固定术。

对于胸膜不能闭锁且有临床症状的患者,留置胸腔引流导管优于反复胸腔穿刺。

(1)肋间引流管的口径:传统的方法是使用大口径引流管(24F~32F)进行肋间置管,理由是其不易被纤维蛋白堵塞,但迄今尚无证据支持此观点。此外,置入大口径引流管可产生明显不适感。近来的随机对照试验比较了大口径和小口径引流管(10F~14F)的疗效,结果发现两者疗效相似。应用小口径引流管胸腔注入常用硬化剂的成功率与大口径相当,而且不适感轻微。可以使用深静脉插管来进行胸腔积液引流,置入方便,推荐在超声或 X 线引导下置入小口径肋间引流管行胸腔积液引流和胸膜固定术。

(2)镇痛和术前用药:胸腔内注射硬化剂可致疼痛,术前经引流管注射利多卡因可减轻症状,其起效迅速,应在注射硬化剂前即时给药。利多卡因常用剂量为 3mg/kg,一次最大剂量为250mg。为减轻患者焦虑情绪和减轻疼痛,术前恰当的镇静可在减轻焦虑的同时保证患者能充分配合医生。给予镇静时应对患者进行持续的脉搏血氧饱和度监测,并备好心肺复苏抢救设备。

(3)硬化剂的选择:胸腔内注射硬化剂后最常见的不良反应是胸膜炎性胸痛和发热。理想的硬化剂必须具备以下几个特征:分子量大、有化学极性、局部清除率低、全身清除迅速、剂量－反应曲线陡峭、人体可以耐受且没有或仅有轻微的不良反应等。硬化剂的选择取决于硬化剂的成功率、可获取性、安全性、给药便利性、完全起效所需给药次数及费用等。

多项研究显示,滑石粉是最有效的胸膜固定硬化剂。从前使用的非均粒型滑石粉指 50%以上的颗粒大小小于 15μm,现在使用的均粒型滑石粉大小超过 15μm,滑石粉的严重不良反应多由于细小颗粒全身分布造成,而大颗粒没有分布到各器官。相对于非均粒滑石粉,均粒滑石粉可以减少胸膜固定术所致低氧血症的风险,应当优先选用。注射滑石粉匀浆或喷洒滑石粉粉末疗效相当,每次剂量一般为 2.5～10g。我国目前尚无用于胸膜固定的医用均粒滑石粉。

博来霉素是另一种可选择的硬化剂,疗效中等,每次剂量一般为 1mg/kg。其他可供选择的硬化剂还有:短小棒状杆菌、多西环素、四环素等。

无论选择何种硬化剂进行胸膜固定术后,患者均不需要转动体位。

(4)夹闭和拔除肋间引流管:胸腔内注射硬化剂后可以短暂(1h)夹闭肋间引流管,以防注射药物迅速流出胸腔。由于尚无研究证实延长引流时间有益,且考虑到延长引流时间会带来患者不适感,推荐经注射硬化剂 24～48h 内拔除引流管,拔管的前提是胸部 X 线证实肺完全复张且 MPE 引流量 <150mL/d。

(5)胸膜固定术失败:肺萎陷是胸膜固定术失败最主要的原因。目前尚无可靠的方法来预见胸膜固定术的失败,也无研究提示胸膜固定术失败后下一步应该采取哪种治疗措施。推荐继续引流胸腔积液,并根据肺复张情况决定是否再次行胸膜固定术或肋间置管引流。

(6)肋间引流置管通道处肿瘤细胞种植转移:对于怀疑或已证实为恶性胸膜间皮瘤的患者,应在大口径胸腔引流管置入处、胸腔镜检查操作部位以及外科手术切口处给予预防性放疗。目前尚无证据支持胸腔穿刺处或胸膜活检处需要采取该种治疗措施。

对于非胸膜间皮瘤所致 MPE,诊断性或治疗性胸腔穿刺术、胸膜活检、肋间置管引流和胸腔镜操作导致局部肿瘤复发或者肿瘤细胞种植并不常见,胸腔操作后均不推荐行预防性放疗。

2. 胸腔镜及胸膜固定术

胸腔镜检查推荐用于体力状况较好患者胸腔积液的诊断和治疗。对于 MPE 的患者可在一次操作中同时进行诊断、积液引流和胸膜固定术。对于复发性 MPE 的患者应考虑行经胸腔镜滑石粉喷洒术。

经胸腔镜进行滑石粉喷洒是控制 MPE 的有效手段,胸膜固定成功率达 77%～100%。一项大规模随机试验表明,经胸腔镜滑石粉喷洒术和滑石粉匀浆涂布法疗效并无差异。

对于已经明确诊断恶性胸腔积液且胸部 X 线明确提示肺萎陷的患者行胸腔镜检查获益

相对较少。然而,全麻状态下经胸腔镜可直视观察肺脏再膨胀情况、明确肺脏是否确实萎陷,进而指导下一步治疗方案:行滑石粉喷洒术或置入胸腔引流管。胸腔镜检查便于处理小腔、清除血性恶性胸腔积液的血凝块、松解胸膜粘连,因此有助于肺复张以及滑石粉喷洒后胸膜固定。

胸腔镜是一项安全、并发症发生率低的操作。围术期病死率低(<0.5%)。最常见的主要并发症为脓胸和继发于感染或复张性肺水肿的急性呼吸衰竭,复张性肺水肿可通过分次缓慢引流胸腔积液或放入适当气体取代引流的胸腔积液来避免其发生。

(四)门诊长期留置胸腔引流管

留置胸腔引流管是控制复发性 MPE 的一种有效方法,特别是对于那些存在肺萎陷或希望缩短住院日的患者。一次性真空引流瓶会增加费用,但该治疗方法可以缩短住院时间、减少住院次数,总体而言可能降低治疗费用。

每隔一段时间将导管与真空引流瓶连接进行引流可以促进肺复张和胸腔闭锁,大多数引流管短期留置后可以拔除。

(五)胸腔注射纤维蛋白溶解剂

与全身用药不同,胸腔内注射纤维蛋白溶解剂极少出现免疫介导的不良反应或出血倾向等并发症。对于多房性 MPE 而单纯引流效果不佳的患者,推荐胸腔内注射纤维蛋白溶解剂如尿激酶、链激酶等减轻胸膜粘连、改善 MPE 引流以缓解呼吸困难症状。

(六)外科干预

外科干预可能对恶性胸腔积液患者有益。胸膜切除术是 MPE 的一种治疗手段。开放性胸膜切除术是一种侵入性操作,病死率高,其并发症包括脓胸、出血、心肺功能衰竭(有资料显示术中病死率在 10% ~ 19% 之间)。已有少数研究报道电视辅助胸腔镜下胸膜切除术用于胸膜间皮瘤的治疗。

由于目前证据不充分,暂不推荐应用胸膜切除术代替胸膜固定术或留置胸腔导管治疗复发性胸腔积液或肺萎陷。

(七)全身治疗

部分恶性肿瘤如小细胞肺癌、乳腺癌、淋巴瘤合并 MPE 可能对化疗有较好的反应,这部分患者如果没有禁忌证可考虑全身治疗,同时联合胸腔穿刺或胸膜固定术。化疗对前列腺癌、卵巢癌、甲状腺癌、胚细胞瘤有关的 MPE 可能有效。此外,可以选择适宜的患者试用靶向治疗。

五、结论

恶性胸腔积液是晚期肿瘤常见的临床表现,正确的处理需要根据有效检查评价得出正确的诊断,选择的治疗方法是预防 MPE 复发。

最佳的治疗应当根据患者个人的症状、体力状态和预后而定。医生应当充分了解各种治疗方法的局限性和优点,使姑息治疗的患者得到最佳照顾。

(时宪峰)

第十一节　不明原因胸腔积液的诊断进展

胸腔积液经过诊断性胸腔穿刺,积液分析和炎症以及肿瘤标志物测定后,病因仍然不明者称为不明原因胸腔积液,占20%~25%。

胸腔积液的诊断思路如下:首先确定在区分漏出液或渗出液上是否正确,如果是漏出液寻找其可能的原因并考虑治疗之,如心肝肾疾病,但要考虑是否有假性渗出液的存在。

其次,如果是渗出液,区分是炎症性或肿瘤性积液。如果不能区分,可行闭式针刺胸膜活检;如果还不能确诊,胸腔镜和开胸肺胸膜活检可能是必要的。对不明原因胸腔积液的诊断要考虑如下问题,加以解决。

一、漏出液和渗出液的鉴别诊断是否错误

明确胸腔积液的性质为漏出液或渗出液是胸腔积液诊断中的重要步骤,可指导进一步的检查及治疗。1972年由Light等提出的Light标准仍然是鉴别漏出液与渗出液的"金标准",其敏感性和特异性分别达到99%和98%。随后的许多研究均发现该标准对于渗出液的诊断敏感性在96%以上,但特异性仅80%左右。其对漏出液的误诊率达10%~30%。需要注意的是,充血性心衰患者使用利尿剂后胸腔积液浓缩将导致总蛋白、LDH和脂肪含量升高,此时Light标准将很大一部分漏出液错判为渗出液。在这种情况下,有学者提出血清与胸腔积液蛋白浓度差大于3.1g/dL,或血清-胸腔积液白蛋白梯度大于1.2g/dL作为进一步判断是否漏出液的标准。但值得注意的是,单纯使用上述的两个标准来鉴别漏出液与渗出液特异性不高,可能出错。

除Light标准之外,也有其他学者提出不同的指标及标准用于鉴别漏出液及渗出液。Heffner做了一个胸腔积液检查项目鉴别胸腔积液渗出液和漏出液的meta分析,共纳入7个研究,1448例患者。在该文章中,作者发现胸腔积液LDH及胸腔积液与血清LDH比值有较高的相关性,因此其中一个可以去掉,Heffner称之为简化的Light标准。Light标准及简化的Light标准在鉴别渗出性胸腔积液与漏出性胸腔积液的诊断效能相当。此外,Heffner的分析还发现不需检测血清指标而只进行胸腔积液检查的标准经济、方便,且不降低诊断的效能。

此外,血液与胸腔积液中的NT-proBNP也有助于鉴别诊断心力衰竭所致的胸腔积液。近来的一项研究评价胸腔积液BNP或NT-proBNP是否可用于诊断心力衰竭,结果显示以NT-proBNP>1300pg/mL为阈值能正确区分90例心力衰竭患者与91例非心力衰竭患者,其结果优于BNP(>115pg/mL)(曲线下面积0.96vs.0.90)。而且,NT-proBNP可正确判断90%误诊的心力衰竭患者,高于BNP(70%)或蛋白(50%)、白蛋白(75%)梯度。因此,对于Light标准判断为渗出液的心力衰竭所致的胸腔积液患者应检查NT-proBNP。而且,有研究证实血液与胸腔积液NT-proBNP相关性高、诊断效能相近,因此只测定血液NT-proBNP浓度就已足够。

二、炎症性和肿瘤性积液的鉴别诊断

明确胸腔积液之后,重要的一步就是明确胸腔积液的病因是炎症性(包括免疫性炎症)还是肿瘤性。不同性质的胸腔积液有不同的病因谱。其中以炎症性及肿瘤性胸腔积液的鉴别诊断尤为重要。

胸腔穿刺病理组织学及细胞学检查是诊断的金标准。除此之外,随着分子生物学和实验技术的迅速发展,新的诊断指标和检测方法不断涌现,目前有许多方法和指标都可用于良恶性胸腔积液的诊断,各有利弊。

(一)类肺炎性胸腔积液的诊断与鉴别诊断

类肺炎性胸腔积液起病较急,常伴有肺部感染性病变,通常容易与恶性胸腔积液鉴别诊断,诊断上主要是明确感染的病原体。2005 年 Maskell 等发表了大型前瞻性研究 MIST1 试验(多中心胸腔内感染试验 1)的结果,其研究包括了 430 例患者,其中 232 例胸腔积液培养阳性,其中最常见的病原体是米勒链球菌(29%),随后是葡萄球菌(21%)和肺炎链球菌(16%)。此外,15% 的患者分离出厌氧菌。

虽然病原学培养对于类肺炎性胸腔积液及脓胸的诊断及治疗有重要作用,但培养的阳性率并不高,Barnes 等发现仅 3.2% 的患者胸腔积液培养阳性。聚合酶链反应(PCR)检测胸腔积液病原学在临床上应用仍较少,但有研究报道其用于检测三种常见的病原体(肺炎链球菌、金黄色葡萄球菌及流感嗜血杆菌)的阳性率达 35.7%,而胸腔积液培养阳性率仅 7.1%,因此作者认为胸腔积液 PCR 检查有助提高类肺炎性胸腔积液的病原学诊断。

除此之外,有研究在 140 例患者中对比胸腔积液及尿肺炎链球菌抗原检测,结果发现70.6% 肺炎患者胸腔积液抗原阳性,而 93.3% 非肺炎患者抗原检测阴性,而且有 3 例患者胸腔积液抗原检测阳性而尿抗原检测阴性,该研究提示胸腔积液检测肺炎链球菌抗原可提高胸腔积液病原学的诊断率。

除病原学检查之外,近几年来也有研究观察反映全身细菌感染的指标如血清降钙素原(PCT)、可溶性髓样细胞触发性受体 −1(sTREM −1)在类肺炎性胸腔积液的诊断上的意义。血清降钙素原是一种由 116 个氨基酸组成、相对分子质量约为 13000 的糖蛋白。目前普遍认为它是反映细菌感染的指标。KoYC 等发现在细菌性类肺炎性胸腔积液患者中,PCT 水平明显升高,以胸腔积液 PCT 浓度 >0.174ng/mL 为诊断阈值,其敏感性达 80%,特异性 76%,曲线下面积 0.84。

而 sTREM −1 也是一个被证实是有效的鉴别细菌性胸腔积液的指标。Summah H 等关于胸腔积液 sTREM −1 的 meta 分析发现其诊断敏感性 78%,特异性 84%,而且由于胸腔积液中sTREM −1 受内毒素刺激而升高,因此可以推断在脓胸的患者中,其 sTREM −1 水平应该更高。

(二)结核性胸腔积液的诊断及鉴别诊断

虽然病史、辅助检查、治疗反应等有助于结核性胸腔积液的诊断,但明确结核性胸腔积液的诊断仍然是困难的,临床上常见到非特异性改变的组织病理结果,导致该病的诊断应与其他一系列疾病鉴别,尤其需要注意与恶性胸腔积液、类肺炎性胸腔积液的鉴别诊断。

长期以来,胸腔积液腺苷脱氨酶(ADA)活性是诊断结核性胸腔积液的重要指标之一。近期对 63 个研究的 meta 分析报告 ADA 诊断结核性胸腔积液的敏感性和特异性分别是 92% 和90%。而且在 HIV 患者中,即使 CD4 淋巴细胞很低,胸腔积液 ADA 也会升高。文献报道胸腔积液 ADA 的诊断阈值是 40~60U/L。

除了结核之外,ADA 在其他胸腔积液富含淋巴细胞的疾病中也会有上升,例如脓胸、淋巴瘤、肺癌、类风湿关节炎、鹦鹉热、布鲁氏杆菌病等。据报道,有 9% 肺癌患者及 15% 的间皮瘤患者可能出现 ADA 假阳性。结核性胸腔积液中 ADA 同工酶 ADA2 活性增加,并表现为

ADAl/ADAp 比率下降,以 ADA2≥40.6U/L 为阈值,其诊断的敏感性、特异性、阳性预测值、阴性预测值分别为 97.2%、94.2%、92.2% 及 98.0%,与 ADA 相比诊断价值更高。

γ 干扰素(IFN-γ)主要由辅助 T 细胞分泌,可促进前体 T 细胞分化成 Th1 细胞,强化 Th1 细胞免疫应答,生成多种细胞因子,激活宿主单核细胞,在结核性肉芽肿形成中起关键作用。在结核性胸腔积液中,发现 IFN-γ 浓度升高,文献报道以酶联免疫吸附法检测其阈值为 60~100pg/mL。Jiang 等在近期的一项 meta 分析中证实其诊断结核性胸腔积液的敏感性为 89%,特异性为 97%,阳性似然比为 23.45,阴性似然比为 0.11。作者认为,IFN-γ 测定有助于诊断结核性胸腔积液。

近期 Liu YC 等比较了 ADA 与 IFN-γ 在鉴别结核性及恶性胸腔积液中的作用,结果发现与 ADA 相比,IFN-γ 敏感性、特异性更高(分别为 91.7% vs. 70.8% 和 97.6% vs. 95.2%),诊断效能更高,但 ADA 简便、费用低,而且更快得到结果。

除此之外,新近的研究发现可溶性 Fas 配体(sFasL)、脯氨酸肽酶(PLD)等指标也有助于结核性胸腔积液的鉴别诊断。结核性胸腔积液中,sFasL 浓度显著升高,对鉴别结核性、恶性胸腔积液具有较高的敏感性、特异性,以 39.85pg/mL 为阈值,其诊断的敏感性、特异性分别为 95.7% 和 80.4%。

而对于脯氨酸肽酶,在结核性胸腔积液和血清中其活性显著高于恶性胸腔积液,以胸腔积液中 PLD 活性 1130U/L 为临界值,PLD 对结核性胸腔积液诊断的敏感性为 86%,特异性为 82%。

(三)恶性胸腔积液的诊断及鉴别诊断

恶性胸腔积液的诊断主要依赖于病理组织及胸腔积液细胞学的检查。肿瘤标志物虽然可提示恶性肿瘤的诊断,但目前对于恶性胸腔积液的诊断价值仍然有限,单个指标的敏感性或特异性均不足以常规应用。Shitrit 对 CYFRA21-1、CEA、CA19-9、CA15-3 及 CA125 等肿瘤标志物进行了评价,并复习了过去 15 年的文献。他发现 CEA 的准确率最高,达 85.3%,但敏感性较低,为 63.6%。CA15-3、CYFRA21-1 和 CA19-9 准确率相当,分别是 71.5%、72.4% 和 71.5%。

而 CA125 准确率是最低的,只有 40.5%。单因素分析发现联合 CEA、CA15-3 和 CYFRA21-1 比单用 CEA 敏感性提高,但特异性降低。而多因素回归分析模型发现 CA15-3 和 CYFRA21-1 是有较大意义的预测指标。该研究中有 5 例细胞学阴性的标本 CEA 水平升高,最终均确诊是恶性肿瘤。此外有 21 例细胞学检查结果可疑,其中 13 例 CEA 水平升高,最终也均证实是恶性的。因而作者推荐 CEA 用于疑诊恶性胸腔积液的患者。而 CYFRA21-1 在诊断上皮肿瘤上是最好的,特别是鳞癌。

对乳腺癌而言,CA15-3 特异性高,但这个指标并没有像 CEA 那样得到广泛的评价。而对于指标的联合应用,作者发现 CA15-3 和 CYFRA21-1 与 CEA 联用能提高敏感性,但特异性和准确率低于 CEA 单用。

除了这些肿瘤标志物之外,肿瘤酶学、细胞因子检测也有助于恶性胸腔积液的诊断。端粒酶是一种依赖于 RNA 的 DNA 合成酶,该酶活化与肿瘤发生密切相关。Dikmen 采用 PCR 端粒重复序列扩增(TRAP)检测端粒酶活性的方法,对 63 例恶性胸腔积液和 46 例良性胸腔积液的研究发现:恶性胸腔积液和良性胸腔积液分别有 52 例(82.5)和 9 例(19.6%)阳性,其敏感性和特异性分别是 82.5% 和 80.4%。诊断的准确率是 81.6%。细胞学检查与端粒酶活性检测联用的敏感性可以达到 92.1%,明显高于单用细胞学检查(53.9%)。Hiroi S 使用原位杂交研究人端粒酶 mRNA 组分(hTERC)及端粒酶逆转录酶(hTERT)mRNA 的诊断意义,他发现在 20 例恶性积液(胸腔积液或腹腔积液)中分别有 95% 和 90% 表达 hTERC 和 hTERT。而 16 例良性积液中没有发现有 hTERC 和 hTERT 的表达。血管内皮生长因子(VEGF)在大多数实体瘤的生长和转移中发挥重要作用,与肿瘤胸膜转移及胸腔积液形成直接相关。内皮抑素是目前研究发现的作用最强、特异性最高的血管生成抑制因子,研究表明,血清内皮抑素水平在多种肿瘤中均有增高,但结核性和恶性胸腔积液中含量较少。

在 Zhou 鉴别结核性及恶性胸腔积液的研究中,VEGF 诊断恶性胸腔积液的敏感性、特异性、准确率分别是 71%、61% 和 66%,而内皮抑素分别是 69%、83% 和 76%。两者联用能提高至 81%、97% 和 89%。

DNA 甲基化是早期恶性疾病的强烈特征。Brock 等在 59% 的恶性胸腔积液中发现 DNA 甲基化而良性疾病中未发现。DNA 甲基化的敏感性(67%)与普通细胞学检查(63%)相当。两者联用可增加敏感性(88%)及阴性预测值(78%)。DNA 甲基化单用阴性预测值(44%),普通细胞学检查(47%)。Katayama 则发现胸腔积液 DNA 肿瘤抑制基因启动子甲基化检测有助于恶性胸腔积液的诊断,其敏感性 59.6%,特异性 79.4%,阳性预测值 80%。此外也有检测胸腔积液中 P16 基因纯合子缺失来诊断恶性胸腔积液。

分子生物学技术如荧光原位杂交、反转录 PCR 也被用于诊断恶性胸腔积液。通过实时 PCR 检测胸腔积液基因表达试验也可以鉴别肿瘤细胞类型并预测治疗反应。例如 EGFR 突变的检测能确定对酪氨酸激酶抑制剂治疗反应好的患者。

三、影像学对胸腔积液的诊断意义

对于中大量的胸腔积液,X 线检查通常很容易做出诊断。少量或包裹性的胸腔积液则需要更多的检查来明确。侧位胸片对于少量胸腔积液的诊断较后前位胸片更为敏感,在侧位胸片上 50mL 胸腔积液即可表现为肋膈角后部变钝,而后前位胸片上则需要 200mL 胸腔积液才能显示病变。胸部 CT 可检测出常规胸片上难以分辨的病变,并可同时发现肺实质及纵隔的病变,从而更好地协助胸腔积液的病因诊断。如果胸部 CT 见到以下征象:①外周胸膜增厚;②结节状胸膜增厚;③壁层胸膜增厚大于 1cm;④纵隔胸膜受累或有原发肿瘤的证据,则可以提示恶性胸腔积液,据报道其特异性 22%~56%,敏感性 88%~100%。

总的来说,胸部 CT 用于鉴别胸膜良恶性病变的特异性较差,而且胸膜结节、胸膜增厚等征象阴性也不能排除恶性病变。

F-FDGPET/CT 在肿瘤早期诊断、临床分期、疗效检测等方面已得到广泛应用。Duysinx 等 18F-FDG-PET 显像用于鉴别良恶性胸腔积液,证实胸膜恶性病变 SUV 值明显高于良性病变,以体重校正后 SUV >2.2 为阈值,诊断的准确率为 82.3%。Toaff 等回顾分析 31 例原发性胸膜外恶性肿瘤伴胸腔积液患者,PET/CT 显像鉴别恶性胸膜疾病的灵敏度、特异性、阳性预测值、阴性预测值、准确度为 95%、80%、91%、89%、90%,其认为无论 CT 是否存在胸膜异常,PET 上胸膜 FDG 的异常摄取是鉴别良、恶性胸腔积液最精确的标准。此外,Hamberg 等发现大部分肿瘤细胞持续摄取 18F-FDG,而且在数小时内不会达到平台期。

Alkhawaldeh 等使用注射 18F-FDG 后 1、2h 的图像(双时相 18F-FDGPET)用于鉴别良恶性胸膜病变,其发现良恶性胸膜病变在不同时相 SUV 值改变的比例(%SUV)有明显差别。

以%SUV增加9%来作为鉴别诊断的标准,其敏感性67%,特异性94%。显然,该标准敏感性较低,因此作者提出最大SUV≥2.4和(或)%SUV≥9%作为判断标准,其敏感性增加至100%,特异性94%,阴性预测值100%。作者认为双时相18F-FDGPET能提高良恶性胸膜疾病鉴别诊断的准确率。

四、闭式胸膜针刺活检的诊断意义

病理组织学活检是诊断胸膜疾病的金标准,目前闭式胸膜活检在临床上应用较多,其特异性高,但敏感性相差较大,根据报道在7%~72%之间。它在结核高发地区的诊断率较好,Diacon发现联合结核培养及组织病理学诊断,诊断率为79%,而如果联合血ADA及淋巴细胞计数(淋巴细胞/中性粒细胞>0.75),其敏感性是93%。经闭式胸膜活检获取的71%~90%活检标本是合格的。

但对于胸腔积液细胞分析阴性的恶性胸腔积液患者,闭式胸膜活检只能增加7%的诊断阳性率。闭式胸膜活检只需3~4块标本就足以达到最大的诊出率。经皮胸膜活检可由超声或CT引导。Diacon对累及或邻近胸膜的直径≥20mm的病灶采用超声引导下14gauge的切割针活检,共91例患者,接受96次活检,结果对于恶性肿瘤的敏感性是85.5%,胸膜间皮瘤是100%。有4%的患者发生了气胸。Maskell对50例细胞学阴性的疑诊为恶性胸腔积液的患者使用增强CT评估胸膜增厚的程度,并根据基线胸膜厚度随机分组为Abram针胸膜活检或CT引导下的切割针活检。结果Abram活检的敏感性47%,特异性100%,阴性预测值44%,阳性预测值100%。而CT引导下活检的敏感性87%,特异性100%,阴性预测值80%,阳性预测值100%。

因此对于细胞学阴性而疑诊为恶性胸腔积液的患者,CT引导下活检优于Abram活检。在结核高发地区,闭式胸膜活检的意义较大,但它正逐渐被影像学引导的胸膜活检或胸腔镜活检所取代。

五、内科胸腔镜的诊断意义

对于胸腔穿刺和胸膜活检仍不能明确病因的胸腔积液,内科胸腔镜检查有助于明确诊断,大部分研究报道其诊断率均大于90%。它除了可以进行快速准确的直视下活检外,还可以进行结核菌培养和一些恶性肿瘤的激素受体检测。

基于法国及德国的大型队列研究,胸腔镜诊断恶性病变的敏感性达93%~95%,相比于胸腔积液细胞学检查(62%)、闭式胸膜活检(44%)及CT引导下活检(87%),胸腔镜显著提高恶性病变的诊断率。

对于转移性恶性胸腔积液,大约30%的患者壁层胸膜常不受累,壁层胸膜的盲检确诊率低,因此直视下脏层或膈胸膜活检可能确诊。此外,由于胸腔镜活检的标本体积相对较大,有助于病理学家明确肿瘤组织的来源。乳腺癌是引起转移性恶性胸腔积液常见的病因,通过对胸腔镜活检组织进行激素受体的检测可有助于抗激素治疗和预后的判断。

Jancovici等认为结核性胸膜炎通过盲法胸膜活检阳性率可达70%~90%,通常没有必要用内科胸腔镜来诊断结核。但来自于CapeTown的研究发现所有的病例通过病史和(或)胸腔镜均能得到诊断,而只有79%的病例能通过闭式胸膜活检得到诊断。因此内科胸腔镜对结核性胸膜炎的诊断同样有很大的意义。此外,胸腔镜活检组织的结核培养提供了抗结核药物敏感试验的可能,可能会对治疗和预后有一定的影响。

　　对于非肿瘤非结核的胸腔积液患者,内科胸腔镜可提供寻找病因的线索,对于不能确诊的患者,内科胸腔镜有助于确定诊断。当不明确胸腔积液是继发性或来源于原发性肺部疾病时,如肺纤维化或肺炎,胸腔镜检查和活组织检查可明确诊断。

六、特发性胸膜炎存在吗

　　即使经过全面的胸腔积液检查和胸腔镜活检,仍有部分胸腔积液(<10%)患者不能明确病因,病理诊断为非特异性胸膜炎。Venekamp 等对胸腔镜病理诊断为非特异性胸膜炎的 75 例患者近 3 年的追踪发现,91.7% 患者为良性过程,仅 8.3% 进展为肿瘤,最终发现不明病因的特发性胸膜炎比例为 25% 。

　　与此类似,DaviesHE 等在间皮瘤高发地区对 142 例接受了内科胸腔镜检查的患者进行了为期 58 个月的追踪观察,结果发现 44 例(31%)的患者诊断为非特异性胸膜炎/胸膜纤维化,这些患者在经过 9.8(±4.6)个月的随访后 5 例(12%)诊断为恶性病变。仅 26 例患者未能发现病因。作者认为对于病理诊断为"非特异性胸膜炎/胸膜纤维化"的患者需要长期随访。

　　综上所述,大多数胸腔镜病理诊断为非特异性胸膜炎的患者经过密切随访可以找到病因,仅有小部分患者无明确病因。临床上称为真正的"特发性胸膜炎",其病程呈良性过程。对于这部分患者,Janssen 认为大部分的患者可以密切随访。

　　对于胸膜粘连、内科胸腔镜诊断困难的病例可以考虑外科胸腔镜处理,尤其是临床怀疑胸膜间皮瘤时,否则患者只需要定期胸部影像学检查随访。如果胸腔积液持续或积液量增多,可能需要反复的胸腔穿刺。而如果胸腔积液淋巴细胞增多或 LDH 升高,则应复查胸腔镜检查。

(时宪峰)

第二章　心内科疾病诊疗

第一节　急性心包炎

急性心包炎（acute pericarditis）是最常见的心包疾病，是心包膜脏层和壁层的急性炎症，可以同时并存心肌炎和心内膜炎，也可以是唯一的心脏病损。常是全身疾病的一部分或由邻近器官组织病变蔓延导致。

一、病因

（一）病因

任何原因的心包损害均可导致心包炎。主要常见的原因有感染性、特发性、肿瘤、结缔组织病、代谢性疾病、全身性疾病、心脏损伤后综合征（自身免疫反应）、急性心肌梗死后、药物反应、放射线照射、创伤等。

（二）急性心包炎病因来源

相邻脏器扩展：肺、胸膜、纵隔淋巴结、心肌、主动脉、食管、肝脏；血液传播：败血症、毒素、肿瘤、代谢产物；淋巴液扩散；创伤和放射损伤。

二、病理解剖和病理生理

（一）心包的解剖及主要生理功能

心包是包裹心脏的密闭液囊，内层是单层间皮细胞组成的浆膜，为心包的脏层，紧密黏附在心脏及冠状血管的表面，可生成液体和进行离子交换；外层是胶原纤维和大量弹力纤维交织而成的纤维膜，为心包的壁层，和胸骨、隔及大血管壁、脊柱的外膜层交融成牢固的韧带连接，正常心包壁层 $1 \sim 2mm$。心包腔内有少量液体，为清亮的血清超滤液，为 $15 \sim 50mL$。心包主要生理功能是固定心脏在纵隔内位置，防止大血管的扭曲；减少心脏与周围组织间的摩擦；屏障作用：减缓和防止邻近器官炎症或肿瘤向心脏扩散；辅助或协调左、右心室舒张功能的相互作用；维持心室的顺应性；心室射血时心包腔内负压利于心房充盈。正常心包内压力与胸腔内压几乎相同，在呼吸周期为 $(-5 \sim +5)cmH_2O$。

（二）病理解剖

病理生理改变的主要原因是急性心包渗液，当渗液急速积聚或积液量大，达一定程度即导致心包腔内压力升高而产生心脏受压，心室舒张充盈受限，血液进入心室减少，特别是当心包顺应性下降或体循环充盈不良状态时，心脏舒张受限制、心室舒张期充盈减少，心搏量降低，动脉血压下降，同时伴体循环及肺循环静脉压升高时即表现为心脏压塞。

正常人在正常吸气时收缩期血压有轻度下降，但小于 $10mmHg$，周围脉搏强度无明显变化。当心包渗液导致心脏压塞，吸气时胸腔负压使肺血管容量明显增加，血液存积于肺血管内，因心脏受心包积液压迫右心室的充盈不能显著增加，右心排出血量不足以弥补肺血容量的增加,于是左心室充盈减少;同时心包积液时心脏容积固定,吸气时右心室血液充盈增加,体积增大,左心室充盈压相对减少;另外,当吸气时膈肌下降牵拉已紧张的心包,使心包内压进一步增高,限制了左心室充盈,使左心室充盈更明显下降,心搏量锐减,导致吸气时收缩期血压显著降低,下降大于 10mmHg,此时吸气时脉搏强度明显减弱或消失,即出现奇脉。

三、临床表现

急性心包炎通常都是继发性,继发于各种原因的内外科疾病。临床表现多样,大多数呈隐匿性,其发病率尚无确切统计。据已有的文献报道临床诊断远远低于尸检所见的发病率。

急性心包炎典型临床表现以胸痛、心包摩擦音及心电图上特异的 ST－T 改变为三大特征。但多数患者的临床表现很不典型,可无任何症状或表现为全身性疾病的一部分。

(一)症状

急性心包炎典型胸痛为突发胸骨后和心前区尖锐的刀割样痛或刺痛,放射到颈部;亦可表现为心前区压迫感并放射到左肩斜方肌区和左上臂,疼痛可随体位而改变,仰卧或吸气时加重,坐位前倾则缓解。胸痛可持续性数小时甚至数天,胸痛以非特异性心包炎及化脓性心包炎最明显。大约有 50% 的患者无胸痛,常见于尿毒症性和结核性心包炎。可有其他非特异症状如发热或全身不适、呼吸浅快、咳嗽、乏力等。或有与原发疾病有关的一些表现。当急性心包炎渗出增多可出现邻近器官压迫症状:如肺、气管、大血管受压引起气短、呼吸困难,气管受压产生咳嗽、喉返神经受压时声音嘶哑,食管受压出现吞咽困难,膈神经受牵拉出现呃逆等。若伴有心包积液快速增加或大量心包积液可出现心脏压塞表现,主要有:呼吸窘迫,面色苍白,出汗,腹胀、恶心,烦躁不安,严重者神志恍惚、休克。有时呼吸困难为心包积液的突出症状。

心包炎部分患者可能以并发症为主要表现,包括:心肌炎,心包渗液造成心脏压塞,复发性心包炎,慢性缩窄和渗出－缩窄性心包病变等。

(二)体征

急性纤维蛋白性心包炎典型体征为心包摩擦音,表现为表浅的抓刮样粗糙的刺耳的高频音。具心房收缩(收缩期前)、心室收缩及舒张早期三个成分,即心室收缩时的收缩期摩擦音,心室舒张摩擦音,收缩期前摩擦音。以心室收缩时的收缩期摩擦音最响,1/3 的病例可闻及双期摩擦音,通常在胸骨下部左缘第 4 肋间或胸骨旁线与锁骨中线之间位置最易听到,于坐位前倾呼气后屏气时听得最清楚,不向他处传导。心包摩擦音表现常不恒定,可以是一过性的或间歇出现,存在时间短暂,一般为数小时至数日。

当炎性渗出快速增加或大量心包积液可出现心脏压塞征象如:心排出量显著下降产生低血压或休克,四肢湿冷,心动过速,颈静脉怒张,奇脉。以及心包积液增大和邻近组织受压征象:心浊音界增大,心尖搏动减弱或消失,心音低钝或消失,左肩胛下区呈浊音伴支气管呼吸音、肺膨胀不全的爆裂音(Ewart 征象),部分患者可见肝肿大、腹腔积液和周围水肿。

(三)辅助检查

1. 实验室检查

炎性标志物:白细胞计数(WBC)、红细胞沉降率(ESR)、反应蛋白(CRP)可增高。心肌受累标志物:磷酸肌酸激酶同工酶(CK－MB)、血清肌钙蛋白 I(TNI)可轻、中度升高,如血清 CK－MB、TNI 明显升高提示心外膜下浅层心肌受累。病因学检查:抗核抗体、结核菌素纯蛋白衍生物(PPD)皮肤试验、HIV 血清免疫学、血培养。

2.心电图变化

急性心包炎表现为继发于心外膜下心肌炎症损伤的心电图特异性 ST – T 改变。其表现通常分为Ⅳ期。

Ⅰ期:为早期变化,ST 段普遍呈凹面向下抬高(前臂＋下壁＋侧壁),P – R 段与 P 波方向偏离,T 波直立,可持续数小时至数日。

Ⅱ期:ST 段随后逐渐下降到等电位线上,T 波渐变低平或倒置,持续 2d 至 2 周不等。

Ⅲ期:T 波全面倒置,各导联上的 T 波衍变可能不尽一致。

Ⅳ期:T 波最后可恢复正常,心电图恢复至病前状态,时间历时数周至 3 个月不等。

3.胸部 X 线

急性心包炎早期心影可正常,当心包渗液超过 250mL 时,心影呈现增大而肺野清晰无肺水肿,大量积液时心影似烧杯形或球形,透视见心脏搏动减弱或消失。X 线可显示肺部和纵隔其他可能相关病因的病变。

4.超声心动图

纤维蛋白性心包炎时可能无异常发现。也可显示不同程度的心包积液,小量(生理性)心包液体仅仅于心室收缩期在后壁见到;渗液量＞250mL 时前后心包均可显示液性暗区;大量积液时于左房后可见液体暗区;可显示心脏压塞的特征,最主要表现为舒张期右室前壁受压塌陷、局限性左心房塌陷。超声心动图是急性心包炎一项基本检查,可监测心包积液,筛查并存的心脏病或心包病变。

5.心包穿刺抽出心包液检查

获取渗液送检涂片、培养、生化及病理等分析有助于病因诊断。浆液性,见于心力衰竭时的漏出液;脓性,为细菌感染,有细胞碎片和大量中性粒细胞;血性,渗液中含有大量红细胞,任何原因心包炎均可出现,常见于感染和肿瘤;浆液血性,大量浆液纤维蛋白和较多红细胞,同血性;乳糜性心包积液呈牛奶样。必要时行心包镜心包活检,可直接窥视心包,在可疑区域做活检,可提高病因诊断准确性。

6.其他检查

必要时可行计算机断层成像(CT)或磁共振成像(MRI),可准确判断积液的部位和量,确定包裹性心包积液,鉴别心包积液与胸腔积液。对于需定量监测血流动力学改变;鉴别可能存在的血流动力学异常如伴左心衰竭、缩窄性心包炎、肺动脉高压;监测相关冠心病或心肌病情况时可进行心导管检查。

四、诊断鉴别诊断

(一)诊断依据

主要为心包摩擦音;典型心电图改变;典型胸痛。临床查体如心前区听到有心包摩擦音,则心包炎诊断可成立。如心包炎的其他临床特征不清,只要有典型心电图Ⅳ期演变,也可诊断急性心包炎。

诊断流程及操作程序:一旦怀疑患者发生急性心包炎应仔细查体听诊——心包摩擦音;密切监测心电图变化——典型Ⅳ期改变;采取超声波心动图检查——可显示心包积液或伴有心脏压塞;血液检查:炎性标志物和心肌受损标志物;胸部 X 线片摄像检查:心影改变和肺、纵隔病变以协助临床及病因学诊断。首选确定急性心包炎诊断,其次评估血流动力学影响和判断病因。

（二）急性心包炎鉴别诊断

主要有：急性心肌梗死，肺栓塞，肺炎，主动脉夹层，胸膜炎，自发性气胸。对于急性心包炎心电图的改变需鉴别于：早期急性前壁心肌梗死，急性心肌炎，提早复极。特别应注意，急性心包炎的剧烈胸痛有时酷似心肌梗死，但急性心包炎起病前可有发热、上呼吸道感染史，胸痛随体位、呼吸影响，早期可有心包摩擦音，心肌标志物酶学检查正常或仅轻度增高，心电图改变ST段抬高呈凹面向上，无对应导联的ST段压低，无病理Q波或R波进行性降低；而急性心肌梗死常有心绞痛病史，部分心肌梗死后早期心包炎者出现心包摩擦音多在病后3~4d，心电图异常为ST段弓背向上抬高，有异常Q波，心肌酶学异常增高。只要详细了解病史，仔细查体，监测心电图及心肌酶学改变是可以避免误诊的。

五、治疗原则

急性心包炎者应收住院，以评估病因，对症处理。最关键是针对原发病因有效治疗，预防和治疗并发症，临床观察一旦出现心脏压塞应及时心包穿刺引流。

对症处理主要是限制运动或卧床休息，镇痛。镇痛以非甾体抗感染药（NSAID）为主要药物，欧洲心脏病协会（ESC）2004年心包疾病诊断及治疗指南建议为Ⅰ类适应证。首选布洛芬，300~800mg，每6~8h1次，布洛芬不良反应少，对冠脉血流无影响。其他有阿司匹林300~600mg，每4~6h1次，吲哚美辛（消炎痛）25~50mg，每日3次等，应用NSAID者必要时给予胃肠保护治疗。老年患者避免用吲哚美辛，因其可减少冠脉血流。严重者可选用镇痛药，如可待因15~30mg口服，或吗啡5~10mg、哌替啶（杜冷丁）50~100mg，肌内注射；通过上述处理仍不缓解时可选用泼尼松，1mg/（kg·d），3~4d，以控制疼痛、发热和渗出，治疗反应良好者渐减量，2周停用，尽量避免长期应用泼尼松。

对血流动力学无影响的心包积液，用布洛芬连续治疗数天或数周，直至积液消除；或布洛芬加用秋水仙碱0.5mg，每日2次，对预防复发亦有效。任何原因的心包炎在急性期均不应口服抗凝剂，如心脏机械瓣术后必须抗凝，建议严密监测下应用静脉或皮下用肝素。

六、几种常见心包炎

（一）结核性心包炎

1. 临床表现

起病隐匿，常有心外原发性结核病灶或同时有其他浆膜腔结核性积液存在，肺结核患者结核性心包炎的发病率1%~8%。长期低热、盗汗、疲乏无力，多无胸痛。少有心包摩擦音，可有亚急性心脏压塞，心包积液量常较大。易转为慢性形成缩窄性心包炎。

2. 辅助检查

红细胞沉降率快、淋巴细胞增高、结核菌素纯蛋白衍生物（PPD）皮肤试验常阳性，其他心外结核病表现征。结核性心包炎者心包液检查常表现为：血性或渗出性积液，快速嗜酸杆菌染色约有1/3是阳性，分枝杆菌培养可阳性，腺苷脱氨基酶（ADA）活性>40U/L对诊断结核性心包炎有特异性，聚合酶链反应（PCR）结核分析"＋"，心包溶菌酶>6.5mg/dL。

3. 结核性心包炎的治疗

抗结核药治疗有效。主张尽早足够剂量的强化治疗：异烟肼（雷米封），吡嗪酰胺，乙胺丁醇联合治疗,2 个月后多数患者可二联药物联合治疗半年。难治者疗程需一年。早期应用足量激素:泼尼松 1~2mg/(kg·d),5~7d,渐减量 6~8 周停用,激素可预防心包积液再发,并可预防进展成缩窄性心包炎。对抗结核和激素治疗 4~6 周后仍持续性静脉压升高的复发性积液或缩窄性心包炎,应采取心包开窗引流并活检,即可预防心包积液再发,又可提供组织学检查以进一步确诊。已形成缩窄者,应在结核感染控制稳定后考虑手术治疗。

（二)肿瘤性心包炎

1.临床表现

发病率约占急性心包炎的 6%。病情进行性加重,消瘦。肿瘤性心包炎常常是无症状的,有或无胸痛,少有心包摩擦音。心包积液量大、邻近脏器压迫,多有心脏压塞,是导致心脏压塞的最常见原因之一。红细胞沉降率快、贫血。90% 以上的患者胸部 X 线片有异常,心影增大,心包液为渗出或血性。确诊需细胞或组织学;肿瘤标志物:癌胚抗原(CEA)、胎甲球(AFP)、CA125 等,以及上皮细胞膜抗原结合物检查可协助诊断。心包转移癌最常见,80% 为转移癌,最常见的是乳腺癌、肺癌、霍奇金病、非霍奇金淋巴瘤,事实上各种肿瘤均可转移到心脏,预后差。心包原发性瘤较为少见,主要是间皮瘤。当肿瘤患者采取化疗或放疗时出现心包炎征象,需判定其是肿瘤转移本身的表现或是其他原因。约 2/3 肿瘤患者出现心包积液的原因是非肿瘤性,如放射性心包炎、机会性感染、治疗反应等。

2.治疗原则

治疗选择依据肿瘤的组织学及其基础情况决定。确诊的敏感肿瘤可采取抗肿瘤治疗:化疗、放疗(淋巴瘤、白血病);治疗以缓解症状改善生活质量为目标。有心脏压塞者可予以心包穿刺引流:可缓解症状。大量积液高复发率者持续引流或心包内滴注细胞生长抑制药/硬化剂如四环素等、经皮球囊心包开窗。

（三)病毒性心包炎

1.临床表现

病毒性心包炎是最常见的急性心包感染疾患,是由于病毒直接侵犯心包或(和)机体对病毒的免疫应答反应损伤所致。起病前多有上呼吸道感染,起病急骤,高热、剧烈胸痛。早期有明显心包摩擦音,少有心脏压塞。心包积液少至中量,渗出性或血性。红细胞沉降率降低、白细胞计数多正常。常有典型的心电图改变。诊断取决心包液和(或)心包、心外膜组织特异性病毒学聚合酶链反应(PCR)分析或原位杂交检查,最常见病毒为柯萨奇病毒 B 型和埃可病毒 8 型;血清病毒抗体 4 倍增高(2 次血样在 3~4 周内)提示病毒感染,但不能确诊病毒性心包炎。因临床实践中从心包液或心包膜、心外膜鉴定病毒体罕有呈现阳性,而急性病毒性心包炎和特发性心包炎从临床上无法鉴别,特发性心包炎是指检测不出特定原因的急性心包炎,推测这类病例大多数很可能是未知的病毒感染。

2.治疗原则

因病毒性心包炎典型过程是自限性疾病,治疗主要是对症处理,缓解胸痛。以非甾体抗感染药为主要药物。心包积液多数为自限性,无须特殊处理。明确病毒感染并已表现为慢性或复发性者,可选特殊药对应治疗:巨细胞病毒(CMV):超免疫球蛋白;柯萨奇 B:α 或 β 干扰素;腺病毒或细小病毒:免疫球蛋白。重症者可选肾上腺皮质激素治疗。多数预后好,但 25% 复发;感染人类免疫缺陷病毒(HIV)导致的获得性免疫缺陷综合征(AIDS)相关的心包炎预后差,除特异治疗外需同时给予标准的抗结核治疗。

（四）尿毒症性心包炎

1. 临床表现

临床表现见于进行性肾衰竭、尿毒症期持续慢性血液透析或腹膜透析者，是慢性肾衰竭常见的严重并发症，达 20%。可出现发热，胸痛，心包摩擦音，常以心包积液征象为主要表现，通常缺乏心电图典型的 ST－T 改变，当尿毒症性心包炎发生心脏压塞时可能心率不快，但有低血压，因尿毒症者可同时有自身免疫损伤故心率多缓慢 60~80 次/分。

2. 治疗原则

经强化透析治疗 2 周心包积液不消退者需进行非肝素化的血液透析，如无效或不能进行非肝素化的血液透析者可选非肝素化的腹膜透析。当强化血液透析无效时可选用 NSAID 和皮质激素全身治疗，可能有一定效果。发生心脏压塞或大量慢性心包积液对透析无效者必须采取心包穿刺引流。顽固性大量心包积液症状不能缓解时可采用心包内滴注皮质激素治疗，乙酸丙炎松 50mg，每 6h 一次，滴注 2~3d。经上述处理仍反复复发，且有严重症状者可考虑心包切除。

（五）自身免疫相关性心包炎

1. 临床表现

部分可有典型的急性心包炎表现或心包积液征象，可同时并存心肌损害。心包炎很少是结缔组织疾病的首发表现，通常在自身免疫疾病活动期发生，是免疫复合物介导的累及多系统、多器官全身结缔组织病的一部分。心包液内自身反应性淋巴细胞和单核细胞数 >5000/mm^3 或出现抗心肌组织抗体，心包免疫复合体。心包或心内膜活检示炎症反应 ≥14 细胞/mm^2。非特异指标：红细胞沉降率增快和（或）C 反应蛋白升高。相关的自身免疫学异常：抗核抗体谱（ANAs）包括抗双链 DNA（dsDNA）抗体、抗 Sm 抗体、抗核糖体 P 蛋白抗体（rRNP）、抗组蛋白、抗 u1RNP、抗 SSA、抗 SSB 等抗体，以及抗心磷脂抗体，狼疮抗凝物，血清类风湿因子（RF），补体结合水平，血清抗角蛋白抗体、抗核周因子、环瓜氨酸多肽抗体（抗 CCP）等异常。当排除病毒、结核杆菌感染，肿瘤、代谢性疾病或其他原因导致的心包炎后可诊断相关结缔组织疾病性心包炎。

2. 治疗原则

针对基础自身免疫疾病的全身抗免疫强化治疗和对症治疗。泼尼松、布洛芬、秋水仙碱药物应早期应用，逐渐减量。必要时可心包内给予不易吸收的激素，如注入曲安西龙，并口服秋水仙碱 0.5mg，每日 2 次治疗，疗效好，可减少全身性激素的不良反应。

（六）化脓性心包炎

1. 临床表现

化脓性心包炎较少见，但如果未获得及时有效治疗，常常是致死性的，即使经治疗的患者病死率也在 30%~40%。其临床起病急骤，高热寒战，呼吸困难，剧烈胸痛，明显毒血症表现。多有邻近脏器或血源性化脓感染灶。约半数有心包摩擦音，心包积液量大，常发生心脏压塞，易发展成缩窄性心包炎。当免疫系统严重受损时，缺乏急性心包炎的特征。辅助检查显示血白细胞总数及中性粒细胞明显增多，抗链球菌溶血素"O"滴定度增高；可有心包炎特征性心电图表现。心包液为脓性，中性粒细胞占多数，心包液葡萄糖含量常较低，乳酸脱氢酶可明显增高。应多次送检心包液进行染色涂片或细菌培养，能找到化脓性细菌，常见病菌为葡萄球菌、肺炎球菌、链球菌、脑膜炎球菌。送检心包液细菌培养至少 3 次，包括需氧和厌氧菌培养，同时应送血培养检查,培养出细菌时必须做药敏试验以指导治疗。

2. 治疗原则

静脉应用足量有效抗生素(根据药敏选择);心包穿刺引流,使用大的导管应用尿激酶、链激酶冲洗,溶解化脓性渗液;剑突下心包切开引流更好。

(七)急性心肌梗死后心包炎

1. 临床表现

急性心肌梗死后早发心包炎,一般于梗死后 2~5d 出现,与损伤后急性炎症有关。通常较隐匿,可有低热,胸痛症状有时难与心肌梗死后心绞痛鉴别,70% 心包摩擦音出现在第 1~3d。ECG 改变常因心肌梗死的变化掩盖。心肌梗死后前 6d 的心包积液发生率为 24%,近年来急性心肌梗死溶栓治疗使心肌梗死后早发心包炎明显降低,并呈现溶栓治疗开始越早,心包炎发生率越低,且心包受累明显与心肌梗死面积大小呈正相关。早发心包炎发生率约为 19.5%。

2. 治疗原则

住院观察,与心肌梗死延展鉴别诊断。症状轻者无须特别治疗。药物:首选阿司匹林,650mg,4h 1 次,2~5d,布洛芬,300~800mg,6~8h 1 次。糖皮质激素仅用于心肌梗死已愈合而心包炎顽固复发者胸痛不缓解者,短程使用泼尼松。心包破裂者:紧急手术;如无急诊外科手术条件,可心包引流与心包内缓慢滴注纤维蛋白凝胶交替进行。

(八)心脏损伤后综合征(Dressler's Syndrome)

1. 临床表现

心肌梗死后或心脏心包损伤后晚发性心包炎、心包积液。可能源于免疫介入,于 MI 或心脏术后几天至数周发生,肺栓塞后也可发生。可持续数周,首次发作常是自限性,但有复发倾向。发生率 6%~25%。典型者有低热和心包摩擦音、胸痛,可表现为心包炎、胸膜炎或肺部浸润。白细胞增多。

2. 治疗原则

同急性心包炎,对症处理。大剂量阿司匹林:650mg,4h 1 次,对复发性、顽固性类型给予长期口服肾上腺皮质激素或心包内滴注强的松龙 $300mg/m^2$。必要时心包切开或二次开胸手术。

(李贵超)

第二节　心包积液

心包是由脏层和壁层组成的一圆锥形浆膜囊,它包绕着心脏和大血管的根部,壁层和脏层心包之间的潜在腔隙为心包腔。正常心包腔内有 15~30mL 液体,起润滑作用以减少壁层与脏层心包表面的摩擦。当心包腔内液体的聚集超过 50mL 则为心包积液。心包积液是一种较常见的临床表现,尤其是在超声心动图成为心血管疾病的常规检查方式之后,心包积液在患者中的检出率明显上升,可高达 8%~15%。引起心包积液的疾病种类繁多,原因复杂,既可以原发于心包组织本身,或继发于邻近组织器官疾病,也可以是全身系统疾病的表现之一。心包积液可呈急性、亚急性或慢性过程。因心包积液的增长速度与量的不同,心包积液的临床表现可有很大的差异。心包积液的治疗主要针对原发疾病的病因治疗和排除积液以解除心脏压塞症状。

一、病因与病理生理

心包积液是心包疾病的主要表现之一,可出现于所有急性心包炎中,为壁层心包受损的反应。多种致病因素可引起心包积液,常是全身疾病的一部分,或由邻近组织病变蔓延而来。常见的病因包括感染、肿瘤、心肌梗死、外伤及与心脏手术有关的心包切开后、结缔组织疾病、代谢性疾病、放射、药物以及原因不明的特发性的心包积液等。恶性心包积液多由心包转移癌所致。心包原发恶性肿瘤罕见。人体任何系统的恶性肿瘤都可能转移到心包,以肺癌、乳腺癌、白血病、恶性淋巴瘤及黑色素瘤者为常见。

心包积液可根据病因、积液性质和病理发展阶段分类。按积液性质可分为血性、乳糜性、胆固醇性和脓性等。按发生机制可分为漏出性和渗出性心包积液。根据病理的演变可分为纤维蛋白性、浆液纤维蛋白性、化脓性等。

正常心包内压力是零或负值。如积聚较多液体时,心包腔内压力会升高,可以产生血流动力学的改变。当液体积聚达到一定程度时就限制心脏的扩张,降低心肌的顺应性,显著妨碍心脏舒张期的血液充盈,从而导致心搏量降低。每搏输出量的下降最初由反射性的增加肾上腺素能神经的张力而代偿。静脉压的升高以增加心室的充盈;心肌收缩力的增强和心率的加快以增加心排出量;收缩周围小动脉以维持动脉血压。如心包积液继续增加,心包腔内压力进一步增高,机体代偿机制衰竭,导致心排出量显著下降,动脉血压下降,周围组织灌注不足,循环衰竭而产生休克,此时即为心脏压塞。如心包积液发展较慢,则当积聚到一定限度时,可出现亚急性或慢性心脏压塞。此时,心包腔内压力增加使静脉血液回流到右心困难,致使静脉压升高而出现体循环淤血征。

心包积液对血流动力学的影响,主要取决于心包积液的容量、性质、积聚速度、心包韧性和心肌功能。积液量明显增多,可以使心包腔内压力急剧上升;但积液量虽少,却急剧增长时,因心包本身不能迅速发生适应性扩张,故心包腔内压力急剧上升,当积液量在短期内急剧增加至100mL 以上时,即可出现明显的血流动力学改变。此外,如心包因纤维化或肿瘤浸润而异常僵硬,则很少量的积液也会使心包腔内压力显著升高,引起心脏压塞。若心包积液增加速度缓慢,心包伸展,液体量超过2L 可不出现心包腔内压力升高。

二、临床表现

(一)心包积液

心包积液的临床表现由病因和积液产生的速度和量来决定。只有少量心包积液,心包腔内压力不升高时,可无任何自觉症状。偶尔这些患者会因心包膜持续伸展而感到胸部压迫性钝痛、胀痛或压迫感。大量心包积液时,可因邻近组织器官机械性受压而产生各种症状。包括食管受压引起吞咽困难,气管、支气管受压则可引起咳嗽,肺组织受压及随后产生的肺不张导致呼吸困难,喉返神经受压致声音嘶哑,膈神经受压引起呃逆,邻近的腹腔脏器受压可产生恶心和上腹部胀满感。此外,尚有原发性疾病的症状。

心包积液的体征视积液量而定。小量的心包积液不超过150mL 时,可无任何体征。心包积液量较多,在200~300mL 以上或液体迅速积聚时,可有以下心脏体征:①心尖搏动减弱、消失或出现于心浊音界左缘内侧处；②心浊音界向两侧扩大，相对浊音区消失；改变体位时浊音界随之改变，卧位时心底部浊音界增宽；③心音低钝遥远，心率快，有时可闻及心包摩擦音。

心包积液超过 500mL 时，可出现以下心脏以外的体征：①奇脉：对心包积液有特异的诊断价值，为吸气时颈或桡动脉搏动减弱或消失，用血压测量方法，在平静吸气时，收缩期动脉血压下降 10mmHg 以上。奇脉发生的主要机制，为吸气时右心回流量增加，右心室充盈增加致室间隔向左心室移位，导致左心室充盈减少；同时吸气膈肌下降，牵拉心包，使心包腔内压力上升，致使左室射血分数减少。奇脉也见于哮喘、阻塞性肺气肿、气胸、缩窄性心包炎和限制型心肌病中；②Kussmaul 征：吸气时颈静脉充盈更明显；③Ewart 征：有大量心包积液时，心脏向后移位，压迫左侧肺部，可引起左下肺叶不张，使左肩胛骨下方出现叩诊浊音，语颤增强，并可听到支气管呼吸音；④肝大伴压痛，腹腔积液，皮下水肿和肝－颈静脉回流征阳性等，是由于大量心包积液压迫肝脏膈面，致使肝静脉、门静脉和下腔静脉压力增高所致。

（二）心脏压塞

急性和慢性心脏压塞大部分临床表现与心包腔内液体聚积引起心包压力升高而产生的血流动力学的变化有直接关系。临床上为原发病变的表现和心脏压塞的表现。

1. 急性心脏压塞

快速心包积液，即使仅 100mL，可引起急性心脏压塞而出现典型的 Beck 三联症：动脉血压下降、静脉压力上升和心脏小而安静。这三种特点是胸部外伤或有创心脏操作导致的损伤、急性心肌梗死心脏游离壁破裂、主动脉瘤及主动脉夹层动脉瘤破裂至心包腔所产生的急性心包腔内血肿引起心脏压塞的典型表现。其他常见的原因包括急性心包炎、肿瘤等。临床表现为动脉血压下降，特别是收缩压下降，脉压小，是本病的主要表现或是唯一的早期临床表现。脉搏细弱和奇脉，吸气时颈静脉充盈明显。如心排出量显著下降，可产生休克，患者四肢厥冷，青紫，呼吸加速，烦躁不安甚至昏迷。休克伴奇脉是主要症状和体征。

2. 慢性心脏压塞

若心包腔内液体增长缓慢，心包随之伸展，心包腔内液体达 2～3L 时，心脏也不会受到挤压，当心包扩张到一定程度后，液体继续增长，则产生心脏压塞的表现。常见于特发性、结核性、肿瘤、黏液水肿、心肌梗死后综合征（Dressler 综合征）和心包切开术后综合征等。临床表现有呼吸困难、青紫，血压降低，脉压缩小、奇脉、颈静脉怒张，心界明显向两侧扩大，外形呈烧瓶样且随体位变化而变化，心音低钝，肝肿大、腹腔积液、水肿等。周围组织受压的症状和体征同心包积液。

三、实验室检查

（一）心电图

心包积液的心电图表现为非特异性的 QRS 电压降低和 T 波低平，心动过速等，可有 ST－T 改变。电交替为大量心包积液和心脏压塞的特征性心电图表现。

（二）胸部 X 线片

少量心包积液，心影常正常。通常只有在积液量超过 250mL 才有可能出现心影向两侧扩大，心影的正常轮廓消失，呈烧瓶状或梨状。因此胸片正常或无变化并不能除外有血流动力学意义的心包积液。心脏明显随体位变化而变化，卧位时心底部增宽。心膈角变钝，肺野清晰，常伴有胸腔积液。透视下心脏搏动减弱或消失。

（三）超声心动图

这是迅速可靠,简单易行的方法,现已在临床上广泛使用。超声诊断心包积液的敏感性和特异性明显优于 X 线和心电图。积液量在 50mL 即能检出。可随访液体的聚集和消失,可以评估心脏瓣膜和心肌的功能。超声表现为心包腔内液性暗区。通过定量围绕心脏无回声区的大小可估计积液量。小量心包积液少于 100mL 时,无回声区仅出现在左室后壁后方,舒张期宽度较窄,一般小于 10mm,不出现于心尖部、侧部和前方。中量心包积液在 100～500mL 时,无回声区出现在左室后方,并且延伸到外侧、心尖部和前方,较均匀地环绕整个心脏。前方无回声区舒张期宽度一般小于 10mm。大量心包积液大于 500mL 时,更宽的无回声区连续地分布于心室后方、前方、外侧和心尖部,并可出现心脏摆动现象。心室前方无回声区宽度可达 10mm 以上。右心房游离壁和右心室游离前壁的塌陷是心脏压塞的最常见超声心动图表现。

（四）计算机断层成像

计算机断层成像（CT）对心包膜的观察较超声心动图为优。因此,对心包积液的诊断敏感性高,并能判别积液量、部位和性质。

（五）磁共振成像

磁共振成像（MRI）能清晰显示心包积液的位置、范围和容量,并可根据心包积液的信号强度推测积液的性质。同时能显示其他病理表现如心包膜的增厚和心包腔内肿瘤。

（六）心包穿刺术

心包穿刺术有助于了解心包积液的性质,将穿刺液做常规、生化、细菌培养和找抗酸杆菌、找病理细胞,帮助查明病因。此外,尚能缓解心脏受压的症状。但此项检查属有创性,有一定的风险,可在超声心动图的指导下进行。

四、诊断与鉴别诊断

目前随着诊断水平的不断提高或诊断技术的不断改进,心包积液的诊断并不困难,但欲早期明确病因,减少并发症的发生并非容易。

（一）心包积液致心脏扩大、腹腔积液、下肢水肿等应与以下疾病相鉴别

1. 扩张型心肌病

本病以心脏扩大为主要特征,临床可有心力衰竭、心律失常等表现,但本病心脏扩大为腔室的扩大,而心包积液心脏可以是正常的,心影随体位而改变,且心尖搏动在心浊音区内。超声心动图检查可鉴别是心包积液还是心脏的扩大。

2. 肝硬化、腹腔积液

肝硬化、腹腔积液这是由于慢性肝病引起,一般无下肢水肿,只有在明显低蛋白血症时才出现全身性水肿。超声心动图和腹部超声有助于鉴别。

3. 缩窄性心包炎和限制型心肌病

这两种疾病也可引起静脉淤血的表现,如颈静脉充盈,肝大,腹腔积液等。超声心动图检查可鉴别是否为心包积液。

（二）急性心脏压塞主要表现为血压低休克应和以下疾病相鉴别

1. 急性心肌梗死、肺栓塞

两者均有血压低,静脉压升高和心率加快,但奇脉、超声心动图、心电图和 CT 等对鉴别诊断有一定的帮助。

2.失血性休克

详细询问病史和体检,查找出血可能的原因,血色素明显下降应高度怀疑出血的可能。急性心脏压塞有其发病的原因,如急性心肌梗死心脏破裂、主动脉夹层动脉瘤破裂、手术创伤等,检查超声心动图有心包积液则可明确诊断。

五、预后与治疗

心包积液的病程和预后主要取决于原发病因。多数急性心包积液经过一段时间或经原发病治疗后逐渐吸收、减少而消失。病毒性心包积液、特发性心包积液、心肌梗死后心包积液或心包切开后综合征通常为短暂的、自限性的,持续 1~6 周后消失。慢性心包积液可持续长时间不发生心脏压塞。如为结核性或化脓性心包积液等,及时有效地治疗,包括必要的心包穿刺抽液或反复心包腔内冲洗、注入抗生素,可望获得治愈。部分患者可发展成缩窄性心包炎。恶性心包积液,则预后严重。

无论何种心包积液,它的临床重要性在于:①是否出现因心包腔内压力升高而导致的血流动力学改变;②全身性疾病的存在及其性质。因此,心包积液的治疗包括对原发病的病因进行特效的治疗、解除心脏压塞和对症治疗。

(一)心包积液的处理

1.心包穿刺术

常用于判定积液的性质,查找病因;伴有心脏压塞时,抽液以缓解对心脏及邻近组织器官的压迫症状;肿瘤性或化脓性心包积液时,可行心包腔内注入抗生素或化疗药物。并非所有的心包积液均是穿刺的指征,如特发性心包积液、心包切开后综合征、心肌梗死后综合征和慢性肾衰竭所导致的心包积液,无心脏压塞时无须行心包穿刺。并且在下列患者中,心包穿刺不能改善血流动力学或可使病情恶化:急性创伤性心包出血(继发于撕裂、心脏刺伤、左室壁或主动脉瘤破裂);少量心包积液;超声心动图示前心包无渗液;包裹性渗液或手术后除液体外,血凝块和纤维蛋白充满了纵隔或心包腔。

2.心包切开术

对于恶性心包积液或其他原因所致的心包积液因反复大量积液可行此手术,以达到持续引流的作用。

(二)心包积液伴心脏压塞的处理

急性心脏压塞必须紧急处理,治疗的原则为迅速降低心包腔内压力,维持心室的充盈压,同时治疗原发病。

1.改善血流动力学

快速静脉滴注生理盐水、右旋糖酐、血浆或输血,通过扩充血容量,增加中心静脉压与回心血量,以维持一定的心室充盈压。可在心包腔内减压前或减压的同时,快速快速静脉补液。此外,应用正性肌力药,如多巴胺、多巴酚丁胺等,以增强心肌收缩力、维持血压。

2.降低心包腔内压力

行心包穿刺术、心包切开术,迅速排出积液以缓解压塞症状。

(李贵超)

第三节　缩窄性心包炎

缩窄性心包炎是指当心包发生了纤维化、增厚、钙化、粘连限制了心脏的舒张充盈,导致了一系列循环障碍临床现象,常见心包疾病,其发病率占心脏病的1.5%,老年多见,男女之比为1.5:1。

一、病因

缩窄性心肌炎一般由急性心包炎发展而来,但多数病例因急性阶段起病隐匿,难于察觉,来院就诊时已成为缩窄性心包炎。病因难以确定,病因明确者以结核性为多。其他病因如化脓性心包炎,尤其是肺炎球菌性心包炎,创伤性心包炎的心包积血,心包肿瘤,急性非特异性心包炎,放射照射后的肺部炎症及心包炎,类风湿关节炎,药物性心包炎等也可发展为缩窄性心包炎。

二、病理生理

缩窄性心包炎常伴心包积液,病理特点是纤维化沉积,以后逐步演变到机化积液吸收的亚急性期,继之为心包纤维瘢痕形成和增厚造成心包腔部分或完全闭塞的慢性期。绝大多数心包缩窄是均匀对称的,少数病例心包增厚或钙化于房室沟沿半月瓣环或主动脉沟,右室流出道及腔静脉开口处的环状狭窄。以上心包炎一系列的病理改变限制了心室的舒张期充盈,导致心排出量下降,阻碍静脉回流而引起体循环静脉压增高、颈静脉怒张、肝大、腹腔积液、下肢水肿等。

三、临床表现

(一)症状

呼吸困难,尤其是活动后呼吸困难明显。由以下三方面原因所致。

(1)肺毛细血管压升高,心排出量下降。

(2)腹腔积液致膈肌升高。

(3)胸腔积液导致呼吸运动受限。此外还有疲乏、衰竭、食欲缺乏等。

(二)体征

(1)血压低,脉搏快,1/3出现奇脉,多数合并心房颤动。

(2)静脉怒张,Kussmaul征阳性,因右房压升高,心脏舒张受限所致。

(3)心尖搏动不明显,心浊音界不增大或轻度增大,心音减弱,心脏搏动触不到,可有舒张早期冲击感,心音遥远而低钝。

可听到舒张早期心包叩击音。

(4)肝肿大,触痛,并有肝功能不全的表现,包括腹腔积液、蜘蛛痣和肝掌等。

(5)胸腔积液,积液多时可以引起呼吸困难和发绀。长期缩窄性心包炎的老年患者可以出现大量腹腔积液和阴囊、大腿和小腿水肿。

(三)实验室检查

1.一般化验检查

一般化验检查可有轻度贫血,红细胞沉降率正常或加快,肝功能障碍或低蛋白血症等。

2.胸部 X 线片

心影可以偏小,正常或增大,心包增厚,广泛钙化或心包腔内有积液。心影呈三角形,左右心缘平直,因上腔静脉扩张,心力衰竭时血管影增大,但主动脉弓无明显突出,常可见胸腔积液,但肺影清晰,无肺淤血。

3.心电图

常见的异常为心动过速,QRS 低电压,广泛 T 波倒置或低平,二尖瓣型 P 波,少数患者可出现电轴右偏,类似右室肥厚的图形。

晚期可出现心房颤动,手术后有的患者心电图可好转。

4.超声心动图

一般心脏大小正常,室壁运动良好,双心房增大或正常,可见心包增厚,钙化或心包腔内积液。

5.心导管检查

心排出量降低,由于缩窄性心包限制了心腔的舒缩,心排血指数下降,甚至可低达 1.5L/($min \cdot m^2$);右房压力升高,压力曲线呈“M”(或“W”)形,一般压力超过 10mmHg 以上;右心室压力升高,压力曲线呈舒张早期低垂和晚期平原。一般舒张压大于收缩压的 1/3;肺动脉高压,肺动脉收缩压可超过 50mmHg。

6.心血管造影

左室造影可显示左室收缩末和舒张末容量正常或下降,静脉造影或透视显示上腔静脉扩张,右心缘僵直,有时可见心包增厚。

7.CT 和磁共振(MRI)

CT 和 MRI 对缩窄性心包炎的确诊有重要价值。两者均能显示出心包厚度,局部或环形增厚钙化的轮廓。

四、鉴别诊断

(一)限制型心肌病

本病是一组原因不明的心内膜下心肌病变或某些心肌病,其基本血流动力学与缩窄性心包炎相似,有时鉴别十分困难。

(二)肝硬化

肝硬化患者有门静脉高压表现,但无颈静脉怒张,体循环静脉压升高,心包钙化及心搏动减弱等。

(三)充血性心力衰竭

特别是心瓣膜病,三尖瓣病变患者其静脉淤血与缩窄性心包炎患者相同,但瓣膜病患者特征性的心脏杂音,心脏增厚特征等可做为诊断依据,两者病史也有助鉴别。

五、治疗

缩窄性心包炎内科治疗只能临时改善患者某些症状。有条件者应尽早争取外科心包剥离术治疗,大部分患者术后症状改善。

(1)加强营养,补充蛋白质,必要时小量输血或血浆。

(2)降低体循环静脉压,控制钠盐摄入,腹腔积液较多者应适量放水或予利尿药。

（3）尽量避免使用减慢心跳的药物，如 β 受体阻断药和钙通道阻滞药，发生快速心房颤动时可选用洋地黄控制。结核患者应抗结核治疗。

（李贵超）

第四节　主动脉瓣疾病

一、主动脉瓣狭窄

主动脉瓣狭窄是指主动脉瓣膜先天性结构异常和后天病变所致的瓣膜异常，而引起的主动脉瓣口面积减少。主动脉瓣狭窄可由风湿热的后遗症、先天性主动脉瓣结构异常（单叶式、二叶式、三叶式和四叶式等畸形）或老年性的主动脉瓣钙化所致。男性多于女性，其比例为（2~6）∶1。

（一）病因和病理解剖

主动脉瓣狭窄的病因可分为先天性和获得性两大类。

1. 先天性主动脉瓣狭窄

先天性主动脉瓣膜异常分为：单叶式、二叶式、三叶式和四叶式等畸形。最多见的是二瓣畸形。单叶式主动脉瓣狭窄，出生时即已存在狭窄，以后瓣口纤维化和钙化进行性加重，引起严重的左心室流出道梗阻，患儿多在 1 年内死亡。50%~60% 的先天性主动脉瓣狭窄为二叶式，10% 左右为三叶式、四叶式，三叶式则多为三个瓣叶不等大所致的主动脉瓣狭窄。而二、三或四瓣畸形，可能出生时就有狭窄，或无狭窄。即使出生时无狭窄，由于瓣叶结构的异常，长期受到血流的不断冲击易引起瓣膜增厚、钙化、僵硬、纤维化，最终导致瓣膜狭窄。一般多在 50 岁以后发病，二叶瓣畸形易并发感染性心内膜炎，主动脉瓣的感染性心内膜炎中，最多见的为二叶瓣畸形。先天性三、四个瓣叶的狭窄比较少见，多为三、四个瓣叶不等大所致。除瓣膜狭窄外，还可有主动脉瓣上及瓣下狭窄，包括：①肥厚型主动脉瓣下狭窄为肥厚型心肌病的一种类型，常称为特发性肥厚型主动脉瓣下狭窄，亦称为肥厚型梗阻性心肌病；②主动脉瓣下纤维膜性狭窄，③瓣上狭窄，表现为升主动脉狭窄或瓣上纤维膜性狭窄。

2. 获得性主动脉瓣狭窄

（1）风湿性：多为风湿热的后遗症，单纯性风湿性主动脉瓣狭窄在风湿性心脏瓣膜病中较少见，常与风湿性二尖瓣病变和主动脉瓣关闭不全并存。主动脉瓣风湿性病变常使瓣叶交界处粘连、纤维化、融合，继而钙化。当瓣叶严重钙化狭窄时，常很难与先天性主动脉瓣狭窄鉴别。风湿性主动脉瓣狭窄发病较早，多见于年轻人，且较早出现临床症状，若有风湿热病史的证据更支持风湿性的病变。

（2）非特异性主动脉瓣退行性钙化：多见于老年人，是一种随年龄而增加的瓣膜老化，病理改变为钙化、硬化、黏液样变，退行性变和钙质沉积所致的老年性瓣膜病变。多为轻度狭窄，也有重度狭窄伴血流动力学改变者。老年性钙化性心脏瓣膜病与性别有关，多见于男性，男女之比（2~4）∶1。与全身代谢紊乱有关，特别是钙、磷代谢有关。无瓣膜游离缘受累和瓣叶间粘连、融合和固定，以此可与风湿性和其他炎症所致的瓣膜钙化相区别。即使瓣膜钙化严重，瓣膜仍可活动,仅闭合速度减慢,而跨瓣压差变化不大,一般无冠瓣和右冠瓣重于左冠瓣,主动脉瓣环可发生钙化并与二尖瓣环钙化同时存在,也可向下延伸至纤维三角。但肌部和膜部室间隔交界处有钙质沉积时可压迫和累及心脏传导系统。也可有房室结,希氏束及束支钙化,引起不同类型和不同程度的传导阻滞和各种心律失常。

(二)病理生理

主动脉瓣狭窄的病理生理改变主要是由于左心室流出道梗阻导致左心室和主动脉之间收缩期的压力阶差。正常人主动脉瓣口面积为 $3 \sim 3.5 cm^2$,瓣口面积大于 $1.5 cm^2$ 为轻度狭窄,$1.0 \sim 1.5 cm^2$ 时为中度狭窄,小于 $1.0 cm^2$ 为重度狭窄。主动脉瓣狭窄后使收缩期左室阻力增大及收缩功能增强,以提高跨瓣压力阶差,维持正常的心排出量,随着病情的发展逐渐引起左室向心性肥厚。轻度主动脉瓣狭窄左室肥厚使心肌收缩力增强,维持正常心排出量,又使室壁应力维持正常,是主动脉瓣狭窄的代偿期,但可伴左室舒张功能异常。严重主动脉瓣狭窄,左室扩大,室壁应力增加使心肌耗氧量增加,导致左室收缩功能受损,心排出量减少,左房压,左室舒张末压,肺毛细血管楔压和肺动脉压均可升高,心排出量减少。可引起低血压、心律失常等。低心排出量可影响冠状动脉灌注,如合并冠状动脉狭窄,更容易发生心肌缺血。当心排出量进一步下降,可发生脑供血不足,而出现头晕及昏厥等脑缺氧表现。

(三)临床表现

由于左室代偿能力较大,即使存在较明显的主动脉瓣狭窄,相当长时间内患者可无明显的临床症状,直至瓣口面积小于 $1 cm^2$ 才出现临床症状。另外,由于病理类型及狭窄程度不同,临床表现及症状出现的早晚各异。通常婴幼儿以呼吸困难,心力衰竭为主要表现。成人则以劳力时呼吸困难、心绞痛及昏厥为主要表现。

1. 症状

主动脉瓣狭窄典型的三联症状为:劳力时呼吸困难、心绞痛和昏厥。

(1)劳力性呼吸困难:由于左室扩大或伴左室顺应性降低可致左房和左室舒张末压升高,后者可致肺毛细血管楔压升高,可于运动后出现呼吸困难。主动脉瓣狭窄患者在左室收缩功能正常时可先出现左室舒张功能不全的症状。以后随病情发展,左室收缩功能也随之减低。病程晚期出现明显的疲乏、无力等低心排症状,左心衰竭的症状也在疾病的进展阶段出现。包括劳力性呼吸困难,端坐呼吸和阵发性夜间呼吸困难等充血性心力衰竭表现。劳累、情绪激动、呼吸道感染等均可诱发急性肺水肿。重度肺动脉高压可导致右心衰竭,但单纯主动脉瓣狭窄者右心衰竭少见。

(2)心绞痛:心绞痛发生较晚,约 $1/3$ 的患者可有典型的劳力性心绞痛发作,反映了心肌需氧和供氧之间的不平衡。肥厚心肌收缩时左室内压和收缩期末室壁张力增加,使心肌氧耗量增加,同时增加的室内压挤压冠状动脉小分支,使冠脉流量下降所致。心绞痛也可发生在重度主动脉瓣狭窄而无冠状动脉粥样硬化的患者,可能是因为心排出量下降,平均动脉压降低,致冠状动脉血流量减少。然而主动脉瓣狭窄合并冠心病并非少见,特别是老年患者。当出现心力衰竭时,心绞痛可暂时缓解。

(3)劳力性昏厥:昏厥可为首发症状,多发生在体力活动中,或其后立即发作,也可发生在休息时。原因可能为运动时外周阻力下降,而心排出量不能相应增加,或运动时心肌缺血加重,导致心肌收缩力突然减弱,引起心排出量下降。运动时心肌耗氧量增加,心排出量不能相应增加,可导致各种心律失常,如室性心动过速,心室颤动,室上性心动过速等,可使心排出量突然减少。上述的各种原因均可造成脑供血不足而发生昏厥及猝死。

（4）其他症状：主动脉瓣狭窄可出现因心排出量降低的各种临床表现，焦躁不安、疲乏、呼吸困难性发绀、左心衰竭及肺水肿。当出现严重的肺动脉高压后，可发生右心衰竭、肝大等。

2.体征

心尖区可触及收缩期抬举样搏动，可向左下移位，心浊音界可正常，随病情发展当出现心力衰竭时可向左下扩大。主动脉瓣区可触及收缩期震颤，无震颤者，主动脉瓣狭窄程度较轻。在儿童、青少年先天性主动脉瓣狭窄可闻及收缩早期喷射音（主动脉瓣开瓣音），主动脉瓣钙化时，此音消失。典型主动脉瓣狭窄的杂音为胸骨右缘第2肋间粗糙的、响亮的喷射性收缩期杂音。Ⅲ级以上，呈递增后递减的菱形。第一心音后出现，收缩中期最响，然后逐渐减弱，向颈动脉、锁骨下动脉传导，有时向胸骨下端或心尖部传导，杂音越长、越响，收缩高峰出现越迟，提示主动脉瓣狭窄越重。但合并心力衰竭时，由于心排出量减少，通过主动脉瓣的血流速度减低，杂音短而不粗糙，但仍可闻及Ⅲ级以上收缩期杂音。严重主动脉狭窄或钙化，由于左室射血时间显著延长，第二心音减弱或消失，也可发生第二心音逆分裂。心功能不全时可出现第三心音（舒张期奔马律）。

（四）辅助检查

1.其他

当主动脉瓣狭窄影响到心排出量时，临床上可出现收缩压降低，脉压减小。

2.心电图

轻度主动脉瓣狭窄心电图可无异常，严重主动脉瓣狭窄患者心电图可有电轴左偏，不同程度的左心室肥厚和劳损的表现，但心电图改变与狭窄程度无相关。老年性主动脉瓣钙化病变可累及房室结可引起不同程度的传导阻滞。心肌缺血时可出现各种室性心律失常。

3.X线

X线伴向心性左室肥厚时心影增大。重度主动脉瓣狭窄常有升主动脉狭窄后扩张，胸片可见心影增大、升主动脉扩张、并可见主动脉瓣有钙化。心力衰竭时左室明显增大及肺充血征象，伴左房扩大。少数发生重度肺动脉高压者可见肺动脉主干突出，肺静脉增宽以及肺淤血的征象。

4.超声心动图和多普勒

超声心电图可见主动脉瓣收缩期呈向心弯形的运动，主动脉瓣叶和瓣环增厚、钙化，瓣叶连合处融合，活动受限，单叶瓣、二叶瓣畸形等，以及瓣上、瓣下狭窄和肥厚型心肌病等，超声心动图对确定左室流出道梗阻有重要的作用，还可判断左室肥厚程度和左室收缩及舒张功能，计算瓣口面积。多普勒超声心动图可精确地测出压力阶差。

5.心导管和心室造影

左心导管检查可直接测定左心房、左心室及主动脉的压力，有助于明确诊断，并可根据压力阶差来判断主动脉瓣狭窄程度，了解左室功能，确定左室流出道梗阻的部位。同时判断是否合并主动脉瓣关闭不全。冠状动脉造影确定是否合并冠心病。左室造影可确定左室大小及功能，是否合并二尖瓣或主动脉瓣关闭不全以及确定左室流出道梗阻的部位。

（五）诊断和鉴别诊断

临床上发现主动脉瓣区喷射性收缩期杂音，结合超声心动图检查可明确诊断，但应与下列情况的主动脉瓣区收缩期杂音鉴别。

1. 梗阻性肥厚型心肌病

梗阻性肥厚型心肌病亦称为特发性肥厚型主动脉瓣下狭窄,胸骨左缘第4肋间可闻及收缩期杂音,主动脉区第二心音正常。超声心动图显示左心室壁不对称性肥厚,室间隔明显增厚,与左心室后壁之比≥1.3,左心室流出道变窄,可伴有二尖瓣前瓣叶向前移位而引起二尖瓣反流。

2. 肺动脉瓣狭窄

可于胸骨左缘第2肋间闻及粗糙响亮的收缩期杂音,常伴收缩期喀喇音,肺动脉瓣区第二心音减弱并分裂,主动脉瓣区第二心音正常,右心室肥厚增大,肺动脉主干呈狭窄后扩张。

3. 三尖瓣关闭不全

各种原因所致三尖瓣关闭不全时,胸骨左缘下端闻及高调的全收缩期杂音,吸气时回心血量增加可使杂音增强,呼气时减弱。颈静脉搏动,肝大。右心房和右心室明显扩大。超声心动图可明确诊断。

4. 二尖瓣关闭不全

心尖区全收缩期吹风样杂音,向左腋下传导;吸入亚硝酸异戊酯后杂音减弱,第一心音减弱,主动脉瓣第二心音正常。

(六)治疗

1. 内科治疗

避免过度的体力劳动及剧烈运动,预防猝死,预防感染性心内膜炎。轻度主动脉瓣狭窄临床症状不明显,左心室压力差<25mmHg一般可内科保守治疗。定期随诊和复查超声心动图,密切观察病情变化。洋地黄类药物可用于心力衰竭的患者,使用利尿药应注意防止容量不足,硝酸酯类药物可用于有心绞痛的患者,缓解心绞痛的发作。扩血管治疗对主动脉瓣狭窄无作用。

2. 手术治疗

主动脉瓣狭窄治疗的关键是解除主动脉瓣狭窄,降低跨瓣压力差。对于先天性主动脉瓣狭窄的婴幼儿,易发生心力衰竭,药物治疗无效,多引起死亡。症状明显,伴有充血性心力衰竭的婴幼儿应尽早手术治疗。

(1)经皮穿刺主动脉瓣球囊扩张术:能即刻减少跨瓣压差,增加心排出量和改善症状。适应证为:儿童和青年的先天性主动脉瓣狭窄;不能耐受手术者;重度狭窄危及生命;明显狭窄伴严重左心功能不全的手术前过渡。手术有禁忌的老年主动脉瓣狭窄钙化不重的患者,可行经皮瓣膜球囊扩张术。虽后者再狭窄率高,但术后症状和血流动力学改善满意。

(2)经导管主动脉瓣置入术(TAVI):高龄、体质弱、病变重、左心室功能差、存在严重的并发症、恐惧外科手术而放弃外科治疗的患者。

(3)人工瓣膜置换术:人工瓣膜置换术已有50多年的历史,是目前治疗瓣膜性心脏病的主要方法。

手术指征为:重度主动脉瓣狭窄有猝死的危险,所以无论有无症状应尽早手术;钙化性主动脉瓣狭窄、主动脉瓣狭窄合并关闭不全,在出现临床症状前施行手术远期疗效较好,手术病死率较低。即使出现临床症状如心绞痛,昏厥或心力衰竭,亦应尽早施行人工瓣膜置换术。虽然手术危险相对较高,但症状改善和远期效果均比非手术治疗好。对无症状,但心电图显示左室肥大,跨瓣压力阶差>75mmHg者应手术治疗。明显主动脉瓣狭窄合并冠状动脉病变时,宜同时施行主动脉瓣人工瓣膜置换术和冠状动脉旁路移植术。

二、主动脉瓣关闭不全

主动脉瓣关闭不全是因为主动脉瓣膜、主动脉瓣环和升主动脉的病变所致,在瓣膜性疾病中,主动脉瓣关闭不全约占10%。男性多于女性,约占75%左右,女性往往合并二尖瓣病变。主动脉瓣叶先天性畸形、炎症或退行性变引起瓣叶缩短、回缩,以及升主动脉的结缔组织病或炎症导致升主动脉扩大等均可造成主动脉瓣关闭不全。当炎症或退行性变使瓣叶连合处融合,影响瓣叶开放时可同时合并主动脉瓣狭窄。

(一)病因

主动脉瓣关闭不全根据临床过程可分为急性和慢性主动脉瓣关闭不全。

1.慢性主动脉瓣关闭不全

在慢性主动脉瓣关闭不全中,以风湿性最常见,约占2/3。急性风湿性心脏病变所遗留下来的慢性心脏瓣膜病变,主要病理改变为炎症和纤维化使瓣叶变硬、缩短、变形,导致瓣叶在舒张期关闭不全。单纯性主动脉瓣关闭不全中,风湿性很少见,多合并主动脉瓣狭窄。风湿性主动脉瓣关闭不全,均经过数十年才使得关闭不全变得严重。主动脉瓣关闭不全还可见于先天性畸形,常见二叶瓣畸形。二叶式主动脉瓣由于先天性发育异常,使主动脉瓣形成二叶畸形,瓣叶长期受血流冲击,易产生关闭不全,此畸形可单独存在或合并主动脉缩窄,大血管错位等先天性心血管异常。儿童期法洛四联症和室间隔缺损时由于无冠瓣失去支持而引起主动脉瓣关闭不全,约占室缺患者的15%左右。随着年龄的增长,老年性主动脉瓣及瓣环钙化或退行性变所致的主动脉瓣关闭不全也有发生。主动脉根部和主动脉瓣叶的慢性炎症可致慢性主动脉瓣关闭不全,如类风湿关节炎、强直性脊柱炎和梅毒等。

升主动脉中层囊性坏死,导致升主动脉扩张,主动脉瓣环的扩大,而发生主动脉瓣关闭不全,当升主动脉发生夹层动脉瘤时,主动脉瓣关闭不全常加重。也可累及二尖瓣或三尖瓣使之发生黏液性变,常见病因有马方综合征,升主动脉粥样硬化。

高血压引起升主动脉扩大或动脉粥样硬化导致升主动脉瘤时也可发生主动脉瓣关闭不全。其他少见病因为升主动脉创伤,瓣膜撕裂、穿孔或黏液退行性变,致主动脉瓣脱垂等,均可造成程度不等的主动脉瓣关闭不全。

2.急性主动脉瓣关闭不全

急性主动脉瓣关闭不全见于急性感染性心内膜炎。近年发现中老年人原来并无瓣膜病,也有患心内膜炎的可能,往往容易侵犯主动脉瓣。因感染损伤了瓣膜,造成瓣叶穿孔,或由于赘生物形成使瓣叶不能完全合拢,或炎症愈后瓣叶挛缩、变性、脱垂等,均可造成主动脉瓣关闭不全。外伤所致的主动脉瓣膜撕裂、穿孔等均可造成急性主动脉瓣关闭不全,但比较较少见,也可发生于主动脉瓣狭窄分离术或瓣膜置换术后。

(二)病理生理

主动脉瓣关闭不全是主动脉内血流经关闭不全的主动脉瓣逆流入左心室,使左心室舒张末期容量负荷加重,左心室舒张末期容积逐渐增大,舒张末期压力可正常。由于血液反流,主动脉内阻力下降,故早期收缩期左室心搏量增加,射血分数正常,临床上可维持多年无症状。随着瓣膜关闭不全加重,反流量进一步增加,可达心排出量的80%左右。由于反流量增大,左室进一步扩张,左室舒张末期容积和压力显著增加,收缩压亦明显上升,后负荷加重。长期前、后负荷增加可最终导致左室功能减低,左室射血分数下降,病情继续发展可使左房压、左室舒张末压,肺毛细血管楔压和肺动脉压升高,心排出量降低。冠状动脉灌注压下降,心肌血供减少,进一步使心肌收缩力减弱。另外,左室扩张和收缩期室壁应力增加,使心肌耗氧量增加,更容易发生心肌缺血。

急性主动脉瓣关闭不全时,大量反流进入正常大小的左心室,心搏量不能相应增加,使左室舒张末压迅速升高,可引起急性左心功能不全,冠脉灌注压和左室腔内压之间的压力阶差降低,引起心内膜下心肌缺血,加重心肌收缩力减弱。上述因素均可使心排出量急剧下降,左房和肺静脉压急剧上升引起肺水肿。急性和慢性主动脉瓣关闭不全相比,前者脉压增大不明显,舒张压降低不显著,左室内径正常。由于交感神经活性增加,心率增快显著。

(三)临床表现

主动脉瓣关闭不全的患者在较长时间内可无症状,即使明显的主动脉瓣关闭不全者到出现明显的临床症状可长达 10～20 年左右,一旦发生心力衰竭病情则急转直下。

1. 症状

(1)心悸:早期常无症状或仅有活动后心悸,多汗,气短,心尖搏动强烈,头部搏动感,心前区不适、乏力等症状。

(2)呼吸困难:当病情发展到一定程度时,可出现劳累后气急,呼吸困难,表示心脏储备能力已经降低,随着病情进一步发展,可出现端坐呼吸和夜间阵发性呼吸困难等心功能不全的表现。

(3)心绞痛:比主动脉瓣狭窄少见。胸痛的发生可能是由于左室射血时引起升主动脉过分牵张或心脏明显增大所致。心绞痛持续时间较长,对硝酸甘油反应不佳;夜间心绞痛的发作,可能是由于休息时心率减慢致舒张压进一步下降,使冠脉血流减少所致,易出现夜间猝死。

(4)头晕、昏厥:当快速改变体位时,可出现头晕或眩晕,昏厥较少见。急性主动脉瓣关闭不全时,由于突然的左心室容量负荷加大,室壁张力增加,左心室扩张,可很快发生急性左心衰竭或急性肺水肿。严重主动脉瓣关闭不全可因发热、感染或心律失常诱发肺水肿而死亡。急性主动脉瓣关闭不全,周围血管征不明显,脉压不宽。因而不要因脉压小而低估主动脉瓣关闭不全的程度。

2. 体征

(1)心脏听诊:主动脉瓣区舒张期杂音,为一高调递减型哈气样杂音,坐位前倾呼气末时明显。最响区域取决于有无显著的升主动脉扩张;风湿性者主动脉扩张较轻,在胸骨左缘第 3 肋间最响,可沿胸骨缘下传至心尖区;马方综合征或梅毒性心脏所致者,由于升主动脉或主动脉瓣环可有高度扩张,故杂音在胸骨右缘第 2 肋间最响。一般主动脉瓣关闭不全越严重,杂音所占的时间越长,响度越大。在重度或急性主动脉瓣关闭不全时,由于左心室舒张末期压力增高至与主动脉舒张压相等,故杂音持续时间反而缩短。如杂音带乐音性质,常提示瓣膜的一部分翻转、撕裂或穿孔。明显主动脉瓣关闭不全时,在心底部主动脉瓣区常可听到收缩中期喷射性、较柔和、短促的高调杂音,向颈部及胸骨上凹传导。心尖区常可闻及一柔和,低调的"隆隆样"舒张中期或收缩期前杂音,即 Austin - Flint 杂音。由于主动脉瓣大量反流,冲击二尖瓣前叶,影响其开启并使其震动,引起相对性二尖瓣狭窄。瓣膜严重粘连或反流严重时主动脉瓣第二心音减弱或消失;常可闻及第三心音,提示左心功能不全;左心房代偿性收缩增强时闻及第四心音。

（2）其他体征：颜面较苍白，心尖搏动向左下移位，范围较广，且可见有力的抬举性搏动。心浊音界向左下扩大。主动脉瓣区可触到舒张期震颤，并向颈部传导；胸骨左下缘可触到舒张期震颤。颈动脉搏动明显增强，并呈双重搏动。收缩压正常或稍高，舒张压明显降低，脉压增大。可出现周围血管体征：水冲脉，毛细血管搏动征，股动脉枪击音，股动脉收缩期和舒张期双重杂音，以及头部随心搏频率的上下摆动。肺动脉高压和右心衰竭时，可见颈静脉怒张，肝大，下肢水肿。

（四）辅助检查

1.X线

当中重度主动脉瓣关闭不全引起不同程度的左室增大，升主动脉和主动脉结增宽，呈主动脉型心脏，后前位心脏相可见心尖向右下移位，左前斜位或侧位示左室增大向后移位，心影与脊柱重叠。肺动脉高压或右心衰竭时，右心室增大，可见肺静脉淤血，肺间质水肿等，常可见主动脉瓣叶和升主动脉的钙化。

2.心电图

轻度主动脉瓣关闭不全时心电图可无异常。慢性、重度主动脉瓣关闭不全可出现电轴左偏，左室肥厚伴ST-T改变。晚期可有束支传导阻滞和胸前导联QRS波及PR间期延长。24h心电图监测可见复杂性室性心律失常。

3.超声心动图和多普勒超声

M型超声心动图示二尖瓣前叶舒张期震颤为主动脉瓣反流的特征性表现。二维超声可见瓣叶增厚、钙化、变形、活动受限，先天性瓣叶畸形，瓣叶脱垂，赘生物，瓣环扩大，钙化以及升主动脉根部病变等，并可测量左室收缩和舒张末期内径和容量，左室射血分数等。对选择手术时机具有重要意义。多普勒能可靠地检出左室流出道主动脉瓣反流束和反流频谱，准确估测反流程度。

4.心导管和心室造影

当决定手术治疗时患者需做此项检查，以明确判断主动脉瓣反流的程度，反流量，左室功能外，还可通过冠状动脉造影了解冠状动脉情况。

（五）治疗

避免过度的体力劳动及剧烈运动，限制钠盐摄入，避免上呼吸道感染及全身感染，以防止发生心内膜炎。

利尿药及血管扩张药特别是血管紧张素转化酶抑制剂，有助于防止心功能不全的发生。对于有心功能不全的患者，除上述药物治疗外，可用洋地黄类药物，亦可用于无心力衰竭的患者。主动脉瓣反流严重，且左心室扩大明显时也可应用。积极治疗心律失常及感染，梅毒性主动脉瓣炎，可给予全疗程的青霉素治疗。风湿性瓣膜病变，应预防链球菌感染和风湿活动及感染性心内膜炎，以防止瓣膜损害进一步加重。

主动脉瓣关闭不全，一旦心脏失去代偿功能，病情将急转直下，多数在出现心力衰竭后2年内死亡。所以有手术指征的病例应及早手术治疗。主动脉瓣关闭不全的彻底的治疗方法是主动脉瓣置换术。最佳的手术时机为左心室功能不全刚刚开始，即严重心力衰竭发生之前手术，或虽无症状，但左室射血分数低于正常和左室舒张末期内径＞60mm左右，应进行手术治疗。对左室功能正常，而无症状的患者，心脏结构改变不明显的应密切随诊，每6个月复查超声心动图以及时发现手术时机。一旦出现症状或出现左室功能不全或左室明显增大应及时手术治疗。对于急性主动脉瓣关闭不全的患者,应在积极内科治疗的同时,及早采用外科手术治疗,以挽救患者的生命。

(李贵超)

第五节　二尖瓣疾病

二尖瓣装置包括二尖瓣环、二尖瓣前、后瓣叶、腱索和乳头肌。正常的二尖瓣功能不仅依赖于二尖瓣瓣下结构的完整性,而且还依赖于邻近心肌的功能。二尖瓣的炎症、黏液变性、脱垂、腱索断裂、乳头肌缺血或坏死、创伤等原因可导致二尖瓣的狭窄和(或)关闭不全。

一、二尖瓣狭窄

(一)病因

青、中年多见,2/3 有风湿热史。成人二尖瓣狭窄几乎均由于风湿热引起。发生狭窄病变时间多在风湿热首发后 2 年以上。基本病变是瓣膜炎症粘连、开放受限,造成狭窄。由于二尖瓣瓣环及环下区钙化造成的二尖瓣狭窄,多发生于老年人,由于瓣环或环下部分的瓣膜有大量钙化,粥样瘤隆起,造成瓣口狭窄。其他罕见的病因为先天性孤立性二尖瓣狭窄,很少活到 2 岁以上。此外,结缔组织疾病、肠源性脂代谢障碍、恶性类癌瘤、多发性骨髓瘤亦可造成二尖瓣狭窄。

(二)病理生理

根据二尖瓣口狭窄程度及代偿状态分为三期。

1. 左房代偿期

正常二尖瓣口面积 $4\sim5cm^2$,舒张期房室间无跨瓣压差,当瓣口面积减至 $2.5cm^2$(轻度狭窄)。左房压力增高,左房发生代偿性扩张及肥厚以增强收缩力,增加瓣口血流量,从而延缓左房平均压的升高,患者一般无症状。

2. 左房失代偿期

瓣口面积小于 $1.5cm^2$(中度狭窄),或小于 $1cm^2$(重度狭窄)左房平均压开始升高,肺静脉及肺毛细血管压相继升高,管径扩张,肺淤血,安静时可无症状,活动时回心血量增加或心动过速使舒张期缩短,从而减少左房血液流过狭窄瓣口的时间及血量时,均可加重肺淤血,发生呼吸困难。当肺毛细血管压升高过快超过 $30\sim35mmHg$ 时,血浆及血细胞渗入肺泡,导致急性肺水肿。肺淤血及肺顺应性下降使肺通气/血流比值下降,肺静脉血氧分压下降,可致反射性肺小动脉收缩,产生肺动脉高压。

3. 右心受累期

长期肺动脉高压进一步引起肺小动脉及肌肉型小肺动脉内膜及中层增厚,血管腔变窄,更加重肺动脉高压,增加右心室后负荷,产生右心室扩张、肥厚,最终将导致右心衰竭。

(三)临床表现

1. 症状

多在瓣口面积小于 $1.5cm^2$ 时,静息状态下患者出现明显症状。在温带地区,患者从风湿热恢复后可有 10～20 年无症状期,到 30～40 岁二尖瓣狭窄的症状开始。在热带或亚热带国家,病情进展较快,常在儿童期发生。

(1)呼吸困难:劳动力性呼吸困难为最早期的症状,主要为肺的顺应性降低所致。随着病程发展,日常活动即可出现呼吸困难,以及端坐呼吸,当有劳累、情绪激动、呼吸道感染、性交、妊娠或快速心房颤动等诱因时,可诱发急性肺水肿。

(2)咳嗽:多在夜间睡眠时及劳动后。多为干咳;并发支气管炎或肺部感染时,咳黏液样或脓痰。左心房明显扩大压迫支气管亦可引起咳嗽。

(3)咯血:①痰中带血或血痰,与支气管炎,肺部感染和肺充血或毛细血管破裂有关;常伴夜间阵发性呼吸困难;二尖瓣狭窄晚期出血肺梗死时,亦可咳血痰;②大量咯血,是由于左心房压力突然增高,以致支气管静脉破裂出血造成。多见于二尖瓣狭窄早期,仅有轻度或中度肺动脉增高的患者;③粉红色泡沫痰,为毛细血管破裂所致,属急性肺水肿的特征。

(4)嘶哑:左心房扩大和左肺动脉扩张可压迫左喉返神经,左侧声带麻痹可致声音嘶哑(称 Ortner 综合征)。

(5)胸痛:约有 15% 的二尖瓣狭窄患者有胸痛表现,可能是由于肥大的右心室壁张力增高,同时心排出量降低致右心室缺血引起。经二尖瓣分离术或扩张术后可缓解。

2.体征

(1)心脏体征:心尖区舒张中晚期低调的隆隆样杂音,呈递增型,局限性,左侧卧位时明显,可伴有舒张期震颤。心尖区第一心音亢进,呈拍击样。可在 80% 左右的患者胸骨左缘 3～4 肋间或心尖区内侧闻及开瓣音(opening snap),此音紧跟第二心音后,高调短促而响亮,呼气时明显,是隔膜型二尖瓣前叶在开放时发生震颤所致,拍击样第一心音和二尖瓣开瓣音的存在,高度提示二尖瓣狭窄及瓣膜仍有一定的柔顺性,有助于隔膜型二尖瓣狭窄的诊断,对决定手术治疗的方法有一定的意义。肺动脉高压时,可出现肺动脉瓣第二心音亢进和分裂。严重肺动脉高压时,可在胸骨左缘第 2～4 肋间闻及一高调,递减型的舒张早中期杂音,呈吹风样,沿胸骨左缘向三尖瓣区传导,吸气时增强。此乃由于肺动脉及其瓣环的扩张,造成相对性肺动脉瓣关闭不全的杂音(Graham – Steel 杂音)。

严重的二尖瓣狭窄患者,由于肺动脉高压,右心室扩大,引起三尖瓣瓣环的扩大,导致相对性三尖瓣关闭不全。右心室收缩时部分血流通过三尖瓣口反流到右心房,因而出现三尖瓣区全收缩期吹风样杂音,向心尖区传导,吸气时明显。

(2)其他体征:二尖瓣面容见于严重二尖瓣狭窄的患者,由于心排出量减低,患者两颊呈紫红色,口唇轻度发绀。四肢末梢亦见发绀。颈静脉搏动明显,表明存在严重肺动脉高压。

(四)实验室及辅助检查

1.X 线检查

典型表现为左心房增大。后前位见左心缘变直,右心缘有双心房影;左前斜位见左心房使左主支气管上抬;右前斜位见食管下段后移。其他表现有右室大,肺动脉主干突出,肺淤血,间质性肺水肿等。

2.心电图检查

轻度二尖瓣狭窄者心电图可正常。重度二尖瓣狭窄者的心电图改变为"二尖瓣狭窄型 P波",P 波增宽且成双峰形,$P_{II} > 0.12s$,提示左心房增大。合并肺动脉高压时,显示右心室增大,电轴右偏。病程晚期常可合并心房颤动。

3. 二维及多普勒超声心动图检查

二维及多普勒超声心动图检查是对二尖瓣狭窄患者最敏感和特异的无创性定量诊断方法,对确定瓣口面积和舒张期平均跨瓣压力差、判断病变的程度、决定手术方法及评价手术的疗效均有很大的价值。典型的二维超声心动图所见包括:二尖瓣口狭窄,瓣叶增厚、活动与开放受限及瓣下结构的损害;左心房、右心室内径增大等。利用多普勒超声心动图测定的舒张期平均跨瓣压差、二尖瓣口面积及肺动脉收缩压三项指标可评价二尖瓣狭窄的程度。轻度二尖瓣狭窄:平均跨瓣压差 < 5mmHg,二尖瓣口面积 > 1.5cm^2,肺动脉收缩压 < 30mmHg。中度二尖瓣狭窄:平均跨瓣压差为 5 ~ 10mmHg,二尖瓣口面积 1 ~ 1.5cm^2,肺动脉收缩压 30 ~ 50mmHg。重度二尖瓣狭窄:平均跨瓣压差 > 10mmHg,二尖瓣口面积 < 1cm^2,肺动脉收缩压 > 50mmHg。当心率在 60 ~ 90 次/分时,上述技术测定出的三项指标则更为准确。

4. 放射性核素检查

左心房扩大,显像剂浓聚和通过时间延长,左心室不大。肺动脉高压时,可见肺动脉主干和右心室扩大。

5. 右心导管检查

由于多普勒超声心动图技术可以对二尖瓣狭窄患者的瓣口面积和舒张期平均跨瓣压力差及狭窄程度做出准确的无创性定量诊断,右心导管检查一般不作为二尖瓣狭窄的常规检查。只有在患者的症状、体征与超声心动图测定的二尖瓣口面积不一致时,才考虑选用心导管检查,主要用来确定跨瓣压差和计算二尖瓣口面积,明确狭窄的程度。二尖瓣狭窄的患者右心室、肺动脉及肺毛细血管压力增高,肺循环阻力增大,心排出量减低。

6. 冠状动脉造影

怀疑同时有冠心病者可行冠状动脉造影。

(五)诊断与鉴别诊断

发现心尖区隆隆样舒张期杂音并有 X 线和心电图显示左心房扩大,多可做出二尖瓣狭窄的诊断,超声心动图检查可明确诊断。临床上二尖瓣狭窄应与下列情况的心尖区舒张期杂音鉴别。

1. 急性风湿性心脏病

心尖区高调柔和的舒张期早期杂音,每日变化较大,风湿活动控制以后,杂音可消失。

2. 功能性二尖瓣狭窄

由于:①通过二尖瓣口的血流量及流速增加,见于有较大量左向右分流的先天性心脏病,如动脉导管未闭,室间隔缺损等;②由于主动脉瓣舒张反流血液冲击二尖瓣叶,可在心尖部听到舒张期杂音,称 Austin – Flint 杂音。功能性二尖瓣狭窄杂音较轻,无细震颤也无第一心音亢进及开瓣音。用亚硝酸异戊酯后杂音减轻或消失。

3. 左房黏液瘤

瘤体阻塞二尖瓣口时,产生随体位而变更的心尖区舒张期杂音,但杂音呈间歇性,一般无开瓣音而可闻及肿瘤扑落音,心房颤动少见,易有反复发生的周围动脉栓塞现象。超声心动图显示二尖瓣后面收缩期和舒张期均可见一团云雾状回声波。

(六)并发症

1. 心律失常

心律失常以房性心律失常最多见,先出现房性期前收缩,以后房性心动过速,心房扑动,阵发性心房颤动直至持久性心房颤动。左心房压力增高导致的左心房扩大和风湿炎症引起的左心房壁纤维化是心房颤动持续存在的病理基础。心房颤动降低心排出量,可诱发或加重心力衰竭。出现心房颤动后,心尖区舒张期隆隆杂音的收缩期前增强可消失,快速心房颤动时心尖区舒张期隆隆杂音可减轻或消失,心率减慢时又明显或出现。风湿性二尖瓣狭窄的心房颤动多发生在老年患者,窦性心律的二尖瓣狭窄患者十年生存率在46%,而在合并心房颤动时其十年生存率仅有25%,其体循环栓塞和脑卒中的发生率亦明显增加。

2. 急性肺水肿

急性肺水肿是重度二尖瓣狭窄的急性并发症,多发生于剧烈体力活动,情绪激动,感染,突发心动过速或快速心房颤动时,在妊娠和分娩时更易诱发。

3. 充血性心力衰竭

50%~75%的患者发生充血性心力衰竭,为二尖瓣狭窄的主要死亡原因。呼吸道感染是心力衰竭的常见诱因,在女性患者中妊娠和分娩亦常诱发心力衰竭。

4. 血栓栓塞

20%的二尖瓣狭窄患者在病程中发生血栓栓塞,其中80%有心房颤动。栓塞可发生在脑血管,冠状动脉和肾动脉,以脑栓塞最常见,部分患者可反复发生。或为多发生性栓塞。栓子多来自扩大的左心耳伴心房颤动者,经食管超声心动图检查有助于明确诊断。右心房来源的栓子可造成肺栓塞或肺梗死。

5. 肺部感染

本病患者常有肺静脉压力增高及肺淤血,易合并肺部感染。出现肺感染后往往加重或诱发心力衰竭。

6. 感染性心内膜炎

感染性心内膜炎较少见。

(七)预后

二尖瓣狭窄患者的预后取决于狭窄及心脏增大的程度,是否伴有多瓣膜损害,手术治疗的可能性。如是风湿性二尖瓣狭窄还要看能否控制风湿活动复发,预防并发症。从风湿性二尖瓣狭窄自然病程看,代偿期患者一般可保持轻至中度劳动力达20年以上,如心脏显著增大,则只有40%患者可生存20年;从出现明显症状到丧失工作能力平均7年,从持续心房颤动到死亡一般为5年。及时手术治疗可维持中等体力劳动及正常生活。在医生监护下,可维持正常人寿命。未经治疗的二尖瓣狭窄患者的10年生存率一般在50%~60%,而无症状或症状轻微的二尖瓣患者的10年生存率在80%左右。一旦出现严重的肺动脉高压时,二尖瓣狭窄患者的平均生存率下降3年。此外,在其自然病程中,有60%~70%出现心力衰竭,20%~30%出现体循环栓塞,10%出现肺栓塞。一系列的血流动力学及多普勒超声心动图研究提示,二尖瓣狭窄患者的瓣口面积以每年 $0.09 \sim 0.32 \mathrm{cm}^2$ 速度减小。

(八)治疗

1. 内科治疗

(1)应避免剧烈体力活动,呼吸困难者应减少体力活动,定期复查。

(2)积极预防及治疗风湿活动,风湿性心脏病患者需预防链球菌感染与风湿热复发及感染性心内膜炎的发生,用苄星青霉素120万IU,每4周肌内注射一次,长期甚至终生用。

(3)大咯血:采取坐位、用镇静剂,如地西泮、利尿药如呋塞米等降低肺静脉压。

（4）急性肺水肿处理与急性左心衰竭所引起的肺水肿相似，不同之处是不宜用扩张小动脉为主的扩张血管药及强心药，洋地黄对窦性心律的二尖瓣狭窄治疗并无益处，除非出现快速房颤或心功能不全时，才需用去乙酰毛花苷注射液降低心室率。当急性发作伴快速室率时，首选去乙酰毛花苷注射液降低心室率。

（5）心房颤动：有症状的二尖瓣狭窄患者30%~40%发展为心房颤动。且易于诱发心力衰竭，可先用洋地黄制剂控制心室率，必要时亦可静脉注射β受体阻断药。对急性心房颤动伴快速心室率或持续性心房颤动病程小于1年、无高度或完全性房室传导阻滞和病态窦房结综合征者，可选择电复律或药物复律（胺碘酮、索他洛尔等），于复律前3周和转复窦性心律后4周服用抗凝剂华法林以预防转复窦律后的动脉栓塞。对慢性心房颤动者，可以用β受体阻断药控制心室率，并给予抗凝治疗，以预防血栓形成和动脉栓塞的发生。

（6）右心衰竭：限制钠盐、用洋地黄制剂、间歇使用利尿药。

（7）抗凝治疗：出现栓塞情况时，除一般治疗外，可用抗凝治疗或血栓溶解疗法。当心房颤动成为阵发性、持续性或永久性，或即使是窦性心律，但仍然出现栓塞事件、超声心动图提示左心房血栓或左心房内径≥55mm者，均需抗凝治疗（证据级别：B）。

2.介入治疗

1980年世界上首次成功进行了经皮二尖瓣球囊扩张成形术（percutaneous mitral balloonvalvuloplasty，PMBV），根据二维超声心动图及多普勒超声心动图检查提供的Wilkins积分，内容包括二尖瓣膜弹性及其有无粘连、钙化和瓣叶交界区有无钙化，最终来决定PMBV手术指征。对于单纯二尖瓣的患者，可用带球囊的右心导管经房间隔穿刺到达二尖瓣行瓣膜扩张成形术。经皮穿刺二尖瓣球囊分离术的适应证为：①心功能Ⅱ~Ⅲ级；②瓣膜无钙化，腱索、乳头肌无明显病变；③年龄25~40岁；④二尖瓣狭窄口面积在1~1.5cm²为宜；⑤无左心房血栓及中度或重度二尖瓣反流；⑥近期无风湿活动，或感染性心内膜炎已完全控制，无动脉栓塞的病史等；⑦中重度二尖瓣狭窄合并肺动脉高压。

3.外科治疗

常用的两种手术方式为二尖瓣分离术与二尖瓣替换术。1920年世界上首次成功进行了二尖瓣狭窄分离术。手术的目地在于扩张瓣口，改善瓣膜功能。二尖瓣分离术又可分为闭式分离术和开放式分离术，其适应证为：①二尖瓣病变为隔膜型，无明显二尖瓣关闭不全；②无风湿活动并存或风湿活动控制后6个月；③心功能Ⅱ~Ⅲ级；④年龄20~50岁；⑤有心房颤动及动脉栓塞但无新鲜血栓时均非禁忌；⑥合并妊娠后，若反复发生肺水肿，内科治疗效果不佳时，可考虑在妊娠4~6个月期间行紧急手术。

二尖瓣位人工瓣替换术适应证为：①心功能不超过Ⅲ级；②隔膜型二尖瓣狭窄伴有明显关闭不全；漏斗型二尖瓣狭窄；或者瓣膜及瓣膜下有严重粘连、钙化或缩短者。但需注意，若患者有出血性疾病或溃疡病出血，不能进行抗凝治疗时，不宜置换机械瓣。生物瓣经济价廉，不需长期抗凝，但存在瓣膜耐久性问题。

二、二尖瓣关闭不全

（一）病因

二尖瓣正常关闭依赖于其瓣叶、瓣环、腱索、乳头肌及左心室结构和功能的完整性与协调性，其中任何一个发生结构异常或功能失调，均可导致二尖瓣关闭不全（mitral insufficiency）。

二尖瓣关闭不全的病因大多为风湿性,其中约1/2患者合并二尖瓣狭窄,男性较多见。其他原因引起的多为二尖瓣脱垂、乳头肌功能不全和左心室增大所致的功能性二尖瓣关闭不全。

1. 慢性二尖瓣关闭不全

(1)风湿性心脏瓣膜病:由于风湿热造成的瓣叶损害所引起者最多见,占全部二尖瓣关闭不全患者的1/3,且多见于男性。病理变化主要是炎症和纤维化使瓣叶变硬、缩短、变形、粘连融合、腱索融合短缩。约有50%的患者合并二尖瓣狭窄。

(2)冠心病:心肌梗死后以及慢性心肌缺血累及乳头肌及其邻近室壁心肌,引起乳头肌纤维化伴功能障碍。

(3)二尖瓣脱垂:二尖瓣脱垂是指在收缩期二尖瓣的一叶或二叶瓣膜膨向左房,伴有或不伴有二尖瓣反流。其患病率为1%~2.5%。原发性二尖瓣脱垂常伴有二尖瓣环扩张,异常腱索附着和二尖瓣黏液样变性,导致二尖瓣组织冗长和腱索过长,二尖瓣的1个瓣膜或2个瓣膜在收缩期凸入左心房。瓣膜完全黏液样变性可导致重度二尖瓣反流。二尖瓣脱垂在西方发达国家较多见。病因未明,可能与胶原代谢异常有关。二尖瓣脱垂有时为家族性,呈常染色体显性遗传。部分二尖瓣脱垂者可在Grave病、镰状细胞贫血,房间隔缺损、马方综合征以及风湿性心脏病患者中检出。

二尖瓣脱垂的超声心动图诊断标准为胸骨旁左室长轴切面或其他切面可见二尖瓣脱垂至二尖瓣环上方≥2mm处。二尖瓣脱垂可导致左心房和左心室的扩大。左心房扩张可导致心房颤动,二尖瓣脱垂伴中度至重度二尖瓣反流最终可能导致肺动脉高血压、左室功能不全和充血性心力衰竭。猝死是二尖瓣脱垂患者的罕见并发症,发生率不到2%,年病死率不足1%,室性快速性心律失常是其常见的原因。大多数二尖瓣脱垂综合征患者的预后良好,男性和女性经年龄校正后的生存率相似。

(4)先天性畸形:二尖瓣裂缺,最常见于心内膜垫缺损或纠正型心脏转位;心内膜弹力纤维增生症;降落伞型二尖瓣畸形。

(5)二尖瓣环钙化:为特发性退行性病变,多见于老年女性患者。此外,高血压,马方综合征,慢性肾衰竭和继发性甲状腺功能亢进的患者,亦易发生二尖瓣环钙化。

(6)左心室扩大:任何病因引起的明显左心室扩大,均可使二尖瓣环扩张和乳头肌侧移,影响瓣叶的闭合,从而导致二尖瓣关闭不全。

(7)其他少见病因:如系统性红斑狼疮、类风湿关节炎、梗阻性肥厚型心肌病、强直硬化性脊椎炎等。

2. 急性二尖瓣关闭不全

急性二尖瓣关闭不全多因腱索断裂,瓣膜毁损或破裂,乳头肌坏死或撕裂以及人工瓣膜替换术后开裂而引起。可见于感染性心内膜炎、急性心肌梗死、穿透性或闭合性胸外伤及自发性腱索断裂。

(二)病理生理

慢性二尖瓣关闭不全的主要病理生理改变是左室每搏输出量的一部分反流入左房,使向前射出的每搏输出量减少。在射血前期,血液即可反流。反流量的大小决定于左房室间的压力差,反流的瓣口面积,左室射血时间,向主动脉射血时的阻抗等因素。由于患者左室壁张力不高,氧耗量并不明显增加。慢性二尖瓣关闭不全左心房压力在心脏收缩时虽极度升高,但舒张时迅速下降。故其压力增高的程度不如二尖瓣狭窄严重,肺淤血和肺血管变化也较轻。因此,呼吸困难、咯血等肺部症状也较不明显。一旦出现症状,则提示患者有一定程度的心功能不全,临床症状恶化意味着泵功能进行性下降。由于左心房、左心室的扩大和压力的增高,导致肺部淤血、肺动脉高压和右心负荷增大,而使右心室、右心房肥大,终于引起右心衰竭。

急性二尖瓣关闭不全的血流动力学改变和临床意义与慢性二尖瓣关闭不全差别很大,由于急性二尖瓣关闭不全患者原左房大小和顺应性正常,一旦出现急性二尖瓣反流,左房压和肺毛细血管楔压迅速升高,导致肺部淤血、急性肺水肿发生。

(三)临床表现

发病年龄和性别,大致和二尖瓣狭窄类似,以青壮年女性多见。

1.症状

通常情况下,从初次风湿性心脏炎到出现明显二尖瓣关闭不全的症状可长达 20 年;一旦发生心力衰竭,则进展迅速。轻度二尖瓣关闭不全者,多无明显自觉症状。中度以上的关闭不全者,因回流入左心房血量增多,心搏量减少,可出现疲倦、乏力和心悸、活动后气促等症状。重度二尖瓣关闭不全可出现:劳动性呼吸困难,疲乏,端坐呼吸等,活动耐力显著下降。急性肺水肿、咯血和右心衰竭是较晚期出现的症状,发生率较二尖瓣狭窄低。晚期右心衰竭时可出现肝脏淤血肿大,有触痛,踝部水肿,胸腔积液或腹腔积液。急性二尖瓣关闭不全者可很快发生急性左心衰竭或肺水肿。

2.体征

(1)心脏听诊:心尖区闻及全收缩期吹风样杂音,响度在 3/6 级以上,多向左腋传导,吸气时减弱,反流量小时音调高,瓣膜增厚者杂音粗糙。前叶损害为主时,杂音向左腋下或左肩胛下传导;后叶损害为主者,杂音向心底部传导。可伴有收缩期震颤。心尖区第一心音减弱,或被杂音掩盖。由于左心室射血期缩短,主动脉瓣关闭提前,导致第二心音分裂。严重二尖瓣关闭不全者可出现低调的第三心音。闻及二尖瓣开瓣音提示合并二尖瓣狭窄,但不能除外二尖瓣关闭不全。严重的二尖瓣关闭不全患者,由于舒张期大量血液通过,导致相对性二尖瓣狭窄,故心尖区可闻及低调,短促的舒张中期杂音。肺动脉高压时,肺动脉瓣区第二心音亢进。二尖瓣关闭不全的病变类型不同,可出现不同的杂音。如关闭不全合并狭窄,除了收缩期杂音外,还有狭窄的舒张期杂音。这些杂音的响度常与病变性质相关,如以关闭不全为主,收缩期杂音比较明显,以狭窄为主,舒张期杂音就较为显著。

(2)其他体征:动脉血压正常而脉搏较细小。心界向左下扩大,心尖区此刻触及局限性收缩期抬举样搏动,说明左心室肥厚和扩大。肺动脉高压和右心衰竭时,可有颈静脉怒张,肝大,下肢水肿。

(四)实验室及辅助检查

1.X 线检查

左心房的显著扩大是二尖瓣关闭不全的特有征象。后前位放射线胸片显示主动脉弓缩小,肺动脉段凸出,有时呈动脉瘤状,左心房双重阴影,显著扩大,左心室也向左向下扩大,肺门血管明显增深,可有肺动脉高压表现,肺野有淤血征象。右前斜位食管钡餐造影片示食管被扩大的左心房推向右后方。左心室扩大时,在左前斜位片上可见心脏、食管和膈肌的三角区缩小或消失。

2.心电图检查

轻度关闭不全者可正常,中度以上关闭不全者,显示 P 波增宽而有切迹,电轴左偏,逆钟向转位,左心室肥大,伴有肺动脉高压和右心室负荷过重者可示双心室肥大劳损。心律异常多见。心房颤动,可有传导阻滞或偶发性室性期前收缩。

3.超声心动图检查

单纯性二尖瓣关闭不全者二维超声心动图显示二尖瓣前后瓣叶在收缩期对合错位或呈分层改变,同时显示瓣叶增厚、钙化斑块、挛缩和瓣下结构畸形,甚至可示瓣叶脱垂,腱索松弛冗长或断裂等。

左心室前后径增大,左心房内径显著增大。多普勒示全收缩期湍流频谱。彩色多普勒示收缩期蓝色血流,经瓣孔反流入左心房,按范围和幅度反映关闭不全程度。

4.左心室造影

可见造影剂由左心室反流入左心房内,而且能显示出瓣环的大小、反流量的多少以及其充盈范围和浓度,从而可以估计关闭不全的程度。

(五)诊断与鉴别诊断

根据既往有风湿热病史或手术创伤史,体征上心尖区有抬举性搏动、响亮的全收缩期杂音,向左腋下传导,结合心电图、X线检查,典型二尖瓣关闭不全的诊断一般不难。超声心动图检查有助于明确二尖瓣关闭不全的病因,并对二尖瓣关闭不全的鉴别诊断有起重要作用。二尖瓣关闭不全需注意与下列情况进行鉴别。

1.功能性心尖区收缩期杂音

约1/2的正常儿童和青少年可在心前区闻及收缩期杂音,响度在1/6~2/6级,短促,性质柔和,不掩盖第一心音,无心房和心室的扩大。亦可见于发热,贫血,甲状腺功能亢进等高动力循环状态,原因消除后杂音即消失。

2.相对性二尖瓣关闭不全

可发生于由于各种原因引起的左心室或二尖瓣环明显扩大,造成二尖瓣相对关闭不全而出现心尖区收缩期杂音。如高血压、主动脉瓣关闭不全、心肌炎、扩张型心肌病、贫血性心脏病等。

3.室间隔缺损

胸骨左缘第3~4肋间闻及粗糙的全收缩期杂音,常伴有收缩期震颤,杂音向心尖区传导,心尖搏动呈抬举样。

心电图及X线检查表现为左右心室增大。超声心动图显示心室间隔连续中断,彩色多普勒血流显像可证实心室水平存在左向右分流。

4.三尖瓣关闭不全

胸骨左缘下端闻及局限性吹风样的全收缩杂音,吸气时杂音增强,呼气时减弱。肺动脉高压时,肺动脉瓣第二心音亢进,颈静脉V波增大。可有肝脏搏动,肿大。心电图和X线检查可见右心室肥大。超声心动图可明确诊断。

5.主动脉瓣狭窄

心底部主动脉瓣区或心尖区可听到响亮粗糙的收缩期杂音,向颈部传导,伴有收缩期震颤。可有收缩早期喀喇音,心尖搏动呈抬举样。心电图和X线检查可见左心室肥厚和扩大。超声心动图可明确诊断。

(六)并发症

(1)呼吸道感染,长期肺淤血容易导致肺部感染,可进一步加重或诱发心力衰竭。

（2）心力衰竭,是二尖瓣关闭不全的常见并发症和致死主要原因。急性患者和慢性患者发生腱索断裂时,短期内发生急性左心衰竭甚至急性肺水肿,预后较差。

（3）心房颤动,常见于慢性重度二尖瓣关闭不全患者,但出现较晚。

（4）感染性心内膜炎,较二尖瓣狭窄患者多见。

（5）栓塞,由于附壁血栓脱落而致,脑栓塞最为多见。

（七）预后

二尖瓣关闭不全的自然病史取决于基本病因和反流程度。与二尖瓣狭窄患者不同,慢性二尖瓣关闭不全患者可在相当长一段时间内无症状,但一旦出现症状,预后差,5 年和 10 年存活率分别约为 80% 和 60%。急性患者和慢性患者发生腱索断裂时,短期内发生急性左心衰竭甚至急性肺水肿,预后较差。

急性二尖瓣关闭不全多因腱索断裂,瓣膜毁损或破裂,乳头肌坏死或断裂以及人工瓣膜替换术后开裂而引起。可见于感染性心内膜炎、急性心肌梗死、穿通性或闭合性胸外伤及自发性腱索断裂。急性二尖瓣关闭不全时,由于左心房和左心室不能及时容纳反流量,这将导致肺淤血和甚至休克。这种严重的血流动力常需紧急进行二尖瓣成形术或瓣膜替换术。

急性重症二尖瓣关闭不全的患者几乎总是症状危重。经胸超声心动图可提供急性二尖瓣关闭不全的原因,并可显示断裂的腱索和毁损或破裂的瓣膜,亦可帮助提供病变严重程度的半定量信息。经食管超声心动图可以更准确地评估二尖瓣的形态和反流的严重程度,也有利于展示引起急性重症二尖瓣关闭不全的解剖学形态和指导成功的手术修复。

（八）治疗

1. 急性二尖瓣关闭不全

（1）内科治疗:急性重症二尖瓣关闭不全患者对药物治疗作用有限,药物治疗的主要目是稳定血流动力学。非手术治疗的目标是减少二尖瓣关闭不全反流量,增加正向心排出量和减少肺淤血。急性二尖瓣关闭不全患者中,如果平均动脉压正常,使用减轻心脏后负荷的血管扩张药治疗,可暂时延缓急性二尖瓣关闭不全施行手术治疗。静脉滴注硝普钠或硝酸甘油、酚妥拉明,可降低肺动脉高压,最大限度地增加心排出量,减少反流量。如果不需立即手术,可改行口服药物治疗。

降低心脏后负荷的药物,如血管紧张素转化酶抑制剂、肼屈嗪,有助于最大限度地减少反流量增加心排出量。

（2）经皮主动脉内球囊反搏(IABP)治疗:对无左室肥厚、扩张而出现急性肺水肿,甚至发生心源性休克者,尤其是急性心肌梗死后,发生乳头肌、腱索断裂时,IABP 治疗则有助于稳定病情过渡到外科手术治疗。

（3）外科治疗:医源性或感染性心内膜炎和腱索断裂引起的急性二尖瓣关闭不全,经内科或 IABP 治疗未能收效者则需立即施行二尖瓣成形术或瓣膜替换术。

2. 慢性二尖瓣关闭不全

（1）内科治疗:①对中、轻度二尖瓣关闭不全患者,应预防风湿活动复发,在进行手术和器械操作前后及时用抗生素预防感染性心内膜炎。除此之外,其他治疗慢性二尖瓣反流的药物疗效都不肯定。血管扩张药能缓解急性二尖瓣反流患者的症状,但在治疗慢性二尖瓣反流方面,目前尚没有大规模长期随访的试验评价它的作用。有一些试验评价了血管扩张药的疗效,得出的结论不尽相同;②出现心力衰竭者,应避免过度的体力劳动、限制钠盐摄入,可适当使用利尿药、洋地黄、血管扩张药,包括血管紧张素转化酶抑制剂;③对有心房颤动,伴有体循环栓塞史者可长期应用抗凝药物,防止血栓栓塞;④减慢心室率的药物及抗心律失常的药物可用于合并心房颤动的治疗,洋地黄与β受体阻断药是控制心率的主要药物;⑤对无症状的慢性二尖瓣关闭不全伴左心功能正常的患者,无须特殊治疗,应长期进行随访。目前血管扩张药的疗效尚未能显示能够延缓或预防疾病的进展。

(2)外科治疗:二尖瓣反流外科手术治疗的目的是减轻患者的症状,或防止无症状患者左室功能的进一步恶化。如同所有的瓣膜疾病,二尖瓣反流增加心脏负荷,最终只能靠外科手术恢复瓣膜的完整。

应正确把握手术时机,如二尖瓣关闭不全是心力衰竭的主因,早期手术能取得良好的远期预后。一旦二尖瓣反流出现左室功能严重受损,左室射血分数 < 30%、左室舒张末内径 > 80mm,已不适合手术治疗。

在术式的选择上,瓣膜成形术比瓣膜替换术更常用。瓣膜成形术不需要置入人工瓣膜,有助于保护左室功能。在左室功能严重受损,特别是腱索断裂而不适合行二尖瓣替换术者,此时瓣膜成形修补手术可以取得良好效果。

二尖瓣替换术中,替换的瓣膜有机械瓣和生物瓣,机械瓣的优点为耐久性强,但血栓栓塞的发生率高,需终身抗凝治疗;其次,单叶机械瓣的偏心性血流,对血流阻力较大,跨瓣压差较高。生物瓣包括牛心包瓣、猪主动脉瓣和同种瓣,其优点为发生血栓栓塞率低,无须终身抗凝和具有与自体瓣相仿的中心血流,但耐久性逊色于机械瓣。

1)二尖瓣替换术的适应证:①出现症状的急性重度二尖瓣关闭不全患者(证据级别:B);②慢性重度二尖瓣关闭不全患者,无严重左室功能不全的情况下[严重左室功能不全定义为左室射血分数小于30%和(或)左室收缩末期内径大于55mm。患者心功能为(NYHA)Ⅱ~Ⅲ级或Ⅳ级(证据级别:B)];③二尖瓣关闭不全和狭窄,以二尖瓣关闭不全为主或者虽以狭窄为主,但为漏斗型病变;④连枷样瓣叶引起的二尖瓣反流患者,可考虑行瓣膜置换术。

2)二尖瓣成形术的适应证为:①无症状慢性的重度二尖瓣关闭不全患者,左室功能为(NYHA)Ⅱ~Ⅲ级,左室射血分数 30%~60% 和(或)左室收缩末期内径 ≥40mm(证据级别:B);②无症状慢性重度二尖瓣关闭不全患者,左室射血分数大于60%,左室收缩末期内径 < 40mm。成功的二尖瓣成形术残余反流应 <10%(证据级别:B);③无症状慢性重度二尖瓣关闭不全患者,左室功能正常,但出现新发心房颤动(证据级别:C);④无症状慢性重度二尖瓣关闭不全患者,左室功能正常,但出现肺动脉高压(静息状态下肺动脉收缩压≥50mmHg 或运动时肺动脉收缩压≥60mmHg)(证据级别:C)。若由于瓣环扩张或者瓣膜病变轻、活动度好、非风湿性关闭不全病例。如二尖瓣脱垂、腱索断裂,可考虑行二尖瓣成形术。二尖瓣成形术的优点是疗效持久,术后发生感染性心内膜炎机会少,无须长期抗凝治疗。而功能性二尖瓣反流,如心室肌不协调收缩,乳头肌排列紊乱,则不建议行二尖瓣成形术。二尖瓣成形术应该在有经验丰富的心外科中心进行。

(李贵超)

第六节　三尖瓣疾病

一、三尖瓣狭窄

（一）病因

三尖瓣狭窄以风湿性多见。单纯三尖瓣狭窄罕见，常合并二尖瓣病变。少见病因有某些引起右房排空障碍的疾病，如先天性三尖瓣闭锁，右心房肿瘤，类癌综合征；某些引起右室流入障碍的疾病，心内膜纤维化，三尖瓣赘生物，心外肿瘤。

（二）临床表现

乏力，水肿，颈部震动样不适，2/3 的患者有风湿热的病史。阵发性夜间呼吸困难不常见，肺水肿及咯血罕见。体征：因并发二尖瓣狭窄的概率较高且与二尖瓣病变的体征类似，其诊断常被遗漏。消瘦，周围性发绀，颈静脉怒张，腹腔积液，可扪及肝脏搏动。听诊胸骨左下缘可闻及全收缩期杂音，吸气增强，常较二尖瓣狭窄的杂音柔和，音调高，间期短。

（三）实验室检查

1. 心电图

Ⅱ、Ⅲ、aVF、P 波异常增宽，常见明显的双相波。V_1 导联的 QRS 波群振幅降低（常含有 Q 波），而 V_2 导联的 QRS 波群则变得更高。

2. X 线检查

关键性的 X 线表现为心脏明显增大，右心房显著增大（即右心室边缘明显外突），无肺动脉扩张。二尖瓣病变的特征性肺血管改变则被掩盖，很少或无间质性水肿和血管再分布，但可见左房增大。

3. 超声心动图

其改变与二尖瓣狭窄病变相似。二维超声特征性的显示瓣叶尖舒张期的圆顶形，特别是三尖瓣前叶、其他瓣叶增厚和运动受限，三尖瓣口直径减少。经食管超声探查，瓣膜结构的显示更为清晰。多普勒超声显示前向血流的斜率延长。

（四）治疗

轻度三尖瓣狭窄经限制钠盐摄入及应用利尿药可改善症状，严重的三尖瓣狭窄最根本的治疗措施为外科治疗或球囊扩张。大多数三尖瓣狭窄的患者同时合并需手术治疗的其他瓣膜性疾病，因此行外科治疗或球囊扩张术亦取决于二尖瓣或主动脉瓣病变的严重程度。其球囊扩张术的禁忌证与二尖瓣球囊扩张术相同。而外科治疗则生物瓣较机械瓣更适宜于三尖瓣置换术。

二、三尖瓣关闭不全

（一）病因

最常见的三尖瓣关闭不全并非瓣膜本身的病变。任何原因引起右心衰竭导致右心室及三尖瓣环的扩大均可造成三尖瓣关闭不全，最常见的是二尖瓣病变、右心室梗死、先心病、原发性肺动脉高压。器质性的三尖瓣关闭不全可为先天性因素所致。少见病因为心脏肿瘤，如右心房黏液瘤，心内膜纤维化。三尖瓣关闭不全或合并狭窄是类癌综合征的重要特征。也可因瓣膜和腱索的黏液样改变引起三尖瓣脱垂所致,约 1/3 的二尖瓣脱垂可合并三尖瓣脱垂。主要病因如下。

1. 解剖学上瓣膜异常

(1)风湿性。

(2)非风湿性:感染性心内膜炎,Ebstein 畸形/脱垂,先天性类癌综合征,乳头肌功能异常,外伤,结缔组织病,放射性损伤。

2. 解剖学上正常瓣膜(功能性)

右心室收缩压升高(瓣环扩张)。

(二)临床表现

在无肺动脉高压时,三尖瓣关闭不全一般常能承受,但肺动脉高压和三尖瓣关闭不全同时存在时,心排出量下降,右心衰竭的表现明显。患者感乏力,虚弱,颈部搏动感,腹腔积液,肝大伴疼痛,明显水肿。

(三)体格检查

望诊可见消瘦、恶病质、发绀、黄疸、颈静脉怒张,严重者可有颈静脉的收缩期震颤和杂音。肝大,腹腔积液。听诊常为心房颤动。伴有肺动脉高压时,杂音常为高音调,全收缩期,于胸骨旁第 4 肋间最响,偶尔也可在剑突下区,P_2 也亢进。不伴有肺动脉高压时,杂音一般为低调,局限于收缩期的前半期。轻度三尖瓣关闭不全,则杂音短促。一般吸气时杂音增强。如右心房明显扩大而占据心脏表面时,杂音在心尖区最明显且难于与二尖瓣关闭不全相鉴别。

(四)实验室检查

1. 心电图

一般为非特异性的改变,常见有不完全性右束支阻滞可见高尖的 P 波,V_1 呈 QR 型,心房颤动和心房扑动常见。

2. X 线检查

功能性三尖瓣关闭不全的患者因常继发于右心室扩大而表现为明显的心脏增大,右心房突出明显,常见有肺动脉和肺静脉高压的表现。腹腔积液可引起横膈向上移位。

3. 超声心动图

其目的是发现三尖瓣关闭不全,估计其严重程度、肺动脉压力和右心室功能。如继发于三尖瓣环扩张,超声心动图可显示右心房、右心室及三尖瓣环明显扩张。彩色多普勒是非常准确、敏感和特异性的评估三尖瓣关闭不全的方法,且对手术治疗的选择和估计术后结果均有帮助。

4. 血流动力学检查

三尖瓣关闭不全时右心房、右心室的舒张末期压力明显增高。右心房压力波形与右心室相似,随着关闭不全严重程度增加,两者更为相似,深吸气时右心房压力不是通常所见的下降,而是升高或无改变。肺动脉(或右心室)收缩压可能对判断三尖瓣不全是器质性还是功能性有一定帮助,肺动脉或右心室收缩压力低于 40mmHg 有利于原发病因的诊断,而压力超过 60mmHg 则提示为继发性的。

(五)治疗

无肺动脉高压的三尖瓣关闭不全一般不需手术治疗,对继发于肺动脉高压的三尖瓣关闭不全患者,做二尖瓣手术时通过瓣膜触摸可估计关闭不全的严重程度,轻度三尖瓣关闭不全一般不需手术,在二尖瓣手术成功后,肺血管压力也下降,轻度三尖瓣关闭不全也趋于消失。严重的风湿性三尖瓣关闭不全及交界处粘连的患者则需手术治疗,但严重功能性三尖瓣关闭不全的治疗则有争论。

器质性病变引起的三尖瓣关闭不全,如 Ebstein 畸形或类癌综合征,如严重需手术者,一般采用瓣膜置换术。三尖瓣采用机械瓣,其栓塞的危险较二尖瓣和主动脉瓣为大,目前三尖瓣置换术常选择生物瓣。海洛因吸入者的三尖瓣心内膜炎是治疗的难题。抗生素治疗失败后,瓣膜置换术常会引起再感染和持续感染。

因此,病变的瓣膜组织应予切除,以根除心内膜炎,然后继续进行抗菌治疗。在瓣膜切除6~9个月和控制感染后,可置入生物瓣。

（李贵超）

第七节　肺动脉口狭窄

一、概述

肺动脉口狭窄是胎儿发育头 8 周动脉瓣发育异常所致,包括右心室漏斗部、肺动脉瓣或肺动脉总干的狭窄,可单独存在,抑或作为其他心脏畸形的组成部分如法洛四联症等。其发病率在先天性心脏病中位居第二,占5%~12%,男女之比约为3:2,发病年龄大多在 10~20 岁之间。肺动脉口狭窄以肺动脉瓣狭窄最为常见,约占90%,其次为漏斗部狭窄,肺动脉干狭窄则很少见。各类肺动脉口狭窄其胚胎发育障碍原因不一,在胚胎发育第6周,动脉干开始分隔成为主动脉与肺动脉,在肺动脉腔内膜开始形成三个瓣膜的原始结节,并向腔内生长,继而吸收变薄形成三个肺动脉瓣,如瓣膜在成长过程中发生障碍,三个瓣叶交界融合成为一个圆顶状突起的嘴状口,即形成肺动脉瓣狭窄,狭窄后的肺动脉壁由于血流喷射旋涡而变薄扩张。在肺动脉瓣发育同时,心球的圆锥部被吸收成为右心室流出道(即漏斗部),如发育障碍形成流出道环状肌肉肥厚或肥大肌束横跨室壁与间隔间即形成右心室流出道漏斗部狭窄。另外胚胎发育过程中,第6对动脉弓发育成为左、右肺动脉,其远端与肺小动脉相连接,近端与肺动脉干相连,如发育障碍即形成脉动分支或肺动脉干狭窄。类型的肺动脉口狭窄均可继发右心室肥厚和右心扩大。

二、临床表现

1. 症状

本病症状与狭窄程度密切相关。轻度狭窄者,一般无症状;重度狭窄在静息时心排出量已减少,运动时加重,主要表现为劳动耐力差、乏力和劳累后心悸、气急、胸闷、胸痛等症状,也可有头晕,甚至昏厥。

此外,由于静脉回心血流受阻,可出现周围性发绀。晚期可有颈静脉怒张、肝淤血肿大等右心衰竭征象。若同时伴有心房间隔缺损或卵圆孔未闭时,出现右向左分流,也叫法洛三联征,有发绀、杵状指(趾)。

2. 体征

重度狭窄者,发育较差。心前区隆起,心浊音界扩大明显。瓣膜狭窄者在胸骨左缘第2肋间可扪及收缩期震颤,右心室明显肥大者可在胸骨左缘下方扪及抬举感。听诊时,在肺动脉瓣区听到Ⅱ~Ⅳ级粗糙的喷射样收缩期杂音,向左颈部传导,第二心音减弱或消失。漏斗部狭窄型,收缩期杂音以第3、4甚至第5肋间处最响,肺动脉瓣第二音正常。严重者尚可有颈静脉怒张、肝大和下肢水肿等有右心衰竭征象。

三、辅助检查

1. 心电图

根据狭窄程度可示正常、电轴右偏、不完全性右束支传导阻滞、右心室肥大劳损、T波倒置和P波高尖等。

2. 胸部X线片

轻型病例无异常发现。中、重度狭窄者肺血管影稀少,透过度增强,伴右心室、右心房增大。瓣膜型狭窄者肺动脉段明显凸出,搏动增强;漏斗部狭窄者心腰凹陷。

3. 超声心动图检查

可了解肺动脉口狭窄的性质,部位及程度。瓣膜型狭窄者肺动脉瓣回声波的 α 波凹陷加深(>7mm),且随狭窄程度增大。二维切面示右室壁增厚。肺动脉干增宽和瓣膜增厚,反光增强,开放受限,呈圆拱状或尖锥状。彩色多普勒显示,肺动脉干内自瓣口射出多彩色血流束,连续多普勒可测得最大跨瓣压差;漏斗部狭窄者 M 型则示 α 凹消失,于收缩期可见肺动脉瓣呈高频震颤。二维示右室流出道狭小,小梁和肌柱增粗,或呈现第三心腔,肺动脉瓣形态无异常。多普勒在右室流出道可测得收缩期湍流频谱。

4. 右心导管及心血管造影

正常情况下右心室与肺动脉间压力阶差应小于 10mmHg。当存在肺动脉口狭窄时,右心室压力增高,肺动脉压正常或略减低,两者阶差 >10mmHg。此阶差越大则狭窄越重。通常 <40mmHg 定为轻度狭窄,40~100mmHg 之间为中度狭窄,≥100mmHg 为重度狭窄。当右心室出现失代偿时则其舒张压亦增高,心排出量降低,右心房压力增高,可出现相对性三尖瓣关闭不全。根据导管自肺动脉至右心室连续记录的压力曲线形态可判断狭窄所在的部位。瓣膜部狭窄可示收缩压突然升高,舒张压下降至零点;而在漏斗部狭窄,可见收缩压高于肺动脉,舒张压与右心室相等的移行压力曲线。右室选择性造影可发现右心室与肺动脉排空时间延长,可显示右心室、肺动脉瓣、肺动脉狭窄的形态、范围与程度,有助于确定手术方案。

四、治疗原则

防治肺部感染,心力衰竭或感染性心内膜炎。

大部分瓣膜型肺动脉口狭窄的患者,可用经皮穿刺导管球囊扩张成形术得到有效治疗,特别是瓣膜大小正常、因不同程度瓣叶交界融合导致的"典型"肺动脉瓣狭窄,由于创伤小,恢复快,不需开胸,费用较手术低,易为患者接受。少数瓣膜发育不良较重,瓣膜钙化或瓣环偏小的患者需手术治疗。极少数复杂病变可以经介入及手术同期复合技术得到治疗。

可行瓣膜切开术或肥厚肌束切除术。若症状明显,狭窄严重或出现右心衰竭应尽早手术。一般应在童年期施行。其手术适应证为:①症状进行性加重;②右心室与肺动脉压力阶差 >40~60mmHg;③右心室收缩压 >60mmHg,右心室平均压 >25mmHg;④X 线与心电图均示右心室肥大。手术方法:①低温下肺动脉瓣直视切开术:仅适于单纯性肺动脉瓣狭窄,且病情较轻而无继发性漏斗部狭窄和其他伴发心内畸形;②体外循环下直视纠治术:适合于各类肺动脉口狭窄的治疗。瓣膜狭窄者切开肺总动脉根部,直视下分别切开融合的瓣膜交界直至瓣环,然后缝合肺动脉切口。漏斗部狭窄则切开右心室流出道前壁,切除狭窄的纤维肌肉膈膜或肥厚肌肉,以扩大右心腔。如流出道疏通后仍不够通畅,需用心包或涤纶织片缝补,增宽流出道。本病手术病死率较低,一般在 2% 左右,手术效果满意,术后症状改善或完全消失,可恢复正常生活。

(李贵超)

第八节　人造心脏瓣膜

一、概述

人造心脏瓣膜与自然心脏瓣膜一样,在植入心脏后起着一种对血流单向阀门的作用。人造心脏瓣膜由瓣环和瓣膜(阀体)组成。依据其材料的不同可以分为两种类型:一类是机械瓣,其阀体由硬质的合成材料制成;另一类是生物瓣(或组织瓣),由取自动物或人体柔软组织制成。自从人造心脏瓣膜用于临床以来,无论是生物瓣还是机械瓣,仍存在一些问题,迄今尚无一种理想的人造瓣膜问世。人造心脏瓣膜需要改进的问题,主要集中在减少或消除与瓣膜相关的并发症:即血栓栓塞、抗凝相关的出血、瓣膜结构坏损以及具备理想的血流动力学功能。

二、理想人造心脏瓣膜的标准

理想的人造心脏瓣膜应该是一种仿生物的。既要有良好的使用寿命,又要求有极好的组织相容性。在植入后的整个生命过程中,人造瓣膜的材料和结构无论是其化学特性还是其物理性能,都要求能长期保持稳定。不会或很少产生血栓,对血液成分不造成破坏,不导致溶血。要求没有明显的排斥反应。没有噪声,不影响患者生活质量。还要求人造瓣膜的力学性能接近正常。再就是要求人造瓣膜有临床应用的可行性,即外科操作要简单易行。另外人造瓣膜材料来源要容易,价格应合理。

三、人造心脏瓣膜的基本性能要求

(一)良好的机械耐久性能

理想的人造心脏瓣膜应该有很好的使用寿命。人造心脏瓣膜的寿命取决于人造瓣选用的材料、结构设计及制作中的质量控制。一般而言,机械瓣耐久性可达 100 年以上,这是机械瓣的主要优点。生物瓣无论是猪瓣还是牛心包瓣,仍然存在耐久性的问题。即随时间推移,会出现结构坏损、瓣叶退行性变或(和)营养不良性钙化。生物瓣植入后 10～15 年后瓣膜可发生坏损。

至今,使用寿命依然是生物瓣的致命弱点。另外,人造瓣膜植入体内后,在正常的启闭活动中,声响过大,会形成噪声,影响患者的生活质量。生物瓣声响轻微,机械瓣声响较大。所以,瓣膜的声响也是人造瓣膜机械性能的质量标准之一。

（二）良好的组织相容性

抗血栓性是人造瓣膜的重要性能。人造瓣膜的设计与选材是减少血栓形成的重要因素。相比而言,生物瓣血栓栓塞发生率低,这是其主要优点。机械瓣仍未完全解决好这个问题。人造瓣膜选用的材质及其表面光洁度、过瓣血流形成的涡流及自我冲刷性能,均与血流淤滞导致的血栓栓塞相关。此外,减少溶血也是良好的组织相容性的特性之一。

溶血的原因:一为材质的表面不光滑造成细胞破坏。二是植入后引起过瓣血流障碍:如瓣片与瓣架间潜在间隙,常态下反流的血流呈喷射湍流,造成血细胞破坏。另外人造瓣位置不佳、生物瓣穿孔、撕裂、瓣叶关闭缓慢也易引起溶血。临床上人造瓣植入后瓣周漏是引起溶血的主要原因。

（三）良好的血流动力学性能

1. 有效瓣口面积

自然瓣膜瓣开启面积均小于与瓣环内径构成的面积,前者为有效瓣口面积,后者称潜在瓣口面积。两者有恒定的比例关系。人造瓣口也存在这个问题,人造瓣在体内瓣叶开启的面积也小于瓣环内径面积,且往往要比自然瓣膜小得多。前者称为有效瓣口面积,后者称为设计瓣口面积。两者之比称人造瓣功能指数。不同的人造瓣膜由于设计不同,有效面积也就不同。这是衡量人造瓣膜性能的重要指标之一。

2. 跨瓣压

跨瓣压是血流通过心脏瓣膜前后(流入面与流出面)产生的压力差。其值的大小与瓣膜的有效瓣口面积、开闭阀体装置的阻力以及心肌收缩给予的动力或(和)心室舒张产生的引力等因素相关。该数值是判定人造瓣膜性能的重要临床指标。

3. 反流量

与自然瓣膜不同,人造瓣膜在体内启闭时会出现两个时相的血液反流。一是关闭过程中产生的反流量,称关闭反流量。二是瓣膜关闭状态的泄漏:即瓣片与瓣架之间存在的潜在裂隙所致,称之为静态泄漏量。一只人造瓣膜的关闭反流量与泄漏量之和称为该瓣的反流量。

4. 功能损耗

人造瓣膜较自然瓣膜存在着较大的血流跨瓣阻力及瓣叶关闭时的反流,为保持正常的心排出量,心脏必须克服这部分增加的负荷,这部分的能量损耗与正常心脏有效耗能比的百分数,称为该瓣的能耗百分比。人造瓣能耗大小与人造瓣植入后跨瓣压差、反流量、常态泄漏量以及心排出量有关。能耗的大小同样也是衡量人造瓣膜性能的重要指标。

四、常用人造心脏机械瓣膜

最早成功应用的人工机械瓣是 Starr – Edwards 球笼瓣。从 20 世纪 60 年代初到 80 年代初,应用了 20 年后被淘汰。此后广泛应用于临床的机械瓣是单叶或双叶的人工热解碳瓣,和钛合金或热解钛瓣架。近十年单叶瓣也开始逐步退出。双叶瓣牢固占据市场。双叶瓣的优点:启闭原理接近自然瓣、为中心性血流、血流动力学性能及流场良好、瓣膜相关的并发症较低,同时具备良好的耐久性。目前临床上应用的机械瓣有:St. Jude Medical 双叶机械瓣;Medtronic Open Pilot 双叶机械瓣(原 ATS 双叶机械瓣);Sorin 双叶机械瓣;Carbo Medics 双叶机械瓣;ON – X 双叶机械瓣等。

五、常用人造心脏生物瓣膜

生物瓣主要分为同种瓣膜和异种瓣膜两大类。使用生物瓣的目的是为了减少与血栓栓塞有关的并发症和避免采用抗凝治疗,用生物瓣行主动脉瓣替换能达到最佳的血流动力学功能。目前人工生物瓣致力于发展减少组织坏损的组织保存技术,同时应用有支架或无支架,以保存瓣叶的解剖学特性和生物机械特性。

六、经导管主动脉介入瓣膜

人工瓣膜领域近年来最引人注目的是经导管主动脉瓣膜植入术(TAVI)的开展。自从2002 年经导管主动脉介入瓣膜首次临床应用,迄今已有上万例的患者接受了这种手术。这是一种微创无缝合可迅速完成的手术。目前 TAVI 手术还主要是针对有外科高风险的老年主动脉瓣严重狭窄的患者。已通过欧洲 CE 认证和美国 FDA 临床试用。目前,能临床应用的瓣膜主要有两种。

1. 爱德华公司的球囊扩张型 Edwards SAPIEN 生物瓣

该瓣装置由三个扇贝形状的牛心包瓣叶固定在可球囊扩张的管状不锈钢支架内,经导管瓣膜的输送系统是植入瓣膜的重要组成部分,逆行植入系统目前采用的是 18F 的吸水性鞘管,输送鞘管可以随意方便地控制瓣膜的航向,还易于用于扩张狭窄主动脉瓣的球囊进入使用。目前已有从 21mm 到 29mm 号 5 种型号的瓣膜装置可供使用。植入途径分为逆向经股动脉或锁骨下动脉;顺向经心尖途径,可在微创胸部小切口条件下完成。

2. Medtronic Mosaic 的自膨胀 The CoreValve ReValving TM 生物瓣

该瓣膜装置由四个部分组成:①自膨胀镍钛记忆合金支架;②猪心包瓣;③18F 鞘管输送系统;④瓣膜加载系统。瓣膜通常是经股动脉途径植入,这种瓣膜装在自膨胀镍合金支架上从左室流出道到主动脉根部自动张开。该装置有三个特定的功能区可使支架瓣膜能够实现合适的定向、锚定和释放植入,装置的其他部分镶嵌在瓣环的上方,这样可避免对冠脉开口产生影响。目前瓣膜有 26mm、29mm 和 31mm 三个型号,分别适合 20～23mm、24～27mm 和 26～29mm 的主动脉瓣环。植入途径只有逆向经股动脉途径,也可经锁骨下或腋动脉途径,还可经升主动脉途径植入,可在微创胸骨小切口的条件下完成。

七、人造心脏瓣膜的应用指征

(一)瓣膜种类的选择

理想的人工瓣既要有出色的血流动力学性能,又要有良好的耐久性,无须长期抗凝,又不增加血栓栓塞风险。机械瓣耐久性好,但需长期抗凝,并有血栓栓塞和出血的风险。生物瓣不需长期抗凝,但有瓣膜结构坏损需二次手术的风险。因此,需针对患者的具体情况来选择。手术原则:尽量修复,不能修复时才考虑换瓣。选择机械瓣还是生物瓣主要结合患者相关的因素,如年龄、心室功能以及其他并发症。同时还要考虑患者的愿望以及患者的预期寿命,女性患者还要考虑生育要求。

一般来说,首要因素是患者的年龄,同时要结合换瓣的部位是二尖瓣还是主动脉瓣。单纯主动脉瓣替换,年龄 <65 岁选机械瓣,≥65 岁选择生物瓣。单纯二尖瓣替换或同时替换主动脉瓣,年龄 <70 岁选机械瓣,≥70 岁选择生物瓣。这是因为≥65 岁的患者较 <65 岁的患者生物瓣结构坏损率要低得多。而任何一种通过美国 FDA 批准的进口机械瓣都有 15～20 年的优

良随访结果。而我国由于多数患者经济因素,承担二次手术费用的能力有限,机械瓣选择的年龄比欧美国家后延了5年,而且在西方目前还有应用生物瓣年轻化的趋势,随着医疗条件的改善,我国将会逐渐与西方接轨。

对于预期寿命短的患者,如癌症、吸毒依赖者或需透析的患者,有高或非常高的抗凝治疗出血风险,依从性差,抗凝检查困难的边远地区的患者,不管年轻与否,可以选择生物瓣。对于有生育要求的妇女当然选择生物瓣。对于合并房颤的患者,由于房颤无法纠正,可以放宽机械瓣换瓣的年龄上限。

此外,主动脉根部细小的患者,尽管按年龄算应该换生物瓣,但由于机械瓣在小型号系列中有效瓣口面积大,无须扩大主动脉根部,手术风险小,也可选择机械瓣。对于主动脉根部瘤的患者,在应用人工血管的同时,也倾向选择机械瓣。唯一例外的是主动脉瓣活动性感染性心内膜炎难以控制或伴脓肿时,无论年龄大小首选同种瓣。

(二)瓣膜型号的选择

植入瓣膜型号的选择是一个非常重要的问题。无论是机械瓣还是生物瓣均未达到自然瓣膜的血流动力学效能。通常是根据患者的体表面积选择尽量大的型号。但由于患者瓣环大小和病情的限制,尤其是主动脉根部细小的患者,常常需要综合考虑植入瓣膜的型号。近年来,人工瓣膜的改进主要是围绕在外径不变的条件下,增加瓣环内径或改变植入方式来提高瓣口面积,各个品牌的机械瓣均有相应产品。当主动脉根部较小植入的型号不能满足需求时,就需要外科扩大主动脉根部,或做根部替换。

同一型号不同品牌瓣膜开口的面积是有差别的。可以根据患者体表面积计算出所选择的瓣膜有效瓣口面积指数,然而,真正的数据应该是瓣膜植入后6~12个月完全内皮化和组织覆盖后,由超声检测到的结果除以体表面积,如果这个数值不合适,就会出现人工瓣膜－患者失匹配现象(PPM)。

根据程度的不同可分为轻中重度,主动脉瓣替换术后轻度PPM的标准是人工瓣膜开口面积 $>0.9cm^2/m^2$,中度PPM $>0.65cm^2/m^2$ 且 $\leqslant0.9cm^2/m^2$,重度PPM $\leqslant0.65cm^2/m^2$。二尖瓣替换术后PPM的标准是人工瓣膜开口面积 $>0.9cm^2/m^2$,中度PPM $>0.65cm^2/m^2$ 且 $\leqslant0.9cm^2/m^2$,重度PPM $\leqslant0.65cm^2/m^2$。轻度PPM对患者结果不会产生影响,中度PPM通常患者不会有症状或在某种条件下,有症状或当出现血栓或血管翳时症状加重,重度PPM活动受限或寿命减少。严重PPM应当避免,尤其是术前心功能低下时,对有经验的外科医生来说,主动脉根部扩大风险相对较低。同样二尖瓣替换出现严重PPM时预后不佳。

八、人造瓣膜并发症定义的规范化

自从1960年首次成功植入人造瓣膜以来,为了准确比较不同报告的结果,1988年为了标准化定义人造心脏瓣膜有关的病死率,美国胸外科协会和胸外科医生协会联合提出了定义和指导人造瓣膜并发症的标准,1996年修订了该标准。

其中重要的并发症包括:①瓣膜结构坏损;②非结构性功能不全;③瓣膜血栓形成;④出血;⑤瓣膜术后心内膜炎。以上并发症的转归:包括再手术瓣膜相关死亡、无法解释的意外死亡、心源性死亡、全部死亡和永久性瓣膜相关损害。另外,人造瓣可因瓣膜自身因素或瓣周漏引起溶血。

九、人造心脏瓣膜的临床效果

（一）机械瓣

虽然美国 FDA 批准上市的人工机械瓣均有长达 >15～20 年的长期随访基础和不错的临床结果，而且各种不同的机械瓣之间的差别仍无令人信服的证据，但目前市场上仍能广泛应用的机械瓣则均为双叶瓣。迄今为止，植入人体最多的机械瓣仍是 St. Jude Medical 瓣，而 Carbo-Medic，Sorin Bicarbon 和 Medtronic Open Pilot 双叶机械瓣（原 ATS 双叶机械瓣）也有相似的结果。评价机械瓣优劣的主要指标仍是长期生存率、免瓣膜血栓发生率、免血栓栓塞发生率和免抗凝出血发生率等。

（二）生物瓣

生物瓣近年来在欧美国家有应用增多的趋势，第二代生物瓣多经过 20 年的检验，仍然占据主要市场。第三代生物瓣除在血流动力学方面改进外，耐久性也是改进的主要方向。因此，瓣膜结构坏损率以及由此产生的二次手术率及长期生存率是评价生物瓣优劣的最主要的指标。

两个大的随机临床试验结果显示，二尖瓣替换后瓣膜结构坏损在大约 5 年时开始出现，主动脉瓣替换后瓣膜结构坏损大约在 8 年时开始出现。10 年后瓣膜结构坏损率增加。一项5837 例患者应用猪生物瓣行主动脉瓣替换的荟萃分析（31874 患者一年的随访）也显示，瓣膜结构坏损大约在 8 年时开始出现，10 年后显著增加。

（三）经导管植入的主动脉生物瓣

经导管植入的主动脉生物瓣是今年来心血管领域的重要进展。目前主要指征仍是有外科手术禁忌证的老年主动脉瓣严重狭窄的患者。虽然经导管植入主动脉生物瓣已有不错的疗效，但目前仍有较高的手术风险和并发症，中远期疗效也有待观察。早期成功率主要受两个重要因素影响：患者的选择和术者的经验，30d 病死率从早年系列报道的 15% 逐渐降低到近来的 7%。

十、人造心脏瓣膜替换术后的抗凝治疗

（一）机械瓣替换患者的华法林治疗

主动脉瓣替换双叶瓣，INR 国外要求维持在 2.0～3.0，而国人可在 1.6～2.2。二尖瓣或二尖瓣 + 主动脉瓣替换，国外维持在 2.5～3.5，国内维持在 1.8～2.5。因为人造二尖瓣替换有相对高的栓塞发生率，对于有血栓栓塞高危的患者（心房颤动，既往有栓塞病史及高凝状态的患者），可同时考虑加阿司匹林 100mg/d，或上调抗凝标准，取正常范围的上限。当然加大抗凝强度或联合用药也增加了出血危险性。

（二）生物瓣替换患者的华法林治疗

生物瓣替换术后的前 3～6 个月，血栓栓塞的危险性较高，因此应抗凝 3～6 个月。无论是单瓣还是双瓣，抗凝强度 INR 在 1.8（1.6～2.2）。如果有血栓栓塞高危因素（房颤、血栓史、高凝状态）也应终生抗凝。多数学者认为，左室功能严重低下（EF < 30%）的患者也应终生抗凝治疗。

（李贵超）

第九节 肺动脉高压

一、概述

肺动脉高压(pulmonary hypertension,PH)是由不同病因导致的、以肺动脉压力升高为特点的一组病理生理综合征,既可以是多种疾病进展过程中必经的一个阶段,又可以是独立存在的一个疾病,如特发性和可遗传性性肺动脉高压。目前 PH 在世界上的总体发病率、患病率及预后尚没有明确数据。现有数据大多数来源于国外的国家级专业中心或者大规模临床试验。PH 的发病率、致残率和病死率均很高,同时由于人们对它的认识不足、它的表现形式多样化、很多地区缺乏简便有效的检测手段和诊断方法,导致误诊率和漏诊率很高。因此,PH 已经成为一个重要的医疗保健问题。

(一)肺动脉高压的定义

根据 2009 年欧洲心脏病学会与欧洲呼吸学会发布的《肺动脉高压诊断和治疗指南》,肺动脉高压定义为静息状态下右心导管测定的平均肺动脉压≥25mmHg。以肺毛细血管楔压 15mmHg 为界值,PH 分为毛细血管前 PH(≤15mmHg),包括第 1、3、4 及 5 类 PH;毛细血管后 PH(>15mmHg)仅指第 2 类 PH。目前大多数的临床试验都使用了这个标准。

(二)肺动脉高压的分类

指南根据近年对 PH 在病理生理机制、临床表现和治疗方法方面的进一步认识,对 PH 诊断分类标准进行了修订。

在 2008 年世界 PH 专题讨论会提出的 Dana Point 分类的基础上作部分修订,形成现在指南推荐的更新的 PH 临床分类方案。

二、特发性肺动脉高压

特发性肺动脉高压(idiopathic pulmonary arterial hypertension,IPAH)这个名词在 2003 年威尼斯第三届肺动脉高压会议上第一次提出。

特发性肺动脉高压是指原因不明的肺血管阻力增加引起持续性肺动脉压力升高,导致平均肺动脉压力在静息状态下≥25mmHg,肺毛细血管楔压≤15mmHg,排除所有引起肺动脉高压的继发性因素。

(一)流行病学

成年人中 IPAH 的患病率约为每一百万人中 6 例。由于 IPAH 诊断难度较大,故其发病率不详。但有证据表明 IPAH 的致残率和致死率均很高。

(二)病理与病理生理学

病理性损伤广泛累及肺小动脉(动脉直径<500μm),即阻力血管,其主要调节区域性肺血流。肺血管阻力增加的主要原因是肺血管重构。在大约 20% 的患者中肺动脉过度收缩是造成肺血管阻力增加的重要原因。肺血管重构特征性的改变包括内膜增生和纤维化、中膜肥厚、外膜增厚伴中度的管周炎性介质浸润、复杂性病变(丛样损伤、扩张性损伤)和原位血栓性形成。肺静脉通常不受累。右室超负荷导致右心室肥厚和扩张。右室功能失代偿的表现包括右室扩张、室壁变薄、射血分数降低。

（三）临床表现

1. 症状

IPAH 患者症状无特异性，临床上诊断困难。最常见的症状为呼吸困难、乏力、胸痛、昏厥、咯血和腹胀。晚期患者在静息时也可出现上述表现。约 10% 患者（几乎均为女性）呈现雷诺现象，提示预后较差。其他症状尚有声嘶和咯血。

（1）呼吸困难：为最早出现，也是最常见症状。表现为进行性活动性气短。大约 60% 的患者以劳力性呼吸困难为首发症状。随着病程进展，所有患者均可出现呼吸困难，同时伴有疲乏和活动耐量下降。病情严重的患者在休息时也可出现呼吸困难。当呼吸困难无法用其他疾病解释时，应考虑到肺血管疾病可能。

（2）胸痛和昏厥：特发性肺动脉高压患者出现胸痛和昏厥表明心排出量已显著减少。胸痛是右心缺血所致，与右心肥厚和冠状动脉供血不足有关。昏厥是由于心排出量下降导致的脑供血不足所致。

（3）咯血：与左心疾病引起的肺静脉高压的咯血不同，主要是肺毛细血管前微血管瘤破裂导致。

（4）其他：雷诺现象发生率约 10%，常提示预后不佳。声音嘶哑是扩张的肺动脉压迫左侧喉返神经所致，临床称为 Ortncrs 综合征，较少见，病情好转后可消失。恶心、呕吐往往提示右心衰竭加重，应警惕小量消化道出血，因为这种不易觉察的出血是晚期 IPAH 患者贫血的重要原因。

2. 体征

胸骨左缘抬举感，第二心音的肺动脉瓣成分增强（$A_2 < P_2$），全收缩期三尖瓣反流性杂音、肺动脉瓣关闭不全的舒张期杂音和右室第三心音。颈静脉怒张、肝脏增大、下肢水肿、腹腔积液和肢体末端温度降低表明患者病情严重。肺部听诊通常无异常。

3. 实验室检查

（1）实验室检查：所有疑诊患者需行常规血液学、生物化学和甲状腺素功能等检测。血清学化验有助于发现导致肺动脉高压的其他病因，包括结缔组织病、获得性人类免疫缺陷障碍综合征和肝炎。高达 40% 的 IPAH 患者抗核抗体阳性，通常为低滴度（1∶80）。

（2）心电图主要提示右室超负荷、肥厚和右房扩张。87% 的 IPAH 患者心电图可有右室肥厚的表现，79% 的患者可见电轴右偏。心电图作为肺动脉高压的筛查工具，其诊断敏感性和特异性较低，分别为 55% 和 70%。室上性心律失常多见于晚期患者，多为心房扑动和心房颤动，而室性心律失常很少见。

（3）胸片：90% 的 IPAH 患者在初次确诊时胸片存在异常表现，包括中央肺动脉扩张，外周肺血管丢失，形成截断现象。晚期患者可见右房、右室扩大。然而，病情的严重程度并不与胸片所见异常程度相关。此外，胸片有助于排除中、重度肺部疾病和左心疾病。

（4）肺功能测试和动脉血气分析：有助于明确气道和肺实质病变程度。患者常表现为一氧化碳弥散能力减低，通常为预计值的 40% ~ 80%，同时伴有轻中度的肺容积减少和外周气道阻塞性通气障碍。血气分析示动脉血氧分压正常或轻度降低。肺泡过度通气导致二氧化碳分压降低。不可逆性气流受限、残气量增加、一氧化碳弥散能力减低和动脉血二氧化碳分压正常或降低有助于鉴别慢性阻塞性肺疾病。肺容积降低伴一氧化碳弥散能力降低有助于诊断间质性肺疾病。

(5)超声心动图:经胸超声心动图可评估与右心血流动力学相关的指标,包括肺动脉压力和右心功能等。①肺动脉压力:应用简化 Bernoulli 方程($\Delta P = 4v2$),通过直接测量的三尖瓣反流峰速率和估测的右房压计算肺动脉收缩压。右房压可根据呼气末下腔静脉直径估测,更常见直接赋值 5mmHg 或 10mmHg。当三尖瓣反流峰速率很难直接测量时(轻微或轻度的三尖瓣反流),采用增强超声可显著增强多普勒信号。因此,对轻度、无症状性患者不宜根据多普勒超声心动图估测的肺动脉压力进行筛查。对于重度三尖瓣反流患者,此法常低估肺动脉收缩压;②其他指标包括肺动脉瓣反流速率增加、右室加速射血期缩短、右房室增大、室间隔形状和功能改变、右室壁僵硬度增加和主肺动脉扩张。因此,指南建议结合三尖瓣反流峰速率、静息多普勒计算肺动脉收缩压和其他超声指标用于判断肺动脉高压;③右心功能:如三尖瓣收缩期位移。

此外,超声心动图也有助于排除其他病因。二维、多普勒和增强超声心动图能明确是否存在先天性心脏病。多普勒超声心动图发现肺血流增加而无心内分流,或近端肺动脉显著扩张但仅为中度的肺动脉高压,提示须采用增强的经食管心脏超声检查方法或磁共振影像学技术排除窦静脉型房间隔缺损或异常的肺静脉引流。

(6)肺通气/灌注扫描:有助于排除慢性栓塞性肺动脉高压。正常或低可能性肺通气/灌注扫描结果能有效地排除慢性血栓栓塞性肺动脉高压,敏感性和特异性分别高达 90% ~ 100% 和 94% ~ 100%。即使对于肺通气/灌注扫描正常的患者,也可存在小的外周不匹配的非节段性灌注缺损。

(7)高分辨率 CT 和增强 CT:高分辨率 CT 能提供更为详细的肺实质影像学信息,有助于诊断间质性肺疾病和肺气肿。如果存在肺间质水肿伴弥散性中央毛玻璃样改变和小叶间隔线增粗提示肺静脉闭塞病。其他征象包括淋巴结肿大和胸腔积液。肺动脉增强 CT 有助于鉴别慢性血栓栓塞性肺动脉高压,典型的表现包括肺动脉完全阻塞、带状或网状阻塞和内膜不规则,其准确性和可靠性与血管造影相似。

(8)磁共振成像:能直接评估右室形态、大小和功能,也能无创性评估肺血流,包括每搏输出量、心排出量、肺动脉扩张和右室质量。心脏磁共振能评估右心血流动力学,尤其是随访评估。每搏输出量降低、右室舒张末容积增加和左室舒张末容积减少均提示患者预后较差。

(9)右心导管检查和急性肺血管扩张试验:右心导管检查是肺动脉高压的确诊检查方法,不仅能评估血流动力学受损的严重程度,也能用于检查肺循环的血管反应性。在有经验的中心,右心导管检查的致残率和致死率都很低,分别为 1.1% 和 0.055%。右心导管检查指标包括肺动脉压力(收缩压、舒张压和平均压)、右房压、肺毛细血管楔压和右室压力参数。心排出量可通过热稀释法直接测量或通过 Fick 法计算获得。同时采集上腔静脉、肺动脉和体动脉血测量氧饱和度,进而用于计算肺血管阻力。肺毛细血管楔压 >15mmHg 可用于排除毛细血管后肺动脉高压。

在行右心导管检查的同时,需行急性肺血管反应试验,以确定对钙通道阻滞药治疗有效的患者群。急性肺血管扩张药应为短效、安全、使用方便和体循环不良反应小的优点。目前用于检查急性肺血管扩张反应的药物包括一氧化氮、静脉应用依前列醇和腺苷。急性肺血管反应试验的标准是平均肺动脉压降低≥10mmHg,且绝对值降至 40mmHg 以下,而心排出量增加或不变。IPAH 患者中约 10% 的患者符合此标准。急性肺血管反应试验阳性的患者可能从长期高剂量钙通道阻滞药治疗获益,也是唯一能安全应用该治疗方案的患者群。钙通道阻滞药治疗对大约一半的阳性患者长期有效。

（四）诊断

IPAH 的诊断是排他性的诊断,因此对于可疑的肺动脉高压患者需要通过一系列的检查排除其他明确的危险因素,同时需要明确患者的功能状态和血流动力学受损情况。

1. 临床诊断

IPAH 的诊断必须同时符合毛细血管前肺动脉高压的诊断标准,包括肺动脉平均压在静息状态下≥25mmHg,而肺毛细血管楔压≤15mmHg,同时排除已知所有引起肺动脉压力升高的基础疾病。

2. 肺动脉高压功能分级和活动耐量评价

（1）WHO 肺动脉高压功能分级:①Ⅰ级:有肺动脉高压,但一般的体力活动不受限,不会引起过度的呼吸困难、疲乏、胸痛或近乎昏厥;②Ⅱ级:肺动脉高压导致活动轻度受限,静息时舒适,但一般的体力活动即会引起过度的呼吸困难、疲乏、胸痛;③Ⅲ级:肺动脉高压引起明显的活动受限,静息时舒适,但小于一般体力活动强度即可引起过度的呼吸困难、疲乏、胸痛或近乎昏厥;④Ⅳ级:肺动脉高压使患者不能承受任何体力活动,活动后都会出现症状,表现右心衰竭的症状。静息时即可出现呼吸困难或疲乏,任何体力活动都会加重不适症状。

（2）6min 步行试验和改良 Borg 呼吸困难评分:6min 步行试验是评估 IPAH 患者运动耐量的一种客观评价方法。6min 步行试验简单易行,可重复性好、患者容易接受,而且该方法已很好的标准化。在操作时需同时记录 6min 步行距离、Borg 呼吸困难评分和指尖血氧饱和度。6min 步行试验是一个非鼓励性测试,具体的试验方法如下。

在室内沿着长的、水平的、几乎没有人经过的、铺有硬地面的封闭走廊进行。禁止使用跑步机。步行路线长度应该至少有 30m。要用颜色鲜亮的胶带在地面上标记起始线,每 3m 做一个标记。测试前向患者说明试验的目的是在 6min 内步行尽可能远的距离,并说明测试的注意事项。在测试期间,测试人员应该站在起跑线附近。不要陪着患者一起走。如果患者不能再继续行走,那么允许间歇休息。如果患者需要短暂休息,他（她）可以站或坐。当患者得到充分休息后可以继续步行。须立即停止 6MWT 的原因包括下列情况:胸痛、无法耐受的呼吸困难、腿痛性痉挛、步履蹒跚、脸色苍白或发灰。

6min 步行距离 <332m（或 250m）并且血氧饱和度降低 >10% 提示患者预后较差。经治疗后 6min 步行距离显著增加患者的预后会得到一定程度的改善。6min 步行试验已成为大多数临床试验的主要终点。该试验的结果受体重、性别、身高、年龄和患者的动机影响。

改良 Borg 呼吸困难评分:在 6min 步行试验开始前,研究者向受试对象解释改良 Borg 呼吸困难评分。在试验结束时,要求患者对他们的体力进行打分。0 分代表根本没有呼吸困难、0.5~2 分代表呼吸困难不很严重、3 分代表有更明显一些的呼吸困难、4~9 分代表呼吸渐渐变得非常困难、10 分代表您生平遇到的最严重的呼吸困难。该评定量表将会表明受试对象的体力情况。患者如实汇报其真实感受非常重要。请患者先看相关的文字表述,然后再看数字。

（3）心肺运动试验:该试验是测试肺动脉高压患者心肺功能的另外一个客观的活动耐量评估方法。在运动负荷不断增加的情况下,持续监测患者的肺通气和换气功能。肺动脉高压患者的氧摄取在无氧状态和最大运动负荷时减少的情况与疾病的严重程度相关。最大做功率、最快心率、氧脉冲和通气效率均是如此。随访研究发现,临床、血流动力学、最大氧摄取 [<10.4mmol/（kg·min）] 和运动时最大收缩压（<120mmHg）独立地预示 IPAH 患者预

后较差。

(五)鉴别诊断

IPAH 主要是应与其他有明确原因引起的肺动脉高压相鉴别。首先通过询问病史排除其他病因：①肝炎史：肝炎后肝硬化可导致肝肺综合征而引起肺动脉高压，肝硬化可引起门脉高压性肺动脉高压；②心脏杂音史：应询问出生时有无心脏杂音，如有则高度提示先天性心脏病；③风湿免疫性疾病史：应询问有无风湿免疫性疾病史；④毒物和药物接触史：毒菜籽油和减肥药物接触史(阿米雷司、芬氟拉明、右芬氟拉明均属安非他命类似物)。在服用食欲抑制剂人群中，IPAH 发病率显著增高，可能与此类药物损害肺动脉内皮有关。因服用减肥药而致的肺动脉高压也属于药物相关性肺动脉高压；⑤个人史：有无吸毒、不洁性交及同性恋史等 HIV 感染高危因素；⑥家族史：应询问其直系家属有无类似疾病发作史，家族中至少有两人受累(有症状或体征或直接超声心动图检查示肺动脉高压)，且并未伴发其他疾病者诊断可遗传性肺动脉高压，同时行基因学检查。

其次根据患者的症状、体征及血化验检查、胸片、心电图、超声心动图、肺功能测定、高分辨率 CT、肺动脉增强 CT 血管成像、磁共振成像技术和放射性核素肺通气/灌注扫描，排除可能存在的基础疾病。

(六)治疗

1. 治疗原则

IPAH 是一种慢性进展性疾病，目前还没有有效的治疗措施。治疗策略包括评估疾病的严重程度、一般性及支持治疗、评估肺血管反应性、评估靶向药物治疗效果、联合不同的靶向药物和(或)介入治疗。治疗的目标是提高患者生活质量，改善症状及预后。

2. 一般治疗

PAH 患者关于一般治疗每日需要合理的建议，需要适应这种严重的慢性威胁生命的疾病的不确定性。诊断通常是关于社会的孤立程度。鼓励患者和他们的家庭成员参加患者的支持组织，能改善患者的合作、自信和精神面貌。一般治疗包括身体活动和监督下的恢复、妊娠和生育控制、绝经后激素治疗、旅行、心理支持、预防感染和避免择期手术。

3. 支持治疗

(1)口服抗凝剂：应权衡口服抗凝剂潜在的获益与随之而来可能的出血风险。建议国际标准化比值的目标范围为 1.5～2.5(北美)或 2.0～3.0(欧洲)。

(2)利尿药：失代偿性右心衰竭导致体液潴留、中心静脉压升高、肝大、腹腔积液和下肢水肿。临床经验表明，利尿治疗显著改善体液潴留患者的症状。利尿药的种类和剂量选择取决于专科医生。同时应考虑使用醛固酮受体拮抗剂治疗。监测患者的肾功能和血电解质对于避免血管容量减少导致的肾前性肾衰竭和低钾血症相当重要。

(3)给氧虽然吸氧能降低肺血管阻力，但是长期氧疗的效果并不确定。短期的氧疗有助于改善患者的症状，增加运动时的血氧饱和度。目前大多数专家建议吸氧维持血氧分压 > 60mmHg，至少每天吸 15h 以上。

(4)地高辛短期应用能改善患者的心排出量，但长期应用的疗效尚不清楚。可用于降低快速性房性心律失常患者的心室率。

4. 钙通道阻滞药

IPAH 患者中急性肺血管反应试验阳性患者应用钙通道阻滞药治疗效果明确。在肺动脉高压治疗方面,该类药物主要包括硝苯地平和地尔硫卓两种。具体的药物种类选择取决于患者的基线心率,心率相对缓慢者选择硝苯地平,心率相对较快者选择地尔硫卓。对 IPAH 患者而言,这些药物的气效剂量相对较高,硝苯地平 120～240mg/d,地尔硫卓 240～720mg/d。建议小剂量开始应用,即硝苯地平 30mg,每日 2 次,地尔硫卓 60mg,每日 3 次,然后逐渐加至最大耐受剂量。注意体循环低血压和四肢水肿的不良反应。应用该类药物治疗的阳性患者应每 3～4 个月随访一次,包括右心导管检查。如果患者没有表现出好的治疗反应(WHO 功能分级 I 级或 II 级伴血流动力学显著改善),应及时加用肺动脉高压靶向药物治疗。急性肺血管扩张试验的反应性并不能预测钙通道阻滞药治疗的长期有效性。

5. 靶向药物治疗

靶向药物治疗包括钙通道阻滞药、前列环素及其类似物(依前列醇、伊洛前列素和曲前列尼尔)、内皮素受体拮抗剂(波生坦、西他生坦和安立生坦)和 5 型磷酸二酯酶抑制剂(西地那非和他达拉非)。

(1)前列环素及其类似物:前列环素是花生四烯酸的代谢产物,主要由血管内皮细胞产生。前列环素是很强的肺血管扩张药和血小板凝集抑制剂,还具有细胞保护和抗增生的特性。它们在肺动脉压力升高时肺血管重塑过程中,具有减轻内皮细胞损伤和减少血栓形成的重要作用。已有研究证实,IAPH 患者体内前列环素缺乏。目前临床应用的前列环素制剂包括:静脉用的依前列醇(epoprostenol),皮下注射制剂曲前列尼尔(treprostinil),口服制剂贝前列素(beraprost),吸入制剂伊洛前列素(iloprost)。

1)依前列醇:1995 年美国 FDA 已同意将该药物用于治疗 IPAH 的患者(NYHA 分级为 III 和 IV 级),是 FDA 批准第一种用于治疗 IPAH 的前列环素药物。长期静脉注射依前列醇可使肺动脉高压患者的心排出量增加,PVR 减小,患者的生存率、活动能力(6min 行走测试)和血流动力学指标都得到改善。迄今为止依前列醇仍是治疗严重 IPAH(NYHA 分级为 III 和 IV 级)的首选药物。

依前列醇半衰期短,只有 1～2min,故需连续静脉输入。使用多大剂量才能取得最佳治疗效果目前尚无一致的看法。一般推荐起始量为 2～4ng/(kg·min),然后以 1～2ng/(kg·min)的速度逐步增加剂量,直至临床症状改善或出现不良反应。有报道在应用(17±5)个月后,药物剂量达(45±15)ng/(kg·min)时患者临床恶化,建议剂量不宜过大。

依前列醇主要的不良反应有头痛、潮热、恶心、腹泻。其他的慢性不良反应包括血栓栓塞、体重减轻、肢体疼痛、胃痛和水肿,但大多数症状较轻,可以耐受。依前列醇必须通过输液泵持续静脉输注需要长期置入静脉导管,临床应用有很大不便,并增加了感染机会,在治疗过程中短暂的中断也会导致肺动脉压的反弹,往往是致命的。此外,此药价格昂贵,在美国每年平均花费约 6 万美元。

2)其他前列环素类似物:因为静脉使用前列环素给药途径的限制,促进了可通过其他给药途径的前列环素类似物的发展。近来研究成功皮下注射制剂、口服制剂和吸入制剂。包括曲前列尼尔、贝前列素、伊洛前列素。伊洛前列素于 2006 年 4 月在我国上市。

(2)内皮素受体拮抗剂:内皮素-1(ET-1)是强烈的血管收缩剂和血管平滑肌细胞增生的刺激剂,参与了肺动脉高压的形成。在肺动脉高压患者的血浆和肺组织中 ET-1 表达水平和浓度都升高。目前已确认的内皮素受体有两种:ET-A 受体和 ET-B 受体。波生坦是双重 ET-A 和 ET-B 受体拮抗剂,能改善 NYHA 分类为 III 和 IV 类的 IPAH 患者的运动能力和血流动力学指标。波生坦口服给药方式与前列环素连续静脉输注相比更加简便易行。主要不良反应是肝功能异常,需要每月检测肝功能,当转氨酶升高、血红蛋白减少时应减少剂量或停药。因此药可能有致畸作用,孕妇禁用。双重内皮素受体拮抗剂波生坦于 2006 年 10 月在我国上市。选择性内皮素受体拮抗剂安立生坦于 2011 年 7 月在我国上市。安立生坦批准用于治疗 WHO 功能分级 Ⅱ 级和 Ⅲ 级的患者,每次 5mg,每日 2 次,根据病情可加量至每次 10mg。肝损的发生率为 0.8% ~3% 。

(3)5 型磷酸二酯酶抑制剂:5 型磷酸二酯酶抑制剂通过抑制 5 型磷酸二酯酶降解环磷酸鸟苷,从而增加一氧化氮的产生,达到扩张血管的效果。所有临床用于治疗勃起功能障碍的 5 型磷酸二酯酶抑制剂,西地那非、他达拉非和伐地那非,都能产生显著的扩血管效应。西地那非是临床应用最广泛的口服选择性 5 型磷酸二酯酶抑制剂。常规剂量每次 25mg,每日 3 次。大多数不良反应为轻中度,主要是头痛、颜面潮红和鼻出血。

联合药物治疗通过干预肺动脉高压病理生理过程的不同靶点,充分发挥药物的最大疗效及协同作用,使无效或疗效下降的治疗变为有效的治疗,在达到良好治疗效果的同时,减少单药剂量,降低药物毒性。联合治疗指同时使用肺动脉高压靶向药物治疗,包括内皮素受体拮抗剂、5 型磷酸二酯酶抑制剂、前列腺素类和新型的药物。多种联合治疗策略都被认为是安全有效的,可改善预后。

6.介入和外科手术治疗

(1)房间隔球囊造口:推荐用分级球囊扩张技术。心房间右向左分流能减小右室腔、增加左室前负荷和心排出量。尽管减少动脉氧饱和度,但能增加全身的氧运输,降低交感兴奋。该技术应用人群包括优化药物治疗(静脉应用正性肌力药物)、WHO 功能分级 Ⅳ 级药物治疗无效的顽固性右心衰竭或伴严重的昏厥、等待移植期间或无法获得药物治疗。对平均右房压 >20mmHg 和静息不吸氧状态下动脉血氧饱和度 <80% 的晚期患者应避免此类手术。

(2)移植:国际心肺移植学会推荐心肺移植或双肺移植。有研究表明,高达 25% 的 IPAH 患者对特异性治疗无效,WHO 功能分级持续 Ⅲ 级或 Ⅳ 的患者预后很差。PAH 移植患者 5 年生存率 45% ~50% ,并且生活质量得到持续改善。对于尽管给予最强的药物治疗但预后较差的患者,应推荐移植治疗。

(七)预后

特发性肺动脉高压进展迅速,预后险恶。靶向药物问世前,IPAH 患者确诊后的中位生存期仅为 2.8 年,1 年、3 年和 5 年的生存率分别为 68% 、48% 和 34% 。大部分患者最终死于右心衰竭,猝死约占总死亡人数的 7% 。随着靶向药物的广泛应用,IPAH 患者的预后得到了显著的改善。

(李贵超)

第十节 猝 死

一、定义

猝死(Sudden death)是指自然的、出乎预料的突然死亡。具备以下特点:①死亡急骤;

②死亡出人意料,③自然死亡或非暴力死亡。世界卫生组织定为发病后 6h 内死亡者为猝死。而"猝死"的高峰则是发病后 1h 内,目前大多数学者倾向于将猝死的时间限定在发病 1h 内。

二、流行病学

猝死是常见的死因,美国目前每年猝死 40～45 万人,约占冠心病死亡人数的 50%、非外伤性死亡的 30%,是 20～50 岁人群的主要死因。我国猝死发生率每年为 8.8～30 人/10 万,平均为 15 人/10 万。由于我国冠心病的发生率逐年上升,猝死率亦呈明显上升趋势。猝死的发生具有以下流行病学特点:①猝死发生于 40～60 岁人群为多,但亦有年轻人,＜45 岁者占 50%,＜30 岁者占 20%;②男性多于女性,成年人猝死多发生于男性,且比例悬殊,有报告男女比例为 10：1;③较多发生于夜间,国内文献报道约 62.5% 猝死发生在夜间,原因为:夜间入睡时迷走神经张力过高,窦房结的自律性降低,房室结的不应期延长,易诱发严重心律失常,且夜间发病不易被人发现,及时抢救困难;④猝死绝大部分死于医院之外,约占 70%,其中死于家中者占 75%,10% 的人死于工作岗位上,5% 的人死于公共场所。

三、分类

根据发生猝死的原因,可以将猝死分为心源性猝死(SCD)和非心源性猝死两大类。其中,心源性猝死危害极大且最为常见,这是本节着重讲述的内容。

(一)心源性猝死(sudden cardiac death,SCD)

SCD 指心脏原因导致的,在急性症状发生后 1h 内的自然死亡。其特点为自然突然性和不能预期。心源性猝死和心脏骤停是不同的概念,前者是所有的生物学功能不可逆性的停止,而后者通过紧急治疗干预有逆转的可能。SCD 在西方发达工业国家的每周发生率为 30 例/100 万人,在美国,每年约有 30 万 SCD 发生(总体发生率为 0.1%～0.2%)。我国 SCD 发生率为 41.84 例/10 万人,若以 13 亿人口推算,我国 SCD 总人数高达 54.4 万例/年,位居全球各国之首。冠心病是 SCD 的主要病因,约占 80%,且 50% 的冠心病患者的死亡形式是 SCD。

1. SCD 的危险因素与病因

男性发生 SCD 的危险高于女性,男性和女性发生心源性猝死分别为 53% 和 42%。猝死的最高危险见于有冠心病、左心室功能减低伴室性心律失常的患者。易于发生心源性猝死的心脏病和其他情况。

(1)冠心病:虽然 SCD 的病因众多,但冠心病占其中的绝大多数(80%)。冠心病发生 SCD 的危险因素:合并左心室功能不全,左心室射血分数越低危险性越大;存在心肌缺血的证据;心率变异性降低;电生理程序刺激可以诱发室速;信号平均心电图有阳性改变;复杂心室异位节律,特别是非持续性室速;QT 离散度增加。

(2)心肌疾病:包括肥厚性心肌病、扩张性心肌病、左心室肥厚、心肌炎、高血压、致心律失常性右心室心肌病、心脏瓣膜病、先天性心脏病。

(3)原发性心电异常:包括长 QT 综合征、Brugada 综合征、预激综合征(WPW)、特发性室速/室颤(VT/VF)、电解质紊乱、药物尤其抗心律失常药物的致心律失常作用。

(4)慢性充血性心力衰竭:慢性充血性心力衰竭患者发生 SCD 是不争的事实,心功能Ⅱ级的充血性心力衰竭患者年病死率为 5%～15%,其中 50%～80% 为 SCD,而且心脏失代偿程度越重发生 SCD 的危险性越高。

（5）猝死综合征：即使没有任何器质性心脏病，其中有一部分患者发生 VF 和急性死亡的危险性也非常高。

（6）呼吸系统疾病：肺栓塞、重症肺炎、支气管哮喘急性发作。

（7）中枢神经系统疾病：脑出血、蛛网膜下隙出血、脑炎和脑脊髓膜炎。

（8）胃肠道疾病：胃肠道出血、胃溃疡穿孔性腹膜炎、急性胰腺炎。

（9）其他：外伤、药物中毒或药物反应、暴发性感染、羊水栓塞、脂肪栓塞、内分泌腺功能障碍等。

2. SCD 发生的机制

目前已知，发生心源性猝死的机制主要为严重的室性心律失常，包括室性心动过速、心室颤动等。也有一部分人为突然发生的严重血流动力学障碍、心脏破裂等。

（1）缺血性心律失常：缺血性室性心律失常包括急性心肌缺血所致的室性心律失常和心肌梗死后陈旧性病变并发的室性心律失常。在急性心肌缺血时，局部心肌组织灌注不足导致缺血部位的心肌能量代谢较正常心肌组织明显降低，同时，动作电位的振幅下降，去极化的速度减慢，兴奋传导速度减慢，则心肌自律性增强，并易于形成折返的条件而发生室性折返性心律失常及心室颤动。

（2）再灌注性心律失常：现已知再灌注性心律失常是发生心源性猝死的重要机制。许多研究表明，冠状动脉再通时，再灌注性心律失常的发生率高达 82%。在再灌注性心律失常的不同类型中 60%～80% 为加速性室性自主心律和室性期前收缩。可引起心源性猝死的心律失常为室性心动过速和心室颤动。

（3）原发性心律失常：病因不明，无明显冠状动脉或心肌本身的病变，常常突然或在某些诱因的作用下发生严重的室性心律失常和（或）心室颤动而发生心源性猝死。研究表明，原发性室性心律失常的发生机制多为触发激动，也有的为折返机制。

（4）非心律失常：Raizes 等研究表明，非心律失常引起的心源性猝死只占 0.56%，包括心脏或主动脉破裂，心肌梗死扩展，交感神经反射性抑制，以及各种原因引起的心脏严重的机械性梗阻等。尤其伴有左心功能不全的患者心源性猝死的发生率最高。

3. SCD 的预测

目前绝对准确预测猝死尚有困难。以下几个方面可以作为大体预测，应积极防治。

（1）冠心病患者症状异常变化：如初发型心绞痛发作，并发心律失常，疼痛持续时间延长，药物治疗无效，血压、心率及心电图改变等。

（2）致命性心律失常及潜在致命性心律失常。致命性心律失常：心律失常伴血流动力学异常者；潜在致命性心律失常：是指室早二联律，RonT 的室早，多形性或多源性室早，成对（串）室早，Q-T 间期延长的室早；WPW 并发快速房颤等心律失常。AMI 并发"先兆性"心律失常，为阵发性室速或室颤的先兆。

（3）特征性心电图改变：以下的心电图改变较易引起猝死。必须积极防治：ST 段缺血性压低，压低越明显越提示心内膜下缺血，猝死越易发生。T 波直立高耸，这种心电图改变为冠脉主干痉挛性闭塞，其远端无血液充盈，为梗死前期征兆。ST 段改变呈 AMI 早期表现，猝死率较高。

（4）不稳定型心绞痛：为 AMI 的前期改变。

（5）左心室射血分数（LVEF）降低：LVEF≤40% 的冠心病，猝死率增加 5～10 倍。

（6）运动后血压下降：国外发现冠心病患者体力运动后收缩压上升 >4.0kPa 者 1 年病死率为 3%，<4.0kPa 者 1 年病死率为 16%，体力运动耐力下降者再梗死率及猝死率为 23%，运动耐力不低者再梗死率及猝死率仅为 2%。

（7）Q－T 离散度（Q－Td）：为近年用于预测心源性猝死的主要方法。Q－Td 的病理基础是因为心肌缺血、炎症、坏死及其他损伤时，心肌的不应期长短不一，因而容易发生微小折返，导致心室颤动而猝死。

（8）心率变异性：HRV 为近年来国内外用于预测猝死的主要方法。HRV 降低对预测猝死和心律失常，比 LVEF、心室晚电位更敏感，相关性更强，更具有特异性。

（9）心肌梗死：较易发生心源性猝死的情况为广泛性前壁 AMI；AMI 合并糖尿病；AMI 并发 AVB 及 BBB；AMI 有 25%～50% 并发二尖瓣反流；可闻及第三心音（S3）及（或）肺底湿性啰音者病死率高达 25%；AMI 并发远离梗死部位心肌缺血者并发症增多，病死率上升；高龄女性 AMI；多发性及多次性（再）梗死；梗死后心绞痛或并发泵衰竭的 AMI；AMI 后 1～2 周进行心电图负荷试验，有缺血表现者多为多支病变，预测的敏感性为 50%～67%，特异性为 90%，预测精确度 90%；有缺血表现的 AMI 猝死率达 91%，死亡的 AMI 中 85% 为心电图运动试验阳性。

（10）血压变异性（BPV）：高血压患者由于脑动脉硬化及自主神经损伤，血压有较大的波动。高血压病患者心脏血管病的危险性与平均血压高度呈正比，也与血压波动幅度有关。

4. SCD 的预防性治疗

防止 SCD 的发生，关键在于预防，针对病因及危险因素，做出相应的防治措施。

（1）心脏停搏的及时救治。心搏骤停的抢救过程中应遵循如下原则：现场第一目击者首先应呼叫专业急救队伍，随之即开始心肺复苏（CPR）；如果现场（医院外）有自动体外除颤器（AED），应立即给予患者一次盲目除颤；如果以除颤器最大能量除颤后室性心律失常（VA）仍复发，再次复律前应首先静脉给予抗心律失常药物（AAD）；CPR 应按照 2013 年国际新标准操作流程进行。所有心脏停搏生存者、有过致命性 VT、不明原因高度怀疑室性心律失常包括 VT、VF 导致的不能解释的晕厥或明确是室性心律失常导致的晕厥者，推荐置入 ICD 进行二级预防。

（2）置入 ICD 预防 SCD：目前已知，发生心源性猝死的机制主要为严重的室性心律失常，包括室性心动过速，心室颤动等。医院外心搏骤停大多数是由心室颤动引起的，其中大部分患者（>80%）先出现室性心动过速，持续恶化变为心室颤动（室颤）。因为室颤自行转复非常少见，因此，决定室颤患者生存的一个最重要的因素是从室颤发生至得到除颤治疗的时间。医院外心脏骤停的总病死率很高（>75%），主要由于没能得到有效及时的除颤治疗。在过去几十年的应用中，置入型心律除颤器（ICD）已被证明了其防止心源性猝死的卓越效果。目前，ICD 的置入治疗已成为对致命性恶性心律失常最有效的治疗手段。2012 年 ACF/AHA/HRS 发布的心律失常的器械治疗指南旗帜鲜明的确定了新的统一的治疗推荐级别和证据级别。Ⅰ类适应证包括：非可逆性原因引起的室颤或血流动力学不稳定的持续室速导致的心搏骤停（证据水平：A）；伴有器质性心脏病的自发性持续性室速，无论血流动力学稳定或者不稳定（证据水平：B）；不明原因的晕厥，但心脏电生理检查能够诱发出临床相关的、具有明显血流动力学障碍的持续性室速或室颤（证据水平：B）；心肌梗死后 40d 以上，NYHA 心功能分级Ⅱ级或Ⅲ级，左心室射血分数（LVEF）≤35%（证据水平：A）；非缺血性扩张型心肌病患者，NYHAⅡ级或Ⅲ级，LVEF≤35%（证据水平：B）；心肌梗死后 40d 以上，NYHAⅠ级，LVEF≤30%（证据水平：

A);陈旧性心肌梗死伴非持续性室速,LVEF≤40%,电生理检查可诱发室颤或持续性室速(证据水平:B)。所有拟置入 ICD 者,前提均是有理想的药物治疗、预计维持较好的状态下生存1年以上。

对于冠心病心肌梗死和室性快速型心律失常导致的左心室功能障碍,应积极治疗心力衰竭;对有心肌缺血伴室性快速型心律失常应积极治疗心肌缺血,包括冠状动脉重建术;如心梗合并左心室功能不全又不能做冠脉重建术,推荐置入 ICD 行一级和二级预防。置入 ICD 反复发作的持续 VT 或心室颤动(VF)患者可选择导管消融、外科手术、药物辅助治疗。对于无症状、非持续室性心律失常者禁忌预防性应用抗心律失常药物,有心梗病史者禁忌用 I/C 类抗心律失常药物。

对于心力衰竭患者,ICD 置入后为抑制有症状的室性心律失常(包括持续性或非持续性)可选择胺碘酮、索他洛尔和(或)β 受体阻滞药(I 类推荐)。NYHA III~IV级、理想药物治疗、窦律、QRS≥150ms,推荐 CRT + ICD 治疗;LVEF 正常或接近正常的心力衰竭患者,反复稳定的VT,推荐置入 ICD。

多数认为:①心力衰竭患者,拒绝或不能置入 ICD 时,为抑制有症状的室性心律失常(包括持续性或非持续性),预防 SCD,在其他理想药物治疗基础上,加用胺碘酮、索他洛尔和(或)β 受体阻滞药;②心肌梗死后有置入 ICD 的适应证,但患者不能或拒绝置入 ICD 者,应用胺碘酮和(或)β 受体阻滞药;③血流动力学稳定的反复 VT 发作不能或拒绝置入 ICD 者,应用胺碘酮;效果不确切(IIb 类推荐)。

对于肥厚型心肌病和致心律失常性右心室发育不良心肌病,ICD 的适应证应根据危险因素进行再评估。当有一项或一项以上的心源性猝死主要危险因素,应置入 ICD(IIa/C)。ICD 在遗传学确定有突变无症状患者中的推荐级别为(IIa/C)。与其他类型的结构性心脏病一样,在先天性心脏病患者中越来越多应用 ICD 进行心脏性猝死的一级预防。尽管没有随机临床试验证据,但多项观察性研究一致报道,心功能不全最能预测先天性心脏病患者继发心脏性猝死或适于 ICD 复苏。结合 2008 年器械置入指南公布后所有关于离子通道病的已经发表的证据,2012 年器械置入指南认为针对离子通道性疾病,如特发性室颤、短 QT 间期综合征、Brugada 综合征及儿茶酚胺敏感性室性心动过速,置入 ICD 的适应证无需更改(IIa/C)。

(3)特殊病理下的室性心律失常和心源性猝死的防治。代谢和炎症状况:总体来说,心肌炎、风湿性心脏病、心内膜炎、浸润性心肌病、内分泌疾病和糖尿病、终末期肾衰竭、肥胖、厌食症情况下合并有致命性心律失常的治疗同其他疾病,包括 ICD 的置入。心肌炎急性期,出现有症状的缓慢心律失常和(或)心脏阻滞,临时起搏治疗;有症状的非持续性 VT 或持续性 VT,可用抗心律失常药物,与 VT 相关的急性主动脉瓣反流和急性心内膜炎并发主动脉或瓣膜脓肿合并有房室阻滞,应直接外科治疗,除非有禁忌;心肌炎急性期禁忌置入 ICD。内分泌疾病室性心律失常的二级预防主要是电解质(钾、镁、钙)平衡、内分泌疾病的治疗。糖尿病伴室性心律失常者的治疗推荐同无糖尿病者。终末期肾衰竭室性心律失常的急性治疗应着重于保持血流动力学稳定状态和电解质(钾、镁、钙)的平衡。肥胖者减少体重和厌食者逐步增加饮食可以有效地减少室性心律失常和 SCD 的风险。禁忌非平衡的、极低热量摄入的饥饿疗法,因为这可能会引起致命性室性心律失常。

可逆转原因的一过性室性心律失常:急性心肌缺血或心梗,VF 或多形 VT 导致心搏骤停患者,推荐及时行心脏血管重建术以减少 SCD 的风险,除非明确电解质异常是 VF 或多型 VT

导致心搏骤停的原因,否则所有的治疗和评估策略同无电解质异常者。在应用抗心律失常药物或电解质异常情况下,出现持续性单型 VT 治疗策略同无电解质异常或未应用抗心律失常药物者,因为抗心律失常药物或电解质异常不应该认为是持续单形 VT 唯一的原因。抗心律失常药物或其他药物使得 QT 间期延长导致的多形 VT,建议立即停用。

其他疾病:先天性心脏病、心包疾病室性心律失常的治疗同其他疾病的室性心律失常的治疗,包括 ICD 和起搏器置入。二尖瓣修补或换瓣预防 SCD 效果不确切(Ⅱb 推荐)。尽管肺动脉高压患者 SCD 占病死率的 30% ~40%,肺动脉高压或其他肺病患者 SCD 一级预防效果不确切(Ⅱb 推荐)。

(二)非心源性猝死(sudden noncardiac dcath,SNCD)

非心源性猝死约占猝死人群的 20%,由于此类猝死的病因众多,几乎每一系统疾病都可能导致猝死,又由于其他学科较之心脏病学发展相对缓慢,因此,SNCD 患者的救治成功率远未达到 SCD 救治成功率的 3% ~5%。对 SNCD 的一级和二级预防的研究更不及前者。

1. SNCD 病因

可见于多种疾病,包括呼吸系统疾病、非冠状动脉血管疾病、内分泌疾病、代谢性疾病、感染性疾病、急性中毒及消化系统疾病等。

呼吸系统疾病可引起猝死者,其中窒息性哮喘、张力性气胸和睡眠呼吸暂停较多引起猝死。非冠状动脉血管病如急性脑血管病、主动脉夹层、主动脉瘤破裂、原发性肺动脉高压及肺动脉血栓栓塞等是一大组可致 SNCD 的疾病。脑血管意外伴发的交感神经功能异常所致心律失常,神经源性肺水肿所致低氧血症均可诱发心室颤动,特别是在原有冠状动脉粥样硬化的患者中,是 SNCD 的另一重要机制。

特发性肺动脉高压主要见于中年女性。部分患者发生晕厥,其中部分患者一旦发生晕厥很快死亡,患者平均生存年限为 3~4 年。肺动脉高压所致心肌缺血和缺血所致心律失常可能是猝死的主要原因。

肺动脉血栓栓塞(PE)是近 20 年内已引起国内外医学界广泛重视的,具有高发、多漏诊两大特点的疾病,其病死率为 20% ~30%,其中 50% 为猝死。阻塞性休克和严重低氧血症所致心律失常可能是猝死的主要发生机制。

急性重症胰腺炎病死率为 5% ~10%,部分患者为猝死。猝死多发生在夜间,多在酗酒或暴食后。出血和第三体腔积液引起的致命性休克或广泛组织坏死所致反应性炎性介质、细胞因子的过度释放可损害心肌,从而发生致命性心律失常和心肌顿抑,从而导致猝死。代谢紊乱,如低血钾、高血钾、血色病等均可引起猝死。其中低血钾引起长 QT 综合征从而发生尖端扭转型室速(Tdp),高血钾引起心肌抑制和心脏传导阻滞,血色病性心肌病的心肌功能衰竭和心律失常等都可以直接导致心搏骤停。

内分泌疾病如"甲亢"和"甲减"亦可引起 SNCD,特别是后者。"甲减"时,其黏液水肿性心肌病、呼吸睡眠暂停或心率等过缓分别引起心肌抑制、低氧血症和 Tdp 或无脉性电活动(PEA),从而导致患者猝死。

严重感染如病毒性脑炎、细菌性脑膜炎、病毒性心肌炎、弓形体感染等都可以引起猝死。一般从症状发生直至死亡不足 24h。化学物质如一氧化碳、硫化氢、农药及安眠镇静药等可引起呼吸抑制、循环衰竭、心律失常及多脏器功能衰竭而致患者猝死。

总之,除心脏病外,任何疾病对心、脑或肺等生命器官造成直接严重损害或神经—激素失调从而引起心室颤动、无脉电活动或心脏停搏时均可致患者猝死。

2.SNCD 的防治

（1）对可引起 SNCD 的疾病,特别是可能直接伤及心、脑、肺等重要器官的疾病,如中毒、感染等,若能给予及时诊断和积极治疗有可能避免猝死的发生。对慢性病进程中发生的猝死,通过积极治疗原发病,及时发现猝死先兆并予以合理于预可能降低猝死发生率。

（2）对已有明确结论的,可致猝死的疾病,如肺栓塞、低血钾、蛛网膜下隙出血及黏液性水肿等,应从接诊开始即采取预防措施,严密监测生命体征,及时发现异常,尽早干预,防止猝死。

（3）对发病极为突然的可致猝死的疾病如急性重型胰腺炎,预测比较困难,所以主要通过禁止酗酒和暴饮暴食,积极治疗慢性胆道疾病等加以预防。

（4）有些可致猝死而对其研究尚不深入,因而诊断和治疗困难的疾病,如特发性肺动脉高压等则需加强基础和临床研究。

（5）在关注 SNCD 的同时还必须注意 SNCD 复苏处理中的特殊性和针对性。由于所有心肺复苏指南主要针对 SCD,对 SNCD 的处理很少述及,因此,在对 SNCD 的临床救治中,必须从基本发病机制出发,采取合理措施,救治患者,并不断总结经验,在实际临床工作中,可以参考国际心肺复苏指南。

四、预后与展望

关于医院外进行体外除颤能否改善发生心脏骤停患者的结局,尚无定论。瑞典一个大城市的经验提示,用半自动除颤器作"早期除颤"对存活率并无裨益,而美国某个大城市的经验表明医院除颤能够提高救治率。无论如何,在医院外对心脏骤停患者进行初步的心肺复苏和早期除颤,完全可能也应该有益。Eisenberg 等的资料显示,尽早进行除颤和生命支持治疗,能明显改善入院前(急诊室内)心脏骤停患者的结局。如果进行了心肺复苏而未作即刻的除颤,23% 的患者到达急诊室时是活着的,而离开医院时仅 7% 患者存活。如果进行了即刻的除颤,则 56% 的患者能活着进入急诊室,近(26%)患者存活。因此,即刻的紧急除颤对存活率有直接影响。

总之,随着科学技术的不断发展,预测心脏性猝死的有创及无创方法将会不断地完善与发展,有效抗心律失常药物的应用及 ICD 的广泛应用,尤其随着人们对心脏性猝死的认识及急救知识的普及,冠心病救治水平的提高,心脏性猝死的防治水平将会具有更大的提高。

（李贵超）

第十一节　心绞痛

心绞痛是冠心病的一个类型,由于一过性心肌缺血引起的一组临床综合征,表现为心前区不适或压迫感,典型者劳累时诱发,休息或舌下含服硝酸甘油缓解。最常见的原因是冠状动脉粥样硬化引起的明显狭窄或阻塞,也可见于冠状动脉痉挛、栓塞,主动脉瓣狭窄或反流,肥厚型心肌病。

一、分型

（一）稳定型劳力性心绞痛

劳力性心绞痛病程在 1 个月以上而病情稳定不变者,即引起心绞痛发作的活动量、心绞痛发作时疼痛程度和持续时间相对稳定。

（二）不稳定型心绞痛

1. 初发劳力性心绞痛

初发劳力性心绞痛指心绞痛病程在 1 个月以内,以前从未发生过心绞痛的患者。

2. 恶化劳力性心绞痛

恶化劳力性心绞痛指有过稳定型心绞痛病史的患者,近 1 月内心绞痛的频率、程度、时限、诱发因素发生变化且呈恶化趋势。

3. 自发性心绞痛

自发性心绞痛该类心绞痛发作与活动无关,多在安静下发作。其机制可能与冠状动脉痉挛或是冠状动脉内血栓活动有关,心电图表现为 ST 段压低或 T 波改变。卧位型心绞痛是指患者在卧位、安静状态下引起心绞痛发作,可能属于严重的劳力性心绞痛,其发生与卧位时回心血量增多有关。

4. 变异型心绞痛

属于自发型心绞痛,但发作持续时间更长,缺血更严重,发作时心电图示有关导联 ST 段抬高,多在凌晨同一时间段发作,易并发急性心肌梗死或猝死。

二、诊断要点

（一）症状

1. 典型劳累型心绞痛发作

（1）胸痛。典型的心绞痛部位是在胸骨后或左前胸,范围常不局限,可以放射到颈部、咽部、颌部、上腹部、肩背部、左臂及左手指侧,也可放射至其他部位。常呈紧缩感、绞榨感、压迫感、烧灼感、胸憋、胸闷或有窒息感、沉重感。呈阵发性发作,持续数分钟,一般不超过 10min。发作与劳累或情绪激动有关,多发生在劳力当时而不是之后。舌下含服硝酸甘油可在 2 ~ 5min 迅速缓解症状。

（2）其他伴随症状。胸痛发作时,患者可有心慌、焦虑、面色苍白、发冷或出汗。

（3）分级。加拿大心血管病学会（CCS）将心绞痛分为 4 级。①1 级。日常活动时无症状。较日常活动重的体力活动,如平地小跑步、快速或持重物上三楼、上陡坡等时引起心绞痛;②2 级。日常活动稍受限制。一般体力活动,如常速步行 500 ~ 1000m、上三楼、上坡等即引起心绞痛;③3 级。日常活动明显受限。较日常活动轻的体力活动,如常速步行 500 ~ 1000m、上二楼、上小坡等即引起心绞痛;④4 级。轻微体力活动（如在室内缓行）即引起心绞痛,严重者休息时亦发生心绞痛。

2. 不典型心绞痛发作

（1）胸痛。有的患者心绞痛出现的部位不典型,如出现在上腹部颈部、下颌、牙齿、左肩胛部或右前胸。个别放射至双侧或一侧下肢,包括大腿前侧、胫前侧,甚至足背及第 2 ~ 4 足趾。但心电图有改变。

（2）其他伴随症状。胸痛发作时,患者可有心慌、焦虑、出汗、头晕、头痛、恶心,甚至呕吐。

（二）体征

1.心脏

血压可略增高或降低,可有心率增快,心脏搏动减弱。少数情况下心尖区可闻及暂时性的收缩期杂音(二尖瓣乳头肌功能失调所致),如出现对缺血诊断有价值。偶可闻及第四心音、第三心音或奔马律、双肺底啰音。

2.其他体征

肥胖、吸烟导致的手指变黄、黄色瘤等。部分患者可有颈动脉杂音或其他周围血管杂音。

（三）辅助检查

1.心电图

单纯的静态心电图正常不能除外病变,而单纯的静态心电图 ST-T 改变也不能代表心肌缺血,心电图的动态变化(即心绞痛发作时的心电图或运动试验的心电图改变)更有意义。

（1）心绞痛发作时心电图改变。与安静时或基础心电图相比,有以下变化对诊断有意义。①ST 段压低,可伴 T 波倒置;②ST 段抬高,可伴 T 波高尖或倒置;③病理性 Q 波,提示陈旧性心肌梗死诊断;④“假性正常化”,即平时心电图出现 ST 段压低、T 波倒置,心绞痛发作时反而出现 ST 段恢复、T 波直立,类似正常化,也提示心肌缺血的诊断。

（2）运动试验心电图。静息心电图无明显异常者,需进行心电图负荷试验。运动试验的阳性标准为运动中出现典型心绞痛,运动中或运动后出现 ST 段水平或下斜型下降≥1mm(J 点后 60~80ms),或运动中出现血压下降者。

运动试验主要用于确诊冠心病和用于对冠心病患者的临界病变找寻缺血的证据。静息心电图 ST 段下降>1mm、完全性左束支阻滞(LBBB)、预激综合征、室性起搏心律及正在服用地高辛的患者,不宜行心电图运动试验或运动试验难以评定。

（3）动态心电图。如多次静息心电图未找到患者缺血证据,症状发作时又未来得及做心电图,患者又不能进行运动试验,就可进行动态心电图检查。24h 动态心电图如有与症状相一致的缺血性 ST-T 变化,则对诊断有参考价值。

2.冠状动脉 CT 造影(CTA)

冠状动脉 CT 造影(CTA)为显示冠状动脉病变及形态的无创检查方法。当怀疑有冠心病的可能时,均可通过检查进行初筛,有较高阴性预测价值。若 CTA 冠状动脉造影未见狭窄病变,一般提示没有严重的冠状动脉狭窄性病变。但 CTA 对狭窄病变及程度的判断仍欠准确,特别当钙化存在时或置入支架后会显著影响狭窄程度的判断,而钙化在冠心病患者中相当普遍,因此仅能作为参考。

3.冠状动脉造影

对已确诊心绞痛或是高度怀疑心绞痛患者,冠状动脉造影不仅可以明确诊断,而且可以在了解血管病变情况后决定治疗策略并初步判定预后。具体适应证见“冠状动脉造影”内容。对于需要介入治疗的患者,可在造影的同时进行。

4.其他辅助检查

其他辅助检查包括超声负荷试验和放射性核素检查。这两种检查均为无创的负荷试验。两者均可进行双嘧达莫、腺苷或多巴酚丁胺药物负荷试验,后者也可进行蹬车负荷试验,而且费用略贵一些。其适应证如下。

（1）静息心电图异常,包括完全性左束支阻滞、ST 段下降＞1mm、起搏心律、预激综合征等,使心电图运动试验难以精确评估。

（2）心电图运动试验不能下结论,而冠状动脉疾病可能性较大者。

（3）既往血管重建(PCI 或 CABG)患者,症状复发,需了解缺血部位者。

（4）在有条件的情况下,可替代心电图运动试验。

（5）非典型胸痛,而冠心病可能性较低者(如女性),可替代心电图运动试验。

（6）评估冠状动脉造影临界病变的功能严重程度。

（7）已行冠状动脉造影计划行血管重建治疗,需了解心肌缺血部位者。

三、治疗

（一）发作时的处理

保持静息状态,站立、坐位或卧床,舌下含服硝酸甘油或口喷硝酸甘油 1 ~ 2 喷。在医应先记录心电图,后含化硝酸甘油、吸氧和静脉滴注。

（二）非发作时的治疗

1. 一般治疗

（1）患者的教育。使患者全身心参与治疗和预防,并减轻对病情的担心与焦虑,更好地依从治疗方案和控制危险因素,从而改善和提高患者的生活质量,降低病死率。

（2）戒烟。临床研究显示,吸烟能增加患者心血管疾病病死率50％,心血管死亡的风险与吸烟量直接相关。吸烟还与血栓形成、斑块不稳定及心律失常相关。

（3）运动。运动应尽可能与多种危险因素的干预结合起来,成为冠心病患者综合治疗的一部分。建议稳定型心绞痛患者每日运动30min,每周运动不少于5d。每次运动不感到不适为原则,不要进行强体力活动。

（4）控制血压。通过生活方式改变及使用降压药物,将血压控制于 140/90mmHg 以下,对于糖尿病及慢性肾病患者,应控制在 130/80mmHg 以下。选择降压药物时,应优先考虑 β 受体阻滞药和(或)血管紧张素转化酶抑制药。

（5）调脂治疗。脂代谢紊乱是冠心病的重要危险因素,冠心病患者应积极进行调脂治疗。目前应用最多的是他汀类。例如,阿托伐他汀 10 ~ 40mg,每日 1 次,口服;辛伐他汀 20 ~ 40mg,每晚(睡前)1 次,口服;瑞舒伐他汀 5 ~ 20mg,每晚 1 次,口服;普伐他汀 20 ~ 40mg,每晚 1 次,口服。他汀类降脂药的主要不良反应有肝酶升高和肌病,注意复查血脂、肝功能和心肌标志物(如 CK)。

（6）糖尿病治疗。糖尿病合并冠心病慢性稳定型心绞痛患者应立即开始纠正不良生活习惯及使用降糖药物治疗,使糖化血红蛋白≤7％。

（7）代谢综合征治疗。诊断为代谢综合征的患者,治疗的目标是减少基础诱因(如肥胖、缺乏锻炼)和治疗相关的脂类和非脂类(如高血压、高血糖)危险因素。

2. 基本药物治疗

（1）硝酸酯类。硝酸酯类药为内皮依赖性血管扩张药,能减少心肌需氧和改善心肌灌注,从而改善心绞痛症状。硝酸酯类药可反射性增加交感神经张力,使心率加快。因此,常联合负性心率药物(β 受体阻滞药或非二氢吡啶类钙拮抗药)治疗慢性稳定性心绞痛。联合用药的抗心绞痛作用优于单独用药。

舌下含服或喷雾用硝酸甘油仅作为心绞痛发作时缓解症状用药,也可在运动前数分钟使用,以减少或避免心绞痛发作。长效硝酸酯制剂用于减低心绞痛发作的频率和程度,并可能增加运动耐量,适用于慢性长期治疗,但不适宜于心绞痛急性发作的治疗。每日用药时应注意给予足够的无药间期,以减少耐药性的发生。劳力性心绞痛患者日间服药,夜间停药,皮肤敷贴片白天敷贴,晚上除去。硝酸异山梨酯口服常用剂量为 10～20mg,每日 3～4 次;5－单硝山梨醇酯为 20～40mg,每日 2 次。

第一次含服硝酸甘油时,应注意可能发生直立性低血压。使用治疗勃起功能障碍药物(西地那非)者,24h 内不能应用硝酸甘油等硝酸酯制剂,以避免引起低血压,甚至危及生命。对由严重主动脉瓣狭窄或肥厚型梗阻性心肌病引起的心绞痛,不宜用硝酸酯制剂,因为硝酸酯制剂降低心脏前负荷和减少左室容量能进一步增加左室流出道梗阻程度,而严重主动脉瓣狭窄患者应用硝酸酯制剂也因前负荷的降低进一步减少心搏出量,有造成昏厥的危险。

(2)β 受体阻滞药。β 受体阻滞药能抑制心脏 β 肾上腺素能受体,从而减慢心率,减弱心肌收缩力,降低血压,以减少心肌耗氧量,可以减少心绞痛发作和增加运动耐量。用药后要求静息心率降至 55～60bpm,严重心绞痛患者如无心动过缓症状,可降至 50bpm。

β 受体阻滞药能降低心肌梗死后稳定型心绞痛患者死亡和再梗死的风险,只要无禁忌证,应作为稳定型心绞痛的基础治疗药物。目前,可用于治疗心绞痛的 β 受体阻滞药有很多种,当给予足够剂量时,均能有效预防心绞痛发作。更倾向于使用选择性 $β_1$ 受体阻滞药,如美托洛尔、阿替洛尔及比索洛尔。同时具有 α 和 β 受体阻滞的药物,在慢性稳定型心绞痛的治疗中也有效。

在有严重心动过缓和高度房室阻滞窦房结功能紊乱、有明显的支气管痉挛或支气管哮喘的患者,禁用 β 受体阻滞药。变异型心绞痛、外周血管疾病、严重抑郁和慢性肺心病的患者是应用 β 受体阻滞药的相对禁忌证,可小心使用高度选择性 $β_1$ 受体阻滞药。

推荐使用无内在拟交感活性的 β 受体阻滞药。剂量应个体化,从较小剂量开始。常用口服药物为美托洛尔 12.5～50mg,每日 2～3 次;阿替洛尔 6.25～25mg,每日 2 次;比索洛尔,1.25～5mg,每日 1 次。

(3)钙拮抗药。钙拮抗药通过改善冠状动脉血流和减少心肌耗氧起缓解心绞痛作用。在改善运动耐量和改善心肌缺血方面,β 受体阻滞药和钙拮抗药相当。二氢吡啶类和非二氢吡啶类钙拮抗药同样有效,非二氢吡啶类钙拮抗药的负性肌力效应较强,更适合一般劳力性心绞痛的治疗。

对变异型心绞痛或以冠状动脉痉挛为主的心绞痛,钙拮抗药是一线药物。地尔硫卓和维拉帕米能减慢房室传导,常用于伴有心房颤动或心房扑动的心绞痛患者,这两种药不应用于已有严重心动过缓、高度房室阻滞和病态窦房结综合征的患者。

外周水肿、便秘、心悸、面部潮红是所有钙拮抗药常见的不良反应,低血压也时有发生,其他不良反应还包括头痛头晕、虚弱无力等。

当稳定型心绞痛合并心力衰竭必须应用长效钙拮抗药时,可选择氨氯地平或非洛地平。

地尔硫卓片 15～60mg,每日 3～4 次,口服;维拉帕米 40～80mg,每日 3 次,口服;硝苯地平缓释片 20～30mg,每日 1～2 次,口服;氨氯地平 2.5～5mg,每日 1 次,口服;左旋氨氯地平 1.25～2.5mg,每日 1 次,口服。

(4)阿司匹林。通过抑制环氧化酶和血栓烷(TXA_2)的合成达到抗血小板聚集的作用,所有患者只要没有用药禁忌证都应该服用。阿司匹林的最佳剂量范围为每日 75～150mg，1 次口服。其主要不良反应为胃肠道出血或对阿司匹林过敏。不能耐受阿司匹林的患者，可改用氯吡格雷作为替代治疗。

（5）氯吡格雷。主要用于不稳定型心绞痛、支架置入后及对阿司匹林有禁忌证的患者。该药顿服 300mg 后 2h 即能达到有效血药浓度。常用维持剂量为每日 75mg，1 次口服。

（6）血管紧张素转化酶抑制药（ACEI）。多项循证试验证实，ACEI 能明显降低无心力衰竭的高危血管疾病患者的主要终点事件（心血管死亡、心肌梗死和卒中）。卡托普利 12.5～25mg，每日 2～3 次，口服；或福辛普利 10mg，每日 1 次，口服。

（7）其他治疗药物：①代谢性药物。曲美他嗪通过调节心肌能源底物，抑制脂肪酸氧化，优化心肌能量代谢，改善心肌缺血及左心功能，缓解心绞痛。可与 β 受体阻滞药等抗心肌缺血药物联用。常用剂量为每次 20mg，每日 3 次，口服；②尼可地尔。尼可地尔是一种钾通道开放剂，与硝酸酯类制剂具有相似药理特性，对稳定性心绞痛治疗可能有效。常用剂量为每日 6mg，分 3 次口服。

（三）介入治疗

冠状动脉介入治疗术（PCI）是指采用经皮穿刺技术送入球囊导管或其他相关器械，解除冠状动脉狭窄或梗阻，重建冠状动脉血流的技术。

（四）冠状动脉搭桥术

冠状动脉旁路移植术（CABG）是将人体自身的动、静脉或其他血管代用品做旁路，将主动脉的血流绕过病变引向远端缺血心肌，改善血供，从而达到缓解胸痛，改善心功能，提高生活质量，延长寿命的目的。俗称"搭桥"手术。

近 40 年来，CABG 逐渐成为了治疗冠心病的最普通的手术，对冠心病的治疗价值已进行了较深入的研究。某些特定的冠状动脉病变解剖类型手术预后优于药物治疗，这些情况包括：左主干的明显狭窄；3 支主要冠状动脉近段的明显狭窄，尤其是伴有糖尿病、心功能不全的患者；2 支主要冠状动脉的明显狭窄，其中包括左前降支（LAD）近段的高度狭窄；介入治疗或搭桥术失败后仍有明显胸痛；介入治疗后再狭窄。

（温淑珍）

第十二节　急性心肌梗死

冠状动脉发生闭塞 20～30min 后，其供血心肌因严重缺血而发生坏死，称为急性心肌梗死。大块的心肌梗死累及心室壁全层称为透壁性心肌梗死；如仅累及心室壁内层，不到心室壁厚度的一半，称为心内膜下心肌梗死。在心腔内压力的作用下，坏死的心室壁向外膨出，可产生心肌破裂，或逐渐形成室壁膨胀瘤。坏死组织 1～2 周后开始吸收，并逐渐纤维化，6～8 周形成瘢痕而愈合，称为陈旧性心肌梗死。

急性心肌梗死（AMI）是由于冠状动脉急性闭塞，血流中断，引起严重而持久的缺血性心肌坏死。临床表现呈突发性，剧烈而持久的胸骨后疼痛，特征性心电图动态衍变及血清酶增高，可发生心律失常、心力衰竭、休克等并发症，常可危及生命。

急性心肌梗死春冬季节发病较多,与气温变化有关。常在安静或睡眠时发病。主要诱发因素为剧烈运动、创伤、情绪激动、出血或休克等。

一、诊断要点

(一)临床表现

1. 症状

(1)先兆。多数患者于发病前数日可有乏力、胸部不适、活动时心悸、烦躁等前驱症状。

(2)胸痛。为突然出现长时间的胸部疼痛。典型的疼痛位于胸骨后或左胸部,可向左上臂、颌部、背部或肩部放射,呈剧烈的压榨性疼痛或紧迫、烧灼感。疼痛常持续20min以上,休息和含硝酸甘油不能缓解,常伴烦躁不安、出汗、恐惧或濒死感。也可以出现呼吸困难、出汗、恶心、呕吐或眩晕等。有许多患者无典型胸痛,甚至无疼痛。女性常表现为不典型胸痛,而老年人更多地表现为呼吸困难。有时疼痛部位可在上腹部、颈部、下颌等部位,常被当成消化道疾病或其他疾病进行诊治。少数患者无疼痛,一开始即表现为休克或急性心力衰竭。

(3)全身症状。发热,白细胞增高,血沉增快。

(4)胃肠道症状。可出现上腹痛、恶心、呕吐等,多见于下壁心肌梗死患者。

(5)心律失常。见于75%~95%患者,前壁心肌梗死易发生室性心律失常,下壁心肌梗死易发生房室阻滞,多发生在起病的1~2周,而以24h内多见。

(6)心力衰竭。心肌梗死面积较大时,在起病最初几日易发生急性左心衰竭,出现呼吸困难、咳嗽、烦躁、不能平卧等症状。严重者发生急性肺水肿,可有发绀及咳大量粉红色泡沫样痰。后期也可有右心衰竭,右心室心肌梗死者在开始即可出现右心衰竭。

(7)低血压和休克。收缩压下降低于90mmHg。如原有高血压,收缩压较原水平下降80mmHg,低血压持续30min以上;具有器官灌注不足表现,如皮肤湿冷、发绀、出汗、神志呆滞或混乱等;每小时尿量少于20mL;排除其他引起低血压的原因,如剧烈胸痛、严重心律失常、低血容量及药物反应等。

2. 体征

(1)心脏。心界可轻到中度增大,心率增快或减慢,心音减弱,可出现第四心音或第三心音,10%~20%患者在发病2~3d出现心尖部收缩期杂音,提示乳头肌功能不全,但要除外室间隔穿孔。偶尔出现心包摩擦音,但存在时间较短,只有几小时至十几小时,一旦出现提示心肌梗死为透壁性,发生心脏破裂的可能性增大。

(2)合并心力衰竭。可出现呼吸困难、发绀、呼吸音减低、肺部水泡音。

(3)合并休克。可出现低血压、皮肤湿冷、表情淡漠、皮肤花纹、尿量少甚至无尿。

(4)其他体征。心率增快或减慢、血压降低(个别人血压可能升高),发热时体温升高。

3. 并发症

(1)心脏破裂。少见,多发生在起病后1周内,可分为心室游离壁破裂和室间隔穿孔。心室游离壁破裂可造成心包积血、急性心脏压塞而猝死。有时心脏破裂发生在病情稳定时,引起患者猝死。室间隔穿孔致病情恶化的同时,在胸骨左缘第三、四肋间可闻及全收缩期杂音,粗糙、响亮,50%伴震颤。二维超声心动图一般可显示室间隔破口,彩色多普勒可见经室间隔破口左向右分流的射流束。此类患者常发生严重的右心衰竭和休克,患者常在数日内死亡。若心脏破裂属亚急性,患者偶有存活较长。

（2）乳头肌功能失调。表现为乳头肌功能失调或断裂，发生率较心脏破裂高，主要由于乳头肌缺血、坏死而无力收缩，引起二尖瓣脱垂及关闭不全，心尖区出现收缩中晚期喀喇音及响亮的吹风样收缩期杂音。如因缺血或水肿引起者，杂音可随着病情的好转而消失。断裂多发生于二尖瓣后乳头肌，见于下壁心肌梗死。心力衰竭严重，可迅速发生肺水肿在数日内死亡。

（3）室壁瘤。发生率在5%~20%，主要由于梗死部位在心脏内压的作用下，显著膨出呈心室膨胀瘤。如室壁瘤发生在前壁或心尖部梗死区，检查时在心前区第4~5肋间可扪及与心尖不同时出现的微弱搏动，可有收缩期杂音。膨胀瘤内发生附壁血栓时，心音减弱。心电图显示持久（半年以上）的ST段抬高，X线检查见心影有异常膨出和异常搏动。

（4）栓塞。发生率为1%~6%，常在起病后1~2周发生。主要为梗死区心内膜的附壁血栓脱落，可出现脑栓塞及胸腹部动脉栓塞表现。由于现在抗凝治疗已经成为常规，因此栓塞现象已不多见。

（5）心肌梗死后综合征。发生率约10%，多发生于心肌梗死后2~4周。表现为发热、胸痛、咳血性痰，可有心包炎、胸膜炎、肺炎或伴有心包及胸腔积液。此征可反复发生，每次发作持续1周左右。发病原因可能是机体对坏死心肌产生的自身免疫性反应。

（6）其他并发症。心律失常，既是急性心肌梗死的主要表现之一，也是最重要的并发症之一；肩手综合征，主要表现为左侧肩臂强直，活动受限并疼痛，可能是心肌梗死后肩、臂不活动所致，发生于起病后数周，可持续数日至数周，现在此症并不多见。

（二）辅助检查

1. 实验室检查

（1）血常规及红细胞沉降率：起病1周内白细胞可增至$(10~20)×10^9/L$，中性粒细胞增多，嗜酸性粒细胞减少或消失；血沉增快，均可持续1~3周。

（2）心肌标志物。急性心肌梗死时，梗死心肌细胞释放大量心肌酶和蛋白等成分（统称心肌标志物）入血液，引起血清心肌酶升高。血肌红蛋白（Mb）和心脏肌凝蛋白轻链升高，对急性心肌梗死的诊断有很高的价值。因此，临床上越来越多地采用肌钙蛋白I/T、肌红蛋白和肌酸磷酸激酶同工酶（CK-MB）作为急性心肌梗死诊断指标，以往使用的血清心肌酶乳酸脱氢酶、天门冬氨酸氨基转移酶（AST）等已逐步被上述指标替代。需要指出的是，不同的检验方法、采用不同的试剂使临床差别较大。对于心肌标志物来说，如肌酸磷酸激酶（CK）和肌酸磷酸激酶同工酶（CK-MB），其诊断标准值至少应是正常上限值的2倍。除了上升的幅度，心肌标志物的升高的过程（即动态变化）更有诊断意义。

2. 心电图

典型心肌梗死的特征性心电图改变是在起病数小时出现高尖T波；数小时后，ST段呈弓背向上抬高，与T波形成单向曲线；1~2d出现病理性Q波，70%~80%的急性心肌梗死患者的Q波永存；2周内ST段渐回到等电位，T波平坦或倒置，3周倒置最深，有时呈冠状T波，数月或数年渐恢复，也可永久存在。根据心电图改变的导联可判断梗死的部位。

3. 超声心动图

可出现节段性室壁运动异常，左室收缩功能的异常；出现并发症时可出现室间隔穿孔、乳头肌功能不全。

4. 放射性核素检查

利用坏死心肌血供断绝，以至于^{201}TI或$^{99m}Tc-MIBI$不能进入心肌细胞的特点，将其静脉注射后进行心肌扫描或摄像,可显示心肌梗死的部位和范围。

5.选择性冠状动脉造影

冠状动脉造影可以清楚显示出冠状动脉病变的情况,同时可进行介入治疗(球囊扩张或置入支架)解除冠状动脉堵塞,是有条件医院的首选检查和治疗方法。

(三)诊断依据

1.临床表现

突然出现持续胸痛,硝酸甘油不能缓解。对于新出现的无原因的上腹痛、呼吸困难、休克等也要警惕,尤其是原有心绞痛发作或冠心病诊断明确的患者,尽早做心电图。

2.心电图

心电图可出现ST段抬高、T波高尖然后倒置、病理性Q波。单次心电图不能确定时,不要轻易放走患者,需要留观,每隔半小时至1h重复做心电图,连续、动态观察ST段、T波和QRS波群的变化,同时应检查心肌标志物。

3.心肌标志物测定

在胸痛发作后6~12h的时间里出现cTnI或cTnT、CK-MB升高,而且此后的达峰值和降低符合其相应的时间规律,对急性心肌梗死诊断具有决定性作用。此外,对于更早期(胸痛后2~4h)的急性心肌梗死,Mb应该升高,如果此时不升高则具有排除意义。

(四)鉴别诊断

1.心绞痛

心绞痛表现为胸痛,部位在胸骨后或心前区,疼痛性质与心肌梗死相似,但持续时间一般短于15min,停止活动或含化硝酸甘油可缓解。发作前常有劳累、情绪激动等诱因。心电图在胸痛发作时可出现ST段压低、T波倒置,少数情况下出现ST段抬高,一般没有心肌标志物升高。

2.急性心包炎

本病引起的疼痛位于整个胸部或局限于胸骨部、上腹部等。但疼痛常与发热同时出现,在咳嗽、吞咽、深呼吸或身体前倾时疼痛加剧。早期可有心包摩擦音,但常常仅持续数小时。心电图导联广泛出现ST段抬高,很少超过5mm,无异常Q波出现。aVR导联常出现ST段压低。随后可出现心包积液的表现。

3.急性肺动脉栓塞

突然出现的胸闷、呼吸困难和休克,往往持续较长时间,在此之前多有长期卧床、外科手术(尤其是骨科手术和妇科手术)、肿瘤病史。同时伴有右心负荷急剧增加的表现,如发绀,肺动脉瓣区第二心音亢进,颈静脉充盈、怒张,肝大,两下肢水肿。心电图出现窦性心动过速、肺性P波、I导联S波加深、I导联Q波显著、胸导联过渡区左移、不全或完全右束支阻滞等改变。

4.主动脉夹层

疼痛常出现在背部、胸部,疼痛从一开始即达高峰,呈撕裂样,常放射至背、胸、腹、腰或下肢,两上肢之间或上下肢之间的血压和脉搏有明显差别,可有暂时性瘫痪、偏瘫和主动脉瓣关闭不全的表现。二维超声心动图多能帮助确诊,CT造影(尤其是64排CT)有助于诊断。

5.急腹症

急腹症均有上腹部疼痛,可伴休克。详细询问病史,体格检查,心电图检查和血清心肌酶测定可帮助鉴别。

二、治疗

（一）一般治疗原则

急性心肌梗死患者来院后应立即开始一般治疗，并与其诊断同时进行，重点是监测和防治急性心肌梗死的不良事件或并发症。

1. 监测

持续心电、血压和血氧饱和度监测，及时发现和处理心律失常、血流动力学异常和低氧血症。

2. 建立静脉通道

保持给药途径畅通。

3. 吸氧

急性心肌梗死患者无并发症时，可给予鼻导管吸氧或者不吸氧。在严重左心衰竭、肺水肿患者，多伴有严重低氧血症，需面罩加压给氧或气管插管并机械通气。

4. 卧床休息

可降低心肌耗氧量，减少心肌损害。对血流动力学稳定且无并发症的急性心肌梗死患者一般卧床休息 1～3d，对病情不稳定及高危患者卧床时间应适当延长。

5. 饮食和排便

急性心肌梗死患者需禁食至胸痛消失，然后给予流质、半流质饮食，逐步过渡到普通饮食。所有急性心肌梗死患者均应使用缓泻药，以防止便秘排便用力时导致心脏破裂或引起心律失常、心力衰竭，甚至猝死。

6. 其他

纠正水、电解质及酸碱平衡失调。

（二）治疗

1. 急诊用药

（1）阿司匹林。所有急性心肌梗死患者只要无禁忌证，均应立即口服水溶性阿司匹林或嚼服肠溶阿司匹林 150～300mg。

（2）β 受体阻滞药。在无该药禁忌证的情况下，入院后可立即给予口服美托洛尔（倍他乐克）12.5～25mg，或阿替洛尔 6.25～12.5mg；或美托洛尔 5mg，缓慢静脉注射。

2. 对症治疗

（1）镇痛。发生急性心肌梗死时，剧烈胸痛使患者交感神经过度兴奋，产生心动过速、血压升高和心肌收缩功能增强，从而增加心肌耗氧量，并易诱发快速性室性心律失常，应迅速给予有效镇痛药（如吗啡 3mg，静脉注射，必要时每 5min 重复 1 次，总量不宜超过 15mg）。

（2）阿托品及异丙肾上腺素。急性心肌梗死，特别是下壁急性心肌梗死伴有窦性心动过缓/心室停搏和房室阻滞患者，可首先采用阿托品 0.5mg，静脉注射，3～5min 重复 1 次，至心率达 60bpm，最大可用至 2mg；或用异丙肾上腺素 0.5～1mg，加在 5% 葡萄糖注射液 200～300mL 内，缓慢静脉滴注，每分钟 0.5～2μg。

3. 溶栓治疗

溶栓治疗属于再灌注治疗。再灌注治疗是目前 ST 段抬高型急性心肌梗死治疗的最重要措施，也是降低梗死面积、改善心功能、降低病死率的最有效手段。目前再灌注的药物治疗是静脉溶栓治疗。对于非 ST 段抬高型急性心肌梗死不主张采用溶栓治疗。

（1）溶栓治疗的适应证：①2 个或 2 个以上相邻导联 ST 段抬高（胸导联≥0.2mV、肢体导联≥0.1mV），或新出现左束支阻滞心电图（影响 ST 段分析）；②胸痛开始时间 <12h，最好 <6h；③年龄 <75 岁，对前壁心肌梗死、低血压（收缩压 <100mmHg）或心率增快（ >100bpm）患者治疗意义更大；④ST 段抬高（或胸痛）发病时间 12～24h，但在有进行性缺血性胸痛和广泛 ST 段抬高并经过选择的患者，仍可考虑溶栓治疗。

（2）溶栓治疗的禁忌证：①既往任何时间发生过出血性脑卒中，1 年内发生过缺血性脑卒中或脑血管事件；②颅内肿瘤；③近期（2～4 周）活动性内脏出血（月经除外）；④可疑主动脉夹层；⑤入院时严重，且未控制的高血压（ >180/110mmHg），或慢性严重高血压病史；⑥目前正在使用治疗剂量的抗凝药（国际标准化比率 2～3），已知有出血倾向；⑦近期（2～4 周）创伤史，包括头部外伤、创伤性心肺复苏或较长时间（ >10min）的心肺复苏；⑧近期（ <3 周）外科大手术，或近期（ <2 周）在不能压迫部位的大血管穿刺；⑨妊娠及活动性消化性溃疡。

（3）溶栓药的使用方法：①尿激酶。根据我国的几项大规模临床试验结果，目前建议剂量为 150 万 U，于 30min 内静脉滴注，配合肝素皮下注射 7500～10000U，每 12h 1 次；或低分子量肝素皮下注射，每日 2 次；②链激酶或重组链激酶。剂量为 150 万 U，于 30min 内静脉滴注，配合肝素皮下注射 7500～10000U，每 12h 1 次；或低分子量肝素皮下注射，每日 2 次。曾使用链激酶（尤其 5d 至 2 年内使用者）或对其过敏的患者，不能再使用链激酶；③重组组织型纤溶酶原激活剂（rt-PA）。剂量为 8mg，静脉注射；42mg 在 90min 内静脉滴注，配合肝素静脉应用（方法同上），也可取得较好疗效，但其脑出血等并发症发生率与尿激酶无显著差异。

4.抗血小板治疗

冠状动脉内斑块破裂诱发局部血小板聚集、血栓形成是导致急性心肌梗死的主要原因，因此抗血小板治疗已成为急性心肌梗死的常规治疗，溶栓前即应使用。

（1）阿司匹林。急性心肌梗死急性期，阿司匹林使用剂量应在每日 300mg。首次服用时，应选择水溶性阿司匹林，或肠溶阿司匹林嚼服以达到迅速吸收的目的。3d 或更长时间后改为小剂量（每日 50～150mg）维持。

（2）氯吡格雷。氯吡格雷是新型 ADP 受体拮抗药，具有明显的抗血小板聚集的作用，口服后起效快。初始剂量 300mg，以后每次 75mg，每日 1 次，口服维持。急性心肌梗死患者有条件应尽量服用氯吡格雷，尤其是非 ST 段抬高型急性心肌梗死。

（3）静脉使用的抗血小板药物。目前国内临床上使用的是替罗非班（欣维宁），主要适用于非 ST 段抬高型急性心肌梗死、不稳定型心绞痛及血栓较多、病情不稳定的 ST 段抬高型急性心肌梗死。

本品应与肝素联用，由静脉输注，起始剂量（负荷量）为 10μg/kg，在 3min 内静脉推注完毕，而后以每分钟 0.15μg/kg 的速率维持静脉滴注，持续 24～36h。

5.抗凝治疗

凝血酶是使纤维蛋白原转变为纤维蛋白最终形成血栓的关键环节，用肝素或低分子肝素抑制凝血酶至关重要。目前临床上应用的有肝素和低分子肝素 2 种。低分子肝素在临床上使用的越来越多，有替代普通肝素的倾向。

（1）肝素。又称普通肝素，在临床应用最普遍。不管是 ST 段抬高型还是非 ST 段抬高型急性心肌梗死，静脉滴注肝素为常规治疗。一般使用方法是先静脉推注 5000U 负荷量（冲击量),继之以每小时 600 ~ 1000U 维持静脉滴注,4 ~ 6h 测定 1 次活化部分凝血活酶时间(APTT,正常 33.7 ~ 40.3s)或活化凝血时间(ACT,正常 1.1 ~ 2.1min),保持其凝血时间延长至对照的 1.5 ~ 2 倍,以便于及时调整肝素剂量。静脉滴注肝素一般使用时间为 48 ~ 72h,以后可改用皮下注射 7500U,每 12h 1 次,注射 2 ~ 3d。如果存在体循环血栓形成的倾向,如左心室有附壁血栓形成/心房颤动或有静脉血栓栓塞史的患者,静脉滴注肝素治疗时间可适当延长或改口服抗凝药物。

(2)低分子量肝素。低分子量肝素采用皮下注射,每日 2 次,每次使用的剂量因种类不同而有所差异(参照说明书)。由于低分子肝素具有应用方便,不需监测凝血时间、出血并发症低等优点,建议可用低分子量肝素代替普通肝素。

6. 硝酸酯类药物

常用的硝酸酯类药物包括硝酸甘油、硝酸异山梨酯和 5 - 单硝酸异山梨醇酯。急性心肌梗死早期通常给予硝酸甘油静脉滴注 24 ~ 48h,尤其适用于伴再发性心肌缺血、充血性心力衰竭或需处理的高血压的急性心肌梗死患者。临床试验显示,急性心肌梗死患者使用硝酸酯类药可轻度降低病死率。

该药的禁忌证为急性心肌梗死合并低血压(收缩压 ≤90mmHg)或心动过速(心率 > 100bpm),下壁伴右心室梗死时即使无低血压也应慎用。

静脉滴注硝酸甘油应从低剂量开始(每分钟 10μg),可酌情逐渐增加剂量(5 ~ 10min 增加 5 ~ 10μg),直至症状控制、血压正常者(动脉收缩压降低 10mmHg,或高血压患者动脉收缩压降低 30mmHg)为有效治疗剂量。静脉滴注硝酸甘油的最高剂量不超过每分钟 200μg。硝酸甘油持续静脉滴注的时限为 24 ~ 48h,开始 24h 一般不会产生耐药性,后 24h 若硝酸甘油的疗效减弱或消失可增加滴注剂量。在静脉滴注过程中如果出现明显心率加快或收缩压 ≤ 90mmHg,应减慢滴注速度或暂停使用。静脉滴注二硝基异山梨酯(消心痛)的剂量范围为每小时 2 ~ 7mg,开始以每分钟 30μg 滴注,观察 30min 以上,如无不良反应可逐渐加量。

静脉用药后可使用口服制剂,如硝酸异山梨酯或 5 - 单硝酸异山梨醇酯等继续治疗。硝酸异山梨酯口服常用剂量为 10 ~ 20mg,每日 3 ~ 4 次;5 - 单硝酸异山梨醇酯为 20 ~ 40mg,每日 2 次。硝酸酯类药物的不良反应有头痛、反射性心动过速和低血压等。

7. β 受体阻滞药

β 受体阻滞药通过减慢心率,降低体循环血压和减弱心肌收缩力来减少心肌耗氧量,对改善缺血区的氧供需失衡,缩小心肌梗死面积,降低急性期病死率有肯定的疗效。β 受体阻滞药在无禁忌证的情况下应及早常规应用。常用的 β 受体阻滞药为美托洛尔,在较紧急的情况下(如前壁急性心肌梗死伴剧烈胸痛或高血压者),静脉注射剂量为每次 2 ~ 5mg,间隔 5min 后可再给予 1 ~ 2 次,继口服剂量维持。美托洛尔口服常用剂量为 25 ~ 50mg,每日 2 ~ 3 次;阿替洛尔 6.25 ~ 25mg,每日 2 次。

β 受体阻滞药治疗的禁忌证为:心率 <60bpm;动脉收缩压 <100mmHg;中重度左心衰竭(≥Killip 分级Ⅲ级);二、三度房室阻滞或 PR 间期 >0.24s;严重慢性阻塞性肺部疾病或哮喘,末梢循环灌注不良。相对禁忌症为:哮喘病史;周围血管疾病;胰岛素依赖性糖尿病。

8. 血管紧张素转化酶抑制药

血管紧张素转化酶抑制药在急性心肌梗死早期使用能降低病死率,尤其是前 6 周的病死率降低最显著,而前壁心肌梗死伴有左心室功能不全的患者获益最大。血管紧张素转化酶抑制药使用的剂量和时限应视患者情况而定。一般来说,急性心肌梗死早期应从低剂量开始逐渐增加剂量。初始给予卡托普利 6.25mg 作为试验剂量,一日内可加至 12.5~25mg,次日加至 12.5~25mg,每日 2~3 次。对于 4~6 周后无并发症和无左心室功能障碍的急性心肌梗死患者,可停服血管紧张素转化酶抑制药;若急性心肌梗死(特别是前壁心肌梗死)合并左心功能不全,急性心肌梗死治疗期应延长,最好终身治疗。

血管紧张素转化酶抑制药的禁忌证:急性心肌梗死急性期动脉收缩压 <90mmHg;临床出现严重肾衰竭(血肌酐 >265μmol/L);有双侧肾动脉狭窄病史者;对血管紧张素转移酶抑制药过敏者;妊娠、哺乳期妇女等。

9. 钙拮抗药

钙拮抗药在急性心肌梗死治疗中被视为不宜使用的药物,因为钙拮抗药不能降低再梗死率和病死率,对部分患者甚至有害,尤其是短效的有加快心率作用的二氢吡啶类钙拮抗药,如硝苯地平。但是,合并高血压、快速心房颤动等情况而又无心力衰竭时可以考虑使用。

(1)地尔硫卓和维拉帕米。急性心肌梗死并发心房颤动伴快速心室率,且无明显左心功能障碍的患者,可使用地尔硫卓 10mg 缓慢静脉注射(5min 内),随之以每分钟 5~15μg/kg 维持静脉滴注。静脉滴注过程中需密切观察心率、血压的变化,如心率低于 55bpm,应减少剂量或停用,静脉滴注时间不宜超过 48h。维拉帕米 5mg,缓慢静脉注射(5~10min),以后 20~40mg,每日 2~3 次,口服。对于急性心肌梗死合并左心室功能不全、房室阻滞、严重窦性心动过缓及低血压(≤90mmHg)者,该药为禁忌。

(2)二氢吡啶类钙拮抗药。包括硝苯地平、尼群地平、氨氯地平、非洛地平等,主要用于急性心肌梗死合并高血压病患者,尤其是心率不快时更适合,但最好使用长效制剂,如硝苯地平缓释剂或控释剂。可给予硝苯地平缓释片 20~30mg,每日 1~2 次口服;氨氯地平 2.5~5mg,每日 1 次口服,左旋氨氯地平 1.25~2.5mg,每日 1 次口服。

10. 洋地黄制剂

一般认为,急性心肌梗死患者 24h 内般不使用洋地黄制剂。对于急性心肌梗死合并左心衰竭、快速心房颤动的患者,使用洋地黄制剂较为适合。可首次静脉注射毛花苷丙 0.4mg,此后根据情况追加 0.2~0.4mg,然后口服地高辛维持。在急性期过后仍存在心力衰竭时,可按心力衰竭治疗。

11. 其他治疗

(1)镁。急性心肌梗死早期补镁治疗是否有益,目前仍无定论,因此目前不主张常规补镁治疗。以下临床情况补镁治疗可能有效:急性心肌梗死发生前使用利尿药,有低血镁、低血钾的患者;急性心肌梗死早期出现与 QT 间期延长有关的尖端扭转性室性心动过速的患者。

(2)葡萄糖 - 胰岛素 - 钾溶液(GIK):使用大剂量 GIK 静脉滴注(50% 葡萄糖注射液 60mL + 胰岛素 20IU + 10% 氯化钾 15mL + 10% 葡萄糖注射液 500mL);或 GIK 静脉滴注(10% 葡萄糖注射液 500mL + 胰岛素 10IU + 10% 氯化钾 10mL),每日 1 次,共 7~14d。治疗急性心肌梗死是否降低复合心脏事件的发生仍有争议,因此不作为常规使用。

12. 并发症处理

(1)急性左心衰竭的处理:①患者坐位,吸氧(可高流量);②静脉滴注硝酸甘油,由每分钟 10μg 开始,逐渐加量,直到收缩压下降 10%~15%,但不低于 90mmHg;如果血压不低,可以使用硝普钠静脉滴注,使用方法同硝酸甘油;③利尿药,静脉注射呋塞米 20~40mg;④强心药一般使用多巴胺或多巴酚丁胺，开始时按每分钟 0.5 ~ 1μg/kg，10min 内以每分钟 1 ~ 4pg/kg 速度递增，一般到每分钟 10μg/kg，个别情况下可增至每分钟 20 ~ 50μg/kg，以达到满意效应。多巴酚丁胺开始可按每分钟 0.5 ~ 1μg/kg 静脉注射，以后增至每分钟 2.5 ~ 10μg/kg，也可与多巴胺合用。洋地黄制剂在急性心肌梗死发病 24h 内使用有增加室性心律失常的危险，仅在合并快速心房颤动时使用，可用毛花苷丙 0.2 ~ 0.4mg，静脉缓慢注射，使心率维持在 90 ~ 110bpm；⑤急性肺水肿伴严重低氧血症者，可行人工机械通气治疗；⑥尽早口服血管紧张素转化酶抑制药，急性期以短效血管紧张素转化酶抑制药为宜，小剂量开始，根据耐受情况逐渐加量。

(2)心源性休克处理。临床上当肺淤血和低血压同时存在时，可诊断为心源性休克。①在严重低血压时，应用多巴胺以每分钟 5 ~ 15μg/kg 静脉滴注；一旦血压升至 90mmHg 以上，则可同时静脉滴注多巴酚丁胺(3 ~ 10μg/kg)，以减少多巴胺用量。如血压不升，应使用大剂量多巴胺(每分钟≥15μg/kg)，仍无效时，也可静脉滴注去甲肾上腺素，每分钟 2 ~ 8μg。轻度低血压时，可将多巴胺或与多巴酚丁胺合用；②应使用主动脉内球囊反搏(IABP)，对危重患者接受冠状动脉造影、介入治疗(PCI)或搭桥手术(CABG)均可起到重要支持作用；③在升压药和 IABP 治疗的基础上，谨慎、少量应用血管扩张药(如硝普钠)，以减轻心脏前后负荷可能有用；④迅速使完全闭塞的梗死相关血管开通，恢复血流至关重要，这与住院期间的生存率密切相关。

(3)右室梗死和功能不全的处理。下壁、右室心肌梗死合并低血压时，应避免使用硝酸酯类和利尿药，需积极扩容治疗；若补液 1000 ~ 2000mL 升血压仍不回升，应静脉滴注正性肌力药(多巴胺)。在合并高度房室阻滞、对阿托品无反应时，应予临时起搏以增加心排出量。右室梗死时也可出现左心功能不全引起的心源性休克，处理同左室梗死时的心源性休克。

(4)并发心律失常的处理

1)急性心肌梗死并发室上性快速心律失常的治疗。房性期前收缩与交感兴奋或心功能不全有关，本身不需特殊治疗。阵发性室上性心动过速伴快速心室率，可给予维拉帕米、地尔硫卓或美托洛尔静脉用药。美托洛尔 2.5 ~ 5mg，在 5min 内静脉注射，必要时可重复，15min 内总量不超过 15mg。同时监测心率、血压及心电图，如收缩压 <100mmHg 或心率 <60bpm，终止治疗。也可使用洋地黄制剂(如毛花苷丙)静脉注射，其起效时间较 β 受体阻滞药静脉注射慢，但 1 ~ 2h 可见心率减慢。合并室上性快速心律失常伴心力衰竭、低血压者，可用直流电复律或心房起搏治疗。

2)急性心肌梗死合并心室颤动、持续性多形性室性心动过速。立即非同步直流电复律，起始电能量 200J，如不成功可给予 300J 重复。胺碘酮对中止心房颤动、减慢心室率及复律后维持窦性心律均有价值。用胺碘酮 150mg，5 ~ 10min 静脉注射，必要时在 15 ~ 30min 后可重复；或改每分钟持续静脉滴注，24h 内使用剂量应≤2000mg，急性期过后仍需治疗者可改口服治疗。

3)急性心肌梗死合并持续性单形性室性心动过速，可首先给予药物治疗。胺碘酮 150mg，10min 内静脉注入，必要时可重复；然后以每分钟 1mg 静脉滴注 6h，再以每分钟 0.5mg 维持滴注。利多卡因 50mg 静脉注射，需要时每 15 ~ 20min 可重复，最大负荷剂量 150mg，然后以每分钟 2 ~ 4mg 维持静脉滴注，时间不宜超过 24h。如持续性单形室性心动过速同时伴心绞痛、肺水肿、低血压(<90mmHg)，应予同步直流电复律，电能量同上。

4)急性心肌梗死合并频发室性期前收缩、成对室性期前收缩、非持续性室性心动过速及加速性心室自主心律。可严密观察,不做特殊处理。

5)急性心肌梗死合并缓慢性心律失常的治疗。如出现严重窦性心动过缓、症状性窦性心动过缓、二度或三度房室阻滞时,如果患者伴有低血压、头晕、心功能障碍、心率缓慢(<50bpm)等,可先用阿托品静脉注射治疗。阿托品剂量以0.5mg,静脉注射,3~5min重复1次,至心率达60bpm。最大剂量可用至2mg;或异丙肾上腺素1mg,加液体静脉滴注。

出现下列情况需行临时起搏治疗:三度房室阻滞伴宽QRS波逸搏、心室停搏;症状性窦性心动过缓、二度Ⅰ型房室阻滞或三度房室阻滞伴窄QRS波逸搏经阿托品治疗无效;双侧束支阻滞,包括交替性左、右束支阻滞或右束支阻滞伴交替性左前、左后分支阻滞;新发生的右束支阻滞伴左前或左后分支阻滞和新发生的左束支阻滞并发一度房室阻滞;二度Ⅰ型房室阻滞。

(5)机械性并发症的处理。急性心肌梗死的机械性并发症为心脏破裂,包括左室游离壁破裂、室间隔穿孔、乳头肌和邻近的腱索断裂等。常发生在急性心肌梗死发病第一周,多发生在第一次及Q波心肌梗死患者。这类患者药物治疗常常无效,需要采用紧急外科手术治疗,但病死率高,风险大。

1)游离壁破裂。左室游离壁破裂引起急性心脏压塞时可突然死亡,临床表现为电-机械分离或停搏。亚急性心脏破裂在短时间内破口被血块封住,可发展为亚急性心脏压塞或假性室壁瘤。对亚急性心脏破裂者应争取冠状动脉造影后行手术修补及血供重建术。单纯药物治疗常常无效。

2)室间隔穿孔。室间隔穿孔伴血流动力学失代偿者提倡在血管扩张药和利尿药治疗及IABP支持下,早期或急诊手术治疗。如室间隔穿孔较小,无充血性心力衰竭,血流动力学稳定,可非手术治疗,6周后择期手术。

3)急性二尖瓣关闭不全。急性乳头肌断裂时突然发生左心衰竭和(或)低血压,在心尖部出现全收缩期反流性杂音。治疗包括血管扩张药、利尿药及IABP治疗,在血流动力学稳定的情况下急诊手术。因左室扩大或乳头肌功能不全引起的二尖瓣反流,应积极药物治疗心力衰竭,改善心肌缺血并主张行血供重建术以改善心脏功能和二尖瓣反流。

(三)非药物治疗

1.介入治疗

介入治疗是通过导管、支架将闭塞的冠状动脉开通,在有条件的医院已经成为ST段抬高型急性心肌梗死的主要治疗手段替代静脉溶栓。急诊介入治疗对介入医师的技术和导管室的条件均有较高的要求。急诊介入治疗的适应证如下。

(1)在ST段抬高和新出现或怀疑新出现左束支阻滞的急性心肌梗死患者。

(2)发病时间短于12h,最好短于6h。

(3)发病时间虽然超过12h,但病情仍然不稳定,有胸痛的反复发作;心电图有ST段的重新抬高,或合并心源性休克的广泛前壁心肌梗死,仍然考虑进行介入治疗。

(4)静脉溶栓失败、患者情况不稳定。

(5)非ST段抬高型急性心肌梗死,如果肌钙蛋白I/T阳性、胸痛反复发作的病情不稳定的患者,也可考虑实施急诊介入治疗。

2.主动脉内球囊反搏

主动脉内球囊反搏(IABP)是由固定在导管的圆柱形气囊构成,将其安放在胸主动脉部位,通过心电控制使心脏舒张时气囊充气,心脏收缩时气囊放气,提高舒张压和冠状动脉的灌注压。而气囊在心脏收缩之前放气降低收缩压(心脏后负荷)从而改善了左心室射血,是急性心肌梗死合并心源性休克的一个重要治疗手段。主动脉内球囊反搏适应证如下。

(1)心源性休克药物治疗难以恢复时,作为冠状动脉造影和急诊血供重建术前的一项稳定措施。

(2)急性心肌梗死并发机械性并发症,如乳头肌断裂、室间隔穿孔时,作为冠状动脉造影和修补手术及血供重建术前的一项稳定性治疗手段。

(3)顽固性室性心动过速反复发作伴血流动力学不稳定。

(4)急性心肌梗死后顽固性心绞痛在冠状动脉造影和血运重建术前的一种治疗措施。

(温淑珍)

第十三节 缺血性心肌病

缺血性心肌病(ICM)是冠心病的一种特殊类型,是由于长期的严重冠状动脉供血不足,使心肌组织发生营养障碍和萎缩,导致心肌纤维组织增生。缺血性心肌病患者的冠状动脉粥样硬化严重,多为多支病变,心脏逐渐扩大,左心室功能明显受损,左心室射血分数多≤35%,其临床特点是心脏进行性扩大,易发生心律失常和心力衰竭,又称心力衰竭型或心律失常型冠心病,酷似扩张型心肌病,属冠心病的终末期。冠状动脉旁路移植术,经皮冠状动脉介入治疗对于延长缺血性心肌病患者的生存期具有重要意义。

一、分型

根据缺血性心肌病的临床表现不同,将其分为限制型缺血性心肌病和扩张型缺血性心肌病。限制型缺血性心肌病属于本病的早期阶段,以心室舒张功能减退为其主要病理生理基础,又称僵硬心脏综合征。虽然,心脏舒张功能明显减弱,临床并有心肌缺血及左心功能不全等表现,但心脏收缩功能正常或仅轻度受损,心脏扩大尚不明显,临床上常以急性左心衰竭发作为突出表现,而心绞痛反而表现不明显。一般认为,限制型缺血性心肌病进一步发展转变为扩张型缺血性心肌病,也是缺血性心肌病的晚期阶段,表现为心室腔明显扩大,临床以慢性充血性心力衰竭为主要表现,心绞痛则随着心力衰竭症状的加剧而减轻,甚至消失。

二、诊断要点

(一)症状

(1)老年男性多见。

(2)心绞痛反复发作,持续时间较长,不易缓解;后期心绞痛发作反而减少。患者多有心肌梗死病史,甚至有多次心肌梗死病史。

(3)主要表现为左心衰竭,出现呼吸困难,活动时和卧位情况下均可发生,需要药物治疗才能缓解。

(4)可出现多种、复杂性心律失常,常以室性期前收缩、心房颤动及左束支阻滞最多见,也可出现房性心动过速、室性心动过速,甚至心室颤动。患者发作时表现为心悸,严重时可出现呼吸困难、心绞痛和昏厥。恶性室性心律失常是此类患者猝死的原因之一。

(5)猝死是患者症状和死亡类型之一,其主要原因为心律失常。有过猝死(抢救成功)的患者预后不良,存活率低。

(6)血栓性栓塞症状好发于有心房颤动及心腔明显扩大的患者。血栓可出现在心房或心室,一旦脱落引起不同部位的栓塞,包括脑梗死、下肢动脉栓塞、肠系膜动脉栓塞等,严重者可致死。

(二)体征

1.一般表现

患者出现出汗、端坐呼吸、发绀、四肢发冷、烦躁、少尿、血压升高或降低、心率变化以心动过速多见。

2.心脏表现

(1)心脏扩大以左心室为主,心尖搏动向左下移位。心脏扩大是该病的重要体征,初期以左心室扩大为主,后期则全心扩大。

(2)第一心音正常或低钝,心尖部可闻及第三心音和第四心音。如合并肺动脉高压,则肺动脉瓣第二心音亢进,心尖部常闻及收缩期杂音,系二尖瓣反流所致。

3.其他体征

(1)肺部可出现干性、湿性啰音,以双下肺湿性啰音明显。

(2)颈静脉怒张,肝大,双下肢水肿。

(三)辅助检查

1.心电图检查

(1)心绞痛发作时可出现 ST 段压低,少数可出现 ST 段抬高,伴随 T 波倒置。ST－T 改变的导联常按病变冠状动脉支配区域分布,具有定位诊断价值。如果患者有心肌梗死病史,心电图可有病理性 Q 波、T 波倒置。

(2)左心室肥大、异常 Q 波、ST 段压低、T 波改变。

(3)心律失常,如窦性心动过速、房性期前收缩、室性期前收缩、室性心动过速、心房颤动、房室阻滞及束支阻滞等。

2.胸部 X 线检查

胸部 X 线检查主要表现为心影增大,且多数呈主动脉型心脏(以左心室增大为主,右心室多数正常),少数心影呈普大型。并可见升主动脉增宽及主动脉结钙化等。多数患者有不同程度的肺淤血表现,但肺动脉段改变不明显。

3.心脏超声检查

心腔正常或扩大,以左心房及左心室扩大为主;室壁呈节段性运动减弱或消失,左心室射血分数明显降低,部分患者以舒张功能不全为主,表现为左心室射血分数正常或轻微减低,二尖瓣血流 E/A < 1。多数患者伴有二尖瓣口反流,并可见主动脉瓣增厚及钙化。

4.多排冠状动脉 CT

多排冠状动脉 CT 可见多支冠状动脉弥散性严重狭窄或闭塞,心腔扩大。

5.冠状动脉造影

常表现为多支冠状动脉弥散性严重狭窄或闭塞。

（四）评估存活心肌

对于有心肌梗死的患者需要评估梗死区心肌是否存活，如果有存活心肌，应考虑介入治疗或冠状动脉搭桥手术。常用方法主要有核素显像、超声心动图和心脏磁共振。心脏超声评估缺血区心肌节段运动、心肌灌注和心肌代谢等变化。如果结合组织多普勒，可实时地显示心脏室壁运动的信息，精确定量分析心肌运动和运动过程的变化、定量分析心肌收缩后增厚。核素显像包括正电子发射计算机断层显像和单光子发射计算机断层显像。显像显示放射性稀疏缺损的梗死部位出现放射性填充，即存活心肌灌注－代谢不匹配，是判断存活心肌的可靠指标，被视为检出冬眠心肌的"金标准"。

心脏磁共振显像具有良好的空间分辨率，能提供几乎同时的解剖功能和灌注的信息，可理想地对存活心肌进行定量分析，是评估存活心肌有价值的工具。

（五）诊断依据

凡患者存在心脏扩大、心力衰竭及心绞痛等典型临床表现，且有明确冠心病病史者，在排除其他导致心脏扩大原因后即应考虑本病的可能。符合下列 3 个肯定条件与 2 个否定条件者，均可诊断为扩张型缺血性心肌病。

1. 肯定条件

（1）有明确的冠心病证据，如心绞痛发作史，心肌梗死病史 6 个月以上，多排冠状动脉 CT 及冠状动脉造影结果阳性等。

（2）心脏明显扩大。

（3）心力衰竭反复发作。

2. 否定条件

（1）除外冠心病并发症，如室壁瘤、室间隔穿孔、乳头肌功能不全及心律失常等。

（2）除外其他心脏病或其他原因引起的心脏扩大和心力衰竭，如扩张型心肌病、风湿性心脏病、高血压性心脏病、酒精性心肌病、克山病、长期贫血、甲状腺功能亢进及心脏结节病等。

（六）鉴别诊断

1. 扩张型心肌病

其临床特征与缺血性心肌病非常相似，鉴别诊断相当困难。

（1）病史。扩张型心肌病发病年龄较轻，常有心肌炎病史。缺血性心肌病发病年龄较大，多数有心绞痛或心肌梗死病史，常伴有高血压、高血脂及糖尿病等。

（2）心电图检查。扩张型心肌病常伴有完全性左束支阻滞、非特异性 ST－T 改变。缺血性心肌病心电图常有病理性 Q 波，心肌缺血发作时可出现节段性 ST 段压低或抬高。

（3）胸部 X 线检查。扩张型心肌病患者心影呈普大型，心胸比多在 0.6 以上，X 线透视下见心脏搏动明显减弱，晚期常有胸腔积液、心包积液征象。缺血性心肌病患者虽有心影明显增大，但多数呈主动脉型心脏，并伴有升主动脉增宽及主动脉结钙化等。

（4）心脏超声检查。扩张型心肌病因心肌广泛受累，常表现为 4 个心腔呈普遍性显著扩大、心室壁变薄。缺血性心肌病常以左心房及左心室扩大为主，室壁厚度局限性变薄、室壁运动呈节段性减弱或消失，并常伴有主动脉瓣及瓣环增厚、钙化。

（5）周围动脉硬化超声探查。缺血性心肌病患者多出现颈动脉与股动脉斑块，而扩张型心肌病仅少数患者出现。

（6）放射性核素检查。扩张型心肌病患者心肌灌注的放射性核素分布多表现为散在的稀疏区或花斑样改变,范围小、程度轻,表现为较多小片样缺损,不呈节段性分布。缺血性心肌病患者多呈按冠状动脉分布的节段性灌注异常,心肌血流灌注受损程度重、范围大;当灌注缺损范围大于左心室壁的 40% 时,则对缺血性心肌病的诊断有较高价值。

2. 酒精性心肌病

酒精性心肌病是指由于长期大量饮酒所致的心肌病变,主要表现为心脏扩大、心力衰竭及心律失常等,在临床上与扩张型缺血性心肌病有许多相似之处。酒精性心肌病具有以下特点。

(1)多为 30~50 岁男性,有长期、大量饮酒史,停止饮酒 3~6 个月后,病情可逐渐好转,增大的心脏可见缩小。

(2)多伴有酒精性肝硬化。

(3)心脏超声检查提示心脏各房室腔均有扩大,但以左心房及左心室腔扩大为主;室壁运动弥散性减弱,左心室射血分数明显降低;常合并二尖瓣、三尖瓣关闭不全,但无室壁节段性运动异常及主动脉瓣增厚、钙化征象。多排冠状动脉 CT 及冠状动脉造影提示冠状动脉多无明显病变。

3. 克山病

克山病是一种原因不明的地方性心肌病,临床上根据其起病急缓及心功能状态不同而分为急型、亚急型、慢型及潜在型四型。慢型克山病患者主要表现为心脏增大及充血性心力衰竭,其心电图、心脏超声及胸部 X 线检查所见均与扩张型缺血性心肌病有许多相似之处,但克山病有下列临床特点。

(1)有明显的地区性,病区分布在包括黑龙江、吉林、辽宁、山西、河北、山东、河南、陕西、甘肃、四川、云南、湖北 13 个省及西藏、内蒙古自治区的低硒地带上。

(2)具有人群多发的特点,以农业人口中的生育期妇女及断奶后的学龄前儿童多见。而缺血性心肌病则以老年人多见。

(3)克山病患者心脏超声检查心脏多呈普遍性显著扩大,室壁弥散性运动减弱,心肌收缩无力,心脏收缩功能明显降低,同时伴多个瓣膜口明显反流。

(4)多排冠状动脉 CT 及冠状动脉造影显示冠状动脉无严重病变。

三、治疗

缺血性心肌病的治疗效果在某种程度上取决于存活心肌的多少。因此,治疗原则包括挽救存活心肌(包括冬眠心肌、钝抑心肌),改善心功能,预防及治疗心律失常,控制危险因素等。

(一)控制危险因素

1. 控制高血压

高血压是缺血性心肌病的主要危险因素,缺血性心肌病合并高血压的患者应积极降压治疗。降低血压后,缺血性心肌病心力衰竭的发生率和总病死率均会下降。

2. 调整血脂

冠状动脉粥样硬化直接与血清胆固醇水平降低幅度的大小和持续时间的长短有关。对血脂升高者,应通过合理膳食、应用他汀类降脂药物进行防治。

3. 控制血糖

对于糖尿病合并缺血性心肌病的患者,其冠状动脉粥样硬化多严重而弥散,应积极治疗糖尿病,将血糖水平控制在合理范围内。

4. 戒烟、限酒

应严格戒烟;少量饮酒有利于心血管系统,但要避免酗酒。

5. 减肥

对于体重超标的患者,要通过饮食、适当增加活动降低体重。因为体重增加不仅是动脉粥样硬化的危险因素,也是使心功能恶化的因素。

(二)改善心肌缺血

1. 硝酸酯类药物

此类药物能扩张冠状动脉,改善心肌供血,对心力衰竭患者还有减轻肺淤血作用。常用药物有硝酸异山梨酯、硝酸甘油等。口服硝酸甘油时应注意"首过效应",其生物利用度极低,舌下含服为宜。长期连续应用硝酸酯类药物可以产生耐药性和药物依赖性。

2. 钙拮抗药

钙拮抗药是通过扩张冠状动脉、改善心肌缺血区的血流灌注和抑制血小板聚集来达到治疗目的。制剂有地尔硫卓、硝苯地平和维拉帕米等。地尔硫卓对冠状动脉及其侧支循环血管均有较强的扩张作用,能降低血压、减慢心率,降低心肌耗氧量,对于心率偏快的患者尤其适用。合并高血压而心率不快者可应用长效钙拮抗药,如非洛地平、氨氯地平、硝苯地平控释片。对于心力衰竭表现为主的缺血性心肌病患者,应用钙拮抗药仍应慎重,尤其是有负性肌力与负性频率作用的钙拮抗药,如地尔硫卓、维拉帕米。

(三)预防心室重构

无论是慢性心肌缺血,还是急性心肌梗死都能导致心肌变性坏死,发生心室重构,最终形成缺血性心肌病。因此,对冠心病、心肌梗死患者及早给予药物治疗,防治心室重构是必要的。

1. 血管紧张素转化酶抑制药(ACEI)

ACEI 不仅抑制血液循环中的肾素 - 血管紧张素 - 醛固酮系统(RAAS),而且也抑制组织中的 RAAS,从而抑制了心肌间质胶原的生成,抑制了心肌梗死后心室的重构。ACEI 还有扩张血管和改善心力衰竭的作用,更适用于缺血性心肌病合并心力衰竭患者。

2. β 受体阻滞药

许多研究表明,慢性心力衰竭时神经体液系统(如肾上腺素能系统)激活可介导心肌重塑,而 β 受体信号转导的致病性明显大于 $β_2$ 受体及 α 受体,最终心脏扩大、心功能恶化。这就是应用 β 受体阻滞药治疗慢性心力衰竭的根本基础。

3. 醛固酮拮抗药

研究发现,醛固酮具有不完全依赖于 Ang Ⅱ 的独立作用,特别是在心肌和血管壁的重塑功能方面,醛固酮可通过心肌组织中的醛固酮受体(MRs)直接介导心肌重塑,故螺内酯可产生明确的抗心肌纤维化作用。

(四)纠正心力衰竭

心力衰竭是缺血性心肌病发展的最终结局,是缺血性心肌病的最常见死因。心力衰竭药物治疗可改善临床症状,降低病死率。常见药物有以下几种。

1. 利尿药

利尿药是有液体潴留的心力衰竭患者治疗策略中的重要组成部分,具有较快缓解呼吸困难和水肿症状的作用。常用利尿药包括噻嗪类利尿药、保钾利尿药和作用于髓袢利尿药,如呋塞米。

在急性期,一般静脉给予呋塞米 20~200mg,每日 2 次,静脉注射;稳定后可改用呋塞米 20~40mg,每日或隔日 1 次,口服。氢氯噻嗪适用于轻度液体潴留、肾功能正常的心力衰竭患者。如有显著的液体潴留,特别当有肾功能损害时,宜选用髓袢利尿药,如呋塞米、布美他尼、托拉塞米。保钾利尿药,如氨苯蝶啶、螺内酯,常与上两种利尿药合用。

利尿药不能降低患者的病死率,因此长期治疗(症状缓解后)应与 ACEI 和 β 受体阻滞药联合应用。

2. 血管扩张药

血管扩张药可以降低左心室舒张末压,减少肺循环和体循环阻力,改善心力衰竭症状。常用的血管扩张药有硝普钠、硝酸甘油及钙拮抗药等,剂量应视患者血容量是否充足而不同。在血压不低的心力衰竭急性期患者,可给予硝酸甘油或硝普钠静脉滴注(开始每分钟 10μg,以后每 10min 增加 1 次剂量,每次每分钟增加 10μg)。硝普钠滴注时应注意避光,4~6h 重新更换药物。

3. 血管紧张素转化酶抑制药(ACEI)

ACEI 是目前心力衰竭治疗的基石和首选的药物,主要通过两个机制治疗慢性心力衰竭:抑制肾素血管紧张素醛固酮系统(RAAS);抑制缓激肽的降解,提高缓激肽水平。卡托普利 12.5~25mg,每日 3 次,口服;或福辛普利 5~10mg,每日 1 次,口服。其最好的效果一般在数周或数月后才出现。需要让患者坚持治疗,即症状未见改善,仍可降低疾病进展的危险性。少数患者因为严重咳嗽而改用血管紧张素 Ⅱ 受体拮抗药治疗。

4. 血管紧张素 Ⅱ 受体拮抗药(ARB)

血管紧张素 Ⅱ 受体拮抗药(ARB)包括缬沙坦、氯沙坦、伊贝沙坦等。缬沙坦 80mg,每日 1 次,口服。ARB 治疗心力衰竭有效,但未证实其疗效优于 ACEI。可用于不能耐受 ACEI 的患者,也可与 ACEI 合用。

5. β 受体阻滞药

β 受体阻滞药曾是治疗心力衰竭的禁忌证,而现在已成为常规治疗的一部分。目前用于心力衰竭治疗的 β 受体阻滞药有美托洛尔、比索洛尔(博苏、康忻)、卡维地洛、普萘洛尔。

症状改善常在治疗 2~3 个月才出现,即使症状不改善,亦能阻碍疾病的进程,因此要坚持治疗。β 受体阻滞药应在患者症状改善后才能使用,不能用于抢救急性心力衰竭患者。从最小剂量开始,如美托洛尔 3.125mg,每日 2 次,以后每 1~2 周增加一次剂量,剂量可加倍。增加剂量要缓慢。

6. 洋地黄类强心药物

洋地黄可降低交感神经的兴奋性和心率,同时增加心肌收缩力,可以改善症状,提高生活质量,但不能延长患者存活时间。对于缺血性心肌病患者应用洋地黄容易导致洋地黄中毒。如果长期应用,可用地高辛每次 0.125~0.25mg,每日或隔日 1 次。

应用洋地黄应个体化、小剂量,应注意患者的肾功能和电解质及酸碱平衡,避免出现洋地黄中毒。

7. 非洋地黄类正性肌力药

非洋地黄类正性肌力药包括 β 受体激动药(多巴酚丁胺多巴胺)及磷酸二酯酶抑制药(米力农等)。这两种药物短期缓慢静脉注射能改善血流动力学和症状,仅在患者对利尿药、血管扩张药及地高辛联合治疗无效时,可考虑短期应用 3~5d。长期应用没有明显益处。

（五）防治心律失常

1. 非危险性心律失常

如房性期前收缩、室性期前收缩、短阵房性心动过速,甚至室性心动过速,由于不引起明显血流动力学改变,一般可不进行处理。仅治疗冠心病和心力衰竭即可。

2. 心房扑动、心房颤动

对于可以转复为窦性心律者,尽量使,用胺碘酮。对于不能转复的持续性心房颤动、心房扑动,可以使用地高辛或 β 受体阻滞药控制心室率。

3. 室性心动过速

急性转复应选用静脉注射胺碘酮,次选利多卡因、普罗帕酮(心律平)。对于反复发作、药物效果不好或伴随昏厥者,应置入可置入式自动转复除颤器(ICD)。

4. 缓慢型心律失常

缓慢型心律失常表现为病态窦房结综合征、房室阻滞。如因药物引起(如 β 受体阻滞药、地尔硫卓、胺碘酮),应考虑停药观察。如果心率太慢(<40bpm)可临时给予异丙肾上腺素或阿托品静脉滴注;效果不好,应置入临时心脏起搏器。长期严重缓慢型心律失常应安装永久性心脏起搏器。

（六）抗凝治疗

凡有血栓栓塞征象或心腔内有附壁血栓时,皆易引起重要脏器动脉栓塞。可选用肝素(急性期)、华法林(慢性期),或口服肠溶阿司匹林、氯吡格雷治疗。

（七）改善心肌能量代谢

曲美他嗪可以抑制游离脂肪酸的氧化,提高心肌细胞的能量产生,改善心功能,可能对缺血性心肌病有一定的治疗效果。曲美他嗪每次 20mg,每日 3 次。能量合剂等药物无明显作用。

（八）介入治疗及冠状动脉主动脉旁路术

对于仍然存在严重冠状动脉狭窄、心肌缺血的缺血性心肌病患者,必须恢复缺血心肌的再灌注(再血管化治疗),以从根本上改善心肌缺血、心功能和患者的预后。目前,再血管化治疗的主要手段包括冠状动脉介入治疗和冠状动脉主动脉旁路术(CABG,简称冠状动脉搭桥术)。对于梗死心肌,需要评估有无存活心肌,再决定是否进行再血管化治疗。

介入治疗的特点是损伤小、住院时间短、患者容易接受。冠状动脉搭桥手术创伤相对较大,对患者心功能、肺功能状态要求较高,但能同时进行左心室减容术、瓣膜修补术等手术,术后再血管化的危险降低。

（九）心脏再同步治疗（CRT）

对于缺血性心肌病合并心力衰竭、左束支阻滞的患者,在心肌供血改善后,药物治疗效果不好者,应考虑置入三腔起搏器进行心脏再同步治疗。CRT 治疗缺血性心肌病的适应证为:左心室射血分数 <35% ;左心室舒张末径(LVEDD) >55mm ;心功能(NYHA 分级）Ⅲ～Ⅳ级,6min 步行距离 <450m ;心电图 QRS 时限(宽度) >130ms ;已经采用了合理用药(包括 ACEI、利尿药、β 受体阻滞药、螺内酯),但效果不好。

（十）心脏移植

缺血性心肌病晚期尽管采用各种治疗措施,但由于存活心肌的数量太少,不足以维持基础活动时的心功能,效果不好,常常导致患者死亡。因此,心脏移植成为缺血性心肌病终末期治疗的最后而且有效手段。

1. 心脏移植的适应证

完善的内科治疗及常规心脏手术均无,明显效果的缺血性心脏病;其他重要脏器无不可逆性病变或影响长期生存的因素;精神状态稳定;年龄低于 65 岁。

2. 禁忌证

使用氧化亚氮吸入和降低肺动脉阻力的药物,肺血管阻力仍在 6Wood 单位(1Wood 单位 =8Kpa)以上;近期出现肺梗死;合并全身性疾病;活动性感染;已确诊恶性肿瘤;心理障碍者等。

四、预后

缺血性心肌病患者如果不接受再血管化治疗,单纯药物治疗效果差,对于左心室射血分数≤35% 的患者,4 年存活率为 35% ~60%。预后不良的预测因素包括,有广泛的冠状动脉病变、显著的心脏扩大、射血分数减低、心房颤动和室性心动过速等。如果有显著的心脏扩大,尤其是有进行性心脏增大者,2 年的病死率可达 50%。

(温淑珍)

第十四节　无症状心肌缺血

无症状心肌缺血是指冠心病患者具有心肌缺血的客观证据,如心电图(静息、动态或负荷试验)出现典型缺血性 ST 段改变,心脏超声学或心脏核素显示节段性室壁运动异常和(或)心肌灌注缺损,而无心绞痛或心绞痛等同症状(运动诱发的胸闷、气短、胸部以外部位的疼痛等),也称隐匿性冠心病。患者有冠状动脉粥样硬化,但病变较轻或有较好的侧支循环,或患者痛阈较高而无疼痛症状。无症状性心肌缺血普遍存在于各种类型冠心病的病程中,由于发作时不伴有相应症状,常被医生或患者所忽视而未被及早治疗。然而,它和有症状的冠心病一样,可以导致急性心肌梗死、猝死等急性冠状动脉事件的发生。

一、分型

无症状心肌缺血在冠心病中发生率高,远远超过有症状性心肌缺血。其在临床上可分为三种类型。

1. Ⅰ型

完全无症状性心肌缺血。既往无冠心病病史,也无冠心病症状,但存在心肌缺血客观依据,其在人群中的发生率高达 5%。

2. Ⅱ型

心肌梗死后无症状心肌缺血。患者有心肌梗死病史,无心绞痛发作,但客观检查可发现心肌缺血存在,大约占心肌梗死患者总数的 1/3。

3. Ⅲ型

心绞痛伴有无症状心肌缺血。心绞痛患者中 70% ~80% 同时存在无症状心肌缺血,并且可发生在不同类型的心绞痛中,大多数冠心病患者属这一类型。有资料表明,75%心绞痛患者同时存在无症状心肌缺血,其发作次数是有症状心肌缺血的3~4倍,而在不稳定型心绞痛患者中更高达84%~90%。

二、诊断要点

(一)临床表现

由于无症状心肌缺血患者没有心绞痛发作症状,因此临床上可以无任何症状,也可以仅有危险因素或其他表现。

1. 冠心病危险因素

冠心病危险因素多为中年以上患者,常有多项冠心病的危险因素,如高脂血症、高血压病、糖尿病、吸烟、超重或肥胖等。部分患者可有心肌梗死病史。

2. 不典型胸痛或心绞痛等同症状

如运动诱发的胸闷、气短及胸部以外部位的疼痛等。

3. 其他症状

患者因为心肌梗死发生心力衰竭时,可出现不同类型的呼吸困难等。在体格检查时可以发现心脏扩大奔马律、肺部湿性啰音等。

(二)辅助检查

1. 动态心电图

动态心电图为目前公认的用于监测无症状心肌缺血的最简单而常用的方法。心肌缺血发作的动态心电图ST段压低标准为:J点后80ms的水平型或下垂型压低至少1mm,持续时间≥5min。如果动态心电图出现ST段抬高、T波一过性倒置等变化也有诊断意义。如果不同时间段记录的普通心电图反映出ST段等动态改变,对提示缺血性诊断也有意义。

此外,动态心电图可以监测心肌缺血在日常生活中的发生频度、持续时间、严重程度、动态变化及其与日常生活的关系。

2. 心电图运动试验

符合下列情况之一为阳性:运动中出现典型心绞痛;运动中及运动后水平型或下垂型(即缺血性)ST段压低≥0.1mV;运动中血压降低。

3. 超声心动图

二维超声心动图技术已渐用于检测室壁活动,尤其在负荷情况下,测定局部节段性室壁运动异常,可间接地确定心肌缺血。

4. 放射性核素运动心肌显影

临床常用的是^{201}Tl心肌灌注显像,是检测心肌缺血最为敏感的无创方法之一,对心肌缺血诊断的敏感性可达80%,特异性为90%,并可测量运动时心肌缺血的范围、严重程度及推测冠状动脉狭窄的部位、程度及对判断预后均有较大意义。

5. 冠状动脉CT造影

现在64排冠状动脉CT造影可以显示出冠状动脉病变及其严重程度,对于可疑的冠心病患者或无痛性心肌缺血的患者进行筛查。

6. 冠状动脉造影术

仍然是诊断冠心病的金标准,有助于发现和了解冠状动脉病变,并决定进一步的治疗方案。

三、治疗

无症状性心肌缺血的治疗与一般的冠心病治疗相同,但治疗的目的不是控制心绞痛发作而是控制无症状性心肌缺血发作,采用防治动脉粥样硬化的各种措施,以防止粥样斑块病变加重及不稳定加重,争取粥样斑块消退和促进冠状动脉侧支循环的建立。

(一)药物治疗

1. 阿司匹林

小剂量阿司匹林(每日 75~100mg)可以使动态心电图检测的心肌缺血减少,使不稳定型心绞痛患者心脏事件的发生减少。

2. 硝酸酯类

硝酸酯类可以减少心肌缺血发作达52%。

3. β受体阻滞药

对心肌梗死后的无症状性心肌缺血应用β受体阻滞药不仅可减少心肌缺血的发生率(达63%),使患者活动耐量增加,而且具有心肌保护作用,降低再梗死率和病死率。β受体阻滞药和硝酸酯联合治疗要比单一药物疗效更佳。

4. 钙拮抗药

在不稳定型心绞痛患者,钙拮抗药降低心脏事件可达75%,甚至优于β受体阻滞药。详见"心绞痛"治疗。

(二)非药物治疗

对经过药物治疗仍持续有心肌缺血发作者,或多支血管病变的患者,应考虑行经皮冠状动脉介入治疗(PCI)或冠状动脉主动脉旁路移植术(CABG)。

(李冬先)

第十五节　原发性心肌病

据统计,在住院患者中,心肌病可占心血管病的 0.6%~4.3%,近年心肌病有增加趋势。在因心血管病死亡的尸体解剖中,心肌病占 0.11%。

一、扩张型心肌病

扩张型心肌病(DCM)主要特征是单侧或双侧心腔扩大,心肌收缩期功能减退,伴或不伴有充血性心力衰竭。本病常伴有心律失常,病死率较高,男多于女(2.5:1)。

(一)病因

病因迄今不明,除特发性、家族遗传性外,近年来认为持续病毒感染是其重要原因,持续病毒感染对心肌组织的损伤、自身免疫包括细胞、自身抗体或细胞因子介导的心肌损伤等可导致或诱发扩张型心肌病。此外尚有围生期、酒精中毒、抗癌药物、心肌能量代谢紊乱和神经激素受体异常等多因素也可引起本病。

（二）病理

以心腔扩张为主，肉眼可见心室扩张，室壁多变薄，纤维瘢痕形成，且常伴有附壁血栓。瓣膜、冠状动脉多无改变。组织学为非特异性心肌细胞肥大、变性，特别是程度不同的纤维化等病变混合存在。

（三）临床表现

起病缓慢，多在临床症状明显时方就诊，如有气急，甚至端坐呼吸、水肿和肝大等充血性心力衰竭的症状和体征时，始被诊断。部分患者可发生栓塞或猝死。主要体征为心脏扩大，常可听到第三或第四心音，心率快时呈奔马律。常合并各种类型的心律失常。近期由于人们对病毒性心肌炎可演变为扩张型心肌病的认识增强，在心肌炎后常紧密随访，有时可发现早期无充血性心力衰竭表现而仅有左室增大的扩张型心肌病，事实上是病毒性心肌炎的延续。

（四）实验室和其他检查

1. 胸部 X 线检查

心影常明显增大，心胸比 >50%，肺淤血。

2. 心电图

心电图可见多种心电异常如心房颤动，传导阻滞等各种心律失常。其他尚有 ST – T 改变，低电压，R 波减低，少数可见病理性 Q 波，多系心肌广泛纤维化的结果，但需与心肌梗死相鉴别。

3. 超声心动图

本病早期即可有心腔轻度扩大，后期各心腔均扩大，以左心室扩大早而显著，室壁运动普遍减弱，揭示心肌收缩力下降，以致二尖瓣、三尖瓣本身虽无病变，但在收缩期不能退至瓣环水平，而彩色血流多普勒显示二、三尖瓣反流。

4. 心脏放射性核素检查

核素血池扫描可见舒张末期和收缩期左心室容积增大，左室射血分数降低；核素心肌显影表现为灶性散在性放射性减低。

5. 心导管检查和心血管造影

早期近乎正常，有心力衰竭时可见左、右心室舒张末期压、左心房压和肺毛细血管楔压增高、心搏量、心脏指数减低。心室造影可见心腔扩大，室壁运动减弱，心室射血分数低下。冠状动脉造影多无异常，有助于与冠状动脉性心脏病的鉴别。

6. 心内膜心肌活检

心内膜心肌活检可见心肌细胞肥大、变性、间质纤维化等。活检标本除发现组织学改变外，尚可进行病毒学检查。

（五）诊断与鉴别诊断

本病缺乏特异性诊断指标，临床上看到心脏增大、心律失常和充血性心力衰竭的患者时，如超声心动图证实有心腔扩大与心脏弥散性搏动减弱，即应考虑有本病的可能，但应除外各种病因明确的器质性心脏病，如急性病毒性心肌炎、风湿性心脏病、冠心病、先天性心血管病及各种继发性心肌病等后方可确立诊断。

（六）治疗和预后

因本病原因未明，尚无特殊的治疗方法。在病毒感染时密切注意心脏情况并及时治疗，有一定的实际意义。目前治疗原则是针对充血性心力衰竭和各种心律失常。一般是限制体力活动,低盐饮食,应用洋地黄和利尿剂。但本病较易发生洋地黄中毒,故应慎用。此外常用扩血管药物、血管紧张素转换酶(ACE)抑制剂等长期口服。近年来并发现在心力衰竭时能使肾上腺素能神经过度兴奋,β 受体密度下降,选用 β 受体阻滞剂从小剂量开始,视症状、体征调整用量,长期口服可使心肌内 β 受体密度上调而延缓病情进展。这样不但能控制心力衰竭而且还能延长存活时间。中药黄芪、生脉散和牛磺酸等有抗病毒,调节免疫改善心功能等作用,长期使用对改善症状及预后有一定辅助作用。由于上述治疗药物的采用,目前扩张型心肌病的存活率已明显提高。对一些重症晚期患者,合并左束支传导阻滞可在药物治疗的基础上,考虑植入双腔或三腔起搏器,通过调整左右心室收缩程序,改善心脏功能,缓解症状,有一定疗效。对长期严重心力衰竭,内科治疗无效的病例,可考虑进行心脏移植。在等待期如有条件尚可行左心机械辅助循环,以改善患者心脏功能。也有试行左室成形术,通过切除部分扩大的左心室同时置换二尖瓣,以减轻反流、改善心功能,但疗效尚待肯定。

本病的病程长短不等,充血性心力衰竭的出现频度较高,预后不良。死亡原因多为心力衰竭和严重心律失常,不少患者猝死。以往认为症状出现后 5 年的存活率在 40% 左右。近年来,由于上述治疗手段的采用存活率已明显提高。

二、肥厚型心肌病

肥厚型心肌病(HCM)是以左心室(或)右心室肥厚为特征,常为不对称肥厚并累及室间隔,左心室血液充盈受阻、舒张期顺应性下降为基本病态的心肌病。根据左心室流出道有无梗阻又要分为梗阻性肥厚型和非梗阻性肥厚型心肌病。梗阻性病例主动脉瓣下部室间隔肥厚明显,过去亦称为特发性肥厚型主动脉瓣下狭窄(IHSS)。本病常为青年猝死的原因。后期可出现心力衰竭。

(一)病因

本病常有明显家族史(约占 1/3),目前被认为是常染色体显性遗传疾病,肌节收缩蛋白基因如心脏肌球蛋白重链及心脏肌钙蛋白 T 基因突变是主要的致病因素。还有人认为儿茶酚胺代谢异常、细胞内钙调节异常、高血压、高强度运动等均可作为本病发病的促进因子。

(二)病理

肥厚型心肌病的主要改变在心肌,尤其是左心室形态学的改变。其特征为不均等的心室间隔增厚[非对称性心室间隔肥厚(ASH)]。亦有心肌均匀肥厚(或)心尖部肥厚(APH)的类型。本病的组织学特征为心肌细胞肥大,形态特异,排列紊乱。尤以左心室间隔部改变明显。

(三)临床表现

部分患者可无自觉症状,而因猝死或在体检中被发现。许多患者有心悸、胸痛、劳力性呼吸困难,伴有流出道梗阻的患者由于左心室舒张期充盈不足,心排出量减低可在起立或运动时出现眩晕,甚至神志丧失等,体格检查可有心脏轻度增大,能听到第四心音;流出道有梗阻的患者可在胸骨左缘第 3~4 肋间听到较粗糙的喷射性收缩期杂音;心尖部也常可听到收缩期杂音。目前认为产生以上两种杂音除因室间隔不对称肥厚造成左心室流出道相对狭窄外,主要是由于收缩期血流经过狭窄处时的漏斗效应将二尖瓣吸引移向室间隔使狭窄更为严重,在收缩晚期甚至可完全阻挡流出道;而同时二尖瓣本身出现关闭不全。胸骨左缘 3~4 肋间所闻及的流出道狭窄所致的收缩期杂音,不同于主动脉瓣膜器质性狭窄所产生的杂音。凡能影响心肌收缩力,改变左心室容量及射血速度的因素均可使杂音的响度有明显变化,如使用 β 受体阻滞剂、取下蹲位、举腿或体力运动,使心肌收缩力下降或使左心室容量增加,均可使杂音减轻;相反,如含服硝酸甘油片或做 Valsalva 动作,使左心室容量减少或增加心肌收缩力,均可使杂音增强。

(四)实验室与其他检查

1. 胸部 X 线检查

心影增大多不明显,如有心力衰竭则呈现心影明显增大。

2. 心电图

因心肌肥厚的类型不同而有不同的表现。最常见的表现为左心室肥大,ST－T 改变,常在胸前导联出现巨大倒置 T 波。深而不宽的病理性 Q 波可在 Ⅰ aVL 或 Ⅱ、Ⅲ、aVF、V_5、V_4 上出现,有时在 V_1 见 R 波增高,R/S 比增大。此外,室内传异阻滞和期前收缩亦常见。APH 型患者常有以 V_3、V_4 为中心的巨大的倒置 T 波。

3. 超声心动图

超声心动图是临床上主要诊断手段,可显示室间隔的非对称性肥厚,舒张期室间隔的厚度与后壁之比≥1.3,间隔运动低下。有梗阻的病例可见室间隔流出道部分向左心室内突出、二尖瓣前叶在收缩期前移(SAM)、左心室顺应性降低致舒张功能障碍等。运用彩色多普勒法可了解杂音起源和计算梗阻前后的压力差。超声心动图无论对梗阻性与非梗阻性的诊断都有帮助。APH 型则心肌肥厚限于心尖部,以前侧壁心尖部尤为明显,如不仔细检查,很容易漏诊。

4. 心导管检查和心血管造影

左心室舒张末期压上升。有梗阻者在左心室腔与流出道间有收缩期压差,心室造影显示左心室腔变形,呈香蕉状、犬舌状、纺锤状(心尖部肥厚时)。冠状动脉造影多无异常。

5. 心内膜心肌活检

心肌细胞畸形肥大,排列紊乱有助于诊断。

(五)诊断和鉴别诊断

对临床或心电图表现类似冠心病的患者,如患者较年轻,诊断冠心病依据不充分又不能用其他心脏病来解释,则应想到本病的可能。结合心电图、超声心动图及心导管检查做出诊断。如有阳性家族史(猝死,心脏增大等)更有助于诊断。

本病通过超声心动图,心血管造影及心内膜心肌活检可与高血压心脏病、冠心病、先天性心血管病、主动脉瓣狭窄等相鉴别。

(六)治疗和预后

本病由于病因不明,又很多与遗传因素有关,难于预防。对患者进行生活指导,提醒患者避免激烈运动、持重或屏气等,减少猝死的发生。避免使用增强心肌收缩力的药物,如洋地黄等以及减轻心脏负荷的药物,以减少加重左室流出道梗阻。本病的治疗原则为驰缓肥厚的心肌,防止心动过速及维持正常窦性心律,减轻左心室流出道狭窄和抗室性心律失常。目前主张应用 β 受体阻滞剂及钙通道阻滞剂治疗。对重症梗阻性患者可作介入或手术治疗,植入双腔DDD 型起搏器、消隔或切除肥厚的室间隔心肌。

近年发现,有些肥厚型心肌病患者,随年龄增长,逐渐呈扩张型心肌病的症状与体征者称为肥厚型心肌病的扩张型心肌病相。对此用扩张型心肌病伴有心力衰竭时的治疗措施进行治疗。本病进展缓慢,应长期随访,并对其直系亲属进行心电图、超声心动图等检查,早期发现家族中的其他 HCM 患者。

本病的预后因人而异,可从无症状到心力衰竭、猝死。心房颤动可促进心力衰竭的发生,少数患者可并发感染性心内膜炎或栓塞等。一般成人病例 10 年存活率为 80%,小儿病例为 50%。成人死亡多为猝死,而小儿则多为心力衰竭,其次为猝死。猝死在有阳性家族史的青少年中尤其多发。猝死原因多为室性心律失常,特别是室颤等。

三、限制型心肌病

限制型心肌病(RCM)以单侧或双侧心室充盈受限和舒张容量下降为特征,但收缩功能和室壁厚度正常或接近正常。以心脏间质纤维化增生为其主要病理变化,即心内膜及心内膜下有数毫米的纤维化增厚,心室内膜硬化,扩张明显受限。本病可为特发性或与其他疾病如淀粉样变性,有或不伴有嗜酸性粒细胞增多症的心内膜心肌疾病并存。多见于热带和温带地区,我国仅有散发病例。以发热、全身倦怠为初始症状,白细胞增多,特别是嗜酸性粒细胞增多较为特殊。以后逐渐出现心悸、呼吸困难、水肿、肝大、颈静脉怒张、腹腔积液等心力衰竭症状。其表现酷似缩窄性心包炎,有人称之为缩窄性心内膜炎。

心电图常呈窦性心动过速、低电压、心房或心室肥大、T 波低平或倒置。可出现各种类型心律失常,以心房颤动较多见。心导管检查示舒张期心室压力曲线呈现早期下陷,晚期高原波型,与缩窄性心包炎的表现相类似。左心室造影可见心内膜肥厚及心室腔缩小,心尖部钝角化。活检可见心内膜增厚和心内膜下心肌纤维化。需与缩窄性心包炎鉴别。心室腔狭小,变形和嗜酸性粒细胞的增多,心包无钙化而内膜可有钙化等有助于本病诊断。本病还应与肥厚型心肌病的扩张型心肌病相及轻症冠心病鉴别。与一些有心脏广泛纤维化的疾病如系统性硬化症、糖尿病、酒精中毒等特异性心肌病鉴别。

本病无特效防治手段,主要避免劳累、呼吸道感染、预防心力衰竭。只能对症治疗。心力衰竭对常规治疗反应不佳,往往成为难治性心力衰竭。糖皮质激素治疗也常无效。栓塞并发症较多,可考虑使用抗凝药物。近年用手术剥离增厚的心内膜,收到较好效果。肝硬化出现前可作心脏移植。

本病预后不良,按病程发展快慢而不同,心力衰竭为最常见死因。

四、致心律失常型右室心肌病

致心律失常型右室心肌病(ARVC)旧称为致心律失常右室发育不良(ARVD),现以 ARVD/C 表示。其特征为右室心肌被进行性纤维脂肪组织所置换,早期呈典型的区域性,逐渐可累及整个右心室甚至部分左心室,而间隔相对很少受累。常为家族性发病,系常染色体显性遗传,不完全外显、隐性型也有报道。临床常表现为心律失常、右心扩大和猝死,尤其在年轻患者。

根据心律失常、右心扩大,应控制室性心律失常。鉴于室壁心肌菲薄,不宜作心内膜心肌活检和消融治疗,高危患者可植入埋藏式自动复律除颤(ICD)装置,或心脏移植以提高生存率。

五、不定型的心肌病

不定型的心肌病(UCM)是指不适合归类于上述任何类型的心肌病(如弹力纤维增生症、非致密性心肌病、心室扩张甚轻而收缩功能减弱、线粒体受累等)。

某些患者可以出现几种类型心肌病的特征(如淀粉样变性、原发性高血压)。现已认识到心律失常和传导系统疾病可能是原发的心肌异常,但尚未将其列为心肌病范畴。

(一)中医治疗

1. 温阳和血汤

(1)组成与用法:制附子15g;炙黄芪、党参、丹参各30g;泽泻20g;茯苓20g;白术、麦冬、北五味、淫羊藿、炙甘草各10g。每日1剂,连服1周。再按原方去丹参,每日1剂,连服2周。

(2)功用与评述:温补脾肾,益气养阴,活血通络,标本兼顾。本方用四君子汤合生脉散,加黄芪、附子、淫羊藿、丹参、泽泻等品组成,方中藉四君并黄芪健脾益气,以扶根本;又加泽泻以协术、苓,助其渗湿蠲饮之力。然因《金匮要略·惊悸吐衄下血渴满淤血病》谓"患者胸满……脉微大来迟……为有淤血。"更增丹参,并静脉滴注丹参注射液,以化其淤血,如此配伍,切中病机,而收到较好疗效。夜寐欠佳者,加炒枣仁、柏子仁、夜交藤以养心安神。

2. 葶苈参芪汤

(1)组成与用法:葶苈子30g、菌灵芝30g、人参叶60g、黄芪60g、麦冬30g、五味子15g、丹参30g。水煎服,每日1剂,疗程为6个月。

(2)功用与评述:益气养阴,活血通络,泻肺平喘。本方为生脉散加减而成,人参、麦冬、五味为生脉散原方,再辅以黄芪,益气养阴之功;菌灵芝亦为益气养阴之品;丹参活血祛瘀;葶苈子泻肺平喘,利水消肿。现代药理研究葶苈子具有强心作用,使心肌收缩力加强,心率减慢,心传导阻滞。对衰弱的心脏可增加输出量,降低静脉压。黄芪具有强心降压利尿作用。丹参具有扩张冠状动脉,增加冠脉血流量,改善心肌收缩力,调整心律等作用。本方适用于原发性扩张型心肌病。失眠多梦者加龙骨、牡蛎以潜敛心神;腹满便溏者加白术、干姜、甘草以温运脾阳。

3. 四逆散加减

(1)组成与用法:柴胡12g、枳壳10g、当归12g、郁金15g、丹参15～20g、桃仁9g、前胡12g、赤芍15g、菖蒲12g、桔梗9g、甘草6g。每日一剂,水煎,分两次服用。

(2)功用与评述:行气活血,化痰湿。方中柴胡、郁金疏肝理气;前胡、桔梗宣降肺气;枳实破气消积,化痰除痞;菖蒲化湿;当归、郁金、丹参、桃仁、赤芍活血祛瘀;甘草调和诸药。诸药配合适用治疗肥厚型心肌病。神倦乏力者加党参、黄芪以健脾益气;心阳不足者加桂枝、炙甘草以补益心阳。

(李文军)

第十六节　病毒性心肌炎

一、概述

病毒性心肌炎(viralmyocarditis)是指人体感染嗜心性病毒,引起心肌非特异间质性炎症。该炎症可呈局限性或弥散性;病程可以是急性、亚急性或慢性。急性病毒性心肌炎患者多数可完全恢复正常,很少发生猝死,一些慢性发展的病毒性心肌炎可以演变为心肌病。病毒性心肌炎以柯萨奇 B 组病毒引起的最多,多发生于秋冬季。病毒性心肌炎发生于 40 岁以下患者为多,为 75% ~80%,男性多于女性。

近些年来,病毒性心肌炎的发生率显著增高,成为我国当前最常见的心肌炎。中医学中并无病毒心肌炎的病名,但根据该病的临床症状特点,可归于温病的风温症以及内科杂病的心悸、胸痹、喘症、水肿、怔忡等病的范畴。

二、病因病理

(一)西医

1.病因

柯萨奇病毒、埃可病毒、脊髓灰质炎、麻疹、水痘、腮腺炎、流感、流行性出血热等病毒均可引起心肌炎。其中以肠道病毒包括柯萨奇、埃可、脊髓灰质炎病毒最为重要。传染源为患者及无症状的带菌者。

通过粪至口途径,偶尔也从空气传播。发病以夏秋季为高。病毒感染后 30% ~55% 发病,其发病机制尚不十分清楚,可能是病毒对心脏的直接作用。也可为病毒对心肌的作用,侵犯心肌、心内膜和心包膜,并在细胞内繁殖,损伤细胞。也有人认为是抗原－抗体作用的结果。在心肌表面形成新抗原和特异抗体,在抗体参与下,抗原体相互作用而产生心肌细胞炎性改变。

2.病理

按组织病理学可以分为心肌变化为主的主质性心肌炎和以间质损害占优势的间质性心肌炎。根据病普范围可分为弥散性和局限性两种。典型的变化是炎性细胞浸润、心肌变性坏死、瘢痕愈合。组织病理学可看到心肌纤维之间与血管四周的结缔组织中,有组织细胞、嗜酸粒细胞及中心粒细胞浸润,心肌纤维可能有脂性、颗粒性或玻璃样变化,也可能有心肌溶解或坏死。心肌炎的病变也会涉及心脏的起搏与传导系统,如窦房结、房室结和束枝,发生心律失常。心肌炎的临床表现取决于病变的广度与深度,差别极大。轻微局灶病变常无临床症状或仅引起心电活动异常或心肌复极障碍。重度广泛病变引起心脏扩大、心脏功能衰竭、甚至猝死。

(二)中医

1.毒邪

内经称为"毒气"。历代医书中又称疫疠毒、湿热毒、时行毒、热毒、温毒、寒毒、燥毒、非时寒暑、疾风、淫雨及山岚瘴气等均属产生病毒之原因。毒邪从口鼻而入侵犯人体,随其所在脏腑经络部位而出现种种临床症状。

2.外邪侵袭

毒邪常伴随外感六淫之邪侵袭人体,外邪首先犯肺损心。所以本病起始多有发热症状、上呼吸道感染症状,然后入里。

3.饮食所伤

本病起始多有腹泻史,系饥饱无度或暴饮暴食,损伤脾胃之气,脾失健运,湿浊内生,蕴热而使病毒伺机得以滋生,出现种种胃肠道症状。

4.禀赋不足

"邪之所凑,其气必虚",先天不足,或后天失调,卫外之气不足,表虚易感受外邪。毒邪得以侵袭人体首先犯肺。肺病及心,耗气损阴,阴虚火旺,虚火妄动,上扰心胸而有心悸、怔忡、烦躁失眠。心气虚衰,鼓动血脉无力,血脉不能周行于身而有气短、乏力、血瘀。病久阴阳两虚,甚则喘促不止,心跳骤停,猝然而死。

三、临床表现

(一)症状

多数病毒性心肌炎病初起有发热、咽痛、全身酸痛、腹泻等症状。据统计出现上呼吸道或肠道感染症状者高达70%~95%。轻症时心肌炎症状轻微且无特殊性,常被忽略。心肌炎病到一定程度才出现胸闷、憋气、胸痛、心悸、乏力、气短、头晕等症状。少数患者有昏厥。重度心肌炎很快发生心力衰竭或心源性休克。

(二)体征

1. 心率

心率增快与体温升高不相称。甚至体温正常而心率增快、心动过速。少数患者心动过缓,要考虑有房室传导阻滞。

2. 心音

心尖区第一心音分裂或低,或可听到收缩期吹风样杂音,常随病情好转而减轻。合并有心包炎能听到心包磨擦音。

3. 心律失常

约半数以上病例出现心律失常,尤以早搏及各种房室阻滞为最常见。

4. 心脏扩大

较重病例有心脏扩大,一般随病情好转而恢复。心脏扩大明显,表明心肌炎程度严重。

5. 心力衰竭

重症弥散性心肌炎会发生急性心力衰竭,且常见有奔马律与交替脉。严重时合并有低血压及心源性休克。

四、实验室及其他检查

(一)X线检查

重病病例有心脏轻、中度扩大。合并心包炎时心脏明显扩大,心影呈球形成烧瓶状,搏动减弱。重度心肌炎尚可见到肺淤血及肺水肿。

(二)心电图

该病具有多变、突变特点。部分心肌炎患者无症状,体征仅有心电图改变;也有在发病后心电图由正常突然出现改变,随感染的消退或反复而消失或再现,主要变化为如下。

(1)ST-T改变:T波低平、双向或倒置,S-T段下降一般较轻,变动较大。

(2)心律失常:窦性心动过速或过缓,不同程度的窦房、房室,室内传导阻滞,房性、结区性、室性早搏可以偶发或频发成联律。单源性或多源性,甚至并行心律。室上性或室性心动过速、心房颤动也偶可见到。心室颤动的出现可致猝死。Ⅲ度房室传导阻滞也是猝死的另一原因。

上述变化多见于急性期,在恢复期逐渐消失。亦有部分病例因瘢痕灶形成而产生固定性传导阻滞或早搏。

(3)QT间期可延长,有时出现病理性Q波。

（三）超声心动图

轻者无改变,重度可有心腔扩大,心室壁搏动幅度降低,心输出量减少等变化。

（四）实验室检查

白细胞计数升高,血沉正常或稍快,血清 GOT、LDH、CPK 升高或正常。多于发病 4d 以内升高,4d 以后降低。潜伏期及病毒感染起病后 5~7d 内,可用咽洗液。粪便、血液等标本分离病毒。亦可测定病毒抗体。如作心包穿刺或心肌活检则不仅可从心肌分离出病毒,并显示心肌变性、坏死、间质炎症等改变,提供确切诊断。

五、诊断与鉴别诊断

（一）诊断标准

中华医学会在江苏省张家港市召开的全国心肌炎心肌病专题座谈会上,初步拟定了成人急性病毒性心肌炎诊断参考标准。具有以下规定。

（1）在上呼吸道感染、腹泻等病毒感染后 1~3 周内或急性期中出现心脏表现（如舒张期奔马律、心包摩擦音、心脏扩大等）及充血性心力衰竭或阿斯综合征者。

（2）上述感染后 1~3 周内或发病时新出现的各种心律失常,而未服抗心律失常药前出现下列心电图改变者。

1）房室传导阻滞或窦房阻滞、束支传导阻滞。

2）两个以上导联 S－T 段成水平或下斜性下移 ≥0.05mv,或多个导联 S－T 段异常抬高,或有异常 Q 波者。

3）频发多形,多源成对或并行性早搏,短阵阵发性室上速或室速、扑动或颤动等。

4）两个以上 R 波为主波的导联 T 波倒置、平坦或降低 <R 波的 1/10。

5）频发房性或室性早搏。

具有上述 1）~2）任何一项即可诊断。具有 4）或 5）无明显病毒感染史者要补充下列指标以助诊断:左室收缩功能减弱（经无创或有创检查证实）、病程早期有 CK、CK－MB、AST、LDH 增高。

（3）如有条件应进行下列病原学检查。

1）粪便、咽拭分离出柯萨奇或其他病毒及恢复期血清中同型病毒抗体效价较第一份血清升高 4 倍以上（双份血清应相隔两周以上,一般为三周以上）或首次（或第二次）抗体效价 ≥640 者为阳性。320 者为可疑阳性。

2）心包穿刺液分离出柯萨奇病毒或其他病毒。

3）从心内膜、心肌或心包分离出病毒或用特异性荧光抗体检查显示阳性。

（4）对尚难明确诊断者可长期随访,在有条件时可作心肌活检以助诊断。

（5）在考虑病毒性心肌炎诊断时应除外甲亢、β 受体功能亢进症及影响心肌的其他疾患,如风湿性心肌炎、中毒性心肌炎、冠心病、结缔组织及代谢性疾病等。

（二）鉴别诊断

1. 风湿性心肌炎

患者常有扁桃体或咽峡炎等链球菌感染史,因此咽拭物培养常有链球菌生长、抗 O 增高、血沉明显增快。风湿性心肌炎还可以有典型风湿热表现,即急骤的起病,有低到中度的发热,并还有多发性关节炎:以膝、踝、肘、腕、肩等大关节对称性、游走性关节发炎,局部红肿热痛

（现大多少见），或仅为关节的游走酸痛。四肢内侧或躯干皮肤有渗出型的边缘红斑，无痛痒感，压之退色。可有皮下结节（现已很少见）。病毒性心肌炎常因有心内膜炎而产生二尖瓣反流性收缩期杂音，又可因瓣膜炎症水肿而有舒张期杂音。与此不同的是病毒性心肌炎多无舒张期杂音。

2. β受体功能亢进综合征

β受体功能亢进综合征多见于年轻女性。主诉症状多而易变化，客观体征却少，绝无心脏扩大、心功能不全的体征。心电图常有窦性心动过速、ST段和T波改变、且易发生于Ⅱ、Ⅲ、aVF导联上。经普萘洛尔试验即可使这些异常的心电图恢复正常。病毒性心肌炎经普萘洛尔试验的短期内不能恢复正常，并常有心律失常、心功能受损的器质性心脏病表现。

3. 冠心病

冠心病是冠状动脉粥样硬化引起冠状循环心肌缺氧的心脏病。非冠状动脉性血流动力学改变引起的心肌缺血不包括在内。冠状动脉粥样硬化在临床中有四个重要易患因素：高脂血症、高血压、糖尿病和吸烟。

诊断冠状动脉粥样硬化的是有价值的，方法是做选择性冠状动脉造影和心电图检查可明确诊断冠心病。

六、西医治疗

（一）促进心肌代谢药物

1. 三磷酸腺苷

三磷酸腺苷为一种辅酶，有改善机体代谢作用，是机体内能量的主要来源。每日1~2次，每次10~20mg，肌内注射，或加入5%~10%葡萄糖液250mL中缓慢静脉滴注。

2. 辅酶A

辅酶A为体内乙酰反应的辅酶。对糖、脂肪及蛋白质代谢有重要作用。每日1~2次，每次50u，用生理盐水或5%葡萄糖500mL静脉滴注。亦可肌内注射。

3. 肌苷

肌苷可直接透过细胞膜进入细胞，改善细胞代谢，提高酶（特别是辅酶A）活性。口服每日3次，每次200~400mg。亦可用于静脉滴注。

4. 环化腺苷酸

环化腺苷酸有改善心肌细胞缺氧作用，对糖、脂肪代谢，蛋白质合成代谢等有重要作用。每次20~40mg，用生理盐水2mL溶解后肌内注射。亦可加入5%葡萄糖液中静脉滴注，每日1~2次。

5. 细胞色素C

15mg肌内注射，每日1~2次。

6. 维生素C

2~3g加入5%葡萄糖500mL中静脉滴注，每日1次，对促进心肌恢复有一定作用。疗程7d，必要时可用第2疗程。

（二）激素

对病毒性心肌炎应用激素尚有争论。实验研究表明激素在急性期抑制干扰素的合成，加速病毒增生，引起感染扩散。所以认为一般患者，尤其急性期10d内不宜使用。但可用于如下。

（1）严重心力衰竭、严重心律失常、休克。通过抑制心肌炎症反应，消除变态反应、减低毒素作用而起效。

（2）对已经用过其他疗法治疗效果不佳，或免疫反应明显的发病10d以上患者。可用强的松每日40～60mg口服，或用氢化可的松每日400～600mg静脉滴注，疗程4～6周。

（三）抗病毒药

抗病毒药马啉胍每日3次，每次0.1g，或金刚烷胺每日200mg可以试用，效果不确切。干扰素或干扰素诱导亦试用于病毒性心肌炎治疗。

（四）其他治疗

病毒性心肌炎患者合并有咽扁桃体链球菌感染者应予以青霉素、红霉素等抗生素。有心力衰竭应及时控制，但洋地黄类药物宜从小量开始逐步递加。

若有心律失常，应针对不同的心律失常选择相应的药物。低血压或休克时应及时采取抗休克治疗。

七、中医辨证论治

（一）热毒淫心证

1. 症状

恶寒发热，心悸不宁，胸闷气短，舌尖红，苔薄黄，脉浮数或细数。

2. 治则

清热解毒，益心安神。

3. 方药

解毒清心汤加减。药用苦参、大青叶、金银花、连翘、丹参、太子参、麦冬、石菖蒲、柏子仁、炙甘草等。

（二）痰湿内阻证

1. 症状

胸闷气憋，心悸不宁，腹胀，食欲缺乏，大便稀溏，舌淡体胖，或边有齿痕，苔白腻，脉滑或结代。

2. 治则

理气化痰，宣痹通阳。

3. 方药

瓜蒌薤白半夏汤加减。药用瓜蒌、薤白、半夏、桂枝、郁金、茯苓、陈皮、丹参、川芎、煅龙骨、煅牡蛎、炙甘草等。

（三）气滞血瘀证

1. 症状

胸闷心悸，心前区刺痛或隐痛不适，舌质暗红，舌边有淤斑或淤点，苔薄白，脉弦细或细涩。

2. 治则

理气活血，通脉养心。

3. 方药

丹参饮加减。药用丹参、檀香、川芎、赤芍、瓜蒌、生蒲黄、炒灵脂、远志、柏子仁、珍珠母等。

（四）气阴两虚证

1. 症状

心悸气短,胸闷,劳则加重,全身乏力,多梦汗多,口干,舌淡红,苔薄白,脉细无力或结代。

2. 治则

益气养阴,宁心安神。

3. 方药

生脉散加减。药用太子参、麦冬、五味子、生地、百合、石菖蒲、琥珀、丹参、炙甘草等。

（五）心阳不足证

1. 症状

胸闷气短,心悸不安,面色苍白,形寒肢冷,或见下肢水肿,舌淡或胖,脉沉弱无力或沉细涩。

2. 治则

温补心阳。

3. 方药

桂甘龙牡汤加减。药用桂枝、炙甘草、煅龙骨、煅牡蛎、丹参、川芎、檀香、炒枣仁、远志、附子等。

（六）心阴不足证

1. 症状

心悸气短,烦扰不宁,多梦,手足心热,舌红少苔,脉细数。

2. 治则

养心阴,安心神。

3. 方药

三参饮加味。药用丹参、苦参、沙参、麦冬、生地、百合、五味子、石菖蒲、琥珀粉、炙甘草等。

（七）阴阳两虚证

1. 症状

心悸气短,胸闷畏寒,多梦,脉结或代。

2. 治则

补心阳,养心阴,安心神。

3. 方药

炙甘草汤加减。药用炙甘草、阿胶、党参、肉桂、麦冬、生地、麻仁、丹参、瓜蒌、大枣等。

八、预后

大多数患者预后良好,经过适当治疗后痊愈,不遗留任何症状或体征。极少数患者在急性期因严重心律失常、急性心力衰竭或心源性休克而死亡。部分患者经过治疗后数周或数月仍有一定程度的心脏扩大、心功能减退、心律失常或心电图变化,可持续很长时间。可能为心肌炎症后瘢痕形成的后遗症。还有小部分患者由于急性期后炎症持续 1 年以上,转为慢性心肌炎,逐渐出现进行性心脏扩大、心功能减退、心律失常、栓塞并发症等。预后较差。

（李文军）

第十七节 心律失常

正常心律起源于窦房结,窦房结以一定的频率发出冲动,且以一定的传导速度经正常房室传导系统顺序激动心房、房室结、房室束和左、右束支及其分支以及心肌传导纤维到达心室肌。心律失常指心律起源部位、心搏频率、节律以及激动传导等的异常。临床上心律失常可按其发作时心率的快慢分为快速性和缓慢性两大类。

本病归属于中医"心悸""怔忡""眩晕""昏厥"等证范畴。

本病以心悸、头晕、胸闷、乏力为主症。中医认为心律失常的发病与外邪侵袭,七情刺激,心血瘀阻,脏腑虚损等因素有关。心律失常的病位在心,与肝、脾、肾三脏密切相关。心主血脉,气为血帅,气行则血行,血脉的运行依靠心气的推动。心主神志,心失所养,心不能主神志则常见心悸怔忡、虚烦不眠等心神不安的表现。禀赋不足或病后失调,气血不足则心失所养,心阴不足,虚火内炽,扰动心神,均可引发惊悸怔忡,出现心悸、心动不安、心率加快、脉多细数。阳气受损则心搏无力,脉形细濡,气来不匀则心律不齐,脉律不整出现结代脉;心气不能衔接则传导障碍,脉有歇止;《伤寒明理论·悸》曰:"其气虚者,由阳气内弱,心不空虚,正气内动而为悸也。"心阳不足则心动徐缓,脉象迟缓;心血瘀阻时,常有传导阻滞。

七情内伤,气郁化火,可直接损伤心气,气机逆乱而发病。如《素问·举痛论》所述:"惊则心无所倚,神无所归,虑无所定,故气乱矣。"膏粱厚味,酒食无度,可劳伤脾胃,积湿生痰,阻抑心窍或积湿生痰,痰火扰心而发病。气郁化火或火热之邪内侵、嗜食甘肥,多可化火生热,致使心火亢盛,出现心悸,烦躁,脉数,舌红等实热证候。外感湿浊,蕴积中焦,可使清阳不升,浊阴不降,甚则上犯心窍,也可致心血瘀阻,心脉不和。

一、过早搏动

过早搏动简称早搏,是指异位起搏点发出的提早冲动引起的心脏搏动,为最常见的心律失常。根据起搏点位置分为窦性、房性、房室交界性和室性。其中以室性早搏最常见,房性次之,窦性罕见。房性和房室交界性统称为室上性。

早搏可为偶发或散发的,也可频繁地出现,可以不规则或有规律地发生。如每个窦性心搏后出现一个早搏称为二联律;每个窦性心搏后接连出现两个早搏称为成对出现的早搏;每两个窦性心搏后出现一个早搏称为三联律。

(一)病因与发病机制

早搏可见于正常人,但更容易出现于心脏病,如冠心病、心肌病和瓣膜性心脏病等的患者。电解质紊乱(如低钾等)、应用某些药物后(如洋地黄、奎尼丁)和心导管检查或心脏手术时的直接机械性刺激都可引起。早搏的出现可无明显诱因,但与情绪激动、精神紧张、疲劳、消化不良和吸烟等因素有关。

主动性异位心搏与心律(包括早搏、阵发性心动过速、心房或心室扑动与颤动)的发生机制可为异位起搏点自律性增高、折返激动和触发活动。其中早搏还可有平行收缩。以下仅叙述两种主要机制。

1. 异位起搏点自律性增高

在窦房结未发出冲动前,异位起搏点提前发出冲动。此为一部分早搏和异位性心动过速,特别是各种非阵发性心动过速的原因。

2. 折返激动

折返现象是从某处传出的激动,循一条途径前传,又从另一侧途径返回原处,使该处再一次激动,亦即一个冲动使某部位激动两次。冲动得以折返回原处的基本条件如下。

(1)当心脏在解剖上或功能上有双重传导途径,冲动由上部途径传入,从 a 点向下传播,有左、右两条途径可循,若左、右两条途径的传导性相同,则冲动同时从两条途径下传而不能返回原处。

(2)当心肌组织局部传导障碍,在右侧途径中有局部单向阻滞区,从 a 处下传的冲动在此受阻,而只沿左侧途径下传到达 b 点之后。它除可从 bc 径传出外,还可以 bd→da 途径逆传,由于单向阻滞区容许逆传导通过,返回的冲动可以再一次激动 a 处从上部共径传出或再次从左侧途径下传。

(3)冲动在回路中的传导速度及不应期短,传导速度慢容许冲动在较长的时间后返回原处,利于再一次激动,不应期短容许对折返回的激动再度应激。折返激动一旦发生,可以反复进行形成环形运动。根据环形运动发出的部位可表现为各种阵发性心动过速、扑动和颤动等。折返激动属冲动传导异常所致,被认为是早搏(单个折返引起)、心动过速或扑动(连续性折返引起)以及颤动(多个微型折返引起)的主要发病机制。

(二)临床表现

轻者可无症状或仅有心悸或心跳暂停感。频发或连续的早搏可因心排出量减少而引起无力、头晕等症状,原有心脏病可因此诱发或加重,出现心绞痛和心功能不全。听诊可发现一次心搏忽然提早而其后有较长的间歇。早搏心室充盈量的减少致第一心音常增强,心搏量降低使第二心音减弱或消失。桡动脉触诊可有长的间歇,因早搏本身的脉搏小,常不能触及。

(三)心电图检查

1. 房性过早搏动

房性过早搏动简称房早。心电图表现如下。

(1)提前出现的房性 P' 波,形态与窦性 P 波略有差异,P' - R ≥0.12s。

(2)P' 波后可继以正常或变形的 QRS 波群(伴室内差异传导),亦可不继以 QRS 波群称未下传房早。

(3)代偿间歇多不完全。

(4)提早的 P' 波可与前一心搏的 T 波相融合。

2. 房室交界性过早搏动

房室交界性过早搏动简称交界性早搏。心电图表现如下。

(1)提前出现的室上性 QRS 波群而其前无相关的 P 波。

(2)有逆行 P' 波,可在提前出现的 QRS 波群之前、或之后、或其中(即 P' 波不可见),P' - R 间期 <0.20。

3. 室性过早搏动

室性过早搏动简称室早。心电图表现如下。

(1)提前出现的宽大(>0.12s)、畸形的 QRS 波群而其前无提前的 P 波。

(2)T 波宽大与 QRS 波群的主波方向相反。

(3)多有完全代偿间歇。

在基本心律较慢时，室早夹于接近两个窦性心搏之间，其后无代偿间歇，称为插入型室早。在同一导联上，室早的形态可以相似或不同，不同者且配对间期不等称为多源性室早。

（四）中医治疗

1. 心律Ⅰ号

（1）组成与用法：黄芪、党参、五味子、炙甘草、当归、熟地、丹参、降香、菖蒲各30g。水1200mL浓煎成600mL，分3次口服（降香后入），10d为1疗程。

（2）功用与评述：益气滋阴，理气活血，养血安神。方中以黄芪、党参、炙甘草，甘温益气，以期气生则血生，气旺则血行；熟地、五味子酸甘化阴，滋阴补血；五味药合和，气血双补，阴精得充。当归、丹参养血活血，祛瘀止痛；降香行气去滞；菖蒲有开窍安神之功，配伍丹参，更加强其宁心安神之力。诸药合用，气旺血生，祛瘀宁神。

黄芪、党参调节细胞的代谢功能，促进心肌细胞内cAMP的合成增加，间接改善心肌细胞的电生理特性；丹参、当归、降香增加冠脉血流量和心肌营养血量，利于消除局部缺血，损伤，炎症，瘢痕引起的异位自律性；甘草能够增强心肌功能，提高中枢神经的兴奋性，有利于抑制异位自律点；地黄浸膏中等浓度时有强心作用，并能通过影响心脏的电生理特性来对抗心律失常；五味子能调整中枢神经及自主神经的功能；菖蒲具有明显的抗心律失常作用。诸药合用，具有控制心肌细胞的自律性，改善心肌的传导功能的作用。心阳不足出现胸闷气短，面色苍白，加桂枝、附子以温补心阳；痰饮阻络，胸脘痞满，恶心吐涎，加茯苓、桂枝以淡渗利水，通阳化气。

2. 益气活血温阳补肾方

（1）组成与用法：生黄芪、党参、补骨脂、麦冬各15～30g；桂枝12g、炙甘草、赤芍、淫羊藿、鹿衔草各15g；五味子9g、红花6g、生地30～45g、丹参30g。水煎服，每日1剂，1个月为1疗程。

（2）功用与评述：益气活血，温阳补肾。方中黄芪、桂枝、炙甘草益气温阳健脾；补骨脂、淫羊藿可温肾补阳；加丹参、红花行气化瘀；麦冬、生地、五味子滋养心阴。黄芪可对抗肾上腺素诱发家兔的室性早搏和室性心律失常，降低家兔的室颤阈，延长有效不应期。①阳虚甚者，出现腰膝酸软，畏寒肢冷，加附子、熟地以温补肾阳；②心阴虚者，出现心悸动，舌红少津，脉细数，加玄参、百合以滋阴补心；③淤血甚者，出现唇舌紫暗，胸闷，加川芎、益母草、鸡血藤以增活血化瘀之效；④痰浊甚者，咳吐痰涎，舌苔浊腻，去生地、麦冬，加瓜蒌、半夏以祛痰化浊。

3. 养心定志汤

（1）组成与用法：生地30～60g、麦冬12～24g、桂枝15～30g、党参15～30g、炙甘草12～30g、麻仁10～20g、生姜3～8片(10～30g)、红枣10～20枚、阿胶10～20g(烊冲)、生龙牡各30g、生龙齿130g、川芎10～15g、丹参15～30g、琥珀粉1.0～1.5g(吞服)。用水约1500mL，黄酒250～500mL，浸泡30min以上，然后煎头汁600mL(或煎头汁400mL，二汁200mL混合)。煎煮到最后几分钟，可将锅盖打开，使酒气散尽，服药时应无酒味，乘药汁热时溶入阿胶。分2～3次服，每次200～300mL，琥珀粉宜以蜂蜜适量调服。每日一剂，症状减轻后可以隔日1剂，药后大多有腹胀、肠鸣、便溏等不良反应，轻者不影响服药，重者宜减轻剂量，不能耐受而停药者少见。

（2）功用与评述：养心阴，补心血，益心气，通心阳，兼活血宁心、安神。方中用炙甘草汤养心阴、补心血、益心气。通心阳，再加入川芎、丹参活血养心，加入龙齿、龙骨、牡蛎、琥珀以重镇、宁心、安神。心律失常比较严重，或服本方无明显不良反应时，本方剂量可以再加大1/2，即生地可用至90g,余药类推(麻仁不宜再加);胸闷者加全瓜蒌,胸闷明显者再加川朴、枳壳以理气宽胸;有胸痛而无胸闷时可加芍药,还可在广郁金、甘松、参三七中选用一二味;心烦、舌红、咽红、轻度热象时可在黄连、莲子芯、苦参、丹皮中选用一二味的清热凉血。

4.自拟方

(1)组成与用法:黄芪30g、红参5g(冲)、半夏10g、红花5g、丹参20g、茯苓30g、桂枝15g、石菖蒲20g、苦参30g、甘草30g。水煎服,每日一剂,3次/日。

(2)功能与评述:益气活血,定悸复脉。方中用黄芪配红参补气安神;红花、丹参活血化瘀,并有镇静作用;茯苓、桂枝宁心安神,能抗苦参败胃;石菖蒲乃引药入心经,苦参、甘草剂量宜大,有快速抗心律失常的作用。二药合用为经验之法。视病情可调加瓜蒌皮、厚朴等。因阿胶有促凝血作用,故不主张使用。

(五)西医治疗

无器质性心脏病的早搏占相当数量,多不需治疗。是否影响心功能以及发展成严重心律失常的可能而决定治疗原则。

此外必须指出,抗心律失常药物本身也能引起致命性心律失常。因此,抗心律失常药物的选择必须谨慎。如有症状的患者,宜消除顾虑和试用温和的镇静剂,可予安定每日3次,每次2.5～5mg,口服。并注意消除诱发因素。

因器质性心脏病引起的频发房早或交界性早搏,如症状明显者可选用β受体阻滞剂、维拉帕米、普罗帕酮、洋地黄类、胺碘酮等药物治疗,以防发展成快速性室上性心律失常。急性心肌梗塞出现室早,即使是偶发,也应予以治疗。

尤其是出现多源、频发、成对或连续的室早,以及室早的R波落于前一心搏的T波上(RonT)者,均需及时处理,以防发展成室性心动过速和心室颤动。

首选利多卡因,每次50～100mg静脉注射,无效则隔5～10mg静脉注射,无效则隔5～10min重复给药,但1h总量不宜超过300mg,有效后以1～4mg/min静脉滴注维持,一般用2～3日,稳定后可改用美西律,3次/日,每次100～200mg,口服。或普罗帕酮,3次/日,每次150～200mg,口服。

其次是用胺碘酮、普鲁卡因胺等药维持。心力衰竭出现的室早,如非洋地黄引起者可用洋地黄类药治疗,需要时同时加服美西律或普罗帕酮等。洋地黄毒性反应所致的室早,应立即停用洋地黄,可予以苯妥英钠和氯化钾等。

心动过缓时出现室早,宜给予阿托品、溴丙胺太林、山莨菪碱等。

二、阵发性心动过速

阵发性心动过速是指一种阵发性快速而规则的异位心律。实际上它是3个或3个以上连续发生的早搏所组成。根据异位冲动的起源部位,可分为房性、交界性和室性。房性和交界性常难以区分因而统称为室上性心动过速,室上速远较室速多见。

(一)病因

阵发性室上性心动过速常见于无明显心脏病的人,也可见于各种心脏病患者。甲状腺功能亢进症、预激综合征、洋地黄中毒和低血钾等也可发生。阵发性室性心动过速绝大多数发生于有严重心肌损害的患者,最常见于冠心病。也可发生于其他心脏病、药物中毒(如洋地黄、奎尼丁等)、电解质紊乱(如低血钾等)和QT延长综合征。偶见于病因不明的患者。

（二）临床表现

阵发性室上性心动过速大多突然起始,突然终止。发作时限可由几秒至几小时或几天不等。其症状的出现主要取决于心脏的原发疾病和心功能状态,发作时常有心慌、心悸、不安或多尿。冠心病患者可诱发心绞痛;脑动脉硬化的老年患者,可出现头晕、昏厥;某些严重心脏病患者,发作时间较长,可诱发或加重心力衰竭。听诊心律整齐,第一心音强度一致。阵发性室性心动过速发作时,由于心房与心室失去正常收缩顺序,左、右心室收缩亦不协调,影响心排血功能较大,故易引起休克、昏厥、心源性脑缺氧综合征、急性心力衰竭甚至猝死。听诊心律略不规则,由于房室分离而心尖区第一心音有变异。

（三）心电图检查

1. 阵发性室上性心动过速

心电图表现如下。

（1）相当于一系列很快的房性或交界性早搏,频率为 160～220 次/分钟,节律十分规则。

（2）P'波形态不同于窦性 P 波,或与 T 波融合,难以辨别有无 P'波,如能辨认时,P'波在 Ⅱ、aVF 导联直立,P'－P＞0.12s 可认为是房性阵速,若 P'－R 间期＜0.12s,R－P'间期＜0.20s 者,则为交界性阵速。

（3）QRS 波群形态与窦性心搏相似,偶可因差异性心室传导而增宽。

（4）可有继发性 ST－T 改变。

2. 阵发性室性心动过速

心电图表现如下。

（1）相当于一系列很快的室早,频率为 150～200 次/分钟,节律可略不规则,QRS 波群畸形而增宽（＞0.12s）,有继发的 ST－T 改变（ST 段下移,T 波与 QRS 波群主波的方向相反）。

（2）P 波常埋于心室综合波内,有时可见频率较慢的窦性 P 波与 QRS 波群无固定关系（房室分离）。室速不很快时可有个别窦性冲动又几乎同时激动心室则形成心室融合搏动。

（四）中医治疗

1. 炙甘草汤合生脉散加减

组成与用法:太子参 15g、麦冬 12g、黄芪 12g、炙甘草 9g、生地 12g、五味子 10g、阿胶 10g（烊化）、大枣 3 枚、酸枣仁 10g、丹参 10g、红花 10g。水煎服,每日 1 剂。

功用与评述:益气养阴,养血安神。方中炙甘草汤益气缓急养心,配合生地、麦冬、阿胶滋阴补血以养心阴;生脉散则为益气养阴之经典用方。气阴不足,运血乏力,常致血脉瘀阻,加用丹参、红花、炒酸枣仁加强活血化瘀及安神作用。兼心脉瘀阻,胸闷刺痛,加郁金、三七粉,加强活血化瘀之效;阴虚火旺,心烦失眠,口舌生疮,加黄连、炒山栀以清心除烦;心悸不安,可加龙骨、牡蛎、珍珠母以重镇安神。

2. 定心汤

组成和用法:龙眼肉 30g、酸枣仁 15g、山茱萸 15g、柏子仁 12g、生龙骨 12g、生牡蛎 12g、乳香 3g、没药 3g。水煎服,每日 1 剂。

功用与评述:补益心脾,养血安神。方中龙眼肉补益心脾,养血安神,酸枣仁、山茱萸、柏子仁酸甘养阴安神,对于消除心律失常有利。龙骨、牡蛎重镇安神,乳香、没药行气活血。

3. 三参汤

组成与用法:苦参 20g、丹参 15g、党参 20g、大枣 6 枚。水煎服,每日 1 剂。

功用与评述:益气活血安神。三参汤的主药苦参,其有效成份主要是生物碱、黄酮类、甾醇、氨基酸等,其抗心律失常作用机制可能与其抑制心肌细胞的自律性和兴奋性,延长有效不应期有关。丹参主要成份为丹参酮,其作用主要是扩张冠脉,增加冠脉血流量,改善心脏功能,同时还能抗凝,促进纤维蛋白原溶解,并能扩张周围血管而降血压,另外,还有镇静、镇痛等作用。党参主要有效成份为皂苷、糖类及微量生物碱,具有升高红、白细胞,升高血糖,增强机体抵抗力,降低心肌兴奋性,扩张周围血管而降压等作用。大枣能降低血中胆固醇,增加血清蛋白,同时具有营养心肌细胞作用。若心悸甚,症见心动如跃,心烦易怒,口苦,加黄芩、白芍、阿胶、麦冬以滋阴降火,心肾;兼肾阴亏虚,腰软耳鸣,口干咽燥甚者,加女贞子、旱莲草、山萸肉以滋养心肾;兼心脉瘀阻,胸闷胸痛,舌暗有淤点淤斑者,加三七粉、桃仁、红花以增活血化瘀之效。

(五)西医治疗

1.阵发性室上性心动过速的治疗

(1)发作期的处理:除病因治疗外,可选用下列措施,使发作中止。

1)刺激迷走神经的方法有:①刺激咽部使作呕;②深吸气后屏气,再用力作呼气动作;③按摩颈动脉窦,患者取平卧位,先压右侧 10 ~ 15s,无效再压左侧,不能同时按摩两侧,以免引起脑缺血,有血管病变者禁用;④深吸气后屏气,然后将面部浸入 5℃左右冷水中 30s;⑤压迫眼球,有视网膜剥离危险,高度近视或青光眼者禁忌。

2)升压药:通过升高血压反射性兴奋迷走神经,使心动过速终止。适用于无冠心病、高血压病而血压偏低的患者。用药时测血压和心率,以收缩压不超过 21.3 ~ 24kPa 为限,一旦心动过速停止,即停止用药。

3)抗心律失常药物:首选维拉帕米(首次 5mg,无效时隔 10min 再用 1 次)稀释后静脉注射,或普罗帕酮 70mg 稀释后静脉注射,并听心率或心电监护,发作一旦停止,即停止用药。其他可供选用的药物还有地尔硫卓、β 受体阻滞剂、奎尼丁、普鲁卡因胺、胺碘酮等。对洋地黄中毒所致者苯妥英钠和钾盐有较好疗效。

4)洋地黄制剂:有器质性心脏病伴心功能减退者尤适用。但已知有预激综合征者忌用。常用毛花苷 C 静脉注射。

5)其他治疗:经以上措施不能终止发作时,可酌情选用下列方法:①同步直流电转复,由洋地黄毒性反应引起和有低血钾者不可用;②心房电起搏,经静脉插管或食管电极进行;③心导管消蚀治疗,经心导管将电能、激光、冷冻或射频电波引入心脏内以消蚀特定部位的心肌组织,主要用于药物治疗反应不佳的顽固性心律失常。近年多采用射频消融术(以射频电波作为消蚀的能量)、认为它比电击消蚀更安全有效。

6)外科手术治疗:通过手术切断旁路传导束治疗预激综合征。但目前多被射频消融术所取代。

(2)预防复发:发作频繁和症状较重者,当发作控制后,可选能抑制发作的药物口服,长期维持。

一般常用:维拉帕米,每日 3 次,每次 40 ~ 80mg,口服;倍他乐克 12.5mg ~ 25mg,每日 2 次,口服;胺碘酮,每日 1 次,每次 100mg ~ 200mg,口服;丙吡胺,每日 3 次,每次 100mg,口服;地高辛,每日 1 次,每次 0.125mg ~ 0.25mg,口服。药量可根据情况加减,药物的选择应考虑基本疾病的需要和有无禁忌证。并要积极进行病因治疗。

2.阵发性室性心动过速的治疗

（1）阵发性室性心动过速易引起严重血流动力学障碍或发展为室颤,应予紧急治理,并对病因进行治疗。

1）药物治疗:首选利多卡因静脉注射。其他如普罗帕酮、美西律、胺碘酮、丙吡胺、溴苄铵、普鲁卡因胺等静脉注射,均为有效药物,可视病情选用。由洋地黄毒性反应引起者宜用苯妥英钠和钾盐治疗。

2）同步直流电转复:在用药物治疗无效后进行。如条件许可,大多数宜及早考虑同步直流电转复,有时也需紧急处理。

3）其他治疗:心脏电起搏术、心导管消蚀术或外科手术等均可选用。适用于那些对药物治疗无效的顽固性室速。

（2）发作中止后,可选能够控制发作的药物口服,如普罗帕酮、美西律、胺碘酮、奎尼西等以防再发。

三、心房扑动和心房颤动

心房扑动简称房扑,是心房内发出快而规则冲动,引起快而协调的心房收缩。心房颤动简称房颤,是心房发生快而不规则冲动,引起心房内各个部分肌纤维不协调的乱颤,心房丧失了有效的机械性收缩。

房颤是仅次于过早搏动的常见的心律失常,远较房扑为多[10～(20：1)]。房扑和房颤各有阵发性和持久性两种类型,阵发性型经反复发作可最后变为持久性型。通常如房扑持续1周以上,则会转变为房颤。

（一)病因

房扑与房颤绝大多数发生于心脏有显著病变的患者。常见于风湿性心脏病(尤以左房室瓣病)、冠心病、慢性肺心病和高血压性心脏病和甲状腺功能亢进等。阵发性房颤有时可见于无器质性心脏病证据的患者。偶尔房颤或房扑可与洋地黄毒性反应有关。

（二)临床表现

房扑和房颤的症状和体征与心室率的快慢及原有心脏病的程度有关。通常可有心悸、胸闷、头晕等,如心室率很快,可诱发心绞痛或引起心功能不全。

1.房扑

心律一般规则,当房室传导不固定时,心律便不规则。有时心率可突然减半或加倍。按摩颈动脉窦可使心率突然减慢,运动使之加快。第一心音响度常有变异,心室率慢时可能听到心房音。观察颈静脉时可见到心房收缩引起的频繁的静脉波。

2.房颤

心律绝对不规则,第一心音强弱不一,脉搏短绌。脉搏强弱不一时不易测到准确血压,必须重复测量而取其平均值。房扑与房颤易致心房内血栓形成,血栓脱落可引起体循环动脉栓塞。临床上以脑栓塞为常见。

（三)心电图检查

1.房扑

心电图表现如下。

（1）P波消失,代之以240～400次/分钟频率,波形、振幅、方向、间隔相同的锯齿样心房扑动波(F 波)。

(2)心室律均齐,常见房室传导比例 2∶1、4∶1,若房室传导比例不固定时,则心室律不均齐。

(3)QRS 波群的形态与窦性心律相同,有时可有差异性心室内传导,使 QRS 增宽变形。

2.房颤

心电图表现如下。

(1)P 波消失,代之以一系列大小不等、形状不同、音隔不均的心房颤动波(f 波),其频率为 350~600 次/分钟。

(2)心室反应极不规则,R－R 间期绝对不等,QRS 波群和振幅也略有差异。

(四)中医治疗

1.复脉散

组成与用法:肉桂 1.5g、人参 2g、三七 2g、沉香 2g、阿胶 5.5g、北五加皮 0.5g、大黄 0.5g、朱砂 0.5g、珍珠 0.5g、川贝 3g、元胡 5g、琥珀 1g。研粉,每剂含生药 24g,每日 8g,分 3 次冲服。

功用与评述:温阳复脉,宁心安神。方中肉桂、人参温阳益气以复脉;三七活血化瘀,瘀去脉通;沉香温阳行气,理气舒胸;阿胶滋阴养血以交通心肾;五加皮、大黄、川贝、元胡加强化瘀祛浊之效;朱砂、珍珠、琥珀重镇定神,潜浮越之心阳。

2.重镇安神方

组成与用法:生龙骨(先煎)30g、生牡蛎(先煎)30g、首乌藤 30g、鸡血藤 24g、紫石英(先煎)18g、紫贝齿(先煎)18g、当归 20g、炒枣仁 15g、远志 10g、柏子仁 20g、合欢皮 20g、炙百合 20g、丹参 15g、琥珀末 3g(分冲)、朱砂末 1g(分冲)。水煎服,每日 1 剂。

功用与评述:益气养心,安神定惊。方中重用金石介质之品生龙骨、生牡蛎、紫石英、紫贝齿、琥珀末、朱砂以重镇定神又可潜敛浮越之心阳;首乌藤、鸡血藤、丹参、炒枣仁滋阴活血化瘀安神;远志、柏子仁、合欢皮、炙百合加强宁心安神之效。

3.宁心复律汤

组成与用法:人参 9g(另煎兑入)、麦冬 5g、五味子 10g、桂枝 10g、赤白芍各 10g、丹参 30g、甘草 10g、生龙牡各 25g(先煎)、琥珀 6~9g(研冲)。水煎,每日一剂,分 2 次服。

功用与评述:双补气阴,调和阴阳,活血通络,安神定悸,通顺血脉,调整心律。本方在扶正方面用生脉饮加丹参、白芍双补气血,其中人参、甘草益气,麦冬、五味子养阴,丹参、白芍补血。又套入芍药甘草汤、桂枝甘草汤和桂枝甘草龙骨牡蛎汤,其中芍、甘养阴,桂、甘通阳,龙、牡潜阳,三方协同共奏调和阴阳之功。在祛邪用药方面,考虑到祛邪在本方中是居于辅佐地位,所以用药宜少而和缓,但以赤芍配丹参活血宁心,通利血脉,佐以琥珀散瘀定悸安神。综观全方,实为根据各种心律失常的病机共性而制订的辨病应用的通治方。肥人兼挟有痰而晕者,去白芍、五味子、白术、加天麻以止晕祛痰;血脂高者,加山楂、生首乌以降脂;瘀象明显,胸闷痛或口唇指趾青紫者,加桃仁、红花以活血化瘀;肝大者,加大黄蛰虫丸。

(五)西医治疗

房颤与房扑的治疗方法基本相同。

1.阵发性房颤与房扑

(1)病因治疗。

(2)控制心室率:心室率过快或伴有心功能不全的患者,可用毛花苷 C 静脉注射,将心室率控制在 100 次/分钟以下。随后给予地高辛口服维持。如需要可加用维拉帕米或普萘洛尔以减慢心室率。预激综合征房颤或房扑患者禁用洋地黄制剂,而适用普鲁卡因胺、普罗帕酮和胺碘酮静脉注射,出现低血压或用药难以控制心室率时,以早用同步电转复为宜。

(3)房颤或房扑的转复:经以上治疗 3～5d,心室率稳定而房颤或房扑持续不停者,宜考虑电转复或药物(奎尼丁、胺碘酮、普罗帕酮等)转复,可酌情选用。复律后需长期服用奎尼丁等药预防复发。

2.慢性持久性房颤

房颤可使心排出量明显减少,如能转为窦性心律则对患者有益。但无论是电复律或药物复律均无安全成功的把握,且都有一事实上的危险性,复律后又须长期服药维持,复发率高。因此,在考虑复律时,须根据患者的具体情况,估计复律的成功率和维持窦性心律的可能性以及复律中可能发生的危险性,做出适当决定。房颤在下列情况不宜试行转复。

(1)未经用药前心室率已慢(有完全性房室传导阻滞者禁忌转复)。

(2)有病态窦房结综合征或长期反复发作房速、房扑病史者。

(3)持续时间已 2～3 年以上者。

(4)心脏显著增大或明显心力衰竭者。

对不拟转复或转复未成功的慢性房颤,以洋地黄、钙拮抗剂或 β 受体阻滞剂控制心室率是最可取的。

四、房室传导阻滞

房室传导阻滞是指冲动从心房传到心室过程中发生延迟,或者有部分或所有的冲动不能通过传导组织到达心室。按阻滞程度可分为第一度、第二度和第三度(完全性)房室传导阻滞。

(一)病因

常见的病因如下。

(1)各种心肌炎,如风湿热、病毒性和细菌性心肌炎。

(2)各种器质性心脏病,如冠心病、心肌病、先天性心脏病等。

(3)药物作用,如洋地黄毒性反应、β 受体阻滞剂或钙拮抗剂过量等。

(4)电解质紊乱,如高血钾、酸中毒等。

(二)临床表现

1.第一度房室传导阻滞

第一度房室传导阻滞常无症状。听诊第一心音减弱是由于 P－R 间期延长,心室收缩开始时房室瓣叶接近关闭所致。

2.第二度房室传导阻滞

第二度房室传导阻滞可分为两型。二度Ⅰ型患者可无症状或仅有心搏脱漏感觉。听诊时有心音脱漏,第一心音强度可随 P－R 间期改变而改变。二度Ⅱ型患者常有头晕、乏力、心悸等,可在短期内进展到三度房室传导阻滞。听诊心律可整齐或不齐,取决于房室传导比例的改变。

3.第三度房室传导阻滞

第三度房室传导阻滞的症状类似二度Ⅱ型房室传导阻滞,严重时可发生心源性脑缺氧综合征(昏厥、抽搐、发绀)和心力衰竭,甚至猝死。听诊心率慢而规则,心室率慢常致收缩压升高和脉压增大。由于房室分离,房室收缩不协调,以致不规则地出现心房音及响亮的第一心音("大炮音")。颈静脉搏动频率快于心率。

(三)心电图检查

1.第一度房室传导阻滞

心电图表现为:P-R间期>0.20s,每个P波后均有QRS波群。

2.第二度房室传导阻滞

第二度房室传导阻滞,有部分心房冲动不能传到心室,引起心室漏搏。二度房室传导阻滞分为Ⅰ型(文氏现象或莫氏Ⅰ型)和Ⅱ型(莫氏Ⅱ型)。Ⅰ型阻滞比较常见,多为暂时性。Ⅱ型阻滞较为少见,但多为持久性。

(1)第二度Ⅰ型房室传导阻滞:心电图表现为:P-R间期在相继的心搏中逐渐延长,R-R间隔逐渐缩短,直至P波不能传入心室发生心室漏搏,漏搏后的第一次P-R间期缩短。如此周而复始,形成3:2、4:3或5:4的房室传导比例的阻滞。

(2)第二度Ⅱ型房室传导阻滞:心电图表现为:P-R间期固定不变,但可以延长或在正常范围内。每隔1、2或7个P波后有1次QRS波群脱漏,因而分别称之为2:1,3:2,4:3房室传导阻滞。

3.第三度房室传导阻滞

心电图表现为:P-P和R-R间隔各有其固定的规律,但两者之间查无关系,P波的频率较QRS波群频率快。心室率慢而规则,心室起搏点如在房室束分叉以上,QRS波群形态正常,室率40~60次/分钟;如在房室束分叉以下,QRS波群增宽畸形,室率常在40次/分钟以下。

(四)中医治疗

1.温通复脉汤

组成与用法:党参10~15g、黄芪10~15g、柴胡10g、干姜10g、升麻10g、肉桂1.5~3g(后下)、白术10g、当归10g、陈皮10g、净麻黄3~6g、细辛3~6g、制附子10g、炙甘草10g。水煎服,每日1剂。也可制成丸剂缓图,3次/日,1次口服3g。

功用与评述:益气补阳,温经散寒,提高脉率。本方由保元汤、补中益气汤及麻黄附子细辛汤三方合方组成,旨在针对上述心、脾、肾之气虚、阳虚特点,温通心阳,温运脾阳,温补肾阴,以使脏腑阳气及血脉运行复常,起到劳者温之、虚者补之、寒者温之的功效。保元汤出自《景岳全书》,由参、芪、桂、草组成,温补阳气。重者可用人参,轻者可用党参。参、芪补脾之气,甘草补胃气,肉桂温肾气,补命门,四药相伍,可使内外上下之气皆得温补;对于虚劳损怯,自是好方。补中益气汤出李东垣之《脾胃论》及《内外伤辨惑论》,本方补气升阳,对于脉迟亦佳,方中参、芪、草因在保元汤中亦备,方中又有升麻、柴胡,升腾清阳之气;当归补血,陈皮理气,白术健脾,配伍应用,对于乏力肢重懒倦和中气不足尤好。麻黄附子细辛汤出自《伤寒论》,原治少阴病初起而脉沉或脉微细但欲寐者,此等患者平素肾阳虚,附子助阳温肾,细辛温经散寒,麻黄原为发散表寒,此则借助其辛苦温药性,鼓动心脉,提高脉率。以上三方,均有助阳益气,消散阴寒,补虚纠偏之功用,故疗阳气不足,脉迟不及,可以取效。本方加干姜者,盖取干姜辛热之性,入心、肺、脾、肾诸经,加强温中逐寒、回阳通脉力量,治疗脉迟、脉沉、脉微及肢冷、喜暖等症均有佐助。《医学入门》保元汤有生姜,以其温里力弱而改取干姜。

温而勿燥,口干者可伍石斛、知母、黄柏,以制其燥,欲其温阳益气而不助火;有血瘀症象者,可加鸡血藤、川芎以活血通瘀;有咽干、牙痛"上火"症象,不宜用大辛大热之药,药量酌减,或以巴戟、仙灵脾、补骨脂温润药取代肉桂、附子及麻黄。尤其久服者,更应注意阴阳寒热消长情况;血压高且有头晕、头痛、肢麻症状者,可酌加珍珠母、葛根、菊花以降压。

2.强心饮

组成与用法:党参 15g、黄芪 15g、丹参 15g、益母草 30g、附子 9～15g、淫羊藿 12g、黄精 12g、麦冬 15g、甘草 6g。水煎服,每日 1 剂。

功用与评述:温阳益气,活血通脉。方中党参、黄芪、甘草伍用,补气之力尤著;附子、淫羊藿补肾阳以益火,上助心阳以通脉;丹参、益母草活血又能养血,麦冬、黄精养阴以化阳。

现代药理研究表明附子、麦冬均有明显的强心作用。附子注射剂还能对抗垂体后叶素所引起的大鼠心肌缺血和心律失常;黄芪对正常心脏有加强其收缩的作用,对因疲劳而陷于衰竭的心脏,其强心作用更为显著;丹参具有抗心肌缺血,扩张冠状动脉以及抗动脉粥样硬化的作用,并对心律紊乱有较好疗效;黄精有防止动脉粥样硬化作用;小量益母草碱能增强离体蛙心的收缩力;淫羊藿有扩张冠状动脉作用,对垂体后叶素引起的大鼠急性心肌缺血有保护作用,并能明显地缩短肾上腺素或毒毛旋花子苷 K 所引起的实验性心律失律。

3.参附汤合冠心Ⅱ号加减

组成与用法:党参 12g、附子 10g(先煎)、仙灵脾 12g、桃仁 10g、丹参 10g、川芎 10g、红花 10g、当归 10g。水煎服,每日 1 剂。

功用与评述:温阳益气,活血化瘀。方中党参、附子、淫羊藿温阳益气。若气虚明显,可以人参易党参,人参经临床观察证实具有强心、升压、兴奋心脏、增强心肌收缩,提高心率的作用;附子、淫羊藿也常用于缓慢性心律失常的治疗。动物实验及临床观察均发现附子能增加心肌收缩力,改善窦房结及房室传导阻滞,希氏束心电图证实附子尚能缩短 A－H 间期,有类似于 β 受体兴奋剂异丙肾上腺素的作用。桃仁、丹参、川芎、红花、当归全用则取其活血化瘀的作用,瘀去脉通,血行无碍,则脉来如常。心脉痹阻并发阴寒凝滞,疼痛较剧烈者,可加入延胡索、肉桂、细辛以温经通络止痛;兼见呕恶痰涎,苔腻,或昏厥者可加茯苓、半夏、石菖蒲、郁金以化痰降逆,醒神开窍。

4.生脉饮合补阳还五汤

组成与用法:黄芪 30～60g、丹参 30～60g、地龙 20～30g、太子参 20～30g、麦冬 12～30g、五味子 10～15g、当归 10～15g、川芎 10g、桃仁 10g、红花 10g。水煎服,每日 1 剂。

功用与评述:温养心肾,通阳复脉。方中以补阳还五汤益气温阳活血,有助于血脉之流通;生脉饮益气养阴复脉,可使心强、脉充,不仅为心脏传导机能之恢复提供物质基础,而且还有助于阳气之化生,二者合用,使气得补,瘀得化,阳得通,脉得复。

(五)西医治疗

1.病因治疗

如能找出传导阻滞的病因,应针对病因治疗。风湿热所致者即行抗风湿治疗;急性感染引起者给予抗生素;因洋地黄毒性反应所致者立即停药;由各种原因引起的心肌炎或急性心肌梗塞所致者应采用糖皮质激素治疗。

2.房室传导阻滞的治疗

第一度与第二度莫氏Ⅰ型房室传导阻滞本身不需要特殊治疗。对于第二度莫氏Ⅱ型和第三度房室传导阻滞伴有过于缓慢的心室率或心源性脑缺氧综合征者,应用以下药物或措施,以提高心室率。异丙肾上腺素,每 4h 1 次,每次 5～10mg,舌下含化,病情重者用 5% 葡萄糖液 500mL 加异丙肾上腺素 1mg,静脉滴注,控制滴速使心率维持在 60～70 次/分钟,应注意过量会引起室性心律失常;阿托品,每 2～6h 1 次,每次 0.3～0.6mg/kg,口服,或每次 0.5～1mg,肌内注射或静脉注射。主要用于迷走神经张力过高所致者。糖皮质激素,可短期静脉内应用氢化可的松每日 100～300mg,或地塞米松每日 10～30mg;4%～5% 碳酸氢钠 100～200mL,或 1mol/L 乳酸钠液静脉滴注,适用于高血钾或酸中毒所致者。人工心脏起搏器的装置,适用于药物治疗无效或二度Ⅱ型和三度房室传导阻滞伴心源性脑缺氧综合征或心力衰竭的患者。

五、抗心律失常药物的合理应用

给予心律失常患者长期药物治疗之前,应先了解心律失常发生的原因、基础心脏病变及其严重程度和有无可纠正的诱因,如心肌缺血,电解质紊乱或抗心律失常药物的致心律失常作用。目前应用的抗心律失常药物中,有些能迅速终止心律失常的发作;有些显著减少心动过速的复发,从而减轻患者的症状;有些药物则通过减少心律失常而改善患者的预后。

正确合理使用抗心律失常药物的原则包括如下。

(1)首先注意基础心脏病的治疗以及病因和诱因的纠正。

(2)注意掌握抗心律失常药物的适应证,并非所有的心律失常均需应用抗心律失常药物,只有直接导致明显的症状或血流动力学障碍或具有引起致命危险的恶性心律失常时才需要针对心律失常的治疗,包括选择抗心律失常的药物。众多无明显症状无明显预后意义的心律失常,如期前收缩,短阵的非持续性心动过速,心室率不快的心房颤动,Ⅰ度或Ⅱ度文氏阻滞,一般不需要抗心律失常药物治疗。

(3)注意抗心律失常药物的不良反应,包括对心功能的影响,致心律失常作用和对全身其他脏器与系统的不良作用。

现今临床常用的抗心律失常药物分类是 Vaughan Williams 分类法,该法将药物抗心律失常作用的电生理效应作为分类依据,药物被分为四大类,其中Ⅰ类再分为三个亚类。Ⅰ类药阻断快速钠通道。ⅠA 类药物减慢动作电位 0 相上升速度(Vmax),延长动作电位时程,奎尼丁、普鲁卡因胺、丙吡胺等均属此类。ⅠB 类药物不减慢 Vmax,缩短动作电位时程,美西律、苯妥英钠与利多卡因属此类。ⅠC 类药减慢 Vmax,减慢传导与轻微延长动作电位时程,氟卡尼、恩卡尼、普罗帕酮及莫雷西嗪均属此类。Ⅱ类药阻断 β 肾上腺素能受体,美托洛尔、阿替洛尔、比索洛尔等均属此类。Ⅲ类药阻断钾通道与延长复极,包括胺碘酮和索他洛尔。Ⅳ类药阻断慢钙通道,维拉帕米、地尔硫卓等属此类。

应当指出,某类药物可兼备其他类别药物的电生理特性;同类药物之间又有显著不同的特性;不同类别的药物亦可呈现相似的作用。此外,在体内因药物作用于不同的组织,或因病程、心率、膜电位、细胞外环境离子成分等的不同而药物发挥的作用也有差异。

有学者曾提出新的药物分类法(西西里策略),按照药物作用于细胞膜通道、受体与泵的不同加以区分,临床医师可根据患者特定的心律失常的发生机制(钙通道依赖性折返活动)及其薄弱环节(传导性与兴奋性),选用治疗药物(钙通道阻滞剂)。

抗心律失常药物治疗导致新的心律失常或使原有心律失常加重,称为致心律失常作用。发生率为 5%～10% 左右。各种抗心律失常药的发生机制不同,分别与复极延长、早期后除极导致尖端扭转型室速或减慢心室内传导、易化折返等有关。充血性心力衰竭、已应用洋地黄与利尿剂、QT 间期延长者在使用抗心律失常药物时更易发生致心律失常作用。大多数致心律失常现象发生在开始治疗后数天或改变剂量时,较多表现为持续性室速、延 QT 间期与尖端扭转型室速。氟卡尼和恩卡尼致心律失常现象并不局限于治疗的开始,可均匀分布于整个治疗期间。

(李文军)

第十八节 病态窦房结综合征

一、概述

病态窦房结综合征(sicksinussyndrome,SSS)是由窦房结及其邻近组织病变引起窦房结起搏功能和(或)窦房传导障碍,从而产生多种心律失常并引起全身、神经及心脏等一系列临床症状的一组综合征。

属中医"心悸""眩晕""胸痹""厥证""脉迟"等病范畴。

二、病因病理

(一)西医

心脏传导系统原因不明的退行性变是病态窦房结综合征最常见的病因。心肌病、冠心病、心肌炎也可诱发本病,此外本病亦见于结缔组织病、代谢或浸润性疾患。

由于窦房结本身发生退行性病变,邻近组织病变波及到窦房结,使窦房结自身功能不全,引起窦房结起搏功能和(或)传导功能障碍,从而产生多种综合病征。

(二)中医

素体阳虚,外感寒邪,嗜食肥甘,久病体虚,情志失节,暴怒气逆等,均可诱发本病。主要病理为心阳虚,肾阳虚或兼脾阳不足,同时挟有血瘀、痰凝之标症。

三、临床表现

(一)症状与体征

当逸搏心律在 50 次/分左右时,可无症状或轻度心、脑、肾缺血表现。当逸搏心律 <35/分或长时间无逸搏时,可出现较严重心、脑、肾缺血症状。

(二)分型

1. A 型(窦性静止型)

A 型表现为窦房结起搏功能障碍。

2. B 型(窦房阻滞型)

以窦房结传导障碍为主,其特征表现为慢 - 快综合征。

3. C 型(混合型)

窦房结和房室结传导功能均受损,为双结病变或全传导系统病变。

四、实验室及其他检查

（一）常规心电图

病窦心电图诊断条件如下。

（1）明显而持久的窦性心动过缓。

（2）窦性静止和窦房阻滞。

（3）对药物（如阿托品、异丙肾上腺素）呈抗性的窦缓性心律失常。

（4）房性早搏后代偿间歇延长。

（5）心房调搏测定窦房结恢复时间延长（>1500ms）。

（6）慢性房颤或复发性房颤（少数为房扑）：①伴缓慢心率等；②于其前或其后发生窦性心动过缓、窦性静止或窦房阻滞。

（7）房室连接处性逸搏心律（伴有或不伴有缓慢而易变的窦性搏动）。

（8）颈动脉窦性昏厥（并非每一病例都有）。

（9）电击复律后不能恢复窦性心律。

（10）慢 – 快综合征。

（11）房室传导阻滞和域室内阻滞并存。

（12）上述各种表现联合出现。

（二）动态心电图

出现上述心电图表现有助诊断。如未发现窦房功能异常的心电图时，也不能排除 SSS 间歇发作的可能。

（三）运动试验

采用平板运动或踏车试验或床旁下蹲（15 次/分）时心率<90 次/分，或出现窦性静止、窦房阻滞者为阳性。

（四）阿托品试验

窦性心律<90 次/分者为阳性；出界性自主尤都或原有交界性心律继续存在者为阳性。

（五）窦房结功能障碍心电生理诊断标准

窦房结恢复时间（SNRT）>1400ms 或房室交界区逸搏先于窦房结恢复及/或继发性长间歇，校正窦房结恢复时间（CSNRT）>550ms，窦房传导时间（SACT）>150ms 者为阳性。

（六）固有心率（IHR）测定

Jose 氏法以心得安 0.2mgAg（总量 10mg 以下）iv，每分钟 1mg，10min 后再于 2min 内静脉注射阿托品 0.04mg/kg，3 ~ 5min 后的心率为 IHR，可维持 10 多分钟。按公式：固有心率 = 118.1 – (0.57 × 年龄)，正常范围：45 岁以下为 ±14%，45 岁以上为 ±18%，正常值应在 80 次/分以上，如≤80 次/分为阳性。

五、诊断标准

中华内科杂志邀请有关专家制订如下标准。

（一）病窦综合征

（1）主要依据为窦房结的功能衰竭，表现为以下三项中的一项或几项，并可除外某些药物、神经或代谢功能紊乱等所引起者。

1）窦房传导阻滞。

2）窦性停搏（停顿时间持续 2s 以上）。

3）明显的、长时间的（间歇性或持续性）窦性心动过缓（心率常在 50 次/分以下），大多数同时有 1）或 2）。单独窦性心动过缓者需经阿托品试验证明心律不能正常地增快（少于 90 次/分）。

（2）作为次要依据的、伴发的心律失常，在主要依据基础上，可有以下表现。

1）阵发性房颤或房扑或房性（或交界性）心动过快，发作终止时，在恢复窦性心律前易出现较长间歇。这类病例常被称心动过速–心动过缓综合征。部分病变经过一个时期后变成慢性房颤或房扑。

2）交界区功能障碍。以起搏功能障碍较常见，表现为交界性（结性）逸搏发生在间歇后 2s 以上，或交界性心律频率在 35 次/分以下；亦可出现 Ⅱ–Ⅲ 房室传导阻滞，这种情况有时被称为"双结病变"。

（3）在少数病例，诊断依据如下。

1）慢性房颤或房扑，有可靠资料说明以往有上述窦房结功能衰竭的主要依据者；或经电转复（或药物转复），恢复窦性心律后出现这种表现者。

2）持久的、缓慢的交界性心律，心率常在 50 次/分以下（窦房结持久的停顿），有时可间断地稍增快。

（二）可疑病窦综合征

（1）慢性房颤、室率不快（非药物引起），且病因不明，或电转复时窦房结恢复时间超过 2s，且不能维持窦性心律。

（2）窦性心动过缓，多数时间心率在 50 次/分以下，阿托品试验阴性或（和）窦性停搏，停顿时间不足 2s。

（3）在运动、高热、剧痛、三度心力衰竭等情况下，心率增快明显少于正常反应，平时阿托品试验阴性。

（三）说明

（1）病窦综合征一般常系指慢性病例（包括急性心肌梗塞后遗留下者），但发生于急性心肌梗塞或急性心肌炎的较短暂的病态有时被称为急性病窦综合征。

（2）明显的、长时间的（间歇性或持续性）窦性心动过缓，系指窦性心律在 24h 中的多数时间内≤50 次/分，偶亦可快至 60～70 次/分。

（3）窦性心动过缓、窦房传导阻滞、窦性停搏亦可由下述情况引起，一般不诊断为 SSS，应注意鉴别。

1）药物：洋地黄、β 阻滞剂、奎尼丁、利血平、胍乙啶、心可定、异搏停、吗啡、锑剂类等。

2）自主神经功能紊乱。

3）对迷走神经的局部刺激（机械性刺激如颈动脉窦过敏、局部炎症、肿瘤等刺激），或其他原因引起的迷走神经功能亢进。

4）排尿昏厥。

5）中枢神经系统疾病引起颅压增高，间脑病。

6）黄疸。

7）血钾过高。

8）甲状腺机能减退。

（4）以上标准不适用于运动员及儿童。

（5）诊断书写要求：除做出 SSS 的诊断外，为了全面反应病情，尚应写明以下诊断。

1）病因诊断，如病因不能肯定可写"病因不明"。

2）功能诊断：如阿－斯综合征（脑缺血性昏厥），急性左心衰竭等。

3）详细列述观察到的心律失常，如窦性心动过缓、窦房传导阻滞、交界性逸搏心律、阵发性心房颤动等。

六、西医治疗

若患者无心动过缓有关的症状，不必接受治疗，仅定期随诊观察。对于有症状的病态窦房结综合征患者，应接受起搏器治疗。慢性持续或频繁发作之心动过缓，如不伴有房室传导障碍宜选用心房起搏器，否则宜选用双腔起搏以维持正常的房室激动顺序。

心动过缓－心动过速综合征患者发作心动过速，单独应用抗心律失常药物治疗，可能加重心动过缓。应用洋地黄治疗病窦综合征并发的房性快速性心律失常，可能加重窦性心动过缓或房室传导阻滞。

具有内在交感活性的 β 受体阻滞剂可予试用。应用起搏治疗后，患者仍有心动过速发作，应同时应用抗心律失常药物治疗。

七、中医辨证论治

（一）心阳亏虚证

1. 症状

心悸气短，神疲，或突然昏仆，汗出肢冷，面色苍白，气息微弱，舌质淡白，脉沉弱或沉迟。

2. 治法

益气回阳，养血复神。

3. 方药

参附汤加味。药用人参、黄芪、当归、远志、酸枣仁等。

（二）气血两虚证

1. 症状

面色苍白，唇淡无华，心悸自汗，眩晕气短，妇女月经量少色淡，或突然昏厥，不省人事，舌质淡，苔白，脉细弱而迟。

2. 治法

补益气血，安神定志。

3. 方药

人参养荣汤加减。药用党参、当归、白芍、熟地、肉桂、黄芪、白术、茯苓、五味子、陈皮、酸枣仁、远志、炙甘草等。

（三）心肾阳虚证

1. 症状

头晕乏力，心悸阵作，失眠，胸闷时痛，畏寒肢冷，腰膝酸软，四肢不温，舌淡暗，苔白，脉沉迟。

2. 治法

温阳益气，养心宜痹。

3. 方药

麻黄附子辛汤加减。药用炙麻黄、附子、细辛、桂枝、肉桂、黄芪、丹参、炙甘草等。

（四）痰浊内阻证

1. 症状

胸闷胸痛，眩晕心悸，或突然昏仆，不省人事，喉中痰鸣，舌苔白腻，或白滑，脉弦滑或滑细。

2. 治法

健脾益气，祛痰宽胸。

3. 方药

四君子汤加味。药用陈皮、法半夏、白术、茯苓、党参、石菖蒲、远志、瓜蒌、薤白、甘草。

（五）气滞血瘀型

1. 症状

胸痛如针刺状，心悸或突然昏厥，唇紫甲青，舌质紫暗或淤点，脉涩或结代。

2. 治法

行气通脉，活血化瘀。

3. 方药

桃红四物汤加味。药用当归、川芎、生地、赤芍、桃仁、红花、丹参、香附、三七等。

（李文军）

第十九节　多发性大动脉炎

多发性大动脉炎为主动脉及其分支的慢性、进行性、且常为闭塞性的炎症，亦称缩窄性大动脉炎。通常所称的"无脉病"，"主动脉弓分支血栓闭塞性动脉炎"等，大多是本病的头和臂部动脉受累的类型。祖国医学认为本病属于广义"痹证"和"血瘀证"的范畴，因其病位在脉，故认为应确切定名为"脉痹"。《素问·痹论》："痹……在于脉则血凝而不流"。此外，根据大动脉炎不同的临床表现，在中医"头痛""眩晕""发热""中风""伏脉""无脉"等证中亦可找到类似的描述和记载。

一、病因与发病机制

本病主要病机为气滞血瘀或气虚血瘀，经脉闭阻，气血运行受阻或不畅。病因则是内外因素互为作用，或由于先天禀赋不足，或后天饮食失调，或劳伤过度，或女性经血过多而致气血亏损，气虚血运无力，血行不畅，淤血阻络而发病。或由于素为阳虚之体，或食生冷损伤脾阳，或房劳过度，损肾伤阳，阳气虚则阴寒内生，津聚为痰，血脉凝涩，以致淤血阻络而发病。或由于过食辛热之品，或五志过极化火，热伤阴液，或素体阴虚，或房室劳倦伤阴，阴虚脉道失润，血脉涩滞，导致淤血阻络而发病。或由于素体不足，复感风寒湿邪，久而化热，或感阳热之邪，壅闭血脉，淤血阻络而发病，本病虽病位在脉，"脉为血之府"，气血的关系与五脏均密切相关，故气虚或气滞血瘀,经脉阻滞又影响脏腑气机的运行。可见头晕、头痛、健忘、视力减退、目眩,甚或齿摇发落、目生白内障、角膜混浊、虹膜萎缩,或出现昏厥、抽搐、精神失常,以及发生高血压、心力衰竭、心绞痛等病。总之,本病以虚为本,本虚有气、血、阴阳亏虚,而淤血、痰浊、寒湿、热毒为病之标,呈现本虚标实之变。然而血瘀这一病理机制则贯穿其始终。

现代医学认为,本病的病因和发病机制尚不明确,可能与下列因素有关。

(一)自身免疫性疾病

结核杆菌、链球菌或立克次体等引起主动脉及其分支动脉壁上的抗原体反应导致炎症。因为本病活动期有血沉快;血清蛋白电脉 γ、α_1、α_2 球蛋白常增高;C 反应蛋白、抗链"O"与抗粘糖酶异常;胶原病与本病可合并存在;主动脉弓综合征类似风湿性或类风湿性主动脉炎,激素治疗有显著效果。

(二)内分泌异常

本病青年女性多见,Numano 等发现大动脉炎患者尿中雌激素排出量显著高于健康妇女。Numano 等认为雌激素分泌过多与营养不良因素(如结核)相结合,可能是女性发病率高的原因。

(三)遗传因素

我国及日本均有报告孪生姐妹同患此病者,HLA(组织相容抗原)测定也发现可能有与本病有关的遗传因子。

二、病理

主要发生于主动脉的大、中分支。病变由动脉外膜开始,向内扩展,动脉壁各层均有重度的以淋巴细胞和浆细胞为主的细胞浸润及结缔组织增生。中层有弹力纤维断裂和炎性肉芽组织增生,内膜不规则增厚使管腔狭窄,并迟早引起血栓形成而闭塞。病变的血管呈白色,管壁僵硬、萎缩,与周围组织粘连。如病变血管壁破坏广泛,而结缔组织修复不足,可能引起动脉扩张,甚至导致动脉痛形成,个别可因升主动脉扩张而导致主动脉瓣关闭不全。

三、临床表现

本病的发病大多较缓慢。起病时常有全身性症状,如发热、全身不适、食欲缺乏、盗汗、体重下降和关节酸痛等,为动脉炎活动期的表现。之后渐出现大动脉及分支管腔狭窄或闭塞的表现;病变血管处可有血管杂音和震颤,远端的动脉搏动减弱或消失,血压降低或测不出。有时在附近可听到侧支循环的血管杂音。临床上根据血管受累的部位可分为以下 4 型。

(一)头臂动脉型

头臂动脉型占 23% ~24.5%,病变主要位于主动脉弓及头臂血管。如颈动脉受累,可有头晕、昏厥、视觉障碍等症,检查可发现颈动脉处血管杂音,颈动脉搏动减弱或消失,眼底视网膜贫血。如锁骨下动脉受累,则可出现患肢无力、麻木和寒冷,活动后间歇性肢体疼痛。患侧桡动脉搏动减弱或消失,血压降低或测不出,即所谓无脉症。

(二)胸腹主动脉型

胸腹主动脉型约占 17%,病变主要位于胸腹主动脉及其分支,特别是腹主动脉和两侧髂总动脉。可出现下肢麻木发冷、无力和间歇性跛行等症。在腹部和背部可闻及收缩血管杂音,下肢的脉搏减弱或消失,血压降低。上肢血压可升高。有的尚可有肠功能紊乱,甚至肠梗阻。

（三）肾动脉型

肾动脉型约占 22%，病变累及肾动脉开口或其近端的腹主动脉段，呈现肾性高血压，在上腹部和肾区可闻及收缩期杂音。腹主动脉受累者下肢血压可降低。

（四）混合型

混合型占 38%～41.5%，病变同时累及上述两组或两组以上的血管，其中肾动脉受累较多，故常有明显高血压。其他症状和体征视受累血管的不同而异。

此外，病变可累及肺动脉，导致肺动脉或分支狭窄及肺动脉高压；累及冠状动脉，可发生心绞痛，甚至出现心肌梗塞。

四、实验室与其他检查

（一）心电图检查

在胸腹主动脉型和肾动脉型中可见左心室肥大或伴有劳损，偶尔出现心肌梗塞改变。肺动脉型可见右心室肥厚伴劳损。

（二）X 线检查

1. 常规 X 线检查

在胸腹主动脉型和肾动脉型的胸片中可见左心室增大，前者肋骨下缘还可有由于扩张的肋间动脉侵蚀所致的凹陷缺损。肺动脉型可见肺野外周纹理减少，肺动脉圆锥突出和右心室增大。

2. 选择性动脉造影

在头臂动脉型可显示主动脉弓各（或）其分支有狭窄或阻塞；累及升主动脉者，可见升主动脉扩张和主动脉反流。在胸腹主动脉型可显示降主动脉或腹主动脉局部狭窄或阻塞。而肾动脉型则可显示肾动脉狭窄或阻塞，狭窄段前后血管可扩张，其附近可见粗大扭曲的侧支循环血管。肺动脉型可显示肺动脉或其分支的局部狭窄。

3. 排泄性尿路造影

肾动脉型静脉肾盂造影可见两肾大小差异，患侧肾缩小，两侧肾盂显影时间和浓度差异及由侧支循环所致的输尿管压迹。

4. 数字减影血管造影（DSA）

数字减影血管造影适用于门诊筛选和术后随访检查。

5. 磁共振显像（MRI）

本法可观察到动脉壁异常增厚，受累的胸腹主动脉狭窄，但对本病的敏感性仅为 38%。

（三）同位素检查

放射性核素肾图显示患侧肾脏有缺血性改变。

（四）超声血管检查

超声血管检查可显示狭窄远端动脉的搏动强度和血流量减低。

（五）脑血流图检查

颈动脉受累者可显示脑血流量减少。

（六）肺扫描

用同位素 ^{113m} 铟－聚合大分子清蛋白扫描，肺动脉受累者可见肺野放射性分布有明显缺陷。

五、诊断与鉴别诊断

根据病史以及特殊的体征,本病的诊断并不太困难。凡青年女性有下列一项或一项以上表现者,应考虑本病诊断。

(1)上肢和(或)下肢、单侧或双侧的肢体出现缺血症状。伴有患肢动脉搏动的减弱或消失,血压降低或不能测出者。

(2)脑部缺血症状,伴有一侧或两侧颈动脉搏动减弱或消失,以及颈部或锁骨上、下区有血管杂音者。

(3)持续、严重顽固的高血压伴有上腹部或肾区 2 级以上高调血管杂音者。

(4)上肢脉搏消失伴有视力减低和眼底改变者。

(5)肺动脉瓣区、腋部和背部有收缩期杂音,肺扫描示肺野放射性分布明确缺陷或 X 线检查示肺野外周纹理减少,伴上述一项表现者。

本病需与其他足以引起慢性动脉闭塞性疾病相鉴别,包括血栓闭塞性脉管炎、闭塞性动脉粥样硬化、主动脉先天性畸型(如不典型先天性主动脉缩窄)、胸廓出口综合征、创伤或主动脉受压等。

六、中医治疗

(一)益气活血方

1.组成与用法

生黄芪 60g、党参、丹参各 30g;桂枝 15～20g、牛膝 20g、银杏叶 9g、仙灵脾、麦冬各 24g;肉苁蓉 10g、鹿角胶 10g。水煎服,每日 1 剂,分两次服用。

2.功用与评述

益气活血。本方特点是以补为主,重在补气,佐以温阳通络,旨在鼓舞气血,行血消瘀,修复病损,恢复功能。方中重用桂枝,以通阳复脉;鉴于久病阳虚、责之于肾,又选用了仙灵脾、肉苁蓉、鹿角胶等,以补精化气,温肾而不伤阴;银杏叶可通经活络,对血脉瘀阻所致的头昏健忘、肢体困麻确有疗效,但胃脘胀痛或胃气上逆者,用量斟减。配伍麦冬以监制桂附辛温太过。全方通补兼施,辅佐得体,故久服无弊。

益气活血药具有改善血液流变异常及微循环障碍、对抗纤维化等作用。川芎嗪能增加微动脉口径、流速和流量,又能增加毛细血管开放数。银杏叶有增加脑血流量,扩张肢体小动脉,增加血流量,又能对抗肾上腺素所致的兔耳血管收缩等作用。这可能也是上述病例获效的药理学基础。

(二)温阳通脉汤加减

1.组成与用法

附子、当归各 10g;麻黄、川芎、桂枝、细辛、炙甘草各 6g;黄芪 20g、丹参 15g。每日 1 剂,水煎,分两次服用,10 剂为 1 疗程。

2.功用与评述

益气活血,温阳通脉。方中附子为辛热之品,温经散寒入心、肾二经,上助心阳以通血脉,下补肾阳以益命火;麻黄、细辛与附子相配,辛温发散,蠲痹通滞,出里走表,达卫散寒;参附相配益气生血,炙甘草甘缓和中并能降低附子,细辛的毒性;川芎、丹参、当归化瘀通脉。此法能够明显扩张外周血管,增加末梢血流量,增强心肌收缩力,表现在左心功能心输出量,脑及肢体血流量有明显改善。

对发热者,上二方均可加忍冬藤30~50g。

七、西医治疗

(一)活动期治疗

在动脉炎症活动期和全身症状明显时,用激素治疗,强的松5~10mg或地塞米松0.75~1.5mg,3~4次/日,至体温下降,血流正常后逐渐减量以停药。如有结核或链球菌感染,应同时给予抗结核药物或青霉素。

(二)稳定期治疗

血管扩张药可选盐酸妥拉苏林25~50mg,3次/日;低分子右旋糖酐500mL静脉滴注;巯甲丙脯酸25~50mg,3次/日;已酮可可碱400mg,3~4次/日;地巴唑10mg,3次/日。抗血小板聚集药物选潘生丁25~50mg,3次/日,阿司匹林0.15mg,1次/日,抵克力得250mg,1次/日。

(三)手术治疗

手术治疗适于慢性期、病情稳定半年至一年而病变局限者。

(李文军)

第二十节　静脉血栓形成

静脉血栓形成是静脉的一种急性非化脓性炎症,并伴有继发性血管腔内血栓形成的疾病。病变主要累及四肢浅表静脉或下肢深静脉。其临床特点为患肢局部肿痛、皮下可扪及有压痛的条索状物或伴有病变远端浅表静脉曲张等静脉回流受阻现象。偶可因血栓脱落而造成肺栓塞。本病在年龄和性别上无特异性。手术后并发下肢静脉血栓形成的发病率为27.8%。

本病属中医的"脉痹""血痹""肿胀""血瘀"等范畴。

一、病因与发病机制

本病以局部肿胀、疼痛、发热为主要临床表现。中医学认为本病多因外伤血脉,或外感湿热,或过食肥甘滋生湿热,或肝郁气滞等,引起淤血阻滞脉络而发病。血脉瘀阻,不通则痛,不能化行则肿,郁久则化热蕴毒,伤阴耗液。血栓性静脉炎多为实热,而深部静脉血栓形成急性期亦多实热,慢性期则阴损及阳多为虚寒,但总以淤血阻络为基本病机。病位在血脉。

现代医学认为静脉血栓形成的原因主要有以下3点。

(一)静脉壁损伤

肢体外伤、静脉插管或输入各处刺激性溶液或高渗液体,以及细菌毒素作用等,都易引起血管壁的损伤。而完整的内膜是防止纤维蛋白沉积的必备条件。病理证实,在静脉入口和汇合处,管壁的结构最为薄弱,郁血可使静脉管腔扩大,薄弱的内膜上发生极为微小的裂伤,从而使血小板黏附,出现纤维蛋白沉积。

（二）静脉血流缓慢

因手术或重症卧床、心力衰竭、腹内压增高、下肢静脉曲张或因其他原因而长时间静坐后,均易引起深静脉血栓形成。静脉血流缓慢时可因组织缺氧导致细胞代谢障碍,使局部产生凝血酶积聚;并由于细胞的破坏而释出血清素和组织胺,使内皮细胞收缩及其下方的基底膜裸露,使血流中的血小板黏附其上,引起凝血物质的释放和激活。此外,血流缓慢使静脉瓣窝底部氧分压降低,从而导致内皮细胞破坏,在内膜形成许多微小的裂伤。

（三）异常的血液高凝状态

血细胞和血浆蛋白的改变,如血小板黏附性增高,血小板数增加,血浆纤维蛋白原增加,凝血因子增多和抗纤维蛋白溶酶尤其是 α_2 球蛋白和 α_1 抗胰蛋白酶的含量增高等,有助于静脉血栓形成。如创伤、烧伤或严重脱水所致的血液浓缩;纤维蛋白原和第Ⅷ因子增多;脾切除术后血小板急剧升高和骨髓增生性疾病,尤其是红细胞增多症的血液黏稠度增高;某些药物,如长期口服女性避孕药致抗凝血酶Ⅲ的水平降低;或某些癌肿、感染等均可使血凝状态增高,造成静脉内血栓形成。

二、病理生理

血栓性浅表静脉炎和深部静脉血栓形成目前认为是一种疾病的两个不同阶段,且两者可相互转变。其主要区别在于血栓病理变化的发展程度不同。

血栓性浅表静脉炎的病理变化特点是静脉壁有不同程度的炎变、增厚和血管腔内血栓形成。血栓多与静脉壁紧粘,不易脱落。

深部静脉血栓形成主要是因为静脉血流滞缓和血液高凝状态所致,故血栓与管壁仅有轻度粘连,容易脱落而导致肺栓塞。静脉血栓形成后可产生肢体静脉回流障碍,远端的静脉压增高和组织缺氧,导致毛细血管内静水压和血管壁通透性增加,出现浅表静脉曲张和肢体肿胀;在静脉血栓形成的同时,可伴有一定程度的动脉痉挛。在动脉搏动减弱的情况下可引起淋巴瘀滞和回流障碍,从而加重肢体肿胀。

此外,在静脉血栓形成过程中,静脉本身及其周围的炎症可引起患肢不同程度的疼痛。早期,静脉血栓远端的高压静脉血将利用平时不起重要作用的交通支增加回流。后期,血栓可以机化、再通,使静脉腔恢复一定的通畅度。同时,管腔受纤维组织的收缩作用使静脉瓣破坏,又可导致静脉功能不全。

三、临床表现

（一）血栓性浅静脉炎

血栓性浅静脉炎多发生于四肢浅表静脉,如大、小隐静脉,头静脉或贵要静脉。急性期时患肢局部疼痛、肿胀,沿受累静脉的行径可摸到一条有压痛的索状物,其周围皮肤温度增高、稍红肿。一般无全身症状。

1～3周后静脉炎症逐渐消退,局部遗留有硬条索状物和皮肤棕色色素沉着,常经久不退。本病有复发倾向。

（二）深部静脉血栓形成

其炎症和血栓形成多发生于小腿静脉或腘静脉内,局部疼痛,行走时加重。轻者仅有局部沉重感、站立时明显。直腿伸踝试验(Homan 征)阳性,检查时让患者下肢伸直,将踝关节急速背屈时,由于腓肠肌和比目鱼肌被动拉长而刺激小腿中病变的静脉,引起小腿肌肉深部疼痛。同理,压迫腓肠肌试验(Neuof 征)亦阳性。此外,常可见远侧静脉压增高所致的浅静脉曲张。

当静脉血栓延伸至髂、股静脉时,患肢疼痛加剧,呈痉挛性痛,伴有凹陷性水肿,出现股内侧及同侧下腹壁静脉曲张。检查时患侧股三角区有明显压痛,并可在股静脉部位摸到一条有压痛的索状物。同时,可伴有轻度的全身症状,如发热、乏力、心动过速,并有血白细胞增高和血沉增快等。

当一侧髂、股静脉血栓向下腔静脉延伸时,两下肢和外阴部均出现明显水肿,疼痛也向上扩展。后期,两侧腹壁、胸壁和臀部均有浅静脉曲张。

上肢深静脉和上腔静脉血栓形成较少见。一旦受累,上述表现可出现于上肢或胸壁、颈和头面部,并常在局部皮色青紫或发绀。上腔静脉受累时,还可出现头痛、头胀、眩晕和眼睑水肿等症状。血栓脱落可选成肺栓塞。

四、实验室与其他检查

(一)静脉压测量

周围大静脉的正常压力平均为 0.58 ~ 1.18kPa(6 ~ 12cmH$_2$O)。患肢的静脉压升高,常大于 1.96kPa(20cmH$_2$O)。

(二)多普勒血管超声图

正常时在股、腘及胫后静脉上可闻及血流通过的响声。响度随呼吸而变化。肢体远侧加压时响度增强。如听诊区的近侧发生静脉血栓形成,则上述现象消失。

(三)电阻抗体积描记法和静脉血流图

正常时肢体容积随吸气及压迫肢体远侧而增加,如无此变化,表明检查部位近侧有静脉血栓形成。

(四)^{125}I - 纤维蛋白原扫描

^{125}I 标记的纤维蛋白原可进入局部血栓,使患病部位的放射性增高。

(五)静脉造影

静脉造影可显示静脉阻塞的部位、程度、范围和侧支循环血管的情况。

五、诊断与鉴别诊断

血栓性浅静脉炎易于诊断。凡是术后、产后或因全身性疾病长期卧床的患者,均应警惕深部静脉血栓形成的可能性。

髂股静脉血栓形成有典型的临床表现,故诊断不困难。对无典型临床表现者,电阻抗体积描记法及多普勒血管超声图的诊断准确率可达 90% ~ 95%。小腿静脉血栓形成的临床表现为突然出现小腿深部疼痛、压痛、肿胀并有 Homans 征阳性,但以上表现并无特异性,血管超声图、电阻抗体积描记法、^{125}I - 纤维蛋白原扫描等无创伤性检查均有一定的假阴性和假阳性率,因此,必要时需作静脉造影确诊。

诊断时需排除腓肠肌断裂、腘窝滑膜破裂或囊肿穿破、腰椎间盘疾患、急性小腿肌炎、小腿蜂窝组织炎和淋巴腺肿等疾病。

六、中医治疗

(一)利湿活血汤

1.组成与用法

金银花、地丁草、当归、益母草、川牛膝各 30g；苍术、防己、薏苡仁、地龙各 20g；木通、黄柏、丹参、赤芍、水蛭各 15g。每日 1 剂，水煎服。

2.功用与评述

清热利湿，和血化瘀。方中金银花、地丁草清热解毒；苍术、防己、薏苡仁、黄柏、木通利湿；当归、益母草、川牛膝、丹参、赤芍活血化瘀；水蛭、地龙活血通络、软坚散结、化瘀止痛。诸药配合，切中本病湿、热、瘀互结的病机，疗效满意。患肢有静脉结节或硬索状物，持续固定性疼痛或压痛者，加炒穿山甲、皂角刺、三棱、莪术以活血止痛。

(二)通瘀汤

1.组成与用法

黄芪 20～40g；丹参、王不留行、银花藤各 30g；当归 25g；赤芍、玄参各 20g；川芎、乳香、车前子(包煎)各 10g；川牛膝、泽兰各 15g；水蛭(研冲)1g。水煎，日 1 剂，早晚分服。2 周为 1 疗程。

2.功用与评述

通瘀活络，利湿解毒。方中水蛭直入血络，破血逐瘀散结；丹参活血通经；当归、赤芍、川芎活血化瘀；气为血帅，气行则血行，气滞则血凝，故以黄芪补气，乳香、川芎以行气滞，活血消肿定痛；王不留行入血分通经络，行而不止；泽兰活血祛瘀，利水消肿；车前子清热利湿；银花藤清热解毒，又善通络；玄参养阴软坚散结；牛膝活血引药下行为使。

现代医学研究认为：血液高凝是深静脉血栓形成的三大原因之一，在病初可以减慢血流，促使血栓发生。疾病发展进程中，可促使血栓扩展延长。本方水蛭、丹参、赤芍、川芎等活血化瘀药物均可使血粘度下降，抑制血小板凝聚，提高血浆纤溶酶活性，抑制继发性血栓形成，防止血栓扩展。黄芪有扩张血管的作用，和活血化瘀药配合，可以改善微循环，增加局部血流量，促进侧支循环的建立。对于发病初期，患肢胀痛，广泛性肿胀，皮肤温度升高，股三角区或上腿腓肠肌有明显压痛，可有发热及全身不适，白细胞增高，舌红、苔白腻或黄腻，脉滑数或弦数。治宜清热利湿，活血解毒，化瘀通络。药用通瘀汤加白花蛇舌草、蒲公英、黄柏、丹皮、地龙。也可配合西黄丸内服。

(三)补阳还五汤加味

1.组成与用法

生黄芪 30g 当归尾、赤芍、地龙、川芎、桃仁、红花、水蛭、片姜黄、川楝子各 10g；猪苓、茯苓、车前子(包)各 15g；半边莲 20g。水煎服，每日 1 剂。

2.功用与评述

活血通络，利水消肿。补阳还五汤是清代名医王清任用于治疗中风后遗症半身不遂的经验方，由补气药与活血化瘀药相配伍而成，有补气活血通络的功效。针对本病病理因素以血瘀为主，在原方基础上加入水蛭、丹参等药物，加强活血化瘀通络的力量；片姜黄、川楝子走肝经，有行气活血止痛的功用，冀其起到气行血自行的目的；猪茯苓、车前子、半边莲有利水消肿的作用；为防止活血利水药伤其正气，特重用生黄芪补气，使气旺血亦行，祛邪不伤正，同时生黄芪又有利水消肿之功,为方中不可缺少的主药。

综合现代药理研究,认为补阳还五汤加味在治疗腋锁骨下静脉血栓形成时,具有改善局部微循环,增加血管流量,促进侧支循环形成,改善血液理化性状,调节血凝状态,防止血栓进展,促进血栓溶解和管腔再通等作用。

七、西药治疗

(一)血栓性浅静脉炎

休息并抬高患肢,避免久站或久坐;弹力绷带包扎或穿弹力袜;阿司匹林 0.5～1.0g,2～3次/日,或消炎痛 25mL,3 次/日;一般不用抗生素和抗凝剂。

(二)深部静脉血栓形成

卧床 2 周。保持大便通畅,防止栓子脱落引起栓塞。抗凝药物首先静脉注射 5000 单位肝素,继以 750～1000 单位/日静脉滴注,使凝血时间延长至 20～30s 或活化部分凝血活酶时间达正常对照的 2～2.5 倍;肝素持续静脉滴注 7～10d 改口服双香豆素 50～100mg,每日 1 片维持,持续 3～4 个月。

(三)溶栓治疗

溶栓治疗仅用于髂、股静脉或锁骨静脉血栓形成或并发肺栓塞时。在起病后 6h～3d 内使用。链激酶 50 万单位溶于 100mL 液体中 30 分内滴入,继以 10 万单位/h 速度维持静脉滴注直至症状消失,之后再滴注 3～4h。为防止不良反应发生,在用链激酶前可先静脉注射氢化可的松 25～30mg。也可用链激酶 60 万单位和地塞米松 2.5～5mg 一同溶于 250～500mL 液体中静脉滴注,每 6h 1 次,疗程一般不超过 3～5d。

(李文军)

第二十一节　雷诺综合征

雷诺综合征(RS)是血管神经功能紊乱所引起的肢端小动脉痉挛性疾病。本病少见,多发于女性,男女比例为 1∶10,发病年龄多在 20～30 岁之间,在寒冷季节发作较重。

本病归属于中医"寒厥""脉痹"等范畴。

一、病因与发病机制

本病的病因和发病机制,有虚实两类,虚者多因素体脾肾阳虚,阴寒内生,凝滞轻脉,实者或因寒湿之邪外侵,凝滞经脉,或因情志不畅,肝失疏泄,气滞血瘀,淤血阻滞脉络,肢端失却温养而发病;或因病程日久,邪郁化热,或复感湿热之邪,导致热盛肉腐;或淤血加重,脉络闭塞、肢端失荣,均可发生肢端溃烂或坏疽。无论何因,最终导致淤血阻滞为基本病机。临床上以寒凝血瘀为常见。病位在肢端小动脉。现代医学认为在 RS 中,约 70% 的患者迟早可发现原发性疾病,这些疾病见表属于特发性 RS 的病因或诱发因素包括如下。

(一)寒冷刺激

患者对寒冷刺激敏感,惧寒是患者首要主诉。此病的发病率在寒冷地区较高。

（二）神经兴奋

患者多属交感神经兴奋类型，中枢神经功能多处于紊乱状态，血管运动神经中枢很不稳定。交感神经的异常兴奋也构成了小动脉对寒冷刺激敏感的重要条件。

（三）内分泌紊乱

女性病例占 2/3 以上，有些患者症状在月经期加重，而妊娠期减轻。曾有学者报告丙酸睾丸酮、甲基雄烯二醇等可使症状改善。Nielsen 等报告，患者血中肾上腺素和去甲肾上腺素含量常较正常人高 3 倍。

（四）其他因素

有人提出遗传因素，但未获证实。RS 患者的血液粘滞度增高，但不能将此列为 RS 的特征性改变。

二、病理生理

由 RS 引起的典型的皮肤颜色变化首先是双手手指的苍白，它是由指动脉、指小动脉的痉挛所致，此时毛细血管和乳头下血管丛血流量明显减少，直到毛细血管血流停滞，从而引起毛细血管的缺氧性麻痹，肤色便转为发绀。当寒冷刺激解除，指动脉痉挛消失后，血管呈一时性扩张，肤色转为潮红，此为缺血后反应性充血现象。此后肤色转为正常。

有的学者以指动脉造影证实：在苍白期不仅仅有末梢动脉痉挛，且桡、尺动脉和骨间动脉也有痉挛性改变；在发绀期，动静脉之间的吻合支广泛开放，进而进一步导致末梢皮肤缺血。在温暖季节，患者不易发病。但在 18～20℃时，便可引起发病。RS 患者的血液黏稠度和红细胞凝集性均有增高。Porter 发现 RS 患者的血小板 α_2 肾上腺受体增高和血清 α_2 受体减少。即或在特发性 RS 患者，由于指动脉经长期的频繁痉挛性发作后，指动脉内膜增厚，管腔可狭窄以至闭塞。

三、临床表现

RS 的特点是在寒冷或情绪紧张时，手指皮肤出现典型的发作性苍白，发绀和潮红性改变。当手指苍白和发绀时，指端伴麻木、刺痛、发凉和感觉迟钝。转为潮红时皮温升高，可伴轻度烧灼样胀痛。肤色正常时症状消失。但不少患者并无上述典型的肤色规律性变化。RS 肤色变化尚有其他的特点。

（1）先从 1 个手指开始，其顺序多为第 4、5、3 和第 2 手指，因拇指血循环丰富，故肤色改变只在病情严重时才出现。

（2）从手指的末节开始，逐渐向全指和手掌扩展，但很少超过掌面。

（3）多发生在手指，且呈对称性。在 Johnston 报告的 43 例中，有 17% 的患者在发病后 6～24 年出现手指皮肤硬化症，表现为皮肤变薄、紧缩、硬韧、伴关节失灵和僵直以至形成伴有静息痛的指端溃疡。RS 患者常伴中枢神经失调现象，易兴奋和情绪激动、多疑、郁闷、伤感、失眠、多梦、痛无定处和浑身不适等神经官能症现象。

四、实验室与其他检查

（一）血管无创诊断法

如多普勒血流仪、光电体积描记器，可测出指动脉压力并描记其波形。

（二）激发试验

1.冷水试验

可用不同方法施行冷水试验，一般令患者双手浸入4℃冷水中1min，观察是否诱发肤色变化，其阳性率约为75%。局部降温试验是在室温20℃时测手指皮温后，将双手浸入4℃冷水中2min，观察皮温恢复的时间，超过30min者为阳性。

2.握拳试验

两手握拳1min后，在弯曲状态下松开手指，也可出现上述变化。

（三）甲皱微循环检查

微循环检查可见RS患者发病时甲皱毛细血管袢明显减少，管径细，管袢短，血流缓慢，以至瘀滞。

（四）动脉造影

动脉造影可分别在冷刺激前后做，如造影发现指动脉痉挛时，可在动脉内注射妥拉苏林后再次造影，看动脉痉挛是否缓解。造影结果常可显示指动脉管腔细小，晚期指动脉内膜粗糙、管腔狭窄，以至阻塞，但掌弓动脉及其近侧血管常无病变。

（五）其他

血液抗核抗体、类风湿因子、免疫球蛋白电泳、补体、抗DNA抗体、冷球蛋白以及Coomb's试验检查；测定上肢神经传导速度有助于发现腕管综合征；手部X线检查有助于发现类风湿性关节炎和手指钙化症。

五、诊断与鉴别诊断

对所有RS患者均需仔细询问病史，发生在年轻人，尤其是年轻女性的由寒冷或情绪因素引起的发作性、对称性肢端间歇性皮肤颜色变化，基本可诊为RS。检查时要注意有无结缔组织病的症状和体征，尤其是关节炎、关节痛、肌痛、皮疹、脱发、指端皮肤硬化、吞咽困难、黄色瘤、毛细血管扩张、肢端肿胀、手指紧绷感和口咽、会阴溃疡。注意有无心绞痛、心肌梗塞和一过性脑缺血病史，查看有无周围血管脉搏减弱或消失，有无血管杂音和动脉硬化表现。腕管综合征在RS患者中可高达15%，必须特别留意，因该病易于治愈。

其他可引起指动脉阻塞的病变需仔细搜寻，如冷损伤，反复创伤（如锤击综合征）、动脉内药物注射、周围动脉栓塞、药物诱发和环境因素，以及有无颈肋和锁骨异常。

六、中医治疗

（一）加味当归四逆汤

1.组成与用法

全当归、炙黄芪、炙桂枝、制川乌、丹参、桃仁、红花、炙地龙各10g；细辛5g；木通8g；炙甘草5g；大枣8枚。每日1剂，水煎服。30～35d。

2.功用与评述

益气养血，温经通脉。方中桂枝温经散寒，伍以细辛、川乌更增通阳止痛之力。黄芪与当归同用乃循补气生血之法度，俾气血旺盛而周流正常，更有丹参之养血活血，桃仁、红花之祛瘀通络，地龙、木通之搜剔邪气，再使以甘草、大枣协和诸药，全方确有鼓舞气血，温阳解凝之功。证之临床，获效较好。

（二）温经通络汤

1. 组成与用法

熟附子 15g（先煎）、当归 20g、桂枝 25g、威灵仙 30g、鸡血藤 25g、丹参 20g、干姜 15g、黄芪 20g、细辛 5g（后下）、肉桂 15g、白芍 10g。每日 1 剂，水煎 3 次，分 2 次早晚服用。

2. 功用与评述

温经散寒，活血通络。方中附子能温一身之阳，上助心阳以通脉，下补肾阳以益火，《医学衷中参西录》附子解："附子味辛，性大热，为补助元阳之主药，其功能升能降，能内达能外散，凡凝寒锢冷之结于脏腑，着于筋骨，痹于经络血脉者，皆能开之，通之"，当归、丹参、鸡血藤养血行血，活络止痛；桂枝，温经通阳，白芍敛阴和营，二者合用能调营卫，和阴阳；黄芪补气固表；干姜、肉桂、细辛、威灵仙温经固阳，散寒通络。诸药共奏温经散寒，调和气血，通络止痛之功，使寒邪除，气血充，经络通，营卫和，则诸症皆愈。

（三）自拟方

组成与用法：穿山甲、陆陆通、黄芪、太子参各 15～60g；仙茅、淫羊藿 15～30g；桂枝、干姜 10～30g 甘草 6g。水煎服并外洗，15d 一疗程，效果显著。

七、西医治疗

（一）药物治疗

药物治疗采用 α 受体阻滞剂、β 受体兴奋剂、微循环改善剂、小血管扩张剂与钙通道阻断剂等。如利血平 0.25mg，每日 3 次。硫酸胍乙啶 5～10mg，每日 3 次。妥拉苏林 25mg，每日 4～6 次。烟酸 50～200mg，每日 3 次。乙酮可可碱 400mg，2～3 次/日，进餐时服用。可取得令人鼓舞效果。前列腺素 E 治疗也有效。

（二）原发病治疗

当发现存在可引起 RS 的有关疾病，如硬皮病或其他自身免疫性疾病时，必须对其施以积极的治疗。

（三）手术治疗

重症病例可考虑作交感神经切除术，以期扩张血管。上肢病变者可施行上胸交感神经切除术，下肢病变者可施行腰交感神经切除术，但术后部分病例症状可复发。指动脉周围交感神经切除术是上述方法的演进，亦能起到阻断血管神经反射作用，因而也用于治疗 RS 患者，尤其是对某个或某几个手指有症状的病例更为合适。以显微外科方式，对阻塞的掌、指动脉施行血管转流术式也已有报道。

（李文军）

第二十二节　血栓闭塞性脉管炎

血栓闭塞性脉管炎简称脉管炎。LeoBuerger 于 1908 年首先对此病进行了描写，在其 1924 年出版的专著中首先提出血栓闭塞性脉管炎，故此病被称为 Buerger 病或 TAO。

该病是周围中小动脉的节段性、非化脓性、炎症性、闭塞性疾病，多发于男性青壮年和嗜烟人群,病变好发于肢端动脉,常伴游走性静脉炎。病程呈周期性发作,最终常致肢端溃疡和坏疽。病变绝大多数发生在下肢,上肢较少见,内脏和心脑血管发病者则属罕见。

祖国医学认为本病早期症状,属中医"脉痹"范畴,晚期则属"脱疽"范畴。

一、病因与发病机制

本病以肢凉、麻木、疼痛为主要临床表现。中医学认为本病多因感受寒湿之邪客于血脉,久之化热蒸腐所致;也有因情志所伤,肝失疏泄,以致气滞血瘀;或过食辛热,或房劳过度,使阴虚脉涩干而瘀滞者;也有直接损伤筋肉血脉而引起者。

总之,本病的病位在血脉,血脉瘀阻败坏为其基本病机。病之初期,正气伤而不甚,本标俱实;病久则耗气伤血,阴阳不足,则本虚标实,寒热错杂。

现代医学认为,TAO 病因至今尚不明确,相关的学说或发病因素有如下几种。

(一)吸烟学说

发病后继续吸烟者虽经各种治疗,但病情常仍进展;而戒烟则常使病情改善,并常无再发;再吸烟又可使病情再发和进展,仅此种常见的现象已提示了吸烟与发病和病情间的关系。90% 以上的 TAO 患者有吸烟史,且常为嗜烟者。烟草中含有尼古丁可引起小血管痉挛。将烟草浸出液进行动物实验可引起肢体缺血性病变。以此种浸出液作皮内试验,脉管炎患者的阳性率明显高于正常人,因此产生了所谓烟草过敏学说。然而,少数 TAO 患者并不吸烟。

(二)性激素学说

本病绝大多数患者为男性。国内 768 例报道中,男性 733 例,占 95.4%。日本,在 Shionoya 报道的 115 例中,女性仅 2 例(1.8%)。在男性患者中,又以青壮年居多,因而推测本病与男性激素有关。

(三)免疫学说

越来越多的学者主张本病与免疫有关。Gulati 报道了 TAO 患者血清中有抗动脉抗体和 C_3 复合物的存在。Adar 等报道了 77% 的 TAO 患者的淋巴细胞对人体 I 型和/Ⅲ型胶原有敏感性,并在一些患者中证明其血清抗胶原抗体活性阳性,对照组则为阴性。国内学者报道 TAO 患者免疫复合物和淋巴细胞表现 IgG 阳性率高,T 淋巴细胞数量显著减少。

(四)遗传因素

1% ~5% 患者中有家族史;患者中组织相容抗原 HSA – J – H、HLA – B_5、HLA – $BW_5$4、HLA – $BW_5$2 和 HLA – A_5 阳性率增高,其中,HLA – $BW_5$4 和 HLA –J 受遗传因子支配。

(五)其他

患肢受寒冻、潮湿或创伤,病毒或真菌感染和缺乏蛋白质、维生素 B_1 和维生素 C 等营养不良,以及血管神经调节障碍使血管易处于痉挛状态,从而导致血栓形成,血管闭塞。

二、病理

TAO 是一种中小动脉阻塞性病变,血管壁全层呈炎性反应,伴有腔内血栓形成和管腔闭塞,发生机化再通时则显示管腔明显狭窄,并伴有以下特点。

(1)病变属血管壁全层非化脓性血管炎,在全层血管壁中有广泛的淋巴细胞浸润及内皮细胞和成纤维细胞增生。偶见巨细胞。早期即有管腔内血栓形成,血栓由红色转为棕色和淡黄色,含有多量内皮细胞和成纤维细胞。后期血栓机化伴细小的再血管化,内弹力纤维层可增厚和卷曲。血管壁和交感神经可发生神经周围炎,神经退行性变和纤维化。在病变的后期,动脉、静脉和神经可被纤维组织包围而形成硬索条,但较少见。

（2）病变呈节段性,病变之间可有正常的管型,病变和正常部分界线常较分明。

（3）病变主要侵犯下肢动脉、病情进展可侵犯上肢血管。侵犯内脏及心、脑血管者极罕见。

（4）病变自中小动脉开始,如胫前、胫后、腓、跖和趾动脉,桡、尺、掌、指动脉等。病变严重时涉及较大动脉,如腘、股和肱动脉。累及髂动脉或腹主动脉者少见。

三、临床表现

本病多在寒冷季节发病,病程长而反复。病变常从下肢趾端开始,以后逐渐向足部和小腿发展。单独发生在上肢者较少见,累及脑、肠、心、肾等部位者更罕见。

本病按发展过程在临床上分以下3期。

（一）局部缺血期

发病早期,患肢发凉、麻木或足底紧感,当患者行走一定距离后,小腿或足部肌肉发生胀痛或抽痛,再走路时疼痛更重,而被迫止步,休息片刻疼痛缓解,再走同上距离后症状复现,即称为间歇性跛行。

随着病情的发展,间歇性跛行距离不断缩短。患肢浅表静脉呈条索状,邻近皮肤发红伴疼痛和触痛。数周后红肿消退,经一段时间后又在同一或不同部位复发,称为游走性静脉炎。约40% TAO 患者有此种表现。

（二）营养障碍期

病情继续发展,患肢麻木、怕冷、发凉和静止时疼痛明显,夜间痛更甚。患肢动脉搏动消失,局部不出汗,趾(指)甲生长缓慢,增厚变形,皮肤干燥,呈潮红、紫红或苍白色,汗毛脱落,小腿肌肉萎缩。

（三）坏死期

患肢出现肢端溃疡或坏疽,向上蔓延累及踝关节和小腿者很少见,为干性坏疽,但并发继发感染时可变为湿性坏疽,当患肢溃烂后,创面可经久不愈,疼痛更剧。根据坏疽的范围将其分为Ⅲ级:Ⅰ级,坏疽局限于趾(指)部;Ⅱ级,坏疽延及跖趾(掌指)关节及跖(掌)部;Ⅲ级,坏疽延及足跟、踝关节或其上方。

四、实验室与其他检查

（1）多普勒超声血流测定。以多普勒探头代替听诊器,听取动脉讯号,测出节段性动脉压力和踝/肱压力比值(正常大于1)。或以示波器或笔描器显示动脉波形,对了解患肢各平面供血状况的帮助甚大。

（2）皮肤温度测定和热像图以间接地反映组织供血情况。

（3）血液流变学测定以了解血液粘度和血小板聚集性能,有助于指导治疗。

（4）动脉造影可明确阻塞部位、范畴、流出道和侧支循环情况。阻塞近侧动脉管腔常光滑平直,而阻塞部则表现为逐渐变细或截然中止,阻塞周围常有丰富的侧支循环。病变常发生在腘动脉以下的3分支上呈联合性或单支性狭窄或阻塞性病变,有时腘、股动脉也有类似病变,如注意摄延期片,并观察流出道情况,常可使动脉架桥的机会有所提高。

五、诊断与鉴别诊断

（1）绝大多数为男性青壮年嗜烟者。

（2）初发时多为单侧下肢，以后常累及对侧下肢，严重时上肢也可受累。

（3）慢性肢体缺血表现有肢端凉，足背和（或）胫后动脉［桡和（或）尺动脉］搏动明显减弱或消失。

（4）伴有游走性浅静脉炎。

（5）Buerger 试验阳性。抬高患肢 1min，肢端苍白，下垂后肢端皮肤发红（缺血后充血反应），静脉充盈时间在 15s 以上。

（6）病情可呈周期性发作和稳定反复交替，而总的病情日渐进展。

（7）血液粘度常有升高。

（8）能除外其他血管痉挛或阻塞性疾病。如雷诺综合征、动脉硬化、大动脉炎、结节性动脉周围炎、腘动脉压迫综合征和胸廓出口综合征等。

六、中医治疗

（一）阳和汤

1. 组成与用法

熟地 30g、鹿角胶、桂枝各 12g、白芥子 10g、炮姜 9g、麻黄、生甘草各 3g。水煎服，每日一剂，分两次服用。

2. 功用与评述

温阳补血，散寒通滞。本方重用熟地温补营血；鹿角胶填精补髓，强壮筋骨，藉血肉有情之品助熟地以养血；寒凝痰滞，非温通经脉不足以解散寒凝，故以炮姜、肉桂温中有通；麻黄开腠理以达表：白芥子祛皮里膜外之痰，与温补药共用，可使补而不腻；生甘草有化毒之功。全方组成，一以温补营血不足，一以解散阴凝寒痰，使其阴破阳回，寒消痰化。

（1）属Ⅰ期者，加鸡血藤、川牛膝、归尾、黄芪以益气活血。

（2）属Ⅱ期者，加鸡血藤、忍冬藤、川牛膝、黄芪、归尾、制乳没、全虫以破血逐瘀，通络。

（二）Ⅰ期，桂附汤加味；Ⅱ期，当归活血汤加味；Ⅲ期，四妙勇安汤加味

1. 组成与用法

Ⅰ期（功能障碍期或局部缺血期）：炙附子 10g、肉桂 8g、牛膝 15g、地龙 10g、当归 10g、熟地 10g。

Ⅱ期（营养障碍期）：当归 10g、红花 12g、丹参 15g、赤芍 10g、桃仁 10g、牛膝 15g、地龙 10g。

Ⅲ期（坏死期）：金银花 20～90g、玄参 10g、赤芍 10g、当归 10g、全蝎 3g、蜈蚣 3 条、黄柏 10g、甘草 6g。水煎，每日 1 剂，分两次服用。

2. 功用与评述

Ⅰ期：温经散寒，活血通络。所用附子量大，配合肉桂、牛膝、地龙使阳和阴转，经络通达，佐以丹参、红花使血活瘀化，再配伍黄芪佐以扶正使气血通畅，而诸症解。本期多属虚寒证，清热解毒之品须禁忌。

Ⅱ期：活血化瘀，通经达络。重用丹参、当归、赤芍、红花，效果较好。经腹动脉造影和彩色血流图证实，本方能使血管扩张，侧支循环建立。对心血管有增加血流的作用，对周围血管有

扩张和改善末梢循环的作用。从而使症状改善,血管痉挛缓解,相对疗程缩短。

Ⅲ期:清热解毒,活血通络。重用四妙勇安汤,金银花、玄参、当归,佐以解痉通络攻毒之全蝎、蜈蚣。若溃久体虚,加大量扶正固脱、生肌长肉之黄芪,使气通血活,瘀化毒解,而不伤正,取长补短,相得益彰。

经临床验证,分期辨证方法对血栓闭塞性脉管炎的治疗,能有效地降低截肢率,减少病死率,提高治愈率。

(三)通脉汤

1. 组成与用法

丹参60g、当归60g、双花60g、益母草30g、元参30g、红花20g、石斛20g、穿山甲15g、桃仁15g、牛膝15g、甘草10g。水煎服,每日1剂。

2. 功用与评述

本方为四妙勇安汤、阳和汤、当归活血汤加减而成,方中双花清热解毒;元参清热凉血解毒;石斛滋阴除热;益母草活血祛瘀,利水消肿;穿山甲、丹参、当归、桃仁活血、祛瘀、消肿;牛膝引药下行。本方能消除诱发血管收缩的刺激,逐渐扩大侧支循环、溶解血栓,重建血管通道,配合西药扩血管及抗生素等长期使用疗效显著。

七、西医治疗

(一)一般方法

戒烟、防止寒冷、不易采取热敷或热疗,勿穿过紧的鞋袜,以免加重患部缺氧。

(二)扩血管药

(1)α受体阻滞剂,如妥拉苏林25mg,3次/日,口服;酚妥拉明25mg,3~4次/日,口服,肌内注射或静脉滴注。

(2)β受体兴奋剂,如苄丙酚胺10mg,3次/日,口服。

(3)直接作用于小动脉的药物,如烟酸50~100mg,3~4次/日,口服;罂粟碱30~60mg,口服或皮下注射,因有成瘾性,不宜长期用;已酮可可碱200~600mg,3次/日,口服。

(三)其他

(1)改善循环药,如低分子右旋糖酐500mL,静脉滴注,1~2次/日。

(2)抗血小板疗法,如肠溶阿司匹林0.3g,3次/日,两日后减为每天0.3g;潘生丁25mg,3次/日。

(3)蛇毒制剂。

(四)肾上腺皮质激素

在病情急性发展又无感染时,可用强的松5~10mg或地塞米松0.75~1.5mg,3~4次/日;或静脉滴注氢化考的松100~200mg,1次/日。

(五)手术治疗

经上述治疗无效者,可选择手术治疗。

(李文军)

第二十三节　低血压病

低血压是一种以动脉血压降低为特征,分为生理性和病理性两大类。生理性低血压除动脉血压低于正常值外,无任何自觉症状,无病理损害,不影响寿命,不视为疾病。病理性低血压中的原发性低血压病,除动脉血压低于正常值外,还多伴有头晕头痛、疲乏无力、精神萎靡、失眠健忘,甚或昏厥等症状,并伴有心脏、血管、脑和肾等器官功能性或器质性改变的全身性疾病。

原发性低血压病是指非同日 3 次测量血压,收缩压(SBP) < 12kPa(90mmHg) 及(或)舒张压(DBP) < 8kPa(60mmHg),且伴有头晕头痛、疲乏无力、心悸胸闷、失眠健忘等临床症状,并排除器质性疾病引起的继发性低血压、直立性低血压及高原性低血压,为临床常见病多发病之一。国外曾报道该病在一般健康人群中为 2% 左右,我国成人低血压患病率为 1.9%,男、女性人群低血压患病率分别为 1.1% 和 2.6%,慢性低血压的患病率 4%,老年人群可高达 10%。多因素分析结果显示女性更易罹患低血压,年龄、BM(骨髓造血功能)和健康自评与低血压患病呈负相关。

中医学虽无低血压病的名称,但实际对本病已早有认识。根据其临床症状,主要隶属于心、肝、脾、肾经病证,与眩晕、头痛、虚劳、不寐等关系甚为密切;并与心悸、昏厥有一定联系,这也是探讨其病理机制及辨证施治规律的依据。

本文虽然是讨论原发性低血压病的辨证施治,但对症状性低血压,亦可以本篇为基础,结合辨病治疗。

一、病因病机

(一)病因

病因可分为先天禀赋不足,以及后天失于荣养,气血阴阳亏损,脏腑功能失调,气行紊乱,痰瘀内阻等。

1. 先天肾精不充

肾气虚弱,髓海枯竭,肾阳不足,元神不振,头晕目眩。《灵枢·海论》云:"髓海不足,则脑转耳鸣,胫酸眩冒,目无所见,懈怠按卧。"《灵枢·口问》曰:"上气不足,脑为之不满,耳为之苦鸣,头为之苦倾,目为之眩。"肾为先天之本,肾精亏虚,元阳鼓动无力,则脏腑功能失权,并发脏腑虚实之变。病实则责之于肝,肝气郁结,情志不舒,气血不畅,气滞血瘀,聚湿生痰,痰瘀生病。病虚责之于心、肾、脾,思虑过度,暗耗心血,心血亏损,血不濡心,心阳不足,温煦无力;脾失运化,气血乏源,痰湿内生。肾阳亏虚,蒸腾气化失权,聚湿成痰,痰阻脉络,肾阳亏虚,鼓动无力,脏腑气机紊乱。

2. 后天损耗,病久体弱

《证治汇补·眩晕》曰:"血为气配,气之所丽,以血为荣,凡吐衄崩漏产后亡阴,肝家不能收摄荣气,使诸血失道妄行,此眩晕生于血虚也。"气血津液的生成与心、肾、脾三脏密切相关,三脏功能失常可致气虚、血虚、阴虚、阳虚、痰瘀。

低血压病发病之初,以气血阴阳亏虚为主,肝气郁结为次。发病之后,由于素体及原始病因之异,疾病先后阶段不同,发展演变之别,临床可表现多种病理变化及不同证候。为此,必须分清主次,辨证论治。

(二)病机

1.病理变化

病理变化主要为气血阴阳亏虚,肝、肾、脾功能失调,痰瘀内阻。

审证求因,低血压病虽然表现以心、肾经病候为主,但因内脏之间的整体关系,往往与肝、脾紧密相关,早期多以心为主,以后常见与脾、肾同病,且可涉及肝,其间又有主次之别。

脏腑功能失调,表现虚实两个方面的病变。虚主要为气血阴阳亏虚,气为血之帅,血为气之母,气血同源,气虚可导致血虚,血虚也可导致气虚,并可出现气血两虚;阴阳互根互用,阴损及阳,阳损及阴,并可出现阴阳两虚;血属阴,血虚可导致阴虚,阴虚也可导致血虚;气属阳,气虚可导致阳虚,阳虚也可导致气虚,并可出现气阳两虚,即通常所说的阳气虚衰。实主要为肝气郁结,气血不畅导致气滞血瘀,瘀血阻气又会导致气行不畅;气郁化火,热灼耗气伤阴,气伤行津无力,聚湿生痰;热灼伤津,炼液成痰;痰阻脉道,气血不畅,病发瘀血内阻。虚实两者之间相互影响、演变,因虚致实,因实致虚,最终导致虚实夹杂。

从其病程经过而言,一般初起虚证居多,因虚致实,因实致虚,逐渐发展为虚实夹杂。在低血压病全程发病过程之中,气血阴阳亏虚为本,肝郁气滞,痰瘀内阻为标。本虚与标实相互对立,互为因果。

2.病理因素

病理因素为气、血、阴、阳、痰、瘀,六者之间可相互转化,或六者同时并存。

在气血阴阳虚损,脏腑功能失调的基础上,不但气与血,阴与阳,痰与瘀互为因果,且可导致化热、伤阴、耗血、生痰、成瘀,五者又可相互转化、兼夹,表现为气血两亏、耗气伤阴、精亏血枯、阴阳互损、痰郁化热、痰瘀郁结等。在不同个体及疾病的不同阶段,又有主次之别、先后之分。

3.病理转归

气血俱损,阴阳两虚,脏腑功能失调,久病虚实夹杂,终致虚劳,痰瘀胶阻的病理转归。

如病延日久,或病情急剧发展,虚实向两极分化,阴虚于下,阳浮于上,阳不助阴,阴不敛阳,阴阳离绝,则生命危殆。《素问》云:"独阴不生,孤阳不长,阴平阳秘,精神乃治,阴阳离决,精气乃绝。"说明了低血压病发展转归的严重后果。

二、诊断依据

参照 WHO 制订的原发性低血压病诊断标准,成年人非同日 3 次测得的收缩压(SBP) < 12kPa(90mmHg)及(或)舒张压(DBP) <8kPa(60mmHg),有反复发作的头晕头痛、疲乏无力、失眠健忘、胸闷心悸等临床症状,并排除器质性病变引起的继发性低血压、直立性低血压及高原性低血压。

三、辨证论治

(一)辨证要点

1.辨清病理性质

掌握血虚与阴虚,气虚与阳虚,痰阻与血瘀,标实与本虚的主次,予以滋阴补血、温阳补气、化痰祛瘀。又寒痰当温化,热痰当清利。

2. 区别病理因素

标实为主,分清气、痰、瘀的主次、兼夹,予以疏肝理气、燥湿化痰、活血祛瘀。

3. 审查脏腑病机

本虚为主,鉴别心、脾、肾的重点,予养心、健脾、补肾。

(二)治疗原则

治疗当以虚则补之,实则泻之,虚实夹杂,补泻并施为原则。分别主次轻重处理,标实气郁者,行气解郁;寒痰壅塞者,温阳化痰;痰热郁经者,清经化痰;淤血阻络者,活血祛瘀通络。本虚为主者,养心、健脾、补肾。虚实夹杂者,补泻并施,但有主次之分,轻重之别。

(三)分证治疗

1. 肝气郁结证

证候:头昏头痛,胁肋胀痛,胸闷喜太息,情志抑郁易怒。舌红苔薄,脉弦。

治法:疏肝解郁。

例方:柴胡疏肝散加减。本方疏肝解郁,活血止痛。主治肝气郁结,气滞血瘀证。

常用药:柴胡、枳壳、川芎、香附、白芍、甘草、枸杞子、当归。

加减:郁久化火加栀子、郁金以加强清热泻火之功;头晕痛甚加藁本、葛根、白芷、川芎、柴胡等引经药以增强止痛效果;眼干目赤加菊花、蝉蜕以增散风肝清热,平肝明目之效;郁久伤阴去香附,加绿萼梅以防燥热伤阴之弊。

2. 气血两虚证

证候:头晕目眩,脸色无华,健忘失眠,气短乏力,心慌心悸,食欲缺乏。舌淡苔白,脉弱。

治法:益气补血。

例方:归脾汤加减。本方益气补血,健脾养心。主治心脾两虚,气血双亏证。

常用药:白术、黄芪、茯神、人参、远志、当归、酸枣仁、龙眼肉、炙甘草、大枣、生姜。

加减:阳虚加制附片、炮姜、桂枝、鹿角胶以增强温补肾阳之功;阴虚加阿胶、龟甲胶、鳖甲胶以增强滋补肾阴之效;失眠加柏子仁、首乌藤、黄连、阿胶以增强滋阴养血安神之效;头晕痛甚加川芎、葛根、藁本、柴胡等引经药以增强止痛之效;热重、口干、口苦,去人参,加太子参、南北沙参具有去温燥之弊,但又不失补气之效。

3. 肝肾阴虚证

证候:头晕头痛,目涩耳鸣,心悸气短,懒言健忘,腰膝酸软,失眠多梦,咽干口渴。舌红苔少,脉细或无力。

治法:育阴补肾。

例方:育阴升压汤加减。本方育阴补肾,益精填髓。主治肾精亏虚证。

常用药:熟地黄、怀山药、当归、枸杞子、黄精、茯苓、泽泻、麦冬、山茱萸、牡丹皮、甘草。

加减:失眠加酸枣仁、首乌藤、黄连、阿胶以增强养血益精、清热安神之功;火甚加地骨皮、知母、栀子以增强清热泻火之效;血虚加当归、紫河车以加强补血;腹胀,食欲缺乏,去熟地黄碍脾食滞之弊,加木香、砂仁、炒麦芽、山楂以增强健脾消食、理气消胀之效;肾精亏虚甚,加鹿角胶、龟甲胶、鳖甲胶以增强滋补肾精之功,体现"阳中求阴,阴中求阳"的中医治疗理念。

4. 中气下陷证

证候:头晕目眩,倦怠乏力,少气懒言,腹胀,食欲缺乏。舌淡苔白,脉沉细。或伴有胃、肾等内脏下垂。

治法:补中益气。

例方:补中益气汤加减。本方补中益气,升阳举陷。主治中气下陷证。

常用药:人参、白术、黄芪、升麻、柴胡、陈皮、甘草、当归。

加减:失眠加酸枣仁、柏子仁以增强养血安神之功;腹胀加木香、砂仁以加强理气消胀之效;阳虚加附子、炮姜以增强温阳散寒之功;肾虚,加鹿角胶、龟甲胶以增强补肾之功;化热,口干口苦,去人参,加太子参、南北沙参、葛根以去温燥伤阴之弊,又不失补气之能。

5. 脾肾阳虚证

证候:面色苍白,畏寒肢冷,腰膝酸软,厌食,食欲缺乏,腹胀便溏,性欲减退,下肢水肿。舌淡苔白,脉沉缓或沉细。

治法:温补脾肾。

例方:《金匮》肾气丸合真武汤。健脾补气,温阳补肾。主治脾肾阳虚证。

常用药:人参、白术、炮姜、炙甘草、怀山药、山茱萸、茯苓、泽泻、牡丹皮、制附片、肉桂、熟地黄。

加减:便溏不成形加苍术、薏苡仁以增强燥湿健脾之功;便秘加锁阳、肉苁蓉以增强润肠通便之功;夜尿多加补骨脂、益智仁以增强补肾缩尿之功;双下肢水肿加茯苓皮、车前子利尿消肿;腹胀,食欲缺乏,去熟地黄,去其碍脾食滞之弊,加木香、砂仁、炒麦芽以理气消胀,加紫河车滋补精血。

6. 痰浊内阻证

证候:头昏头痛,头重如蒙,胸脘痞闷,肢体困重,神疲乏力,倦怠嗜睡,恶心,食欲缺乏,口有浊味。苔厚腻,脉弦滑。

治法:燥湿化痰。

例方:半夏白术天麻汤合二陈汤加减。前方化痰熄风,后方健脾祛湿。主治风痰上扰证。

常用药:天麻、苍术、陈皮、半夏、茯苓、甘草、枳壳、白术、胆南星、石菖蒲、白豆蔻、生姜、大枣。

加减:头痛加引经药川芎、白芷、藁本、羌活等;热痰加栀子、黄芩、冬瓜仁以清热泻火;痰盛化热狂躁,去生姜以去其温散之弊,加山慈菇、生铁落、竹茹、莲子心以增强清心安神之功;寒痰加干姜、细辛、桂枝以温阳化痰;气虚加黄芪、党参、白术以补气健脾。

7. 瘀血阻络证

证候:头晕头痛,胸闷胸痛,疼痛如刺,痛有定处,得热痛减,脸色黯黑,心慌心悸,嗜睡,食欲缺乏。舌质青紫有瘀斑,苔薄,脉弦或涩。

治法:活血祛瘀。

例方:血府逐瘀汤加减。本方活血化瘀,行气止痛。主治胸中血瘀证。

常用药:赤芍、川芎、枳壳、桔梗、当归、柴胡、红花、牛膝、桃仁、生地黄、三七、血竭、路路通。

加减:气虚加黄芪、党参、白术以增强补气健脾;痛甚加蜈蚣、全蝎、麝香以增强芳香化浊,通络止痛之效;体寒加制附片、桂枝、炮姜温阳散寒;气滞加香附、延胡索、青皮行气消胀。

四、其他疗法

(一)单方、验方

(1)枸杞子50g,拌红糖30g成泥,冲开水250mL,当茶饮,日服5次,效果佳。

（2）桂圆肉 30g，西洋参 5g，白糖 10g，水煎后当茶饮。

（3）二桂汤：甘草 15g，桂枝 30g，肉桂 30g。温阳通脉，健脾益气。上述 3 味药煎水当茶饮，一般 2～3 日，血压既可升高甚至恢复正常。

（4）参芪归术汤：黄芪 15g，党参 15g，当归 10g，白术 10g，阿胶 10g。益气养心，补血升压。

（5）升压汤：党参 30g，黄芪 30g，五味子 20g，麦冬 10g，延胡索 3g。益气固脱，养心升压。每日 1 剂。

（6）附精汤：黄精 20g，熟附子 10g，炙甘草 10g。补肾温阳，益气升压。每日 1 剂。

（二）中成药

1. 人参补膏

由红参、熟地黄、白术、茯苓、当归、枸杞子、首乌等组成。具有补养气血、健脾补肾的功效。治疗气血两虚型慢性低血压病等。1 次 10g，每日 2 次。

2. 人参养荣丸

由人参、熟地黄、白术、茯苓、当归、白芍、黄芪、陈皮、肉桂、远志等组成。具有温补气血、健脾安神的功效。治疗低血压引起的精神不振、惊悸健忘、食少便溏。1 次 9g，每日 2 次。

3. 黄芪生脉饮

由黄芪、党参、麦冬、五味子组成。具有益气养阴、强心补肺的功效。治疗低血压引起的心悸等。1 次 10mL，每日 3 次。

4. 麦味地黄丸

由麦冬、五味子、熟地黄、山茱萸、牡丹皮、怀山药、茯苓、泽泻组成。具有滋肾养肺的功效。治疗低血压引起的眩晕耳鸣、腰膝酸软、潮热盗汗、咽干咯血等。1 次 6g，每日 2 次。

5. 血宝胶囊

由鹿茸、人参、紫河车、何首乌等组成。具有填精益髓、益气助阳的功效。治疗心肾阳虚型低血压。1 次 4～5 粒，每日 3 次。

6. 半夏天麻丸

由半夏、天麻、黄芪、人参、白术，苍术、茯苓、泽泻、神曲、麦芽、陈皮、黄柏组成。具有健脾祛湿、化痰熄风的功效。治疗低血压引起的头痛头昏、胸脘满闷、呕恶痰涎、乏力便溏症状。1 次 6g，每日 2 次。

（三）食疗

低血压病是一种常见病和多发病之一，与家族遗传关系密切，生活方式及情绪状态也是低血压病发病的重要因素，因此，保持良好情绪，选择健康饮食，适量运动，对治疗低血压病及预防复发也很重要。

（1）餐前睡前适当喝点低度酒，每次 1 小杯（15～20mL），可帮助提高睡眠。

（2）桂圆、莲子、桑葚、大枣等果品，补血养心，健脾益脑，可常食用。

（3）蜂王浆奶茶：牛奶 150g，蜂王浆 0.5g。将牛奶煮沸，凉至温热，加入蜂王浆拌匀，随早餐早点顿服。具有益气养阴、提升血压之功效。适用于气阴两虚型低血压病，20 日为 1 个疗程。

（4）核桃仁牛奶茶：核桃仁 30g，牛奶 150g，豆浆 150g，黑芝麻 20g，白糖少量。将核桃仁、黑芝麻搅匀磨粉，拌入混合的牛奶、豆浆中，加热煮沸，再加入少许白糖，分早、晚服用，20 日为 1 个疗程。具有温补心肾、升提血压的功效。适用于心肾阳虚型低血压病。

（5）葡萄酒奶茶：鲜牛奶 350mL,葡萄酒 15mL,蜂蜜 20mL。将鲜牛奶文火加热煮沸,兑入蜂蜜,搅拌均匀,调入葡萄酒混合。早、晚分服,20 日为 1 个疗程。具有补气养血、提升血压的功效,适用于气血两虚型低血压病。

五、西医常规治疗

目前尚无特效药物。

（一）建议使用推荐方法

（1）10% 氯化钠（每日 2~4g）,增加血浆容量,根据需要增加盐和水分的保持。

（2）10% 右旋糖酐氯化钠注射液,250~500mL 静脉点滴。

（3）人血清蛋白 25~75g,分次加入葡萄糖或氯化钠溶液中静脉点滴。

（4）多巴胺 20~80mg 加入葡萄糖或氯化钠溶液中静脉点滴。

（5）间羟胺 20~100mg 加入葡萄糖或氯化钠溶液中静脉点滴。

（二）一般情况下,不建议使用的方法

1. 盐酸士的宁

盐酸士的宁皮下或肌内注射,常用量 1 次 1~3mg,极量 1 次 5mg。

2. 麻黄碱

麻黄碱每次 25mg,每日 3~4 次,口服。

3. 咖啡因

咖啡因每次 25mg,每日 3~4 次,口服。

4. 泼尼松

泼尼松每次 10mg,每日 2~3 次,口服。

5. 地塞米松

地塞米松每次 0.75mg,每日 2~3 次,口服。

6. 氟氢可的松（9α－氟氢可的松）

氟氢可的松开始几日每日 0.1mg,逐渐加至 0.3~1.0mg,根据血压变化及血浆容量改变来调整剂量。

（三）低血压的治疗目标

1. 主要目标

使血压达标,以便最大程度地降低心脑血管发病率和病死率。

2. 目标血压

（1）普通低血压患者血压升至 140/90mmHg 以下。

（2）能耐受,逐步达标。

（3）在治疗低血压的同时,干预患者检查出来的所有危险因素,并适当处理患者存在的各种临床情况。

六、常用药对

（一）气虚下陷,黄芪、升麻补气升阳举陷

黄芪味甘,性微温。归肺、脾、肝、肾经。补气养血,补气固表,利尿托毒,排脓,敛疮生肌。《本草汇言》云："黄芪,补肺健脾,卫实敛汗,祛风运毒之药也……"《本草逢原》曰："黄芪能补

五脏诸虚,治脉弦自汗,泻阴火,去肺热,无汗则发,有汗则止。"现代药理研究揭示,黄芪具有增强免疫功能、干扰素的作用、增强机体耐缺氧及应激能力、促进机体代谢、改善心功能、双向调节血压作用、保肝作用、调节血糖、抗菌及抑制病毒和激素样等作用。

升麻味甘、辛,性微寒。入肺、脾、胃经。发表升阳,透疹解毒。《本草经疏》曰:"升麻禀天地清阳之气以生,阳草也。故味甘、苦、平、微寒,无毒。"《本草衍义补遗》云:"阳中微阴,主脾胃,解肌肉间热,脾痹,非升麻梢不能除。"现代药理研究揭示,升麻具有抗菌、镇静、抗惊厥、解热降温、兴奋平滑肌、加强心跳振幅而不影响其节律等作用。

黄芪伍升麻,黄芪善补脾肺之气,且又有升举阳气之作用;升麻善举脾胃之清阳,二药合用,黄芪得升麻,则升举阳气之力增强;升麻得黄芪,则升阳之中又可补脾胃之气。对于气虚下陷之证,二者配伍,既治气虚之本,又可提升下陷之清阳,标本兼顾,使中气得补,升举有力,益气升阳其证可愈。

(二)气虚阳弱,制附子、人参补气温阳,助阳升压

附子味辛、甘,性大热。有毒。归心、肾、脾经。回阳救逆,补火助阳,散寒止痛。《本经逢原》云:"附子气味俱厚而辛烈,能通行十二经,无所不至。暖脾胃而通膈噎,补命门而救阳虚,除心腹腰膝冷痛,开肢体痹湿痿弱,疗伤寒呃逆不止,主督脉脊强而厥,救寒疝引痛欲死,敛痈疽久溃不收,及小儿脾弱慢惊,并须制熟用之。"《本草备要》曰:"大燥回阳,补肾命火,逐风寒湿。"现代药理研究揭示,附子具有强心、抗心律失常、抗心肌缺血缺氧、抗休克、增强免疫功能、抗感染、镇痛、抗凝、抗血栓、抑制中枢等作用。

人参味甘、微苦,性平微温。归脾、肺经。大补元气,复脉固脱,补脾益肺,生津止渴,安神益智。《神农本草经》云:"主养命以应天,无毒,多服久服不伤人,欲轻身益气,不老延年。"《证类本草》曰:"补五脏,安精神,定魂魄,止惊悸,除邪气,明目开心益智,久服轻身延年。"现代药理研究揭示,人参能调节中枢神经系统,促进大脑对能量物质的利用,改善心脏功能,增强机体的免疫功能,具有抗氧化、抗肿瘤等作用。

制附子伍人参,制附子温阳祛寒,补先天之气,人参补气生血,补后天之气,人参、附子相须伍用,大补大温,补气回阳而固脱,能瞬息化气于乌有之分,顷刻生阳于命门之内。《或问伤寒传经》曰:"阴阳两绝,本不可救,然用人参于附子之中,往往有生者。盖真阴真阳,最易脱而最难绝也,有一线之根,则救阳而阳即回,救阴而阴即续也。"

(三)精枯血虚,鹿茸、肉苁蓉温阳补血,益精填髓

鹿茸味甘、咸,性温。归肝、肾经。补肾阳,益精血,强筋骨。《本草纲目》云:"生精补髓,养血益阳,强健筋骨。"《本草经疏》曰:"禀纯阳之质,含生发之气……走命门、心包络及肝、肾之阴分,补下元真阳……益气强志。"现代药理研究揭示,鹿茸具有调节免疫功能、镇静、改善心功能、改善生殖系统功能、促进机体代谢、抗应激作用和延缓衰老等作用。

肉苁蓉味甘、咸,性温。归肾、大肠经。补肾阳,益精血,润肠通便。《本草经疏》云:"性微温,其味甘、酸而咸,因甘能除热补中,酸能入肝,咸能滋肾,能养命门,滋肾气,为滋肾补精血之要药。"《本草汇言》曰:"温而不热,补而不峻,暖而不燥,滑而不泄,乃大补之剂。"现代药理研究揭示,肉苁蓉能保护缺血心肌,降低血脂,抗动脉粥样硬化,抗血栓形成,降低外周血管阻力,扩张外周血管和保护肝脏等。

鹿茸与肉苁蓉两药相须伍用,温补肾阳,生精填髓,对肾阳虚衰,精亏血少的低血压病,疗效显著。需要注意的是鹿茸的服用方法,阴虚阳燥之人不可服用,以免有助燥烁阴之弊;而阳

旺液燥之人,因血贫亏精,气血乏运,则可小量久服,助气养血,取大虚缓补之义。

(四)耗血伤阴,血不濡心,当归、白芍补血养阴

当归味甘、辛、苦,性温。归肝、心、脾经。补血,活血,调经止痛,润燥滑肠。《本草正》云:"当归,其味甘而重,故专能补血,其气轻而辛,故又能行血,补中有动,行中有补,诚血中之气药,亦血中之圣药也。大约佐之以补则补,故能养营养血,补气生精,安五脏,强形体,益神志,凡有形虚损之病,无所不宜。佐之以攻则通,故能祛痛通便,利筋骨,治拘挛、瘫痪、燥、涩等证。"《本草纲目》曰:"治头痛、心腹诸痛,润肠胃筋骨皮肤。治痈疽,排脓止痛,和血补血。"现代药理研究揭示,当归能提进机体的造血功能,升高红细胞、白细胞和血红蛋白含量,抗缺氧作用,调节机体免疫功能,具有抗癌作用等。

白芍味苦、酸,性微寒。归肝、脾经。养血敛阴,柔肝止痛,平抑肝阳。《本草经疏》云:"芍药味酸寒,专入脾经血分,能泻肝家火邪,故其所主收而补,制肝补脾,陡健脾经,脾主中焦,以其正补脾经,故能缓中土。"《滇南本草》曰:"泻脾热,止腹痛,止水泻,收肝气逆疼,调养心肝脾经血,舒经降气,止肝气疼痛。"现代药理研究揭示,白芍能增强免疫功能,抗菌抗感染,镇静镇痛,改善心血管功能,改善血液流动状态,降脂保肝等。

当归与白芍配伍。当归补血活血,白芍敛阴养血,补而不滞,补中有散,散中有收,构成治血要剂。两药合用辨治耗血伤阴、血不濡心的低血压病,当归、白芍补血养阴,改善心脏供血,提升血压。历代医家常用当归伍白芍治疗阴血亏损病证,《韩氏医通》说:"血药不容舍当归,故古方四物汤以当归为君,芍药为臣。"

(五)肝郁气结,清阳下陷,柴胡、升麻疏肝解郁,升阳举陷

柴胡味苦,辛,性微寒。归肝、胆、心包络、三焦经。疏肝解郁,升举阳气,和解表里,退热截疟。《本草纲目》云:"劳有五劳,病在五脏。若劳在肝、胆、心及包络有热,或少阳经寒热者,则柴胡乃手足厥阴、少阳必用之药;劳在脾胃有热,或阳气下陷,则柴胡乃引消气退热必用之药。"《本草正》曰:"邪实者可用,真虚者当酌其宜,虽引清气上升,然升中有散。"现代药理研究揭示,柴胡具有解热、镇痛、镇静、抗感染、抗病原微生物、降胆固醇、保护肝脏等作用。

升麻味甘、辛,性微寒。入肺、脾、胃经。发表、升阳、透疹解毒。《本草经疏》曰:"升麻禀天地清阳之气以生,阳草也。故味甘、苦,平、微寒,无毒。"《本草纲目》曰:"消斑疹,行淤血,治阳陷眩晕,胸胁虚痛,久泻下痢后重,遗浊,带下,血淋,阳痿足寒。"现代药理研究揭示,升麻具有抗菌、镇静、抗惊厥、解热降温、兴奋平滑肌、加强心跳振幅而不影响其节律等作用。

柴胡伍升麻,柴胡芳香疏泄,可升可散,疏肝解郁,升举清阳;升麻解表透疹,升阳举陷。柴胡升肝胆之清阳,行气于左,升麻升阳明之清气,行气于右,两者合用,一左一右,直升胃之清阳,可用于清阳下陷之便泻、久痢、内脏下垂、崩漏、带下等。柴胡伍升麻治疗病证清阳不升,阳气下陷的低血压病有一定疗效。

七、辨治要诀

(一)脏腑之虚和气血阴阳之虚之辨,总体表现气血阴阳亏虚症状

低血压病以虚为本,但须辨脏腑之虚和气血阴阳之虚,脏腑之虚以心脾肾亏虚为主,思虑过度,暗耗心血;病久体弱,劳倦伤脾;先天肾精不充,后天化源无力。气血津液的生成与心、肾、脾三脏密切相关,因此,三脏功能失常可致气虚、血虚、阴虚、阳虚。脏腑虚弱病证,临床症状也以气血阴阳亏虚为体现,故而临床表现气血阴阳亏虚症状时,须细辨明察,绝不能只考虑

气血阴阳亏虚而忽视脏腑亏虚的病证,不可一味补气养血,滋阴温阳,而忽视养心、健脾、温肾。健脾使气血生化有源,有助于补气养血;温肾使元阳充沛,如日光普照,泉源不竭阴阳互根互用,有助于滋阴温阳;养心使心搏有力,心通百脉,气血阴阳达到所需,更有助于补虚。

具体言之,脏腑亏虚,当温肾、健脾、养心;气血阴阳亏虚,当补气养血,滋阴温阳,同时考虑温肾、健脾、养心。组方遣药时应分清主次,把握比例。

(二)气血阴阳亏虚及相互内在联系之辨

气与血异名同类,均化源于水谷精微。气足则血旺,气虚则血亏,补血中加以补气之药,有助于补血,体现气能生血;气为血之帅,血为气之母,补气中加以养血之品,有助于补气。阴与阳互根互用,相互转化,互相依存,辨治阴虚,滋阴中稍加温阳之药,有助于养阴,体现阴得阳助,生化无穷;辨治阳虚,温阳中稍加滋阴之品,有助于补阳,体现阳得阴滋,泉源不竭。低血压病辨证气血阴阳亏虚,组方遣药宜补气养血,滋阴温阳,须掌握气血阴阳的内在联系、相互依存、互根互用,方能做到气血阴阳同补,起到事半功倍的治疗效果。

(三)脏腑之虚实和痰瘀之辨

低血压病在实证方面主要表现痰和瘀。肝郁是脏腑之实,肝郁气滞,气滞血瘀,瘀阻血脉,气血不畅;肝郁气滞,气滞湿阻,聚湿生痰,则胸闷心悸、头昏头痛。脾虚肾弱是脏腑之虚,脾虚运化失职,水谷不化精微而聚湿生痰,肾虚蒸腾无力,水湿不化聚类成痰,痰迷心窍,蒙蔽神明,则心悸怔忡、头昏头痛。瘀阻血络,水湿不行,聚湿生痰;痰阻血脉,血行不畅,气滞血瘀。痰瘀互生互结,痰瘀交阻,碍脾伤肾,阻心犯脑,则腹胀、食欲缺乏、心慌头痛。也因痰瘀之标致脏腑虚弱之本,当详查细辨,分主次析标实,组方遣药。

(四)痰证当辨痰浊、痰热、痰瘀之异

痰盛兼热象,上犯头目则头晕头痛、眼花目眩;内犯心神则神情异常、心烦易惊、呆钝、独语、喜哭无常。治当清热化痰,用黄连温胆汤、滚痰丸、雪羹汤合胆南星、竺黄、竹沥、海藻、玄明粉之类。

痰与瘀结,可见眩晕头痛,又因痰瘀阻络而肢体麻木、重着不遂、舌强语蹇。治应化痰祛瘀,取半夏天麻白术汤意配僵蚕、天南星、血竭、麝香之类。

痰浊之候无明显热象者,形体多肥,面色黄滞,头昏头重,胸闷气短,痰多黏白,咯吐不利,嗜睡无力,食欲缺乏,泛恶,口黏多涎,舌强不和,苔白腻,脉沉滑。治当燥湿化痰,泄浊开痹,可用二陈汤、瓜蒌薤白半夏汤等。气逆加旋覆花、苏子;嗜卧加天南星、石菖蒲、远志、郁金。这类证候,可进一步化热,但本质上,每与脾气虚弱有关,若久延脾虚之症趋向明显者,当转予甘温补脾以治本。

(五)注意化痰与健脾温肾的应用

低血压病辨证痰迷心窍,蒙蔽神明,治当燥湿化痰,豁痰开窍,但须充分考虑脾虚运化失职,聚湿生痰,肾虚气化无能,聚水成痰。辨证当分清脾虚、肾虚之异,脾虚该健脾,肾虚当补肾,不能只考虑治标而忽视治本。临床只有辨证清楚的情况下,对证施用健脾燥湿、行水化痰,或补肾温阳、豁痰开窍之法,方能标本兼顾,杜绝后患。低血压病中的痰证,以寒痰居多,化痰多以温化为要,组方遣药稍加干姜、桂枝温化之品,体现"病痰饮者,当以温药和之"的古训。

(六)辨温补脾肾变法之应用

阳虚是低血压病的常见病证之一,其病因分为禀赋不足、后天失养,也可因久病伤阳及阴

损及阳所致,治当温阳补气,须区分脾虚和肾虚之异,辨证施治。

脾虚气弱者,多见于肥胖之人,形盛气衰。一方面积湿生痰停饮,而见标实之候,表现为气虚痰盛;另一方面又见中气不足,脾阳衰弱之象,其病程久延者,尤为明显。当标实为主时,固当化痰;当本虚为主时,理应温健,须用甘温补脾之法,予人参、黄芪、茯苓、白术之类,补气以杜痰源,兼以化痰治标,仿六君子汤合二陈汤意培土治源。若饮象明显,畏寒、心悸、呕吐痰涎、水肿者,应合苓桂术甘汤以温阳化饮。此证候可见于低血压心脏病伴有心力衰竭的患者。

肾阳虚者可因先天禀赋不足,久病延延,也可因肝肾阴虚后期发展,此时不但肾中之水虚,同时肾中之火亦虚,以致火不归宅,浮阳上越。治当温养肾气,潜纳虚阳,使虚火归肾。同时由于阳生于阴,阴伤及阳,故当兼予补阴之品以培阳,体现"善补阳者,必阴中求阳,阳得阴滋,泉源不竭",选《金匮》肾气丸为基础方,阴阳并补。

八、临证要点

(一)分证治疗必须注意病情的动态变化与个体差异

低血压病从血瘀、痰饮、气血失调、阳虚、阴阳两虚五类证候立法选药,适用于大多数病例。但须注意其证型的相对稳定和演变转化的两重性,而药随证转是非常必要。曾见少数患者因病证变化而前后服用不同处方,均获升压疗效。

(二)调整阴阳,可以提升血压,改善临床症状,延缓病情进展

低血压往往是机体阴阳的动态平衡失调所致。临床采用各种治法方药,调节阴阳归之于平,常可有效地提升血压,而且对巩固升压效果起积极作用。临床所见,改善症状与提升血压的疗效大多一致,多数病例症状减轻而血压提升,部分患者,特别是疾病后期,经长期治疗虽自觉症状基本消失,但血压仍保持在低于正常的状态,对此必须有足够的认识。尽管如此,但症状改善对延缓病情的发展,是不容忽视的。

(三)标实与本虚每多错杂,治当酌情兼顾

本病有虚有实,标实发展本虚,本虚又可导致标实,也可因虚实夹杂并见标本同现,阴和阳是矛盾对立的两方面,相互依存,互相转化,互为影响。

因此,在治疗时,原则上应当标本兼顾,予以调气和血,滋阴温阳,化痰祛瘀。一般病程不长,多以本虚治本为主;若病程绵延,脏腑功能失职,气血运行紊乱,阴阳平衡失调,痰瘀胶结不解,标本同现,则须标本兼顾。

同时随着疾病先后阶段病证的演变和虚实的转化,须辨证论治,作相应处理。

引起标实的瘀、痰二者,多错综并见,相互影响转化,因此,祛瘀、化痰常与调气综合使用。关于本虚,虽有心、肝、脾、肾等区别,但亦互有影响,兼夹并呈。由于脾失健运,生化无源,导致心肝血虚,运化失职,聚水成痰,痰阻气机,气滞血瘀,痰瘀窜心犯脑,伤肾碍脾,常表现心、肝、脾、肾兼夹同病。因此,柔肝、养心、健脾、温肾、调气、化痰、祛瘀,亦多兼顾并施。

(四)气血同调,阴阳双补法

气血异名同类,同源于水谷精微,因气虚而导致气不化血,血虚而导致血不生气,病发气血两亏之证,在补血之中加用调气之品,在补气之中加用益血之药,可达到气血双补。阴阳互根互用,肝肾阴虚,阴损及阳,脾肾阳虚,阳损及阴,仍当阴阳同补,在温阳药中加入滋阴之药,阴中求阳,滋阴济阳;在养阴药中加入温阳之品,阳中求阴,温阳滋阴,一并达到阴阳同补调的目的。

《景岳全书》云："善补阴者,必阳中求阴,阴得阳助,生化无穷;善补阳者,必阴中求阳,阳得阴滋,泉源不竭。"

（李文军）

第二十四节　原发性高血压

高血压是以动脉血压异常增高为主要表现的临床综合征。人体内存在着血压调节系统,通过神经调节和体液调节使血压保持在正常水平。任何原因引起的血压升高都将启动调节系统机制进行调控,以期使血压恢复正常。高血压形成的原因很复杂。绝大部分的高血压(95%以上)是在一定的遗传基础上受多种后天因素影响,使正常的血压调节机制失常所致,称为原发性高血压或者高血压病。极少部分的高血压病患者(5%以下)是某些疾病的伴随症状或一种表现,称为继发性高血压。高血压是多种心、脑血管疾病的重要病因和危险因素,可影响重要脏器,如心、脑、肾的结构与功能,最终导致这些器官的衰竭。因此,高血压迄今仍是心血管疾病死亡的主要原因之一。

一、诊断要点

（一）诊断标准

当收缩压≥140mmHg 和（或）舒张压≥90mmHg 时,就可诊断为高血压。如果单纯表现为收缩压≥140mmHg,而舒张压＜90mmHg 时,诊断为单纯收缩性高血压。患者既往有高血压史,目前正在用抗高血压药,血压虽然低于 140/90mmHg,亦应该诊断为高血压。

（二）高血压病分级和危险分层

对高血压病患者进行分级和分层有助于采取不同的治疗策略,积极有效地控制高血压对重要脏器的损害,降低病死率和致残率。

1. 高血压的分级

确定高血压后,要对血压升高的程度进行分级。

2. 高血压的危险分层

根据并存的心血管病危险因素进行危险度分层。心血管病的危险因素包括以下几种。

（1）不可改变的危险因素,包括年龄、性别（男性）、家族史。

（2）可改变的危险因素,包括血脂和载脂蛋白、糖尿病、肥胖、吸烟、饱和脂肪酸和胆固醇摄入过多、高盐饮食、缺乏体力活动等。

（三）临床表现

1. 症状

大多数起病缓慢、渐进,缺乏特殊的临床表现。常见症状有头晕头痛、颈项发紧、疲劳、心悸、失眠、注意力不集中等,呈轻度持续性,在紧张或劳累后加重,不一定与血压水平有关,多数症状可自行缓解。也可出现视物模糊、鼻出血等较重症状。约1/5 患者无症状,仅在测量血压时或发生心、脑、肾等并发症时才被发现。

少数患者病情急骤发展,舒张压持续＞130mmHg,并有头痛、视物模糊、眼底出血、渗出和视盘水肿,肾脏损害突出,持续蛋白尿、血尿与管型尿,属于高血压急症。病情进展迅速,如不及时有效降压治疗,预后很差,常死于肾衰竭、脑卒中或心力衰竭。

2.体征

测量血压时可发现血压升高。此外,可有主动脉瓣区第二心音亢进、收缩期杂音或收缩早期喀喇音,少数患者在颈部或腹部可听到血管杂音。

(四)并发症

1.高血压危象

因紧张、疲劳、寒冷、嗜铬细胞瘤阵发性高血压发作、突然停服降压药等诱因,小动脉发生强烈痉挛,血压急剧上升,患者出现头痛、烦躁、眩晕、恶心、呕吐、心悸、气急及视物模糊等严重症状,以及伴有痉挛动脉(椎基底动脉、颈内动脉视网膜动脉、冠状动脉等)累及的靶器官缺血症状。

2.高血压脑病

高血压脑病发生在重症高血压患者,由于过高的血压突破了脑血流自动调节范围,脑组织血流灌注过多引起脑水肿。临床表现以脑病的症状与体征为特点,表现为严重弥散性头痛、呕吐、意识障碍、精神错乱,甚至昏迷、局灶性或全身抽搐。

3.脑血管意外

高血压患者都有动脉硬化的病理存在,如脑动脉硬化到一定程度时,再加上一时的激动或过度的兴奋,如愤怒、意外事故的发生、剧烈运动等,使血压急骤升高,脑血管破裂出血,血液到达血管外的脑组织,称为脑出血。此时,患者出现肢体活动障碍、言语障碍,并逐渐出现意识障碍,甚至昏迷,高血压合并脑出血患者的致死率和致残率极高。

4.肾动脉硬化和尿毒症

高血压同时合并肾衰竭者约占10%。高血压患者如果出现食欲缺乏、恶心、呕吐、头痛、乏力、夜尿多,进而出现少尿、水肿等症状时,要考虑合并有肾功能不全。

5.心力衰竭

动脉压持续性升高,心脏负担增加,形成代偿性左心肥厚,病情进一步发展最终可导致心力衰竭。

6.冠心病心肌缺血发作

高血压患者血压持续升高,左心室后负荷增强,心肌收缩力增加,心肌耗氧随之增加,合并冠状动脉粥样硬化时,容易引起心肌供氧减少,而诱发心绞痛、心肌梗死、心力衰竭等。

7.主动脉夹层

长期高血压使大动脉(主动脉弓,胸主动脉,腹主动脉)内皮受到损伤,血液渗入主动脉壁中层形成的夹层血肿,并沿着主动脉壁延伸剥离而产生严重的心血管急症,也是猝死的病因之一。发病时表现为突发剧烈的胸痛,常易误诊为急性心肌梗死。疼痛发作时心动过速,血压更高。可迅速出现夹层破裂(如破入心包引起急性心脏压塞)或压迫主动脉大分支的各种不同表现。

(五)辅助检查

1.常规检验项目

尿常规、血糖、肾功能、血胆固醇、三酰甘油、电解质、低密度脂蛋白胆固醇与高密度脂蛋白胆固醇、尿酸。

2.其他检查

心电图、超声心动图、眼底、24h 动态血压监测（ABPM）。24h 动态血压监测有助于判断血压升高严重程度，了解血压昼夜节律，指导降压治疗，以及评估降压药物疗效。

3.特殊检查

如果为了更进一步了解高血压患者病理生理状况和靶器官的损害情况，可以进一步进行一些特殊检查，如踝/臂血压比值、颈动脉内膜中层厚度（IMT）、动脉弹性功能测定、血浆肾素活性（PRA）等。

二、治疗

降血压治疗的最终目的是减少高血压患者心、脑血管病的发生率和病死率。大规模临床试验证明，收缩压下降 10～20mmHg 或舒张压下降 5～6mmHg，3～5 年脑卒中、心脑血管病病死率与冠心病事件分别减少 38%、20% 与 16%，心力衰竭减少 50% 以上。

（一）血压控制目标值

目前主张血压控制目标为 <140/90mmHg。原则上讲，应将血压降到患者能最大耐受的水平。糖尿病或慢性肾脏病合并高血压患者，血压控制目标值≤130/80mmHg。根据临床试验已获得的证据，老年收缩期性高血压的降压目标水平，收缩压在 140～150mmHg，舒张压≤90mmHg，但舒张压不低于 65～70mmHg 为宜。舒张压降得过低，可能抵消收缩压下降得到的益处。

（二）改善生活方式

改善生活方式适用于所有高血压病患者，包括已在使用降压药物治疗的患者。

1.减轻体重

体重降低对改善胰岛素抵抗、糖尿病、高脂血症和左心室肥厚均有益。尽量将体重指数控制在 25 以下。

2.减少钠盐摄入

膳食中约 80% 钠盐来自烹调用盐和各种腌制品，所以应减少烹调用盐，每日食盐量以不超过 6g 为宜。

3.补充钙和钾盐

每日吃新鲜蔬菜 400～500g，喝牛奶 500mL，可以补充钾 1000mg 和钙 400mg。

4.减少脂肪摄入

膳食中脂肪量应控制在总热能的 25% 以下。

5.限制饮酒

饮酒量每日不可超过相当于 50g 酒精的量。

6.增加运动

运动有利于减轻体重和改善胰岛素抵抗，提高心血管适应调节能力，稳定血压水平。较好的运动方式是低或中等强度的等张运动，可根据年龄及身体状况选择慢跑或步行，一般每次 30～60min，每周 3～5 次。

（三）降压药物

目前常用降压药物可归纳为利尿药、β 受体阻滞药、钙拮抗药、血管紧张素转化酶抑制药和血管紧张素 Ⅱ 受体拮抗药。

1. 利尿药

常用于降压的利尿药有氢氯噻嗪和吲达帕胺,能增强其他降压药的疗效。

(1)作用特点。降压起效较平稳、缓慢,持续时间相对较长,作用持久,服药 2~3 周后作用达高峰。

(2)适应证。适合轻、中度高血压,盐敏感性高血压,高容量型高血压,老年人高血压。

(3)不良反应。主要可引起低血钾,以及可能升高血脂、血糖、血尿酸,患者可出现乏力、尿量增多、口渴等,但往往发生在大剂量时。

2. 钙拮抗药(CCB)

钙拮抗药(CCB)分为二氢吡啶类和非二氢吡啶类,前者包括硝苯地平、氨氯地平、尼群地平、非洛地平、尼卡地平等;后者主要包括维拉帕米和地尔硫卓。

(1)作用特点。钙拮抗药降压起效迅速而强力,降压疗效和降压幅度相对较强,短期治疗一般能降低血压 10%~15%,剂量与疗效呈正相关,疗效的个体差异性较小,与其他类型降压药物联合治疗能明显增强降压作用,不受非甾体类抗感染药物影响,长期应用还有抗动脉粥样硬化作用。

(2)适应证。适合多种高血压,尤其适合老年高血压;单纯收缩性高血压;高血压合并外周动脉硬化;高血压合并冠心病,特别是:变异性心绞痛。

(3)不良反应。开始治疗阶段有反射性交感活性增强,引起心率增快、面部潮红、头痛、下肢水肿等,尤其使用短效制剂更明显。长期使用可以引起牙龈增生、肿胀。

(4)注意事项。心力衰竭患者慎用。高血压患者应使用长效制剂。

3. 血管紧张素转化酶抑制药

(1)作用特点。降压起效缓慢,逐渐增强,在 3~4 周时达最大作用,限制钠盐摄入或联合使用利尿药可使其起效迅速和作用增强。血管紧张素转化酶抑制药还有改善胰岛素抵抗和减少尿蛋白作用。

(2)适应证。适合于多种高血压,尤其适合于合并糖尿病糖尿病肾病、心力衰竭、心肌梗死后的高血压。

(3)不良反应。主要是刺激性干咳和血管性水肿。干咳发生率为 10%~20%,可能与体内缓激肽增多有关,停用后可逐渐消失。

(4)注意事项。高钾血症、妊娠期妇女和双侧肾动脉狭窄患者禁用。当血清肌酐 > 265μmol/L 时,使用需谨慎。

4. 血管紧张素高血压脑病受体拮抗药

(1)作用特点。降压作用起效缓慢,但持久而平稳,一般在 6~8 周时才达最大作用,作用持续时间能达到 24h 以上,随剂量增大其降压作用也增强。每日只需服用 1 次。

(2)适应证。适合于多种高血压,尤其适合合并糖尿病、糖尿病肾病、心力衰竭、心肌梗死的高血压。低盐饮食或与利尿药联合使用能明显增强疗效。

(3)不良反应。包括头痛、头晕、咳嗽、腹泻、恶心、腹痛、乏力等。最大的特点是药物的不良反应很少,不引起刺激性干咳。

5. β 受体阻滞药

(1)作用特点。作用比较缓和,临床上尤其适用于以心率较快为特征的交感神经兴奋型的高血压患者。

（2）适应证。适用于轻、中度高血压；对于情绪激动和运动状态下血压升高的效果更好；高血压及合并冠心病心绞痛、心肌梗死；慢性心力衰竭。

（3）不良反应。主要为心率慢、乏力、四肢发冷、头晕等，在剂量较大时更明显。

（4）注意事项。急性心力衰竭、支气管哮喘、病态窦房结综合征、房室阻滞和外周血管病禁用。此外，使用较大剂量β受体阻滞药治疗时突然停药可导致撤药综合征（即原来的症状加重，诱发心绞痛、心肌梗死）。

（四）降压治疗方案

高血压治疗既可采用单药治疗，也可采用多种药物联合治疗，根据患者的血压情况、对治疗的反应，以及是否合并其他病症，如冠心病、蛋白尿、糖尿病等。对于单纯的轻度高血压，药物选择没有特殊的要求，但是对于合并多种情况的高血压患者，需要制订周详的用药方案。

1. 2 级高血压

2 级高血压（血压 >160/100mmHg），或者血压需要降低至少 20/10mmHg 患者在开始时就可以采用两种降压药物联合治疗，有利于血压在相对较短的时间内达到目标值。常用的有利尿药 + β受体阻滞药；利尿药 + 血管紧张素转化酶抑制药或血管紧张素Ⅱ受体拮抗药；钙拮抗药 + β受体阻滞药；钙拮抗药 + 血管紧张素转化酶抑制药或血管紧张素Ⅱ受体拮抗药。三种降压药合理的联合治疗方案除有禁忌证外，应包含利尿药。

2. 合并脑血管病

高血压合并脑血管病患者不能耐受血压下降过快或过大，容易发生直立性低血压，因此降压过程应缓慢、平稳。可选择血管紧张素Ⅱ受体拮抗药、长效钙拮抗药、血管紧张素转化酶抑制药或利尿药。注意从单种药物小剂量开始，再缓慢递增剂量或联合治疗。

3. 合并冠心病

高血压合并稳定性心绞痛的降压治疗，应选择 β受体阻滞药和长效钙拮抗药；发生过心肌梗死患者，应选择血管紧张素转化酶抑制药和 β受体阻滞药，预防心室重构。尽可能选用长效制剂，减少 24h 血压波动，尤其清晨血压。

4. 合并心力衰竭

高血压合并无症状左心室功能不全的降压治疗，应选择血管紧张素转化酶抑制药和 β受体阻滞药，注意从小剂量开始；在有心力衰竭症状的患者，除了血管紧张素转化酶抑制药、β受体阻滞药外，还需要利尿药等联合治疗。

5. 合并慢性肾衰竭

终末期肾脏病常有高血压，而且难以控制。应该实施积极降压治疗策略，通常需要 3 种或 3 种以上降压药联合应用方能达到目标水平。在降压治疗的同时，注意延缓肾功能恶化，可采用血管紧张素转化酶抑制药或血管紧张素Ⅱ受体拮抗药。但要注意，血管紧张素转化酶抑制药/血管紧张素Ⅱ受体拮抗药在肾功能不全早、中期患者能延缓肾功能恶化；在后期，尤其是肌酐清除率 <30mL/min 或血肌酐超过 265μmol/L 的情况下，可能恶化肾功能和引起高血钾。血液透析患者仍需降压治疗。

6. 合并糖尿病及糖耐量异常

高血压患者约 10% 有糖尿病和糖耐量异常，要求将血压降至 130/80mmHg 以下。在选择药物上，血管紧张素Ⅱ受体拮抗药或血管紧张素转化酶抑制药作为首选；其次，是长效钙拮抗药和小剂量利尿药。合并糖尿病肾病时药物治疗方案相同，只是对降压要求更加严格。

7. 顽固性高血压治疗

顽固性高血压治疗约 10% 高血压患者,尽管使用了 3 种以上(包括利尿药在内)合适剂量降压药联合治疗,血压仍未能达到目标水平,称为顽固性高血压或难治性高血压。对顽固性高血压的处理,首先要寻找原因及可能的发生机制,然后进行针对性治疗(如继发性高血压)。

(五)高血压急症处理

高血压急症是指短时期内(数小时或数日)血压明显升高,舒张压 > 130mmHg 和(或)收缩压 > 200mmHg,伴有重要器官组织(如心脏、脑、肾脏、眼底大动脉)的严重功能障碍或不可逆性损害。降压目标为 1h 内平均动脉压下降不超过 25%,以后 2 ~ 6h 血压降至 160/100 ~ 110mmHg。如果患者能耐受这样的血压水平,临床表现稳定,在以后 24 ~ 48h 可逐步降低血压达到正常水平。但主动脉夹层患者如果能够耐受,应将收缩压迅速降至 100mmHg 左右。可选择以下药物。

1. 硝普钠

硝普钠能同时直接扩张动脉和静脉,降低前、后负荷。开始时以每分钟 10 ~ 20μg 速率静脉滴注(如 1 支 50mg 加 500mL 液体中,100μg/mL,相当于每分钟 2 ~ 4 滴的速度),立即发挥降压作用,根据血压水平每 10min 左右调节滴速,每次可增加每分钟 10 ~ 20μg(2 ~ 4 滴)。硝普钠可用于各种高血压急症,在通常剂量下不良反应轻微,可有恶心、呕吐、肌肉颤动。硝普钠输注时最好用输液泵或微量泵控制,避光,4 ~ 6h 更换 1 次(重新配制)。滴注部位如药物外渗可引起局部皮肤和组织反应。硝普钠在体内红细胞中代谢产生氰化物,长期或大剂量使用应注意可能发生硫氰酸中毒,尤其对肾功能损害者。

2. 硝酸甘油

扩张静脉和选择性扩张冠状动脉与大动脉,降压起效迅速,停药后数分钟作用消失。开始时以每分钟 5 ~ 10pg 速度静脉滴注,然后每 5 ~ 10min 增加滴注速率至每分钟 20 ~ 50μg。硝酸甘油主要用于急性心力衰竭或急性冠状动脉综合征时高血压急症。不良反应有心动过速、面部潮红、头痛和呕吐等。

3. 尼卡地平

尼卡地平为二氢吡啶类钙拮抗药,作用迅速,持续时间较短,降压的同时改善脑血流量。开始时从每分钟 0.5μg/kg 静脉滴注,逐步增加剂量到每分钟 6μg/kg。尼卡地平主要用于高血压危象或急性脑血管病时高血压急症。不良反应有心动过速、面部潮红等。

4. 地尔硫卓

地尔硫卓为非二氢吡啶类钙拮抗药,降压的同时具有改善冠状动脉血流量和控制快速性室上性心律失常作用。配制成 50mg/500mL 浓度,以每小时 5 ~ 15mg 速度静脉滴注,根据血压变化调整速率。地尔硫卓主要用于高血压危象或急性冠状动脉综合征。不良反应有头痛、面部潮红等。

5. 酚妥拉明或乌拉地尔

酚妥拉明或乌拉地尔为 α 受体阻滞药,尤其适合嗜铬细胞瘤合并高血压危象。不良反应有低血压、头痛、心动过速、呕吐、心绞痛等。酚妥拉明,首次 5mg 缓慢静脉注射,起效时间 1 ~ 2min,持续时间 3 ~ 10min,然后以 0.1 ~ 0.5mg/min 速度静脉滴注。乌拉地尔降压比较平稳,临床应用更为安全,12.5 ~ 25mg 缓慢静脉推注,5min 后视血压下降情况可重复一次,继之以每分钟 2mg 静脉滴注维持,血压平稳后可改为每分钟 0.15mg(每小时 9mg)维持静脉滴注。

6.拉贝洛尔

兼有 α 受体阻滞作用的 β 受体阻滞药,起效较迅速(5～10min),持续时间也较长(3～6h)。开始时缓慢静脉注射50mg,以后可每隔15min重复注射,总剂量不超过300mg,也可每分钟0.5～2mg速度静脉滴注。拉贝洛尔主要用于妊娠或肾衰竭时高血压急症。不良反应有头晕、直立性低血压、心脏传导阻滞等。

7.口服药物

(1)硝苯地平 10～20mg,舌下含服,5min内开始降压,30min后血压平均可下降40/25mmHg,可维持3h以上。本药可扩张周围的血管和冠状动脉,从而使血压下降。适用于各种病因引起的高血压急症,且降压作用迅速。

(2)硝酸甘油0.6～1.2mg,舌下含服,3min起效,维持时间短,可重复使用。本药可扩张周围血管及冠状动脉,尤适用于伴有心绞痛或胸闷者。

(3)卡托普利12.5～25.0mg,舌下含服,起效时间15～30min,显效时间1～2h,持续时间3～5h。

(温淑珍)

第二十五节　感染性心内膜炎

一、感染性心内膜炎的临床表现

(一)心脏受累的表现

最具特征表现是新出现的病理性杂音或原有杂音的明显改变,如变得粗糙、响亮或呈音乐样。

(二)血管损害的表现

(1)脾栓塞:可有左上腹疼痛、左肩疼痛和左侧少量胸腔积液。

(2)肾栓塞:出现两肋和腹部疼痛,伴肉眼或镜下血尿,少数可无症状。

(3)肢体栓塞:有相应部位明显缺血和疼痛。

(4)肠系膜动脉栓塞:常伴腹痛、肠绞痛和大便隐血阳性。

(5)血管损害亦可表现在皮肤和黏膜上出现淤点和淤斑。淤斑最常见,可出现于球结膜、口腔颊和颚部的黏膜及肢端。

(6)Janeway损害:是一种呈无痛性小结节状或斑点状出血病变,位于手掌和足底,由化脓性栓塞所致。

(三)免疫反应的表现

1.Osler 结节

Osler结节是小而柔软的皮下结节,出现于指(趾)的肉质部位,偶见于指的较近端,持续数小时至数天。

2.Roth 斑

Roth斑指视网膜卵圆形出血斑,中央为白色。

3. 肾小球肾炎

肾小球肾炎多以少尿、水肿(面部及下肢为重)及高血压为起始症状,肾功能呈持续性加重,肾小球滤过率明显降低和肾小管功能障碍同时存在。

(四)辅助检查特征

1. 血液常规和生化检查

随病程延长而加重的继发性贫血是本病的特点,几乎所有患者血沉加快。

2. 血培养

血培养是诊断感染性心内膜炎(IE)最重要的实验室方法。可疑患者于第 1 日至少每隔 1h 采静脉血 3 次做培养,如在第 2～3d 均为阴性而临床仍疑为 IE,应再取 2 次以上静脉血和 1 次动脉血做培养,而后应用抗生素。如已用过抗生素,应在停药后一周之内取 3 次以上静脉血做培养。

3. 尿液分析

约半数患者有蛋白尿和镜下血尿。

4. 心电图及超声心动图

心电图无特异性,可有各种心律失常,如窦性心动过速、房室传导阻滞及 T 波改变等。超声心动图有经胸超声心动图(TTE)和经食管超声心动图(TEE)两种,可显示赘生物及其大小和位置、脓肿、动脉瘤、窦道、腱索断裂、人工瓣分离及瓣叶关闭不全,对于感染性心内膜炎的诊断、处理和随访均有重大价值。一旦怀疑 IE 可能,首选 TTE;TTE 正常而临床仍高度怀疑,推荐 TEE;二者均阴性但临床仍高度怀疑,建议 7～10d 后再行 TTE/TEE 检查;IE 治疗中一旦怀疑出现新并发症,应立即重复 TTE/TEE 检查;抗生素治疗结束时,推荐 TTE 检查以评价心脏及瓣膜的形态学及功能。

二、感染性心内膜炎的 Duke 诊断

(一)主要诊断标准

1. 血培养阳性

(1)2 次血培养均为一致的典型感染性心内膜炎(IE)致病微生物:草绿色链球菌,牛链球菌,HACEK 型,金黄色葡萄球菌;无原发灶的获得性肠球菌。

(2)血培养持续阳性,均为同一致病微生物:至少两次血培养阳性,且间隔 12h 以上;所有 3 次血培养均为阳性;4 次或 4 次以上的大多数血培养阳性(第一次与最后一次血培养至少间隔 1h)。

(3)贝纳特氏立克次体 1 次血培养阳性或第一相免疫球蛋白 G(IgG)抗体滴度 >1∶800。

2. 心内膜受累证据

(1)超声心动图表现阳性(人工瓣膜,临床标准定级为"可疑 IE"或"复杂 IE"患者推荐 TEE;其他患者首先检查 TTE),定义如下:摆动的心内赘生物,位于反流血流喷射路径上的瓣膜或支撑结构上或位于心内植入物上且没有其他解剖结构可以解释;脓肿;人工瓣膜新发生的部分裂开。

(2)新发瓣膜反流(原有杂音加重或改变不是充分标准)。

(二)次要诊断标准

(1)易患体质,心脏本身存在易患因素,或注射吸毒者。

（2）发热，体温≥38℃。

（3）血管现象：主要动脉栓塞，感染性肺梗死，细菌性动脉瘤，颅内出血，结膜出血以及Janeway损害。

（4）自身免疫现象：肾小球肾炎，Osler结节，Roth斑以及类风湿因子阳性。

（5）致病微生物证据：不符合主要标准的血培养阳性，或与IE一致的活动性致病微生物感染的血清学证据。

（三）诊断依据

（1）确诊：满足2项主要标准，或1项主要标准+3项次要标准，或5项次要标准。

（2）疑诊：满足1项主要标准+1项次要标准，或3项次要标准。

（3）在血培养阴性，感染累及人工瓣膜或起搏器导线及右侧IE（RSIE）时，此标准敏感性下降，主要依靠临床判断。

三、感染性心内膜炎的治疗

（一）药物治疗

（1）治疗原则：用药要早、剂量要足、疗程要长（4~6周）、选用杀菌剂、监测血清杀菌滴度调整药物剂量、联合用药。据血培养及药敏试验选用敏感抗生素。

（2）青霉素敏感的草绿色链球菌或牛链球菌：青霉素G钠盐1200万~1800万单位/d，持续静脉滴注，或分6次静脉注射，疗程4周；头孢曲松钠2g/d，静脉注射或肌内注射，疗程4周；青霉素G钠盐，剂量同上，第1~2周加用庆大霉素1mg/kg，q8h静脉注射或肌内注射，疗程4周；万古霉素15~30mg/（kg·d），分2次静脉注射，每日总量不超过2g，疗程4周。

（3）对青霉素相对耐药的草绿色链球菌和牛链球菌，可采用青霉素G钠盐1800万U/d持续静脉滴注，或分6次q4h静脉注射，疗程4周，第1~2周加用庆大霉素，对β内酰胺类过敏患者亦可用万古霉素。

（4）肠球菌：青霉素G钠盐1800万~3000万U/d持续静脉滴注，或分6次静脉注射，或加用庆大霉素（剂量和方法同前）。

病程少于3个月者，疗程为4周；病程超过3个月者，疗程6周；氨苄西林12g/d持续静脉滴注，或分6次静脉注射，合用庆大霉素（剂量和方法同前），疗程4周，病程超过3个月者，疗程延至6周；万古霉素加用庆大霉素，两者剂量和方法同前，疗程4~6周，适用于对β内酰胺类过敏者，以及对青霉素过敏不宜用头孢菌素者。

（5）葡萄球菌：苯唑西林2g静脉注射，q4h，疗程4~6周；头孢唑啉2g静脉注射，q8h，疗程4~8周。

万古霉素，剂量同前，疗程4~6周；葡萄球菌性人工瓣膜心内膜炎（PVE）应采用联合治疗，苯唑西林（剂量同前）+利福平（300mg口服，q8h）+庆大霉素（剂量同前），疗程至少6周（庆大霉素疗程2周）。

（6）HACEK组微生物：选用头孢唑啉或第三代头孢。

（7）真菌：念珠菌所致IE可选用咪康唑0.6~1.8/d，分3次静脉滴注，或氟康唑第1d 400mg，以后根据病情200~400mg/d，静脉滴注；曲真菌属感染者选用两性霉素B，起始剂量0.1~0.2mg/（kg·d），以后可逐渐增加剂量，直至1mg/（kg·d），或5-氟胞嘧啶10~200mg/（kg·d），分2次静脉注射。

（二）治愈的标准

应用抗生素 4～6 周后体温和血沉恢复正常，自觉症状改善和消失，脾缩小，红细胞和血红蛋白上升，尿常规转阴，且停用抗生素后第 1 周、2 周和 6 周作血培养均为阴性，可认定 IE 已治愈。

（三）复发与再感染

1. 复发

首次发病后 <6 个月由同一微生物（血培养证实）引起 IE 再次发作。

2. 再感染

不同微生物引起的感染或首次发病后 >6 个月由同一微生物引起 IE 再次发作。

（颜来芹）

第二十六节　心力衰竭

一、心力衰竭的分类和临床特征

（一）左心衰竭、右心衰竭和全心衰竭

左心衰竭临床上较为常见，以肺循环淤血为特征。右心衰竭以体循环淤血为主要表现。

1. 左心衰竭

（1）症状：表现为肺淤血，从进行性劳力性呼吸困难夜间阵发性呼吸困难端坐呼吸急性肺水肿，患者可以有咳嗽、咳痰、咯血，还可伴疲劳、乏力、神志异常，甚至少尿、肾功能损害。

（2）体征：原心脏病体征外，还有心率增快，可闻及奔马律和第二心音亢进，两肺底湿啰音（下垂部位）、哮鸣音。

2. 右心衰竭

（1）症状：为体循环淤血的表现如食欲缺乏、恶心、呕吐、腹胀、上腹胀痛、黄疸、夜尿增多。

（2）体征：颈静脉充盈、肝大、肝颈静脉回流征阳性、水肿、发绀。

（二）急性心力衰竭和慢性心力衰竭

1. 急性心力衰竭

急性心力衰竭以急性左心衰竭最常见，其病理生理基础为心脏收缩力突然严重减弱，心排出量急剧减少，或左心室瓣膜急性反流，左心室舒张末压（LVEDP）迅速升高，形成急性肺水肿。

临床表现如下。

（1）症状：突发严重呼吸困难，呼吸频率常达 30～40 次/分钟，强迫坐位，面色灰白、发绀、大汗、烦躁，同时频繁咳嗽，咳粉红色泡沫状痰。

（2）体征：听诊时两肺满布湿性啰音和哮鸣音，心尖部第一心音减弱，频率快，舒张早期奔马律。

2. 慢性心力衰竭

一般指慢性心脏收缩和（或）舒张功能障碍所致的心力衰竭。左心衰竭以肺循环淤血为

特征。右心衰竭以体循环淤血为主要表现。

（三）收缩性心力衰竭和舒张性心力衰竭

1. 收缩性心力衰竭

绝大多数情况下，心肌收缩力下降→心排出量下降→不能满足机体代谢需要→肺循环和（或）体循环淤血。

2. 舒张性心力衰竭

少数情况下，心肌收缩力基本正常，舒张功能异常→左心室充盈压↑→肺静脉回流受阻→肺循环淤血。

（四）根据左心室射血分数（LVEF）分类

心力衰竭可分为 LVEF 降低的心力衰竭（HF – rEF）和 LVEF 保留的心力衰竭（HF – pEF）。一般来说，HF – REF 指传统概念上的收缩性心力衰竭，而 HF – PEF 指舒张性心力衰竭。LVEF 保留或正常的情况下收缩功能仍可能是异常的，部分心力衰竭患者收缩功能异常和舒张功能异常可以共存。LVEF 是心力衰竭患者分类的重要指标，也与预后及治疗反应相关。

二、心功能的分级与分期

（一）NYHA 心功能分级

NYHA 心功能分级是按照诱发心力衰竭症状的活动程度将心功能的受损状况分为四级。这一分级方案于 1928 年由美国纽约心脏病学会（NYHA）提出，临床上沿用至今。

这种分级方案的优点是简便易行，但缺点是仅凭患者的主观陈述，有时症状与客观检查有很大差距，同时患者之间的个体差异也很大。

（二）AHA/ACC 心力衰竭分期

2001 年美国 AHA/ACC 在成人慢性心力衰竭指南上提出了心力衰竭分期的概念，在 2014 年更新版中仍然强调了这一概念，并在原有相关指南的基础上进行了内容更新，心力衰竭分期全面评价了病情进展阶段，提出对不同阶段进行相应的治疗，通过治疗只能延缓而不可能逆转病情进展。

（三）急性左心衰竭严重程度分级

主要有 Killip 法、Forrester 法和临床程度床边分级 3 种。Killip 法主要用于 AMI 患者，根据临床和血流动力学状态分级。Forrester 法适用于监护病房，及有血流动力学监测条件的病房、手术室。临床程度床边分级根据 Forrester 法修改而来，主要根据末梢循环的观察和肺部听诊，无须特殊的监测条件，适用于一般的门诊和住院患者。以 Forrester 法和临床程度床边分级为例，自Ⅰ级至Ⅳ级的急性期病死率分别为 2.2%、10.1%、22.4% 和 55.5%。

心源性休克是泵衰竭的严重阶段。但如果兼有肺水肿和心源性休克则情况最严重。

（四）6min 步行试验分级

6min 步行试验分级是一项简单易行、安全、方便的实验，通过评定慢性心力衰竭患者的运动耐力评价心力衰竭严重程度和疗效。要求患者在平直走廊里尽可能快的行走，测定 6min 的步行距离，根据 USCarvedilol 研究设定的标准，距离 <150m 为重度心力衰竭，150 ~ 450m 为中度心力衰竭，>450m 为轻度心力衰竭。

三、心力衰竭诊断检查参数

（一）生物学标志物

1. 血浆利钠肽测定

（1）诊断心力衰竭：BNP < 35ng/L，NT – proBNP < 125ng/L 时可排除心力衰竭；诊断急性心力衰竭时 NT – proBNP：50 岁以下的成人血浆 NT – proBNP 浓度 > 450ng/L，50 岁以上血浆浓度 > 900ng/L，75 岁以上应 > 1800ng/L，肾功能不全（肾小球滤过率 < 60mL/min）时应 > 1200ng/L。

（2）评估严重程度和预后：NT – proBNP > 5000ng/L 提示心力衰竭患者短期死亡风险较高；> 1000ng/L 提示长期死亡风险较高。

2. 心肌坏死标志物

测定 cTnT 或 cTnI 旨在评价是否存在心肌损伤、坏死及其严重程度，AMI 时可升高 3 ~ 5 倍以上。

（二）X 线检查

①心影大小及外形；②肺淤血的程度：直接反映心功能状态。急性肺泡性肺水肿时肺门呈蝴蝶状，肺野可见大片融合的阴影；③胸腔积液。

（三）心电图

心电图可提供既往心肌梗死（MI）、左心室肥厚、广泛心肌损害及心律失常等信息。可判断是否存在心脏不同步，包括房室、室间和（或）室内运动不同步，有心律失常或怀疑存在无症状性心肌缺血时应做 24h 动态心电图。

（四）超声心动图

1. 收缩功能

以收缩末及舒张末的容量差计算 LVEF 作为 HF – REF 的诊断指标，正常 EF 值 > 50%，运动时至少增加 5%。

2. 舒张功能

超声多普勒是临床上最实用的判断舒张功能的方法，可以测量 E 峰和 A 峰的比值。正常人 E/A 值不应小于 1.2。

3. 判断预后

左室收缩末期容量指数（LVESVI = LVESV/体表面积）达 45mL/m^2 的冠心病患者，其病死率增加 3 倍。

（五）心 – 肺吸氧运动试验

1. 最大耗氧量[VO$_2$max，单位：mL/(min·kg)]

心功能正常时，此值应 > 20，轻至中度心功能受损时为 16 ~ 20，中至重度损害时为 10 ~ 15，极重损害时则 < 10。

2. 无氧阈值

此值愈低说明心功能愈差，心功能正常时此值 > 14mL/(min·kg)。

（六）心力衰竭的特殊检查

1. 心脏核磁共振（CMR）

疑诊心肌病、心脏肿瘤（或肿瘤累及心脏）或心包疾病时，CMR 有助于明确诊断，对复杂性先天性心脏病患者则是首选检查。

2. 冠状动脉造影

冠状动脉造影适用于有心绞痛、MI 或心脏停搏史的患者,也可鉴别缺血性或非缺血性心肌病。

3. 核素心室造影及核素心肌灌注和(或)代谢显像

前者可准确测定左心室容量、LVEF 及室壁运动。后者可诊断心肌缺血和心肌存活情况,并对鉴别扩张型心肌病或缺血性心肌病有一定帮助。

4. 负荷超声心动图

运功或药物负荷试验可检出是否存在可诱发的心肌缺血及其程度,并确定心肌是否存活。对于疑为 HF – PEF、静息舒张功能参数无法做结论的患者,也可采用舒张性心功能负荷试验,有一定辅助诊断价值。

5. 经食管超声心动图

经食管超声心动图适用于经胸超声窗不够而 CMR 不可用或有禁忌证时,还可用于检查左心耳血栓,但有症状心力衰竭患者宜慎用该检查。

6. 心肌活检

有助于区分心肌炎症性或浸润性病变。

四、心力衰竭的治疗原则与策略

(一)慢性心力衰竭的治疗原则

(1)神经内分泌抑制剂:RAAS 抑制剂(ACEI、ARB、醛固酮拮抗剂)和 β 受体阻滞剂等仍是基本治疗。

(2)液体潴留者用利尿剂。

(3)积极应用非药物器械治疗。

(二)慢性心力衰竭治疗的一般策略

1. 一般治疗

(1)去除诱因

1)感染:特别是呼吸道感染,应积极选用适当的抗菌药物治疗。

2)心律失常:特别是心房颤动,对心室率很快的心房颤动,如不能及时复律应尽快控制心室率。

(2)检测体质量:如在 3d 内体质量突然增加 2kg 以上,应考虑患者已有钠、水潴留(隐性水肿),需要利尿或加大利尿剂的剂量。

(3)营养支持,注意休息、适度活动,限钠、限水心力衰竭急性发作伴有容量负荷过重的患者,要限制钠摄入 <2g/d,但应注意在应用强效排钠利尿剂时,过分严格限盐可导致低钠血症。严重低钠血症(血钠 <130mmol/L)患者液体摄入量应 <2L/d。严重心力衰竭患者入液量限制在 1.5～2.0L/d 有助于减轻症状和充血。

2. 非药物治疗

(1)心脏再同步化治疗(CRT)。慢性心力衰竭患者的 CRT 的 I 类适应证包括:药物治疗基础上左心室射血分数(LVEF)≤35%、窦性心律、LBBB 且 QRS 时限≥0.15s,心功能 II～IV 级(NYHA 分级)的患者。

（2）埋藏式心律转复除颤器（ICD）适应证。

1）二级预防：慢性心力衰竭伴低 LVEF，曾有心脏停搏、心室颤动（室颤）或室性心动过速（室速）伴血流动力学不稳定。

2）一级预防：LVEF≤35%，长期优化药物治疗后（至少 3 个月以上）NYHA Ⅱ 或 Ⅲ 级，预期生存期 >1 年，且状态良好。缺血性心力衰竭：MI 后至少 40d，ICD 可减少心脏性猝死和总病死率；对非缺血性心力衰竭：ICD 可减少心脏性猝死和总病死率。当有心力衰竭患者存在心室收缩不同步时，应植入具有双心室起搏兼 ICD 功能的 CRT－D。

（三）舒张性心力衰竭的治疗原则

目前的临床研究尚未能证实对 HF－REF 有效的药物如 ACEI、ARB、β 受体阻滞剂等可改善 HF－PEF 患者的预后和降低病死率。因此针对 HF－PEF 的症状、并存疾病及危险因素，采用综合治疗。

1. 积极控制血压

目标血压宜低于单纯高血压患者的标准，即 <130/80mmHg，五大类降压药均可应用，优选 β 受体阻滞剂、ACEI 或 ARB。

2. 适当应用利尿剂

适当应用利尿剂可缓解肺淤血，改善心功能，但不宜过度利尿，以免前负荷过度降低致低血压。

3. 控制和治疗其他相关疾病和并发症

控制慢性房颤的心室率，可使用 β 受体阻滞剂或非二氢吡啶类 CCB，尽可能转复并维持窦性心律；积极治疗糖尿病和控制血糖，肥胖者要减轻体质量。伴左心室肥厚者，为逆转左心室肥厚和改善左心室舒张功能，可用 ACEI、ARB、β 受体阻滞剂等，地高辛不能增加心肌的松弛性，不推荐使用。

4. 血运重建治疗

由心肌缺血引起的舒张功能不全，应作冠状动脉血运重建术。

（四）急性心力衰竭的治疗

1. 基础处理

尽快缓解缺氧和高度呼吸困难。

（1）体位：坐位、两腿下垂，减少静脉回流。

（2）高流量吸氧：酒精抗泡沫。病情特别严重者应面罩给氧。

（3）救治准备：开通静脉通路，留置导尿管，给予心电、血压以及血氧饱和度监测。

（4）镇静：吗啡、安定可以使患者镇静，同时也具有小血管舒张的功能而减轻心脏负荷。

（5）快速利尿：静脉应用呋噻米，起效迅速。

（6）氨茶碱、皮质激素。

（7）洋地黄类药物：西地兰或毒毛 K。

2. 血管活性药物

（1）血管扩张药：硝普钠、硝酸甘油、α 受体拮抗剂。

（2）正性肌力药物的应用：西地兰或毒毛 K；多巴胺及多巴酚丁胺；磷酸二酯酶抑制剂，米力农；左西孟旦，钙增敏剂。

（3）人重组脑钠肽（rhBNP）：如奈西立肽，国产药物为新活素。

3. 机械辅助治疗

主动脉内球囊反搏可用于冠心病急性左心衰竭患者,对极危重患者,有条件的医院可采用左室辅助装置(LVAD)和临时心肺辅助系统。

对于心跳呼吸骤停而进行心肺复苏及合并Ⅰ型或Ⅱ型呼吸功能衰竭的患者可考虑机械通气治疗。

4. 病因治疗

应根据条件适时对诱因及基本病因进行治疗。

(五)难治性心力衰竭的治疗策略

1. 一般治疗原则

(1)寻找、纠正潜在的原因,如风湿活动、感染性心内膜炎、甲状腺功能亢进症、电解质紊乱等。

(2)调整心力衰竭用药,强效利尿剂和血管扩张制剂及正性肌力药物联合应用等。

(3)积极治疗心脏病以外其他疾病。

(4)血液超滤。

(5)心脏移植 5 年存活率约 60%。

2. 难治性终末期心力衰竭患者治疗建议

(1)Ⅰ类

1)仔细识别和控制液体潴留。

2)对可能的适应证患者进行心脏移植。

3)将患者纳入专门从事难治性心力衰竭治疗的心力衰竭计划是有益的。

4)已采用所有建议的治疗后仍持续存在严重症状时应与患者及家属商议选择临终关怀。

5)告知已安装可植入除颤器的患者可选择撤消除颤功能。

(2)Ⅱa 类:经严格选择、估计药物治疗 1 年病死率大于 50% 者考虑永久性或"终身"左心室辅助装置治疗。

(3)Ⅱb 类

1)存在持续严重症状时放置肺动脉导管指导治疗。

2)严重继发性二尖瓣反流患者行二尖瓣修复或置换。

3)持续静脉输注正性肌力药物以缓解症状。

(4)Ⅲ类

1)对非缺血性心肌病患者采取部分左室切除术。

2)常规间断性输注正性肌力药物。

(六)心力衰竭治疗注意事项

1. 去除或缓解基本病因

所有心力衰竭患者都应对导致心力衰竭的基本病因进行评价。

2. 去除诱发因素

如控制感染;治疗心律失常特别是心房颤动并快速心室率;纠正贫血、电解质紊乱;注意是否并发肺梗死等。

3. 非药物治疗

改善生活方式,降低新的心脏损害的危险性。

4. 观测与随访

密切观察病情演变及定期随访。

5. 心肌能量药物的应用

心肌能量药物对心力衰竭的有效性和作用机制及短期和长期应用的安全性等均未经过验证,其和已肯定的治疗心力衰竭有效药物之间是否有相互作用亦不清楚,因此,不推荐应用营养制剂或激素治疗。

6. 注意避免应用的药物

非甾体类抗感染药物、Ⅰ类抗心律失常药物以及大多数的钙拮抗剂均应避免应用。

五、治疗心力衰竭的药物

（一）利尿剂

1. 机制

降低心脏前负荷。

2. 分类及常用制剂

（1）排钾利尿剂:氢氯噻嗪(hydrochlorothiazid,双氢克尿塞),口服 25～50mg,2～3 次/d,仅适用于有轻度液体潴留、伴有高血压而肾功能正常的心力衰竭患者;呋塞米(furosemide),口服或肌内注射,20mg,2～3 次/d,亦可静脉注射,属于强效利尿剂,特别适用于有明显液体潴留或伴有肾功能受损的患者。

（2）保钾利尿剂,如螺内酯(spironlactone,安体舒通)口服 20mg,1～2 次/d,注意高血钾。

（3）血管加压素 V_2 受体拮抗剂:新型利尿剂托伐普坦,口服 7.5～30mg,1 次/d,具有仅排水不利钠的的作用,伴顽固性水肿或低钠血症者疗效更显著。

3. 注意

防止电解质紊乱(低钾、低钠等)。

（二）血管紧张素转换酶抑制剂（ACEI）

1. 作用机制

抑制 ACE,扩张小动脉和静脉,降低心脏前、后负荷,预防和逆转心血管重构,抑制醛固酮分泌。

2. 注意

慢性心功能不全首选,严重肾衰竭、妊娠、血管性水肿、双侧肾动脉狭窄者禁用,血肌酐 > $265\mu mol/L$、血钾 > 5.5mmol/L、伴症状性低血压(收缩压 < 90mmHg,1mmHg = 0.133kPa)、左心室流出道梗阻(如主动脉瓣狭窄,肥厚型梗阻性心肌病)等慎用。

3. 常见不良反应

咳嗽、血管性水肿、高血钾、BUN 升高。

4. 常用药物

卡托普利、依那普利、苯那普利、培哚普利等。

（三）血管紧张素受体拮抗剂（ARB）

1. 机制

阻断血管紧张素与其受体的结合,其阻断 RAS 的效应与 ACE 抑制剂相同甚至更完全,但缺少抑制缓激肽降解的作用。

2. 注意

同 ACE 抑制剂。

3. 常见不良反应

无干咳不良反应,其他同 ACE 抑制剂。

4. 常用药物

坎地沙坦、氯沙坦、缬沙坦、厄贝沙坦等。

(四)醛固酮受体拮抗剂

1. 机制

拮抗醛固酮受体,抑制心血管重构,改善慢性心力衰竭的远期预后。

2. 不良反应

血钾增高,尤其与 ACE 抑制剂合用时。

3. 常用药

螺内酯(安体舒通)20mg/次,1~2 次/d。

(五)β 受体阻滞剂

1. 机制

抑制交感神经过度兴奋,预防和逆转心血管重构,预防心脏性猝死。

2. 注意

适用于慢性心功能不全,心功能Ⅱ级、Ⅲ级,由小剂量开始,逐渐加量,长期维持,较长时间见效,使用初期症状可能会加重。

支气管痉挛、严重心动过缓、二度及二度以上房室传导阻滞、严重周围血管疾病(如雷诺病)和重度急性心力衰竭患者禁用。

3. 不良反应

心动过缓、低血压、心功能恶化。

4. 常用药

美托洛尔、比索洛尔、卡维地洛(β、α 受体阻滞剂)。

(六)洋地黄类强心剂

1. 机制

抑制 $Na^+ - K^+ - ATP$ 酶,$Na^+ - Ca^{2+}$ 交换增加,增强心肌收缩力;兴奋迷走神经减慢心率;负性传导。

2. 适应证

心功能不全,室上性快速性心律失常。心脏扩大、心力衰竭伴房颤者最佳。

3. 禁忌证

预激合并房颤,缓慢性心律失常,肥厚型梗阻性心肌病,二尖瓣狭窄呈窦性心律,明显低钾血症。肺源性心脏病、扩张型心肌病洋地黄效果差,易于中毒。

4. 给药方法

维持量法。

5. 应用注意事项

个体化原则,以下情况减量:肾功能不全、老年患者、甲减、低血钾、冠心病、心肌炎、心肌病、肺心病等。

6. 常用制剂

（1）快速作用类制剂：西地兰，缓慢静脉注射 0.2 ~ 0.4mg/次，24h 总量可达 1 ~ 1.6mg。毒毛旋花子苷 K，缓慢静脉注射 0.25 ~ 0.5mg/次。

（2）中速作用类制剂：地高辛，常用维持量法给药，即口服 0.125 ~ 0.25mg，1 次/d。

（七）伊伐布雷定

1. 机制

该药是心脏窦房结起搏电流的一种选择性特异性抑制剂，有减慢心率、抗心绞痛和改善心肌缺血的作用。

2. 适应证

适用于窦性心律的 HF - REF 患者。使用 ACEI 或 ARB、β 受体阻滞剂、醛固酮受体拮抗剂，已达到推荐剂量或最大耐受剂量，心率仍然 ≥70 次/分，并持续有症状（NYHA Ⅱ ~ Ⅳ级），可加用伊伐布雷定（Ⅱa 类、B 级）。

3. 应用方法

起始剂量 2.5mg，2 次/天，根据心率调整用量，最大剂量 7.5mg，2 次/天，患者静息心率宜控制在 60 次/分钟左右，不宜低于 55 次/分。

4. 不良反应

心动过缓、光幻症、视物模糊、心悸、胃肠道反应等。

（八）神经内分泌抑制剂的联合应用

（1）ACEI 和 β 受体阻滞剂的联用：称为"黄金搭档"，可产生相加或协同的有益效应，使死亡危险性进一步下降。

（2）ACEI 与醛固酮受体拮抗剂联用：临床研究证实，两者联合进一步降低慢性心力衰竭患者的病死率，又较为安全，但要严密监测血钾水平，通常与排钾利尿剂合用以避免发生高钾血症。

（3）在上述 ACEI 和 β 受体阻滞剂黄金搭档基础上加用醛固酮受体拮抗剂，三药合用可称之为"金三角"，成为慢性 HF - REF 的基本治疗方案。

六、利尿药物治疗心力衰竭的策略

（一）利尿剂治疗的适应证

所有心力衰竭患者，有液体潴留的证据或原先有过液体潴留者，均应给予利尿剂。NYHA心功能 Ⅰ级患者一般不需应用利尿剂。然而，即使应用利尿剂后心力衰竭症状得到控制，临床状态稳定，亦不能将利尿剂作为单一治疗。利尿剂一般应与 ACE 抑制剂和 β 受体阻滞剂联合应用。

（二）利尿剂的起始和维持

通常从小剂量开始，如呋塞米每日 20mg；氢氯噻嗪每日 25mg，并逐渐增加剂量直至尿量增加，体重每日减轻 0.5 ~ 1.0kg。利尿剂应用的目的是控制心力衰竭的液体潴留，一旦病情控制（肺部湿啰音消失，水肿消退，体重稳定），即可以最小有效量长期维持，一般需无限期使用。排钾利尿剂可间断用药。在长期维持期间，仍应根据液体潴留情况随时调整剂量。每日体重的变化是最可靠的监测利尿剂效果和调整利尿剂剂量的指标。在利尿剂治疗的同时，应适当限制钠盐的摄入量。

（三）制剂的选择

仅有轻度液体潴留而肾功能正常的心力衰竭患者,可选用噻嗪类,尤其适用于伴有高血压的心力衰竭患者。氢氯噻嗪100mg/d已达最大效应(剂量－效应曲线已达平台期),再增量亦无效。有明显液体潴留,特别当伴有肾功能受损时宜选用袢利尿剂,如呋塞米。呋塞米的剂量与效应呈线性关系,故剂量不受限制。

（四）对利尿剂的反应和利尿剂抵抗

机体对利尿剂的反应取决于药物浓度和进入尿液的时间过程。轻度心力衰竭患者即使小剂量利尿剂也反应良好,因为利尿剂从肠道吸收速度快,到达肾小管的速度也快。然而,随着心力衰竭的进展,肠管水肿或小肠低灌注,药物吸收延迟,由于肾血流和肾功能减低,药物转运受到损害。因而当心力衰竭进展恶化时,常需加大利尿剂剂量。最终,再大的剂量也无反应,即出现利尿剂抵抗。此时,可用以下方法克服。

（1）静脉应用利尿剂:如呋塞米持续静脉滴注($1 \sim 5mg/h$)。

（2）2种或2种以上利尿剂联合使用。

（3）应用增加肾血流的药物:如短期应用小剂量的多巴胺或多巴酚丁胺（$2 \sim 5\mu g/kg \cdot min$）。非甾体类吲哚美辛能抑制多数利尿剂的利钠作用,特别是袢利尿剂,并促进利尿剂的致氮质血症倾向,应避免使用。

（五）不良作用

1. 电解质丢失

利尿剂可引起低钾、低镁血症而诱发心律失常。当肾素－血管紧张素－醛固酮系统高度激活时易于发生低钾、低镁血症。并用ACE抑制剂,并给予保钾利尿剂特别是醛固酮受体拮抗剂螺内酯常能预防钾、镁的丢失,较补充钾盐、镁盐更为有效,且易耐受。出现低钠血症时应注意区别缺钠性低钠血症和稀释性低钠血症,因二者治疗原则不同。缺钠性低钠血症发生于大量利尿后,属容量减少性低钠血症。患者可有体位性低血压,尿少而比重高,治疗应予补充钠盐。稀释性低钠血症又称难治性水肿,见于心力衰竭进行性恶化患者。此时钠、水有潴留,而水潴留多于钠潴留,故属高容量性低钠血症。患者尿少而比重偏低,治疗应严格限制入水量,并按利尿剂抵抗处理。

2. 神经内分泌激活

利尿剂的使用可激活内源性神经内分泌,特别是肾素－血管紧张素系统(RAS)。虽然Ang Ⅱ水平的升高有助于支持血容量不足时的血压和肾功能,但长期激活则会促进疾病的发展,除非患者同时接受神经内分泌拮抗剂治疗。因而,利尿剂应与ACE抑制剂以及β受体阻滞剂联合应用。

3. 低血压和氮质血症

过量应用利尿剂可降低血压和损害肾功能,但低血压和氮质血症也可能是心力衰竭恶化的表现。在后一种情况下如减少利尿剂用量可使病情加剧。心力衰竭患者如无液体潴留,低血压和氮质血症可能与容量减少有关。这种患者如血压和肾功能的变化显著或产生症状,则应减少利尿剂用量。然而,如果患者有持续液体潴留,则低血压和氮质血症有可能是心力衰竭恶化和外周有效灌注量降低的反映,应继续维持所用的利尿剂,并短期使用能增加终末器官灌注的药物如多巴胺或多巴酚丁胺。

（六）心力衰竭时利尿剂的应用要点

（1）所有心力衰竭患者,有液体潴留的证据或原先有过液体潴留者,均应给予利尿剂。NYHA 心功能 I 级患者一般不需应用利尿剂。

（2）应用利尿剂后心力衰竭症状得到控制,临床状态稳定,亦不能将利尿剂作为单一治疗。一般应与 ACE 抑制剂和 β 受体阻滞剂联合应用。

（3）氢氯噻嗪适用于轻度液体潴留、肾功能正常的心力衰竭患者,如有显著液体潴留,特别当有肾功能损害时,宜选用袢利尿剂如呋塞米。

（4）利尿剂通常从小剂量开始(氢氯噻嗪 25mg/d,呋塞米 20mg/d)逐渐加量,氢氯噻嗪 100mg/d 已达最大效应,再增量无效,呋塞米剂量不受限制。

（5）一旦病情控制(肺部啰音消失,水肿消退,体重稳定),即可以最小有效量长期维持,一般需无限期使用。在长期维持期间,仍应根据液体潴留情况随时调整剂量。

（6）每日体重的变化是最可靠的监测利尿剂效果和调整利尿剂剂量的指标。

（7）利尿剂用量不当有可能改变其他治疗心力衰竭药物的疗效和不良反应。如利尿剂用量不足致液体潴留可减弱 ACE 抑制剂的疗效和增加 β 受体阻滞剂治疗的危险。反之,剂量过大引起血容量减少,可增加 ACE 抑制剂和血管扩张剂的低血压反应及 ACE 抑制剂和 AngⅡ 受体阻滞剂出现肾功能不全的危险。

（8）在应用利尿剂过程中,如出现低血压和氮质血症而患者已无液体潴留,则可能是利尿过量、血容量减少所致,应减少利尿剂剂量。如患者有持续液体潴留,则低血压和氮质血症很可能是心力衰竭恶化,终末器官灌注不足的表现,应继续利尿,并短期使用能增加肾灌注的药物如多巴胺或多巴酚丁胺。

（9）出现利尿剂抵抗时(常伴有心力衰竭恶化),可用以下方法。

1）静脉给予利尿剂,如呋塞米持续静脉滴注(1～5mg/h)。

2）2 种或 2 种以上利尿剂联合应用。

3）应用增加肾血流的药物,如短期应用小剂量的多巴胺或多巴酚丁胺(2～5μg/kg·min)。

（七）利尿药物联合应用原则

一般首选噻嗪类(如氢氯噻嗪);顽固性水肿或需迅速发挥利尿作用时,可选用袢利尿药(呋塞米)或联合应用两类利尿药。袢利尿药与安体舒通或保钾利尿药(氨苯喋啶)合用可增强利尿作用,减少钾的丢失。

过度或长期应用利尿药,不但排钾、失镁、诱发心律失常和(或)洋地黄中毒、血容量不足,还可引起代谢紊乱,如糖尿病、高尿酸血症、血脂异常等。

七、ACE 抑制剂治疗心力衰竭的策略

（一）适应证

（1）所有左心室收缩功能不全(LVEF＜40％)的患者,均可应用 ACE 抑制剂,除非有禁忌证或不能耐受;无症状的左室收缩功能不全(NYHA 心功能 I 级)患者亦应使用,可预防和延缓发生心力衰竭;伴有体液潴留者应与利尿剂合用。

（2）适用于慢性心力衰竭(轻、中、重度)患者的长期治疗,不能用于抢救急性心力衰竭或难治性心力衰竭正在静脉用药者,只有长期治疗才有可能降低病死率。

(二)禁忌证

对 ACE 抑制剂曾有致命性不良反应的患者,如曾有血管神经性水肿、无尿性肾衰竭或妊娠妇女,绝对禁用 ACE 抑制剂。以下情况须慎用:双侧肾动脉狭窄;血肌酐水平显著升高[>225.2μmol/L(3mg/dL)];高血钾症(>5.5mmol/L);低血压(收缩压<90mmHg),低血压患者需经其他处理,待血流动力学稳定后再决定是否应用 ACE 抑制剂。

(三)不良反应

1. 低血压

低血压很常见,在治疗开始几天或增加剂量时易发生。RAS 激活明显的患者,发生早期低血压反应的可能性最大,这些患者往往有显著的低钠血症(<130mmol/L)或新近明显或快速利尿。防止方法:密切观察下坚持以极小剂量起始;先停用利尿剂 1~2d,以减少患者对 RAS 的依赖性。首剂给药如果出现症状性低血压,重复给予同样剂量时不一定也会出现症状,只要没有明显的体液潴留现象,可减少利尿剂剂量或放宽盐的限制以减少对 RAS 的依赖性。多数患者经适当处理后仍适合应用 ACE 抑制剂长期治疗。

2. 肾功能恶化

肾脏灌注减少时肾小球滤过率明显依赖于 AngⅡ 介导的出球小动脉收缩的患者,如 NY-HA 心功能Ⅳ级或低钠血症的患者易致肾功能恶化。ACE 抑制剂使用后肌酐显著升高[>442μmol/L(5.0mg/dL)]者严重心力衰竭较轻、中度心力衰竭者多见。伴肾动脉狭窄或合用非甾体类抗感染制剂者易发生。减少利尿剂剂量,肾功能通常会改善,不需要停用 ACE 抑制剂。如因液体潴留而不能减少利尿剂剂量,权衡利弊以"容忍"轻、中度氮质血症,维持 ACE 抑制剂治疗为宜。服药后 1 周应检查肾功能,后继续监测,如血清肌酐增高>225.2μmol/L(3mg/dL)应停用 ACE 抑制剂。

3. 高血钾

ACE 抑制剂阻止醛固酮合成而减少钾的丢失,心力衰竭患者可能发生高钾血症,严重者可引起心脏传导阻滞。肾功能恶化、补钾、使用保钾利尿剂,尤其合并糖尿病时易发生高钾血症。ACE 抑制剂应用后 1 周应复查血钾,如血钾≥5.5mmol/L,应停用 ACE 抑制剂。

4. 咳嗽

ACE 抑制剂引起的咳嗽特点为干咳,见于治疗开始的几个月内,要注意排除其他原因尤其是肺部淤血所致的咳嗽。停药后咳嗽消失,再用干咳重现,高度提示 ACE 抑制剂是引起咳嗽的原因。咳嗽不严重可以耐受者,应鼓励继续用 ACE 抑制剂。如持续咳嗽,影响正常生活,可考虑停用,并改用 AngⅡ 受体阻滞剂。

5. 血管神经性水肿

血管性水肿较为罕见(<1%),但可出现声带水肿,危险性较大,应予注意。多见于首次用药或治疗最初 24h 内。由于可能是致命性的,因此如临床上一旦疑为血管神经性水肿,患者应终生避免应用所有的 ACE 抑制剂。

(四)起始剂量和递增方法

治疗前应注意利尿剂已维持在最合适剂量。因液体潴留可减弱 ACE 抑制剂的疗效;而容量不足又可加剧 ACE 抑制剂的不良反应。ACE 抑制剂应用的基本原则是从很小剂量起始,逐渐递增,直至达到目标剂量。一般每隔 3~7d 剂量倍增 1 次。剂量调整的快慢取决于每个患者的临床状况。有低血压史、低钠血症、糖尿病、氮质血症以及服用保钾利尿剂者,递增速度宜慢。ACE 抑制剂的耐受性约 90%。

（五）目标剂量和最大耐受剂量

在上述的随机对照临床试验中，ACE 抑制剂的剂量不是根据患者治疗反应而定的，而是达到了规定的目标剂量。临床上小剂量应用现象十分普遍，以为小剂量也同样有效而且更好，这是一种误解。一些研究表明，大剂量较小剂量对血流动力学、神经内分泌、症状和预后产生更大作用。因此应该尽量将剂量增加到目标剂量或最大耐受剂量。

（六）维持应用

一旦剂量调整到目标剂量或最大耐受剂量，应终生使用。ACE 抑制剂良好治疗反应通常要到 1~2 个月或更长时间才显示出来，但即使症状改善并不明显，仍应长期维持治疗，以减少死亡或住院的危险性。撤除 ACE 抑制剂有可能导致临床状况恶化，应予避免。

（七）不同类型 ACE 抑制剂的效果和选择

目前已有的证据表明，ACE 抑制剂治疗慢性收缩性心力衰竭是一类药物的效应，各种 ACE 抑制剂对心力衰竭患者的症状、临床状况、病死率或疾病进展均无差别。各种 ACE 抑制剂药理学的差别如组织选择性、ACE 结合部位、短效或长效等，对临床影响不大。因此在临床实践中，各种 ACE 抑制剂均可应用。

（八）应用要点

（1）全部收缩性心力衰竭患者必须应用 ACE 抑制剂，包括无症状性心力衰竭；LVEF < 45% 者，除非有禁忌证或不能耐受。

（2）必须告知患者。

1）疗效在数周或数月后才出现，即使症状未见改善，仍可降低疾病进展的危险性。

2）不良反应可能早期就发生，但不妨碍长期应用。

（3）ACE 抑制剂需长期应用。

（4）ACE 抑制剂一般与利尿剂合用，如无液体潴留时亦可单独应用，一般不需补充钾盐。ACE 抑制剂亦可与 β 受体阻滞剂和（或）地高辛合用。

（5）ACE 抑制剂禁忌证或须慎用的情况：对 ACE 抑制剂曾有致命性不良反应的患者，如曾有血管神经性水肿、无尿性肾衰竭或妊娠妇女，绝对禁用 ACE 抑制剂。

以下情况须慎用。

1）双侧肾动脉狭窄。

2）血肌酐水平显著升高 $[>225.2\mu mol/L(3mg/dL)]$。

3）高血钾症（>5.5mmol/L）。

4）低血压（收缩压 <90mmHg）：低血压患者需经其他处理，待血流动力学稳定后再决定是否应用 ACE 抑制剂。

（6）ACE 抑制剂的剂量：必须从很小剂量开始，如能耐受则每隔 3~7d 剂量加倍。增加剂量及过程需个体化，起始治疗前需注意利尿剂已维持在最合适剂量。起始治疗后 1~2 周内应监测肾功能和血钾，以后定期复查。根据 ATLAS 临床试验结果，推荐应用大剂量。ACE 抑制剂的目标剂量或最大耐受量不根据患者治疗反应来决定，只要患者能耐受，可一直增加到最大耐受量，一旦达到最大耐受量后，即可长期维持应用。

八、β受体阻滞剂治疗心力衰竭的策略

（一）适应证

所有 NYHA 心功能Ⅱ级、Ⅲ级患者病情稳定,LVEF <40% 者,均必须应用 β 受体阻滞剂,除非有禁忌证或不能耐受。上述患者应尽早开始应用 β 受体阻滞剂,不要等到其他疗法无效时才用,因患者可能在延迟用药期间死亡。而 β 受体阻滞剂如能早期应用,有可能防止死亡。应在 ACE 抑制剂和利尿剂的基础上加用 β 受体阻滞剂,洋地黄亦可应用。病情不稳定的或 NYHA 心功能Ⅳ级的心力衰竭患者,一般不用 β 受体阻滞剂。但 NYHA 心功能Ⅳ级患者,如病情已稳定、无液体潴留、体重恒定且不需要静脉用药者,可考虑在严密监护下,由专科医师指导应用。

β 受体阻滞剂是一作用较强的负性肌力药,治疗初期对心功能有抑制作用,但长期治疗(≥3 个月)则一直改善心功能,LVEF 增加。因此,β 受体阻滞剂只适用于慢性心力衰竭的长期治疗,绝对不能作为"抢救"治疗应用于急性失代偿性心力衰竭、难治性心力衰竭需要静脉应用正性肌力药和因大量液体潴留需强力利尿者。

虽然 β 受体阻滞剂能掩盖低血糖的症状,但有资料表明糖尿病患者获益更多,所以心力衰竭伴糖尿病者仍可应用。

（二）禁忌证

(1)支气管痉挛性疾病。

(2)心动过缓(心率 <60 次/分钟)。

(3)二度及以上房室传导阻滞(除非已安装起搏器)均不能应用。

(4)有明显液体潴留,需大量利尿者,暂时不能应用。

（三）β受体阻滞剂的选择

临床试验表明,选择性 β_1 受体阻滞剂与非选择性 β 兼 α_1 受体阻滞剂同样可降低病死率和罹患率。两种制剂究竟何者为优,目前虽有一些试验,但样本量偏小,力度不够,使用的是血流动力学等替代终点,因而尚不足以定论。

目前的意见是:选择性 β_1 受体阻滞剂美托洛尔、比索洛尔和非选择性 β 兼 α_1 受体阻滞剂卡维地洛均可用于慢性心力衰竭的治疗。

（四）β受体阻滞剂治疗心力衰竭的用法

1. 起始和维持治疗

起始治疗前患者已无明显液体潴留,体重恒定,利尿剂已维持在最合适剂量。β 受体阻滞剂必须从极小剂量开始(美托洛尔 12.5mg/d,比索洛尔 1.25mg/d,卡维地洛 3.125mg/d,每天剂量分 2 次服用)。每 2~4 周剂量加倍。达最大耐受剂量或目标剂量后长期维持,不按照患者的治疗反应来确定剂量。

2. 最大剂量的确定

确定 β 受体阻滞剂治疗心力衰竭的剂量,原则与 ACE 抑制剂相同,并不按患者的治疗反应来定,应增加到事先设定的靶剂量。如患者不能耐受靶剂量,亦可用较低剂量,即最大耐受量。

临床试验表明高剂量优于低剂量,但低剂量仍能降低病死率,因此,如不能耐受高剂量,仍应低剂量维持应用。治疗宜个体化,以达到最大耐受量,但清醒静息心率不宜 <55 次/分。

3.用药剂量的调整

应避免突然撤药,以防引起病情显著恶化。如在 β 受体阻滞剂用药期间,心力衰竭有轻或中度加重,首先应调整利尿剂和 ACE 抑制剂的用量,以达到临床稳定。如病情恶化需静脉用药时,可将 β 受体阻滞剂暂时减量或停用,病情稳定后再加量或继续应用。如需静脉应用正性肌力药时,磷酸二酯酶抑制剂较 β 受体激动剂更为合适,因后者的作用可被 β 受体阻滞剂所拮抗。

（五）用药期间的监测

1.低血压

特别是有 α 受体阻滞作用的制剂易于发生,一般在首剂或加量的 24 ~ 48h 内发生。可将 ACE 抑制剂或扩血管剂减量或与 β 受体阻滞剂在每日不同时间应用,一般不将利尿剂减量。

2.液体潴留和心力衰竭恶化

常在起始治疗 3 ~ 5d 体重增加,如不处理,1 ~ 2 周后常致心力衰竭恶化。应告知患者每日称体重,如有增加,立即加大利尿剂用量。

3.心动过缓和房室阻滞

与 β 受体阻滞剂剂量大小成正比,如心率 <55 次/分,或出现二、三度房室传导阻滞,应将 β 受体阻滞剂减量或停用。

九、洋地黄类药物治疗心力衰竭的策略

（一）适应证

（1）各种心脏病引起的充血性心力衰竭。

（2）快速性室上性心律失常 心房颤动、心房扑动、房性心动过速、阵发性室上性心动过速。

（二）禁忌证

（1）电复律禁用,急性心肌梗死急性期时禁用;洋地黄中毒、洋地黄过敏时禁用。

（2）非适应证（相对禁忌证）:肥厚型梗阻性心肌病,室性心动过速,完全性房室传导阻滞,病窦综合征,预激综合征并房颤。

（三）洋地黄中毒的诊断与治疗

1.中毒表现

（1）心律失常:最常见者为室性期前收缩,多表现为二联律。快速性室上性心律失常伴有房室传导阻滞是洋地黄中毒的特征性表现。

（2）胃肠道反应:如恶心、呕吐。

（3）中枢神经的症状:如视物模糊、黄视。

2.中毒诊断

（1）根据胃肠道及神经系统症状、特征性心律失常和地高辛血浓度的升高。

（2）地高辛浓度 1 ~ 2ng/mL 是治疗范围,高于或低于此范围不能肯定或否定洋地黄中毒。

（3）低血钾、低血镁有参考价值。

3.中毒处理

（1）早期诊断并停药。

（2）积极补钾、补镁。

（3）治疗心律失常:应用苯妥英钠或利多卡因,心动过缓者用阿托品。

（4）严重中毒：地高辛特异抗体。

（四）地高辛的应用方法

目前多采用自开始即用固定的维持量给药方法，即维持量疗法，0.125～0.25mg/d；对于70岁以上或肾功能受损者，地高辛宜用小剂量（0.125mg）每日1次或隔日1次。必要时，如为了控制心房颤动的心室率，可采用较大剂量（0.375～0.50mg/d）。

（五）洋地黄在心力衰竭治疗中的应用要点

（1）地高辛应用的目的在于改善收缩性心力衰竭患者的临床状况，应与利尿剂、ACE抑制剂和β受体阻滞剂联合应用。地高辛也可用于伴有快速心室率的心房颤动患者。

（2）地高辛没有明显的降低心力衰竭患者病死率的作用，因而不主张早期应用。不推荐应用于NYHA心功能Ⅰ级患者。

（3）地高辛常用剂量0.125～0.25mg/d。70岁以上、肾功能减退者宜用0.125mg，1日1次或隔日1次。

十、心力衰竭病因及合并临床情况的处理

（一）心血管疾病

1. 心力衰竭并发心律失常

（1）心力衰竭合并房颤

1）控制心室率：首选地高辛，胺碘酮，β受体阻滞剂。

2）节律控制：电复律或胺碘酮药物复律。

3）预防血栓栓塞：口服华法林，使国际标准化比值（INR）在2.0～3.0。可使用新型口服抗凝剂Ⅱ因子抑制剂和Xa因子抑制剂，如达比加群酯、阿哌沙班和利伐沙班。

（2）急性心力衰竭合并房颤：充分抗凝（如普通肝素或低分子肝素），控制心室率首选地高辛或毛花苷C静脉注射；也可静脉缓慢注射胺碘酮，10～20min内给予150～300mg。

（3）室性心律失常：应用胺碘酮，严重反复发作者推荐ICD。

（4）症状性心动过缓及房室传导阻滞：应用阿托品，多巴胺或多巴酚丁胺，重症患者可考虑行起搏器置入术。

2. 心力衰竭合并心脏瓣膜病

所有有症状的心脏瓣膜病伴慢性心力衰竭（NYHAⅡ级及以上）、心脏瓣膜病伴急性心力衰竭以及重度主动脉瓣病变伴昏厥或心绞痛的患者，均需手术置换或修补瓣膜，有充分证据表明，手术治疗有效和有益，可提高患者长期生存率。

3. 冠心病

（1）慢性心力衰竭合并冠心病：缓解心绞痛首选β受体阻滞剂，如不能耐受，可用伊伐布雷定（窦性心律者）、硝酸酯、氨氯地平，或尼可地尔。如使用2种抗心绞痛药物治疗后仍有心绞痛，应行冠状动脉血运重建。

（2）急性心力衰竭合并冠心病

1）ST段抬高型AMI患者：若有溶栓和直接PCI的指征，在治疗时间窗内，可行急诊PCI或静脉溶栓治疗。

2）非ST段抬高型急性冠状动脉综合征：建议早期行血运重建治疗（PCI或CABG），如果血流动力学不稳定，可行紧急血运重建术。

3）不稳定性心绞痛或 MI 并发心源性休克：经冠状动脉造影证实为严重左主干或多支血管病变，并在确认 PCI 和溶栓治疗无效的前提下，可考虑在积极地抗急性心力衰竭药物治疗、机械通气、IABP 等辅助下，甚至在体外循环支持下立即行急症 CABG 术。

4）MI 后机械并发症：a. 心室游离壁破裂：立即手术。b. 室间隔穿孔：应早期手术修补，同期进行 CABG 术；急诊手术适用于大的室间隔穿孔合并心源性休克的患者，但手术病死率很高；经皮室间隔缺损封堵术可用于部分经选择的患者。c. 重度二尖瓣关闭不全：本病在 AMI 伴心源性休克的患者中约占 10%，多出现在 2～7d。完全性乳头肌断裂者多在 24h 内死亡，而乳头肌功能不全者较为多见，预后较好。应在 IABP 支持下行冠状动脉造影。出现肺水肿者应立即行瓣膜修补术或瓣膜置换术，并同期行 CABG 术。

4. 高血压

（1）慢性心力衰竭合并高血压的处理：有效降压可减少心力衰竭的发生率达 50%。首先推荐 ACEI 或 ARB，β 受体阻滞剂和醛固酮受体拮抗剂中的至少 1 种或多种联合；如血压仍高，可加用噻嗪类利尿剂；如仍控制不佳，可再加用氨氯地平或非洛地平。避免使用具有心脏抑制作用的大多数 CCB（仅对 HF – REF）、有钠潴留作用的强效血管扩张剂（如 α 受体阻滞剂）。

（2）急性心力衰竭合并高血压的处理：临床特点是血压高，心力衰竭发展迅速，主要是 HF – PEF。可静脉给予硝酸甘油或硝普钠，静脉给予呋塞米等袢利尿剂能辅助降压。应把握适当的降压速度，快速降压会加重脏器缺血。如病情较轻，可在 24～48h 内逐渐降压；对于病情重伴肺水肿的患者，应在 1h 内将平均动脉压较治疗前降低≤25%，2～6h 降至 160/（100～110）mmHg，24～48h 内使血压逐渐降至正常。

5. 糖尿病

积极控制血糖水平，ACEL（或 ARB）和 β 受体阻滞剂可防止心力衰竭发展，但需避免应用噻唑烷二酮类药物，伴严重肾或肝功能损害的患者不推荐使用二甲双胍。

6. 急性重症心肌炎

（1）积极治疗急性心力衰竭：SaO_2 过低的患者应予以氧气疗法和人工辅助呼吸。对于伴严重肺水肿和心源性休克的患者，应在血流动力学监测下应用血管活性药物、IABP 以及机械辅助装置等。

（2）药物应用：糖皮质激素适用于有严重心律失常（主要为高度或三度房室传导阻滞）、心源性休克、心脏扩大伴急性心力衰竭的患者，短期应用。

（3）非药物治疗：对于严重的缓慢性心律失常伴血流动力学改变的患者，应安置临时心脏起搏器；严重泵衰竭患者可采用 LVAD；血液净化疗法有助于清除血液中大量的炎症因子、细胞毒性产物以及急性肝肾功能损害后产生的代谢产物，避免心肌继续损伤。

（二）非心血管疾病

1. 肾功能不全

慢性心力衰竭尤其病程较长的患者常伴轻至中度肾功能不全，也是患者预后不良的预测因素之一。血肌酐增至 265.2μmol/L（3mg/dL）以上，现有治疗的效果将受到严重影响，且其毒性增加。血肌酐 >442.0μmol/L（5mg/dL），可出现难治性水肿，应尽快纠正。严重的肾衰竭如应用多种及大剂量利尿剂并加多巴胺治疗仍无效时，应做血液透析，尤其是伴低钠血症、酸中毒和难治性水肿的患者。

2.肺部疾病

慢性心力衰竭伴 COPD 而无支气管哮喘者,仍会从 β 受体阻滞剂治疗中获益,建议使用高度选择性 β 受体阻滞剂,如比索洛尔、美托洛尔。

3.其他疾病

(1)癌症:大多数蒽环类抗生素所致的心肌病有显著的心动过速,β 受体阻滞剂可能有益。

(2)缺铁和贫血:缺铁可导致心力衰竭患者肌肉功能异常,并引起贫血。无基础心脏疾病时贫血很少引起心力衰竭,但重度贫血(如血红蛋白 < 50g/L)可引起高输出量心力衰竭,另一方面,心力衰竭患者常存在贫血,加重心力衰竭,影响预后。应用促红细胞生成素(Ⅱb 类,C 级)和铁剂的益处尚未明确。

(3)抑郁症:选择性 5 – 羟色胺再摄取抑制剂较安全,也有一定疗效,而三环类抗抑郁药则可能引起低血压、心力衰竭恶化和心律失常。

(4)痛风:别嘌呤醇和苯溴马隆均可用于预防痛风。秋水仙碱或非甾体类抗感染剂可用来治疗痛风发作,但前者禁用于严重肾功能不全患者,后者对心力衰竭不利。

(5)前列腺梗阻:α – 肾上腺素受体阻断剂有一定疗效,适用于伴高血压的患者,但可导致低血压、水钠潴留,通常更倾向于选用 5 – α 还原酶抑制剂。对于肾功能恶化的男性患者应该除外本病。

(任 杰)

第二十七节 肺栓塞

一、概述

肺栓塞(pulmonary enbolism,PE)是以各种内源性或者外源性栓子阻塞肺动脉系统为其发病原因的一组疾病或临床综合征的总称,包括肺血栓栓塞症(pulmonary enbolism,PTE)、脂肪栓塞综合征、羊水栓塞、空气栓塞等。肺血栓栓塞症为来自静脉系统或右心的血栓阻塞肺动脉或其分支所致的疾病,以肺循环和呼吸功能障碍为其主要临床和病理生理特征。肺血栓栓塞症为肺栓塞中最常见的类型通常所称的肺栓塞即指肺血栓栓塞症。肺栓塞后可发生肺出血或者坏死称为肺梗死(pulmonaryinfarction,PI)。引起肺血栓栓塞症的血栓主要来源于深静脉血栓形成,最常见于下肢静脉及盆腔静脉。急性肺血栓栓塞症为内科急症之一,病情凶险。慢性肺血栓栓塞症主要由反复的发生的较小范围的肺栓塞所致,早期常无明显的临床表现,但经过数月至数年可引起严重的肺动脉高压。

本病的发病率很高,美国估计每年有 60 万~70 万新发肺栓塞患者,是第三位常见的心血管疾病,其发病率仅次于冠心病和高血压病;未经治疗的肺血栓栓塞症病死率高达 30%,在临床死因中仅次于肿瘤、心肌梗死而居于第三位。由于肺血栓栓塞症的发病过程较为隐匿,症状亦无特异性,确诊需特殊的检查技术,使其临床检出率偏低,漏诊病例较多,是影响预后的重要因素。

二、病理

肺血栓栓塞症可发生于单侧，也可发生于双侧，以双侧居多，右肺多于左肺，下肺多于上肺，发生于肺动脉主干者较少（不到10%）。栓塞之所以多发于下肺叶可能与该处血流较多有关。肺内可见新鲜血栓和陈旧血栓，大小不等。可见血栓机化和血管内膜偏心性纤维化，也可见血管腔内纤维间隔形成，隧道样再通。当肺动脉主要分支受阻时，肺动脉扩张，右心室急剧扩大，静脉回流受阻，产生右心衰竭的病理表现。通常无心肺疾病的患者患肺栓塞后，很少产生肺梗死，这主要是因为肺组织的氧供来自肺动脉系统、支气管动脉系统及局部肺泡内气体。肺梗死的组织学特征为肺泡出血和肺泡壁坏死，邻近肺组织水肿和不张，病变常累及邻近胸膜，可有血性或浆液性胸腔渗液。梗死处的坏死组织可以逐渐被吸收，常不遗留瘢痕，或只遗留少量条索状瘢痕。如果急性肺血栓栓塞症患者肺动脉内血栓未完全溶解，或反复发生急性的肺血栓栓塞，则可能形成慢性血栓栓塞性肺动脉高压，继而出现慢性肺源性心脏病。

三、临床表现

肺血栓栓塞症的临床表现缺乏特异性，对诊断的敏感性和特异性都不高；临床病情轻重差异很大，轻的基本无临床表现，重的可以发生休克、昏厥甚至猝死；相应的临床症状和体征的差异也很大。以下叙述比较典型的症状和体征。

（一）症状

1. 呼吸困难

呼吸困难为肺血栓栓塞症最常见的症状。常于活动后出现或加重，静息时可缓解或减轻。患者有时诉大便后、上楼梯时出现胸部"憋闷"，很容易与劳力性"心绞痛"相混淆，尤须注意鉴别。

特别要重视仅表现轻度呼吸困难的患者。对既往有心肺基础疾病的患者，呼吸困难加重可能是提示肺栓塞的唯一症状。

2. 胸痛

胸痛发生率约70%，包括胸膜炎性胸痛和心绞痛样疼痛。胸膜炎样胸痛较多见，其特点为深呼吸或咳嗽时疼痛明显加重，它提示应注意有无肺梗死存在。心绞痛样胸痛仅见于少数患者，为胸骨后较剧烈的挤压痛，患者难以忍受，向肩部和胸部放射，酷似心绞痛发作，通常为较大血栓栓塞靠近中心部位的肺动脉。

3. 烦躁不安、惊恐甚至濒死感

烦躁不安、惊恐甚至濒死感见于约半数患者，发生机制不明，可能与胸痛或低氧血栓有关。

4. 咯血

咯血见于约1/3的患者，是提示肺梗塞死的症状，多发生于肺梗塞死后24h之内，常为小量咯血，大咯血少见。

5. 咳嗽

咳嗽见于约1/3的患者，多为干咳，或有少量白痰。

6. 昏厥

昏厥可为肺血栓栓塞症的唯一或首发症状，其主要原因是大块肺血栓栓塞阻塞50%以上的肺血管，使心排出量明显减少，引起脑供血不足。

7. 腹痛

肺血栓栓塞症患者有时诉腹痛,可能与膈肌受刺激或肠出血有关。偶见诉腰痛者。虽然少见,但容易误诊,预后差。

各病例可出现以上症状的不同组合。临床上有时出现所谓"肺梗死三联征",即同时出现呼吸困难、胸痛及咯血,但仅见于不足 30% 的患者。

(二)体征

1. 呼吸系统体征

呼吸急促最常见,呼吸次数最高可达 40 ~ 50 次;发绀;肺部有时可闻及哮鸣音和(或)细湿啰音,肺野偶可闻及肺血管杂音,吸气可增强;合并肺不张和胸腔积液时出现相应的体征。

2. 循环系统体征

主要是急性的肺动脉高压和右心功能不全的体征以及左心搏出量急剧减少的体征。常见窦性心动过速,并可见其他心律失常,如早搏、室上性心动过速、心房扑动和心房纤颤等。颈静脉充盈或异常搏动为最有意义的体征;右心室抬举样搏动;半数以上患者可闻及肺动脉瓣区第二心音(P_2)亢进或分裂,少数患者可闻及收缩期喷射性杂音;存在三尖瓣反流时三尖瓣区可闻收缩期杂音,可闻右心奔马律,并可见肝增大、肝颈静脉反流征和下肢水肿等右心衰竭的体征。病情严重者可出现血压下降,甚至休克,通常提示为大块肺血栓栓塞。少数患者可有心包摩擦音。

3. 发热

多为低热,少数患者有 38℃ 以上的发热。可由肺梗死、肺出血、肺不张继发肺部感染等引起,也可由下肢血栓性静脉炎引起。

(三)深静脉血栓形成的临床表现

下肢深静脉血栓形成的症状和体征如患肢肿胀、周径增粗、疼痛或压痛、皮肤色素沉着,行走后患肢易疲劳或肿胀加重,特别是两个肢不对称性肿胀应引起临床医师重视。应测量双侧下肢的周径来评价其差别。进行大、小腿周径的测量点分别为髌骨上缘以上 15cm 处,髌骨下缘以下 10cm 处。双侧相差 >1cm 即考虑有临床意义。但是,约半数以上的下肢深静脉形成患者无自觉症状和明显体征。

(四)实验室和辅助检查

1. 一般项目

血白细胞计数升高,但一般不超过 15×10^9/L。血沉增快。血 LDH、CPK、AST 均可升高。血清 FDP 升高。以上实验室检查项目对肺血栓栓塞症的诊断均无特异性价值。血清酶学对肺梗死和急性心肌梗死的鉴别有较大帮助。

2. 动脉血气分析

肺血管床阻塞 15% 以上就可以出现低氧血症,大多数急性肺血栓栓塞症患者 $PaO_2 <$ 80mmHg;大多数患者有过度通气,造成低碳酸血症,$PaCO_2$ 下降;肺泡 – 动脉血氧分压差增大。但部分患者上述检查血气分析可以正常,不能排除肺血栓栓塞症的诊断。

3. 血浆 D – 二聚体(D – dimer)

D – 二聚体是交联纤维蛋白在纤溶系统作用下产生的可溶性降解产物,为一个特异性的纤溶过程标志物。在血栓栓塞时因血栓纤维蛋白溶解使其血中浓度升高。D – 二聚体对急性的肺血栓栓塞症诊断的敏感性高达 92% ~ 100%;但外伤、手术、肿瘤、炎症、感染、心肌梗死以及其他多种全身疾病都可使 D-二聚体升高,使得其诊断急性肺栓塞和深静脉血栓的特异性较低,仅为40%～43%。由于 D-二聚体对肺血栓栓塞症诊断的敏感性很高而特异性很低,因此,在临床上主要将其用作排除诊断的指标,一般其含量低于$500\mu g/L$,可强烈预示无静脉血栓栓塞,基本除外急性肺血栓栓塞症。

4. 心电图

肺血栓栓塞症患者心电图无特异性表现,但结合其他资料进行分析,则对诊断很有价值。大多数病例表现有心电图异常,多在发病后数小时出现,常于数周内消失,动态观察对诊断的帮助更大。较为多见物表现包括$V_1 \sim V_4$和 T 波改变和 ST 段异常;部分病例可出现 S I Q Ⅲ T Ⅲ征(即 I 导联 S 波加深,Ⅲ导联出现 Q/q 波及 T 波倒置);其他心电图改变包括完全或不完全右束支传导阻滞、肺型 P 波、电轴右偏、顺时针方向转位等。上述心电转接头改变也可出现于其他心脏病患者,特别是冠心病患者,必须结合其他临床资料仔细分析,否则可以增加误诊的病例数。

5. 胸部 X 线片

约80%的患者可见异常表现。常见异常影像学变化包括区域性肺血管纹理变细、稀疏或消失,肺野透亮度增加;肺野局部浸润性阴影,常为尖端指向肺门、底面朝向胸膜的楔形阴影,也可呈带状、球状、半球状或不规则阴影,常提示有肺梗塞死;肺不张或膨胀不全;可见肺动脉段凸出,右下肺动脉横径增宽或伴截断征;右心室增大;患侧膈抬高,还可见气管和纵隔向患侧移位;约1/3的患者可见胸腔积液征。以上 X 线片征象为非特异性;另一方面,部分肺血栓栓塞症患者的胸片可以完全正常。

6. 超声心动图

对心功能评价、肺动脉压力测定、选择 PE 治疗方案、疗效评价及预后分析有一定的价值。对多数患者可以发现间接征象,对少数患者可因发现肺动脉近端血栓(直接征象)而确定诊断。病情较重的患者常见的间接征象包括右室壁局部运动幅度降低;右心室和(或)右心房扩大;室间隔左移和运动异常;近端肺动脉扩张;三尖瓣反流速度增快;下腔静脉扩张,吸气时不萎陷。

7. 核素肺通气/灌注扫描

核素肺通气/灌注扫描是检查肺血栓栓塞症简单、安全的重要诊断方法,对有较严重心肺功能障碍的患者也可以使用。单纯肺灌注扫描对诊断肺血栓栓塞症的敏感性很高,如果灌注扫描结果正常可以排除明显的肺血栓栓塞。但是,肺灌注扫描的特异性有限,阳性结果除可见于肺血栓栓塞症外,还可以见于其他多种疾病。将肺灌注扫描与肺通气扫描结合使用可以提高诊断肺血栓栓塞症的准确率达91%～95%。典型征象是呈肺段分布的肺灌注缺损,并与通气显像不匹配。但是由于许多疾病可以同时影响患者的肺通气和血流状况,致使通气/灌注扫描在结果判定上较为复杂,需密切结合临床进行判读。

8. 螺旋 CT 肺血管造影

能够发现段以上肺动脉内的栓子,对段及段以上肺动脉的血栓栓塞症具有确诊价值,其直接征象有肺血管半月形或环形充盈缺损、完全梗阻、轨道征等。间接征象包括主肺动脉及左右肺动脉扩张及远端血管分支减少或消失、肺野楔形密度增高影、条带状的高密度区或盘状肺不张、胸腔积液等,对肺血栓栓塞症的诊断只有提示意义。CT 对亚段肺血栓栓塞症的诊断价值有限。CT 扫描还可以同时显示肺及肺外的其他胸部疾患,有助于进行鉴别诊断。多排螺旋

CT 和电子束 CT 扫描速度更快,可在很大程度上避免因心跳和呼吸的影响而产生的伪影,提高诊断的准确性。除诊断质量较高外,CT 检查还有无创伤性、迅速、简便等许多优点。对碘造影剂过敏者不能进行该项检查。

9. 肺动脉造影

肺动脉造影是目前临床诊断肺血栓栓塞症最准确可靠的检查技术。它还可以同时检测患者肺循环血流动力学和右心功能的变化。直接征象有肺血管内造影剂充盈缺损,伴或不伴轨道征的血流阻断。间接征象有肺动脉造影剂流动缓慢、局部低灌注或者无灌注、静脉回流延迟等,仅有间接征象不能确认肺血栓栓塞症。该检查的缺点是具有创伤性,有发生致命性或严重并发症的可能,应严格掌握其适应证。

10. 深静脉血栓的辅助检查

由于绝大多数肺血栓栓塞症的血栓来源于深静脉血栓,所以,对所有怀疑或诊断肺血栓栓塞症的患者均应进行深静脉血栓检查。常用的办法有超声、MRI、肢体阻抗容积图、放射性核素静脉造影和静脉造影等检查,其中静脉造影是诊断深静脉血栓形成的"金标准",可显示静脉阻塞的部位、范围、程度及侧支循环以及静脉功能状态。

四、治疗

(一)一般处理

需作急救处理,患者应绝对卧床休息,重症患者应监测呼吸、心率、静脉压、心电图及血气的变化;经鼻导管或面罩吸氧,低氧严重者使用机械通气;有严重胸痛时注射吗啡止痛,但休克者禁用;注射阿托品或者罂粟碱以降低迷走神经张力,防止肺血管和冠状动脉反射性痉挛,罂粟碱还有镇静和抗血小板聚集的作用;限制静脉补液,抗心力衰竭及抗休克治疗,可酌情使用多巴酚丁胺和多巴胺等血管活性药物;防止用力大便或者咳嗽引起栓子脱落,必要时用镇咳药通便药或灌肠。

(二)抗凝治疗

抗凝治疗是肺血栓栓塞症的基本治疗方法,可以显著提高患者的生存率,降低血栓栓塞的复发率。只要临床高度疑诊急性肺栓塞,在进行确诊之前应该进行抗凝治疗。

1. 抗凝治疗的适应证和禁忌证

对血压正常且无右心室功能不全的急性肺血栓栓塞症低危险组患者应给予抗凝治疗;对有血压下降和右心室功能不全的大块肺血栓栓塞症患者,应先行溶栓治疗,随后使用抗凝治疗法;对血压正常而右心室功能不会的次大块肺血栓栓塞患者,无论是否溶栓,也都应该进行抗凝治疗。禁忌证包括活动性出血、凝血功能障碍、未予控制的严重高血压等,在急性肺血栓栓塞症时多不是绝对禁忌证。主要并发症是出血。

2. 常用抗凝治疗方案

(1)普通肝素:多主张静脉滴注,作用起效快,停药后消失也快。予 3000 ~ 5000IU 或按 80U/kg 静脉注射,继之以 18U/(kg·h)持续静脉滴注。在开始治疗后的最初 24h 内每 4 ~ 6h 测定 APTT,根据 APTT 调整剂量,尽快 APTT 达到并维持于正常值的 1.5 ~ 2.5 倍。达稳定治疗水平后,改为每天测定 APTT 一次。使用过程中应注意监测血小板计数,若出现血小板迅速或持续降低达 30% 以上,或血小板计数 $< 100 \times 10^9/L$,应停用肝素。

(2)低分子肝素:现有多种制剂供临床选用,一般根据体重决定给药剂量,不需监测 APTT

和调整剂量,使用较普通肝素方便,疗效不低于普通肝素。目前多主张对大块肺栓塞低分子肝素不能取代普通肝素。

（3）华法林:是最常用的口服抗凝药,竞争性对抗维生素 K 的作用,抑制凝血因子合成,但对于已有的凝血因子没有作用,故起效较慢,需要数天时间才能充分发挥作用。其药代动力学的个体差异性较大,且受多种因素影响,使用时需要定期监测国际标准化比率（INR）,以免引起严重的出血。

在给予肝素治疗时即可开始应用华法林中,初始剂量为 3.0～5.0mg,与肝素需至少重叠应用 4～5d,当连续两天测定的 INR 达到 2.5(2.0～3.0)时,或 PT 延长至正常值的 1.5～2.5 倍时,即可停止使用肝素,单独口服华法林治疗。应根据 INR 或 PT 调节华法林的剂量。华法林的主要并发症是出血,可用维生素 K 拮抗。

对肺血栓栓塞症患者,抗凝治疗的疗程一般是 6 个月。对于寻找不到特殊危险因素（或危险因素一时难以去除）者,抗凝时间应适当延长,部分患者需终身抗凝治疗。

（三）溶栓治疗

该疗法使用药物直接或间接将血浆纤维蛋白溶解酶原转变为纤维蛋白溶解酶,迅速破坏纤维蛋白,溶解血栓;同时通过清除和灭活凝血因子 Ⅱ、Ⅴ 和 Ⅷ,阻碍凝血过程,发挥抗凝效应。溶栓治疗可迅速溶解部分或全部肺动脉分支内的血栓,恢复肺组织再灌注,减小肺动脉阻力,降低肺动脉压,改善右室功能,减少严重肺血栓栓塞症患者的病死率和复发率,因而是治疗严重肺血栓栓塞症最重要的方法,使用得当时可以迅速缓解患者症状,挽救生命。溶栓的时间窗一般定为 14d 以内,但鉴于可能存在血栓的动态形成过程,这一时间窗的规定并不是绝对的。溶栓治疗应尽可能在肺血栓栓塞症确诊的前提下慎重进行。对有溶栓指征的病例宜尽早开始溶栓。

1. 溶栓治疗的适应证

目前公认的溶栓治疗适应证为大块肺血栓栓塞症,其特征为右心室功能不全,伴低血压或心源性休克。对此类患者只要没有溶栓治疗的禁忌证,就应该积极、迅速地给予溶栓治疗。对于次大块肺血栓栓塞症（其特点为血压正常,但出现右心室功能不全）是否应作为溶栓治疗的适应证,目前尚无一致意见,应根据每例患者的具体情况,仔细权衡溶栓治疗的效益和风险,做出个体化的决定。对低危险肺血栓栓塞症（其特征为血压正常,无右心室功能不全）,目前一致认为不应进行溶栓治疗。

2. 溶栓治疗的禁忌证

溶栓治疗的绝对禁忌证有活动性内出血和近期自发性颅内出血。相对禁忌证有:2 周内的大手术、分娩、器官活检或不能以压迫止血部位的血管穿刺;2 个月内的缺血性脑卒中;10d 内的胃肠道出血;15d 内的严重创伤;1 个月内的神经外科或眼科手术;难于控制的重度高血压（收缩压 >180mmHg,舒张压 >110mmHg）;近期曾行心肺复苏;血小板计数 <100×10⁹/L;妊娠;细菌性心内膜炎;严重肝、肾功能不全;糖尿病出血性视网膜病变等。对于致命性大块肺血栓栓塞症,上述绝对禁忌证亦应被视为相对禁忌证。

3. 溶栓治疗的并发症

溶栓治疗最重要的并发症是出血,发生率约为 5%,其中致死性出血发生率约为 1%。溶栓治疗的其他不良反应还可能有发热,过敏反应（多见于使用链激酶者）、低血压、恶性、呕吐、肌痛、头痛等。

4.常用溶栓治疗方案

1)尿激酶:负荷量 4400U/kg,静脉注射 10min,随后以 2200U/(kg·h)持续静脉滴注 12h。也可使用尿激酶 2h 溶栓方案:按 20000U/kg 剂量,持续静脉滴注 2h。

2)链激酶:负荷量 250000IU,静脉注射 30min,随后以 100000U/h 持续静脉滴注 24h。链激酶具有抗原性,故用药前需肌内注射苯海拉明或地塞米松,以防止以敏反应。链激酶 6 个月内不宜再次使用。

3)重组组织型纤溶酶原激活剂(rt-PA):50~100mg 持续静脉滴注 2h。当使用尿激酶、链激酶溶栓时不强调同时使用肝素治疗;但以 rt-PA 溶栓时,则必须同时应用肝素治疗。溶栓治疗结束后,应每 2~4h 测定一次凝血酶原时间(PT)或活化部分凝血活酶时间(APTT),当其水平降至正常值的 2 倍时,即应开始规范的肝素抗凝治疗。

（任 杰）

第二十八节 介入治疗的适应证和禁忌证

目前冠心病的治疗主要包括三种:药物治疗、介入治疗和冠脉旁路移植手术。药物治疗是最经典的治疗方法,仍然占有重要的地位。冠脉旁路移植手术是外科医生通过手术的方法,将大隐静脉和(或)内乳动脉等作为旁路移植血管治疗冠心病。冠心病介入治疗诞生最晚但发展最为迅速,它是在心导管技术基础上发展起来的,在现代冠心病治疗中占有非常重要的位置。冠心病介入治疗通过经皮通过周围动脉送入球囊导管或其他器械,解除冠状动脉闭塞或狭窄,使冠状动脉血流恢复,消除症状,提高生活质量,改善预后。1941 年,Cournand 和同事及 Richards 首先将心导管技术应用于临床诊断,1950 至 1960 年间,Sones、Rickets、Abrams、Judkins 等开始了冠状动脉造影检查,冠状动脉造影为外科心脏旁路移植手术打下了基础。1964 年,Dotter 和 Judkins 首次应用经皮穿刺血管成形术治疗股动脉病变,但这一方法未被广泛应用。以后 Zeitler 等在欧洲应用这项技术并取得了一些经验。1974 年,Gruentzig 改良 Dotter 导管为圆桶状双腔球囊,经过一系列的动物和周围血管的试验,证实了其安全有效。Gruentzig 等 1977 年 5 月在旧金山外科手术中对静脉桥吻合前的患者进行了球囊扩张;同年 9 月,在瑞士苏黎世对一位 37 岁患者的前降支病变成功地进行了世界上第一例经皮腔内冠状动脉成形术(PTCA),因此开创了冠心病介入治疗的新天地。随后,这项技术在全世界范围内迅速推广普及。目前将以 PTCA 为基础的可以解除冠状动脉病变的介入治疗技术统称为经皮冠状动脉介入治疗(PCI)。伴随着许多的新技术和新方法的问世、器械的改进和技术水平的逐步提高,成功率不断提高,并发症发生率逐步减少,PCI 已成为冠心病血运重建的有效治疗方法。目前,美国每年的冠状动脉介入治疗例数已超过 100 万例,总数远远高于外科旁路移植手术例数。1984 年,我国西安郑笑莲教授在国内率先进行了第一例 PTCA,在这之后北京、上海、苏州和哈尔滨等地数十家医院相继开展,估计目前国内每年的冠状动脉介入治疗例数超过 20 万例,阜外医院的冠脉介入治疗的例数已逾万例。

冠状动脉介入治疗技术的进步,尤其金属支架的应用,提高了 PTCA 的有效性和安全性,减少了急性和濒临闭塞等并发症,大大减少了急诊冠状动脉旁路移植术(CABG),降低了球囊扩张术后的再狭窄。近年药物洗脱支架应用日渐增多,多项研究证实,药物洗脱支架的应用进一步减少了支架术后再狭窄,是近年来介入治疗的一个重要进展。但是,还存在一些问题,如药物支架术后抗血小板药物应用时间选择和晚发性血栓的发生等,还需要更多的研究加以解决。目前,技术和方法的不断进步,已出现了第二代甚至第三代的药物洗脱支架是近年来介入治疗的一个重要进展。

一、适应证

需要 PCI 患者的临床表现多种多样,可以无症状,也可以症状非常严重,也可能合并不同程度的心功能受损。冠状动脉病变的严重和复杂程度、预期成功率、可能发生的并发症甚至死亡、缺血面积以及合并的疾病状态、费用支出等也都有很大差别,作为介入医生要注意以上问题同时还要考虑患者的长期预后,因此,在选择进行冠状动脉血运重建方法应十分慎重,个体化原则,权衡各种治疗方法的潜在危险和可能的受益,结合本医院的技术水平、实际情况和医生本身的技术能力,在与家属和患者本人充分交换意见沟通的基础上,综合判断做出有利于患者和病情的决策。

(一)无症状心肌缺血或轻微心绞痛患者

对大多数 CCS 1 或 2 级心绞痛患者,仅有小面积心肌缺血,又没有心肌缺血的客观证据(如运动试验阴性、运动或应激心肌显像阴性等),冠脉狭窄 <50%,或轻微症状不可能是心肌缺血引起者应当选择进行药物治疗。但对于少数患者,尽管无症状或症状轻微,平板运动试验或动态 ECG 或运动心肌显像显示严重心肌缺血的客观证据,介入治疗预期成功率高,致死、致残危险性低时,可以考虑 PCI。对于中重度的心肌缺血,有效的血运重建(PCI 或 CABG)可以降低严重或致死性心脏事件的危险性。

(二)稳定型心绞痛

PCI 通常用于药物治疗后仍有症状的稳定型心绞痛(CCS 3 级)患者,可以是单支或多支冠状动脉病变,一处或多处严重病变,当病变适合做 PCI,预期成功率高、并发症或危险性低的患者可选择 PCI。单支病变患者一般首选 PCI。如果患者为旁路移植术后患者,存在一处或多处大隐静脉桥局限性狭窄并且不适合再次手术治疗的严重病变,病变适合做 PCI,预期成功率高、并发症或危险性低的患者,也可以考虑行 PCI。对于严重的左主干狭窄(>70%),适合血运重建但不适合 CABG 的患者可以施行 PCI。对于多支病变,如果病变均适合 PCI,患者经济又没有问题,成功率高,并发症和死亡的风险很小,也可以考虑 PCI。但对于多支病变,病变弥散,合并糖尿病、心功能不全,特别是 PCI 又不能达到完全血运重建或 PCI 费用过高时,应首选 CABG。欲扩张的多支病变预期成功率低,与操作相关的并发症和死亡发生风险较大的患者,不宜 PCI,应首选 CABG。

对于 CCS 3 级心绞痛患者,造影为单支或多支病变,无缺血的客观证据,所支配的心肌面积很小,所干预的靶血管成功的可能性很小,与介入有关的并发症和死亡的可能性大,不严重的冠状动脉病变(狭窄 <50%),左主干病变严重适合 CABG,上述情况不主张施行 PCI。CCS 3 级心绞痛和单支或多支病变者,PCI 主要是解除患者的心绞痛症状,也可以通过药物治疗实现。但对于症状重和狭窄程度严重的患者,药物治疗效果不好,这部分患者需要干预治疗(PCI 或 CABG)。治疗方式的选择要根据患者的冠脉病变、心功能、并发症、预后以及费用等综合考虑而定。

（三）不稳定型心绞痛和非 ST 段抬高心肌梗死患者

对于不稳定型心绞痛和非 ST 段抬高心肌梗死患者，没有严重的并发症，而且冠状动脉病变适合行 PCI 者，有下述特征者应尽早 PCI：①强化抗缺血治疗的情况下仍有心肌缺血发作；②肌钙蛋白升高；③出现新的 ST 段压低；④充血性心力衰竭或新出现的二尖瓣关闭不全或二尖瓣关闭不全加重；⑤左心室收缩功能降低；⑥血流动力学不稳定；⑦持续性室性心动过速；⑧6 个月内曾行 PCI；⑨既往 CABG 史。对于不稳定型心绞痛和非 ST 段抬高心肌梗死患者，如果没有上述特征，但病变适合 PCI 并且没有 PCI 的禁忌证，或为左主干严重病变（狭窄 >70%）适合 PCI 而不适合 CABG 者；或为大隐静脉桥血管局限性或多处病变不适合再次外科旁路移植手术者，均可以考虑施行 PCI。对于不稳定型心绞痛和非 ST 段抬高心肌梗死患者，两支或三支病变，前降支近段严重狭窄、严重糖尿病或左心功能不全，也可以考虑 PCI。

（四）ST 段抬高心肌梗死

由于对急性心肌梗死发病是由于血栓闭塞引起，及时打开闭塞的冠状动脉恢复血流会降低病死率，明显改善预后。急性心肌梗死 PCI 一般分为三种：①直接 PCI；②溶栓治疗失败后补救性 PCI；③急性心肌梗死后早期 PCI，主要针对出现反复心肌缺血发作的患者。

1. 直接 PCI

直接 PCI 较溶栓治疗更有效。在对直接 PCI 和溶栓治疗随机对比研究的荟萃分析表明，直接 PCI 能够降低短期病死率（7% 对 9%，P＜0.0002），减少非致死性心肌梗死（3% 对 7%，P＜0.0001），减少脑卒中（1% 对 2%，P＜0.0004），降低死亡、非致死性心肌梗死和脑卒中的联合终点（8% 对 14%，P＜0.0001）。目前，对于症状发作在 12h 内 ST 段抬高或伴有新发生左束支传导阻滞的心肌梗死患者，有熟练介入经验的心内科医生（每年个人介入治疗例数超过 75 例），有正常工作的导管室（年例数大于 200 例）及器械，估计就诊至球囊扩张时间在 90min 内，应选择直接 PCI。对于发生 ST 段抬高心肌梗死 36h 内的患者，出现心源性休克，年龄小于 75 岁，能够在休克发生的 18h 内进行 PCI，在有经验的中心由技术熟练的医生应直接 PCI。此外，患者有溶栓治疗禁忌证可采取直接 PCI。ST 段抬高心肌梗死直接 PCI 过程中不应对非梗死相关动脉行介入治疗，而且对于 ST 段抬高心肌梗死发生超过 12h，血流动力学稳定和心电活动正常的无症状患者，不应当施行直接 PCI。近年的研究证明，药物洗脱支架与金属裸支架相比，能够明显降低 ST 段抬高急性心肌梗死 1 年、2 年的靶血管和靶病变的血运重建、心脏不良事件，减少管腔丢失和再狭窄率，并不增加亚急性血栓的发生率。

2. 即刻或补救性 PCI

溶栓治疗后常规立即行 PCI 临床预后差，出血并发症常见，心功能改善不明显，目前不主张溶栓治疗后常规即刻 PCI。常规的溶栓治疗血管再通率一般为 50%～70%，但真正能够达到 TIMI Ⅲ级血流者仅为 40%～50%。如果不能达到细胞水平上有效再灌注者，患者预后差。在溶栓治疗后患者出现持续性胸痛、血流动力学不稳定、心电图持续异常改变缺乏演变，选择 PCI 可帮助达到正常血流灌注、改善预后。

3. 溶栓治疗后早期 PCI

溶栓治疗后约有 20% 的患者复发心肌缺血，与无并发症患者相比，这些患者预后较差。建议对于已经接受溶栓治疗需要进行 PCI 的患者包括：①有复发梗死或缺血的客观证据；②心源性休克或血流动力学不稳定。胸痛复发但无缺血的客观证据，或 48h 内对梗死相关动脉进行 PCI，或无症状和无缺血客观证据和患者是否早期 PCI 仍存在争议。一般不主张在溶栓失败后 48h 内行 PCI。

尽管是否应对溶栓治疗后常规行冠状动脉造影和血运重建尚无定论,但在实际工作中,对于这些患者一般常规冠状动脉造影。目前对于溶栓治疗后 PCI 应包括:①梗死恢复期或持续存在血流动力学不稳定期间,有自发或可诱发的心肌缺血;②患者左心室射血分数 <40%;③存在严重的室性心律失常。一般不主张对于无自发或可诱发的心肌缺血证据溶栓治疗后48 ~72h 内进行梗死相关动脉 PCI。

4. 易化 PCI

易化 PCI 指 ST 段抬高心肌梗死在不能马上施行 PCI 时,先给予全量或半量的溶栓剂或血小板糖蛋白 Ⅱ b/ Ⅲ α 受体拮抗剂后按计划即刻施行 PCI。由于几项前瞻随机对照结果没有显示出这种方法的优越性,目前不再提倡这种治疗方式。

5. 转运 PCI

目前,国外的几项随机对照研究表明:转运 ST 段抬高心肌梗死患者到有经验的中心及时行 PCI 较当场溶栓治疗使患者受益,转运过程安全不增加意外事件,但转运时间应不超过 2h,有"绿色通道"保证一路畅通。

(五)冠状动脉旁路移植术后的心绞痛

冠状动脉旁路移植术(CABG)后,心绞痛复发可能由于血管重建不完全、旁路移植血管狭窄或闭塞或自身冠状动脉病变进展。手术早期(30d 之内)发生心肌缺血,常常为吻合口狭窄和血栓形成,动脉桥和静脉桥均可发生。冠状动脉造影可以明确缺血的原因帮助确定最佳方式。只要技术上可行,应当施行 PCI。如果桥血管内血栓多,可以使用远端保护装置。CABG术后 1 ~12 个月心肌缺血复发通常由于吻合口附近的旁路血管狭窄。远端吻合口狭窄通常对球囊扩张的反应好,长期预后好于近端吻合口或旁路血管中部病变。置入支架可以改善 PCI的近期效果。术后一年以上心肌缺血复发通常由于旁路移植血管和(或)自身冠状动脉新病变引起,后者更适合 PCI 治疗。术后 3 年静脉旁路移植血管常伴有明显的动脉粥样硬化斑块;术后 10 年大约 50% 静脉旁路移植血管闭塞,仅有 50% 静脉旁路移植血管通畅,而内乳动脉旁路移植血管 95% 仍保持通畅。PCI 可以成功地扩张静脉旁路移植血管和内乳动脉旁路移植血管的局限性和多发性狭窄。需指出,退化的静脉旁路移植血管内常有大量易碎血栓,操作时可能造成血流减慢、无再流和心肌梗死,使用远端保护装置可以减少远端栓塞并发症的发生。目前认为,CABG 后出现静脉旁路移植血管慢性完全闭塞,不主张施行 PCI;对于 CABG 后有多处靶病变和多支病变、多支静脉旁路移植血管闭塞和左心室功能受损的患者,不主张施行 PCI。

二、PCI 成功的定义

PCI 成功分为血管造影成功、操作成功和临床成功。

血管造影成功:冠状动脉支架年代之前公认的 PCI 成功定义为残余狭窄应 <50%,同时达到 TIMI Ⅲ 级血流。随着新技术包括支架的广泛应用,目前认为 PCI 成功定义为残余狭窄应<20%。

操作成功:指 PCI 已达造影成功的标准,并且住院期间没有严重的临床并发症(如死亡、心肌梗死、急诊 CABG)。死亡和急诊 CABG 是容易判定的终点,但有关介入治疗后心肌梗死的定义尚有争议。介入治疗后出现 Q 波和肌酸激酶以及同工酶(CK - MB)明显升高诊断 Q波心肌梗死不难。但对于非 Q 波心肌梗死 CK - MB 升高超过正常值上限 3 ~5 倍才有临床意义。CK－MB 升高超过正常值上限 5 倍与并发症和预后不良有关。PCI 后常常有肌钙蛋白 T 或 I 升高,较 CK－MB 升高更常见,肌钙蛋白 T 或 I 明显升高(>5 倍)与介入治疗后一年预后差相关。

临床成功指在造影成功和操作成功的基础上,术后患者心肌缺血症状和体征缓解或消失。根据术后随访时间的长短,又分为近期临床成功和远期临床成功,两者的区别在于 PCI 的上述临床有益作用能否持续超过 6 个月。再狭窄是影响临床长期成功的主要原因,它不是一个并发症,而是一种血管损伤后修复反应。再狭窄的发生决定介入治疗后再次靶血管(TVR)或靶病变(TLR)血运重建治疗。在支架年代前,单纯球囊扩张的并发症和再狭窄发生率高,支架的诞生减少急性期并发症和降低再狭窄率(15%～25%),使介入治疗的安全性提高及预后改善。现在临床上已经开始广泛应用药物洗脱支架,多个临床随机和前瞻性注册登记表明:西罗莫司和紫杉醇药物洗脱支架可将临床和造影再狭窄率降至 5%～10% 以下。目前认为,许多临床因素、病变特点和术后结果与再狭窄有关,包括:糖尿病、不稳定型心绞痛、非 ST 段抬高和 ST 段抬高心肌梗死、既往为再狭窄、前降支近段病变、小血管病变、完全闭塞、长病变、静脉旁路移植血管病变、术后残余狭窄重、最小管腔直径小、急性期管径获得小。目前认为,处理再狭窄最好的方法是置入药物洗脱支架。一旦一种药物洗脱支架术后再狭窄,置入另一种药物洗脱支架或药物洗脱球囊可能会有效。国际上已不再应用冠状动脉腔内放射疗法治疗支架内再狭窄。

三、PCI 禁忌证

对于冠状动脉无明显病变者,PCI 属绝对禁忌。原来认为,无保护的左主干是单纯球囊扩张的绝对禁忌证,近年支架广泛应用,支架置入术对于选择的无保护左主干患者可行,置入药物洗脱支架效果很好。

四、PCI 相对禁忌证

预计成功率低,致死或致残危险性较高的病变;退化性弥散狭窄或闭塞大隐静脉旁路移植血管;临界性狭窄(<50%);急性心肌梗死直接 PCI 时对梗死非相关动脉行介入治疗;严重出血或高凝倾向者;PCI 初学者或技术不熟练者不应作为术者做急性心肌梗死的介入治疗。

(李贵超)

第二十九节　介入治疗并发症

PCI 球囊扩张或支架过程中,由于机械地使斑块压缩、断裂、伸展等,这种损伤机制有可能带来并发症和严重的后果甚至死亡。但随着技术的提高、经验的积累以及器械的不断改进,现在做的患者数量越来越多,病变的难度也越来越大(如多支病变、高难复杂病变、左主干病变、慢性完全闭塞病变),主要并发症的发生率还有所下降。特别指出,在冠状动脉支架广泛应用以后,由急性闭塞导致的各种并发症明显下降,尤其急诊冠状动脉旁路移植术明显减少,PCI 已经成为有风险但很安全的治疗方法。

一、冠状动脉夹层

冠状动脉夹层是扩张冠状动脉明显损伤动脉内膜,造影时表现为不同程度的充盈缺损,造影剂向管腔外渗出或管腔内线装密度增高。轻微的夹层一般不会引起危害,不需要特殊处理,但术后需严密观察。严重夹层如螺旋夹层、长度超过 10mm 的夹层、已经引起前向血流减慢的夹层,可以引起急性血管闭塞,甚至急性心肌梗死甚至死亡,对于这些夹层必须及时识别,积极处理,最好的办法是置入支架以预防急性闭塞。极少数患者如出现低血压、休克、大面积心肌缺血或坏死,病变为近段血管,支架置入不成功时,应立即进行急诊冠状动脉旁路移植术。预防冠状动脉夹层的措施包括:①导引导管进入冠状动脉口时应尽量轻柔,选择支撑力强的导引导管和使用深插技术时更应如此;应用 AL 导引导管进入右冠状动脉口应特别小心;②导引钢丝推送过程中应辨明方向,仔细柔顺操作,始终保证导丝处于游离状态,切忌盲目粗暴推送;③选择较参照血管直径小一号的球囊进行预扩张,严重钙化病变除外;④避免反复扩张尽量减少损伤。

二、冠状动脉急性闭塞

一般认为,冠状动脉急性闭塞的可能机制包括:主要为冠状动脉夹层,其他还有弹性回缩、冠状动脉痉挛和血栓形成。发生率报告为 2% ~11% 。以病变血管迂曲、分叉病变、极度偏心病变、弥散病变、完全闭塞病变、病变处有新鲜血栓等容易发生急性闭塞。PCI 引起急性闭塞大多数发生在术后 6h 之内,50% ~80% 以上发生在导管室内,极少在 24h 发生。介入干预后根据不同的冠状动脉血流状态将急性闭塞分为三种:血流为 TIMI 0 ～ Ⅰ 级称为急性闭塞(acute closure);狭窄加重,血流变为 TIMI Ⅱ 级称为临近闭塞(imminent closure);造影可见夹层或血栓形成征象,残余狭窄 >50% ,血流为 TIMI Ⅲ 级,称为濒临闭塞(threatened closure)。急性闭塞发生的后果取决于闭塞血管的大小、原有冠状动脉病变情况、左心室功能以及是否存在侧支循环。典型的急性闭塞表现为突发胸痛,心电图上 ST 段抬高,少数表现为低血压,个别为房室传导阻滞或室颤引起猝死。一旦发现急性闭塞,首先冠状动脉内注射硝酸甘油除外冠状动脉痉挛。如果不能有效缓解,再用球囊扩张恢复血流并置入支架,选择支架宜长不宜短,完全覆盖夹层。对于小分支闭塞和远段小血管闭塞,其供血范围有限,如发生心肌梗死范围也很小的患者,可以考虑内科保守治疗。对于大血管近段闭塞导致血流动力学不稳定时,经积极的药物治疗仍不稳定者,应考虑安装主动脉球囊反搏装置,如置入支架不成功,应争取时间急诊冠状动脉旁路移植术。如患者回监护病房出现胸痛并有心电图心肌缺血表现者,应尽快急诊冠状动脉造影明确原因积极处理。

三、急性心肌梗死

PCI 引起急性心肌梗死大多数由于夹层、急性闭塞或分支血管闭塞、远端栓塞引起,发生率为 4% ~5% 。处理原则基本同冠状动脉急性闭塞。PCI 前应充分的抗血小板治疗,硫酸氯吡格雷最好提前 3d 口服。对于有并发症的患者、多支病变置入多个支架或长支架可以给予低分子量肝素抗凝治疗。

四、慢血流和无血流

慢血流和无血流是指正常的冠状动脉血流在球囊扩张或支架后,前向血流明显减慢甚至消失的现象,但需要排除明确的夹层、血栓形成、冠状动脉痉挛或高度狭窄引起的血流减慢。血流减为 TIMI Ⅱ 级称为慢血流,血流减为 TIMI 0 ~ Ⅰ 级称为无血流。慢血流和无血流的确切机制不明确,主要为严重的微血管功能异常。一般认为,由动脉粥样硬化碎屑、小的血栓栓子等引起心肌的小动脉和毛细血管堵塞或由微血管痉挛所致,伴有氧自由基介导的内皮损伤,白细胞和红细胞淤滞在毛细血管床,细胞内/细胞间水肿伴有管壁出血。慢血流和无血流在有血栓的病变、退化的静脉桥病变、使用旋磨和旋切时等常见。在导管室无血流通常表现为心电图改变和胸痛。冠状动脉内应用硝酸甘油、腺苷、维拉帕米、地尔硫卓,或静脉内应用硝普钠对于减轻慢血流和无血流有一定效果。在做退化的静脉桥旁路移植血管介入治疗时,尤其存在血栓的病变,远端保护装置可以减少慢血流和无血流,降低主要心脏不良事件。对于发生慢血流和无血流,经积极的药物治疗仍不好转者,如伴有血流动力学不稳定,可以安装主动脉内球囊反搏。

五、冠状动脉穿孔、心脏压塞

PCI 治疗中,冠状动脉穿孔的发生率为 0.1% ~ 0.3%。年龄大、女性、使用旋磨或旋切装置、亲水涂层的超滑导丝控制不好都是容易发生冠状动脉穿孔的原因。

冠状动脉穿孔一般由下列因素引起:①导丝头端穿出血管床远端,特别是在使用强有力的抗血小板治疗的情况下;②做慢性完全闭塞病变时,使用硬或较硬的导丝以及亲水涂层的超滑导丝;③球囊型号过大或球囊破裂;④使用旋切或旋磨,如旋磨头偏大;⑤复杂病变:血管极度弯曲、慢性完全闭塞、分叉病变、偏心、弥散或呈角病变;⑥支架置入时应用过高的压力,尤其在应用支架直径已经偏大又应用过高的压力加压释放。冠状动脉穿孔的后果:冠状动脉穿孔可以引起心包出血和心脏压塞,也可以形成冠状动脉左心室或右心室瘘,还可以形成冠状动静脉瘘。

临床上冠状动脉穿孔与病死率(0 ~ 9%),心肌梗死(4% ~ 26%)、急诊外科(24% ~ 36%)增高,输血(34%)增多有关。如果介入中应用血小板 Ⅱb/Ⅲa 受体拮抗剂,发生冠状动脉穿孔会使病死率增加 2 倍。桥血管的穿孔可以导致胸腔或纵隔出血,心脏压塞少见。为了预防其发生,在推送导丝的过程中需谨慎操作,保持导丝头端处于游离状态,一旦到位应控制好导丝以免穿出血管床。一旦术中发现造影剂漏入心包腔证实冠状动脉穿孔,首先将球囊送至穿孔处的近端,以较低压力长时间加压球囊阻断血流;如穿孔较大估计通过球囊不可能堵住穿孔时,可通过球囊的中心腔注入或静脉内注射鱼精蛋白中和肝素的作用。一般由导丝引起的穿孔,球囊加压 20 ~ 30min 以后常可自行闭合。准备好带膜支架,对于球囊加压不能闭合的穿孔可以迅速将带膜支架送到位加压扩张,效果良好。对于冠状动脉穿孔导致心脏压塞引起血流动力学不稳定者,需尽快行心包穿刺多孔导管引流并快速补液。

这样的患者应在监护病房严密观察,尤其注意引流液的颜色和引流液,每 6 ~ 12h 做一次床旁超声检查。引流管至少保留 6 ~ 24h。如果上述措施仍不能控制出血,血流动力学仍不稳定,应尽快外科手术。对于穿孔较大伴有严重缺血,或血流动力学不稳定经上述措施积极处理仍不能控制出血的患者,应尽快急诊外科手术。极少数情况下,介入治疗顺利,结束时没有发现任何穿孔征象,但回到监护病房后数小时由于持续少量出血导致心脏压塞。

因此,PCI 术后早期患者感觉胸闷不适,面色苍白伴出汗,血压偏低,心率增快,心电图无明显缺血性改变,穿刺部位无出血或腹膜后出血征象者,特别是患者病变为慢性完全闭塞者,应高度怀疑冠状动脉穿孔引起心脏压塞的可能。立即行床旁超声有助于明确诊断。及时发现,正确处理会避免严重后果。

六、穿刺部位并发症

穿刺部位并发症包括出血、血肿和假性动脉瘤等。重在及时发现及时处理。假性动脉瘤及时发现准确包扎,大部分会消失;极少部分不消失者不要依赖延长加压时间,可以在超声引导下瘤腔内注射凝血酶100~400IU。现在假性动脉瘤需外科修补者日渐减少。

(李贵超)

第三十节　成功与并发症的预测因素

由于支架的应用,一些影响成功和并发症的病变因素了变化,ACC/AHA专家委员会重新修订了病变分类系统,分为高度危险(至少有一处C性病变特征)和非高度危险。高度危险的病变包括:①弥散性病变(长度>2cm);②近段血管严重扭曲;③极度成角病变,>90°;④完全闭塞超过3个月,和(或)完全闭塞有桥状侧支存在;⑤病变处有不能保护的大分支;⑥退化的静脉旁路移植血管病变合并不稳定斑块。除此以外均属于非高危病变。目前认为:冠状动脉复杂病变仍然是PCI术后不良事件的预测因素;尽管慢性完全闭塞再狭窄和操作失败的发生率高,但其急性并发症的危险并不增加。

一、临床因素

一些临床情况可以增加发生并发症的危险,包括糖尿病、高龄、女性、不稳定型心绞痛、肾功能不全、左心室功能障碍、心源性休克等。

二、左主干病变

过去认为,CABG是无保护左主干病变治疗的"金标准",随着支架和药物洗脱支架的应用,已经有不少PCI治疗无保护左主干病变报道,现在认为,该方法在选择的患者(左心功能良好)可以应用,与金属裸支架相比,药物洗脱支架可以明显降低6个月的再狭窄率。一般左心功能良好、冠状动脉没有钙化、左主干病变位于开口和体部、支架置入方式正确、术后严格抗血小板治疗的预后良好。左主干病变位于分叉处,即病变累及前降支和旋支开口部,往往需要比较复杂的支架置入技术,效果不如左主干开口和体部病变。

三、死亡危险

大多数择期PCI患者,由于PCI导致的死亡直接与冠状动脉急性闭塞有关,并且绝大多数与严重的左心功能不全有关。与病死率增高相关的临床和造影因素包括高龄、女性、糖尿病、原有心肌梗死病史、多支血管病变、左主干病变或相当左主干病变、大面积心肌处于危险状态、原有左心功能或肾功能受损、对提供大面积心肌侧支循环的供血血管的狭窄病变进行介入治疗时。围介入治疗期脑卒中也可以增加住院和年病死率。ST段抬高心肌梗死急诊PCI病死率明显高于择期PCI。

四、女性

与男性相比,PCI治疗的女性年龄较大,合并高血压、糖尿病、高胆固醇血症以及合并其他疾病者较多。此外,女性患不稳定心绞痛较多,心绞痛的严重程度也较重,充血性心力衰竭者发生率较高。

一些大规模研究表明:女性住院PCI住院病死率高于男性。女性应用药物洗脱支架的长期效果良好,但仍不能消除性别差异。急性心肌梗死和非急性心肌梗死支架治疗对病死率影响的性别差异始终存在。

五、老年患者

年龄>75岁是增加并发症危险的重要临床因素之一。在高龄人群中,由于病变形态和临床状况受年龄增加的影响,年龄越大介入治疗不良后果的危险性越高。尽管80岁以上的患者多数可以做介入治疗,但危险性明显增高。80岁以上的患者中,多有心肌梗死既往史、左心室射血分数低下,常伴有充血性心力衰竭。在支架时代,介入治疗成功率和短期效果与80岁以下的患者相似,但住院病死率和长期病死率及血管和出血并发症发生率较高。在急性心肌梗死合并心源性休克介入治疗时,>75岁的病死率明显高于<75岁患者。

六、糖尿病

糖尿病影响血管重建方式的选择和再狭窄的发生。在美国心肺血液研究所(NHLBI)的注册研究中,糖尿病患者1年的校正病死率和再次血管重建率明显增高。支架可以减少糖尿病患者靶血管重建治疗。几项大的国际研究评估了多支病变支架术和CABG的对比研究,发现这两种方法对糖尿病患者亚组的生存率没有明显差别,但糖尿病患者再次血管重建率较高。一些随机前瞻对照试验已经证明:药物洗脱支架可以明显减少再狭窄,优于金属裸支架,也证明了药物洗脱支架可以减少糖尿病患者再次血管重建率。临床上需强调介入治疗后血糖控制和二级预防。

七、CABG术后的PCI

研究显示,大隐静脉旁路移植血管介入治疗的成功率超过90%,病死率小于1.2%,Q波心肌梗死小于2.5%,非Q波心肌梗死高于自身冠状动脉。在进行大隐静脉旁路移植血管介入治疗时,需考虑旁路移植时间、心肌缺血时间和严重程度。血小板Ⅱb/Ⅲa受体拮抗剂不能改善大隐静脉旁路移植血管介入治疗的效果。

目前认为,远端保护装置可以增加退化性静脉旁路移植血管介入治疗的安全性,减少远端栓塞和心肌梗死并发症。对于CABG术后患者,如果可行介入治疗尽量处理自身血管为上策;对于高龄和大隐静脉旁路移植血管病变严重者,再次择期手术可能效果更好。有些情况下,可以对有保护的左主干病变介入治疗。

（李贵超）

第三十一节　药物洗脱支架

由于早期血管弹性回缩、晚期血管负性重塑及新生内膜过度增生等因素,单纯球囊扩张术后再狭窄率高达 30%～50%。裸金属支架置入术由于有效地制止了血管弹性回缩和负性重塑,使再狭窄率明显降低。但由于动脉壁损伤、血栓形成及炎症反应,刺激各种生长因子和细胞因子产生,通过血管平滑肌受体,使平滑肌细胞分裂,导致平滑肌细胞增生、基质分泌,平滑肌细胞向内膜迁移,使新生内膜过度增生,内膜增厚,导致再狭窄,因此支架置入术后再狭窄率仍达 20%～30%。自 2001 年,欧洲心脏病学会议上 RAVEL 试验结果的公布,药物洗脱支架开创了冠心病介入治疗的新纪元,使术后再狭窄率降至 5%～10%。

一、药物洗脱支架的概念

药物洗脱支架是在金属支架的平台上通过包被于支架表面的聚合物涂层携带药物,药物自聚合物涂层中通过洗脱方式有控制地缓慢释放至心血管壁组织而发挥生物学效应。

二、药物洗脱支架的作用机制

西罗莫司属大环内酯类抗生素,可与细胞内 FKBP12 蛋白受体结合,抑制 mTOR 蛋白激活,增强 p27 活性,抑制 pRb 磷酸化,阻止细胞由 G_1 期进入 S 期,从而抑制细胞增生;同时可选择性抑制血管平滑肌细胞的迁移和增生,抑制内膜增生,促进血管受损局部内皮化。

紫杉醇是一种衍生的二萜类化合物抗肿瘤药物,能特异性与细胞中微管和 β 微管蛋白结合,改变细胞骨架的平衡状态,产生结构畸变,并抑制与微管解聚作用有关的蛋白激酶活性,从而阻断平滑肌细胞有丝分裂,使其停止于 G_0/G_1 期和 G_1/M 期,抑制细胞增生、迁移和内膜增生;同时可干扰细胞信号传导,导致细胞死亡。

三、药物洗脱支架的应用

在很多方面,药物洗脱支架的应用不同于普通金属裸支架。

1. 预扩张

由于药物洗脱支架表面的聚合物涂层,在使用药物洗脱支架过程中应时刻牢记每一步都有可能损伤聚合物涂层而破坏药物释放。对于一般的病变,预扩张不应该过于激进,以免对血管壁深层损伤影响预后,进行预扩张时选择小一号和短于病变的球囊,压力不宜过高,只要支架能无阻力顺利通过病变即可。但对于一些狭窄程度很重、严重钙化、成角的病变、弥散病变,在应用药物洗脱支架前应对病变进行常规充分的预扩张。切忌对狭窄很重等高难复杂病变用力进行直接支架。原则上预扩张球囊的长度短于支架的长度,因此使用短球囊预扩张越来越普遍。

2. 药物洗脱支架的选择

一般选择依据造影和血管内超声测量的结果而定,支架与参照血管的直径比为 1.1:1。如果血管直径在病变两端相差悬殊,应取平均值。与以往观念不同,原认为金属支架的直径越大越好,药物支架时代已经变为越长越好。

由于药物洗脱支架的内膜增生很轻,晚期管腔丢失很少,介入治疗时没有必要追求过大的管腔获得;选择药物支架长度很重要,要求支架的长度应足够长,彻底完全覆盖病变和球囊预扩张造成的损伤段，一般要比病变长出 3～5mm，较选择金属裸支架长 5～10mm。对于药物洗脱支架而言，增加支架长度不像金属支架再狭窄那样明显，如西罗莫司支架每增加 10mm 支架内再狭窄才增加 1.6%；西罗莫司是一种亲脂药物，不会释放到未被覆盖区域，如果药物洗脱支架不能完全覆盖病变，会由于边缘效应出现支架两端的再狭窄，这是金属支架不常有的现象。

3. 后扩张

对于支架残余狭窄重或支架中央有"腰"或病变两端血管直径相差很大，需要短于支架长度的高压球囊进行后扩张。在药物支架时代，没有必要过分追求后扩张，因此不是所有的病例都需要后扩张。

4. 血管内超声的应用

在药物支架年代，血管内超声有非常重要的价值。支架置入前可以帮助判断靶血管直径、病变长度和形态、开口病变、主支与分支血管斑块的分布，支架置入后观察支架贴壁、有无夹层、是否完全覆盖病变、串联支架重叠情况以及应用复杂支架技术结果是否满意。但需指出，由于血管内超声费用很贵，不是所有的病例均需要血管内超声检查，仅在较复杂病变和造影结果不满意时应用。

5. 抗血小板治疗

在准备冠状动脉介入治疗的患者，要求尽量在术前 4d 服用阿司匹林 300mg，硫酸氯吡格雷 75mg；如果为急症或时间不允许，阿司匹林同前，硫酸氯吡格雷 300mg。近年国外对于急性冠脉综合征的患者，将硫酸氯吡格雷加大至 600mg 甚至 900mg。置入药物洗脱支架的患者，常规应用阿司匹林 100～300mg 2 个月，以后减为 100mg 服用终生。对于服用后不良反应明显者或年龄 >70 岁或体重小者，酌情早减量和（或）加用胃黏膜保护剂。由于置入药物洗脱支架有晚发性血栓，现在推荐硫酸氯吡格雷 75mg 应 1 年，对多支病变置入多个支架或左主干支架提倡最好 1 年以上。

四、药物洗脱支架应用指南

Ⅰa 类适应证包括：西罗莫司支架可应用于参照血管直径为 2.25～3.5mm、长度≤30mm 的冠状动脉病变；紫杉醇支架可应用于参照血管直径为 2.25～4.0mm、长度≤46mm 的冠状动脉病变。与单纯球囊成形术相比，应用药物洗脱支架治疗金属裸支架内再狭窄属于Ⅰb 类适应证。

与冠状动脉内放射治疗相比，应用药物洗脱支架治疗金属裸支架内再狭窄属于Ⅱb 类适应证，药物洗脱支架的其他Ⅱb 类适应证还包括：分叉病变（T 支架技术、crush 技术或 provisional 支架技术）、主动脉开口病变、慢性完全闭塞病变、多支血管病变、静脉旁路血管病变、无保护左主干、急性心肌梗死、特别弥散病变。对于药物洗脱支架内再狭窄应用另一种药物洗脱支架治疗以及分叉病变应用 V 支架技术属于少数专家推荐的做法。

（李贵超）

第三十二节 冠状动脉造影

冠状动脉造影术是一种有创临床检查,是通过向冠状动脉内注入造影剂,从而准确显示位于心脏心外膜下的冠状动脉的形态、走行和病变的一种心血管造影检查方法,是临床上检查冠心病的"金标准"。传统上通过股动脉径路来完成,现在多数经过桡动脉径路完成。

一、适应证

1. 典型的稳定型劳力型心绞痛患者

典型的稳定型劳力型心绞痛患者是冠状动脉造影最重要的适应证,特别是对内科药物治疗效果较差,症状控制不满意,运动耐量较低者,可通过冠状动脉造影了解冠状动脉病变的程度和分布情况,探讨进一步施行冠状动脉介入性治疗和冠状动脉旁路移植术治疗的可能性。

2. 不稳定型心绞痛或急性非 ST 段抬高型心肌梗死患者

不稳定型心绞痛和非 ST 段抬高型心肌梗死患者,如果药物能控制症状、肌钙蛋白(cTnI,cTnT)阴性,可以择期做冠状动脉造影 + 介入治疗。如果患者症状不能控制,反复发作,应尽早做冠状动脉造影,甚至介入治疗。

3. 急性 ST 段抬高型心肌梗死患者

发病在 12h(尤其 6h)内的急性心肌梗死的患者,如果条件允许应尽早实施急诊冠状动脉造影和介入治疗术,以挽救心肌、保护心功能。如果超过 12h,但仍有胸痛持续,心电图 ST 段仍抬高、梗死范围大的患者,或溶栓失败后但发病仍在 12h 内,须立即进行冠状动脉造影,多数需同时完成介入治疗。

4. 陈旧性心肌梗死或多次心肌梗死患者

心肌梗死后即使无症状者,为了解其冠状动脉病变的程度和判断预后,最好也应行冠状动脉及左心室造影。另外,如果急性心肌梗死患者在发病早期未做冠状动脉造影和介入性治疗,择期冠状动脉造影的时机应以发病后 1~2 周较为适宜。

5. 有易患因素,但症状不典型患者

患者有动脉硬化易患因素,其胸痛症状难以确定为心绞痛或心绞痛等同症状,临床上又缺乏心肌缺血的其他证据,可做冠状动脉造影以明确诊断。

6. 准备接受心脏外科手术治疗的 40 岁以上男性或 50 岁以上女性患者

无论有无心绞痛症状,在行外科手术前均应常规行冠状动脉造影检查。如果同时合并有冠心病,可将其他心脏外科手术和搭桥手术同时完成,避免二次开胸手术。

7. 其他适应证

对内科冠状动脉介入性治疗或外科冠状动脉搭桥术后疗效的评定。

二、禁忌证

一般来讲,冠状动脉和左心室造影无绝对禁忌证,但下列情况下暂不宜行常规择期冠状动脉和左心室造影检查。

(1)急性感染期。

(2)严重心律失常未控制者。

(3)血液电解质紊乱者。

（4）严重高血压未控制者。

（5）现患有出血性疾病或有出血倾向者。

（6）活动性心脏炎症患者。

（7）严重心力衰竭者（心功能Ⅳ级，射血分数＜20%），心脏显著扩大者（左心室舒张末期径＞75mm，收缩末期径＞55mm）。

（8）伴有其他重要脏器功能衰竭，如严重肝、肾功能不全者。

（9）对造影剂有严重过敏反应者。

三、术前准备

（1）了解患者情况、合并的疾病、冠状动脉造影检查的适应证、禁忌证、重要脏器功能状态，尤其是心功能和肾功能。

（2）完成血和尿常规、肝肾功能、电解质、出凝血时间、超声心动图检查等。

（3）术前患者准备包括术前4~6h禁食、禁水；练习深吸气憋气动作，以便术中配合；练习在床上卧位解大小便。

（4）医疗准备包括碘过敏试验；抗生素试验；手术区域备皮（双侧腹股沟或右上肢）；术前24h做全导联心电图1份，并标出导联位置；检查双侧股动脉和足背动脉搏动情况，做标记。

四、冠状动脉造影的方法

目前，选择性冠状动脉造影常用下肢股动脉入路和桡动脉入路。

1. 穿刺动脉

在常规局部麻醉下，采取Seldinger法穿刺桡动脉或股动脉，成功后送入带止血阀的动脉鞘管，注入肝素3000U，如果穿刺桡动脉，应注入硝酸甘油200~400mg。

2. 送造影导管

通过置入好的动脉鞘管，在导丝（如"J"形）引导下，将造影导管送入冠状动脉开口。在送入过程中，注意不要阻力太大、随时"冒烟"了解血管情况，导管到位后注意压力监测，防止导管嵌顿，尤其是冠状动脉开口有病变者。

3. 冠状动脉造影

导管到位后，当确定造影导管尖端在冠状动脉内且压力正常之后，即行多体位、多角度手推造影剂进行冠状动脉造影。左冠状动脉造影时，每次手推造影剂4~8mL；右冠状动脉造影时，每次推注造影剂3~5mL。冠状动脉显像满意后，撤出导管。

4. 左心室造影

很多情况下，在进行冠状动脉造影同时需要进行左心室造影，以了解左心室大小、功能、二尖瓣反流的情况。撤出冠状动脉造影导管后，将已插入引导钢丝的猪尾巴导管送至主动脉根部，通过顶起、旋转等手法送入左心室。在记录左心室压力后，连接高压注射器，选择右前斜位30°，或加左前斜位60°用高压注射器注射造影剂进行左心室造影。造影条件：造影剂总量30~36mL，压力700~1000psi（磅/平方英寸），注射速度每秒13~18mL。

5. 压迫止血

造影结束后，如果不再进行其他介入诊疗项目，即可撤出造影导管，拔除鞘管，局部压迫止血后，加压包扎。

五、术后处理

（1）注意患者的主诉，监测心率、血压、心电图变化。

（2）注意动脉穿刺部位压迫止血和加压包扎情况，穿刺部位有无出血、血肿，如果经过股动脉途径，严密定期观察患侧足背动脉搏动情况。

（3）经桡动脉途径造影者，不需要卧床；经股动脉穿刺途径进行冠状动脉造影的患者，一般应卧床 12～24h，穿刺部位用沙袋压迫 6h。

（4）鼓励患者饮水，以尽快排出造影剂。

六、并发症

1. 动脉穿刺部位出血、血肿

动脉穿刺部位出血、血肿最常见。表现在局部肿胀、青紫，甚至出血，患者可感到局部疼痛。

2. 严重心律失常

严重心律失常多为一过性，可自行恢复正常，左心室造影时几乎都有室性期前收缩。但有时可发生严重心律失常，如室性心动过速、心室颤动、窦性停搏和三度房室阻滞等，甚至危及生命。严重的心律失常多见于有冠状动脉左主干病变、严重三支病变、伴严重心功能不全、操作时导管嵌顿造成冠状动脉或分支堵塞。

3. 心绞痛

在冠状动脉造影过程中，如患者原有的心绞痛症状术前控制得不够满意，或各种原因均可造成患者短暂缺血，并可发作心绞痛。

4. 急性心肌梗死

在冠状动脉造影过程中，由于各种原因均可造成冠状动脉管腔完全闭塞而引起急性心肌梗死。

5. 栓塞性并发症

冠状动脉造影偶尔可引起脑栓塞和周围动脉栓塞。造成栓塞的栓子通常来自导管壁形成的小血栓或导管操作导致的动脉粥样硬化的班块碎片脱落。

6. 造影剂过敏反应

症状轻者表现为皮肤潮红、苍白、瘙痒、荨麻疹或血管神经性水肿、出汗、头痛、头晕、咳嗽等，严重者可致低血压休克、严重心律失常、喉头水肿、支气管哮喘等。目前临床广泛使用的非离子型造影剂发生过敏反应者非常少见，但也有过敏试验没有发现过敏，在造影过程中或造影后出现严重过敏的情况。

7. 造影剂肾病

有肾功能不全、糖尿病、心功能不全的患者，如果术中使用的造影剂剂量偏大，可能成肾功能损害或原有肾功能不全加重。

8. 死亡

死亡的发生率极低，但却是冠状动脉造影最严重的并发症，其发生率与病例的选择、术者的技术熟练程度和经验，以及技术设备有关。对于有冠状动脉开口部病变、左主干病变、三支严重病变、严重心绞痛、严重心功能不全、严重室性心律失常急性心肌梗死的患者，冠状动脉造影属于高危险范畴。

9. 其他并发症

如血管迷走神经反射等,多在拔管时出现。

(李贵超)

第三十三节　经皮腔内冠状动脉内成形术

经皮冠状动脉腔内成形术(perculaneous trans – luminal coronary angioplasty,PTCA)是指用经皮穿刺技术将特殊的球囊扩张导管插入冠状动脉的狭窄部位,在严密监护下球囊加压膨胀,使狭窄部位扩张,血流增加的心导管治疗技术。其机制主要是通过球囊的机械挤压,粥样硬化的血管内膜和部分中层撕裂,重新塑形,使血管管径增大,血流增加。

一、适应证及禁忌证

(一)适应证

随着 PTCA 的操作技术水平不断提高,球囊及导引钢丝的不断改进,PTCA 的适应证不断扩大。现在的 PTCA 不只限于单支的,孤立性的病变,而且对稳定型心绞痛、多支血管或单支多处病变、血管分叉处病变、冠状动脉桥的狭窄病变、急性心肌梗死、新近发生的冠状动脉慢性完全性闭塞、PTCA 术后再狭窄,均可用 PTCA 治疗。

(二)绝对或相对禁忌证

(1)左主干或相当左主干病变,而无有效的旁路移植血管或侧支循环保护。

(2)慢性完全阻塞性病变(闭塞时间 6 个月)尤其伴严重钙化。

(3)具有重要功能意义或构成其他冠状动脉侧支循环的血管万一急性闭塞,可产生严重后果甚至导致死亡。

(4)病变弥散,病变较长。

(三)PCl 影响因素

1. ACC/AHA 冠脉病变的形态学分类

冠脉粥样硬化病变的性质和形态学特征是决定介入治疗的选择和疗效的重要因素,它与冠脉狭窄程度同等重要。1988 年美国 ACC/AHA 专家组针对单纯 PTCA 提出了冠脉病变的形态学分类及其与 PTCA 成功率的关系。他们将病变特征分为 A、B、C 三型:A 型病变 PTCA 的成功率 >85%,危险性小;B 型病变成功率为 60% ~85%,具有中等程度的危险性;C 型病变成功率 <60%,具有较高的危险性。随着 PCI 技术的广泛应用,尤其是支架处理原发和继发冠状动脉介入并发症的经验积累,冠脉介入治疗的成功率明显提高。2000 年美国 ACC/AHA 专家组修改了以往的 ACC/AHA 病变分类系统,他们将病变特征分为低、中、高危三型,取代过去的A、B、C 病变分型,以反映 PCI 手术的危险程度。

2. 临床因素

在病变危险度分级的基础上,任何不利的临床情况均可影响介入治疗的效果,增加并发症的危险性。这些临床危险因素包括:①高龄特别是 >80 岁;②女性;③伴有充血性心力衰竭、急性心肌梗死;④不稳定型心绞痛;⑤糖尿病;⑥肾功能不全等。

二、方法

（一）术前准备

在行 PTCA 前术者必须仔细阅读冠状动脉造影片,充分了解狭窄病变的程度,性质及部位,来估计 PTCA 的方法,选择合适的导引导管,导丝及球囊导管,特别是大血管行 PTCA 时,必须准备一旦闭塞所必须的冠脉内支架及急症搭桥准备。

术前备皮,签定手术同意书,碘过敏试验。术前至少一天开始口服阿司匹林 0.3g/d 或术前 72h 口服氯吡格雷 300~600mg,次日后口服 75mg/d,硫氮䓬酮 30mg,3 次／日。出凝血机制及肝、肾功能必须检查,活动平板心电图,24h 心电图及核素检查可做为效果指标。

（二）术中操作

局部麻醉后穿刺股动脉并插入 6~8F 带活瓣的动脉鞘管,经鞘管注入肝素 10000 单位,然后在导丝引导下沿该鞘管送入 6~8F 导引导管至欲扩张的冠状动脉口处,要保证导引导管有良好的支撑位置又不引起压力下降,如导引导管不易固定,需要更换合适型号和大小的导引导管。导引导管经 Y 型接头与压力监测系统相连。根据病变特点选择 0.014 英寸导引导丝,将导丝末端适当塑形,大多数情况下可以将导丝先送入所要扩张的冠状动脉,跨过狭窄段送至血管远端。在进导丝时,通过导引导管注射造影剂,以观察导丝前进的位置和方向,保证导丝在血管内活动自如,避免损伤内膜,防止进入假腔。也可以将穿导丝球囊导管(over-thewire balloon)一起插入导引导管内,在透视下推送至导引导管尖端,然后依前所述先送导丝到位。沿导丝将球囊送到病变部位,使球囊中心恰好在病变的中心,球囊到位后即可加压扩张。一般首次扩张压力为 3~4atm,持续 15~30s,观察患者的反应,随后扩张压力逐渐增加至球囊的压迹消失为止,通常为 3~10atm,扩张时间依病情及患者耐受情况而定。如患者发生中度心绞痛,心电图出现明显缺血性改变或心律失常或压力明显下降,应立即停止加压迅速抽球囊,待症状消失,心电及压力恢复正常后再行扩张。扩张可重复数次,直至狭窄被认为满意扩张为止。其成功的标准为:术后狭窄程度较术前减少 20% 以上或术终残留狭窄 <50%。成功后撤出球囊导管到导引导管内,保留导丝不动,重复造影,观察扩张效果及有无血管并发症。如满意则撤出导丝及指引导管,保留动脉鞘管送返冠心病监护病房。血管分叉部位的 PTCA 因扩张时有可能导致分支闭塞,此时可采用双球囊或双导丝技术。术中每 1h 追加肝素 1000 单位。

（三）术后处理

术后严密监测心电、血压及临床症状,平卧位 24h。24h 内持续静脉滴注肝素,肝素的量为 500~1000U/h,使 ACT 维持在 200~300s,硝酸甘油 10mg/min。术后 5h 如无胸痛等症状可拔出动脉鞘管,拔管前先停用肝素 1h,并待 ACT 降至 ≤150s。拔管时为了防止迷走反射引起严重心动过缓及血压下降,可用 2% 普鲁卡因局部麻醉,可同时给阿托品 0.5~1mg 或吗啡 3~5mg 静脉注射。术后继续服阿司匹林及硫氮䓬酮。

三、并发症及处理

1. 内膜撕裂或夹层

严重的内膜撕裂或夹层可导致血流受阻或急性血管闭塞。球囊扩张后,应保留导丝进行不同角度造影,仔细观察有无内膜撕裂或夹层,一旦出现应及时处理。

轻度内膜撕裂,可将球囊重新导入,用 3~4atm 扩张,持续 1~2min,使撕裂的内膜复位。

如果内膜不能复位,严重的内膜撕裂或已形成夹层,应立即植入冠脉内支架,恢复远端血流,否则 PTCA 术后急性闭塞和心肌梗死的发生率很高。

2. 冠状动脉痉挛

一旦在操作中发生,应将球囊导管撤出而保留导丝,经导引导管反复向冠状动脉内注入硝酸甘油 0.1~0.2mg/次,多数能解除。如出现严重持久的痉挛应放置冠脉内支架。

3. 冠状动脉闭塞和急性心肌梗死

最常见的原因是 PTCA 引起的内膜撕裂或夹层所致,可采用上述方法处理。另外痉挛、血栓形成也可以引起冠状动脉闭塞。急性血栓形成可采用冠状动脉内溶栓术。一旦用冠脉支架不能处理者,应紧急冠状动脉搭桥。

上述并发症也可发生在返回病房后,如患者发生剧烈胸痛,心电图提示冠状动脉急性闭塞者应急诊冠状动脉造影,视情况按上述原则处理。

4. 再狭窄

再狭窄为 PTCA 的远期并发症。主要发生在术后 6 个月内,发生率在 25%~40%,6 个月以上则很少发生。通常可再次作 PTCA,再次 PTCA 时应注意,如果血管内膜不光滑,≥2.5mm 血管,梗死后的血管应植入冠脉内支架,保持较大的血管内径。目前认为冠脉内支架是预防 PTCA 急性冠状动脉闭塞和术后再狭窄最有效的方法。同时 PTCA 术后用药物防止再狭窄,术后应服用阿司匹林(长期)或氯吡格雷(1 年),钙离子拮抗剂如硫氮草酮等。

(李贵超)

第三十四节　冠状动脉支架术

冠状动脉支架(intracoronary stent)是一种机械性的介入治疗手段,于 1986 年开始在临床应用。它是将金属支架永久性地置放于冠状动脉病变处,经球囊扩张方式支撑住血管壁,以保持冠状动腔的开放。与其他介入治疗方法如旋切、旋磨或激光等相比,支架是处理 PTCA 急性血管闭塞最有效的手段。同时支架放置后,由于获得足够大的管腔,减少了术后残余狭窄,弹性回缩及血管再塑性(remodeling),从而使再狭窄率降低至 10%~20%,在冠心病的介入治疗领域,冠状动脉支架正在被越来越广泛地应用。目前临床常用的支架:PalmazSchatz, Multi-link,Angiostent,Glanturco Rou-bin,NIR,Miero AVE,Cordis,Wiktor stent 等。

一、适应证及禁忌证

1. 适应证

(1)PTCA 引起的严重的内膜撕裂,夹层或冠脉急性闭塞。

(2)大腔冠状动脉狭窄(如前降支、旋支及右冠状动脉主干部位的狭窄)。

(3)血管分叉部位狭窄而无分支病变。

(4)PTCA 术后再狭窄病变。

(5)开口部位狭窄经 PTCA,残留狭窄仍 50% 者。

(6)慢性完全闭塞经 PTCA 打开的血管。

（7）急性心肌梗死急诊 PTCA 后，远端无血栓形成者可行急诊支架术。

2. 相对禁忌证

（1）有抗凝治疗禁忌证；有出血素质或疾病（如胃十二指肠溃疡、咯血、血尿），最近有脑血管意外、外伤、手术等。

（2）不能耐受阿司匹林、氯吡格雷治疗者。

（3）急性心肌梗死冠脉内长段血栓形成，但其安全性及作用未肯定。

（4）血管直径 <2mm。

（5）病变血管明显弯曲，支架难以通过。

（6）指引导管插入病变冠状动脉有困难或后座力不够。

（7）支架植入部位前后有明显狭窄病变（除非可同时植入支架或已用气囊扩张后满意）。

（8）预扩张时在按规定压力下充盈气囊不能完全膨胀。

（9）支架植入部位如有大分支血管，必须慎重考虑利弊。

二、方法

1. 术前准备

一般准备同 PTCA，但特别强调术前抗凝治疗，常规用阿司匹林 300mg，2 次/日；氯吡格雷 300～600mg，次日后 75mg/d，术前用 2～3d。急诊时，应术前一次氯吡格雷 300～600mg。其他药物包括钙离子拮抗剂如硫氮卓酮（又名地尔硫卓）30～60mg，3 次/日，术前一天开始。

2. 术中操作

目前临床均采用球囊扩张支架（balloon expandable stent）。在支架植入前先行 PTCA 对冠脉狭窄部位进行预扩张，通常使用与血管直径相同或小 0.5mm 的球囊导管，以减少球囊扩张时对内膜的损伤、撕裂，但预扩张气囊至少 2.5mm 直径，以确保支架能通过狭窄部位。如果病变十分坚硬，可用高压球囊进行预扩张，如果仍不能成功者则不适宜植入支架。导引导管的选择与常规 PTCA 术相似，但最好是使用新的导引导管，导管与血管的同轴性及支撑力要好，同时尽可能地将导丝送至血管的最远端以增加支撑力。预扩张后从导引导管注入硝酸甘油 0.2mg，以确定血管腔真正大小和供选择支架大小的依据。准备好球囊扩张支架（支架由生产厂或术者预置在 PTCA 球囊上），注意支架球囊不可试充盈，也不可在负压下插入。

移去预扩张球囊，保留导丝于原位，选用血管显示最好的投照位，记住病变与周围组织的位置关系，然后沿导丝插入支架，支架通过 Y 型连接器时应将 Y 连接头充分放开使支架通过时无任何阻力，在导管内推送支架时应尽量平稳，力量均匀，在支架被送出指引导管前应先造影确定指引导管确在冠状动脉内，然后固定指引导管、导丝，缓慢将支架送到病变处。在支架释放前，反复确认支架是否完全覆盖病变，在确定最佳位置后，先予负压排气，再迅速充盈加压至 6～10atm，扩张 15～30s，然后排空但不移动球囊，造影了解支架扩张是否满意，至少与自然血管腔等大，以后再酌情调整球囊位置并进行高压力扩张（常用 12～16atm）直至造影效果满意。移去球囊，但导丝仍保留原位，造影见效果能维持扩张效果即可拔出导丝。如果长节段病变需要置入多个支架时，应先远后近，尽量避免穿过近端支架再置入远端支架，除技术上难度较大外，有时可能会同时损伤两个支架，造成急性血管闭塞。

3. 术后处理

术后 24h 内继续每小时静脉滴注肝素 500～1000 单位，使 ACT 维持在 200～300s。

硝酸甘油 10mg + 5% 葡萄糖 500mL 静脉滴注 (10μg/min) ; 共 24h, 注意收缩压 12kPa (90mmHg)。术后保留动脉鞘管 4 ~ 6h, 如无胸痛症状可拔出动脉鞘管, 拔管前停用肝素 1h, 并使 ACT150s 左右。为了避免低血压发生, 拔管前给局部普鲁卡因麻醉; 阿托品 0.3 ~ 0.5mg, 静脉注射; 术后严密监测心电、血压及临床症状, 平卧 24h, 继续口服阿司匹林 300mg, 2 次/日、氯吡格雷 75mg, 1 次/日、硫氮卓酮 30mg, 3 次/日; 2 周后, 单用阿司匹林 300mg, 2 次/日或氯吡格雷 75mg; 3 个月后改阿司匹林 300mg, 1 次/日, 或氯吡格雷 75mg, 维持 6 ~ 12 个月, 长期口服阿司匹林。注意植入支架患者应避免进入强磁场(如 MRI) 以免支架受强磁场作用而变形。

三、并发症及处理

1. 急性/亚急性血管闭塞

急性血管闭塞的常见原因有支架膨胀不全, 支架未完全覆盖撕裂的内膜等。亚急性血管闭塞的常见原因为亚急性支架内血栓形成。其临床表现与其他情况下发生的急性闭塞相似, 患者往往出现严重的心绞痛, 心电图 ST 段抬高及血流动力学改变。支架血栓形成最有效的处理方法是急诊冠状动脉造影和血管重建术, 如果可能应尽量找出诱因予以纠正, 如内膜撕裂, 支架未完全覆盖的残余病变, 支架未完全膨胀, 支架过小等。大部分支架处血栓可以通过球囊扩张处理成功。偶尔内膜撕裂的斑片可以从支架的缝隙中脱入管腔而引发血栓, 则需要在原来的支架内再植入一个支架以完全覆盖撕裂的内膜。在冠脉支架血栓形成时可能有用的药物治疗方法有: a. 冠脉内溶栓; b. 支架局部给药。

2. 出血和血管损伤

出血和血管损伤多为冠脉支架应用的初期, 近年来已明显降低。出血的并发症多发生在术后用华法林的患者。目前认为, 如果支架植入满意, 仅口服阿司匹林、氯吡格雷, 不主张用华法林。为减少出血并发症, 最好在手术当日拔除动脉鞘管, 然后再酌情给予肝素。

3. 边支闭塞

在支架植入后边支的血流通常不会受到太大的影响, 但边支口有严重狭窄, 术后可能会使边支血流减慢或闭塞。因此在行血管分叉部位支架术时, 应结合分支的大小、分支有无病变等来选择支架的类型, 如 GRI 弹簧状支架比较适宜放在有较大分支发出的病变处。另一方面在主支血管置入支架后, 分支发生狭窄或闭塞时, 仍可穿过支架行分支扩张或支架术,

4. 支架再狭窄

理想的冠脉支架植入术后血管的残余狭窄通常低于 5%, 再狭窄率低于 20%; 其中急救性的支架置入术、再狭窄病变、复杂病变、小血管、长支架等再狭窄发生率较高。最常用的处理方法即采用球囊扩张, 成功率可达 90% 以上。反复再狭窄者应选择冠状动脉搭桥术。

（李贵超）

第三章 肾内科疾病诊疗

第一节 急性肾小球肾炎

急性肾小球肾炎(acute post - streptococcal glomerulonephritis,APGN)简称急性肾炎,是内、儿科的常见病、多发病,大多数发生在感染后,尤其是溶血性链球菌感染之后。5~14岁为好发年龄,小于2岁少见,成人少见,男女之比约为2:1。临床上具有血尿、水肿、高血压三大主要症状。

一、病因与发病机制

大多数与溶血性链球菌感染有关,在我国上呼吸道感染占60%~70%,皮肤感染占1%~20%。某些肾炎致病性链球菌,主要指咽部感染的4型、12型、18型,皮肤感染的2型、49型、55型及60型。除链球菌之外,葡萄球菌、肺炎链球菌、脑膜炎双球菌及伤寒杆菌等感染都可引起肾小球肾炎。

本病主要是由感染所诱发的免疫反应引起,链球菌胞浆或分泌蛋白的某些成分可能为主要致病抗原,导致免疫反应后可通过循环免疫复合物沉积于肾小球,或种植于肾小球的抗原与循环中的特异抗体相结合形成原位免疫复合物而致病,肾小球内的免疫复合物可激活补体,导致肾小球内皮细胞及系膜细胞增生,并吸引中性粒细胞及单核细胞浸润,导致肾脏病变。

二、临床表现

(一)潜伏期

链球菌感染后发生急性肾炎的潜伏期,通常为1~2周,平均为10d。一般上呼吸道感染所致急性肾炎多为6~12d,而皮肤感染所致者为14~28d。急性感染症状减轻或消退后才出现肾炎症状。

(二)典型表现

起病时可有头痛、食欲缺乏、恶心呕吐、低热、乏力等一般症状。典型表现有以下几点。

1. 血尿

肉眼血尿为常见初起症状,40%~70%的患者可见到。尿呈浓茶样或洗肉水样,一般在数天内消失,也可持续1~2周转为镜下血尿。镜下血尿一般持续3~6个月,也有持续1~3年才完全消失。

2. 水肿

水肿约占70%。发生水肿之前,患者都有少尿。水肿多先出现于面部,特别以眼睑为著,面部及眼睑肿胀及皮肤苍白,呈现肾炎面容,下肢及阴囊水肿亦显著。

水肿一般在2~3周内开始消退。少数患者可无明显水肿,但有水、钠潴留,尿量减少,体重增加。

3. 高血压

大多数患者有高血压，常为中等程度，收缩压及舒张压均增高，一般为 18.7～2.7/12.0～14.7kPa（140～170/90～110mmHg），少数病例超过 24.0/14.7kPa（180/110mmHg）。血压增高往往与水肿及血尿同时发生，一般持续 2～3 周，多随水肿消退而降至正常，也可经利尿治疗后，恢复正常。

（三）并发症

急性肾炎临床经过时间长短不一，急性期各种并发症的发生常影响预后。

1. 急进性肾小球肾炎

是由于急性期肾小球囊腔的壁层上皮细胞形成新月体，肾小球毛细血管内皮细胞及系膜细胞大量增生，出现急进性肾小球肾炎，肾功能进行性恶化，很快出现尿毒症，病情危重。

2. 急性左心力衰竭

由于尿量显著减少，水钠潴留，全身水肿，血容量增加，出现液体负荷过多的征象，如呼吸短促、心率加快、不能平卧、胸闷、咳嗽、烦躁不安等。听诊两侧肺底可闻及细小湿啰音，心前区可闻及奔马律等。

3. 高血压脑病

血压骤升，超过脑血管代偿性收缩机制，使脑组织血液灌注急剧增多而致脑水肿。临床表现有剧烈头痛、烦躁不安、恶心、呕吐、视力障碍、惊厥和昏迷等症状。

4. 急性肾衰竭

急性肾炎急性期，肾小球内皮细胞及系膜细胞大量增生，毛细血管狭窄及毛细血管内凝血，患者尿量减少，蛋白质分解代谢产物潴留，出现尿毒症，还可出现电解质紊乱及代谢性酸中毒等表现。

5. 感染

由于全身抵抗力降低，易继发感染，肺部感染和尿路感染常见。

三、实验室检查

（1）尿液检查：尿蛋白 ＋＋～＋＋＋，定量常为 1～3g/d。尿红细胞 ＋＋～＋＋＋，可出现肉眼血尿。尿沉渣见变形红细胞占 80% 以上，可见红细胞管型、透明管型和颗粒管型。

（2）血常规检查：常有轻、中度贫血，与血液稀释有关。细菌感染时白细胞总数及中性粒细胞常增高。

（3）肾功能检查：肾功能可一过性受损，表现为血尿素氮和血肌酐增高，随利尿消肿后多数逐渐恢复正常。少数病例肾功能损害严重而表现为急性肾衰竭。

（4）免疫学检查：抗链球菌溶血素 O（ASO）可增高，占 70%～80%，提示近期内曾有过链球菌感染。80%～95% 的患者血清补体 C_3 降低，6～8 周内大多数恢复正常。C_3 持续降低不恢复，提示有膜增生性肾炎的可能。

（5）其他检查：尿液纤维蛋白降解产物（FDP）反映肾血管内凝血，也能反映增生性肾小球肾炎的活动性和严重性。

四、诊断与鉴别诊断

根据有 1～3 周前驱感染史，发生血尿、蛋白尿、水肿、少尿、高血压等临床表现，ASO 效价增高,C_3 浓度降低,B 超双肾体积增大,可做出诊断。急性肾炎主要与下列疾病相鉴别。

（1）急进性肾小球肾炎:与急性肾小球肾炎起病过程相似,但多病情发展快,早期迅速出现少尿、无尿、进行性肾功能恶化、贫血等,血清 C_3 正常,血清抗 GBM 抗体或 ANCA 阳性。肾脏体积正常或增大,肾活检证实肾小球有大量新月体形成,可明确诊断。按免疫病理学分类可分为三型:Ⅰ型为抗肾小球基膜抗体型,肾小球基底膜可见 IgG 呈线状均匀沉积,新月体形成数量多,血清中可检测到抗 GBM 抗体,预后很差。Ⅱ型为免疫复合物型,IgG 及 C_3 呈颗粒状沉积在肾小球基底膜和系膜区,血清免疫复合物阳性,预后较Ⅰ型为好。Ⅲ型为血管炎型,血清抗中性粒细胞胞浆抗体阳性,肾小球有局灶性节段性纤维素样坏死,是急进性肾小球肾炎中最多见的类型,预后较Ⅱ型为好。治疗上主张积极行糖皮质激素和 CTX 冲击治疗,应用抗凝、抗血小板解聚药,有条件可行血浆置换疗法,应早期进行血液透析治疗,为免疫抑制剂的使用创造条件。

（2）慢性肾小球肾炎;详见慢性肾小球肾炎。

（3）IgA 肾病:好发于青少年,男性多见,典型患者常在呼吸道、消化道或泌尿道感染后 24～72h 出现肉眼血尿,持续数小时至数日。肉眼血尿有反复发作的特点。还有一部分患者起病隐匿,主要表现为无症状镜下血尿,可伴或不伴有轻度蛋白尿。免疫病理学检查:肾小球系膜区或伴毛细血管壁以 IgA 为主的免疫球蛋白呈颗粒样或团块状沉积。临床表现多样化,治疗方案各不一样。

五、治疗

本病为自限性疾病,不宜应用糖皮质激素及细胞毒药物,治疗以休息和对症治疗为主。

（一）一般治疗

急性期应卧床休息,肉眼血尿消失、水肿消退及血压恢复正常后可下床活动。急性期应予低盐(每日 3g 以下)饮食。尿少的急性肾衰竭患者需要限制液体入量。氮质血症期时应限制蛋白质摄入,以优质动物蛋白为主。

（二）抗感染治疗

常用青霉素肌内注射,连用 10～14d,过敏者可用大环内酯类抗生素。一些慢性感染病灶,如扁桃体炎、咽炎、鼻窦炎、中耳炎等应彻底治疗。

反复发作的慢性扁桃体炎,待尿蛋白少于(+),尿沉渣红细胞少于 10 个/HP,可考虑行扁桃体摘除,术前、术后需注射青霉素两周。

（三）对症治疗

1. 水肿

本病多数于起病 1～2 周内自发利尿消肿,一般不必使用利尿剂。尿少、水肿明显者常用氢氯噻嗪 25mg,每日 2～3 次;螺内酯 20mg,每日 3 次。利尿治疗效果欠佳时,可选用襻利尿剂,如:呋塞米每日 20～120mg,分次口服或静脉注射。

2. 高血压

轻度高血压(舒张压 <13.3kPa)可不使用降压药,控制水盐摄入可使血压恢复正常。有钠水潴留容量依赖性高血压患者可选用氢氯噻嗪 12.5～50mg/d,对肾素依赖性高血压则首选 ACEI 制剂,如卡托普利 25～100mg/d,分次口服,或贝那普利 10～20mg,每日一次;也可用钙通道阻滞剂,氨氯地平 5～10mg,每日一次。肾衰竭时慎用 ACEI 制剂,以免导致高钾血症。

（四）并发症的治疗

（1）急性左心衰竭：应严格限制水、钠入量，用强利尿剂促使液体排出。如已发生肺水肿则可用硝普钠扩张血管降压，适当使用强心药，毛花苷丙 0.2～0.4mg 静脉加管。

（2）高血压脑病：可用硝普钠静脉滴注降血压，同时给予镇静防治惊厥、降颅压和脱水治疗。

（3）急性肾衰竭：严格控制液体入量，及时处理水过多、高钾血症和低钠血症等危及生命的水、电解质紊乱。必要时采用透析治疗帮助患者渡过急性期，一般不需要长期维持性透析。

六、预后

多数病例预后良好，可完全治愈，6%～18%病例遗留尿异常和高血压而转为"慢性"，或临床治愈后多年又出现肾炎表现。避免劳累、防治感冒、避免淋雨受凉、减少进入公共聚集的场所、预防感染等是预防本病的关键。

（张　虹）

第二节　慢性肾小球肾炎

慢性肾小球肾炎（chronie glomerulonephritis，CGN）简称慢性肾炎，是指以蛋白尿、血尿、水肿、高血压为基本临床表现，起病方式不同，病情进展缓慢，可有不同程度的肾功能减退，最终发展为慢性肾衰竭的一组肾小球疾病。多以中、青年为主，男性多见。

一、病因与发病机制

病因不明，少数有急性肾炎病史，占15%～20%，多数由各种肾小球疾病发展而来，如 IgA 或非 IgA 系膜增生性肾炎、系膜毛细血管性肾炎、膜性肾病及局灶节段性肾小球硬化等。

起始因素多为免疫炎症介导。在慢性化发病过程中，非免疫非炎症因素占有重要作用：肾脏病变致肾内动脉硬化、缺血，加重了肾小球损害；肾小球内灌注压升高，毛细血管壁对蛋白质的通透性增加，加剧了肾小球结构损害，出现程度不等的肾小球硬化，相应肾单位的肾小管萎缩、肾间质纤维化；疾病晚期肾体积缩小、皮质变薄，病理类型转化为硬化性肾小球肾炎。

二、临床表现

大多数患者起病缓慢、隐袭，病程长，进展慢。少数患者有急性肾炎病史，病程超过 1 年以上发展至慢性肾炎，有些患者始发疾病即为慢性肾炎，临床表现典型。共同的表现如下。

1. 水肿

水肿可有可无，一般不严重。水肿程度、持续时间不一，常为眼睑水肿和轻度的下肢凹陷性水肿，缓解期可无水肿。

2. 高血压

多数患者血压升高，呈持续性中等程度的升高，血压在 21.3～24.0/13.3～14.7kPa（160～180/100～110mmHg）。出现头痛、失眠、记忆力减退，还可有眼底出血、渗出，甚至视神经盘水肿。如血压控制不好，肾功能恶化较快，预后较差。

3.尿液检查

不同程度的血尿、蛋白尿,尿蛋白定量常在 1 ~ 3g/d。尿沉渣镜检红细胞可增多,可见颗粒管型。

4.肾功能损害

随疾病进展,肾小球滤过率逐渐下降,血肌酐、尿素氮正常或轻度升高,以后出现夜尿增多、尿比重降低等肾小管功能损害表现。到晚期肾功能逐渐恶化,出现贫血等临床症状,进入尿毒症期。

部分患者因感染、劳累呈急性发作,或用肾毒性药物后病情急剧恶化,及时去除诱因和适当治疗后病情可一定程度缓解。

5.全身症状

不特异,可表现为头晕、乏力、食欲不佳、腰区酸痛、贫血等。

三、诊断与鉴别诊断

尿化验异常,有蛋白尿、血尿、管型尿,水肿,高血压病史超过 1 年以上,B 超示双肾体积缩小,肾功能损害等多考虑本病。慢性肾炎主要与下列疾病相鉴别。

(1)急性肾小球肾炎:详见前述。

(2)慢性肾盂肾炎:有慢性尿路感染史,尿蛋白量少(一般 <2g/d),尿沉渣以白细胞增多为主,有白细胞管型。肾小管功能受损,尿 β_2 - 微球蛋白、溶菌酶等增高,静脉肾盂造影见肾盂、肾盏变形,B 超提示双肾不等大,肾外型凹凸不平等,可资鉴别。

(3)隐匿性肾小球肾炎:表现为无症状性蛋白尿和(或)血尿,无水肿、高血压和肾功能损害。病理类型多样,单纯性血尿表现者多为 IgA 肾病。本病多见于青少年,男性多常见,排外生理性蛋白尿,功能性血尿及其他继发性、遗传性肾小球疾病后可确诊本病。治疗上无特殊方案,以保养为主,勿使用肾毒性药物,定期检测血压和尿常规,大多数患者能长期保持肾功能正常,少数患者转归不好,逐渐发展,出现水肿和高血压而转成慢性肾炎。

(4)继发性肾小球肾炎:如狼疮性肾炎、过敏性紫癜肾炎等,依据相应的系统表现和实验室检查,一般不难鉴别。

(5)原发性高血压肾损害:良性高血压中老年患者,有 10 年以上的高血压病史,由于肾小管缺血,远曲小管功能损伤,尿浓缩功能减退,出现夜尿增多,尿 β_2 - 微球蛋白及 NAG 增高,肾小球滤过率逐渐下降。尿蛋白量少,不超过 1g/d,早期可有微清蛋白尿,常有高血压的心、脑血管并发症。治疗目标是控制血压达到17.3/10.7kPa(130/80mmHg)左右,延缓肾脏损害。恶性高血压导致肾损害表现为血压 >24.0/17.3kPa(180/130mmHg),视网膜有出血、渗出、视力障碍,常有蛋白尿,甚至大量蛋白尿,血尿常见,肾功能明显减退,最后发展为尿毒症。治疗应积极合理控制血压,肾功能达尿毒症期时可行血液透析治疗。

四、治疗

慢性肾炎的治疗应以防止或延缓肾功能进一步恶化,改善或缓解临床症状及防治严重并发症为主要的目的,可采用以下治疗措施。

(一)一般治疗

有明显水肿、大量尿蛋白、血尿、持续性中度高血压者均应卧床休息。症状轻,病情稳定者可以从事轻体力工作,但应避免劳累、受凉、感染等。

(二)对症治疗

1. 积极控制血压

高血压是加速肾小球硬化,促进肾功能恶化的重要因素。要把血压控制在理想水平:尿蛋白≥1g/d,血压应控制在16.7/10.0kPa(125/75mmHg)以下;尿蛋白<1g/d,血压可放宽到17.3/10.7kPa(130/80mmHg)以下。首选血管紧张素转换酶抑制剂(ACEI)和血管紧张素Ⅱ受体拮抗剂(ARB),如卡托普利12.5~50mg,3次/天;贝那普利10~20mg,1次/天;缬沙坦80~160mg,1次/天;氯沙坦50~150mg,1次/天。必要时可联合用钙通道阻滞剂和β受体阻滞剂等降压药。

2. 限制蛋白及磷的入量

限制食物中蛋白及磷的入量。

3. 抗凝治疗

长期口服抗血小板聚集药,如双嘧达莫,先由小剂量25mg开始,3次/天,逐渐增至100mg,3次/天;小剂量阿司匹林75mg,1次/天,能延缓肾功能衰退,但长期观察的研究结果并未证实该疗效。

4. 避免肾受损伤的因素

感染、劳累、妊娠及应用肾毒性药物,均能损害肾脏,导致肾功能恶化,应以避免。

五、预后

慢性肾炎病情迁延,病变均为缓慢进展,最终发展至慢性肾衰竭。病变进展速度个体差异较大。预防上呼吸道感染、积极治疗慢性感染病灶、避免使用肾毒性药物等,都可延缓疾病的发展。

(张　虹)

第三节　系膜增生性肾小球肾炎

肾炎系膜增生性肾小球肾炎(MSPGN)是一组以光镜下肾小球呈弥散性系膜细胞增生和(或)系膜基质增多为主要病理特征的肾小球肾炎。依据免疫病理系膜区免疫球蛋白沉积,可分为IgA肾病(以IgA沉积为主)和非IgA肾病[IgM肾病、非IgA、寡免疫复合物肾病(即免疫复合物阴性的MSPGN)],本节重点介绍非IgA肾病中的IgM肾病。

一、病因

按病因MSPGN可分为原发性和继发性两大类,原发性MSPGN原因未明,继发性MSPGN可见于狼疮肾炎、紫癜性肾炎、遗传性肾炎、类风湿关节炎、青霉胺肾损害、中毒性肾病多种感染性疾病(如传染性单核细胞增多症、病毒性肝炎、结核及疟疾)以及风湿热等。由于IgA肾病相对较多,约占PGN39.55%,通常把IgA肾病单独分出来,而把后三者统称为non-IRAM-SPGN,即在肾小球系膜区看不到IgA沉积的MSPGN。系膜增生性肾小球肾炎在欧美比较少见,占原发性肾小球疾病(PGN)的 2%～10%,我国本病是常见病理类型,占成人 PGN 活检病例的 20.3%～24.7%。

二、发病机制

(1)系膜增生性肾小球肾炎发病存在明显地区差异,提示本病的发病可能与遗传因素有关,发病率在某些国家(我国与澳大利亚)较高,欧美少见,可能与环境因素,尤其是与感染有关,我国 40%～50% 的本病患者起病前有感染史,以上呼吸道感染居多,病原菌不明确,支持其发病与感染有关。

(2)免疫发病机制:大部分系膜增生性肾小球肾炎是免疫复合物性肾炎,肾小球系膜区可见免疫球蛋白 IgG、IgM 及补体 C_3 沉积,提示免疫复合物有致病的可能。一般认为多价抗原与其高亲和力的抗体在接近等量情况下结合成较大难溶的免疫复合物沉积于系膜区,致系膜细胞增生。若系膜功能低下或受抑制,免疫复合物难以被清除则更易致病。动物实验表明,由抗胸腺细胞抗体诱发大鼠系膜损伤可造成系膜增生性肾炎模型,肾小球中有免疫复合物沉积,提示原位免疫复合物引起致病的可能,此外,慢性血清病肾炎家兔模型所致的 MSPGN 改变,为循环免疫复合物沉积于系膜区,引起系膜细胞增生,支持该型肾炎由免疫复合物致病。而免疫病理检查阴性的系膜增生性肾小球肾炎的发病机制尚不明确。

(3)非免疫发病机制:本病属免疫炎症反应,虽然免疫反应是系膜增生性肾小球肾炎的始动因素,但肾小球系膜细胞在免疫介导性炎症致病过程中不仅是被动受害者,还是主动参与者,炎症介质刺激系膜细胞增生后产生并释放炎症介质,如白介素－1、白介素－6 等,这些因子又作用于系膜细胞分泌更多的细胞因子,形成恶性循环。此外,肾小球的高滤过、高压、高灌注及纤溶系统异常等,也对本病的发生发展起促进作用。

三、临床表现

本病可发生于任何年龄,以青少年最多见,男性多于女性,起病隐匿。40%～50% 的患者有前驱感染史,以上呼吸道感染多见,可呈急性发病。部分患者隐袭起病,无诱发因素和感染证据。本病临床表现多样,以无症状蛋白尿和(或)血尿最为常见,25%～27% 以肾病综合征表现起病,急性肾炎综合征起病者占 20%～25%,血尿的发生率较高 70%～90%,其中约 30% 患者表现为反复发作的肉眼血尿。20%～40% 的患者就诊时已有高血压,10%～25% 出现肾功能减退。

四、实验室检查

血清 IgA 一般正常,表现为肾病综合征者血清 IgG 降低,血清补体成分正常,IgM 肾病患者血清 IgM 可升高。不同程度的肾小球性血尿、蛋白尿,重症患者可伴有血肌酐升高、浓缩功能减退和正细胞正色素性贫血。

五、病理

(一)免疫荧光

IgM 肾病患者,IgM 在系膜区弥散沉积,有时伴血管壁沉积。

(二)光镜

系膜细胞和系膜基质轻度、中度及重度增生。肾小球病变重者,可出现不同程度肾小管萎缩,间质纤维化和间质淋巴、单核细胞浸润。可有小动脉内膜增厚和内膜下嗜复红蛋白沉积。

（三）电镜表现

电镜下可见系膜细胞、系膜基质单独或系膜细胞伴有系膜基质不同程度增生,部分病例系膜区伴有低密度的电子致密物,免疫电镜证实主要是 IgM。部分病例则无电子致密物沉积,毛细血管基膜基本正常,若出现大量蛋白尿,则上皮细胞足突可广泛融合。

六、诊断和鉴别诊断

（一）诊断

青少年患者,隐匿起病或前驱上呼吸道感染后急性发病,有蛋白尿、血尿、NS、不同程度高血压或肾功能减退,血清 IgA、C_3 补体正常,IgM 可升高,肾活检示系膜增生性肾小球炎,免疫病理除外 IgA 肾病。同时还需除外以弥散性系膜增生为主的继发性肾小球肾炎如狼疮肾炎、紫癜性肾炎等,才可确诊为系膜增生性肾小球肾炎。

（二）鉴别诊断

1. IgA 肾病

常于上呼吸道感染后数小时至 3d 内出现咽炎同步血尿,肾病综合征发生率较低,肉眼血尿发生率较高,部分患者血清 IgA 升高,血清 IgA 免疫复合物含有异常糖基化的 IgA1,肾活检免疫病理以系膜区 IgA 沉积为主。

2. 急性肾炎消散期

患者有典型急性肾炎病史(感染后 1～3 周起病,呈典型急性肾炎综合征表现,病初 8 周血清 C_3 降低),肾活检肾免疫病理常见 IgG 及 C_3 沉积为主。症状不典型者,应予追踪随访。

3. 局灶性节段性肾小球硬化

FSGS 与重度系膜增生性肾小球肾比较,两者均可表现为重度蛋白尿,镜下或肉眼血尿,高血压或肾功能减退,对治疗反应差,光镜下本病表现为弥散系膜细胞、系膜基质增生;FSGS 主要表现为局灶、节段性病变,经典 FSGS 免疫病理于病变受累节段可见 IgM 及 C_3 呈团块状沉积。

4. 狼疮肾炎（LN）

Ⅱ型 LN 为系膜增生性,与本病肾组织病变相似,但 LN 在临床上伴有多系统损害,如发热、关节炎、皮疹、口腔溃疡、面部红斑浆膜炎及神经系统症状等,实验室检查有 ANA(+)、AdsDNA 等多种自身抗体阳性,活动期血清 IgG 升高,补体 C_3 降低等特征可资鉴别;病理方面 LN 病理有多样性特点,可见新月体、白细胞浸润、多部位嗜复红蛋白沉积、白金耳样改变及苏木精小体等,免疫病理呈现多种免疫复合物多部位沉积的特征。

5. 紫癜性肾炎

病理表现常为弥散系膜增生,但临床上有过敏性紫癜病史,如四肢远端、臀部和下腹部对称性出血点,有时伴非游走性、多关节肿痛和或腹痛、黑便等胃肠道症状,血清 IgA 升高,免疫病理以 IgA 沉积为主,不难鉴别。

6. 糖尿病肾病

糖尿病史一般在 10 年以上,血尿少见,肉眼血尿更是罕见,眼底检查可见特征性糖尿病眼底改变微血管瘤;神经源性膀胱,末梢神经炎等。光镜病理显示系膜基质增多,晚期呈结节状或弥散毛细血管壁增厚,几乎不伴系膜细胞增生。免疫病理阴性或非特异性 IgG 沿肾小球毛细血管壁、肾小管基膜及肾小囊线状沉积。

七、治疗

（1）去除诱因、积极寻找感染灶。对有上呼吸道感染等前驱症状者，可用青霉素治疗 10 ~ 14d；对反复发作伴慢性扁桃体炎者，宜行扁桃体摘除术。

（2）对无症状性蛋白尿、孤立性血尿及非肾病范围蛋白尿和（或）合并血尿患者，应去除诱因，如上呼吸道感染，控制高血压，应用血管紧张素转化酶抑制药（ACEI）和（或）血管紧张素转化酶受体拮抗药、抗凝剂如双嘧达莫等。以减少蛋白尿，控制高血压，保护肾功能。

（3）对肾病综合征或尿蛋白高于 3.5g/d 的患者，如肾病理示轻度系膜增生性肾小球肾炎、肾功能正常，可按微小病变型肾病治疗方案进行治疗。对激素无效、依赖或反复发作的患者，宜加用细胞毒药物，如环磷酰胺口服 2mg/（kg·d），静脉推注（200mg/d，隔天 1 次）或 CTX 静脉冲击（0.6 ~ 1.2g，每个月 1 次），总量低于 150mg/kg，以期增加缓解和减少复发。亦可加用骁悉（吗替麦考酚酯）初始剂量为 1 ~ 1.5g/d，分 2 次口服，治疗 3 ~ 6 个月后减量，疗程至少 1 年。如肾病理提示中 - 重度系膜增生性肾小球肾炎、肾功能基本正常的肾病综合征患者，可考虑用激素合并细胞毒药物，但激素应采用中等剂量，这类患者试用激素 8 周后，无效应逐渐减量。肾脏病理类型重且伴肾功能不全者，可用 ACEI、血管紧张受体拮抗药、抗凝剂等药物治疗。

雷公藤能通过抑制 T 细胞的增生、白介素 - 2 产生、诱导 T 细胞凋亡而产生免疫抑制作用，既往认为雷公藤多苷只适于辅助治疗或用激素有禁忌的患者，近年有学者认为雷公藤多苷可以作为首选药物，86 例轻 - 中度原发性系膜增生性肾炎患者，发现 8 周内临床总有效率达 87.22%，13 例激素治疗无效或在激素减量过程中复发的病例，用雷公藤多苷治疗仍有 52.33% 的患者完全缓解。

八、预后

系膜增生性肾小球肾炎患者预后与病理轻重、药物敏感性及肾功能状态等密切相关。

（1）患者肾病理提示病变轻微、系膜细胞及系膜基质轻度增生，对糖皮质激素敏感者，预后良好，但伴有肾小球节段性硬化病变者，10 年存活率明显下降。肾病理提示中度至重度弥散性系膜增生或伴球囊粘连、肾小球硬化、肾小管萎缩和间质纤维化者，常对糖皮质激素反应差，易出现持续性蛋白尿并逐渐出现肾功能减退，最终进展为终末期肾衰竭。近年认为间质病变比肾小球病变更能决定其转归，并发现肾间质细胞浸润和纤维化可较为准确地预测 5 年或更长时间以后肾功能恶化的情况。

（2）以孤立性血尿或轻度蛋白尿（<1g/d）伴血尿为主要临床表现者，能长期维持正常肾功能状态，预后良好，以肾病综合征或肾病范围蛋白尿（>3.5g/d）为主要临床表现者，如对激素及细胞毒药物敏感者预后较好，即使病程中多次复发，但再治疗仍有效者，预后也好，如对激素及细胞毒药抵抗者，预后差。

（3）持续大量蛋白尿、高血压、肾小球滤过率降低，系膜细胞及系膜基质明显增多并伴球囊粘连、肾小球硬化、肾小管萎缩和间质纤维化者预后更差。

（张 虹）

第四节　IgA 肾病

一、概述

IgA 肾病是一组肾脏免疫病理以系膜 IgA 沉积为主要特征的原发性肾小球肾炎。IgA 肾病是一个免疫病理学诊断名称,以反复发作肉眼血尿或镜下血尿为主要临床表现的慢性进行性疾病,已成为我国最常见的原发性肾小球疾病,可发生于任何年龄,但以 20～40 岁男性最多见。

二、病因及发病机制

1. 病因

IgA 肾病为免疫复合物引起的肾小球肾炎,其病因尚未完全清楚,可能与多种因素有关。

2. 发病机制

(1)免疫反应

1)体液免疫:IgA 肾病患者沉积在肾小球系膜区的 IgA 主要是多聚型 IgA,血清中 IgA 较正常人显著增高,且多聚型 IgA1 主要来自黏膜免疫系统,提示 IgA 肾病与黏膜免疫系统疾病有关;近年研究表明 IgA1 的结构异常,尤其铰链区糖基化缺乏,使其不易与肝细胞结合而被清除,导致其血液循环浓度增高,并有自发聚合倾向形成多聚 IgA。沉积于肾小球的 IgA 或 IgA 免疫复合物,激活补体系统,进一步导致肾脏损害。

2)细胞免疫:病变严重和新月体形成的 IgA 肾病,肾小球内可有较多淋巴细胞,单核巨噬细胞浸润。

IgA 特异性 T 辅助细胞增加和 T 抑制细胞减少,导致 B 细胞 IgA 分泌增加。提示细胞免疫在 IgA 肾病发病机制中具有一定作用。

(2)遗传因素:部分 IgA 肾病患者具有家族聚集现象,因此遗传因素可能在 IgA 肾病的发生、发展中占有重要位置。

三、临床表现

1. 前驱症状

上呼吸道或消化道感染等诱因与 IgA 肾病的发病有一定潜伏期,通常为 3d 之内。

2. 肾脏表现

肾脏表现可包括原发性肾小球病的各种临床表现,轻重不等,但几乎所有患者均有血尿,根据临床表现可分为五型。

(1)反复发作肉眼血尿型:临床上以肉眼血尿反复发作为其特点。患者年龄相对较轻,血尿发作 3d 内常有上呼吸道或消化道感染等诱因。

(2)无症状尿检异常型:临床症状不多,尿检发现轻、中度蛋白尿(<2～5g/d)和(或)镜下血尿,病程隐匿,易被忽视,最终导致肾功能异常。

(3)慢性肾炎型:此型患者的临床表现为慢性肾炎综合征伴或不伴肾功能减退。

(4)肾病综合征型:有的患者以高度水肿、大量蛋白尿为主要临床特征,符合肾病综合征临床表现。

（5）急进性肾炎型：不常见。

此型患者临床表现危重，多有持续性肉眼血尿、大量蛋白尿、水肿和轻、中度高血压，肾功能于短时间内急骤恶化。

四、辅助检查

1. 实验室检查

（1）尿液检查：尿液检查可有镜下血尿或肉眼血尿，尿红细胞位相检查多为畸形红细胞，但有时也可见到混合性血尿；尿蛋白可阴性，也可表现为大量蛋白尿（>3.5g/d）。

（2）肾功能检查：早期正常，后期可有不同程度的血肌酐（Cr）、尿素氮（BUN）的升高，内生肌酐清除率（Ccr）下降；尿浓缩稀释功能减退。

（3）免疫学检测：血清 IgA 值在 IgA 肾病患者中升高者约为 50%，因而不能依据血清 IgA 不高而除外本病。

2. 影像学检查

双肾 B 超多数 IgA 肾病患者双肾大小形态正常；伴肾病综合征患者间质水肿时肾脏 B 超示双肾增大，伴肾小球硬化者双肾对称性缩小，皮质变薄。

3. 病理检查

（1）光镜：肾小球系膜细胞增生和系膜外基质增多为主要表现，但病变程度轻重不一，可表现为轻微病变性和轻度系膜增生性；局灶增生性；局灶增生硬化性；弥散性内皮细胞增生性；弥散性膜增生性；弥散性新月体性；弥散性增生硬化性和硬化性；弥散性膜性。晚期可表现广泛肾小球硬化，肾小管坏死、萎缩，肾间质可见单核细胞浸润及不同程度的纤维化。

（2）免疫荧光：以 IgA 为主的免疫复合物呈颗粒样、团块状沉积于系膜区，大多数患者伴有 C_3 的沉积。

（3）电镜：系膜区电子致密物呈团块状沉积。

五、诊断及鉴别诊断

1. 诊断要点

（1）以肉眼或镜下血尿为主要临床表现，尿红细胞位相检查证实为变形红细胞。

（2）血尿与呼吸道或消化道感染同步发生较常见，血 IgA 可增高。

（3）必须有肾穿刺免疫病理检查的结果，即以 IgA 为主的免疫球蛋白在肾小球系膜区沉积。

（4）除外以 IgA 沉积为主的继发性肾小球疾病。

2. 鉴别诊断

（1）链球菌感染后急性肾小球肾炎：IgA 肾病患者于上呼吸道感染后间隔很短（1～3d）即出现血尿、部分患者血清 IgA 水平增高、病情反复发作；而急性肾炎多在链球菌感染后 1～3 周出现急性肾炎综合征的临床症状，血清 C_3 下降 IgA 水平正常，有自愈倾向等可助鉴别。

（2）非 IgA 系膜增生性肾炎：在临床上与 IgA 肾病很难鉴别。须靠肾活检免疫病理检查来鉴别。

（3）薄基底膜肾病：薄基底膜肾病主要临床表现为反复血尿，多有阳性家族史。肾免疫病理显示 IgA 阴性，电镜下弥散性肾小球基底膜变薄。

（4）其他继发性 IgA 沉积为主的肾小球病：如紫癜性肾炎、慢性肝病等，相应的病史，实验室检查、肾活检可明确诊断。

3. 病情严重程度的判定

(1)大量蛋白尿、中重度高血压和受损的肾功能是 IgA 肾病病情危重的临床指标。

(2)肾活检显示肾小球硬化是其病情危重的病理指标。

六、治疗

(一)治疗

1. 祛除病因及诱因治疗

(1)应积极祛除诱发血尿、蛋白尿反复发作的感染灶。如患者有反复扁桃体感染者,应择期行扁桃体摘除术。

这样可以明显减少血尿的次数,使疾病得以缓解。

(2)IgA 肾病的诊断离不开肾穿刺活检,它的治疗同样离不开肾脏病理学检查的指导,因此应强调结合临床表现和肾脏病理改变,有针对性的采取分型治疗,在决定和调整 IgA 肾病治疗方案的重要性。

1)反复发作肉眼血尿型:①应积极祛除感染灶;②此型患者不伴大量蛋白尿和高血压,肾组织学病理检查不存在明显的硬化性改变,按慢性肾炎型处理;③伴有大量蛋白尿,肾脏病理检查显示有较多的新月体形成和毛细血管袢坏死,则应按急进性肾炎型处理。

2)无症状尿检异常型:①病理表现轻,为局灶增生性肾炎或轻度系膜增生性肾炎者,无需药物治疗,患者应以保养为主(避免感冒、劳累及使用肾毒性中、西药),并嘱患者定期复查;②临床表现轻,而病理却为局灶增生、硬化等较重病变,这些患者给予血管紧张素转换酶抑制剂(ACEI)或血管紧张素 II 受体拮抗剂(ARB)长期服用。

3)慢性肾炎型:可参照一般慢性肾炎治疗原则,以延缓肾功能恶化为主要治疗目的。但最新的循证医学证据表明,糖皮质激素对于尿蛋白大于 1g/d 肾功能正常的患者具有降低尿蛋白及防止肾功能恶化的作用;对于血肌肝 <240μmol/L 的肾功能不全患者,糖皮质激素与细胞毒药物联合应用可以明显地延缓肾功能恶化。总之对于表现为慢性肾炎的 IgA 肾病,治疗应更加积极。

4)肾病综合征型:①病理表现单纯轻度系膜增生者,用足量泼尼松[0.8~1mg/(kg・d)]诱导治疗,对减撤药物过程中病情复发者,可给予细胞毒药物联合治疗;②重度系膜增生性肾炎及局灶节段性肾小球硬化,少数为系膜毛细血管性肾炎。这类患者初治即需激素加细胞毒药物联合治疗,如病理变化重则常无效。难治性病例尚应配合 ACEI 或 ARB 治疗,而且肾病综合征患者均需防治感染、血栓等并发症,此处不再赘述。

5)急进性肾炎型:病理学检查以 IgA 沉积为主的新月体肾炎,肾功能急剧恶化,治疗方案与非 IgA 肾病的 II 型急进性肾炎相同,但一般不应用强化血浆置换或免疫吸附治疗。如病理表现为细胞性新月体者应给予强化治疗,多采用甲泼尼龙(0.5~1.0g/d,静脉滴注 3d),继之以环磷酰胺(每月 1.0g,静脉滴注连续用 6 个月后,改为每 3 个月 1.0g,总累积量 8~10g)的治疗方案等。如已发生肾衰竭应配合透析,预后较差,多数患者肾功能不能恢复。

2. 对症治疗

(1)饮食治疗:有学者认为富含 ω-3 多聚不饱和脂肪酸的鱼油对于 IgA 肾病有益,但有待于进一步证实;肾衰竭患者饮食控制应按相应的饮食要求。

（2）积极抗感染、抗凝与抗血小板聚集治疗等。

3. 保护残肾功能

采用积极降压、减少尿蛋白、调脂、改善肾脏微循环等延缓肾脏疾病进展的一体化治疗措施。

4. 替代治疗

已发生肾功能不全者,而按慢性肾功能不全处理,给予透析或移植治疗。

（二）疗效判定

1. 治愈

症状消失,尿常规、肾功能恢复正常。

2. 好转

症状消失,无肉眼血尿,尿沉渣红细胞减至 5 个/HP 以下,尿蛋白 <1g/d,肾功能有所改善且稳定在一定水平。

3. 未愈

血尿和(或)蛋白尿不断发作,肾功能进行性恶化。

七、预后

以往认为 IgA 肾病大多数肾功能正常,预后较好,但目前普遍认为 IgA 肾病并不完全是良性的,占终末期肾病的 10% ~ 30% ,尚无特效的治疗方法,临床仍处于缓解症状及经验性治疗。

（张　虹）

第五节　肾病综合征

一、概述

肾病综合征(NS)是指由多种病因引起的,以大量蛋白尿(>3.5g)、低蛋白血症(< 30g/L)、高脂血症、水肿为主要临床表现的一组综合征。它可由原发性肾小球疾病引起,也可继发于多种疾病。大量蛋白尿和低蛋白血症是临床诊断肾病综合征的主要依据。本病可发生于任何年龄。

二、分类

按病因可分为原发性和继发性肾病综合征。原发性肾病综合征病因不明,研究结果提示免疫机制,尤其是细胞免疫变化可能和发病有关,此外脂代谢紊乱、凝血因子的变化及大量蛋白尿亦参与本病的发生。

三、临床特点

（一）主要症状

患者出现大量蛋白尿、低蛋白血症、高胆固醇血症和全身显著水肿。

1. 大量蛋白尿

大量蛋白尿是肾病综合征的标志。尿蛋白定量≥3.5g/d,使尿液表面张力升高而产生很多泡沫,形成泡沫尿。主要成分是清蛋白,也含有其他血浆蛋白成分。肾小球滤过率、血浆蛋白浓度和蛋白摄入量等直接影响蛋白尿的程度。

肾小球滤过率降低时,蛋白尿会减少;严重低蛋白血症时,尿蛋白排出量可增加;高蛋白饮食会使尿蛋白排出增加。

2. 低蛋白血症

血清清蛋白低于30g/L。肾病综合征时肝脏对清蛋白的合成增加,当饮食中给予足够的蛋白质及热量时,患者的肝脏每日合成清蛋白约22.6g,比正常人每日15.6g显著增多。当肝脏合成清蛋白的代偿作用不足以弥补尿蛋白的丢失量时,才会出现低蛋白血症。尿蛋白的主要成分是清蛋白、激素转运蛋白(如维生素D结合蛋白、甲状腺结合球蛋白)、转铁蛋白,凝血抑制因子等血浆蛋白。

3. 高脂血症

本病总胆固醇、三酰甘油明显增加,低密度脂蛋白(LDH)、极低密度脂蛋白(VLDH)水平升高。高脂血症与低蛋白血症有关,高密度脂蛋白(HDL)正常或下降。LDL/HDL比率升高,使发生动脉硬化性合并症的危险增大,高脂血症与血栓形成及进行性肾小球硬化有关。

4. 水肿

初始晨起眼睑、面部、踝部可见水肿;随着病情发展,水肿波及全身,并出现胸腔积液、腹腔积液、心包积液、纵隔积液、阴囊或阴唇水肿,也可出现肺水肿。若有皮肤损伤,则组织内液溢出且不易停止。水肿与体位关系明显,如出现与体位无关的水肿,应怀疑静脉血栓形成水肿,一方面是由大量蛋白尿引起血浆蛋白(尤其清蛋白)下降,血浆胶体渗透压减低,血管内水分向组织间隙移动所致;另一方面与原发性肾性水钠潴留有关。

(二)次要症状

1. 蛋白质营养不良

常见于大量蛋白尿的患者。

2. 急性肾衰竭

尤其是微小病变患者易出现急性肾衰竭,可能与血容量不足、过度利尿、间质水肿、肾小管阻塞及缺血性损害、非甾体类抗感染药物和血管紧张素转换酶抑制剂等有关。

3. 血栓及栓塞肾病综合征

患者动脉和静脉血栓及栓塞的发病率高,尤其是深静脉和肾静脉血栓形成(RVT)。RVT可以是单侧或双侧并可延伸至下腔静脉。RVT常常起病隐匿,并且没有与肾脏有关的症状、选择性肾静脉造影是诊断肾静脉血栓形成的"金指标",电子计算机断层扫描(CT)和磁共振成像(MRI)也有诊断价值。

4. 感染肾病综合征

患者感染易感性增加,特别在免疫抑制剂治疗时。感染不仅加重病情,还可造成免疫抑制剂治疗效果不佳甚至抵抗。感染也是缓解期患者病情复发的主要原因之一。

5. 近端肾小管功能障碍

这往往是病情严重的表现,可引起葡萄糖尿、氨基酸尿、肾小管性酸中毒和维生素D缺乏。

（三）误诊分析

确诊原发性肾病综合征,首先必须与继发性肾病综合征相鉴别。需与本病鉴别的继发性肾病综合征主要有以下几种。

1. 过敏性紫癜性肾炎

患者具有皮疹、紫癜、关节痛、腹痛及便血等特征表现,又有血尿、蛋白尿、水肿、高血压等肾炎的特点。本病早期往往伴血清 IgA 升高,肾活检示弥散系膜增生,免疫病理是 lgA 及 C_3 为主要沉积物,故不难鉴别。

2. 狼疮性肾炎

狼疮性肾炎多见于 20～40 岁女性,患者多有发热、皮疹及关节痛,血清抗核抗体、抗 ds － DNA、抗 Sm 抗体阳性,补体 C_3 下降,肾活检光镜下除系膜增生外,病变有多样性特征,免疫病理呈"满堂亮"。

3. 糖尿病肾病

糖尿病肾病多发于糖尿病史 10 年以上的患者,可表现为肾病综合征。眼底检查有微血管改变,肾活检示肾小球基底膜增厚和系膜基质增生,典型损害为 Kimmelstiel Wilson 结节形成。肾活检可明确诊断。

4. 乙肝病毒

相关肾炎可表现为肾病综合征,病毒血清检查证实有乙肝病毒,肾脏免疫病理检查发现乙肝病毒抗原成分。

5. Wegner 肉芽肿

鼻及鼻窦坏死性炎症、肺炎、坏死性肾小球为本病的三大特征。肾损害的临床特征为急进性肾小球,肾炎或肾病综合征。血清 γ 球蛋白、IgG、IgA 增高。

6. 淀粉样肾病

早期可仅有蛋白尿,一般经 3～5 年出现肾病综合征,血清 γ 球蛋白增高,心脏增大、肝脾大,皮肤有血清 γ 球蛋白苔藓样黏液样水肿、确诊依靠肾活检。

7. 恶性肿瘤

所致的肾病综合征各种恶性肿瘤均可通过免疫机制引起肾病综合征,甚至以肾病综合征为早期临床表现。因此对肾病综合征患者应做全面检查,排除恶性肿瘤。

8. 药物所致肾病综合征

有机金、汞、D－青霉胺、卡托普利、非甾体类抗感染药有引起肾病综合征(如膜性肾病)的报道。应注意用药史,及时停药可能使病情缓解。

9. 混合性结缔组织病

肾损害患者同时具有系统性硬化症、系统性红斑狼疮和多发性肌炎或皮肌炎三种疾病的混合表现,但不能确诊其中一种疾病,血清多可检出高滴度的抗 RNP 抗体,抗 Sm 抗体阴性,血清补体几乎都正常。肾损害仅约 5%,主要表现为蛋白尿及血尿,也可发生肾病综合征,肾功能基本正常,肾活检病理改变多为系膜增生性肾小球肾炎或膜性肾病。对糖皮质激素反应好,预后较好。

10. 冷球蛋白血症肾损害

临床上遇到紫癜、关节痛、雷诺现象、肝脾大、淋巴结肿大、视力障碍、血管性昏厥及脑血栓形成等,同时并发肾小球肾炎,应考虑本病,进一步证实血中冷球蛋白增高,即可确定诊断。冷球蛋白血症都可引起肾损害。在临床上 1/3 患者发生慢性肾小球疾病，主要表现为蛋白尿及镜下血尿，常可发生肾病综合征及高血压，预后较差。少数患者表现为急性肾炎综合征，部分可呈急进性肾炎综合征，直接发展至终末期衰竭。

11. 脂蛋白肾小球病

脂蛋白肾小球病多见于男性，多数呈散发性，少数为家族性发病。全部患者存在蛋白尿，有的逐渐进展为肾病范围的蛋白尿，脂蛋白不在肾外形成栓塞。

其病理特征为高度膨胀的肾小球毛细血管襻腔中存在层状改变的"脂蛋白栓子"，组织化学染色脂蛋白阳性，电子显微镜下证实"脂蛋白栓塞"，并存在血脂质代谢异常，诊断不难确立。本病无确切有效的治疗方法。

四、辅助检查

（一）首要检查

1. 尿常规

尿蛋白定性多为(+ + + ~ + + + +)，24h 定量超过 3.5g/d，还可见镜下或肉眼血尿。

2. 血生化测定

表现为低蛋白血症（血清清蛋白 <30g/L），清蛋白与球蛋白比例倒置，血清蛋白电泳显示球蛋白增高；血胆固醇显著增高，三酰甘油升高。

3. 肾功能测定

少尿期可有暂时性轻度氮质血症，如果存在不同程度的肾功能不全，出现血肌酐和尿素氮的升高，则提示肾炎性肾病。

（二）次要检查

1. 血清及尿蛋白

电泳通过检测尿中 IgG 成分反映尿蛋白的选择性，同时可鉴别假性大量蛋白尿和轻链蛋白尿，如果尿中 γ 球蛋白与清蛋白的比值小于 0.1，则为选择性蛋白尿，大于 0.5 为非选择性蛋白尿。

2. 血清免疫学检查

检测抗核抗体，抗双链 DNA 抗体、抗 Sm 抗体、抗 RNP 抗体、抗组蛋白抗体、乙肝病毒标志物以及类风湿因子、循环免疫复合物等，以区别原发性与继发性肾病综合征。

3. 凝血、纤溶

有关蛋白的检测如血纤维蛋白原及第 V 、Ⅶ、Ⅷ 及 X 因子，抗凝血酶Ⅲ，尿纤维蛋白降解产物（FDP）等的检测可反映机体的凝血状态，为是否采取抗凝治疗提供依据。

4. 尿酶测定

测定尿溶菌酶、N－乙酰－β－氨基葡萄糖背酶（NAG）等有助于判断是否同时存在肾小管－间质损害。

5. B 超等影像学检查

排除肾脏的先天性畸形。

6. 经皮肾穿刺活体组织检查

1 对诊断为肾炎型肾病或糖皮质激素治疗效果不好的患儿应及时行肾穿刺活检，进一步明确病理类型，以指导治疗方案的制订。

（三）检查注意事项

（1）多数情况下，确诊需要肾活检。肾活检是诊断蛋白尿病因的重要手段。

（2）儿童微小病变型肾病发病率高，通常在肾活检前采用糖皮质激素进行诊断性治疗。

（3）一定的血清学实验可以高度提示特定性疾病，有助于明确病因，有时甚至不需要肾活检即可确诊。如血清或尿蛋白电泳可用于诊断多发性骨髓瘤；怀疑淀粉样变性病则应进一步行直肠活组织检查和血清或尿蛋白电泳检测副蛋白；抗肺炎球菌抗体的检测有助于链球菌感染后肾小球肾炎的诊断；冷球蛋白有助于混合性冷球蛋白血症的诊断。

五、治疗要点

（一）治疗原则

治疗的目的在于纠正肾病综合征、防治并发症和保护肾功能，而非单纯的利尿消肿和减少蛋白尿。保护肾功能，延缓肾功能恶化的进展是治疗的最终目的。

（二）一般治疗

1. 休息与活动

肾病综合征发生时应以卧床休息为主，在一般情况好转，水肿基本消退后可适度活动，以防深静脉血栓形成。病情基本缓解后可逐步增加活动，病情缓解半年无复发者可考虑增加日常工作，尽量避免各种感染。

2. 饮食

宜进清淡、易消化食物，水肿严重时每日摄取食盐 1～2g，少用味精及食碱；每日蛋白摄入量 0.8～1.0g/kg，能量供给每日以 125.6～146.5kJ/kg 为宜；严重肾病综合征时（血清蛋白 < 20g/L），应短期内给予较高的优质蛋白；严重高脂血症患者应当限制脂类的摄入，采用少油低胆固醇饮食；同时注意补充铜、铁、锌等微量元素；在激素应用过程中，适当补充维生素及钙剂。

（三）利尿消肿治疗

1. 噻嗪类利尿药

主要作用于髓襻升支厚壁段和远曲小管前段，通过抑制钠和氯的重吸收，增加钾的排泄而利尿。常用氢氯噻嗪 25mg，每日 3 次，口服，长期服用应防止低钾、低钠血症。

2. 潴钾利尿药

主要作用于远曲小管后段，排钠、排氯、潴钾，适用于有低钾血症的患者。单独使用时利尿作用不显著，可与噻嗪类利尿药合用。常用氨苯蝶啶 50mg，每日 3 次，口服，或醛固酮拮抗药螺内酯 20mg，每日 3 次，口服。长期服用须防止高钾血症，对肾功能不全患者应慎用。

3. 襻利尿药

主要作用于髓襻升支，对钠、氯和钾的重吸收具有强大抑制作用。常用呋塞米 20～120mg/d，或布美他尼（丁尿胺）1～5mg/d（同等剂量时作用较呋塞米强 40 倍），分次口服或静脉注射。在渗透性利尿药物应用后随即给药效果更好。应用襻利尿药时须谨防低钠血症及低钾、低氯性碱中毒发生。

4. 渗透性利尿药

通过一过性提高血浆胶体渗透压，可使组织中水分回吸收入血，同时造成肾小管内液的高渗状态，减少水、钠的重吸收而利尿。常用不含钠的右旋糖酐 40（低分子右旋糖酐）或羟乙基淀粉（706 代血浆）250～500mL，静脉滴注，隔日 1 次。随后加用襻利尿药可增强利尿效果。

但对少尿(尿量<400mL/d)患者应慎用此类药物,因其易与肾小管分泌的 Tamm - Horsfall 蛋白和肾小球滤过的清蛋白一起形成管型,阻塞肾小管,并由于其高渗作用导致肾小管上皮细胞变性、坏死,诱发"渗透性肾病",导致急性肾衰竭。

5.其他

对严重顽固性水肿患者,上述治疗无效者可试用短期血液超滤治疗,实施本疗法能迅速脱水,严重腹腔积液患者还可考虑在严格无菌操作条件下放腹腔积液,体外浓缩后自身静脉回输。

(四)抑制免疫与炎症反应治疗

1.糖皮质激素(简称激素)

激素治疗可能是通过抑制炎症反应、免疫反应、抑制醛固酮和抗利尿激素分泌、影响肾小球基底膜通透性等综合作用而发挥其利尿、消除尿蛋白的疗效。使用原则:①起始足量;②缓慢减药;③长期维持。

常用方案一般为泼尼松 1mg/(kg·d),口服 8 周,必要时可延长至 12 周;足量治疗后每 1~2 周减少原用量的 10%,当减至 20mg/d 时症状易反复,应更加缓慢减量;最后以最小剂量 10mg/d 作为维持量,再服半年至 1 年或更长。水肿严重,有肝功能损害或泼尼松疗效不佳时,可更换为泼尼松龙(等剂量),口服或静脉滴注。

长期应用激素的患者易出现感染、药物性糖尿、骨质疏松等不良反应,少数病例还可能发生股骨头无菌性缺血性坏死,须加强监测,及时处理。

2.细胞毒药物

这类药物可用于"激素依赖型"或"激素抵抗型"的患者,协同激素治疗。

若无激素禁忌,一般不作为首选或单独治疗用药。

(1)环磷酰胺(CTX):是国内外最常用的细胞毒药物,在体内被肝细胞微粒体羟化,产生有烷化作用的代谢产物而具有较强的免疫抑制作用。环磷酰胺 2mg/(kg·d),分 1~2 次口服;或 200mg 加入生理盐水 20mL 内,隔日静脉注射。累积量达 6~8g 后停药。主要不良反应为骨髓抑制及中毒性肝损害,并可出现性腺抑制(尤其男性)、脱发、胃肠道反应及出血性膀胱炎。

(2)氮芥:因有严重的胃肠道反应和较强的骨髓抑制作用,目前临床上应用较少。在其他细胞毒药物无效时,仍应推荐使用。每次 5~10mg(0.1~0.2mg/kg),每周 1~2 次,静脉注射,一疗程总量 30~60mg。

(3)其他:苯丁酸氮芥 2mg,每日 3 次,服用 3 个月,毒性较氮芥小,疗效较差。此外,硫唑嘌呤、长春新碱及塞替派亦有报道使用,但疗效均较弱。

3.环孢素

能选择性抑制 T 辅助细胞及 T 细胞毒效应细胞,用于治疗激素及细胞毒药物无效的难治性肾病综合征。常用量为 5mg/(kg·d),分两次口服,服药期间须监测并维持其血浓度谷值为 100~200ng/mL。服药 2~3 个月后缓慢减量,服用半年左右。主要不良反应为肝肾毒性,并可致高血压、高尿酸血症、多毛症及牙龈增生等。该药价格昂贵,有较多不良反应及停药后易复发,使其应用受到限制。

4.霉酚酸酯(MMF)

药理作用与硫唑嘌呤相似,但有高度的选择性,因而骨髓抑制及肝细胞损伤等不良反应少,初起用于抗移植排异,效果良好。霉酚酸酯(MMF)诱导剂量为 $1\sim2g/d$,持续治疗 $3\sim6$ 个月后减量,至 $0.5g/d$ 后维持治疗 $6\sim12$ 个月。

5. 他克莫司(FK506,普乐可复)

FK506 是治疗作用与环孢素(CsA)相似,但肾毒性作用小于环孢素(CsA)的一种新型的免疫抑制药。成人起始治疗剂量为 $0.1mg/(kg\cdot d)$,血药浓度保持在 $5\sim15ng/mL$,疗程为 12 周。如肾病综合征缓解,尿检蛋白转阴性,药量可减至 $008mg/(kg\cdot d)$,再持续治疗 12 周。6 个月后减至 $0.05mg/(kg\cdot d)$ 维持治疗。

(五)非特异性降尿蛋白治疗

1. 血管紧张素转换酶抑制剂(ACEI)或血管紧张素 Ⅱ 受体阻滞剂(ARB)

临床试验证实 ACEI 或 ARB 可通过血流动力学变化和非血流动力学机制减少慢性肾脏病患者的尿蛋白。

常用药物有贝那普利(洛汀新) $10\sim20mg/d$,口服,福辛普利(蒙诺) $10\sim20mg/d$,口服,缬沙坦或氯沙坦等 ARB 药物也可选用。

2. 降脂治疗

肾病综合征常合并高脂血症,使机体处于高凝状态,导致肾小球血流动力学的改变、脂代谢紊乱、肾内缩血管活性物质释放增加,肾小球内压升高,尿蛋白增加,因而降脂治疗可降低蛋白尿。

3. 低分子肝素钠

一方面可以降低患者的血浆黏度和红细胞变性,改善高凝倾向和肾小球血流动力学异常;另一方面可增加肾脏 GBM 的负电荷屏障,减少尿蛋白的漏出。低分子肝素钠 0.4mL,每日 $1\sim2$ 次,皮下注射, $2\sim4$ 周为一个疗程,以后根据病情还可重复使用。

4. 血浆置换及蛋白吸附疗法

血浆置换疗法首先用于治疗重症狼疮,其机制是通过血浆置换装置清除机体内的自身抗体、免疫复合物、补体及炎症介质等,使患者临床症状缓解。该疗法可去除血中的某些 GBM 毒性因子,因而使患者尿蛋白减少,临床肾病缓解或部分缓解。用免疫吸附疗法治疗 FSGS 和移植肾病复发,疗效优于单纯的血浆置换疗法。

(六)不同病理类型引起的肾病综合征

对不同病理类型引起的肾病综合征采取以下治疗方法。

1. 微小病变型

肾病及轻度系膜增生性肾小球肾炎常对激素治疗敏感,初治者可单用激素治疗。因感染、劳累而短期复发者可再使用激素,疗效差或反复发作者应并用细胞毒药物。

应力争达到完全缓解。

2. 膜性肾病

尤其是特发性膜性肾病,是成人原发性肾小球疾病的常见病理类型之一,因其病情变化缓慢,预后差别较大,而药物治疗相对不敏感,存在肾功能逐渐恶化及自发缓解两种不同的倾向。在诸多危险因素中,大量尿蛋白及其持续时间是最主要的因素,尿蛋白量越大,持续时间越长,患者发展至终末期肾衰竭几率明显增加;同时,约 25% 的患者可自然缓解。

大量循证医学研究提示单独使用糖皮质激素治疗无效,糖皮质激素联合细胞毒类药物可能有效。

（1）甲泼尼龙联合苯丁酸氮芥：如甲泼尼龙 1g/d，静脉滴注，3d 后改为 0.4mg/（kg·d），口服，1 个月后改为苯丁酸氮芥 0.2mg/（kg·d），共治疗 30d，循环上述治疗 3 次，总疗程半年，结论认为该方案具有降低尿蛋白及保护肾功能的作用。

（2）甲泼尼龙联合环磷酰胺：甲泼尼龙 1g/d，静脉滴注，3d 后改为 0.4mg/（kg·d），口服，一个月后改为环磷酰胺 0.5mg/（kg·d），口服，共治疗 30d，循环该治疗 3 次，总疗程半年，也可减少蛋白尿。

（3）霉酚酸酯（MMF）：曾有治疗膜性肾病的报道。泼尼松 20～60mg/d 联合霉酚酸酯（MMF）1～2g/d，观察 6 个月，认为治疗是有效。膜性肾病易发生血栓、栓塞并发症，应予积极防治。

3. 局灶硬化性

肾小球肾炎原发性局灶节段性肾小球硬化（FSGS）也是肾脏疾病的常见病理类型。近年来，大量回顾性研究结果显示，延长激素疗程可增加 FSGS 的缓解率。泼尼松初始剂量为 1mg/（kg·d），一般维持 2～3 个月后逐渐减量，获得完全缓解的平均时间为 3～4 个月，因此成人 FSGS 所导致的 NS 在经过 6 个月的泼尼松治疗[1mg/（kg·d）]仍未缓解者，才称为激素抵抗。对于老年人，大部分学者主张隔日泼尼松治疗[1.0～1.6mg/（kg·d）]，持续治疗 3～5 个月对于激素依赖、抵抗和复发者泼尼松加间断环磷酰胺冲击治疗可增加缓解率，环磷酰胺总量不宜超过 150mg/kg。其他如 CSA、霉酚酸酯（MMF）、FK506、ACEI 和 ARB 等药物的使用以及采用血浆置换清蛋白吸附法治疗 FSGS。

4. 其他

系膜毛细血管性肾小球肾炎、局灶节段性肾小球硬化和重度系膜增生性肾小球肾炎常较快地发展为肾衰竭，预后差。通常对已发生肾衰竭者，不再给予激素及细胞毒药物治疗，而按慢性肾衰竭处理。肾功能正常者，可参考应用下列治疗方案：先给足量激素及细胞毒药物（或可同时加用抗凝药及抗血小板药）积极治疗；疗程完成后无论疗效如何均及时减、撤药，以避免严重不良反应；随后保持维持量激素及抗血小板药长期服用。如此治疗后，少数病例可能缓解，多数患者肾病综合征虽未缓解，但仍有可能延缓肾功能减退。

（七）治疗注意事项

（1）如果患者无特别严重的水肿，可不必严格控制钠盐摄入，因患者多伴有胃肠道水肿及食欲减退，过分限盐会影响患者食欲而妨碍蛋白质及热量的摄入。

（2）在使用利尿剂治疗时应判断患者是否存在有效血容量不足。噻嗪类利尿剂可缓解大部分轻微的水肿；当出现低钾血症时可应用保钾利尿剂；襻利尿剂适用于中度及重度水肿；噻嗪类利尿剂与襻利尿剂联用利尿及排钠作用持续时间长，具有协同作用。

（3）血浆或人血清蛋白等静脉滴注均可提高血浆胶体渗透压，促进组织中水分回吸收并利尿，如接着立即静脉滴注呋塞米 60～120mg（加于葡萄糖溶液中缓慢静脉滴注 1h），能获得良好的利尿效果。但由于输入的血浆和其制品均将于 24～48h 内由尿中排出，故血浆制品不可输注过多过频，否则因肾小球高滤过及肾小管高代谢，造成肾小球脏层及肾小管上皮细胞损伤。对伴有心脏病的患者应慎用此法利尿，以免因血容量急性扩张而诱发心力衰竭。

（4）对肾病综合征患者利尿治疗的原则是不宜过快过猛，以免造成血容量不足、加重血液高黏倾向、诱发血栓、栓塞并发症。

六、并发症

1. 感染

与蛋白质丢失、营养不良、免疫功能紊乱及应用糖皮质激素治疗有关,是肾病综合征的常见并发症。常见感染部位顺序为呼吸道、泌尿道、皮肤。由于应用糖皮质激素,其感染的临床征象常不明显,但若治疗不及时或不彻底,感染仍是导致肾病综合征复发和疗效不佳的主要原因,甚至导致患者死亡,应予以高度重视。

2. 血栓栓塞并发症

由于血液浓缩(有效血容量减少)及高脂血症造成血液黏稠度增加;此外,某些蛋白质丢失,以及肝代偿性合成蛋白增加,引起机体凝血、抗凝和纤溶系统平衡失调。由于肾病综合征时血小板功能亢进、应用利尿药和糖皮质激素等均可能加重血液高凝。

因此,肾病综合征时容易发生血栓、栓塞并发症,其中以肾静脉血栓最为常见(发生率为10%~40%,其中3/4病例因慢性形成,临床并无症状);此外,肺血管血栓、栓塞,下肢静脉、下腔静脉、冠状血管血栓和脑血管血栓也不少见。血栓、栓塞并发症是直接影响肾病综合征治疗效果和预后的重要原因。

3. 急性肾衰竭

少数病例可出现急性肾衰竭,也是原发性肾病综合征最严重的并发症。其机制可能是因肾间质高度水肿压迫肾小管,以及大量蛋白管型阻塞肾小管所致。由于肾小管腔内高压,间接引起肾小球滤过率骤然减少,导致急性肾实质性肾衰竭。常见于 50 岁以上患者(尤以微小病变型肾病者居多),发生多无明显诱因,表现为少尿或无尿,扩容利尿无效。

肾活检病理检查显示肾小球病变轻微,肾间质弥散重度水肿,肾小管可为正常或有少数细胞变性、坏死,肾小管腔内有大量蛋白管型。

4. 蛋白质及脂肪代谢紊乱

长期低蛋白血症可导致营养不良,小儿生长发育迟缓;免疫球蛋白减少造成机体免疫力低下,易致感染;金属结合蛋白丢失可使微量元素(铁、铜、锌等)缺乏;内分泌素结合蛋白不足可诱发内分泌紊乱(如低 T_3 综合征等);药物结合蛋白减少可能影响某些药物的药动学(使血浆游离药物浓度增加、排泄加速),影响药物疗效高脂血症中血液黏稠度增加,促进血栓、栓塞并发症的发生,还将增加心血管系统并发症,并可促进肾小球硬化和肾小管,间质病变的发生,促进肾脏病变的慢性进展。

七、预后

肾病综合征预后个体差异很大。决定预后的主要因素包括以下三个方面。

1. 病理类型

一般说来,微小病变型肾病和轻度系膜增生性肾小球肾炎的预后较好。微小病变型肾病部分患者可自发缓解,治疗缓解率高,但缓解后易复发;早期膜性肾病仍有较高的治疗缓解率,晚期虽难以达到治疗缓解,但病情进展缓慢,发生肾衰竭较晚;系膜毛细血管性肾小球肾炎、局灶性节段性肾小球硬化及重度系膜增生性肾小球肾炎预后差,疗效不佳,病情进展较快易短时间内进入慢性肾衰竭。

2. 临床因素

如大量蛋白尿、高血压和高血脂均可促进肾小球硬化,上述因素如长期得不到控制,则成为预后不良的重要因素。

3. 并发症

存在反复感染、血栓栓塞并发症者常影响预后。

（张　虹）

第六节　快速进展性肾小球肾炎和新月体肾炎

一、概述

快速进展性肾小球肾炎（rapidly progressive glomerulonephritis，RPGN）又称急进性肾小球肾炎（急进性肾炎），是一组表现为血尿、蛋白尿及短期内进行性肾功能减退的临床综合征，是肾小球肾炎中最严重的类型，病理通常表现为新月体肾炎。

二、病因

按照病因、临床和病理表现，新月体肾炎可以分为3大类：原发性新月体肾炎、其他原发性肾炎基础上的新月体肾炎、继发性新月体肾炎。

三、病理分类

目前普遍采用 Couser 分类法将新月体肾炎分为三型。

（一）Ⅰ型

Ⅰ型又称抗基底膜抗体型新月体肾炎，血抗 GBM 抗体阳性。免疫荧光病理检查显示免疫球蛋白（常为 IgG）沿肾小球基底膜呈线性沉积，可分为以下两类。

（1）伴肺出血（Goodpasture 病）。

（2）无肺出血的抗 GBM 肾炎。

（二）Ⅱ型

Ⅱ型又称免疫复合物型新月体肾炎。免疫荧光显示免疫复合物沉积于肾小球毛细血管祥和（或）系膜区。

（三）Ⅲ型

Ⅲ型又称寡免疫复合物型肾小球肾炎。Ⅲ型中 70% ~80% 患者血清中存在 ANCA，故又称 ANCA 相关性肾炎。

四、发病机制

RPGN 患者肾活检病理通常表现为新月体肾炎。新月体的形成过程和机制如下。

（1）肾小球基底膜的损伤和断裂。通过抗体的直接作用、补体系统 C5b-9（膜攻击）成分的激活、活化的巨噬细胞蛋白水解酶活性以及系膜细胞增生挤压等均可导致基膜的损伤和断裂。

（2）炎症细胞和血浆蛋白进入鲍曼（Bowman）囊。基膜断裂破坏了肾小球毛细血管的完整性，导致循环细胞、炎症介质及血浆蛋白通过毛细血管壁而进入鲍曼囊。

（3）新月体形成。凝血因子,尤其是纤维蛋白原刺激肾小球壁层上皮细胞不断增生,并形成新月体,巨噬细胞和间质成纤维细胞在新月体形成中也发挥了重要作用。

月体的发展与转归主要取决于鲍曼囊的完整性及其组成成分,分为三个阶段:①细胞性新月体:发病初期在新月体细胞间仅有少许纤维素、红细胞及白细胞渗出;②细胞纤维性新月体:随着病程进展,细胞间纤维组织逐渐增多;③纤维性新月体:后期纤维组织持续增多,于数日至数周形成以纤维组织为主的新月体。三种新月体可在同一肾标本中出现。新月体一方面与肾小球囊腔粘连,造成囊腔闭塞,另一方面压迫毛细血管丛,造成毛细血管襻萎缩、坏死、出血,结构严重破坏,整个肾小球纤维化。肾小管上皮细胞早期表现为变性、间质水肿、炎性细胞浸润,后期肾小管萎缩、间质纤维化。

五、临床表现

RPGN 患者可见于任何年龄,呈急性起病,前驱期可有链球菌感染症状,发病时患者全身症状较重,如疲乏、无力、体重下降,可伴发热、腹痛,病情进展急骤,出现严重的少尿、无尿、高血压、贫血。

实验室检查常见血尿、异形红细胞尿和红细胞管型。常伴蛋白尿,尿蛋白量不等,尿中可发现纤维蛋白降解产物。血清肌酐、尿素氮快速进行性升高,常伴代谢性酸中毒和水、电解质平衡紊乱。抗 GBM 肾炎、ANCA 相关性血管炎、系统性红斑狼疮等有相关特征性抗体阳性。

六、诊断与鉴别诊断

临床表现为血尿、蛋白尿及短期内肾功能进行性减退者应考虑本病,详细了解病史和体检,包括感染和用药史,系统性疾病的表现如关节痛、发热、皮疹、光过敏以及肺部有无病变等,对诊断有重要意义。特殊的抗体检查和肾活检病理是确诊本病的关键。

（一）与表现为 AKI 的其他疾病鉴别

1. 急性肾小管坏死

急性肾小管坏死常有明确的病因,如休克、手术、外伤、中毒(药物、鱼胆中毒等)、异型输血等,一般无明显血尿和蛋白尿等肾小球肾炎的表现。鉴别有困难时,需做肾活检病理检查明确诊断。

2. 尿路梗阻性肾衰竭

尿路梗阻性肾衰竭常见于肾盂或双侧输尿管结石、膀胱或前列腺肿瘤压迫或血块梗阻等。患者常突发无尿,有肾绞痛或明显腰痛史,超声波检查、膀胱镜检查或逆行尿路造影可证实存在尿路梗阻。

3. 急性间质性肾炎

可因急性肾损伤起病,常伴发热、皮疹、嗜酸性粒细胞增高等表现。常可查出过敏的原因,包括可疑药物用药史。鉴别有困难时,需做肾活检病理明确诊断。

4. 其他肾小球肾炎合并 AKI

其他肾小球肾炎合并 AKI 包括肾小球疾病严重的活动性病变,伴或不伴新月体形成。

（二）新月体肾炎的病理诊断和病因诊断

一般情况下,临床诊断为 RPGN 的患者均需要做病理检查以明确病理类型及病变程度、新月体性质等,并指导治疗。

1. 病理诊断

新月体肾炎的诊断标准如下。

(1)新出现的新月体为闭塞肾小球囊腔 50% 以上的大新月体,不包括小型或部分性新月体。

(2)伴有大新月体的肾小球数超过或等于全部肾小球数的 50%。

2. 病因诊断

(1)其他原发性肾小球肾炎伴新月体形成:系膜毛细血管性肾炎、IgA 肾炎、膜性肾病、链球菌感染后肾炎的重症患者可伴有新月体形成,甚至表现为新月体肾炎,但这些疾病在光镜、电镜及免疫荧光有相应特征性表现。

(2)继发性新月体肾炎:主要依靠临床表现及血清学检查,如狼疮性肾炎患者多伴有多脏器损害,抗核抗体及 ds DNA 抗体阳性;紫癜性肾炎伴有皮肤紫癜;恶性肿瘤及某些药物引起的新月体肾炎应有相应临床表现和用药史。

(3)原发性新月体肾炎:排除以上两种情况后可以确诊为原发性新月体肾炎,然后作分型诊断。

七、治疗

RPGN 是一组病理发展快、预后差的疾病,一旦确诊,必须争分夺秒地进行治疗。

(一)肾上腺皮质激素

甲泼尼龙 0.5 ~ 1.0g 静脉滴注,每日或隔日 1 次,3 次为 1 个疗程,间隔 3 ~ 7 日可再用 1 ~ 2 个疗程,再改为泼尼松或泼尼松龙口服,泼尼松(龙)起始剂量为 $1mg/(kg \cdot d)$,4 ~ 6 周后开始减药,6 个月内逐渐减至 10mg/d 维持,服半年至 1 年或更久。

(二)免疫抑制药物

常用环磷酰胺,静脉注射(每月 1 次,$0.5 ~ 1g/m^2$ 体表面积)共 6 个月,累计量达 6 ~ 8g 停药。而后可以再用硫唑嘌呤 100mg/d 继续治疗 6 ~ 12 个月巩固疗效,需注意其骨髓抑制及肝脏损伤等不良反应。吗替麦考酚酯疗效肯定,不良反应较轻,已被广泛应用于肾病治疗,起始剂量 1 ~ 2g/d(常为 1.5g/d),以后每半年减 0.5g/d,最后以 0.5g/d 剂量维持半年至 1 年。

(三)血浆置换

用膜血浆滤器或离心式血浆细胞分离器分离患者的血浆和血细胞,然后用正常人的血浆或血浆成分(如清蛋白)对其进行置换,每日或隔日置换 1 次,每次置换 2 ~ 4L。

(四)免疫吸附治疗

此法清除致病抗体和(或)循环免疫复合物的疗效肯定,但是价格较昂贵。

(五)大剂量丙种球蛋白静脉注射

具体方案是:丙种球蛋白 $400mg/(kg \cdot d)$ 静脉滴注,5 次为 1 个疗程,必要时可应用数个疗程。

(六)替代治疗

如果患者肾功能急剧恶化达到透析指征时,应尽早进行透析治疗(包括血液透析或腹膜透析),以维持生命、赢得治疗时间。如果疾病已进入不可逆性终末期肾衰竭,则应予患者长期维持透析治疗或肾移植。肾移植应在病情静止、血中致病抗体(抗 GBM 抗体、ANCA 等)阴转后半年至 1 年才进行,以免术后移植肾再发 RPGN。

（七）生物学靶向干预药物

其可能靶向包括肿瘤坏死因子、γ－干扰素、基质金属蛋白酶和氧自由基、血小板衍生生长因子和血管内皮生长因子等。这一治疗方法为今后尝试治疗系统性血管炎甚至其他自身免疫性疾病，提供了一种新的特异性途径。

八、预后

患者如能及时行肾活检明确诊断和早期强化治疗，预后可得到显著改善，其中影响患者预后的主要因素如下。

（1）免疫病理类型，Ⅱ型、Ⅲ型预后较好，Ⅰ型较差。

（2）强化治疗是否及时，临床无少尿、血清肌酐＜530μmol/L，病理尚未显示广泛不可逆病变（纤维新月体、肾小球硬化或间质纤维化）时，即开始治疗者预后较好，否则预后差。

（3）老年患者预后相对较差。

（何春其）

第七节　抗肾小球基底膜肾炎

一、概述

抗肾小球基底膜（glomerular basement membrane，GBM）病是循环中抗 GBM 抗体在组织中沉积所引起的一组自身免疫性疾病，肾、肺为主要受累器官。如病变局限在肾脏称为抗 GBM 肾炎，当肾、肺同时受累时称为 Goodpasture 病。多数抗 GBM 肾炎患者起病急、病情进展快、预后差，肾功能常在几天或几周内进入肾衰竭阶段，少数患者早期即死于肺出血和呼吸衰竭。

Goodpasture 综合征泛指有肺出血及急进性肾炎并存的一大组临床综合征，但目前临床上多与 Goodpasture 病、肺出血－肾炎综合征概念通用。抗 GBM 肾炎人群患病率在(0.5~1.0)/100 万，约占急进型肾小球肾炎病例的 1%。

二、发病机制

人类Ⅳ型胶原是基底膜的重要组成成分，构成基底膜骨架结构。基底膜Ⅳ型胶原是由 6 条不同的 α 链组成($α_1$~$α_6$)的三螺旋结构，抗 GBM 抗体的靶抗原位于Ⅳ型胶原 $α_3$ 链羧基端的非胶原区 1[$α_3$(Ⅳ)NC1]。靶抗原分布存在局限性，肾、肺为主要受累器官。由于肾小球内皮细胞间存在裂孔，因此血液中的抗 GBM 抗体容易结合到肾小球基底膜上。

抗 GBM 肾炎是一种原位免疫复合物性肾炎。生理情况下肾小球基底膜 $α_3$(Ⅳ)NC1 区域上的抗原决定簇处于遮蔽位置，机体对自身抗原表现为耐受状态，而天然抗 GBM 抗体在血液循环中的滴度和亲和力均很低，不足以引起自身免疫反应，但在环境变化或某些因素如感染、吸烟、有毒有机溶剂等刺激诱发下，Ⅳ型胶原的结构发生改变，$α_3$(Ⅳ)NC1 区域的抗原决定簇暴露，与抗 GBM 抗体结合诱发免疫反应。目前认为，体液免疫和细胞免疫共同参与了抗 GBM 肾炎的发病过程。

三、肾脏病理

（一）光镜检查

抗 GBM 肾炎的特征性改变是肾小球毛细血管管壁破坏及球囊中新月体形成。细胞性新月体、纤维细胞性新月体和纤维性新月体可同时存在，但很多抗 GBM 肾炎患者新月体往往处于同一发展阶段，这是由于单一的、共同的免疫病理因素同时作用的结果。极少数轻症病例也可呈现局灶性肾炎，甚至光镜下基本正常。

（二）免疫荧光

免疫荧光具有诊断性价值，肾小球基底膜显示强的、线性的 IgG 荧光染色，C_3 几乎在所有的病例均为阳性，但通常较 IgG 弱，而且可能为不连续的，甚至是颗粒状的。极为罕见的有 IgA 或 IgM 呈线性沉积。

（三）电镜

抗 GBM 肾炎的电镜超微结构改变不具有特异性，典型抗 GBM 肾炎较少有电子致密物，较多电子致密沉积物则可排除抗 GBM 疾病。

四、临床表现

GBM 肾炎有两个发病高峰，第一个高峰在 20～30 岁之间，男性多见，多表现为肺出血－肾炎综合征，第二个高峰在 60～70 岁，女性多见，多为肾脏局限型。在老年患者中，合并 ANCA 阳性的比例明显高于年轻患者。

（一）一般表现

常有疲乏、无力、体重下降等表现。贫血见于 98% 的患者，为小细胞性贫血、血清铁下降。贫血原因可能为亚临床（不显性）肺出血导致的失血性贫血。

（二）肾损伤表现

大多数表现为急进性肾炎综合征，起病后短时间内即需进行透析治疗。尿检有不同程度镜下血尿，肉眼血尿少见，大量蛋白尿呈典型肾病综合征者较少，多伴有轻、中度高血压。近年来有报道，一些患者起病较慢、肾功能正常，原因可能为循环抗 GBM 抗体滴度较低、肾小球抗 GBM 抗体沉积较少。

（三）肺部受累表现

肺部损伤见于 30% 的患者，表现为肺出血。约 2/3 患者肺出血出现在肾损伤之前数日至数年，也可出现在肾损伤之后。临床上常以咯血为最早症状，轻者痰中略带血丝，重者大量咯血甚至窒息死亡。

患者多伴气急、咳嗽、胸痛，肺叩诊呈浊音，听诊可闻及湿啰音，痰中可见大量含铁血黄素细胞。肺 X 线检查早期所见与肺水肿相似。如反复出血，肺内含铁血黄素沉积数量增多，X 线片显示网状结节的典型改变。

五、实验室检查

特征性表现是循环中存在抗 GBM 抗体。抗 GBM 抗体最常见的类型是 IgG 型，其中以 IgG1 亚型最常见，少部分可以是 IgG4 亚型（女性相对多见），极少数是 IgA 型。

六、诊断及鉴别诊断

（一）诊断

临床表现为血尿、蛋白尿、肾功能迅速减退，伴或不伴肺出血要考虑本病，如血清抗 GBM 抗体阳性，肾活检示新月体肾炎，免疫荧光见 IgG 沿肾小球毛细血管袢呈线状沉积可做出本病诊断。

（二）鉴别诊断

1. 其他类型新月体肾炎

根据病理特征性表现，与免疫复合物型（免疫复合物颗粒样沉积）及寡免疫型新月体性肾炎（罕有免疫复合物沉积）的鉴别不难。

2. 同时伴有肾炎及肺出血的相关疾病

常见有 SLE、各种类型系统性血管炎（如 GPA、MPA 等）、类风湿关节炎合并全身血管炎、过敏性紫癜、冷球蛋白血症、混合结缔组织病及部分药物相关性肾损伤等。SLE 主要为育龄女性好发，GPA 常有上呼吸道感染等多种临床症状，但更重要的是从血清学指标的差异来鉴别，如 ANA、抗 dsDNA 抗体阳性及血清补体 C_3、C_4 水平的下降主要见于 SLE，血清冷球蛋白检测有助于冷球蛋白血症性肾炎的鉴别，而 ANCA 主要见于原发性小血管炎。

3. 其他

除疾病本身导致肺出血外，还需注意与急、慢性肾炎合并肺部感染、急性肺水肿及肺梗死导致的咯血相鉴别。

（1）急性肾炎伴左心衰竭：由于严重高血压、水钠潴留而产生的充血性心力衰竭时，也可有血痰和呼吸困难，抗 GBM 抗体检测和肾活检病理检查可资鉴别。

（2）肾炎伴肺炎：常见于各种原发或继发性肾炎本身或免疫抑制剂治疗后并发的重症肺炎，胸部 CT 均可表现为肺出血和肺间质改变，但肾炎伴重症肺炎患者常伴高热，血 WBC 和中性粒细胞显著升高伴核左移，而肾功能迅速减退不明显，抗 GBM 抗体阴性，积极抗感染及对症治疗有效。

（3）肾炎伴肺梗死：可见相应的心电图及 X 线表现，必要时作核素肺扫描。

七、治疗

抗 GBM 肾炎一旦确诊即应争分夺秒进行治疗，以尽量恢复肾功能、阻止病变向慢性化发展。

（一）急性进展期强化治疗

1. 强化血浆置换或免疫吸附治疗

可清除患者循环中的抗 GBM 抗体，联合使用免疫抑制剂则可阻断抗体的再产生。强化血浆置换方案：每次置换 2～4L，每日或隔日 1 次，直至抗体转阴。对于有肺出血的患者，可应用新鲜冰冻血浆作为置换液改善凝血功能。

2. 冲击治疗

常采用甲泼尼龙和（或）环磷酰胺冲击治疗。甲泼尼龙 0.5～1.0g/d 静脉滴注 3～5d，继以口服剂量 1mg/kg 维持 1 个月后继续减量治疗。CTX 冲击使用 0.5g/m² 体表面积，每月 1 次静脉滴注，或 1～2mg/（kg·d）口服。根据肾功能和白细胞计数调整用量，持续应用

2~3个月。

（二）长期维持期治疗

1.免疫抑制治疗（激素合并免疫抑制剂）

免疫抑制剂最常使用环磷酰胺和硫唑嘌呤,中成药有雷公藤多苷片等。新型免疫抑制剂如吗替麦考酚酯(MMF)、来氟米特、FK506 等临床应用越来越广泛,且均有不少治疗成功的报道。

2.抗凝治疗

目前,低分子肝素使用最为广泛,也可使用华法林抗凝。使用过程中必须密切注意患者症状及监测凝血功能,尤其是对于合并肺出血的抗 GBM 肾炎患者需评估出血风险后再考虑抗凝治疗。

（三）支持和替代治疗

对于肾功能进入衰竭阶段或是治疗无效、肾功能急速恶化的患者,应尽早行透析治疗以维持生命、赢得治疗时间。肾移植治疗主张在抗 GBM 抗体转阴半年以上进行,以防再次因自身免疫作用发生抗 GBM 肾炎。

（何春其）

第八节　局灶节段性肾小球硬化症

一、概述

局灶节段性肾小球硬化症(focal segmental glomerulosclerosis,FSGS)是一种包括多种病因及发病机制在内的临床病理综合征的诊断。临床主要表现为蛋白尿、肾病综合征,主要病理表现为部分肾小球(局灶)及部分肾小球毛细血管袢(节段)发生硬化性改变。本病对各种治疗的反应均较差,疾病呈慢性进行性过程,最终发生慢性肾衰竭。

二、分类

（一）原发型(特发性)FSGS

（1）非其他类型 FSGS(NOS 型)。

（2）尖端型 FSGS。

（3）塌陷型 FSGS。

（4）细胞型 FSGS。

（5）门周型 FSGS。

（二）继发型 FSGS

（1）HIV 感染。

（2）静脉毒品(海洛因)滥用。

（3）其他药物(帕米磷酸、干扰素)。

（4）基因异常(in podocin、α – 辅肌动蛋白 4、TRPC – 6)。

（5）肾小球肥大。

1）病态肥胖。

2）镰状细胞病。

3）发绀型先天性心脏病。

4）缺氧性肺病。

（6）肾单位减少。

1）单侧肾发育不全。

2）先天性肾单位减少症伴代偿性肥大。

3）反流间质性肾炎。

4）局灶性肾皮质坏死后。

5）肾切除术后。

三、病理

（一）光镜

肾小球病变呈局灶性（仅累及部分肾小球）、节段性（仅累及部分肾小球毛细血管襻）硬化分布是本病特征性的病变。病变常从皮质深层或近髓部位肾小球开始，逐渐扩展至肾皮质。各个肾小球的病变程度轻重不一，节段性硬化的范围亦不相同。节段硬化的肾小球内可见泡沫细胞（单核巨细胞吞噬低密度脂蛋白形成），并可见节段襻与邻近的囊壁粘连。炎性细胞常聚集在节段硬化处。未硬化的肾小球病变轻微或呈弥散性系膜基质增生改变。硬化肾小球比例较高时，相对完好的肾小球体积代偿性增大。早期就可以出现明显的肾小管－间质病变。在肾小管常可见到基底膜局灶增厚和萎缩，伴间质细胞浸润及纤维化。小动脉内膜玻璃样物质沉积和小动脉透明样变亦很常见。

按 2004 年国际肾脏病理学会 FSGS 病理分型标准，光镜下 FSGS 可分为五型：门周型、细胞型、顶端型、塌陷型和非其他类型（NOS 型）。

（二）免疫荧光

非硬化性肾小球节段通常不会有免疫荧光着色或补体沉积，硬化节段毛细血管襻可有 C_3、$C1q$、IgM 呈不规则颗粒状、团块状或结节状沉积。

（三）电镜

FSGS 的超微结构特点为非特异性，肾小球上皮细胞呈广泛的足突融合，系膜基质增多，毛细血管塌陷，电子致密物沉积，上皮细胞和内皮细胞空泡变性。

四、发病机制

原发性 FSGS 机制尚不清楚。本病在不同人种间的发病率具有显著差异；有报道本病于 MHC 抗原全部相同的供肾移植后复发率达 82%，不完全相同的亲属供肾者复发率为 53%，而其他异体供肾复发率仅 35%，提示遗传因素在发病机制中起重要作用。在肾小球硬化区可见 IgM 及 C_3 颗粒样沉积，支持本病为免疫复合物性疾病。5/6 肾切除大鼠之肾脏迅速发生局灶节段性硬化，提示血流动力学改变，即肾小球毛细血管襻内高压也是重要的发病因素。在致病因素作用下，肾小球内各种固有细胞都受到不同程度的刺激，产生出大量的细胞因子介导固有细胞的活化，造成细胞外基质产生增多、血浆渗出，进而使毛细血管襻塌陷、闭塞，硬化逐渐形成。在这一过程中,肾小球脏层上皮细胞—足细胞,是主要的参与细胞。

五、临床表现

在过去二十年中,FSGS 发病率有所增长,从低于 10% 上升到约 25%。

本病临床表现无特异性,所有年龄均可发病,但多数发病年龄在 25～35 岁,男性高于女性,黑种人多见。

所有患者均有不同程度的蛋白尿,50% 可表现为肾病综合征,半数以上患者有血尿,多为镜下血尿,偶有肉眼血尿。约 1/3 患者有不同程度的肾功能不全,1/3 患者可有高血压。

成人和儿童 FSGS 临床表现有所不同,儿童蛋白尿多见,成人高血压多见。

六、实验室检查

尿常规检查可有血尿、蛋白尿,血清蛋白均有不同程度下降,可有不同程度的肾功能异常,血清补体一般正常,免疫球蛋白可降低。

七、诊断和鉴别诊断

由于 FSGS 病变呈局灶节段分布的特点,所以容易漏诊,并且应注意除外其他肾小球疾病引起的类似病理改变。

FSGS 早期,病变多局限于皮髓交界区,因而肾活检检查常因穿不到该部位而误诊为肾小球轻微病变,对于经正规糖皮质激素治疗无效的患者应警惕 FSGS 早期可能,必要时重复肾活检。确诊 FSGS 后还应注意排除继发因素。

八、治疗

大剂量长期激素治疗是 FSGS 的主要治疗。国际儿童肾脏病研究协会推荐初始用泼尼松 $60mg/(m^2 \cdot d)$,最多用到 $80mg/d$,4 周后减到 $40mg/(m^2 \cdot d)$(最多 $60mg/d$)。大剂量、长疗程的泼尼松有利于诱导缓解,因此为达到缓解,泼尼松需持续 16 周服用。成人完全缓解平均需 3～4 个月。对于复发患者,重复激素疗程可能再次达到缓解,需延长疗程(>6 个月)。对于频繁复发的激素依赖性患者,可加用环孢素(CsA)。大剂量激素可达缓解,但有些患者不能耐受口服泼尼松,可换用静脉用甲泼尼龙 $30mg/(kg \cdot d)$,最大剂量为 1g,隔日 1 次。

激素抵抗性患者,加用环磷酰胺或 CsA、普乐可复(FK506),可能会有一定效果。一般常用 CsA 剂量为 $5～6mg/(kg \cdot d)$ 口服,大部分患者于 1 个月内起效,但 75% 的患者在减量或停用时复发;若 4～6 个月后仍无反应,应予停药。对于慢性肾功能不全及已有严重小管间质病变的 FSGS 患者,CsA 可加快其进展,应慎用。肾功能异常者起始剂量宜为 $2.5mg/(kg \cdot d)$,血肌酐 $2.5mg/dL$($221\mu mol/L$)以上者忌用,通常在 CsA 治疗获得缓解后 12 个月以上缓慢减量,以减少复发。FK506 常用于 CsA 治疗无效或依赖患者,建议剂量 $0.05mg/(kg \cdot d)$。吗替麦考酚酯(MMF)对部分激素或 CsA 不敏感的 FSGS 患者可能有效果,建议剂量为 750～1500mg/d,分两次口服。

ACEI/ARB 能改善 FSGS 的肾脏病症,且远期预后良好,因此该治疗应在其他抗感染及免疫抑制疗法基础上使用,即使其有高血钾、减少肾小球滤过率等不良反应,仍应酌情使用。

九、病程与预后

FSGS 患者一般总体预后相对较差,约半数患者在 10 年内发展为 ESRD。

与预后有关的因素有:蛋白尿程度、发病时肾功能、病理中的慢性病变、肾病综合征是否缓解、病理类型,尖端型 FSGS 患者长期预后一般好于其他类型 FSGS,其次是门周型和 NOS 型,而细胞型和塌陷型预后最差。不足 5% 的原发性 FSGS 者可自发性缓解。

(何春其)

第九节　急性间质性肾炎

间质性肾炎指肾脏间质有炎症细胞浸润和水肿或纤维化,因常伴有不同程度的肾小管损伤,故又有肾小管 – 间质性肾炎之称。急性间质性肾炎(acute interstitial nephritis, AIN)原指各种感染引起的肾脏的形态学特征,现指各种原因引起的一种临床病理综合征,特征是临床急性起病,肾功能急剧恶化,在 GFR 下降同时常有肾小管功能不全;病理以肾间质炎性细胞浸润、水肿伴有小管上皮细胞退行性变、坏死为病理特征。AIN 是急性肾衰竭(ARF)的重要原因之一,占 ARF 的 10% ~15% 。

一、病因

(一)感染

甲组链球菌、金黄色葡萄球菌、白喉杆菌、布氏杆菌、钩端螺旋体菌、军团菌,弓形体、EB 病毒及肺炎支原体、大肠埃希菌、流行性出血热病毒、麻疹病毒等,都可引起急性间质性肾炎。

感染引起间质性肾炎的机制尚不完全清楚,其中有些病原体可直接侵入肾脏,参与间质炎症反应的细胞由产生抗侵入病原体抗体的细胞和参与吞噬有关的细胞组成。侵入肾脏的细菌释放内毒素或外毒素,直接损伤组织,通常为微生物直接侵袭肾脏并在肾脏内繁殖所引起的肾间质化脓性炎症,即肾盂肾炎等。

由系统感染(多为肾外感染)引起的变态反应所致的急性间质性肾炎,其病原体包括:细菌、病毒、螺旋体、支原体、原虫及蠕虫等。如由 Hantaan 病毒引起的肾出血热综合征、由黄疸出血型钩端螺旋体引起的钩端螺旋体病等。

(二)药物

药物变态反应引起的急性间质性肾炎是目前临床上最常见的类型。与急性间质性肾炎强相关的药物有甲氧西林、青霉素类、先锋霉素 I 、非类固醇抗感染药和西咪替丁;可能相关的有羧苄西林、头孢菌素类、苯唑西林、磺胺类、利福平、噻嗪类、呋噻米、白细胞介素、苯茚二酮。弱相关的有:苯妥英钠、四环素、丙磺舒、巯甲丙脯酸、别嘌醇、红霉素、氨霉素和氯贝丁酯。其中由抗生素引起的急性间质性肾炎占大多数。

药物性急性间质性肾炎一般是由变态反应引起的,与直接毒性作用关系不大,因急性间质性肾炎仅在用药的少数患者中发生,与用药剂量无关,肾脏损伤常伴有过敏的全身表现(发热、皮疹、嗜酸细胞增多、关节痛),再次接触同一药物或同类药物时仍可再发生反应,循环中有某些致病药物的抗体,同时有一些体液或细胞免疫介导反应的证据。

(三)代谢性原因

严重的代谢失调,如高血钙、高尿酸血症和低血钾等可导致急性间质性肾炎。

（四）其他原因

有继发于肾小球肾炎、继发于 SLE、继发于肾移植、代谢性原因、特发性急性间质性肾炎等。在各种免疫复合物型疾病中，SLE 最常见在 TBMs 和肾小管周围毛细血管壁有免疫复合物沉积（50%）。60% 的患者有单核细胞引起的局灶性或弥散性间质浸润，伴或不伴中性粒细胞和浆细胞，肾小管有不同程度的损伤。弥散增生性较膜性或局灶增生性狼疮肾炎常见肾小球外免疫沉积物，肾小管间质性肾炎也较为常见。人们早已注意到肾小球肾炎可伴有间质炎症反应，但只是在近些年才重视其机制的研究。继发于移植肾，肾小球外免疫球蛋白的沉积只是促发间质反应诸因素之一。沿 TBMs 线状和颗粒状沉积物均有报告，多数都能洗脱出抗 TBM 抗体。

（五）特发性急性间质性肾炎

另有一些患者找不到任何致病因素称之为特发性 AIN，这类患者唯一共有的特征是可逆的急性肾衰竭、肾间质水肿和单核细胞浸润。

二、发病机制

感染的病毒、细菌及其毒素可直接侵袭肾脏引起间质损伤，一些药物、毒物、物理因素以及代谢紊乱亦可直接导致 AIN。但是产生 AIN 的主要原因是免疫反应，包括抗原特异性和非抗原特异性所致的肾间质损伤。研究证实，由细胞介导的免疫反应途径在 AIN 的发病中起了重要作用。运用单抗免疫组化进行研究，发现肾间质中参与炎症反应的浸润细胞大多为 T 淋巴细胞，以 CD4 细胞占多数；但在由非甾体类解热镇痛药（NSAIDs）、西咪替丁、抗生素类药物引起的病例中，则以 CD8 细胞略占多数。

经典抗原介导的免疫性间质性肾炎是抗肾小管基膜抗体性间质性肾炎，循环血中可测得抗原特异性 IgG。肾小管基膜上可见 IgG 呈线性沉淀，或颗粒状沉积于某些系统性红斑狼疮和干燥综合征患者的小管基膜上，这种表现在其他 AIN 病例中极为罕见。间质内浸润细胞发病初多为中性粒细胞，2～3 周后转为单核细胞。

三、临床表现

（一）全身过敏表现

常见药疹、药物热及处周血嗜酸性粒细胞增多，有时还可见关节痛及淋巴结肿大。但是由非甾体抗感染药引起者常无全身过敏表现。过敏症状可先于肾衰竭 1 周前发生，也可同时发生。大多数患者（60%～100%）有发热，30%～40% 的患者有红斑或斑丘疹样皮损，瘙痒，但关节痛无特异性，较其他症状少见。偶有腰痛，可能与肾被膜紧张有关。1/3 的患者有肉眼血尿。

（二）急性感染的症状

感染引起的急性间质性肾炎主要见于严重感染和有脓毒血症的患者，症状有发热、恶寒、腰痛、虚弱等，血中多形核白细胞增高。急性肾盂肾炎为其典型的表现。

（三）尿化验异常

常出现无菌性白细胞尿、血尿及蛋白尿。蛋白尿多呈轻度，但当非甾体抗感染药引起肾小球微小病变型肾病时却常见大量蛋白尿，并可由此引起肾病综合征。

感染性急性间质性肾炎尿中以多形核白细胞为主，可见白细胞管型，并有少量红细胞和尿蛋白。过敏性急性间质性肾炎 80% 以上有血尿、蛋白尿和脓尿,90% 有镜下血尿,发现嗜酸细胞尿强烈提示药物过敏引起的急性间质性肾炎。

蛋白尿一般是肾小管性的,很少达肾病综合征的程度,多在 1.2g/d 以下,但非类固醇抗感染药引起的急性间质性肾炎,尿蛋白可达肾病范围,嗜酸细胞尿不如其他常见。

依据临床和无红细胞管型除外急性肾小球肾炎和血管炎后,尿中嗜酸细胞极有助于急性肾小管坏死与过敏性间质性肾炎的鉴别,但无嗜酸细胞不具鉴别价值,因许多急性间质性肾炎患者无嗜酸细胞尿,并且嗜酸细胞尿随时间而异。特发性急性间质性肾炎尿中嗜酸性粒细胞不增加,伴有眼葡萄膜炎的有嗜酸性细胞尿。

(四)肾功能损害

1. 肾小管功能不全

间质损伤的基本表现即肾小管功能不全。由于肾小管各段的功能不同,肾小管功能不全的类型与损伤部位有关,而损伤的程度决定功能不全的严重性。皮质部位的肾小管间质损伤主要影响近端小管或远端小管,髓质部位的损伤影响髓襻和集合管,从而决定了各自的表现。影响近端小管的病变导致 HCO_3^- 尿(Ⅱ型 RTA)、肾性糖尿、氨基酸尿、磷酸盐尿和尿酸尿。肾功能不全患者若见血磷和尿酸盐水平降低应怀疑有肾小管间质疾病。远端小管受损出现Ⅰ型 RTA、高血 K^+ 和失盐。影响髓质和乳头的病变累及髓襻、集合管和产生及维持髓质高渗所必需的其他髓质结构,导致肾性尿崩症、多尿和夜尿。但临床上所见肾小管受影响并非单一的,在同一病例可见多种功能异常。

2. 急性肾衰竭

表现为急性肾衰竭伴或不伴少尿。并常因肾小管功能损害出现肾性糖尿、低比重及低渗尿。急性间质性肾炎引起的肾功能损害从单纯的肾小管功能不全到急性肾衰竭。据报道,本病引起的急性肾衰竭占急性肾衰竭总数的 13%。急性肾衰竭时见少尿或无尿,如初始的症状和体征未察觉而继续用致病性药物时常见少尿。

(五)继发性急性间质性肾炎的表现

表现以原发病为主,继发性急性间质性肾炎的表现无特异性。原发病伴有间质病变时肾功能损害多加重。但 SLE 和肾移植患者在肾小球病变不明显时,突出的间质病变即可导致急性肾衰竭。这在 SLE 患者常发生在有肾外和血清学各种表现的患者,尽管肾功能恶化,尿液分析却无多少异常。急性尿酸性肾病表现为少尿、结晶尿和血尿。

(六)特发性急性间质性肾炎的表现

这是指少数经肾组织活检证实为 AIN 却无任何诸如药物、感染以及全身疾病等致病因素,除急性肾衰竭外其他临床表现无特异性,无发热和皮疹,伴眼葡萄膜炎的特发性急性间质性肾炎。患者常伴有非少尿型 ARF,可见于各年龄组男女患者,以中年女性多见。皮疹、嗜酸性细胞增多等全身过敏症状少见,大多有高 γ 球蛋白血症,血沉增快,近端小管重吸收钠的能力降低,并出现糖尿、氨基酸尿、中等量的蛋白尿。少数患者免疫荧光检查可见肾小管基膜有颗粒样沉积。多数预后较好,有的自然缓解,对皮质激素疗法有的有效,有的无效。眼葡萄膜炎易复发。

(七)肾活检

组织学表现无特异性,对病因学无提示作用,化脓性感染引起的大量嗜中性粒细胞例外。

最常见的表现是间质水肿引起的肾小管分离。间质的炎症细胞主要是淋巴细胞、浆细胞或巨噬细胞，各自的比例随类型而异。有些病例见嗜酸性粒细胞，尤其是药物变态反应引起的间质性肾炎。炎细胞灶是局灶性的，但有时可呈弥散性实质损害。药物引起的变态反应偶可见巨细胞。肾小管有各种变化，在一些病例因间质肿胀而移位。在另一些病例，肾小管萎缩，或其数目明显减少。肾小管常有扩张，内排列低级的上皮细胞，这种情况当有急性肾衰竭时特别常见。有时可见小的坏死区域，常由炎症细胞引起。肾小管管型的数目不一。动脉和小动脉常不受影响，但在老年病例和高血压病病例，小动脉可见某种程度的内膜增厚。在伴有急性肾衰的病例，于直小血管可见有核细胞。在大多数病例肾小球无异常，但在肾衰竭的患者肾小球囊内排列的细胞具有肾小管细胞的特征。电镜和免疫荧光显微镜检查可见线型或颗粒型免疫沉积物，成分有 IgG、IgM、C_3 和自身抗原等。

四、诊断及鉴别诊断

（一）诊断

根据病史和体格检查，结合临床表现和实验室检查，便可做出诊断。感染引起的急性间质性肾炎发生在严重的肾脏或全身性感染患者；有的在用抗生素期间出现急性间质性炎症，倾向于是药物引起的，但不能排除感染引起的病变。药物引起的急性间质性肾炎发生在开始用药后的 3~30d 内，有变态反应的全身表现及肾脏方面的表现。继发性的急性间质性肾炎表现以原发病为主，兼有肾小管受损的表现，或伴有肾小管间质损伤后病情恶化加速，偶见以肾小管间质病变为主导致肾衰竭者。常先有肾小球疾病的临床表现如蛋白尿、水肿、高血压等，在若干时间之后，突然出现小管－间质受损的症状，如多尿、夜尿、低渗尿等。

急性间质性肾炎的典型病例常有：①近期用药史；②全身过敏表现；③尿化验异常；④肾小管及肾小球功能损害。一般认为若有上述表现的前两条，再加上后两条中任何一条，临床急性间质性肾炎即可诊断成立。但非典型病例常无第二条，必须依靠肾穿刺病理检查确诊。

（二）鉴别诊断

有急性肾衰竭、血尿和蛋白尿的急性间质性肾炎，需与急性肾小球肾炎及急性肾小管坏死相鉴别。

1. 与急性肾小球肾炎鉴别

急性肾小球肾炎患者在用抗生素的当时或用药后的很短时间内即可发生严重的肾衰竭，常见红细胞管型和低补体血症；而在急性间质性肾炎患者，疾病发生在开始治疗后的较长时间，补体正常，嗜酸细胞增多，可见嗜酸细胞尿，无红细胞管型。

2. 与急性肾小管坏死鉴别

急性肾小管坏死患者尿中可见游离的肾小管上皮细胞、灰褐色的颗粒管型和上皮细胞管型；有些药物既能引起急性间质性肾炎，也能引起其他肾脏病，如非类固醇抗感染药可使原有的肾脏病加剧，利福平可导致急性肾小管坏死等，一般可借助于尿液分析进行鉴别诊断。

五、治疗

（1）感染所致的急性间质性肾炎抗感染治疗，参照尿路感染治疗。

（2）药物所致的急性间质性肾炎首先停用致敏药物。去除过敏原后，多数轻症急性间质性肾炎即可逐渐自行缓解。但有的病例肾功能恢复不完全、功能恢复的程度和速度与肾脏病变的严重性有关。无氮质血症的病例,尿沉渣在几天内可转为正常;肾功能不全的病例则可能需要 2 ~ 4 个月的恢复时间。

(3)免疫抑制治疗:重症病例宜服用糖皮质激素如泼尼松每日 30 ~ 40mg,病情好转后逐渐减量,共服用 2 ~ 3 个月,能够加快疾病缓解。激素的使用指征为:①停用药物后肾功能恢复延迟;②肾间质弥散细胞浸润或肉芽肿形成;③肾功能急剧恶化;④严重肾衰竭透析治疗。为冲击疗法或口服、很少需并用细胞毒药物。

(4)继发性急性间质性肾炎的治疗:积极治疗原发病,如系统性红斑狼疮,干燥综合征等。

(5)特发性急性间质性肾炎的治疗主要是用皮质激素,有的无效。部分病例能自然缓解。

(6)急性肾衰竭的治疗,可用支持疗法,表现为急性肾衰竭病例应及时进行透析治疗。

六、预后与转归

急性间质性肾炎的预后较好,大多数为可逆性,少数患者可遗留肾损害,并发展为终末期肾衰竭。其预后主要与疾病的严重程度、肾功能状况、肾间质浸润的程度、急性肾衰竭的持续时间和年龄等有关。

(张　虹)

第十节　狼疮性肾炎

系统性红斑狼疮(systemie lupus erythematosus,SLE)是一种累及多脏器、多系统的自身免疫性疾病,我国发病率约为 70/10 万人口。该病可发生于任何年龄,儿童期以 10 ~ 14 岁多见,婴幼儿少见,有报道 3 岁发病者。女性患者占绝大多数,女:男为(5 ~ 9):1。SLE 并发肾损害时,称为系统性红斑狼疮性肾炎,简称狼疮性肾炎(lupus nephritis,LN)。狼疮性肾炎是常见的继发性肾小球疾病,儿童常比成人表现严重,其肾脏受累的比率与诊断标准有关。临床观察,肾受累占 50% ~ 70%,通过肾活检诊断的肾受累病例达 90% 以上,多数病例都有轻重不同的肾损害,未成年女性以肾脏损害起病者尤甚。狼疮性肾炎是影响 SLE 预后的重要因素,也是死亡的重要原因。

一、病因

(一)体液免疫因素

由于病毒、细菌内毒素、脂多糖促发因素以及自体组织破坏、释放 DNA 等原因,导致中等相对分子质量的可溶性 DNA 免疫复合物经过血液循环至肾脏(或其他脏器)而沉积于肾小球。

(二)细胞免疫因素

本病发生时,抑制性 T 细胞功能及数量下降。

(三)遗传因素

SLE 发病且有明显的遗传倾向,如家族中发病率高,单卵双胎比双卵双胎发病率高等。

二、发病机制

其发病机制是多元性的,已公认本病是机体对内源性(自体)抗原所发生的免疫复合物性疾病,并伴有 T 细胞功能紊乱。

(一)自身抗体的产生

SLE 时自身抗原或与自身抗原结构相似的异体抗原刺激机体,使骨髓及外周血中的 B 细胞功能亢进,产生多种自身抗体。

包括:抗核抗体、抗细胞质抗体、抗细胞膜抗体、抗球蛋白抗体等。抗 DNA 抗体滴度升高与 SLE 尤其是与 LN 的严重程度呈正相关。

(二)免疫复合物的形成与沉积

自身抗体与相应的抗原结合形成免疫复合物主要沉积于肾小球基膜或系膜区;也可沉积于肾小管、肾小管周围毛细血管壁上,引起组织损害。这是 LN 的主要发病机制。引起肾炎的主要是 DNA – 抗 DNA 免疫复合物,包括循环免疫复合物、原位免疫复合物。

(三)细胞免疫改变

目前认为 T、B 淋巴细胞调控功能障碍是自身免疫性疾病的关键。本病血清中 TS 功能及数量下降,这可能是自身抗体产生增多的原因,而 TH 功能及数量增加,也促进了体液免疫反应。

三、临床表现

(一)肾外表现

1. 一般症状

常见乏力、体重减轻及发热。

2. 多系统损害表现

常见皮疹、毛细血管扩张、脱发、浅表淋巴结及肝脾肿大。90% 病例有关节痛,30% 有肌痛。

心脏受累也常见,多表现为心包炎,少数为心肌炎。神经系统受累时常表现为精神异常、癫痫、头痛、舞蹈症、周围神经病及视网膜病变等。其他可见贫血、紫癜、腮腺肿大、间质性肺炎及胸膜炎等。或可发生多浆膜腔积液。

(二)肾损害表现

LN 病变可累及肾小球、肾小管和肾间质。临床表现可有以下几种。

1. 血尿和(或)蛋白尿

患者不伴水肿和高血压,仅有轻至中度蛋白尿和(或)血尿。

2. 肾炎综合征

常伴水肿或高血压,蛋白尿和血尿。急性起病者的临床表现类似急性肾炎,可伴肾功能损害。

部分病例起病急剧,肾功能急剧恶化,短期内进展为肾衰竭。也有部分病例起病时可无肾功能损害,尿液改变也不显著,但经过几年逐渐发展为慢性肾衰竭。

3. 肾病综合征

此型可占 LN 的 50% ~60%,有水肿、大量蛋白尿、血尿、低蛋白血症和肾功能损害。

4. 间质性肾炎

大约有半数患者病理证实有间质和小管病变。

四、实验室检查

（一）常规及相关检查

1. 血常规

80% 患者中度贫血（正细胞正色素性贫血）、血小板减少、1/4 的患者全血细胞减少。血沉明显加快。

2. 尿常规

大量蛋白尿、血尿、管型尿,尿比重低。

3. 血浆蛋白、免疫球蛋白抗体检查

血浆总蛋白降低,清蛋白低,球蛋白高,蛋白电泳示球蛋白明显增高,A/G 比值倒置,类风湿因子部分患者呈阴性。抗核抗体阳性,抗双链 DNA 抗体阳性,抗 SM 抗体阳性,循环免疫复合物增高,血清总补体下降。皮肤狼疮带阳性。

（二）其他检查

1. 双肾 B 超、CT 检查

了解肾脏的大小、位置、厚薄及有无肾盂积液、结石、肿块、结核。

2. 肾脏 ECT（发射性电子计算机扫描）

以了解肾脏的大小、血流量等。

3. 放射性检索肾图

了解双肾分泌排泄功能。

4. 腹部 X 线片和分泌性肾盂造影

以了解肾脏大小、形态,泌尿系有无结石;肾功能不全时慎作此项检查。

五、诊断和鉴别诊断

（一）诊断要点

（1）系统性红斑狼疮的多系统损害特点。

（2）肾脏受累的表现,如水肿、高血压及尿液异常。

（3）系统性红斑狼疮的实验室证据,如低补体血症、白细胞及血小板降低、高球蛋白血症、抗核抗体及狼疮细胞阳性。

（二）鉴别诊断

1. 原发性肾小球疾病

狼疮性肾炎以肾脏损害为明显表现时需与原发性肾小球疾病鉴别。根据血抗核抗体、抗 dsDNA 抗体阳性,血清补体 C_3 下降,以及其他系统表现可资鉴别。必要时通过肾活检明确诊断。

2. 紫癜性肾炎

两者均好发于青年,紫癜性肾炎伴有皮肤紫癜,以下肢内侧多见,部分患者伴腹痛、消化道出血,少数伴癫痫,血小板正常,免疫指标检查可助鉴别。

六、治疗

（一）肾上腺皮质激素

常用泼尼松每日 2mg/kg 口服,病情缓解后逐步减量,以最适宜小剂量长期维持,一般疗程至少一年以上。对有严重的肾损害者,可用大剂量甲基泼尼松龙(甲基强的松龙)冲击疗法,每次 15～30mg/kg,每日或隔日静脉滴注,3 次为一个疗程。如病情不见好转,酌情重复应用 2 个疗程。

（二）免疫抑制药

1. 环磷酰胺（CTX）

用于 LN 不能耐受激素;或对激素疗效不好;或用小剂量激素不能充分控制病情活动;或有明显的激素不良反应者。剂量:每次 CTX0.5～1g/m^2,加入生理盐水 100mL 静脉滴注 1h 以上,每半月到 1 月 1 次,连用 6～8 次,总量 6～8g。

2. 环胞霉素 A

如经 4～8 周无效,可间隔 1～2 月增加 0.5～1g/kg,最大剂量为 1 日 5mg/kg,如有效则稳定 3 个月后可间隔 1～2 月减少 0.5～1mg/kg。

3. 麦考酚酸酯（骁悉）

每日儿童剂量为 20～25mg/kg,疗程为 2 年,其不良反应有骨髓抑制、感染、肝功能受损、胃肠道反应,或有多毛、贫血。

（三）抗凝及血小板抑制药

1. 肝素

每日 50～100U/kg,稀释后静脉滴注,1d1 次,2 周为一个疗程,最长 4 周。

2. 潘生丁片

每日 5～10mg/kg,分 3 次口服,6 个月为一个疗程。

（四）血浆置换

用于狼疮肾急进性肾炎型,以及弥散性增生型或激素、免疫抑制药不能控制疾病活动。用法:每次每千克体重去除 40mL 血浆,每周 3 次,共 2～6 周。但血浆置换价格昂贵,效果尚有争议,国内少用。

（五）ACEI 制剂

除降压作用外,也能降低肾小球内高压,并能直接影响肾小球基膜对蛋白质的通透性,消除蛋白尿,常用制剂有卡托普利、依那普利等。

（六）免疫球蛋白 IgG 静脉注射

可改变抗原与 IgG 的比例,从而溶解免疫复合物或起免疫调节作用。用法:每日 0.4g/kg,静脉滴注,5d 为一个疗程,1 个月后可重复。

（七）透析治疗

对狼疮肾肾衰竭应积极采用透析,但同时仍应坚持药物治疗,只要双肾尚未完全萎缩,肾衰尚存在可逆性。

七、预后

狼疮性肾炎的预后与下列因素有关。

（1）年轻男性发生肾衰的危险性高。

（2）氮质血症缓慢进展预示慢性不可逆肾衰的来临,而肾功能迅速变坏表示存在活动性、可治性或潜在可逆性。

（3）持续低补体血症对预后狼疮性肾炎发生肾衰竭有一定参考价值。

（4）及时地、正确地控制狼疮性肾炎活动可明显改善狼疮性肾炎的预后。

（5）肾活检慢性指数与慢性肾衰发生呈正相关。狼疮性肾炎患者的病程和预后完全视疾病的恶化、缓解、组织学上的转化及治疗效果而不同。

（张　虹）

第十一节　过敏性紫癜性肾损害

一、概述

过敏性紫癜（Henoch – Schönlein purpura,HSP）是一种以皮肤累及为显著特征的系统性血管炎,常见于儿童,多可以自限,1/3 会复发。该病的特点是非血栓性皮肤紫癜,常位于下肢和臀部,呈对称性。可以合并关节炎、腹痛血便、血尿和蛋白尿,神经系统累及是导致 HSP 死亡的极少见原因。肾脏累及在较年长儿童及成年人中更常见且更为严重。其肾脏的组织学表现与 IgA 肾病一致,提示此两种疾病可能具有相似的致病机制。

二、病因和致病机制

HSP 病因不明,大部分疾病的发生多见于秋冬季节,往往和前期感染尤其上呼吸道感染有关。有研究显示,20% ~30% HSP 患者咽喉部细菌培养为 A 群 β – 溶血性链球菌,提示链球菌抗原沉积可能与有些过敏性紫癜性肾炎（HSPN）发病有关。约 1/4 患者与鱼、虾类过敏或预防注射、药物等相关。近年研究发现,HSPN 的发病机制与 IgA 肾病相似,血清 IgA 亚型 IgA1 分子铰链区 O 糖基化异常（Gd – IgA1）与抗 Gd – IgA1 抗体形成循环免疫复合物,此复合物不易被肝脏从正常代谢途径清除,从而沉积到肾脏,引起系膜细胞增生,产生大量细胞因子损害足细胞,最后导致肾脏纤维化。补体激活在过敏性紫癜的发病机制中也起到一定作用,尤其凝集素途径和旁路补体途径最近得到广泛认识。另外,也有人认为 T 细胞激活功能受损亦参与 HSP 致病。

三、病理改变

光镜下肾穿刺发现 HSPN 与 IgA 肾病相似。典型的肾小球病变为系膜增生型肾小球肾炎伴不同程度的新月体形成,包括系膜细胞的增生和基质的扩张,可以是局灶性,亦可为弥散性。在严重的病例,单核及多核细胞可浸润肾小球毛细血管丛,出现坏死现象。有些病例呈膜增生型,出现肾小球基底膜双轨现象,脏层、壁层上皮细胞增生,新月体形成,病变从节段到周围,起始为细胞性,最终变成纤维化。小管间质萎缩改变及间质纤维化与肾小球损伤程度相一致。电镜下可见系膜细胞增生,基质增加,有广泛的系膜区内皮细胞下不规则电子致密物沉积,偶见上皮细胞下电子致密物沉积,伴基底膜断裂,管腔见中性粒细胞、血小板及纤维素等。免疫荧光镜可见以 IgA 呈颗粒样在肾脏系膜区较广泛沉积,也可有 IgG、IgM、C_3 备解素和纤维蛋白相关抗原的沉积。除系膜区外,偶见毛细血管祥的沉积。根据病变程度及临床病理联系,世界卫生组织将其分类如下。

Ⅰ型包括微小病变,微小病变伴轻度局灶增生型肾小球肾炎。

Ⅱ型包括轻度弥散增生型肾小球肾炎,伴或不伴显著局灶节段性增生。

Ⅲ型包括中等度局灶增生型肾小球肾炎,中等度弥散增生型肾小球肾炎。

Ⅳ型包括重度弥散增生型肾小球肾炎,终末期肾。

四、临床表现

(一)肾外表现

1. 皮疹

HSP 的特征性皮疹发生在四肢远端、臀部及下腹部,多呈对称性分布,为出血性斑点,稍高于皮肤表面,可有痒感,1~2 周后逐渐消退,常可分批出现,几乎所有患者均有此损害。

2. 关节症状

多发性、非游走性关节肿痛约在 2/3 患者出现,多发生在踝关节,少数发生在腕和手指关节。

3. 胃肠道症状

最常见为腹痛,以脐周和下腹部为主,为阵发性绞痛。腹痛可相当严重,可伴恶心、呕吐及血便,有时可误诊为急腹症而予剖腹探查。儿童有时可并发肠梗阻、肠套叠和肠出血。

4. 其他

淋巴结肿大,肝脾大及神经系统受累如头疼、抽搐和行为异常等。

(二)肾脏症状

HSP 肾炎在 HSP 患者中很常见,典型的肾脏累及通常在系统性症状发生后数天至一个月后出现,但与肾外病变的严重程度并不平行。有研究表明相对于黑便及关节症状,出现腹痛的患者其发生肾炎的危险性更大。HSPN 患者可出现镜下或肉眼血尿、红细胞或其他细胞管型或蛋白尿。大多数患者病情较轻,以无症状性血尿、蛋白尿为主,伴正常肾功能或仅血肌酐轻度升高。然而亦有患者出现严重症状包括肾病综合征、高血压和急性肾衰竭。肾穿刺发现肾脏病变严重程度通常与临床症状的严重性密切相关,但并非绝对。当病理为局灶系膜增生型时,一般临床仅表现为无症状性血尿。明显的蛋白尿则同较显著的细胞增生相关。而当蛋白尿达肾病综合征范围时,通常伴新月体形成。当患者紫癜或肉眼血尿反复发作时,可出现肾脏症状加剧,且肾活检证实肾小球病变恶化。>50% 的肾小球新月体发生的比率是判断预后的一个最重要指标。有研究表明,当新月体数目达 50% 或以上时,其发展成终末期肾脏病的可能性明显增加。一般认为儿童较成人预后好,成人较儿童发生肾病综合征,高血压及血肌酐水平升高,甚至发生肾衰竭的危险性增加。

五、诊断

依靠典型的皮肤、关节、胃肠道及肾脏受累的临床表现,免疫荧光下 IgA 沉积在皮肤或肾脏组织及不同程度病理改变可诊断该病。

六、鉴别诊断

本病肾脏病理改变同 IgA 肾病难以区分,但本病的肾小球毛细血管袢坏死及纤维沉着程度较重。以皮疹及肾炎综合征为表现的临床综合征除本病外应与原发性及其他继发性小血管炎相鉴别。本病的皮肤小血管及肾小球沉积的免疫球蛋白以 IgA 为主,而原发性小血管炎则常无免疫球蛋白沉着。其他继发性小血管炎(SLE,冷球蛋白血症等)则为 IgG 及 IgM 沉着为主。当皮疹等肾外表现不明显时,应注意与急性链球菌感染后肾炎相鉴别,本病血清 C_3 及抗"O"滴度正常,而 IgA 及含 IgA 成分的循环免疫复合物、IgA – FN(IgA – 纤连蛋白)等常可升高。注意检查肾外表现及必要时肾活检可以帮助诊断。在儿童,应与其他凝血功能异常如抗磷脂抗体综合征及败血症相鉴别,在成人则应与其他自身免疫性疾病如过敏性血管炎、冷球蛋白血症及 SLE 相鉴别。

七、治疗

肾外表现主要为对症治疗。急性期去除诱因(如感染、药物或食物等)、休息、水化、镇痛及抗过敏等。有证据显示激素可改善关节炎及腹痛症状,然而它不能预防疾病的复发。HSPN 一般建议对于绝大多数 24h 蛋白尿 >0.5g 患者先做肾活检,密切随访其蛋白尿及肾功能情况。目前尚无在 HSPN 中应用 RAS 阻断剂治疗的循证医学证据。但一项 RCT 研究证实 ACEI 可以降低 IgA 患者蛋白尿水平及维持肾功能。尽管糖皮质激素广泛应用于表现为肾病综合征水平蛋白尿的 HSP 患儿,但在 HSPN 患儿中应用糖皮质激素获益的证据很少。由于缺乏充分的长期 HSPN 治疗随访数据,我们建议 HSPN 治疗应参照特发性 IgA 肾病的治疗,建议 ACEI/ARB 初始治疗,逐步达到最大耐受量。也有报道在儿童激素和硫唑嘌呤或激素、环磷酰胺和双嘧达莫或激素、环磷酰胺、肝素/华法林和双嘧达莫联合应用治疗此病的新月体肾炎,使肾功能得到改善。但因此病新月体形成经常可自行缓解,所以对这类药物的疗效还很难评估。

静脉注射免疫球蛋白及血浆置换均被试用于 HSP 肾炎的重症患者。有资料显示,单独血浆置换治疗在某些患者有效。IVIG 亦曾被用于少数大量蛋白尿及肾小球滤过率急剧下降的患者。但目前确疗效尚不肯定且还存在潜在的不良反应,需权衡利弊后谨慎应用。

终末期肾衰竭患者可做透析及移植治疗。有报道紫癜性肾炎移植肾 5 年复发率为 35% ,约 11% 患者因复发而最终导致移植肾功能丧失。新近的回顾分析表明较低的移植肾紫癜性肾炎复发率(5 年 2.5% ,10 年 11.5%),但是移植肾功能丧失比例仍然较高。移植肾本病的复发通常与肾外病变活跃有关,在那些起病急剧,3 年内发展成肾衰竭的 HSP 患者,移植后本病较容易复发,所以一般建议应在紫癜消失后 12 ~ 24 个月再做肾移植。另有报道提示,活体肾供体,紫癜性肾炎复发率较尸体肾明显增加。

八、预后

大多数 HSP 有肾脏累及的患者短期预后良好,在为期 18 个月平均随访期中,儿童和成人的完全恢复率分别可达 94% 和 89% 。在儿童,HSP 活动通常能自行缓解;大多数患者仅为局灶性肾小球累及和一过性血尿、蛋白尿,肾脏预后良好。HSP 的复发十分常见,约 1/3 的患者,尤其是有肾脏累及的患者出现复发,通常发生在初次发病后 4 个月,但复发并不意味其长期预后差。

重症患者的长期预后仍不佳,最终发展成肾衰竭。女性患者发生长期肾功能损害的危险性为男性的 2.5 倍。下列病变及活检结果通常提示预后不良：①肾病综合征；②肾功能不全；③高血压；④新月体肾小球肾炎（>50%）；⑤小管间质性肾炎。

（何春其）

第十二节　系统性硬化的肾损害

一、概述

系统性硬化（systemic sclerosis）即系统性硬皮病，病理表现为胶原纤维沉积、硬化，血管病变，临床上导致弥散性皮肤增厚和纤维化以及内脏器官（包括消化道、肺、肾脏和心脏等）结构功能异常为特征，是一种病因未明的弥散性结缔组织病。肾脏累及在系统性硬化中十分常见，大多数患者仅出现轻度肾功能损伤。10%~20% 系统性硬皮病患者会发生危及生命的肾脏病变，称之为系统性硬化肾脏危象（scleroderma renal crisis，SRC），而在局限性硬皮病患者中较少见。尽管血管紧张素转化酶抑制剂（ACEI）在系统性硬化肾脏危象广泛被应用，但其发病率及病死率仍然很高。本节主要讨论 SRC。

二、发病率

尸解提示 60%~80% 的系统性硬化患者存在肾脏累及。有显著临床表现的不多见，约50% 的患者会出现微量蛋白尿、血肌酐浓度轻度升高和（或）高血压，但大多数不会发展为慢性肾衰竭。

因此，至少在部分患者中蛋白尿和高血压同时存在并不能反映系统性硬化病变的严重程度。10%~20% 的病例发展成严重的肾脏病变，急慢性肾衰竭是本病的主要死因。

三、发病机制

系统性硬化的发病机制主要包括免疫异常；血管内皮激活和（或）损伤；成纤维细胞活化导致胶原纤维过度产生，三者相互作用在疾病发展中起着重要作用。肾脏损害与血管病变有密切关系。

（1）肾皮质血管收缩，见于大多数系统性硬化伴肾硬化的患者。由寒冷诱发的雷诺现象可加剧血管收缩，而动脉内输注氨茶碱可使症状缓解。

（2）叶间动脉内膜增生，可使管腔狭窄，肾血流量减少，刺激肾素 – 血管紧张素系统活性增强，结果血压升高，皮质血管进一步收缩，皮质血流量进一步减少，细胞缺氧肿胀，皮质灶性坏死，而致肾衰竭。

四、危险因素

系统性硬化肾脏病变通常发生在疾病的早期，大多在起病的 5 年内。一项大型研究发现，SRC 发生的中位期为起病后 7 个半月。已证实许多因素与 SRC 危险性增加相关。

（一）系统性硬皮病弥散性皮肤累及

这是 SRC 最重要的危险因素，局限性硬皮病患者很少发生 SRC。

（二）药物

有报道持续使用中等至大剂量泼尼松超过 6 个月将显著增加 SRC 的发生率,所以通常推荐尽可能避免激素剂量 >15mg/d。

（三）人种

系统性硬化肾脏危象在黑种人中的发病率显著高于白种人群,这可能与黑种人中原发性高血压发病率高且相对较重有关。

（四）自身抗体

一些自身抗体的存在与否和系统性硬化肾脏危象的发生率相关。有报道,抗 – RNA 多聚酶或 ANA 抗体阳性患者发生 SRC 的风险增加。而抗 – 着丝点抗体在肾危象患者中很少出现。

（五）其他

危险因素还包括大关节挛缩,新发生的贫血,新的心血管事件如心力衰竭、心包积液等。相反,之前存在的高血压、血肌酐水平升高、尿检异常等并不成为 SRC 的危险因素。

五、病理

硬皮病肾损害与恶性高血压患者的肾脏病理表现非常类似。肾脏主要组织学改变在弓状动脉、小叶间动脉及肾小球。光镜下,急性期可见到纤维蛋白血栓和血管壁纤维素样坏死病灶,血管内膜黏液样变,内皮细胞肿胀、血管壁可见红细胞碎片。其愈合会导致小叶间动脉黏液样内膜增厚,然后向心性“洋葱样”肥厚,致使动脉管腔狭窄甚至阻塞,形成肾皮质灶性坏死。典型的肾小球病变为缺血性的塌陷,导致局灶性坏死性肾小球肾炎,终致肾小球硬化。也可见系膜溶解和纤维素样坏死。免疫荧光可见 IgM、C_3 非特异性的沉积,fibronection 也可沉积在纤维素样坏死或急性血栓性微血管病累及的肾小球或小动脉。电镜下可见小叶间动脉内皮细胞的肿胀和扩张。慢性病变可见肾小球基底膜双轨征及细胞的插入。

SRC 是一种血栓性血管病变,与恶性肾硬化、TTP/HUS、放射性肾炎、慢性移植排异及抗磷脂抗体综合征相似。由于相同的组织学发现,所以肾活检并不能明确诊断 SRC。但肾活检对 SRC 诊断有帮助,因为它能除外其他诊断并提供有效的预后信息。

六、临床表现

肾损害的临床表现不一,可完全无症状,也可表现为肾衰竭。早期可表现为蛋白尿,持续存在的蛋白尿则提示预后不良。蛋白尿可以是肾损害的唯一表现,但大部分患者同时伴有高血压和（或）肾功能不全。25% ~50% 患者有不同程度的高血压,是肾脏损害最常见表现,合并高血压者的病死率较血压正常者明显增高。如同时有蛋白尿,则更易发生肾功能不全。15% ~20% 患者在病程中出现 SRC,血压突然升高,眼底絮状渗出或出血,肾素活性明显升高,肾功能急剧恶化,短期内进入终末期肾脏病。

系统性硬化肾危象的典型特征如下。

（1）急性肾衰竭。

（2）突发的中至重度高血压,常伴有恶性高血压的临床改变如高血压眼底病变（出血、渗出）及高血压脑病。但也有近 10% 的 SRC 患者发病时血压正常,其中部分患者的血压较其基础值仍有升高。这部分血压正常的 SRC 患者较高血压的肾脏预后差,病死率更高。

（3）尿沉渣通常正常或仅有轻微的蛋白尿伴少量细胞或管型。

（4）其他临床表现主要与恶性高血压或潜在的血管病变相关,如微血管病性溶血性贫血;心力衰竭、肺水肿、头痛、视力模糊及高血压脑病、癫痫发作等等。如果不治疗,大致在 1~2 个月内会发展成终末期肾衰竭。

七、诊断

SRC 诊断主要包括:①新发现的高血压:血压 >150/85mmHg（24h 测量大于 2 次）;②急性肾衰竭;③其他还包括:微血管性溶血性贫血及血栓性血小板减少,恶性高血压引起的急性视网膜改变,新出现的蛋白尿、血尿等,急性肺水肿,进展性的少尿或无尿,肾活检特征性改变。

系统性硬化较罕见的一型称为无皮肤硬化的系统性硬化,在此情况下出现恶性高血压引起的急性肾衰竭,还需要用其他评估系统性硬化的指标包括如下。

（1）甲床毛细血管扩张及血流阻断现象。

（2）累及胃肠道（如食管或小肠运动障碍）或间质性肺病（如肺下叶间质浸润、限制性肺功能异常）、肺动脉高压。

（3）出现特异性的自身抗体如抗 – RNA 多聚酶抗体或抗 – ANA 阳性。

结合系统性硬化的诊断,临床表现典型的 SRC 诊断并不困难,真正困难的是如何发现那些可能在近期发生 SRC 的高危患者。

八、鉴别诊断

单凭肾脏病理不能确诊系统性硬化肾损害,因为同样的病变可发生于其他类型的血栓性微血管病,包括恶性肾动脉硬化（由急进型高血压所致）、溶血性尿毒症综合征（HUS）、血栓性血小板减少性紫癜（TTP）、放射性肾炎、慢性移植肾排异及抗磷脂抗体综合征等。

（一）SRC 与恶性高血压的鉴别

病史对两者的鉴别有帮助。当一个长期血压未得到控制的患者,若出现血压升高及眼底视乳头出血、渗出,则提示可能患有恶性高血压和恶性肾动脉硬化。但对之前血压正常的患者诊断则较为困难,此时应先与其他可引起急性高血压的病变（如肾动脉狭窄等）进行鉴别。

（二）SRC 需与其他类型的血栓性微血管病相鉴别

特别是与 HUS/TTP 鉴别 HUS/TTP 患者通常表现为特征性的血小板减少、紫癜、微血管性溶血性贫血,肾功能快速恶化,与 SRC 临床表现类似,但 HUS/TTP 患者缺乏系统性硬化症的临床或血清学变化。

其他包括 TTP 时可测定金属蛋白酶 ADAMTS13,以及典型的病史特征如存在某些诱因如儿童腹泻或成人经过某种化疗时,则对上述疾病的诊断有帮助。

九、治疗

首要治疗为控制血压,力争在 72h 内将血压降至原基础范围,也有推荐每日降压不超过 20mmHg。如果在出现不可逆的肾脏损伤发生前强化治疗、控制高血压,则高达 70% 的患者肾功能能够维持稳定或有所改善,提高患者的存活率。

ACEI 类药物为首选,可在 90% 的患者中逆转因血管紧张素 Ⅱ（AⅡ）所引起的血管收缩,在部分患者中还能改善皮肤硬化及雷诺征。其机制尚不明,可能与微血管压力减低或局部血流增加有关。但没有明确证据表明 ACEI 在系统性硬化患者能预防 SRC 的发生,所以不推荐仅出于预防目的而使用 ACEI。

ACEI 使用经验最多的是卡托普利,因其为短效降压药,起效快(60～99min 达到峰值)、作用时间短、可快速增加剂量。对于没有中枢神经系统症状的患者(无高血压脑病、视盘水肿),卡托普利起始剂量 6.25～12.50mg,每 4～8h 增加 12.5～25.0mg 直到血压达标,最大使用剂量为 300～450mg/d。有中枢神经系统症状的高血压患者,卡托普利使用剂量同前,逐渐增加,同时推荐静脉使用硝普钠,一旦卡托普利剂量增加到能够将血压降到患者的基线范围,尽快停用硝普钠。近 10% 血压正常的 SRC 患者,也推荐卡托普利 6.25mg 起始,如能耐受增加剂量至 12.50mg,防止低血压。

由于系统性硬化肾脏病变某种意义上类似于双侧肾动脉狭窄,而 ACEI 则可降低出球小动脉阻力及肾小球内压,引起血肌酐升高,所以用药后应严密监测血肌酐水平,同时还要监测全血细胞计数、纤维蛋白降解产物及外周血涂片,因为微血管病性溶血的程度能反映病情活动情况。同其他情况下使用 ACEI 不同的是,即使肾功能进一步恶化,对于 SRC 仍要坚持使用 ACEI。部分患者尽管已经开始透析治疗,但 ACEI 的使用有助于控制高肾素血症,使患者仍有机会部分恢复肾功能。

其他非 ACEI 类降压药:ARB 类药物在 SRC 中的使用依据尚不足。静脉前列腺素,被认为有助于改善微血管病变而不会导致低血压,但无对照观察性研究证实。鱼油,因为理论上它对血流动力学有益且有抗血小板的特点,但其在系统性硬化肾脏病变中的疗效未被证实。抗凝药及抗血栓药物的作用尚不清楚,激素对皮肤和内脏病变的作用有限,对肾脏损害无效,其他如细胞毒药物等效果也不肯定。

如遇到对 ACEI 类药物治疗抵抗的高血压患者(最大推荐剂量仍不能有效降压),可在 ACEI 的基础上加用钙离子拮抗剂。β 受体阻断药因理论上可能会加重血管痉挛,在 SCR 患者禁用。

尽管使用 ACEI 治疗,20%～50% 的 SRC 患者仍会进展至 ESRD,肾衰竭治疗如下。

(一)透析

出现肾危象时,有时因病情需要紧急血液透析治疗。如果需要长期肾脏替代治疗时,血液透析和腹膜透析均可考虑,但系统性硬化患者的血管通路问题相当困难,相关的并发症也是导致患者病死率居高不下的原因。通常在急性系统性硬化肾危象后,肾功能会有明显的恢复,患者可脱离透析,而且有时肾功能的恢复和改善需延续至 18 个月,所以在急性肾危象后短期内不应考虑即刻做肾移植。

(二)肾移植

在硬皮病患者进行肾移植经验有限。移植肾的生存率通常较无硬皮病患者低。尽管移植肾的生存率相对较低,但有报道移植后患者的生存率较那些等候移植的患者高。以往肾移植后此病的复发率为 20%,随着 ACEI 的广泛应用,其复发率降至 2%～3%。有报道,当将 ACEI 转换成 ARB 时,导致疾病复发,说明 ACEI 在治疗该疾病时有其独特的优越性。

(何春其)

第十三节 抗中性粒细胞胞质抗体相关性血管炎的肾损害

一、概述

抗中性粒细胞胞质抗体(anti – neutrophil cytoplasmic antibody, ANCA)相关性血管炎是一组以血管壁的炎症为主要病理特征,以多器官系统受累为主要临床表现的疾病。ANCA 相关性血管炎主要包括显微镜下多血管炎(microscopic polyangiitis, MPA),肉芽肿性多血管炎(granulomatosis with polyangiitis, GPA,旧称为 Wegener 肉芽肿)和嗜酸性肉芽肿性多血管炎(eosinophilic granulomatosis with polyangiitis, eGPA,旧称 Churg – Strauss 综合征)。其中 MPA 是一种寡免疫复合物性、非肉芽肿性、坏死性小血管炎。通常有坏死性肾小球肾炎和肺毛细血管炎,有时可有小或中等动脉的炎症。GPA 患者呼吸道通常有坏死性肉芽肿性炎症,常伴有坏死性肾小球肾炎,亦可有小或中等大小动脉炎症。而 eGPA 患者呼吸道常表现为富含嗜酸性粒细胞的肉芽肿性病变,小动脉和中等大小动脉常有坏死性血管炎,常伴有哮喘和血嗜酸性粒细胞增多。由于肾脏血管分布丰富,因此它是血管炎中最常见的受累器官。肾脏损害表现为血尿、蛋白尿、活动性尿沉渣及急性肾功能不全等。

二、流行病学

尽管任何年龄均可以发现,但 AAV 多见于 50 ~ 70 岁患者。在美国的发病率约为每年3.1例/100 万人。欧洲略低,每年(1 ~ 2)例/100 万人。近年发病率有增加的趋势,可能与临床医生的警惕性提高和 ANCA 检测普及有关。和黑种人相比,白种人 AAV 更多,而亚裔人群相对更低。男性稍多于女性。

三、发病机制

AAV 的发病机制并未完全清楚,但体内外研究均表明,ANCA 在其发病机制中发挥着重要作用。

ANCA 是一种自身抗体,其靶抗原是中性粒细胞胞质颗粒和单核细胞溶酶体中的蛋白质。通常可以通过间接免疫荧光法和 ELISA 法进行检测。依据间接免疫荧光检测时的形态学表现,可将 ANCA 分为胞质型(cANCA)和核周型(pANCA)。根据 ELISA 检测时靶抗原的不同可将 ANCA 分为 MPO – ANCA 和 PR3 – ANCA 两大类。大约 90% 的 cANCA 为 PR3 – ANCA,90% 的 pANCA 为 MPOANCA。其中 PR3 – ANCA 常见于 GPA 患者,而 MPOANCA 常见于 MPA 患者。两者同时阳性的患者比较罕见。最近研究还表明,可通过 Dotblot 和 phadia ELIA 法紧急获得 ANCA 的结果,其结果与常规的 ELISA 法类似,但时间可大幅缩短。而这对于那些有威胁生命的肾脏/肺部表现的患者尤为重要。

ANCA 检测具有较高的敏感性,但其特异性随不同人群和不同检测方法而不同。ANCA 的正常参考值目前仍缺乏金标准。在临床中,有 10% ~ 20% 患者具有典型 AAV 的临床和组织病理学特征,但反复多次 ANCA 检测均阴性,故 ANCA 阴性不能除外血管炎。尽管目前对 ANCA 阴性的小血管炎的发病机制仍不清楚。但可能的解释包括如下。

(1)目前的方法不能检测到 ANCA 阴性患者体内中性粒细胞的靶抗原和抗体。

(2)ANCA 阴性可能与疾病的不同阶段、严重程度、累及范围等有关。

例如仅累及气道的 GPA 患者易出现 ANCA 阴性。一部分 ANCA 阳性患者,免疫治疗后 ANCA 很快消失,同时疾病不再活动。ANCA 阴性可能也是某些血管炎的特征,例如 EGPA,流行病学调查表明,至多有 55% 的 EGPA 患者 ANCA 阴性。而且,在 EGPA 中,根据 ANCA 阳性与否,其临床表现亦不相同。ANCA 阳性患者更容易有坏死性肾小球肾炎(75% 出现肾小球肾炎的 EGPA 患者 ANCA 阳性),而 ANCA 阴性患者更容易有心脏和肺部病变,而且相对年轻,肾脏病变更局限。

除了 ANCA 在 AAV 的发病机制中起到了极为重要的作用,其他一些因素也参与了 AAV 的发病机制。除 MPO 和 PR3 外,抗 moesin 抗体、IFN - α 和 cathelicidin LL37 等因子也可能参与了 AAV 的发病机制。另外,通常认为淋巴细胞在 AAV 的发病机制中也扮演了一个重要作用。例如,B 细胞是分泌 ANCA 的浆细胞的前体细胞,也是一个抗原呈递细胞,可将抗原呈递给 T 细胞,提供刺激支持并启动 T 细胞的活化。T 细胞则通过细胞毒性作用直接导致组织的破坏,募集和活化巨噬细胞。而且 CD8$^+$T 细胞基因表达信号与 AAV 的复发密切相关。在 GPA 中,B 细胞还直接参与了肉芽肿的形成。此外,有研究显示在活动或静止期的 AAV 中,均可以观察到调节性 B 细胞减少,提示在活动性 AAV 中,调节性 B 细胞对 Th1 细胞的抑制不足。也有研究显示效应性 T 细胞不再接受 Treg 细胞的抑制可能与 AAV 相关。同样研究也表明,补体替代途径活化在 AAV 的发病机制中有一定作用。而药物、空气污染和感染等,亦可能与 ANCA 和 AAV 有一定关联。例如,丙硫氧嘧啶能诱导 ANCA 阳性的血管炎。

四、临床表现

AAV 并不是一个单一的疾病,而是一组疾病,通常累及多个系统,但同时存在一定的共性。不同的疾病阶段,累及不同的器官,疾病的活动度和严重程度不同,其临床表现亦不相同。患者通常存在非特异性的症状,如发热、乏力、体重减轻、食欲减退、关节痛、肌痛等前驱症状,通常可持续数周到数月。

(一)肾脏

受累最为常见,可能也最为严重。在 MPA 中为 90%,GPA 为 80%,在 EGPA 中相对少见,为 45%。肾脏累及时,通常表现为血尿、蛋白尿、活动性尿沉渣和肾功能不全。在 AAV 中,如果出现 RPGN,而没有接受适当的治疗,则可能导致终末期肾功能不全。和没有累及肾脏的患者相比,累及肾脏的 AAV 患者病死率更高。除了局限于肾脏的小血管炎外,AAV 通常伴有其他系统受累的表现。

(二)肺

在 MPA 中肺受累相对少见,仅为 50%,而在 EGPA 中为 70%,在 GPA 中更是高达 90%。其临床表现多种多样,轻者可仅表现为肺泡浸润,重者可出现严重的肺部出血。严重肺部出血的患者更多表现为 PR3 - ANCA 阳性。即便积极治疗,其长期预后亦较差。在肺部受累时,胸部影像学检查非常重要,通常表现为双肺多发性病变,病灶往往多形易变。可以为结节样、粟粒样、局灶浸润等。如果出现弥散性毛玻璃样改变,可能提示肺泡出现或同时合并有严重感染等。

(三)上气道(包括耳、鼻、喉)

在 GPA 中为 90%,在 MPA 中为 35%,而 EGPA 为 50%。可表现为鼻窦炎、鼻炎、声门下狭窄、葡萄膜炎、虹膜炎等。如果出现此类表现,提示患者复发率较高。

（四）神经系统

约 70% EGPA 可累及神经系统，但仅 50% 的 MPA 患者累及神经系统，在 MPA 中比例仅为 30%。通常表现为外周神经系统疾病如多神经炎。中枢神经系统少见，通常为肉芽肿性脑膜炎。

（五）心血管系统

心血管系统较为少见，通常表现为心功能减退，心脏传导阻滞，心内膜炎，心肌炎，心包炎，心肌梗死等。出现心血管受累的患者，血管炎复发的比例亦高。

（六）胃肠道

在各种 AAV 中受累比例较为均一，均为 50%。通常表现为腹痛，便血，穿孔等。

（七）皮肤

皮肤受累极为常见，通常表现为下肢紫癜。其他尚包括皮肤结节、瘀点、瘀斑、溃烂、大疱等。

五、肾脏病理

肾活检是诊断肾脏 AAV 的重要标准。特别是对于 ANCA 阴性的患者。典型的 ANCA 相关性肾小球肾炎的病理改变包括节段性纤维素样坏死，新月体形成，寡免疫复合物沉积。轻者可能仅表现为不足 10% 的肾小球节段的纤维素样坏死。重者则可能表现为弥散性的新月体形成。

肾小球周围的肉芽肿样炎症反应可以看到。但并无特别意义。也有一部分患者表现出不典型的肾脏病理改变，如间质性肾炎，但缺乏肾小球肾炎。此类患者亦可以发展成典型的寡免疫复合物性坏死性肾小球肾炎。免疫荧光检查通常表现为寡免疫复合物沉积。

肾活检不仅用于诊断，同时亦可用于判断预后，例如，Berden 等依据正常肾小球、细胞性新月体和肾小球硬化的比例，将 ANCA 相关性肾小球肾炎分成 4 类：局灶型、新月体型、混合型和硬化型。

（1）局灶型是指正常肾小球比例超过 50%。此型预后良好。

（2）新月体型是指 50% 以上的肾小球有细胞性新月体。此型经积极治疗，肾功能可能恢复正常。

（3）混合型是指正常肾小球 <50%，新月体 <50%，硬化肾小球 <50%。此型患者肾功能不能恢复的风险比新月体型患者差。

（4）硬化型是指超过 50% 的肾小球全球硬化，因此其预后最差，即 1 年内发展为 ESRD 或死亡的风险最高。这一分类系统对于 1 年和 5 年的肾脏存活率预测良好，同时，有研究发现该分类系统尚有助于预测患者对于治疗的反应。

六、疾病活动评估

（一）疾病活动指数评分

目前一般常采用第三版的伯明翰血管炎活动性评分（Birmingham vasculitis activity score，BVAS - V3），BVAS 以不同器官/系统受累的临床表现为基础（全身表现、皮肤、黏膜和眼、耳鼻喉、胸部、心血管、胃肠道、肾脏、神经系以及其他），依据病变的项目和严重程度评分，最高可达 63 分，它既可用于研究，亦可用于临床决策制订。

（二）生物标志物

目前并没有可靠的生物标志物可用于疾病活动评估。ANCA 滴度与疾病的活动度有一定相关性，但仅仅根据 ANCA 的滴度选择治疗并不可取。当前研究主要集中于几种血浆蛋白的选择，目前待选的包括属于肿瘤坏死家族的 B 细胞活化因子（BAFF）。研究表明，在 MPO-AAV 中，疾病活动时 BAFF 明显高于缓解期，而且 BAFF 与 BVAS 和 ESR 有明显的相关性。其他待进一步评估的生物学标志物包括 CXCL13，基质金属蛋白酶-3，TIMP-1（基质金属蛋白酶组织抑制因子-1）。

七、治疗

总的来说，AAV 的治疗原则强调早期诊断和早期治疗。未经有效治疗的 AAV 患者预后很差，例如，90% 以上 MPA 患者在 2 年内死于呼吸衰竭或肾衰竭。但由于糖皮质激素和 CTX 的应用，以及其他的辅助治疗，AAV 患者的预后已经明显改善。AAV 已由一种致命性疾病在很大程度上转变成了一种可治疗的疾病。在过去 40 多年来，治疗靶目标主要集中于提高疗效，减少毒性。随着对 AAV 发病机制的深入认识，近年来将淋巴细胞和细胞因子作为靶目标的生物制剂已被引入治疗 AAV 的常规方案，并改善了患者的预后。目前患者 1 年存活率约为90%，10 年存活率为 75%。

无论采用何种方案，均需要强调两个关键性原则。

（1）序贯性治疗：在 AAV 的治疗中，初始 3～6 个月为诱导期，需要强化免疫抑制。随后是更长时间的维持治疗。目前对于维持治疗的持续时间仍存在争议。但公认至少需要 24 个月。

（2）需要对疾病严重程度进行分级：通常将 AAV 分为局限性（或轻症）以及系统性（或重症）。这有助于对那些存在生命危险或器官衰竭的患者进行积极强化免疫抑制治疗，而对于那些病情相对轻微的患者，则需要选择毒性更小的诱导药物。

（一）诱导缓解期

目前诱导缓解的主要治疗包括大剂量糖皮质激素联合 CTX 或利妥昔单抗。如果存在威胁生命的器官表现，则可以考虑联合血浆置换。而病情稍轻的患者，则可能考虑选用吗替麦考酚酯或甲氨蝶呤。

1. 糖皮质激素

尽管糖皮质激素治疗 AAV 已有超过 50 年历史，但并没有 RCT 的研究支持，也缺乏指导剂量和疗程。尽管如此，糖皮质激素仍是诱导治疗方案中非常重要的组成部分。通常诱导期起始剂量为 $0.8～1.0mg/(kg \cdot d)$。但由于激素长期大剂量使用可能带来一系列的不良反应，如感染、白细胞减少、骨质疏松、糖代谢紊乱等。目前正在进行的一项大规模的 PEXIVAS 研究，在全世界内募集 500 例患者，正尝试回答在严重的 AAV 患者中，激素快速减量是否合适。

2. 环磷酰胺

CTX 经验性用于治疗 AAV 亦已超过 40 年。目前仍是最主要的诱导药物治疗。目前常用剂量为 $0.8～1.2g/m$，静脉注射，亦有采用每日口服方案者。为了减少 CTX 的暴露量和累积毒性作用，有研究认为后续可将 CTX 替换为 AZA，而 CYCLOPS 研究则表明，间断静脉应用优于每日口服。但 CTX 剂量越小，不良反应可能越少，但复发的概率越大，这在 CYCLOPS 和 CYCAZAREM 研究的随访中得到证实。此外，在轻症患者中，通常不采用 CTX，而是使用甲氨蝶呤代替 CTX,同样有效,NORAM 研究已证实此点。

3. 利妥昔单抗

如同其他药物一样,利妥昔单抗最初主要用于难治性 AAV 患者。研究表明该药对于那些常规药物控制不佳的患者能发挥良好疗效。随后美国和欧洲均进行了 RCT 研究,比较 CTX 和利妥昔单抗的差异。利妥昔单抗组采用 $375mg/m^2 \times 4$ 次,随后不再使用免疫抑制剂。CTX 组采用口服 CTX,随后给予 AZA。结果表明,6 个月末两组完全缓解率类似(利妥昔单抗组 64% vsCTX 组 53%)对于复发患者利妥昔单抗的有效率(67%)超过了 CTX 组(42%)。所有这些研究均提示利妥昔单抗组和 CTX 组均存在严重的不良反应,提示这些严重的不良反应可能并非药物不良反应,而是大剂量糖皮质激素的不良反应或是疾病本身的临床表现。此外,回顾性研究提示,小剂量利妥昔单抗,即单次使用 $375mg/m^2$ 亦能有效耗竭 CD20 阳性的 B 细胞,并能获得临床缓解,但这些患者同时也接受了其他免疫抑制药物,因此,利妥昔单抗的最佳剂量仍有待于进一步探索。

4. 吗替麦考酚酯

在 MYCYC 研究中比较了 CTX 与 MMF 对初发的 AAV 患者治疗 6 个月后完全缓解率的差异。结果表明,MMF 组缓解率低于 CTX 组,且 18 个月的随访表明 MMF 组复发率更高。基于这一研究,目前吗替麦考酚酯不再推荐为一线诱导治疗。

(二)维持缓解期

目前指南均指出维持性免疫抑制药物治疗至少 24 个月。维持缓解期通常采用小剂量糖皮质激素联合免疫抑制剂。但糖皮质激素能否完全撤除尚无统一意见。

1. 硫唑嘌呤

为减少 CTX 的不良反应,通常建议在维持缓解期将 CTX 更换为硫唑嘌呤。但 CYCAZAREM 研究比较了诱导缓解后持续给予 CTX 1.5mg/(kg·d)或转换为硫唑嘌呤 2mg/(kg·d),结果表明,18 个月时两组复发率并无差异,但延长随访后发现硫唑嘌呤组复发比例更高。因此,何时转换仍需进一步研究。

2. 甲氨蝶呤

WEGENT 研究比较了经 CTX 诱导缓解后,在维持缓解阶段分别给予硫唑嘌呤和甲氨蝶呤。结果表明,两组在复发率和毒副作用方面并没有差异,但甲氨蝶呤通常仅用于血肌酐 < $150\mu mol/L$ 的患者。

3. 吗替麦考酚酯

由于吗替麦考酚酯在移植领域取得了明显的成功,因此在 AAV 治疗中,希望吗替麦考酚酯能取代硫唑嘌呤,用于 AAV 患者的维持期治疗。IMPROVE 研究比较了硫唑嘌呤和吗替麦考酚酯在维持期的疗效。结果发现,吗替麦考酚酯组维持缓解时间更短,复发率更高。因此,在维持治疗期间不推荐吗替麦考酚酯作为一线方案。但对于不能耐受硫唑嘌呤或甲氨蝶呤者,可以选择吗替麦考酚酯。

4. 利妥昔单抗

目前并不清楚利妥昔单抗是否能用于维持期治疗,但既往回顾性研究表明,大多数复发或难治的患者在经过利妥昔单抗治疗好转后会再次复发,但进一步给予利妥昔单抗仍有效。但不清楚是否能通过监测某些指标,如外周血 B 细胞计数或 ANCA 滴度等来预防其复发。和单剂量相比,两年时间内定期给予利妥昔单抗能明显减少复发(12% vs73%)。

（三）难治性患者的治疗

在诱导期不能获得缓解，或维持期在接受免疫抑制剂的基础上出现复发，或不能耐受标准治疗方案（通常是指不能耐受 CTX）的患者，称之为难治性患者。尽管利妥昔单抗被用于难治性患者，仍有一小部分患者对治疗反应不佳而需要考虑其他治疗方案，如静脉应用丙种球蛋白，抗肿瘤坏死因子单抗，阿仑珠单抗或胍立莫司等。

（四）eGPA 的治疗

尽管 eGPA 也是一种 AAV，但通常其临床表现与 MPA 和 GPA 不同，对治疗的反应亦不相同。通常单用糖皮质激素即可。临床常采用 5 因素评分法（FFS）进行分层，对 FFS 评分为 0 的患者，93% 的患者单用激素即可获得缓解。对病情严重者，仍推荐激素联合 CTX 方案。最近研究表明利妥昔单抗亦有不错疗效。另外，与 GPA 和 MPA 不同的是，eGPA 患者在 12 个月时仅有 6% 的患者能够停用糖皮质激素。

（五）其他治疗

由于感染在 AAV 的诱发中占据重要地位，其中金葡菌在 GPA 的诱发和复发中极为重要，尽管目前并不清楚金葡菌如何诱导 GPA 的复发。可能与持续低级别感染促进了促炎症因子的释放，进而促进了中性粒细胞的活化有关，因此积极治疗任何形式的感染是成功治疗 AAV 的关键之一。对于活动性危重患者，如严重的急性肾损伤患者、严重的肺出血患者，可在激素及免疫抑制剂的基础上联合血浆置换。对于急性肾损伤的患者，可能考虑透析治疗，以帮助患者度过急性期。

（何春其）

第十四节　多发性骨髓瘤的肾损害

一、概述

多发性骨髓瘤（multiple myeloma MM）是浆细胞系异常增生的恶性疾病，常引起不同类型的肾脏损害，就诊时约 43% 患者血肌酐 $> 133\mu mol/L$。

二、多发性骨髓瘤肾脏损害的类型与原因

多发性骨髓瘤的肾脏损害大多是单克隆免疫球蛋白轻链介导的。这种损害有几种不同类型，通常不重叠。骨髓瘤管型肾病或简称骨髓瘤肾，原发性淀粉样变，轻链沉积病，肾小管功能不全。对有肾脏损害的骨髓瘤患者行肾活检发现，65% 的肾损害是骨髓瘤管型肾病，7% 是原发性淀粉样变，5% 是轻链沉积病。轻链蛋白的可变区的组成、氨基酸的序列特征决定了多发性骨髓瘤的肾脏损害的类型，通常一个患者只有一种类型。

骨髓瘤管型肾病是指肾小管内有轻链蛋白管型的形成造成肾小管堵塞及损伤。这是由于轻链蛋白能够与髓袢升支粗段小管细胞分泌的 Tamm - Horsfall 蛋白中的由 9 个氨基酸构成的线性结构特异性地结合。不同的轻链蛋白与 Tamm - Horsfall 蛋白有不同的亲和力。低容量引起的尿浓缩将促进管型的形成。另外，远端肾单位的酸性小管液也能促使轻链蛋白（等电点

>5.1,高于小管液的 pH)与 Tamm – Horsfall 蛋白(等电点 3.2)电荷相吸。能够自行聚合形成大分子的轻链蛋白也更易形成管型。

管型的形成堵塞了肾小管、影响肾小管的代谢、促进小管间质炎症的发生。骨髓瘤管型肾病临床表现为急性肾衰竭,没有明显的清蛋白尿。

血中的轻链蛋白可以被巨噬细胞吞噬、部分代谢,然后被分泌、沉积到组织中。这种加工、沉积后的蛋白形成 β – 片层原纤维,刚果红染色阳性,这就是原发性淀粉样变。致病的轻链蛋白大多是 λ 轻链,其中大部分是 λ Ⅵ。

轻链沉积病在发病机制上与原发性淀粉样变类似,但是轻链片段不形成原纤维,而是呈颗粒状沉积,刚果红染色阴性。致病的轻链蛋白大多是 κ 轻链。

原发性淀粉样变、轻链沉积病都有大量轻链沉积在肾脏的不同组织中,主要是肾小球和肾小管基膜,临床上出现肾病综合征,有明显的清蛋白尿,与骨髓瘤管型肾病不同。

在部分患者,轻链蛋白的毒性作用仅限于肾小管,而不影响肾小球功能。近端肾小管由于重吸收大量轻链蛋白而受损。这种轻链蛋白有特殊的生化特性,其可变区能够抵制小管细胞溶酶体中的蛋白酶体的降解。没降解的蛋白积聚产生结晶损害了细胞功能。临床上出现 Fanconi 综合征,如近端肾小管酸中毒、低血磷、低血尿酸。

多发性骨髓瘤的肾脏损害也有其他因素参与,如高血钙、高尿酸、高黏综合征、肾毒性药物的使用,会加速肾功能的恶化。

高钙血症引起的肾损害:高钙血症是多发性骨髓瘤常见的临床表现,并且是引起肾衰竭的主要因素之一,主要累及肾小管和集合管,病变以髓袢升支及髓质集合管处最明显,称肾钙沉积病。由于钙质沉积,加上钙使髓质内钠浓度降低,引起远曲小管和集合管内水重吸收减少,临床上出现尿浓缩功能障碍、肾小管酸中毒、尿路结石,最后发生肾衰竭。而且一旦肾功能受损,钙排泄受限制,会引起更明显的高钙血症,而此时脱水、轻链毒性及高钙本身又可以引起肾功能急剧衰退,导致更为严重的高钙血症,形成恶性循环。

急性尿酸性肾病:核酸分解代谢或化疗后出现高尿酸血症。但明显的高尿酸血症和急性尿酸性肾病在多发性骨髓瘤患者中不多见。

高黏综合征:大量单克隆免疫球蛋白可引起血黏度升高。血黏度增高和血容量减少可以引起血流淤滞、缓慢,肾小球毛细血管床扩张、阻塞、肾血流量显著减少,并干扰凝血机制,引起肾静脉血栓形成。急性肾衰竭或永久性的肾功能损害很少发生,但是高黏血症可以加重骨髓瘤其他因素引起的急性肾衰竭。

脱水和造影剂肾损害:有报道多发性骨髓瘤患者静脉肾盂造影后出现急性肾衰竭,主要由于造影剂和异常的免疫球蛋白形成聚合物所造成。大剂量造影剂可以使肾血流量和 GFR 暂时降低,并可促使 Tamm – Hosfall 蛋白在肾小管内沉积。而脱水会加重前面已经提到的肾损害因素,诱发急性肾衰竭。

三、肾脏病理

多发性骨髓瘤的肾脏病变是由多种因素造成,因此病理改变也各异。一般双肾表现为肿大,即使到慢性肾衰竭阶段也很少出现双肾萎缩。

(一)肾小管间质病变

多发性骨髓瘤肾损害主要以小管 – 间质病变为主。骨髓瘤管型肾病光镜下肾小管巨大管型形成,多见于远曲小管和集合管,色泽鲜亮,有折光性,呈层状改变,有"骨折线"样特点,PAS阳性(周边深染,中心淡染),周边有单核和多核细胞围绕。电镜观察可见管型由丝状或菱形结晶形成。也可以仅表现为急性肾小管坏死而无管型,很少见浆细胞浸润。免疫荧光无特异性。若存在小管萎缩和间质纤维化则为慢性病变。

(二)肾小球病变

1. 轻链型淀粉样变

大量无结构的呈嗜伊红状均质淀粉样物质沉积于肾脏各部分。淀粉样物质刚果红染色阳性,偏振光下呈绿色双折光,电镜显示为直径 $7.5 \sim 10nm$ 直而不分支的原纤维。沉积部位以肾小球病变为主。早期出现在肾小球系膜区,晚期毛细血管腔闭塞、肾小球荒废。

2. 轻链沉积病

系膜增厚,基质增宽。系膜结节性改变为其重要特征,刚果红染色阴性。电镜下可见均匀的细颗粒状电子致密物沉积于小球基膜的内层和小管基膜的外围。确诊依靠免疫荧光特异性游离轻链 κ 或 λ 沿肾小球系膜结节和肾小管基底膜沉积,以 κ 型多见。

四、临床表现

多发性骨髓瘤患者在整个病变过程中迟早会出现肾脏损害的临床表现。通常肾脏病变和异常免疫球蛋白直接相关,但是水、电解质紊乱也会加重急、慢性肾功能不全的发展。

(一)蛋白尿

这是多发性骨髓瘤肾病早期的临床表现。60%~90%的患者会出现蛋白尿表现,很少伴血尿、水肿和高血压。尿蛋白主要成分是本－周蛋白,尿常规试纸通常用四溴酚蓝,这种试剂通常只与清蛋白反应,故本病常呈阴性。若用硫柳酸检测尿中所有蛋白就会有阳性发现。如果病变累及肾小球,尿中还会出现较多的中分子和高分子蛋白。肾病综合征少见,如出现应考虑是否合并肾淀粉样变或轻链沉积病,预后较差。

(二)慢性肾小管功能不全

近端肾小管受累表现为 Fanconi 综合征,有肾性糖尿、氨基酸尿、近端肾小管酸中毒、低血磷、低血尿酸,远端肾小管受累表现为尿钾丢失增多、尿浓缩、酸化功能障碍等。

(三)慢性肾衰竭

半数以上患者就诊时已存在肾功能不全。进展较快,贫血出现早,肾脏体积多无缩小。

(四)急性肾衰竭

少尿、无尿发生在肾功能正常或慢性肾衰竭的基础上,常因脱水、造影剂、感染、药物等诱发,病死率高。此外,大量本－周蛋白和酸性尿也属诱发因素。

(五)尿路感染

约 1/3 患者反复发生膀胱炎、肾盂肾炎。

(六)代谢紊乱

高钙血症、高尿酸血症。

五、诊断和鉴别诊断

近年血清游离轻链(serum free light chain,sFLC)的测定受到重视。正常的完整的免疫球蛋白由两条完全相同的重链和轻链(或 κ 链,或 λ 链)组成,正常人 sFLC 仅占总轻链的 1% 不到。骨髓瘤细胞分泌的单克隆蛋白产物虽然 80% 是完整的免疫球蛋白,但单克隆的 sFLC 也占到 15% 以上,其 sFLC 常 >500mg/L。sFLC 半衰期比完整的免疫球蛋白短,能快速反映体内肿瘤负荷,可作为疗效判断指标。而且非分泌型多发性骨髓瘤很难被蛋白电泳检出单克隆蛋白,但有超过 70% 的该类患者可检出 sFLC。正常 κ 链分子量 22.5kD,40% 经肾清除,血清半衰期 2~4h,平均血浓度 7.3mg/L;λ 链在血中以二聚体存在,分子量 45kD,20% 经肾清除,血清半衰期 3~6h,平均血浓度 12.7mg/L;正常 κ/λ 比值 0.58(0.26~1.65)。该比值正常可排除单克隆免疫球蛋白病。

骨髓瘤患者若有基础肾脏病时,尿 FLC 可以阳性,甚至在 sFLC 还处于正常范围阶段就阳性了。这是由于轻链滤出的量超过已受损的肾小管重吸收能力所致。但随着管型肾病的发展,肾小管被轻链堵塞的数量越来越多,尿 FLC 转阴。

肾脏病若遇到以下情况,应考虑多发性骨髓瘤肾损害。

(1)年龄 40 岁以上不明原因肾功能不全,尤其男性患者。

(2)贫血和肾功能损害程度不成正比。

(3)多发骨痛与病理性、自发性骨折、高血钙。

(4)尿常规四溴酚蓝法蛋白尿定性阴性,24h 蛋白尿定量硫柳酸法阳性。

(5)高球蛋白血症且易感染。

六、治疗

大多数骨髓瘤浆细胞不分化,因此对细胞周期特异性药物耐药。标准的 MP 方案是美法仑联合泼尼松,完全缓解率仅 5%。

VAD 是造血干细胞移植的诱导方案,包括地塞米松、长春新碱、多柔比星,仅 70% 不到的患者对治疗有反应。肾功能不全可影响以上传统方案的疗效。新的化疗方案采用硼替佐米(蛋白酶体抑制剂)、沙利度胺、来那度胺,这些新药克服了肿瘤的耐药性,同地塞米松、烷化剂联用反应率可达到 90%。但新的化疗方案应以联合使用地塞米松作为原则。与沙利度胺、来那度胺不同,透析患者无须调整硼替佐米的剂量。硼替佐米的反应率、不良事件率在透析与未透析患者中无明显差异。

对于发生急性肾衰竭的多发性骨髓瘤的患者,应尽快开始以地塞米松为基础的化疗。若有脱水的表现应迅速补充等张液体。液体治疗以保持正常有效循环血量及每天 3L 尿量为目标。建议每小时等张/半张液体输入速度为 100~150mL。需监测液体负荷情况,酌情使用利尿剂。对于少尿、无尿的患者,先扩容 24h,仍无改观再调整补液方案。

作为挽救管型肾脏的方法,可在化疗同时在 7~10d 内行 5~7 次血浆净化以快速降低 sFLC。管型肾脏的治疗窗比较窄,管型堵塞肾小管一个月后,肾单位将发生不可逆的损伤。在血浆净化疗程结束两天后复查 sFLC,以决定是否还需要再次血浆净化。

多发性骨髓瘤发生急性肾衰竭的建议血透,因为这类患者还需血管通路行血浆净化。对于慢性肾衰竭者,血透、腹透均可。肾移植对于造血干细胞移植后的患者来说在理论上是可行的。

对于高血钙,但血钙 ≤4mmol/L,先补液观察 12h,若无改观,用二膦酸盐治疗。若血钙 >4mmol/L,在补液的基础上立即用二膦酸盐。慢性肾衰竭者用二膦酸盐时要慎防严重的低血钙发生。

其他,碱化尿液,减少轻链和尿酸在肾内的沉积,预防肾衰竭。降低高尿酸,选用抑制尿酸合成药。避免使用肾毒性药物以及血管紧张素转换酶抑制剂、血管紧张素受体拮抗剂。

（何春其）

第十五节　肾淀粉样变性

一、概述

淀粉样变性是一组蛋白质分子病态折叠后产生异常的空间结构沉积于组织中,引起器官功能障碍的疾病。因这类蛋白纤维接触碘与硫酸时出现与淀粉相似的反应,故命名为"淀粉样变性"。迄今为止已发现二十余种可导致淀粉样变性的蛋白,并以此对淀粉样变性进行分类。肾淀粉样变性(renal amyloidosis)是指淀粉样蛋白在肾脏沉积致病,主要临床表现为肾病综合征,晚期可导致肾衰竭死亡。本病多见于 50 岁以上患者,国外报道的住院患者发病率为 0.09% 左右,国内曾有报道在肾活检患者中发病率为 0.16%。

二、病因和发病机制

淀粉样变纤维的结构组成可分为两部分:一部分为各类淀粉样变纤维所共有的成分,包括血清淀粉样 P 物质(serum amyloid P component,SAP)、胺聚糖(glycosaminoglycan,GAG)、载脂蛋白 E、基底膜成分。SAP 是一种高度稳定的、耐蛋白酶的糖蛋白,以钙依赖的方式与淀粉样物质结合,有助于体内淀粉样物质的稳定。GAG 以非共价键方式与淀粉样蛋白纤维结合,有促进蛋白纤维形成的作用。第二部分即可导致淀粉样变性的前体蛋白。

最常见的前体蛋白是免疫球蛋白轻链 N 端片段,称之为 AL 淀粉样蛋白,其所致疾病常称为原发性淀粉样变性。可持续产生 λ 或 κ 轻链的单克隆浆细胞亚群参与 AL 型淀粉样变性的发病;在这个过程中巨噬细胞的溶酶体以一种不正常的方式裂解免疫球蛋白轻链,最终产生 AL 蛋白。

继发性淀粉样变性的前体蛋白是肝脏合成的血清淀粉样 A 蛋白(serum amyloid A protein,SAA)。长期的慢性炎症可以释放许多细胞因子,如白细胞介素 -1、白细胞介素 -6、肿瘤坏死因子 -α。这些因子刺激肝脏合成 SAA,入血后同高密度脂蛋白形成复合物,后者又经过受体作用被巨噬细胞摄取、降解。这个 103 个氨基酸的前体蛋白经水解成 76 个氨基酸的多肽,有致淀粉样变的能力,即 AA 蛋白。

其他致淀粉样变的前体蛋白有纤维蛋白原 Aα、载脂蛋白 A1、载脂蛋白 A2、免疫球蛋白重链、$β_2$ 微球蛋白、甲状腺素运载蛋白等等。不同的前体蛋白获得致淀粉样变的能力所需的过程是不同的。不需改变分子结构,过度积聚的 $β_2$ 微球蛋白就可以发生淀粉样变。而甲状腺素运载蛋白要获得致淀粉样变的能力需要其中一个氨基酸被替换。

前体蛋白可以折叠、自我聚合形成特殊的 β 片层结构,在 SAP、GAG 的帮助下进一步稳固而不被酶解。淀粉样物质肉眼为粉红或灰白色石蜡样,光镜下呈无定形的均匀的嗜伊红性物质。刚果红染色呈砖红色,偏光显微镜下为苹果绿双折光现象。若高锰酸钾能清除刚果红染色,则多为 AA 蛋白。电镜下淀粉样变纤维 7～10nm 粗。

淀粉样蛋白在组织沉积进而破坏组织结构,导致器官功能障碍被认为是淀粉样变的致病机制。新近的研究发现,致淀粉样变的前体蛋白也有毒性作用。通过抗浆细胞治疗,减少 AL 蛋白的产生,虽不能减轻心脏室壁厚度、减少肾脏淀粉样蛋白沉积,但能改善心功能、减少蛋白尿。

三、临床分型

淀粉样变性可分为获得性、遗传性。常见的获得性淀粉样变性有原发性淀粉样变性、继发性淀粉样变性,透析相关性淀粉样变性。遗传性全身性淀粉样变性十分少见,但可以有多种形式存在,是基因突变的结果,多呈常染体显性遗传。

(一)获得性淀粉样变性

1.原发性淀粉样变性(致病蛋白为 AL 蛋白,其前体蛋白为免疫球蛋白轻链)

近 80% 患者有"良性"单克隆丙种球蛋白血症病史,10% 为多发性骨髓瘤,其余 10% 为恶性淋巴瘤与巨球蛋白血症。通过免疫固定电泳在患者血清和尿内可以检测出免疫球蛋白轻链。病变主要累及肾脏、心脏、肺、周围神经和血管,患者表现为充血性心力衰竭、周围神经病变、腕管综合征、直立性低血压、肾病综合征和肾功能不全。肾脏受累率约为 50% ,45% 的患者由于淀粉样蛋白在肾脏的沉积而表现为肾脏肿大,有非选择性蛋白尿,长期大量蛋白尿会引起小管损伤,表现为酸中毒或肾性糖尿。最后进入终末期肾衰竭。

2.继发性淀粉样变性(致病蛋白为 AA 蛋白,其前体蛋白为血清淀粉样 A 蛋白)

继发性淀粉样变性又称为全身性反应性淀粉样变性。常见其继发于慢性炎症性疾病、风湿性疾病、慢性感染和一些恶性疾病。根据报道,溃疡性结肠炎和红斑狼疮患者很少并发淀粉样变性,而在克罗恩病和类风湿关节炎尤其青少年的类风湿关节炎,淀粉样变性是较常见的,常累及脾、肝、肾脏、心脏和肠。大约 25% AA 患者可以累及肾脏或肾小球,由于淀粉样蛋白纤维在小球沉积,患者往往表现为蛋白尿,可以为肾病综合征,患者最终发展为肾功能不全。也有报道如果患者透析或进行肾移植,会加速淀粉样蛋白在其他组织的沉积。

3.β_2 微球蛋白淀粉样变性(慢性透析相关的淀粉样蛋白)

长期血透治疗的患者(一般 >7 年)会发生透析相关性淀粉样变性。由于 β_2 微球蛋白在滑膜、腕骨韧带沉积,造成关节病变和腕管综合征;此外,β_2 微球蛋白还能在软组织沉积。有报道,未透析的慢性肾衰竭患者,也可以发生 β_2 微球蛋白淀粉样变性。本病可能和炎症反应有关,使用非甾体抗感染药或糖皮质激素有一定效果。应用高通量透析能改善病情。

(二)遗传性淀粉样变性

典型的疾病是家族性淀粉样变性并多发性神经病变(FAP)和家族性地中海热(FMF)。FAP 临床以进行性外周神经与自主神经病变、及不同程度的内脏淀粉样物质的沉积为特点。目前仍以对症支持治疗为主,亦有患者接受肝移植效果良好的报道。FMF(常染色体隐性遗传)有 AA 淀粉样蛋白在肾小球沉积,引起肾病综合征、肾功能不全。这个疾病可以预防性用秋水仙碱 1.5mg/d,对于 60% ~70% 的患者有预防作用。

四、肾脏病理变化

肾淀粉样变肾脏早期体积常增大,可为正常人肾体积的 2 倍,质坚硬,外观苍白、肿胀,表面呈颗粒状。晚期,长期高血压和(或)感染、血管受累狭窄时,可见肾体积缩小。

（一）光学显微镜检查

早期肾小球系膜区有淀粉样物质沉积,但系膜细胞不增多;晚期淀粉样物质沉积于毛细血管基底膜,使之增厚,血管腔闭塞,整个小球呈无结构的淀粉样蛋白团块。这种团块经刚果红染色呈现为砖红色,若染上的刚果红不能被高锰酸钾清除,则多为 AL 蛋白,反之则多为 AA 蛋白。淀粉样蛋白在偏光显微镜下呈苹果绿色双折光物质。肾间质、偶尔肾小管基膜也可有淀粉样蛋白沉积。病变轻微时可类似微小病变。

2010 年世界肾脏病大会首次提出肾淀粉样变的病理分型标准。

Ⅰ期轻微淀粉样沉积。

Ⅱ期系膜区 10% ~25% 肾小球淀粉样沉积。

Ⅲ期 26% ~50% 肾小球淀粉样沉积。

Ⅳ期 51% ~75% 肾小球弥散性系膜毛细血管淀粉样沉积。

Ⅴ期膜性淀粉样沉积,主要沉积在毛细血管基底膜,缺乏系膜区沉积。

Ⅵ期 >76% 肾小球淀粉样沉积。

（二）免疫荧光显微镜检查

IgG、IgA、IgM、C_3、C1q 等有时可呈阳性,无特殊诊断价值。抗 AA、抗 κ 或 λ、抗 $β_2$ 微球蛋白抗血清与其相应的淀粉样蛋白反应呈阳性,具有诊断和鉴别意义。

（三）电子显微镜检查

淀粉样蛋白呈直径 8 ~10nm 无分支的细纤维丝状,紊乱无规则排列。常出现在肾小球系膜区、肾小球基膜、小血管壁和肾间质。早期肾内淀粉样蛋白沉积用光镜或免疫荧光方法不易确诊,电镜下的特异表现有确诊意义。

五、临床表现

（一）肾脏表现

肾脏受累的临床表现可以分为 4 个阶段。

1. 临床前期

无任何临床表现和体征,化验也无异常,仅肾活检可发现。

2. 蛋白尿期

蛋白尿为本病最早临床表现,主要为大分子量、低选择性蛋白尿。蛋白尿的程度与淀粉样蛋白在肾小球的沉积部位及程度有关,可表现为无症状性蛋白尿数年之久。此阶段可有轻 ~中度血压升高,血压升高的程度与肾功能减退的程度无显著关系。病程长者由于自主神经病变及肾上腺同时受累,可表现为直立性低血压。

3. 肾病综合征期

肾病综合征是肾淀粉样变的主要临床表现。国外研究显示,本病是老年肾病综合征的重要病因,列系统性疾病之首。一旦出现肾病综合征,病情进展迅速,预后差,平均存活时间为 19 个月。部分患者可合并肾静脉血栓形成,加速肾功能恶化。肾病综合征由 AA 淀粉样蛋白所致者占 50%,而由 AL 蛋白所致者占 35%。

4. 肾衰竭期

由肾病综合征发展致肾衰竭需 1 ~3 年不等。AL 淀粉样变确诊时约有 25% 患者血肌酐 >176μmol/L。肾衰竭和心血管疾病是肾淀粉样变患者死亡的最主要原因。

除小球受累外,小管、间质均可受累,表现为多尿,甚至尿崩症,尿比重低而固定。少数病例出现肾性糖尿、肾小管酸中毒,偶见典型的 Fanconi 综合征。

(二)肾外表现

长期血透患者血中 β_2 微球蛋白异常增高,与此类患者的骨、关节并发症密切相关。临床表现为:腕管综合征、淀粉样关节炎、病理性骨折,极少数表现为 β_2 微球蛋白多聚体的淀粉样蛋白骨外沉积。

六、诊断与鉴别诊断

淀粉样变性的确诊关键是对病变组织进行组织病理和免疫组化分析,以明确淀粉样蛋白的类型。

当临床上出现以下表现的患者,要考虑肾淀粉样变的可能:中老年尤其男性患者出现原因不明的肾病综合征;有明确类风湿关节炎或慢性感染性疾病,出现蛋白尿;多发性骨髓瘤患者出现大量蛋白尿;长期透析患者出现腕管综合征或溶骨损害。

免疫固定电泳检查可以在 AL 型淀粉样变患者的血和尿里发现单克隆蛋白,这类患者的血里也可以检测到游离的免疫球蛋白轻链。

肾脏病理学检查是诊断淀粉样变的可靠手段,阳性率可达 85% 以上,但有出血的危险。患者有高度水肿、腹腔积液不宜行肾活检,可考虑行直肠、牙龈、舌、口腔黏膜等活检。腹部脂肪抽吸做刚果红染色,在 AL 淀粉样变有 80% ~90% 的敏感性;在 AA 淀粉样变有 65% ~75% 的敏感性。骨髓标本刚果红染色在淀粉样变患者中有 50% 的阳性率。联合腹部脂肪抽吸和骨髓活检将检出 87% 的淀粉样变患者。

七、治疗

肾淀粉样变性的治疗包括两个部分:减少淀粉样蛋白的前体蛋白,肾脏替代治疗。

(一)减少前体蛋白的治疗

AL 淀粉样变性的前体蛋白是免疫球蛋白轻链,清除浆细胞的克隆性增生有助于缓解病情。大剂量的美法仑及随后的自身干细胞移植(high – dose melphalan/stem cell transplantation,HDM/SCT)可使 25% ~50% 的患者获得血液学完全缓解,而以往的采用美法仑加激素的标准治疗获得血液学缓解罕见。血液学完全缓解使得单克隆免疫球蛋白轻链不再产生,从而减少蛋白尿、改善肾功能,延长患者存活时间。接受 HDM/SCT 治疗的患者,其血液学的复发不足10% ,但是治疗相关的病死率达 12% ~14% ,尤其是有心脏受累的患者。心功能不全、肾功能不全的患者不宜接受 HDM/SCT 治疗的。

既往常用的化疗方案主要为美法仑 + 泼尼松(MP),MP 方案的生存率仅 18 个月,血液学反应低,少有器官功能的改善;而美法仑 + 地塞米松(MD)方案的血液学反应率相对较高(67%),器官反应较好(33%),其中近 1/3 患者达到完全缓解,平均无事件生存率和生存率达3.8 年和 5.1 年。但该方案心脏受累患者生存率不高,仅 10.5 个月,治疗初期 3 个月病死率达 28% 。

近来用沙利度胺 + 环磷酰胺 + 地塞米松(CTD 方案)疗效类似 MD 方案。2012 年新的 Ⅱ期临床研究显示来那度胺 + 地塞米松 + 环磷酰胺方案也有好的疗效。而硼替佐米联合地塞米松(BD)方案已成为美法仑、沙利度胺和骨髓移植方案不佳或失败后的替代方案或挽救疗法。

对于继发性淀粉样变性首先是原发病的治疗,如使用抗感染药物或免疫抑制剂治疗类风湿关节炎和一些慢性炎症疾病,以抑制炎症反应、减少 SAA 蛋白的合成。研究显示,对类风湿关节炎尤其是青少年患者,使用苯丁酸氮芥或环磷酰胺不仅可以减少蛋白尿,而且可以保持肾功能不进一步恶化。使用肿瘤坏死因子拮抗剂也可明显降低蛋白尿。

一种 GAG 的拟似物可以阻止淀粉样变纤维的形成,在一个实验性 AA 淀粉样变性的体内试验中显示出疗效,已进入 Ⅱ、Ⅲ 期临床试验,理论上有望在所有的淀粉样变性中应用。

家族性淀粉样变 FMF 终生应用秋水仙碱防止 FMF 相关的炎症、防止淀粉样变发展。治疗有肯定的疗效,可缓解症状,早期使用有阻止肾病综合征和肾功能不全的发生作用。

甲状腺素运载蛋白淀粉样变性接受肝移植后病情缓解。

血透相关性淀粉样变,早期应用高分子聚合膜透析器可有效降低 β_2 微球蛋白,有利于防治淀粉样变发生。肾移植能有效降低 β_2 微球蛋白水平,抑制淀粉样蛋白沉积。

(二)肾脏替代治疗

肾脏淀粉样变发展到尿毒症阶段时,透析疗法和肾移植是延长患者生命最有效的措施。经维持性血液透析治疗者平均存活期远高于未作透析者。血液透析存活 5 年者占 34%,作连续性不卧床腹膜透析者平均存活 30 个月。有心脏受累、肾上腺皮质功能减退者,血液透析过程中易发生低血压。

肾移植效果不好,1 年存活率为 63%,2 年存活率为 51%,且移植 1 年后又可再获淀粉样变性,故多不主张作肾移植。

(何春其)

第十六节　糖尿病肾病

一、流行病学

糖尿病肾病(diabetic nephropathy,DN)是糖尿病患者最常见的微血管病变,是糖尿病最严重的并发症之一。糖尿病肾病是 1 型糖尿病的主要死亡原因,在 2 型糖尿病其严重性仅次于心脑血管动脉粥样硬化性病变。糖尿病可由不同途径损害肾脏,这些损害可以累及肾脏所有的结构,可以有不同的病理改变和临床意义,包括与糖尿病代谢异常有关的肾小球硬化症、小动脉性肾硬化以及感染性的肾盂肾炎和肾乳头坏死。其中,只有肾小球硬化症与糖尿病直接相关,称之为糖尿病肾病,是糖尿病全身性微血管并发症之一;其余肾损害均非糖尿病所特有。

随着糖尿病患者寿命的延长,糖尿病患者的慢性并发症特别是血管并发症,已成为其死亡的主要原因,其中因糖尿病肾病导致尿毒症死亡者占糖尿病患者的 27% ~31%。据不完全统计,目前在我国透析患者的病因中糖尿病肾病占第二三位。1 型糖尿病的肾病发生率约为 40%,2 型糖尿病约为 20%。糖尿病肾病一般在发生糖尿病 5 ~10 年后出现。由于 90% 的糖尿病患者为 2 型糖尿病,因此合并糖尿病肾病的绝对人数要远远多于 1 型糖尿病患者。糖尿病患者一旦出现持续性尿蛋白,则病情不可逆转,往往呈进行性发展直至终末期肾衰竭。到目前为止,尚无有效的方法能够防止其发生和恶化。

二、病因与发病机制

糖尿病肾病发病受多种因素影响,发病机制十分复杂。总的来说,其始于糖代谢障碍所致的血糖过高,在一定遗传背景以及相关获得性危险因子的参与下,通过启动许多细胞因子的网络,最终导致全身重要脏器的损害,其中肾脏损害即为糖尿病肾病。糖尿病肾病发病的主要影响因素如下。

1. 血流动力学异常

由于遗传因素的影响及糖代谢异常所产生的血管活性激素和细胞生长因子致肾小球内高压、高滤过及高灌注,并使肾小球肥大、形成蛋白尿,从而最终导致肾小球硬化。目前发现,凡肾小球滤过率(GFR)持续大于 150mL/min 的患者,最终几乎都出现微量清蛋白尿;此外,在GFR 过高的病例中,病变进展的速度与严重程度也与 GFR 上升的程度相平行。

2. 持续高血糖造成的代谢异常

(1)形成晚期糖基化终末产物(advanced glycosylation end products,AGEs)。导致肾小球基底膜增厚及通透选择性和电荷选择性丧失,促进细胞外基质增加和动脉硬化。

(2)由多元醇通路激活所致。血糖持续升高可对肾小球系膜细胞、近端肾小管上皮细胞及内髓质集合管细胞醛糖还原酶(aldose reductase,AR)基因中的葡萄糖反应元件和渗透压反应元件形成刺激,进而激活该酶。AR 激活除影响肾脏血流动力学外,又使葡萄糖转变为山梨醇,而后在山梨醇脱氢酶作用下再转变为果糖。过多的山梨醇和果糖可造成细胞高渗、水肿,导致细胞破坏和组织损伤。

(3)蛋白激酶(protein kinase C,PKC)。信号传导通路激活,生成转化生长因子 β_1(transforminggrowth factor – β_1,TGFβ_1)、血管内皮生长因子和血管活性激素(内皮素、血管紧张素 II),造成细胞外基质形成及血管收缩,通透性增加,产生蛋白尿。

3. 高血糖的直接影响

内皮细胞、系膜细胞的结构、合成能力及功能受损。

4. 遗传因素和环境因素

糖尿病的发生在一定程度上受遗传因素的影响。糖尿病肾病也并非在所有糖尿病患者中出现。不论 1 型还是 2 型糖尿病,男性发生糖尿病肾病的比例更高;同一种族中,在部分糖尿病患者,某些家族更易患糖尿病肾病,均提示该病发病有遗传异质性。环境因素如胎儿母亲营养不良、肥胖和吸烟等也是致病的影响因素。

三、病理改变

1. 肾脏肥大

在糖尿病肾病早期即可见到,X 线和超声波检查下可见肾脏体积增大 20% ~40%;在终末期肾脏大多为纤维增生和缩小,表面仍然光滑。

2. 糖尿病性肾小球硬化症

基本病变为肾小球基底膜(GBM)弥散性增厚,系膜基质增生,少量系膜细胞增生。

(1)结节型糖尿病肾小球硬化。为典型的 Kimmelstiel – Wilson 损害,即 K – W 结节,对糖尿病肾病的诊断具有特异性。

(2)弥散型糖尿病性肾小球硬化。约见于 75% 的糖尿病肾病患者。病理表现为肾小球毛细血管壁和系膜内 PAS 染色阳性的物质增多,受累的肾小球 GBM 普遍增厚,系膜基质大量增加。随着弥散型肾损害的进展,大量增加的系膜基质连同增厚的 GBM 压迫毛细血管腔使其变窄,最后完全闭锁。此种改变非糖尿病肾病所独有。

(3)肾小球的渗出性损害。较少见,无特异性。一种肾损害表现为肾小球毛细血管襻周缘部分内皮细胞与基底膜之间的嗜复红物质沉积,称为纤维素冠;另一种为肾小囊基底膜与壁层上皮细胞间出现滴状沉积物,称为肾小囊滴。二者经染色均证实为纤维素,具有无定形、无结构的特点,一般只出现于糖尿病肾病进展时。

糖尿病肾病中肾小动脉和细动脉硬化的发生率极高,最终出现球性硬化和荒废。由于荒废的肾小球系膜基质明显增多,因此其体积并不缩小,甚至增大;相应的肾小管上皮细胞空泡变性,肾小管萎缩,肾间质小圆形细胞浸润和纤维化。

免疫病理检查发现 IgG 沿肾小球毛细血管基底膜细线状沉积,这是因血管通透性增加所致的非特异性沉积。亦可见 IgM 沉积。电镜下主要表现为肾小球毛细血管基底膜均质性增厚和系膜基质增多,无电子致密物沉积,可见足细胞足突广泛融合。

四、临床表现

典型糖尿病肾病的特点有 3 个:大量蛋白尿、GFR 下降和高血压。这 3 个特点也是 1 型糖尿病患者发病和过早死亡的主要原因。在病程超过 15 年的 1 型糖尿病患者中,30% ~40% 的患者会发生肾病。对 2 型糖尿病患者的类似估计不易获得,因有许多因素可使这些患者产生蛋白尿,包括原发性高血压、常见的非糖尿病肾病以及种族间的差异。据估计,在 2 型糖尿病患者中,有 25% 的患者发生肾病。糖尿病患者的肾脏病变要经过"五步曲",即 5 期。1 型糖尿病肾病的临床过程较典型;2 型糖尿病肾病因患者年龄多较大,高血压、高血脂等对肾脏的影响因素较复杂,因此其临床过程不典型。糖尿病肾病 5 期肾脏病变的表现如下。

1. Ⅰ 期

Ⅰ 期以肾小球滤过率增高和肾体积增大为特征。新诊断的 1 型糖尿病患者就已有这种改变。GFR 增高(用同位素标记等方法检测),GFR 大于 120mL/min,甚至可达到 150mL/min。肾脏体积增大,B 超发现肾脏体积增大 25%。肾血流量和肾小球毛细血管灌注及内压均增高,其增高程度与血糖平行。血压不高。这些病变见于糖尿病的发病初期,在经严格控制血糖和接受胰岛素治疗几周至几个月后可以恢复,但不一定能完全恢复正常。肾活检未见异常,没有病理组织学的损害。

2. Ⅱ 期

Ⅱ 期即正常清蛋白尿期。表现为休息时尿清蛋白排泄率(urinary albumin excretion, UAE)正常(小于 20μg/min 或小于 30mg/24h),运动后 UAE 增高(大于 20μg/min),但休息后又可恢复正常。GFR 大于 150mL/min 和 UAE 大于 30μg/min 的患者以后更易发展为临床糖尿病肾病,意味着肾小球持续滤过过多是发生糖尿病肾病的高危状态。此期也可逆转,如果能良好地控制血糖,患者可以长期稳定地处于该期。该期患者血压不高,肾活检见基底膜增厚及系膜区基质增加。

3. Ⅲ 期

Ⅲ 期也叫早期糖尿病肾病期(incipient DN),又称"持续微量清蛋白尿期"。此期发病率为 16%,发生于病程超过 5 年的糖尿病患者,发病率随病程而上升。运动后由清蛋白尿转化为持续性的尿清蛋白升高,UAE 持续升高 20 ~200μg/min(相当于 30 ~300mg/24h 或尿清蛋白/肌酐 30～300μg/mg)。当 UAE 升高 20～70μg/min 时 GFR 开始下降到接近正常水平(130mL/min)。长期血糖控制不良及肾小球高滤过状态可能是患者持续微量清蛋白尿的原因。在病程后期,血压可能轻度升高。降低血压及使用 ACEI 或 ARB 类药物可部分减少尿微量清蛋白的排出,明显延缓肾病的进展。如不采取积极治疗措施,90%以上的患者会发展成典型的糖尿病肾病。此期的病理改变为肾小球基底膜增厚和系膜基质增加更明显,已有肾小球结节型和弥散型病变以及小动脉玻璃样变,并开始出现肾小球荒废。

4. Ⅳ期

Ⅳ期也称显性糖尿病肾病(overt DN)或临床糖尿病肾病期。此期出现持续性蛋白尿,即尿常规可检测出尿蛋白,尿蛋白定量持续大于 0.5g/24h,相当于尿清蛋白排泄率大于 200μg/min,为非选择性蛋白尿。约 30%患者可出现肾病综合征,肾小球滤过率明显下降,并伴高血压。进入此期病情往往呈进行性发展,如果不积极地控制,肾小球滤过率会以平均每月下降1～1.22mL/min 的速度不断恶化,使患者在 5～8 年内发展为终末期肾衰竭。但在此期,大多数患者血肌酐水平尚不升高。弥散型肾损害患者的尿蛋白量与肾小球病理损害程度一致,严重者每日尿蛋白量大于 2g,往往同时伴有轻度镜下血尿和少量管型;结节型患者尿蛋白量与其病理损害程度之间无相关性。临床上糖尿病肾病尿蛋白量不因肾小球滤过率下降而减少,这一点与其他肾脏疾病不同。随着大量尿蛋白丢失可出现低蛋白血症和水肿,水肿多较严重,对利尿剂反应差。肾活检显示肾小球基底膜明显增厚,系膜基质增宽,荒废的肾小球增加,残余肾小球代偿性肥大,部分肾小球硬化。此期即使经严格治疗也不可逆转。

5. Ⅴ期

Ⅴ期为终末期糖尿病-肾病,血压明显增高,尿蛋白定量因肾小球硬化而减少,肾小球滤过率下降可达 15mL/min 以下,尿素氮及肌酐升高,水肿及高血压进一步加重,大量蛋白尿导致低蛋白血症。此期肾小球基底膜广泛增厚,肾小球毛细血管腔进行性狭窄,更多的肾小球荒废。患者多有氮质血症引起的胃肠反应,食欲减退、恶心呕吐和贫血,并可继发严重的高血钾、代谢性酸中毒和低钙搐搦,还可继发尿毒症性神经病变和心肌病变。值得注意的是,部分糖尿病肾病患者的胃肠道症状在血清肌酐水平较低时即可出现,并成为早期进入肾脏替代治疗的重要原因之一。另外,部分患者会因严重低蛋白血症所致无法控制的水肿及浆膜腔积液而进入替代治疗。这一点不同于其他肾脏疾病患者。此期多同时伴有糖尿病视网膜病变、糖尿病神经病变。

五、诊断

糖尿病肾病没有特异的临床和实验室表现,可根据以下检查进行判断:早期精确的肾功能检查、X 线及超声测量肾体积。对发现有 GFR 增高和肾体积增大的患者,因这种改变是可逆的,故不能据此诊断为糖尿病肾病。但早期有 GFR 增高的糖尿病患者比无上述检查改变者以后更容易发展为临床糖尿病肾病。与上述检查相比,放射免疫法测定运动后尿清蛋白常在常规方法测出尿蛋白之前,故可早期发现肾脏损害。尿清蛋白排泄率是诊断早期糖尿病肾病的重要指标,也是判断糖尿病肾病预后的重要指标。但即使是大量尿蛋白,其对糖尿病肾病也不具特异性,临床诊断糖尿病肾病必须仔细排除其他可能引起尿蛋白的原因。

临床糖尿病肾病的特点是尿蛋白的排出不因肾功能好转或恶化而减少。另外,糖尿病肾病通常没有严重的血尿,当有明显的血尿时,必须考虑排除其他肾脏疾病如肾乳头坏死、肾肿瘤或免疫复合物介导的肾炎等。有以下情况时推荐必须行肾活检以确诊：①肾炎性尿沉渣（畸形红细胞、多形性细胞管型）；②既往曾有非糖尿病的肾脏病史；③短期内蛋白尿明显增加；④24h 蛋白尿大于 5g；⑤有明显蛋白尿但无视网膜病变。

糖尿病肾病的诊断要点如下：

（1）糖尿病病程一般在 5～10 年以上。

（2）微量清蛋白尿是诊断早期糖尿病肾病的重要指标，至临床肾病期以后表现为不同程度蛋白尿或肾病综合征，但需排除其他肾小球疾病。

（3）多存在糖尿病视网膜病变。对没有糖尿病视网膜病变而糖尿病病程又少于 10 年的患者应考虑做肾活检以排除其他原因所导致的肾小球疾病。

（4）必要时肾活检可见特征性肾小球硬化病变。

六、鉴别诊断

1. 与非糖尿病性肾小球疾病相鉴别

若糖尿病患者出现与病程发展过程不符的蛋白尿或肾病综合征临床表现，且无糖尿病视网膜病变时；出现明显血尿或急性肾功能损伤时应考虑伴发其他肾小球疾病的可能，应做肾活检病理检查加以鉴别。糖尿病或糖尿病肾损害合并非糖尿病肾损害的临床提示包括以下几点：①糖尿病病程少于 5 年或与肾脏病同时起病；②大量蛋白尿或肾功能不全时血压正常；③急性肾衰竭；④未经显性肾病阶段而出现慢性肾功能不全；⑤血尿明显；⑥肾脏病与糖尿病其他并发症不平行（糖尿病视网膜病变、心血管病变及周围神经病变）。

2. 与糖尿病引起的其他肾脏疾病相鉴别

糖尿病引起的其他肾脏疾病包括肾动脉硬化、肾盂肾炎及肾乳头坏死等，可出现蛋白尿及肾功能不全。这些疾病通常具有其糖尿病肾病特征，应加以鉴别。

3. 与非糖尿病肾病肾衰竭相鉴别

糖尿病肾病如出现血肌酐上升，提示肾功能已严重减退，常为预后不良的指标。其具有的下列特点可与非糖尿病肾病肾衰竭进行鉴别：①蛋白尿仍相对较多；②肾小球滤过率检查相对较高；③肾体积缩小相对出现较晚；④贫血出现较早；⑤心血管并发症较严重。

七、治疗

糖尿病肾病应早期治疗（包括 Ⅰ～Ⅲ期）。治疗的目的是通过控制血糖、控制系统性血压和肾小球毛细血管内压以延迟肾病的进展。对高血压和蛋白尿的早期治疗应在微量清蛋白尿出现时即开始。

1. 控制血糖

首先是严格控制饮食和口服降糖药或胰岛素治疗。应尽量使空腹血糖及餐后血糖均接近正常水平，糖化血红蛋白控制在 7.0% 以下，这样才可以防止或延迟临床肾病的发生。

2. 控制系统性及肾小球内高血压

降低血压有益于延迟肾病的进展，降低心血管疾病的发生率和病死率。治疗的关键是选择抗高血压药物及达到血压控制的靶目标。血管紧张素转化酶抑制剂（ACEI）和血管紧张素 Ⅱ 的 Ⅰ 型受体拮抗剂（ARB1）不仅有良好的降血压作用，并有改善肾小球内高压及降低蛋白尿的作用。这两类药物均可通过阻断血管紧张素 Ⅱ 的作用而抑制肾小球细胞增生和细胞外基质积聚。长时间应用 ACEI 或 ARB 治疗可延迟终末期肾衰竭的发生。因此，患者如对这两类药物无禁忌应将其作为治疗首选药物。即使没有高血压的糖尿病患者,也应予以治疗以防止微量清蛋白尿的发展。理想的血压控制靶目标应小于125/75mmHg,伴有神经病变或大血管病变的患者血压应控制在130/80mmHg为宜。

3. 降脂治疗

给予羟甲基戊二酰辅酶A还原酶抑制剂或低脂饮食,可防止或延缓糖尿病肾病进展。但目前循证医学证据表明其治疗效果不肯定。

4. 饮食治疗

在热卡充足的情况下,糖尿病肾病早期蛋白质入量限制在0.8g/(kg·d),大量蛋白尿和肾衰竭患者蛋白质入量限制在0.6g/(kg·d),以优质蛋白为主。合并肝病、妊娠或生长发育期不宜过度限制蛋白质入量。

5. 终末期肾病的替代治疗

可进行血液透析、腹膜透析或肾脏移植治疗。因糖尿病肾病患者尿毒症症状出现较早,故透析指征可适当放宽。一般GFR约15mL/min或伴有明显胃肠道症状、高血压和心力衰竭不易控制者即可进行维持性透析。行血液透析和腹膜透析的患者,其长期生存率相近。肾移植是目前最有效的治疗方法,移植应相对较早进行。

(柴梅月)

第十七节 急性肾衰竭

急性肾衰竭(acute renal failure,ARF)是一个综合征,是由各种原因使两肾排泄功能在短期内(数小时至数周)迅速减退,使肾小球滤过功能(以肌酐清除率表示)下降低达正常值的50%以下,血尿素氮及血肌酐迅速升高并引起水、电解质及酸碱平衡失调及急性尿毒症症状。若急性肾衰竭发生在原有的慢性肾脏疾患肾功能不全基础上,肌酐清除率较原水平又下降15%。ARF可分为肾前性、肾后性和肾实质性。引起ARF常见的病因有严重创伤(战伤、意外创伤、挤压伤和严重的骨折)、外科手术、产科大出血、严重感染、严重的吐泻失水、各种原因引起休克等,均可引起肾血流灌注不足,肾血流量减少,从而产生ARF;其次是由外源性或内源性肾毒性物质对肾小管细胞影响而产生ARF。外源性肾毒性物质有肾毒性药物(氨基苷类、四环素族、两性霉素B)、有机溶剂(四氯化碳等)、重金属(汞、铋、砷、金、银、锑、铜等)以及某些生物毒素(鱼胆中毒、蛇咬伤、蜂刺伤、杀虫剂、灭鼠药和有毒中草药)等;内源性肾毒性物质有肌红蛋白、血红蛋白、尿酸和钙等。

一、诊断

急性肾衰竭诊断前首先应排除慢性肾衰竭,以及在慢性肾功能不全基础上,某些诱因作用使肾功能急剧恶化,后一种情况称之为慢性肾脏病基础上的急性肾衰竭。急性肾小管坏死是常见的急性肾衰竭类型,占78%~80%,其中大多数为可逆。①有引起急性肾衰竭的病因,如挤压伤、烧伤、大出血、低血压、严重感染、急性尿路梗阻、肾毒性药物应用等;②有少尿、无尿及尿毒症的各种症状;③肌酐清除率较正常值下降50%以上,血尿素氮、血肌酐迅速升高;如急性肾衰竭发生在慢性肾功能不全基础上,肌酐清除率较原水平又下降 15%,血肌酐升达 $400\mu mol/L(4.5mg/dL)$ 以上;④B 超检查示双肾增大或正常大小;⑤无大量失血或溶血证据者,多无严重贫血,血红蛋白多不低于 80g/L。

二、治疗

(一)原发病治疗

ARF 治疗的主要原则是早期积极治疗原发病,妥善处理好血容量不足,水、电解质和酸碱平衡失调,休克,清除坏死组织,以及抗感染治疗,对 ARF 的治疗预后有着重要的意义。

(二)初发期治疗

在肾前性氮质血症与已确立的 ARF 之间的过渡期称为初发期。此期可使用 20% 甘露醇 $60\sim125mL$ 在 $5\sim10min$ 内静脉滴注完,以增加溶质排泄,减轻细胞肿胀,防止肾小管阻塞和扩张血管。当使用甘露醇 2h 后仍无尿时,可重复使用并加用呋塞米 240mg,,另外还可使用罂粟碱 30mg 肌内注射,每 4h 1 次或小剂量多巴胺。目前,钙离子拮抗剂对缺血性 ARF 防治颇受人们关注。钙离子拮抗剂有扩张肾血管和引起中度溶质性利尿作用,对缺血性 ARF 的保护作用较为肯定,而对肾毒性急性肾衰竭的作用仍有待于进一步研究确定。

(三)少尿期治疗

ARF 一旦确立应积极采取治疗措施,有条件者可立即血液透析治疗。

1. 严格控制水、钠的摄入

在纠正患者原先体液丢失后,坚持"量出为入"的原则。要准确记录出入水量,每日的入水量应为前一日液体排出量(尿、粪、呕吐物、渗出液、引流液等)加 $400\sim500mL$;如有发热时,体温每增高 1℃,应加入液量 100mL。少尿型患者入量应 $<1000mL/d$。由于分解代谢每日体重减轻约 0.2kg。少尿期应严密监测体重、血钠和中心静脉压。如每日体重减轻 $0.3\sim0.5kg$、血钠为 $140\sim145mmol/L$,且中心静脉压正常时,可认为补液量适当;如体重无变化、血钠为 140mmol/L 且中心静脉压升高,可认为是补液量多,易发生急性肺水肿或脑水肿;如每日体重减轻 1kg、血钠 $>145mmol/L$,且中心静脉压低于正常,提示有脱水,补液、补钠不足。

2. 纠正电解质紊乱

(1)高钾血症。电解质紊乱中高钾血症是少尿期的主要死因,应将血钾控制在 $<6.0mmol/L$,血钾 $>8.0mmol/L$ 可导致心律失常、心搏骤停而致死。应密切监测血钾、心率及心电图,降低及防止高钾血症的措施如下。

1)严格限制食物及药物中钾的摄入量。食物中如瘦牛肉、橘子、香蕉、炒花生、海带、紫菜、土豆、豆类制品等含钾量高,药物中青霉素钾盐每 100 万 U 含钾 1.7mmol,不宜大剂量应用。

2)积极控制感染,清除病灶及坏死组织、扩创、引流。

3)避免输注陈旧库存血液(两周以上库存血)。

4)使钾排出体外。透析疗法是排除体内高钾最快最有效的措施。当血钾 $\geq6.5mmol/L$ 或心电图示高钾图形时应及时进行透析治疗。此外,口服阳离子交换树脂可使钾从消化道排出,钙型或钠型树脂中的钙或钠与钾交换,使钾排出体外,钠型树脂的钠进入体内可因钠潴留导致水潴留,对少尿型不利,近年来多采用钙型树脂。口服钠型或钙型树脂 1g 可交换钾 $0.8\sim1.0mmol$,根据血钾水平服树脂 $20\sim60g/d$ 可有效地降低血钾。

5)纠正酸中毒是纠正高钾血症的有效措施之一,血 pH 每下降 0.1,血钾升高 0.6mmol/L 当 CO_2 结合力≤15mmol/L 并高钾血症时,静脉注入或滴注 5% $NaHCO_3$,按 5.0mL/kg 可提高 CO_2 结合力 4.5mmol/L 计算患者所需补充的量,严重酸中毒者由静脉直接推入 60~100mL 纠正酸中毒,同时静脉注入 10% 葡萄糖酸钙 10~20mL 以防低钙性抽搐。THAM(三羟甲基氨基甲烷)0.3M 溶液静脉滴入,在体内与 H^+ 结合亦能纠正酸中毒。其优点是可进入细胞内,鱼正细胞内酸中毒,又不含钠;但因有呼吸抑制作用,疗效不肯定,故未广泛应用于临床。

6)10% 葡萄糖 500mL 加胰岛素 10U 静脉滴注可促进糖原合成使钾进入细胞内,作用可持续 4~6h。

7)10% 葡萄糖酸钙 10~20mL 静脉注入,可拮抗钾对心肌的毒害作用。

(2)低钠血症、低氯血症亦常见于急性肾衰竭,应予以纠正。补钠量(mmol/L) = (142 - 患者血钠)×体重×0.2。补充钠盐亦可使钾进入细胞内,钠亦有拮抗钾对心肌的毒性作用。其作用维持 1h 之久。

(3)急性肾小管坏死时常出现低钙血症、高磷及高镁血症,低钙又可加重高镁血症。紧急情况下可用磷吸附剂,如碳酸钙或肾骨胶囊 250~500mg,3~4 次/天,或氢氧化铝凝胶 10~20mL,2~3 次/天。钙对镁有拮抗作用,有低钙、高镁血症时亦可静脉注射 10% 葡萄糖酸钙。透析疗法是纠正电解质紊乱和代谢性酸中毒的最有效措施。

3.心力衰竭的治疗

心力衰竭是急性肾衰竭的主要死亡原因之一,常常是由于体内水、钠过多,细胞外容量扩大,心脏负荷加重的结果。急性肾衰竭时心力衰竭最好的治疗方法是尽早血液透析治疗。

4.感染的预防与治疗

感染是 ARF 的常见并发症,对其预后影响很大,亦是 ARF 主要死亡原因之一。临床上一旦发现感染,应尽早使用有效抗生素控制。在使用抗生素时应选择对肾无毒性或毒性低的药物,并按肌酐清除率调整剂量。许多种抗菌药物可经透析排除,透析后应补充经透析丢失的剂量;许多种抗菌药物与血浆清蛋白结合率高,不能经透析膜排出,应根据血药浓度调整剂量以免发生毒性反应。

5.贫血和出血的处理

因肾功能减退、毒素潴留或存在造血抑制因子使骨髓造血功能减退、红细胞寿命缩短,或由于急性失血或溶血等原因使急性肾衰竭患者都有不同程度的贫血,但较慢性肾衰竭贫血轻,除大失血及溶血外,多为轻度贫血,血红蛋白为 80~100g/L。输血可使贫血暂时得到改善,如无效时可应用基因重组人红细胞生成素纠正贫血。严重创伤、内毒素所致急性肾小管坏死常因应激性溃疡发生消化道大量出血不止而致死。此时应静脉滴注西咪替丁 200mg,2~4 次/天,用冰盐水洗胃(去甲肾上腺素 5~10mg 加冰生理盐水 100~200mL 胃内灌注保留 30min 后吸出),连续 4~6 次,通过收缩血管达到止血目的,或以 5%~10% 孟氏液 50~100mL 胃内灌注,配合输血及止血药。重症出血不止,应考虑立即做胃切除术可挽救生命。

6.饮食和营养

ARF 患者由于处于高分解代谢状态及限制入量会出现营养不良,应尽可能地供给足够的热量,以保证机体代谢需要。营养疗法可维持机体的营养状况和正常代谢,提高存活率,葡萄糖及氨基酸有助于损伤肾细胞的修复与再生。病情危重的急性肾小管坏死患者(如大手术、烧伤、多处外伤、感染者)氮丢失的累积量为 50~170g。维持体重的基础能量需要量可按下列公式计算:热卡需要量 = 基础代谢率 × 1.25 × 应变因素。

热卡来源:①糖类,每日至少需100g;②脂肪,占总热卡的30% ~ 40%;③富含必需氨基酸的高生物效价蛋白质,可促进蛋白质合成。急性肾衰竭透析者还应补充由透析丢失的量,血液透析应补充蛋白质0.58g/(kg·d),腹膜透析者应补充蛋白质1.0/(kg·d)。足够的热卡摄入量应为体内组织分解代谢所需量加应变因素(stress factor)所需的量的总和。急性肾小管坏死体重减轻的患者为了恢复体重应增加热卡摄入量,每日增加热量4184kJ(1000kcal)可使每周体重增加1kg。静脉高营养、胃肠外营养(TPN)可提供足够的热卡,减少体内蛋白质分解,使尿素氮升高速度减慢,增加抗感染能力,降低病死率。静脉营养液每单元750 ~ 1000mL,内含8种必需氨基酸、葡萄糖及各种微量元素及维生素。Dudrick配方如下:α - 异亮氨酸0.70g,α - 苯丙氨酸1.10g,α - 亮氨酸1.10g,α - 苏氨酸0.50g,α - 赖氨酸0.85g,α - 色氨酸0.25g,α - 蛋氨酸1.10g,α - 缬氨酸0.80g。加入葡萄糖使达100 ~ 125g,总热量为1500 ~ 2000kcal(6276 ~ 8368kJ),含氮量1.0g,渗透压高达3000mOsm/L。由于其高渗性须由腔静脉插管输入,输注后由于尿素氮、血钾、血镁及血磷均下降,故可减少透析次数,甚至不需透析。

7. 中药治疗

可用大黄、附子、牡蛎、龙骨、蒲公英等高位灌肠,以通腑泄浊、解毒导滞。

8. 透析疗法

透析疗法是抢救急性肾衰竭的最有效措施,可使患者度过少尿期、降低病死率和缩短病程。对纠正氮质血症、高钾血症、水中毒所致的肺水肿、脑水肿及高血压,纠正酸中毒和改善症状均有效。凡保守治疗无效,出现下列情况者应进行透析:①急性肺水肿;②高钾血症(血清钾≥6.5mmol/L或心电图提示高钾);③高分解代谢型,即每日尿素氮上升≥14.3mmol/L(40mg/dL)、肌酐上升≥177μmol/L(2mg/dL)、钾上升≥1 ~ 2mmol/L、血清 HCO_3 下降≥2mmol/L;④如为非高分解代谢型,但有少尿或无尿2d以上、血肌酐≥442μmol/L(约5mg/dL)、肌酐清除率7 ~ 10mL/(min·1.73m²)、血尿素氮≥21.4mmol/L(60mg/dL)、CO_2 结合力≤13mmol/L;⑤有尿毒症症状,如恶心、呕吐、意识障碍等;⑥误型输血者,游离血红蛋白≥800mg/L。

急性肾衰竭可采用的透析技术包括:①血液透析;②腹膜透析;③单纯超滤和(或)序贯超滤;④连续性动静脉血液滤过(CAVH)及连续动静脉血液滤过和透析(CAVHD);⑤血液灌流;⑥血浆置换;⑦吸附式血液透析。上述透析技术各有其利弊,各有适应证及禁忌证,应根据个体情况及医疗、经济条件选择。

一般以血液及腹膜透析为主。血液透析适应证:①病情危重者,高分解型;②心功能尚稳定者;③腹腔有炎症后的广泛粘连;④肺功能不全、呼吸困难者;⑤诊断未明的腹部脏器损伤者,或近期术后;⑥腹部皮肤有感染、无法植管者。

腹膜透析适应证:①非高分解型;②心功能欠佳,有心律失常或血压偏低者;③血管通路制造有困难者;④有活动性出血、全身肝素化有禁忌者;⑤老年患者。

腹膜透析疗法简便、安全、经济,可在基层开展。单纯超滤可用以治疗急性肺水肿。序贯超滤用以治疗做常规血液透析易出现症状性低血压者。心功能不良、血压偏低、血流量偏低、以体液负荷为主、不适宜做血液透析或腹膜透析者,可选做持续性动、静脉血液滤过,脱水效果好,但它清除尿素氮、血钾效果差,故有高钾血症或尿素氮升高速度快者(高分解状态者),可选做持续性动、静脉血液滤过 - 透析疗法。血液灌流适用于急性中毒,但它不能吸附尿素氮、肌酐等毒素,且无脱水功效,故凡中毒者并有尿毒症、水潴留者,应做血液灌流联合血液透析的疗法。血浆置换疗法适用于危重中毒患者、重症肝炎以及急进性肾小球肾炎。吸附式血液透析可根据病情变化随时调整透析液配方,适用于有严重酸中毒、心功能不全或肝功能不良的急性肾衰竭及急性中毒患者。血透机可推至无血透设备的医院或患者家中进行紧急透析。

(四)多尿期治疗

本期治疗在继续透析治疗的基础上,重点是防止电解质紊乱,既要纠正高钾血症,又要预防低钾血症以及维持钠、钙等电解质平衡。此期由于患者身体虚弱,应激能力及抵抗力低下,容易发生继发感染,应提高警惕,积极防治。多尿期经1周左右可见血尿素氮、血肌酐逐渐降至接近于正常范围,此时饮食中蛋白质摄入量可逐渐增加,以利于损伤的肾细胞修复与再生,并逐渐减少透析次数至停止透析。

(五)恢复期治疗

此期应继续积极补充营养,给予高蛋白、高糖类和多种维生素饮食。避免使用肾损害的药物,如需要时,应根据肌酐清除率或血肌酐调整用药剂量及给药间期以防肾中毒。每1~2个月复查肾功能一次,受损的肾细胞功能和结构完全恢复正常需半年至一年之久。少数重症、病情复杂、年迈的患者,以及原有肾脏病或已存在肾功能不全者,肾功能难以完全恢复,常遗留永久性肾功能损害,甚至需依赖维持性透析而生存。

(柴梅月)

第十八节　缺血性肾病

一、概述

经典的缺血性肾病(ischemic renal disease,IRD)是由于单侧或双侧肾动脉主干或其主要分支严重狭窄或阻塞导致肾脏血流动力学改变,进而造成肾小球滤过率下降、肾功能减退的慢性肾脏疾病。广义的缺血性肾病还包括肾小动脉胆固醇栓塞、高血压性良性肾小动脉硬化等所致的肾动脉及其各级分支受损引起肾脏缺血性病变,可伴或不伴肾动脉狭窄。

二、病因

总体来讲,IRD的病因包括动脉粥样硬化、纤维肌性发育不良、大动脉炎、高血压所致小动脉肾硬化、胆固醇栓塞、肾动脉血栓、肾脏血管炎、微血管病变以及移植后肾动脉狭窄等等。本文所讨论的缺血性肾病主要以肾动脉狭窄为特征的经典IRD。

肾动脉狭窄占高血压患者的2%~4%,占慢性肾脏病患者的5.5%,其最常见的原因为动脉粥样硬化性肾动脉狭窄,占肾动脉狭窄90%以上。好发于老年人,常同时合并典型的心血管高危因素,如冠状动脉疾病、心功能不全、颈动脉或外周血管疾病、血脂异常、抽烟等。

引起肾动脉狭窄的另一主要原因为纤维肌性发育不良,年轻女性常见,发病是男性的2~10倍,是导致无心血管危险因素的青年患者中可治疗性高血压的重要原因之一,在血管病理及影像学方面表现均与动脉粥样硬化显著不同。动脉粥样硬化性肾动脉狭窄的血管病理学改变与其他动脉粥样硬化性疾病相似,纤维肌性发育不良包括四种不同的病理类型:中膜纤维组织增生最为常见,占所有病例的75%~80%;中膜外纤维组织增生表现为中膜不规则增厚;中膜平滑肌增生不伴纤维化;内膜增生。与动脉粥样硬化不同,后者多局限于肾动脉开口及近端部位,而纤维肌性发育不良多见于肾动脉中部及远端部位。尽管病因尚不清楚,但纤维肌性发育不良表现出一定的遗传倾向,其他可能的发病因素还包括激素影响(患者多为育龄期女性)、血管壁的机械因素或缺血等。

三、发病机制

肾脏组织局部的慢性缺血缺氧,以及肾脏对缺氧调节性功能受损,激活血管活性因子、细胞/生长因子、氧化应激、炎症等,产生高血压、肾组织损伤,最终致慢性纤维化。

(一)肾脏自主调节功能失调

肾脏的自主调节主要是通过入球小动脉对血管内压的变化而发生相应的收缩或舒张反应,使肾脏血流量和肾小球滤过率维持在稳定的水平。当肾动脉轻度狭窄时,肾脏自主调节曲线右移,从而对肾脏起到保护性代偿作用,双侧肾脏血流和肾小球滤过率(GFR)保持正常。随着肾动脉狭窄程度的增加(一般>70%~80%),肾脏自主调节功能受到损害,肾小球毛细血管压急剧升高,引起肾小球损伤和肾功能丧失。

(二)肾素-血管紧张素系统

肾血管疾病导致肾脏血流量减少,刺激肾小球球旁细胞分泌肾素增加,以及肾脏局部分泌的血管紧张素Ⅱ(AngⅡ)增多。正常情况下,AngⅡ对肾脏出球和入球小动脉均有收缩作用,但对出球小动脉作用更强,因此能够有效地维持肾小球内毛细血管压力,维持肾小球滤过率。当AngⅡ产生增多,不仅收缩血管,增加入球和出球小动脉的阻力,使GFR下降;同时能够刺激系膜细胞收缩,改变肾小球内循环和肾小球基底膜的通透性,并使肾小球系膜基质产生增加。此外,AngⅡ对醛固酮、潴钠、交感神经系统、心肌、血管重塑、炎症激活等均有作用,加重了心肾等组织损伤。

(三)氧化应激反应

当肾动脉狭窄致肾脏局部反复缺血时,细胞内ATP产生下降10%~15%,从而引起细胞代谢抑制或缺氧,细胞内钙离子增加,激活磷脂酶产生氧自由基,脂质过氧化,导致细胞骨架完整性破坏、转运能力下降、细胞凋亡,肾小管间质损伤以及微血管损伤,最终致肾间质纤维化。随着慢性肾缺血的进一步发展以及肾动脉分支的累及,可逐渐出现各级肾血管和肾组织的损伤,又可加重局部缺血。

(四)其他血管活性物质、细胞/生长因子

多种血管活性物质、细胞因子、生长因子等也参与了IRD的发病,如内皮素、一氧化氮、血栓素A2、前列腺素、心房肽、转化生长因子β_1(TGF-β_1)等。肾缺血会刺激内皮素产生和释放增加,内皮素对肾微血管床的作用很强,引起肾血管和肾组织的损伤。肾小球内高压可刺激TGF-β_1的生成。目前研究已证实,TGF-β_1是致肾小球硬化及肾间质纤维化的主要细胞因子,它不仅可以直接促使细胞外基质合成增加,而且能抑制细胞外基质降解,使细胞外基质蓄积,加速肾脏硬化。

四、肾脏病理

肾脏组织学病理改变与患者年龄、基础病因、肾动脉狭窄发生速度、持续时间及病变程度

有关。在年轻患者,多为纤维肌性发育不良或大动脉炎,病变发展快,可见急性与亚急性病变;老年患者多为粥样硬化性肾动脉狭窄,病变发展慢,多表现为慢性病变。

主要病理特征为缺血性改变,可累及肾小球、肾小管以及肾血管。其中肾小管的病变最为突出,主要表现有:肾小管上皮细胞剥脱、凋亡或斑点状坏死,小管萎缩或闭锁,基底膜增厚分层,部分存在上皮细胞的新生,肾间质局灶性炎细胞浸润和纤维化。研究认为,肾组织中肾小管上皮细胞再生的活跃程度可作为判断 IRD 临床预后的指标之一。肾小球病变出现较晚,多继发于肾小管及血管的改变,表现为缺血性毛细血管襻开放不良、皱缩、闭锁及局灶性节段性硬化,最后发展为肾小球废弃。有些肾小球与近曲小管脱离形成"无肾小管的肾小球"。肾血管病变表现多样,可存在血管平滑肌细胞增生和活化,胶原沉积,弹力层断裂,血管腔狭窄终至玻璃样变。

免疫荧光一般无免疫复合物在肾组织的沉积,偶见肾小球系膜区和血管襻有 IgM 的非特异性沉积。

电镜下可见肾小管刷状缘微绒毛化,大部分线粒体和胞质消失,以近端肾小管萎缩最为突出。肾小球基底膜皱缩。肾间质纤维化。

五、临床表现

(一)肾脏表现

典型病例表现为肾血管性高血压和慢性肾功能不全。少部分病例可不伴有肾血管性高血压。动脉粥样硬化是目前发达国家肾动脉狭窄的主要原因,而高血压是 ARAS 最常见的临床表现,见于 45% ~93% 的患者,且常为顽固性高血压。Harding 等的研究结果提示 ARAS 患者中 47% 表现为血压正常;而血压正常的动脉粥样硬化患者中约有 32% 存在 ARAS。肾损伤早期表现为肾小管功能的损害,如尿浓缩功能减退,夜尿增多,尿钠排出增多、尿比重降低等;后期出现肾小球损伤,呈现少量尿蛋白,部分患者呈现中度蛋白尿,甚至是肾病范围内的蛋白尿,部分患者有少量红细胞尿,血清肌酐可逐渐升高。蛋白尿的产生可能与肾内高水平 Ang Ⅱ 有关,是评定动脉粥样硬化性肾实质病变严重程度的指标之一,是患者进展至 ESKD 更为可靠的独立危险因素。晚期肾脏体积进行性缩小,两侧缩小常不一致。大约 10% 的患者在上腹正中、脐两侧 2~3cm 或肋脊角可闻及收缩期血管杂音。纤维肌性发育不良多累及肾动脉中部,年轻患者多见,临床多表现为青壮年起病的高血压,程度较重,偶可见于妊娠期高血压,较少导致严重的肾功能减退,某些吸烟患者除外。

(二)全身表现

主要为全身(心、脑、外周血管)动脉粥样硬化的表现,以及高血压所引起的症状或并发症的表现。Harding 等对 1035 例临床疑诊为冠心病患者同时进行冠状动脉和肾动脉造影,结果提示:在确诊的冠心病患者中有 30% 合并肾血管病变,其中肾动脉狭窄程度达到或超过 50% 的为 15%。对于大于 65 岁的人群中 ARAS 发生率达 7%,而大于 50 岁的冠心患者群中 ARAS 可高达 20% ~45%。临床可表现为左心室肥大,反复发作的急性肺水肿,应用降压药,特别是 ACEI/ARB 后肾功能急剧恶化,顽固性充血性心力衰竭,需要联合应用多种降压药控制的急进性或恶性高血压(血压迅速增高,舒张压 >130mmHg,并伴Ⅲ或Ⅳ级高血压视网膜病变)。

六、辅助检查

检查方法主要包括实验室检查和影像学检查。

实验室检查可表现为少至中等量蛋白尿,少量镜下血尿,尿比重及禁水后尿渗透压降低,不同程度肾功能受损,低血钾,肾素-血管紧张素-醛固酮系统检查多表现为肾素活性升高。

影像学检查主要用于评估肾血管状态,分为非侵袭性和侵袭性。不同的影像学检查方法各有其优点和局限性,但诊断肾动脉狭窄的金标准仍然是肾动脉造影。

(一)非侵袭性

1. 肾脏血管彩色多普勒超声

肾脏血管彩色多普勒超声能够观察肾脏的大小形态和结构,以及肾血管主干和肾内血管血流的变化。通过对某段动脉内的信号测定可以计算出肾动脉血流阻力指数(resistive index,RI),从而判断肾血管疾病患者是否存在肾脏纤维化,指导后续治疗方式的选择,RI < 80 一般提示肾组织的损伤为可逆性,高血压可以控制,肾功能可以恢复或保持不变。它具有无创、简单易行、价格便宜、定期重复检查、不使用造影剂或示踪剂等优点,对于诊断 ARAS 的敏感性和特异性可达到 80% ~ 95%。是进行 ARAS 人群普查、筛选、诊断、监测、肾血管狭窄再通后随访的主要手段。主要缺点是操作者主观依赖性,不同单位检查间的差异,对于副肾动脉和肾动脉分支病变、肾动脉狭窄程度在 50% 左右的病变不敏感,同时难以区分是严重狭窄抑或血管完全阻塞。有时肠道气体、肥胖等因素会影响观察结果。如果双侧肾脏长相差 1.5cm 以上提示可能存在肾血管疾病,但敏感性较低。一般情况下,肾动脉狭窄湍流处收缩期峰值速度(PSV) > 50cm/s、> 180cm/s 分别用于诊断内径减少 > 50%、> 60% 的肾动脉狭窄(RAS)。肾动脉与腹主动脉峰值流速比值(RAR) > 3.5 用于诊断内径减少 > 60% 的 RAS。收缩早期加速度时间 ≥ 0.07s,收缩早期加速度 < 3m/s² 或双侧 RI 差异 > 5%(适合单侧狭窄者)用于诊断内径减少 > 70% 的 RAS。

2. CT 血管造影(CTA)

通过从静脉端注射造影剂后连续快速进行螺旋或多探头 CT 扫描,获得清晰准确的肾动脉及肾实质影像,经过三维成像处理,可以明确肾内血流灌注和肾脏局部的功能状况,对于治疗方法的选择具有重要的指导意义。与传统血管造影相比,CTA 的符合率达 95%。对于判断 RAS 狭窄程度的敏感性、特异性和准确性分别为 100%、98.6% 和 96.9%。CTA 的优点在于可以同时观察和测量肾动脉管腔和动脉管壁,尤其对于血管壁的钙化和血栓显示最佳,同时还可观察有无肾肿瘤、结石等病变。但由于检查过程中需要大量的造影剂,所以对于有肾功能不全、糖尿病、老年的患者应谨慎。CTA 是目前临床应用较广的无创性诊断 RAS 的比较好的方法。

3. 磁共振血管造影(MRA)

在钆造影剂增强下,MRA 能清晰显示肾动脉、管腔及肾实质,对于 ARAS 诊断的敏感性达 83% ~ 100%,特异性可达 92% ~ 97%。而且不存在引起造影剂肾病的可能,是一种很好的安全无创的方法,主要用于肾功能减退和对碘造影剂过敏者的 RAS 筛选检查。目前的 MRA 技术对小血管的显像尚不理想,因此对肾动脉分支的狭窄不敏感。此外,钆可能导致一种少见但严重的并发症:肾源性系统性纤维化,尤其是在晚期 CKD 或急性肾损伤患者中,严重者可导致死亡。

随着显像技术的发展,无造影技术有望替代钆造影剂。MRA 价格昂贵也限制了它的广泛使用,血流涡流可能在某种程度上夸大血管狭窄的程度,甚至出现假阳性结果。此外,MRA 对伴有金属内置物的患者不能进行该检查,不能作为放置支架后患者的随访和疗效评估。

4. 卡托普利肾图

普通肾图对诊断 RAS 的准确性较差，而卡托普利肾图是诊断有无 RAS 存在的有效手段。其敏感性达 65% ~ 96%，特异性达 62% ~ 100%。由于高特异性，对于人群的筛查有重要意义，阴性预测价值可达 100%。卡托普利肾图检查的原理是由于 Ang Ⅱ 具有维持出球小动脉张力、肾小球内压力的功能，ACEI 制剂可以降低出球血管的张力。当肾动脉主干存在病变时，肾小球内压力和 GFR 下降。口服卡托普利(25 ~ 50mg)1h 后注射标记的同位素，对于单侧 RAS 患者，由于 Ang Ⅱ 介导血管收缩，患侧肾脏同位素放射活性滞留时间明显延长，即出现 GFR 异常或异常加重，而对侧肾脏 GFR 增加，提示卡托普利试验阳性。该方法无创伤性，可评估分肾功能。其局限性是检查前 4 ~ 14d 需撤减 ACEI/ARB 和利尿剂。图像为功能显示而非解剖显示。血肌酐 > 2mg/dL 时，诊断的敏感性和特异性明显下降。对于预后价值的判断有限。

(二)侵袭性诊断

计算机数字减影肾血管造影(DSA) DSA 是目前确诊 ARAS 的"金标准"。通过股动脉插管直接注入造影剂，能够清楚地显示肾脏的血管系统，明确 ARAS 的解剖情况和侧支循环，同时了解手术治疗的成功与否。临床上往往在行其他血管造影时，顺带行肾血管检查，发现病变。但由于 DSA 是一种有创检查，并且有引起造影剂肾病和胆固醇栓塞的可能，因此仅用于临床诊断不明或血管重建术前检查，不作为 ARAS 常规筛查性检查。目前有应用二氧化碳代替传统造影剂进行肾血管造影的研究，虽然在一定程度上减少了造影剂肾病的发生，但获得的图像不如传统造影剂的清晰。血管内超声技术可检测狭窄前后的血流压力。根据 RAS 前后的压力差可判断 RAS 的程度，压力差越大表明狭窄程度越大，对肾脏的损害越明显，血管再通后效果更明显。如果 RAS 前后收缩压差 > 30mmHg 或平均压差 > 20mmHg，可引起显著的肾脏血流动力学改变。应用 DSA 检查在发现肾动脉异常的同时即可以有效地进行血管成形术或肾动脉入口支架术等治疗。

七、诊断及鉴别诊断

IRD 早期临床症状隐匿，加之对 IRD 的诊断尚无统一的标准，故容易导致漏诊或误诊。目前临床主要根据肾动脉狭窄和慢性肾功能不全的同时存在做出 IRD 的诊断。对于有下述临床线索的患者，应进一步进行相关的检查以及时明确诊断。

(1)高血压的发病年龄 > 50 岁或 < 30 岁，没有高血压家族史。

(2)程度严重或原因不明难以控制的高血压，表现为高血压患者合并有 Ⅳ 级以上视网膜病变，或应用 3 种或 3 种以上的抗高血压药物仍难以控制血压，或伴反复出现急性肺水肿(< 10%)。

(3)迅速恶化的高血压：既往控制稳定的高血压突然恶化难以控制、迅速进展的恶性高血压、应用 ACEI(特别是在脱水状态下)后血肌酐浓度突然上升者。ACEI 导致的 GFR 下降通常在停用 ACEI 后能够很快恢复，如果为单侧肾血管病变，由于同时存在对侧肾脏的代偿功能，因此总 GFR 的变化不大。双侧肾动脉狭窄时在应用 ACEI 后很容易出现急性肾衰竭。

(4)高血压患者出现不能解释的氮质血症，而尿检又无明显异常(尿蛋白量不多，尿沉渣大致正常)。

(5)腹部或腰部可闻及血管杂音。

(6)双肾大小不对称，两肾长径相差 > 1.5cm。

IRD 的诊断步骤包括：①根据临床线索发现可疑患者；②应用肾功能检查和影像学检查手段进行筛查，不同的影像学检查方法各有其优点和局限性。检查方法依据各中心的设备与经验等具体情况而定。一般来说，对于 GFR >50mL/min 的患者，可首选彩色多普勒、卡托普利肾图等功能性检查方法；对于 GFR <50mL/min 的患者，可首选 CTA、MRA 等解剖学检查方法；③对疑诊的患者通过 DSA 给予确诊，并指导临床治疗，判断预后；④明确是单侧还是双侧肾动脉狭窄及狭窄的程度；⑤肾功能状况，双肾大小、血管解剖学改变的情况；⑥根据临床及影像学特征判断进一步明确病因：如动脉粥样硬化性肾血管疾病、大动脉炎、纤维肌性发育不良等。

八、治疗

（一）治疗原则

由于 IRD 发展速度快，故应采取积极有效的干预措施，以挽救残存的肾功能，进一步提高患者的生存质量，延长患者的生命。IRD 治疗的主要目标是控制高血压、纠正严重的肾动脉狭窄以防止肾功能减退或使已受损的肾功能得到恢复或改善、减轻心血管并发症。治疗方法包括内科药物治疗及狭窄血管再通术两种。

治疗方法的选择主要取决于肾实质的损害程度，以及是否具有可逆性。肾动脉严重狭窄或完全阻塞并不表明肾实质损害已不可逆转。根据以下线索可以初步判断肾功能仍具有一定的可恢复性，其中包括如下。

（1）肾脏长径 >9cm。

（2）应用 ACEI 或 ARB 后肾小球滤过率急剧下降。

（3）近期内血清肌酐升高明显。

（4）血管造影提示已有侧支循环形成，远端肾动脉供应区有逆显影。一般来说，对于一侧或双侧肾脏已有侧支循环建立的患者，即使术前肾功能已严重受损，当肾脏血液供应恢复后肾功能也可以得到明显的改善。

（5）肾活检提示肾小球病变轻，肾小管上皮细胞增生活跃，无肾小球或肾间质纤维化。

（6）同位素肾图等检查显示肾功能尚可。

相反，如果出现严重的肾功能异常（如血清肌酐 >353.6μmol/L），或肾单位已严重硬化，肾脏长径 <8cm，则提示各种干预性治疗措施效果不大，肾实质多已发生不可逆损伤。

药物治疗主要为控制血压及危险因素如高脂血症的处理等，但无法从根本上解除肾动脉的解剖异常。对于肾动脉狭窄在 50%～75% 的患者，选择药物治疗还是介入治疗目前还存在争议。血管再通术尽管从解剖上改善了肾动脉狭窄，但并不是所有患者都可获得血压与肾功能的改善或稳定。一般认为，当肾动脉狭窄 <50%，或肾动脉狭窄在 50%～80% 且卡托普利肾图检查为阴性的患者，可给予药物治疗；当肾动脉狭窄在 50%～80% 且卡托普利肾图检查为阳性的患者，给予手术治疗。

（二）治疗方法

1. 药物治疗

主要目的是控制血压、改善肾小球灌注、保护残余肾功能；控制危险因素。对已明确诊断 IRD 的患者，应用降压药物的主要适应证包括：单纯肾动脉狭窄，而且对降压药物治疗效果满意并肾功能稳定的患者；有血管再通术绝对禁忌证的患者。多种降压药物均可应用，其中钙离子拮抗剂和 β 受体阻断药由于不良反应少，而降压效果肯定，成为治疗的常用药物。ACEI 和

ARB 也是治疗的最有效药物。过去认为对肾动脉狭窄的患者慎用或禁用 ACEI 和 ARB,主要是认为它们能够扩张肾脏的出球小动脉,加速肾脏缺血、坏死导致肾功能恶化。近期动物实验和临床研究表明,对于单侧肾动脉狭窄应用 ACEI 和 ARB 治疗后,患肾侧 GFR 下降,但对侧正常肾脏的 GFR 却升高,双肾总 GFR 保持较稳定的水平。长远对肾脏纤维化具有保护作用。但在应用的过程中应定期监测肾功能,尤其是高龄患者最初用药数周。若出现肌酐升高超过 1.0mg/dL 应停药;在孤立肾伴肾动脉狭窄、双侧肾动脉狭窄,或移植肾动脉狭窄者一般不用,因为可能会导致肾功能的急剧恶化。

对于引起 ARAS 的高危人群应给予戒烟,加强锻炼,控制体重,抗血小板聚集,控制高脂血症、糖尿病、高尿酸血症等,这些措施对于 ARAS 发生、发展及延缓 IRD 肾功能恶化也可能起到一定的作用。

2. 血管再通术

(1)介入治疗:由于介入治疗手术创伤小,并发症少,病死率低,而治疗效果与手术效果相似,因此迅速发展成为目前手术治疗 RAS 的首选方法。包括经皮肾动脉腔内成形术(PTA)和肾动脉支架植入术(PTAS)。PTA 和 PTAS 两者均能不同程度地使患者血压下降、肾功能获得改善。Leertouwer 等进行的荟萃分析结果表明,678 例患者行 PTAS 治疗,644 例患者行 PTA 治疗,PTAS 手术成功率为 98%,20% 患者高血压得到治愈,49% 患者高血压好转;30% 患者肾功能得到改善,38% 患者肾功能稳定,没有继续恶化;随访 6~29 个月,再狭窄率为 17%。而 PTA 手术成功率为 77%,再狭窄率平均为 26%,仅 10% 患者高血压得到治愈。因此可以认为 PTAS 是目前手术治疗 ARAS 的最佳方法。有研究发现,介入治疗对非肾门区的狭窄病例有非常满意的治疗效果,而这部分病例仅占全部的 15%~20%,因而限制了介入治疗的应用。此外,由于扩张后的动脉弹性回缩、动脉粥样硬化再发以及新生内膜增生等原因导致介入治疗后血管发生再狭窄的比例增高,可达 10%~30%。其他不良反应有:血肿、腹膜后出血、动脉栓塞、动脉壁夹层形成等。

随着美国完成的 CORAL 研究、英国的 ASTRAL 研究结果的发表,大型随机对照研究显示,药物治疗及肾动脉支架植入术对于患者血压的控制及肾功能的恢复疗效无明显差异;同样的,另一项小型随机对照研究显示,肾动脉腔内成形术或支架植入术与药物治疗疗效相比无明显优势。因此,目前介入治疗的数量上升趋势有所下降。然而,对于纤维肌性发育不良患者,肾动脉腔内成形术反应良好,支架植入少用,再狭窄比例较低。术后应续以降压治疗措施,并密切随访评估肾功能(每 3~4 个月 1 次)。

(2)外科血管重建手术:主要有主 - 肾动脉搭桥术(自身或人工血管)、肾动脉内膜切除术、肾动脉狭窄自身移植术等。由于许多患者同时伴有主动脉病变,不经主动脉的搭桥术也有开展,如肝 - 肾、脾 - 肾等。多项临床研究显示,经手术血管重建后,80%~100% 的病例肾功能可得到改善或稳定。对于中度肾功能不全或近期肾功能明显下降者,手术效果更好。但由于血管重建手术创伤性较大,对于 ARAS 疗效并不比介入疗法更好,故目前已不作为治疗肾动脉狭窄的首选方式。只有在以下情况下才建议行外科血管重建术。

1)肾动脉狭窄合并腹主动脉瘤或肾动脉瘤。

2)急性肾动脉闭塞。

3)孤立肾伴严重的 ARAS。

4)肾功能急剧恶化、对降压药抵抗的高血压患者,即应用 4 种或 4 种以上的降压药治疗无效,尤其伴充血性心力衰竭或急性肺水肿的患者。

5)介入手术失败。

血管重建术治疗的成功率主要取决于肾实质的损伤程度,而不是血管的狭窄程度。当 RI >0.8 时手术的效果差。手术的风险也较大,病死率可达 10%,一般都在高水平的医院实施。在年轻、预期生命长的患者可考虑。

九、预后

继发于动脉粥样硬化的 IRD 十分常见,在老年人中发病率也逐渐上升。动脉粥样硬化性肾动脉狭窄是心血管病死亡的独立预测因子。其他死亡影响因素还包括肌酐基线水平升高、严重的肾动脉狭窄、肾功能恶化、年龄、糖尿病、其他心血管疾病、心功能不全等。血管重建后血压控制及肾功能的改善可提高生存率。

对于纤维肌性发育不良,血管成形术可使约 45% 患者高血压得到治愈。年轻、高血压程度及病程较轻者预后较好,而肾萎缩(<8cm)患者血管重建术后恢复可能性较小。

大部分 IRD 可最终发展为 ESKD,预后较差。但目前我国对于本病的早期诊断、无创性普查、发病率情况、治疗方案的选择等诸多方面还需要进一步加强研究、认识和提高。高度重视和认识 IRD,控制危险因素,早期诊断和治疗 IRD,最大限度地保护肾脏,延缓肾功能的进展将有着深远的意义。

(何春其)

第十九节 遗传性肾炎

一、概述

遗传性肾炎又常称 Alport 综合征(Alport syndrome, AS),是一种主要表现为血尿、肾功能进行性减退的遗传性肾小球基底膜病,常伴有感音神经性耳聋和前圆锥形晶状体等眼部异常,极少数患者尚伴有弥散性平滑肌瘤,由编码基底膜Ⅳ型胶原的基因发生突变所致。1927 年,Alport 首次将家族性血尿及神经性耳聋相联系,当时称该病为"遗传性家族性先天性出血性肾炎",1961 年 Williamson 等提议将有明显遗传倾向,临床上主要表现为血尿、耳聋,且自然病程有显著性别差异的疾病命名为 Alport 综合征,之后 AS 又被称为"遗传性肾炎""眼 - 耳 - 肾综合征""遗传性血尿肾病耳聋综合征"等。来自欧美地区的资料显示:发生 AS 基因突变频率为 1:(5000~10000)。国外肾活检标本中,AS 占 1.6%~4.0%。我国肾活检病理研究资料显示,有 0.73%~1.20% 患者被诊断为 AS。不同的资料还显示,终末期肾病患者中 AS 占 0.2%~5.0%,占儿童慢性肾衰竭患者的 1.8%~3.0%,占各年龄接受肾移植者的0.6%~2.3%。在持续性血尿患者中,AS 是个常见原因,尤其是儿童患者中,占 11%~27%。

二、发病机制

目前已发现Ⅳ型胶原 $\alpha_3 \sim \alpha_5$ 链编码基因 COL4A3、COL4A4 和 COL4A5 突变可分别引起不同类型 AS。

现已发现 AS 有 3 种遗传方式,分别为伴 X 染色体显性遗传、常染色体显性遗传和常染色体隐性遗传。X 连锁显性遗传型 AS 最多见,约占 85%,发病率为 1:10000 人口,致病基因为编码 IV 型胶原 α_5 链的 COL4A5 基因,位于 Xq21 - q22,共有 51 个外显子。目前已经报道了数百种突变,突变类型多种多样。突变位置分布于整个基因,不断有新的突变位点被发现。X 连锁显性遗传型 AS 有 1 个亚型累及 COL4A5 和 COL4A6 基因,即从 COL4A5 基因到 COL4A6 基因 2 号外显子的缺失。迄今国外已报道的具有这样突变的 AS 系共 20 余个,我国学者也确定并报道了这样的病例。基因分析结果证实其中 COL4A6 基因缺失断点在第 2 内含子中的患者除具有 AS 的临床表现外,还伴有弥散性平滑肌瘤。

常染色体隐性遗传 AS 约占 15%,其发病率为 1:50000 人口,分别由 COL4A3 和 COL4A4 基因突变引起,其中 COL4A3 突变居多,尚未发现有两者共同引起的 AS 报道。COL4A3 和 COL4A4 基因分别编码 IV 型胶原 α_3 和 α_4 链,都位于 2q35 - 37。表型较严重的病例均为 COG4A3 或 COL4A4 基因的纯合子突变或复合杂合子突变。截至目前,在常染色体隐性遗传型 AS 患者中发现的 COL4A3 或 COG4A4 基因突变位点达 100 余个,以单碱基突变为主,且突变位置分布于整个基因。

常染色体显性遗传型 AS 非常罕见,是 COL4A3 或 COL4A4 基因的单个杂合突变引起的。我国学者发现 COL4A3 基因单个杂合突变还可致局灶节段性肾小球硬化,其电镜下基底膜(GBM)无异常,并无 AS 患者 GBM 特征性改变。

IV 型胶原是 GBM 中主要的细胞外基质蛋白。肾小球内皮细胞、系膜细胞和足细胞均可合成和分泌 IV 型胶原分子,其被分泌后自我组建成多边形网状结构的 IV 型胶原网。IV 型胶原网与层黏蛋白网、巢蛋白、蛋白聚糖及其他糖蛋白分子是 GBM 的主要分子成分。基底膜可以作为细胞附着的支架,维持细胞正常的结构形态,同时,基底膜与邻近细胞相互作用,影响细胞的增生、分化、黏附、迁移及分子滤过等。作为胶原家族的一个成员,IV 型胶原分子同样是由 3 条 α 链相互缠绕、紧密扭曲而形成的 3 股螺旋结构的分子。现已证实参与 IV 型胶原分子结构的 α 链至少有 6 种,分别命名为 α_1(IV)~α_6(IV)链,它们分别由头对头的、成对位于不同染色体上的 6 个不同基因所编码,COL4A1 和 COL4A2 在染色体 13q34,COL4A3 和 COG4A4 在染色体 2q35 - 37,COL4A5 和 COL4A6 定位于 X 染色体 Xq22,6 种 α 链自发聚集,形成 3 种不同的原体,不同的原体又构建组成 3 种不同的胶原网。第 1 种为由 $\alpha_1\alpha_1\alpha_2$(IV) - $\alpha_1\alpha_1\alpha_2$(IV)链构成的 IV 型胶原网,在未发育成熟的肾单位广泛表达;在肾小球发育过程中 GBM 中的 IV 型胶原网发生转变,$\alpha_3\alpha_4\alpha_5$(IV)三聚体取代 $\alpha_1\alpha_1\alpha_2$(IV)三聚体。第 2 种为由 $\alpha_3\alpha_4\alpha_5$(IV) - $\alpha_3\alpha_4\alpha_5$(IV)链构成的 IV 型胶原网,它们仅在 GBM、远端肾小管基底膜(TBM)以及肺泡基底膜、眼和耳蜗基底膜表达。第 3 种为 $\alpha_1\alpha_1\alpha_2$(IV) - $\alpha_5\alpha_5\alpha_6$(N)链构成的 IV 型胶原网,它们在肾脏的鲍曼囊壁和集合管基底膜表达,在 GBM、表皮基底膜和平滑肌细胞基底膜均不表达。

以上 COL4A3、COL4A4 和 COL4A5 基因突变造成相应 α 链分子表达异常,α 链自发聚集障碍,不能形成正常的 IV 型胶原网,而且易于降解,最终影响基底膜的结构与功能。胚胎发育期,足细胞足突的分化受到 GBM 的 IV 型胶原 $\alpha_1\alpha_1\alpha_2$ 链和 $\alpha_3\alpha_4\alpha_5$ 链三聚体调节,GBM 的 IV 型胶原 $\alpha_1\alpha_1\alpha_2$ 链三聚体持续性存在会使足细胞足突融合;GBM 结构受损使得足细胞与其脱离,以及足细胞凋亡增加,从而导致足细胞丢失。AS 患者蛋白尿形成和局灶节段性肾小球硬化与上述足细胞变化有关。AS 晚期,肾脏对足细胞和 GBM 受损进行修复,上皮细胞 - 间充质干细胞转化为成纤维细胞,促发肾脏间质纤维化。

三、病理表现

大体表现早期无明显病变,后期体积缩小,皮质变薄,呈萎缩肾。

(一)光镜显微镜检查

光镜病理改变不具特异性,早期肾脏结构大致正常,肾小球可从局灶节段系膜增生逐渐发展至肾小球硬化,肾间质可从炎症细胞浸润发展为间质纤维化,并伴有肾小管萎缩。其他的肾小球病变还包括:节段毛细血管壁硬化,系膜区轻度不规则增宽,鲍曼囊壁节段增厚,局灶性毛细血管内皮细胞和(或)系膜细胞增多等。肾小球球性硬化、TBM 增厚、小管扩张、萎缩,间质纤维化、泡沫细胞出现、小动脉管壁增厚是晚期患者的表现。

(二)免疫荧光显微镜检查

多数病例呈阴性,少数可见 C_3 和 IgM 在肾小球系膜区及沿 GBM 呈节段性或弥散性颗粒状沉积。应用特异性的抗Ⅳ型胶原不同 α 链的抗体在肾脏以及皮肤组织进行免疫荧光检测,观察不同 α 链分布连续性,可用于 X 连锁显性遗传型男性、女性以及常染色体隐性遗传型 AS 的诊断。

(三)电镜

透射电镜是诊断 AS 主要手段。电镜下可观察到 AS 特征性的病理改变,GBM 广泛增厚,或变薄,或厚薄不均,以及致密层增厚、分裂为其典型病变。GBM 致密层增厚,充以多数无特殊排列的微细的纤维样结构、使之呈撕裂状和蛛网状,其中常混有微小的电子致密颗粒。GBM 弥散性变薄多见于年幼患儿、女性患者或疾病早期,偶见于成年男性患者。

目前仍认为 GBM 出现弥散性增厚、撕裂为诊断 AS 的病理依据,其他病理变化如 GBM 变薄等则要结合家族史、GBM 中Ⅳ型胶原 α 链的表达以及遗传学特征予以诊断,尤其要与薄基底膜肾病鉴别。

四、临床表现

AS 是Ⅳ型胶原 α 链分子病变的一种遗传性疾病,Ⅳ型胶原不仅分布于肾小球基底膜,还分布于晶状体前囊膜、视网膜及内耳等部位的基底膜。其临床表现不仅有肾脏表现,还有其他累及系统的表现。

(一)肾脏表现

血尿是 AS 患者最常见临床表现,为肾小球性血尿。X 连锁显性遗传型的男性患者表现为持续性镜下血尿,甚至可在出生后几天内出现血尿。镜下血尿的外显率为 100%。约 67% 的 AS 男性患者有发作性肉眼血尿,多数在 10~15 岁前,肉眼血尿可在上呼吸道感染或剧烈运动后出现。X 连锁显性遗传型 AS 的女性患者 90% 以上有镜下血尿,少数女性患者出现肉眼血尿。几乎所有常染色体隐性遗传型的患者均表现为血尿,而常染色体隐性遗传型的杂合子亲属中,血尿发生率为 50%~60%,不超过 80%。X 连锁显性遗传型 AS 男性患者均会出现蛋白尿,随年龄增长或血尿出现而表现为持续蛋白尿,蛋白尿呈渐进性加重,甚至出现肾病范围蛋白尿,肾病综合征的发生率为 30%~40%。本病高血压不常见,但高血压的发生率和严重性也随年龄而增加,且多发生于男性患者。X 连锁显性遗传型 AS 男性患者肾脏预后极差,几乎全部患者在 20~30 岁时发展至终末期肾病。进展速度每个家系间有差异,通常从肾功能异常开始至肾衰竭为 5~10 年。部分 X 连锁显性遗传型 AS 女性患者也会出现肾衰竭,至 40

岁约有12%患者,60岁以上有30%～40%的患者出现肾衰竭。许多常染色体隐性遗传型的患者于青春期出现肾衰竭,30岁前所有患者几乎均出现肾衰竭。常染色体显性遗传型的患者临床表现相对较轻,在50岁后才进展到终末期肾病。

(二)听力障碍

AS患者听力障碍表现为感音神经性耳聋,发生于耳蜗部位。耳聋为进行性,两侧不完全对称,初为高频区听力下降,须借助听力计诊断,渐及全音域,甚至影响日常的对话交流。目前,尚无先天性耳聋的报道。X连锁显性遗传型AS男性发生耳聋概率高于女性,发生年龄也较女性早。有报道X连锁显性遗传型AS男性、女性耳聋的发生率分别约为81%和19%,而常染色体隐性遗传型AS约66.6%的患者于20岁前即表现出感音神经性耳聋。

(三)眼部病变

AS患者特征性眼部病变包括前圆锥形晶状体、眼底黄斑周围点状和斑点状视网膜病变及视网膜赤道部视网膜病变。前圆锥形晶状体表现为晶状体中央部位突向前囊,患者可表现为进行性近视,甚至导致前极性白内障或前囊自发穿孔。前圆锥形晶状体多于20～30岁时出现,迄今报道的最小患者为13岁男性,有60%～70%的X连锁型男性、10%的X连锁显性遗传型女性以及约70%的常染色体隐性遗传型AS患者出现前圆锥形晶状体。AS特异性的视网膜病变通常不影响视力,用检眼镜或视网膜摄像的方法可见眼底黄斑周围或视网膜赤道部有暗淡甚至苍白的点状和斑点状病灶,病变会伴随肾功能的减退而进展。约70% X连锁显性遗传型男性、10%的X连锁显性遗传型女性以及约70%的常染色体隐性遗传型AS患者出现视网膜病变且常与耳聋和前圆锥形晶状体并存,但视网膜病变出现时间早于圆锥形晶状体。目前,尚未见常染色体显性遗传型AS患者伴眼部受累的报道。

(四)弥散性平滑肌瘤(diffuse leiomyomatosis)

某些青少年型AS家系或患者伴有显著的平滑肌肥大,食管、气管和女性生殖道(如阴蒂、大阴唇及子宫等)为常见受累部位,并出现相应症状,如吞咽困难、呼吸困难等。2003年,我国报道了首例Alport综合征伴弥散性平滑肌瘤的病例。

(五)其他表现

另有一些其他的变异类型,如一些有AS患者合并多发性周围神经病变、肌萎缩、血小板病(巨血小板减少症)和多发性畸形等。另有一些患者有高脯氨酸血症,可有癫痫发作,异常脑电图。

五、诊断与鉴别诊断

自1927年Alport描述并命名本病始,其后40年始终以"血尿+耳聋+肾衰竭家族史"这一临床综合征标准诊断本病。20世纪80年代电子显微镜技术的应用揭示了本病GBM具有典型的超微结构改变,在此基础上,上个世纪80年代,Flinter等提出了诊断AS的4条标准,即血尿或慢性肾衰竭家族史、肾活检电镜检查有典型改变、进行性感音神经性耳聋、眼部改变。1996年Gregory等在总结前人研究的基础上提出诊断AS的10条标准。对于无家族史的患者的诊断,至少应符合表中的4条指标。以上诊断标准均存在不足,所以并未被广泛采纳和应用。

目前,诊断AS至少应包括临床症状、病理、家系分析遗传类型、组织基底膜中Ⅳ型胶原链表达、基因测序方面。在收集临床资料时,尿常规以及肾功能的检查固然必要,同时也应借助纯音测听检查和眼裂隙灯检查来判断有无肾外症状,如感音神经性耳聋和眼部异常。确诊的方法只有三条。

（1）肾活检电镜检查可见 GBM 出现特异性的超微病理病变。

（2）免疫荧光显微镜发现皮肤基底膜 α_5（Ⅳ）链表达异常,或肾组织基膜 α（Ⅳ）链的表达异常。

（3）基因测序 COL4A3/4/5 基因突变。

COL4A3/4/5 基因检测是 AS 诊断和分型的金标准,基因检测不仅仅是无创,而且有助于遗传咨询,并能够发现无症状的基因携带者和进行产前诊断。测序技术的发展,采用高通量测序技术对 AS 靶向基因测序,或全基因组外显子测序已经大大节约医疗成本,缩短检测时间。对于极少数测序不能确诊的患者,仍有必要行肾活检明确诊断。

AS 应该与同时有肾脏病变和耳聋的遗传性疾病鉴别,这些遗传性疾病主要有受体缺陷病（TSPAN24、DDR1）、线粒体相关肾病（COQ6）、细胞骨架蛋白编码基因突变（MYH9）、纤毛病（ALMS1）以及离子通道病（KCNJ10、ATP6V1B1）。

六、治疗

AS 无特异性治疗,目前主要为:一方面是用药物延缓 AS 进展,推迟肾衰竭的发生;另一方面试图通过新技术治愈疾病,即通过基因或干细胞治疗修复肾小球基底膜结构。

（一）药物治疗

AS 的自然病程是随着年龄增长,蛋白尿逐渐加重,肾功能进行性减退,最终出现肾衰竭。目前研究显示减轻蛋白尿、抗肾脏纤维化等治疗均能延缓 AS 进展的速度,进而延缓肾衰竭的出现。临床主要应用于 AS 患者治疗的药物包括肾素 - 血管紧张素 - 醛固酮系统（RAS）阻断剂和环孢素（CsA）,这些药物在消除患者水肿的同时,可明显减少尿蛋白,延缓肾脏病变的进展,尽可能延长患者的生存期。血管紧张素转换酶抑制剂（ACEI）和血管紧张素受体拮抗剂（ARB）在多种肾小球疾病中降低蛋白尿的作用已得到公认,有临床试验和动物模型实验都显示血管紧张素转换酶抑制剂对 AS 有一定的治疗作用:能减少尿蛋白的分泌、保护肾小球滤过功能、延缓肾脏病变的进展。可能的作用机制如下。

（1）调节肾小球血流动力学。

（2）抑制血管紧张素Ⅱ、内皮素、TGF - β 等的表达。

（3）改善血管内皮细胞功能,减少肾小球毛细血管对蛋白的通透性,减少蛋白尿等。

CsA 是一种免疫抑制剂,能够用于治疗和控制肾病患者的蛋白尿。近年来基础研究发现,CsA 具有非免疫作用机制,通过稳定足细胞骨架,减少蛋白。此外,其他能够延缓 AS 肾衰竭的治疗还包括:HMG - CoA 还原酶抑制剂、骨形成发生蛋白7（BMP - 7）、Anti - microRNA 和胶原受体阻滞剂等。但目前相应的研究报道还十分有限,其作用尚需要进一步证实。

（二）修复 AS 肾小球 GBM 结构的治疗

AS 是由于编码肾小球 GBM 的Ⅳ型胶原 α 链基因突变导致肾小球 GBM 结构异常的肾脏疾病,治愈 AS 的根本方法即修复 AS 肾小球 GBM。主要方法有基因和干细胞治疗。基因治疗是指利用转基因技术,使足细胞分泌正常 α_3、α_4、α_5 链,修复肾小球基底膜,从而治疗 AS。但目前基因治疗仍面临严峻挑战,主要包括缺乏安全有效的目的基因载体,转染效率低等,因此基因治疗用于临床目前尚不成熟。近年来实验研究发现骨髓、胚胎和羊水干细胞分别治疗

COL4A3 和 COL4A5 基因敲除的 AS 小鼠模型后,AS 小鼠肾组织病理和肾功能明显改善,但尚未在临床开展此类研究。目前干细胞治疗 AS 仍是动物实验阶段,临床应用尚不成熟。

(三)肾脏替代治疗

AS 患者进展至慢性肾功能不全晚期阶段需进行肾脏替代治疗。透析治疗 AS 患者 ESRD 时($eGFR < 15mL/min \cdot 1.73m^2$)可选择腹膜透析或血液透析治疗。对于 AS 进展至 ESRD 的患者,肾移植是有效的治疗措施。然而国外报道 3% ~5% 接受肾移植的 AS 患者移植后体内对移植肾的正常 GBM 产生抗体,进而发生抗 GBM 肾炎,致使移植失败。我国尚未见 AS 患者移植后发生抗 GBM 肾炎的病例。

(何春其)

第二十节　梗阻性肾病

一、概述

梗阻性肾病(obstructive nephropathy)是指因为尿流障碍而导致肾脏功能和器质性损害的疾病。本病可以是急性,也可为慢性,病变常为单侧性,但不少情况也可以是双侧性。尿路梗阻通常是造成梗阻性肾病的重要原因。梗阻性肾病可因梗阻的解除而停止甚至逆转,因此及早发现梗阻的原因、解除梗阻是诊断与治疗梗阻性肾病的关键。

二、分类

根据尿路梗阻的程度可分成完全性梗阻和不完全性梗阻;根据性质可分为先天性和获得性;根据病程则可分为急性和慢性梗阻;根据梗阻的部位可分成单侧性梗阻和双侧性梗阻或腔内梗阻和腔外梗阻。如梗阻发生在输尿管膀胱连接部以上则称为上尿路梗阻,如发生在输尿管膀胱连接部以下则称为下尿路梗阻。

三、病因

(一)小儿尿路梗阻

小儿尿路梗阻主要为先天性尿路畸形,通常于 6 岁前发病。Wt-1 基因编码的一段锌指 DNA 结合蛋白作为一种转录因子调节了大量肾脏发育发展过程中的重要基因的表达,控制着间充质细胞向上皮细胞的转化、肾小管和集合管的发育。Wt-1 基因表达下调所致细胞凋亡增加,使得输尿管蠕动所致逆向压力增加、肾实质缺血以及继发性炎症细胞进入后所导致的免疫反应,造成了先天性梗阻性肾病的发生与发展。

(二)成人尿路梗阻

成人尿路梗阻主要病因多见尿路结石、前列腺肥大、腹膜后或盆腔肿瘤。造成尿路梗阻主要原因有内源性和外源性两大因素。

1.内源性尿路梗阻

内源性尿路梗阻指由于泌尿道管腔及管壁的异常。

(1)腔内梗阻:最常见原因为结石,可发生在输尿管任何一处,但以三处自然转折或狭窄处最多。肾内结石多由许多代谢障碍疾病引起,常见于尿酸结晶或服用可溶性较差的磺胺药等。部分多发性骨髓瘤患者的尿中含有大量本 – 周蛋白,其可以沉着于肾小管造成阻塞。在部分肾乳头坏死病例,坏死的组织可以脱落造成梗阻。此外泌尿系统出血形成血块也可能阻塞尿路。

(2)输尿管壁本身障碍:有功能性及解剖性异常两大类。前者常因输尿管纵行肌或环状运行肌障碍,致使尿液不能正常下行。此类梗阻多发生在输尿管盆腔交界处,在小儿大多是双侧性,左侧肾常较严重。功能性异常所致的梗阻还可发生在输尿管膀胱交界处,以男性为多,大多为单侧性。由解剖性病变造成输尿管壁病变包括炎症、肿瘤等所造成的狭窄。

(3)膀胱功能障碍:大多为神经源性,可因先天性肌肉发育不全或脊髓功能障碍等引起。后天性常见于糖尿病、脑血管病变、多发性硬化症或帕金森病等。

2.外源性尿路梗阻

外源性尿路梗阻指除了泌尿道管腔和管壁外的其他因素。常因生殖系统、胃肠系统、血管或后腹膜其他病变引起。前列腺肥大或肿瘤常是男性发病的原因。女性则多因怀孕、子宫或卵巢等病变引起。克罗恩病或胃肠其他肿瘤可以压迫输尿管而导致梗阻。腹膜后病变可因炎症、纤维化、肿瘤(原发性或转移性)引起。

四、发病机制

依照梗阻发生快慢,单侧或双侧,以及梗阻完全程度而有不同。主要病理生理改变如下所述。

(一)输尿管内压力上升

输尿管内压力上升取决于尿流率、梗阻部位和程度。管腔内压力过高可促使管腔扩张,蠕动加强。如果梗阻较轻,则增高的腔内压可随蠕动的动力作用有时可自行将梗阻部分克服。正常输尿管腔内压力为 $0.8 \sim 1.33kPa(6 \sim 10mmHg)$,明显梗阻时该压力可达到 $5.33 \sim 6.67kPa(40 \sim 50mmHg)$。

(二)肾血流动力学改变

在急性双侧性梗阻的动物试验中可观察到肾血流量(RPF)先有短暂上升,但之后(约 1h 后)即减少,肾小球滤过率(GFR)下降。早期 RPF 升高与局部前列腺环素和前列腺素 E 产生增加有关,而后期下降与血管紧张素 II、血栓烷 A_2、抗利尿激素产生增加、一氧化氮(NO)产生减少有关。致密斑在此过程中起着重要的调控作用。慢性双侧性梗阻一般肾血浆流量仍可保持一定水平,为正常的 60% ~70%。急性单侧梗阻时 RPF 改变可以不十分明显,对侧 RPF 可代偿性上升,其机制可能是肾 – 肾反射被激活所致。慢性单侧输尿管梗阻 RPF 因为慢性梗阻下各种代偿机制多已动员,因此一般下降 40% 左右。

(三)GFR 下降

GFR 下降取决于梗阻的严重程度和持续时间。急性梗阻在数小时后 GFR 便开始下降,至 24h 时下降至正常的 30%。在输尿管慢性部分梗阻 GFR 可保持不变或缓慢降低,但完全梗阻后便进行性下降。梗阻使近端小管内压力上升,导致肾小球跨毛细血管膜净水压压力梯度的下降,进而造成 GFR 的下降。慢性梗阻引起的 GFR 降低往往不可逆。

(四)肾小管功能

部分非完全性的梗阻可出现远端肾小管功能障碍,其主要表现为肾脏对尿液浓缩功能障碍。这与不完全性梗阻后髓质渗透梯度的破坏及小管压力变化后对水钠代谢异常等有关。其次,小管酸化功能在梗阻较长期的病例也可出现,表现尿 pH 偏高以及代谢性酸中毒。

(五)间质纤维化

间质纤维化是长期尿路梗阻后一个常见肾脏组织表现,其过程主要与细胞外基质(ECM)蛋白的合成及降解失衡、小管上皮细胞损害有关。

(六)肾脏代谢的变化

在梗阻性肾病的肾脏中尚存在一些代谢性障碍,除远端部位肾小管有 cAMP 产生障碍外,尚有对 PTH 反应障碍、泌 H^+ 及 HCO_3^- 重吸收障碍、$Na^+ - K^+ - ATP$ 酶、$Mg^{2+} - ATP$ 酶障碍、ATP 产生障碍,以及葡萄糖氧化、糖原新生等许多代谢障碍。

(七)梗阻解除以后肾功能改变

完全性梗阻 24h 后解除,GFR 需 14 ~ 60d 才能恢复到稳定水平,但仍有约 15% 的肾小球功能不可逆减退。RPF 在梗阻解除后大多可渐渐上升,但因血液大多重新分布到髓质,所以真正改善有限。这可能与肾组织常分泌较多血栓素 A_2 有关。

在双侧梗阻解除后常可出现"梗阻后利尿"的现象,给予抗利尿激素并不能纠正,此被认为与梗阻时积聚的大量溶质物质及一些能促进水钠排泄的体液因子(如 ANP)有关。其机制如下。

(1)肾乳头间质内溶质含量的减少。

(2)远端肾小管上水通道蛋白表达减少。

(3)存在髓袢对 NaCl 重吸收障碍。

(4)集合管对抗利尿激素和 cAMP 反应性下降。

(5)cAMP 产生障碍。

(6)近髓肾单位的永久功能丧失而影响髓质渗透梯度的形成。

五、病理改变

早期主要为肾小管管腔扩张,以集合管及远端小管为主。随着时间的延长,肾小管上皮细胞变为扁平并渐萎缩,病变由远端部分肾小管逐渐迁延到近端肾小管。肾小球在早期病变不明显,鲍曼囊可以扩张,肾小球周围渐渐出现巨噬细胞浸润,纤维化形成。其后小管 – 间质慢性炎症细胞、成纤维细胞或肌纤维母细胞浸润可以更明显,间质纤维化加剧,小球部分可以完全塌陷或出现硬化样改变,肾血管也可产生缺血硬化样改变。

六、临床表现

患者可无症状或表现多样化,根据基本病因、梗阻程度、病程长短而有不同。

(一)疼痛

典型的表现为肾绞痛,可以是持续性但常阵发性加剧。肾盂或输尿管上段梗阻往往有腰部疼痛,而输尿管下段梗阻时疼痛可向会阴部放射。严重时可出现恶心、呕吐或食欲缺乏。在慢性梗阻性肾病患者,有时疼痛不是很突出。

(二)排尿异常

双侧完全性梗阻可以造成无尿,但大部分本病患者梗阻并不完全,因此常呈多尿,同时常伴有烦渴。在合并感染时可出现膀胱刺激症状。由膀胱颈部阻塞引起者(例如前列腺肥大)

则可有尿潴留、尿流变细等表现。

（三）肾盂积水、肾实质萎缩和肾功能不全

若梗阻持续则可在梗阻的近侧端出现扩张，表现为肾盂积水。肾盂积水通常是梗阻性肾病时的临床发现，但许多梗阻性肾病（例如肾内梗阻、先天性输尿管畸形）并不一定有肾盂积水。

梗阻侧肾脏常可见有体积增大、实质变薄，但若为不完全性、间歇性的长期梗阻，导致肾脏硬化时体积变小。梗阻若持续最终可发展至肾功能不全甚至终末期肾病。急性肾功能不全常见于尿路完全性梗阻。

（四）高血压

高血压常见，其机制可能与肾素分泌过多或对水、钠调节机制障碍有关。一般由单侧肾脏梗阻病变导致的高血压以肾素依赖型为多，双侧病变引起者则水钠依赖型占多数。

（五）反复或难治性尿路感染

反复或难治性尿路感染可发生于任何部位尿路梗阻，但常见于低位梗阻。感染发生与尿流不畅有关，解除梗阻是治疗的首要手段。

（六）红细胞增多症

红细胞增多症少见。主要由于梗阻引起肾脏缺血而刺激促红细胞生成素分泌过多而致。在外科手术纠正梗阻后可以改善。

（七）酸中毒

酸中毒主要因为影响肾小管对 H^+ 的分泌而致。部分病例可合并有血钾过高。

（八）尿性腹腔积液

新生儿或婴儿梗阻性肾病时，偶见尿液自发性外渗入腹腔，引起尿性腹腔积液。此时腹腔积液肌酐/血清肌酐比率变为 $3:1$，而非尿性腹腔积液比例为 $1:1$，此点可供鉴别。

七、诊断

尿常规、超声波、X 线检查常不仅可以确立诊断，还可明确病因。尿液中的一些早期肾损害标志物在评价梗阻性肾病进展和预测长期肾脏转归中体现了越来越重要的作用。

尿常规检查依病因不同而异。大多有蛋白尿，但定量一般 $<1.5g/d$。常可见红、白细胞。由结石肿瘤等引起者，有时有肉眼血尿，合并感染则可有较多白细胞。肾乳头坏死引起者，典型的尿色呈"洗肉水"样，经纱布滤过后可见坏死组织。合并感染者其尿 pH 常升高，如果 pH 经常在 7.5 以上者大多提示梗阻时间已久，且病变已较慢性。

贫血常继发于慢性梗阻引起的尿毒症。当远端肾小管酸中毒存在时，出现高氯性代谢性酸中毒。

腹部 X 线片检查简单易行，可以显示 90% 的结石和其他置入物（如支架）。必要时可通过静脉肾盂造影（IVP）来明确梗阻的部位和性质。B 超检查属非创伤性，不依赖肾功能，故为确定肾盂、肾盏有无积水的首选检查，精确性 $>90\%$。除可测得肾脏大小外，还可探得肾盂积水或结石。如果检查中发现残余尿增多，则提示可能有前列腺肥大、肿瘤或者神经源性膀胱。多普勒超声提示单侧梗阻侧肾动脉阻力指数 >0.7。

通常对超声检查有疑问、肾脏显示不清或梗阻性质不明时可采用 CT 检查。特别是由肿瘤、腹腔后病变等引起者，对确诊病因更为重要。但 CT 价格贵，增强 CT 需使用造影剂，对肾

功能已明显受损的患者则应慎用。近年来,通过血氧依赖的磁共振显影技术来反映器官组织的能量消耗,被用于评价急性输尿管梗阻后肾脏 RPF 的变化和 GFR 功能,此技术不需造影剂,有助于判断梗阻肾的功能和预后。

放射性核素检查是了解分侧肾功能较好方法,可灵敏地显示残余肾功能,但对梗阻定位较差。肾图和泌尿系动态显像检查期间,静脉注射呋塞米 $0.3 \sim 0.5 \text{mg/kg}$,可有助于确定有无机械性梗阻。

尿液肾损伤分子 - 1(uKIM - 1)、尿液肝型脂肪酸结合蛋白(uL - FABP)和尿液中性粒细胞明胶酶相关脂质运载蛋白(uNGAL)被证实可用于早期诊断梗阻性肾病的发生和预测远期肾脏损害转归。

uKIM - 1、uL - FABP 和 uNGAL 水平在梗阻性肾病发生后较未发生人群显著升高,且梗阻后 72h uKIM - 1、uL - FABP 和 uNGAL 水平是患者不良肾功能预后的独立危险因子。联合应用多种尿液生物学标志物可以显著提高梗阻性肾病患者肾脏转归预测的精确度。

八、治疗

(一)去除梗阻

根据病因和梗阻部位而定。直径 <5mm 的结石常可自行排出。震波碎石方法一般对直径 7 ~ 15mm 大小的结石较有效。在输尿管中下段结石经保守治疗(饮水、中药等)后仍无效者应采用在膀胱镜下逆行取石。对已有肾功能损害或用上法不能成功者则需考虑外科手术解除梗阻。

(二)延缓梗阻性肾病的进展

伴高血压者应予降压药物治疗。近来在动物实验及临床试验中证明阻断肾素 - 血管紧张素系统的药物,如血管紧张素转换酶抑制剂和血管紧张素受体拮抗剂可延缓梗阻性肾病的进展。

对于有酸中毒的病例则应纠正酸中毒,此一方面可减少梗阻的发生,另一方面也可减轻对肾功能的损害。

(三)感染及其他并发症的治疗

由于尿路梗阻常合并有感染,故抗生素常常需要同时使用。不少病例梗阻并不完全,但因继发感染造成水肿、炎症分泌物阻塞等可使梗阻变得更明显,使用抗生素后,梗阻可以明显好转,但使用剂量、疗程及选择用药需依据感染的严重程度、病程、病原菌培养结果及肾功能情况而加以调整。通常在药物敏感试验出结果之前,就应选用在肾脏和尿中浓度高的抗生素,疗程要长,通常 3 ~ 4 周。对于肾功能已不可逆地完全丧失且反复发生感染的肾脏则可考虑肾切除。

梗阻或梗阻解除后所出现的多尿等造成的水、电解质紊乱等障碍应及时予以纠正。对于已出现急性、慢性肾衰竭者则必要时应予透析治疗,终末期肾衰竭也适合肾移植,但手术前通常作双肾切除以去除感染灶。

(何春其)

第二十一节 单纯性肾囊肿

一、概述

单纯性肾囊肿(simple renal cysts,SRC)是临床上最常见而实际意义最小的一种肾囊肿性疾病,一般不伴有肾功能减退。患病的男女比例为1.4:1.6。随着年龄增长,其发生率逐渐升高,儿童的发生率在0.1%~0.4%,50岁以上人群的发生率约50%,50~70岁成人中4%有双侧肾囊肿,70岁以上人群的患病率达9%;另外囊肿数量也可随年龄增长而增加。因此有人认为这是人体衰老导致的一种肾脏表现。

二、病因和发病机制

尚未完全阐明,目前认为它是后天获得。有关其发生机制的观点较多,如肾小管和周围血管闭塞,肾盂憩室与集合系统失去联系,肾实质缺血和局部炎症引起肾小管阻塞,由已存在的肾小管和集合管憩室转变而来等。有研究认为囊肿的起源具有异质性,多起源于近端肾小管,可能由于某些原因引起肾单位阻塞所致。囊内液体在化学成分上与血浆相似,外观似尿液,偶见血性。经测定,囊内液体每天有近20次的分泌周期。近来有学者发现患者囊液含有表皮生长因子(EGF)、胰岛素样生长因子-1(IGF-1)和一种促进囊肿形成的活性物质,可能也参与细胞增生和促进囊肿形成的过程。

三、病理

囊肿可为单个或多个,常累及单侧肾脏,也可双肾受累,多个囊肿易与ADPKD及ACKD混淆。囊肿常位于肾皮质,形态多为球形单腔,内径一般0.5~1cm,也可达3~4cm甚至更大,与肾小球或集合系统不相通。典型的囊肿壁薄而透明,有一定张力,在多次感染后也可增厚、纤维化甚至钙化。光镜下,囊壁内衬以单层扁平上皮细胞,常呈非连续性排列。囊肿外层由纤维组织构成,有散在单核细胞浸润。电镜下,上皮细胞的形态和超微结构与近端或远端肾小管上皮细胞相似,取决于其起源部位。

四、临床表现

大多数患者无明显症状,多行超声波等影像学检查时偶然发现。有些患者可扪及腹部包块(儿童患者较多见,多见于肾下极的较大囊肿)。患者如有症状,最常见的是胁腹部疼痛,可因较大囊肿牵拉肾包膜或压迫肾实质,也可因囊肿出血、感染等所致。部分患者出现血尿及微量蛋白尿,此两者的严重程度与囊肿大小无关。少数患者可有红细胞增多症,其囊液和血浆中促红细胞生成素(EPO)水平增高,但患者的血细胞比容并无明显变化,可能由于EPO受体下调或红细胞前体对EPO反应性减弱所致。极少患者出现压迫性肠道或胆道梗阻,若囊肿压迫邻近血管,使局部肾血流减少、肾素水平升高而出现高血压。一旦出现感染,可有腰痛、脓尿、发热等表现。囊腔破裂罕见,一旦发生,后果较严重。

五、诊断

主要依靠影像学检查。随着影像学技术的进展,囊肿的检出率越来越高。一般患者经B超或CT检查均可明确诊断。由于诊断手段和技术越来越先进,诊断性经皮囊肿穿刺的创伤性方法已受到争议。鉴别诊断主要需排除恶性肿瘤,有报道两者同时存在的发生率为 2% ~ 4% ,必要时可行肾血管造影、囊液化验等明确诊断。若患者有多个囊肿,有时需要与多囊肾相鉴别。

六、治疗

对于无症状、无并发症者,一般不需治疗,可半年至一年复查一次。对症处理包括控制血压、防治囊肿感染、破裂出血等。对直径 >4cm 的较大囊肿可考虑穿刺抽液并注入硬化剂如无水乙醇以防止复发。对体积 >500mL 的巨大囊肿、有恶变倾向或穿刺后复发的患者应考虑行囊肿切除甚至肾切除术。

(何春其)

第二十二节　多囊肾病

一、概述

多囊肾病(polycystic kidney disease)是一种先天性肾脏异常,为遗传性疾病,双侧肾脏的皮髓质均可累及,双肾多个小管节段或肾小球囊进行性扩张,形成多个液性囊肿,导致不同程度的肾功能损害,并产生一系列症状。按遗传方式分为 I 型(常染色体显性遗传多囊肾病)和 II 型(常染色体隐性遗传多囊肾病)。

二、常染色体显性遗传多囊肾病

常染色体显性遗传多囊肾(autosomal dominant poly – cystic kidney disease,ADPKD)曾被称为成人型多囊性肾脏病,是最常见的多囊肾病,具有遗传异质性。全球发病率 1/1000 ~ 1/400 不等,患患者数达 400 万 ~600 万,国内约有 150 万患者。它在血液透析病因中占 7% ~ 10% 。男女罹患机会无明显差异。主要表现为肾脏囊肿的发生、增多和增大,同时多系统受累,常见如肝囊肿和(或)其他器官如胰腺、卵巢囊肿、结肠憩室、动脉瘤及心瓣膜异常等。本病在严重程度、进展至终末期肾病的时间及肾外表现等方面的个体差异很大,甚至体现在同一家系中。

(一)病因和发病机制

PKD1 和 PKD2 两个基因突变可致 ADPKD,其中 PKD1 基因位于 16 对染色体短臂 1 区 3 带 3 亚带(16p13.3),占 ADPKD 患者的 85% ,PKD2 基因位于 4 对染色体长臂 2 区 1 带 ~3 带(4q21 ~23),约占患者中的 15% 。两组患者的临床特点相似,但具有 PKD2 的患者其肾功能损害进展稍慢,同时具有两者突变(transheterozygotes)的患者其临床过程更加严重。还有极少数患者发现存在 PKD3 基因,但其相关报道很少,目前确切的异常位点也尚未定位。目前为止,已经发现 PKD1 基因中有 1923 种截断突变,主要发生在 3' 端,5' 端突变的患者临床表现更重,并且更容易伴有颅内血管瘤及血管瘤破裂出血。而在 PKD2 基因中,目前发现有 241 种类型各异的突变。

PKD1 和 PKD2 的表达产物分别称为多囊蛋白 1(polycystin1,PC1)和多囊蛋白 2(polycystin2,PC2)。

以往认为先天存在的突变 PKD1 或 PKD2 基因影响到所有细胞,出生后少数细胞的正常等位基因又在感染、中毒等外界因素作用下发生体突变,即"二次打击模型",双重突变导致细胞正常功能丧失,且后一次"打击"触发囊肿形成并决定其发生时间和部位。然而,PKD1 或 PKD2 的单一等位基因不足状态会产生正常基因产物水平的随机波动,即便没有体突变的"二次打击",也会降低疾病产生的阈值(单一等位基因不足模型)。目前越来越多的证据支持单一等位基因不足模型。当然,PKD1 和 PKD2 单倍体状态的基因不稳定性也会增加体突变二次打击的可能性,导致囊肿的形成和疾病的进展。

PC1 和 PC2 通过细胞内的羧基端螺旋区相互连接作用,促进 PC1 转移到浆膜上,并稳定 PC2 的钙通道活性。后者的功能受酪蛋白激酶 2β(CK2β)调节,而 CK2β 结合在 PC1 细胞内的 PLAT 区域。

实验研究提示具有高增生指数的肾小管的发育更容易受 PC1 和 PC2 水平减少的影响。远端肾小管上皮细胞具有更高的增生指数,因此,成人 ADPKD 的囊肿主要发生在远端肾单位。疾病的严重程度取决于基因灭活的时间。小鼠实验中如果 PKD1 和 PKD2 基因在尚未成熟的小管上皮细胞增生过程中灭活,就会引起巨大的囊肿及胚胎或新生儿期死亡。如果基因灭活发生在肾脏上皮细胞已经分化成肾单位后,则病变较轻。

(二)病理

ADPKD 患者早期肾脏大小正常,后期则增大,并出现形态异常,如肾盂肾盏的异形,肾乳头及肾锥体的完整结构受到破坏等。囊肿呈球形,大小不一。初起时肾内可仅有少数囊肿,随病程进展而渐增多,最终全肾均由囊肿所占,肾脏可达足球大小。光镜下,囊肿间尚可见到完整肾结构,从正常表现到肾小球硬化,小管萎缩、间质纤维化等程度不一,这些改变均为囊肿压迫引起肾缺血所致。电镜下显示的囊肿上皮细胞与近端或远端小管上皮细胞相似。囊液一般较清晰,当出现囊内感染或出血时则可为脓性或血性。

(三)临床表现

1. 肾脏表现

表现多样,多为肾脏囊肿的生长和增大所致。

(1)腹块:肾脏增大到一定程度时可被扪及,触诊肾脏质地较紧密,表面可呈结节状,合并感染时伴压痛。

(2)腰、腹痛:比较常见,见于60%的患者,主要位于腰背部或胁腹部,可为持续性或间隙性发作,程度较轻,性质可为钝痛、胀痛、刀割样或针刺样痛,如突然出现剧痛或疼痛加剧需考虑是否有囊肿破裂、尿路梗阻或合并感染等可能。

(3)尿常规异常:主要表现为血尿或蛋白尿,为较早出现的症状之一,30%~50%患者有镜下或肉眼血尿,蛋白尿多为轻度(<1g/24h)并呈持续性。如果出现大量蛋白尿往往提示合并其他肾小球疾病。蛋白尿和微量清蛋白尿是 ADPKD 发生肾衰竭的独立危险因素。出现尿路感染时,尿中可出现白细胞甚至脓细胞。

(4)高血压:非常常见且发生较早,30%的儿童和60%成人患者在病程中出现高血压,大多先于肾功能减退,和肾脏增大、囊肿扩大的程度相关,并促进肾损害进展。ADPKD 的高血压发生机制主要与肾素-血管紧张素系统(RAS)、交感神经、内皮素、血管加压素系统亢进,及肾小管水、钠重吸收增加有关。

(5)肾脏浓缩功能减退:表现为多尿及夜尿,但程度较轻。在较早期即可表现。晚期可出现失盐性肾炎表现。肾脏的稀释及酸化功能一般无障碍。

（6）肾功能损害：约50%患者出现肾衰竭。随着年龄增长，发生率增高。有学者认为肾衰竭的发生和囊肿本身阻断单个肾小管尿液分泌无关，而是与囊肿压迫肾间质，引起小管间质炎症细胞的浸润、纤维化相关，高血压也可加速小管间质纤维化的进程。有资料表明：具有PKD1基因突变，男性，发病早，伴有高血压、蛋白尿和（或）血尿患者较早出现肾功能受损。虽然在病变后期GFR才下降，但临床上肾脏体积增大的速度可以很好反映肾脏病变进展的速度。

2. 肾外表现

（1）囊性表现：ADPKD为系统性疾病，除肾脏外，尚可累及其他器官，其中肝脏囊肿最为常见，占总数的40%~60%，极少发生在青春期前，随年龄增长而上升，60岁以后，约73%的患者合并肝囊肿，囊肿的数目和大小也渐增加，但肝功能损害及门脉高压者罕见。女性易受累，妊娠后肝囊肿的数量及大小均增加。少数患者可出现腹痛及呼吸困难等巨型肝大症状。偶有肝囊肿感染。胰腺囊肿的发生率约10%。5%患者有脾囊肿，甲状腺、卵巢、附睾等囊肿也可发生。精囊囊肿是引起男性不育的潜在原因。

（2）非囊性表现：①动脉瘤：如腹主动脉瘤或胸主动脉瘤等。国外资料提示4%~11.7%的患者伴颅内动脉瘤，常具有家族史，有些以蛛网膜下隙出血起病；②心血管系统：二尖瓣脱垂、二尖瓣反流、主动脉瓣关闭不全、三尖瓣反流等心瓣膜病变。26%患者合并二尖瓣脱垂，部分可出现黏液瘤变性。另外在血压正常患者中左心室肥厚也较常见；③食道裂孔疝、肠道憩室、腹股沟疝等；④由于囊内促红素生成异常增加，可出现红细胞增多症，或表现在终末期AD-PKD患者贫血程度比其他原因所致终末期肾衰竭患者要轻。

（四）并发症

尿路感染最常见，大多为下尿路感染，也可出现肾盂肾炎、囊肿感染等。其他并发症有尿路结石、梗阻、动脉瘤破裂出血，特别是颅内动脉瘤破裂占ADPKD患者死亡的4%~7%。极少数情况下可出现囊肿癌变。

（五）诊断和鉴别诊断

早期肾囊肿很小，无临床表现时，诊断较难。影像学检查发现双侧肾皮、髓质布满大小不等的囊肿，结合上述临床表现和家族史等可明确诊断。对于肾外表现不明显、家族史不明确、患者只有单侧肾囊肿或囊肿数目较少时，应随访影像学检查，包括超声波、CT及磁共振等，若发现囊肿增大，数量增多及对侧肾脏累及即可诊断。

超声检查是显示双侧肾脏典型囊性疾病的最佳手段，但可能有2%~6%漏诊，基因连锁分析对于尚未出现囊肿的患者可提供诊断参考，结合超声检查可减少假阳性及假阴性率，但费用昂贵，技术要求高。用CT、MRI测定肾脏体积（TKV）和囊肿体积（TCV）及变化情况可以帮助监测ADPKD的进展，当GFR仍在正常范围时，TKV和TCV的变化较血清肌酐水平能更敏感地反映病变的进展。

鉴别诊断主要需与多发性单纯肾囊肿鉴别。其他鉴别需考虑ARPKD、获得性肾囊肿、多囊性肾发育不良等。

（六）治疗

目前主要为对症处理，以缓解症状、预防和处理并发症。针对囊肿本身尚无明确的治疗方法。近年来随着对多囊肾病发病机制的研究，为该病的治疗提供了很多新的靶点。

1. 一般处理

避免剧烈运动造成肾囊肿破裂而致肾损害。有浓缩功能障碍者要保证充分的水的摄入。避免使用咖啡因、茶碱等会增加 cAMP 产生的物质。腰、腹痛为常见表现,原因为肿大囊肿牵张、囊内出血、结石甚至肾脏恶性肿瘤等,需根据原因区别对待。措施包括卧床休息、镇痛剂、甚至手术处理如:囊肿穿刺引流、减压术及肾脏切除等。尿路感染、肾结石、梗阻需积极处理。对于明确有颅内或其他动脉瘤患者,需密切随访,较大的动脉瘤应考虑手术切除,以防止破裂出血。肾切除一般不予考虑,除非出现不能耐受疼痛、不能控制的尿感或囊肿感染、巨大肾脏所致压迫症状严重、反复血尿、严重肾结石、恶性肿瘤可能等。

2. 降压治疗

高血压在 ADPKD 中非常常见,并且会加重肾功能的进展,必须严格控制。首选药物为血管紧张素转换酶抑制剂(ACEI)或血管紧张素Ⅱ受体拮抗剂(ARB),效果显著。目前已经明确 ACEI 和 ARB 可以改善多囊肾患者蛋白尿和左心室肥厚(LVH),而对肾功能进展的作用尚未得出阳性结论。钙通道阻滞药的效果也较明显,可考虑选用。利尿剂虽然对控制高血压有益,但利尿剂容易引起容量不足并可能会加速 ADPKD 囊肿的生长,应尽量避免使用。对于难治性高血压可适当加用 α 受体阻断药。

3. 实验性治疗方法

随着对 ADPKD 病理机制的深入了解,提出了一些新的治疗方法希望能够通过抑制囊肿上皮细胞的增生和囊液分泌延缓或终止 ADPKD 疾病的进展。目前为止,唯一有效的治疗是三年的安慰剂对照研究中,口服血管加压素 V_2 受体(VPV$_2$R)拮抗剂 Tolvaptan 可以延缓肾脏体积的增大和肾功能的下降。但是 Tolvaptan 会导致肝功能受损,25% 的患者耐受性差。美国 FDA 还没有批准用于治疗 ADPKD。生长抑素类似物奥曲肽在小规模的临床试验中虽然可以阻止囊肿的扩大,但是对 GFR 的下降没有明显改善。

(七)预后

与患者年龄、起病年龄、高血压的控制情况、是否反复发作尿路感染、血尿等有关。男性、血压控制差、起病年龄早、PKD1 突变的患者肾脏病变进展最快。家族成员中有 60 岁进展到 ESRD 的高度提示是 PKD1 突变(阳性预测值 100%,敏感性 75%),而 70 岁后进展到 ESRD 的提示 PKD2 突变(阳性预测值 95%,敏感性 75%)。有血管瘤的患者约 5% 死于颅内出血。

三、常染色体隐性遗传多囊肾

常染色体隐性遗传多囊肾(autosomal recessive polycystic kidney disease,ARPKD)又称婴儿型或儿童型多囊肾,是一种少见的遗传性畸形综合征,包括肾脏和胆道畸形。发生率为 1/(1 万～5 万)个存活新生儿。Blyth 和 Ockenden 根据发病年龄和肾脏集合管扩张比例及临床表现不同分为 4 个表型:肾集合管扩张占 90% 以上为围产期型,60% 为新生儿型、25% 为婴儿型,<10% 为少儿型。

(一)病因和发病机制

虽然 ARPKD 的临床表现多样,但分子遗传学研究表明 ARPKD 是一种单基因疾病,即 PKHD1。异常基因定位于第 6 对染色体长臂(6q21),表达 4074 个氨基酸的纤维囊蛋白,后者也是一种跨膜蛋白,胞外部分类似免疫球蛋白结构,与蛋白配体作用后,胞内部分有蛋白激酶 A 或 C 的磷酸化位点,将信号转导至胞核。基因数据库目前发现 PKHD1 有 305 种突变类型,约 40% 的突变导致蛋白质截断,60% 为错义突变。有报道严重致死表型的 ARPKD 一般是两个截断突变,而错义突变临床表型相对较轻。

PKHD1 编码的纤维囊蛋白主要在皮质及髓质集合管及亨氏袢升支粗段,在胰腺、肝脏和肺也有少量表达。纤维囊蛋白可存在于肾脏初级纤毛、基体及肝内胆管的胆管细胞纤毛上,提示其对维持纤毛结构完整性具有重要的作用。ADPKD 的囊肿可来源于肾单位的任何部分,而 ARPKD 的囊肿仅来源于远端肾单位,囊肿结构的差异提示其分泌机制可能和 ADPKD 有所不同。

纤维囊蛋白的缺失可以下调 PC2,纤维囊蛋白可能和 PC2 形成复合物调节肾脏上皮细胞内的钙浓度,但是其在正常及囊肿上皮细胞中的确切作用尚不清楚。

(二)病理

双肾体积和重量明显增大,可达正常的 10 倍左右,包膜光滑,外观上仍保持肾脏的大体形状。切面可见梭状或柱状囊肿呈放射状分布。光镜下囊壁上皮细胞呈立方形,与集合管上皮细胞一致。肾盂和肾盏被膨胀的肾实质压迫而变窄、变小。常见肾脏钙化。

(三)临床表现

本病一般累及肾脏和肝脏两个脏器。肾脏病变较重者,肝脏病变则较轻;反之亦然。围产期型或新生儿型以肾脏表现为主;婴儿型或少儿型则以肝脏表现为主,尤其是少儿型,通常有肝硬化,常导致门脉高压症;年长儿及成人患者少见。主要临床表现为腹部肿块、尿路感染、肾脏浓缩功能下降及酸化功能减退。90% 患儿有高血压(机制不明),发育不良。出现肾衰竭时,有贫血、肾性骨病等尿毒症并发症表现。肝脏表现为胆道发育不全、反复上行性胆管炎,以及肝大、脾功能亢进和食管静脉曲张、破裂出血等门脉高压表现。患儿的母亲常有羊水过少及难产史。严重患儿在出生时即出现呼吸障碍。

(四)诊断及鉴别诊断

根据发病年龄、上述临床表现、典型家族遗传史及影像学检查可确立诊断。目前胎儿超声是产前诊断的金标准。患儿双亲肾脏 B 超检查正常或有肝纤维化及胆管发育不全则高度提示本病。最近有学者提出母亲血或羊水甲胎蛋白可作为产前诊断 ARPKD 的一项指标,但进一步的研究结果证明增高的甲胎蛋白水平对 ARPKD 并不具有特异性。

鉴别诊断主要包括双侧肾脏 Wilm 瘤,肾母细胞瘤及 ADPKD。患儿家庭成员检查、肝脏检查包括超声、肝活检等有助于鉴别诊断。

(五)治疗

目前尚无特殊疗法。主要为对症处理。新生儿期的最大问题是呼吸障碍导致呼吸衰竭,应适时采用包括人工呼吸在内的综合抢救措施,一旦能度过这一危险阶段,患儿预后大多有所好转。其他治疗包括对高血压、肾衰竭及肝衰竭的处理,尿路感染的积极控制等。针对囊肿本身的治疗目前已有很多进展。对于轻度患儿应注意其生长发育状况。所有的 ARPKD 患者均应密切监测门脉高压并发症(如上消化道出血、脾亢)的发生情况。

(六)预后

由于缺乏长期随访研究,目前该病的预后还很难确定。ARPKD 的患者,病死率最高的是发生在出生后第一年,50% ~80% 的患者可以存活到 15 岁。

(何春其)

第二十三节　肾　癌

肾癌(renal cell carcinoma,RCC)在我国是第二常见的泌尿生殖系统肿瘤,发病率仅次于膀胱癌,占成人恶性肿瘤的 2% ~ 3%。肾癌的高发年龄 50 ~ 70 岁,平均 65 岁,男女比例约 2∶1。肾癌的发病率呈逐年上升趋势,发达国家比发展中国家的发病率平均高 10 ~ 15 倍。2009 年美国新确诊病例为 57760 例,发病率约 17.9/10 万人,死亡约 12980 例。据我国肿瘤防治研究办公室和卫生部卫生统计信息中心统计,我国试点市、县资料显示 1988—1992 年、1993—1997 年、1998 ~ 2002 年 3 个时间段肾癌的发病率呈上升趋势,分别为 4.26/10 万、5.40/10 万、6.63/10 万。

大部分肾癌为散发性,约 4% 患者为遗传性肾癌。遗传性肾癌的发生常常与特异性的基因改变有关。VHL 病遗传性肾癌往往有 VHL 基因(3p25)的失活,c - MET 基因(7q31)突变与遗传性乳头状肾细胞癌(hereditary papillary renal cell carcinoma,HPRCC) Ⅰ 型相关,FH 基因 (1q42 - 43)突变可导致遗传性平滑肌瘤病和遗传性乳头状肾细胞癌(hereditary leiomyomatosis and hereditary papillary renal cell carcinoma,HLRCC) Ⅱ 型。2004 年 WHO 对肾癌的病理组织学分类进行了修改,将散发性肾癌分为:肾透明细胞癌(clear cell renal cell carcinoma,CCRCC)占 80% ~ 90%、乳头状肾细胞癌(papillary renal cell carcinoma,PRCC)(Ⅰ型和Ⅱ型)占 10% ~ 15%;肾嫌色细胞癌(chromophobe renal cell carcinoma,CRCC)占 4% ~ 5%;多房囊性肾细胞癌;Bellini 集合管癌;髓样癌;Xp11.2 易位/TFE3 基因融合相关性肾细胞癌;神经母细胞瘤相关性肾细胞癌、黏液样小管状和梭形肾细胞癌;未分类的肾细胞癌等。

新分类将传统分类中的颗粒细胞癌归为高分级的透明细胞癌。遗传性(家族性)肾癌分别包括:遗传性肾透明细胞癌;遗传性肾乳头状细胞癌;遗传性平滑肌瘤病及肾细胞癌;Birt - hogg - dube 综合征;第 3 号染色体易位重构透明细胞癌等。

肾癌的确切病因尚不清楚,流行病学调查发现除遗传因素外,与发病相关的因素还包括吸烟、肥胖、高血压及抗高血压治疗。

一、临床表现

血尿、腰痛、腹部肿块是经典的"肾癌三联征",但临床出现率不到 15%。近年来,无症状和偶尔发现肾癌的比例逐年升高,平均占 33%,主要得益于腹部 B 超和 CT 扫描检查的日益广泛应用。

10% ~ 40% 的肾癌患者可出现副肿瘤综合征,表现为高血压、贫血、体重减轻、恶病质、发热、红细胞增多症、肝功能异常、高钙血症、高血糖、血沉增快、神经肌肉病变、淀粉样变性、溢乳症、凝血机制异常等改变。

有些病例以转移灶的症状和体征为起始表现,如骨痛、咳嗽、胸痛等。

二、诊断要点

腹部 B 超和腹部 CT 扫描是诊断肾癌的主要方法,而腹部 MRI 扫描对于肾功能不全、超声波检查或 CT 检查提示下腔静脉瘤栓或肾脏肿瘤诊断不明时,具有重要的诊断和鉴别诊断价值。肾透明细胞癌超声检查多表现为低回声或等回声,少数可呈高回声或强回声。

CT 平扫呈稍低或等密度结节,增强扫描时动脉期肿瘤组织显著增强,达到甚至超过肾皮质的增强程度。实质期瘤灶强化迅速消退,密度低于肾实质,呈"快进快退"的特征性改变。而其他病理类型的肾癌(如乳头状癌或嫌色细胞癌等)CT 上多强化不明显或不强化。

25% ~57% 的肾癌患者在确诊时已有远处转移,最常见的部位是肺、骨、淋巴结和肝。因此胸片及骨扫描检查对于确定术前分期是十分必要的。

三、治疗原则

Ⅰ、Ⅱ、Ⅲ期肾癌首选根治性手术切除。对于根治性手术切除后的早期和局部进展期肾癌,目前尚没有证据显示术后辅助治疗具有生存优势。即使对于有淋巴结转移或非根治性切除的患者,术后局部放射治疗亦没有确切益处。

Ⅳ期患者应采用以内科治疗为主的综合治疗。对于单发的肺或骨转移,手术切除转移灶可使部分患者获得长期生存的机会。随机对照临床研究证实,对同时伴远处转移的一般状况良好的肾癌患者,切除肾脏原发灶可提高细胞因子治疗的疗效。

对晚期肾肿瘤引起严重血尿、疼痛等症状的患者,也可通过姑息性肾切除手术达到缓解症状,提高生存质量的目的。肾癌的 5 年生存率分别为Ⅰ期 95%、Ⅱ期 88%、Ⅲ期 59%、Ⅳ期 20%。

四、内科治疗

肾癌对传统的放、化疗抗拒,细胞因子(IFN-α 和 IL-2)是转移性肾癌传统的标准治疗方案。既往临床研究证实 LAK 细胞、TIL 细胞、IFN-γ 治疗转移性肾癌无明显疗效。自 2005 年底美国 FDA 批准索拉非尼用于晚期肾癌的治疗,靶向药物已成为目前转移性肾癌的标准治疗手段。目前已被批准用于转移性肾癌治疗的药物还包括舒尼替尼、替西罗莫司、贝伐珠单抗联合干扰素-α、帕唑帕尼和依维莫司等。

(一)免疫治疗

免疫治疗包括 IL-2 或(和)IFN-α,曾被广泛应用于转移性肾癌的治疗,虽有一定疗效但十分有限。

1. 白介素-2(interleukin-2,IL-2)

高剂量 IL-2 治疗转移性肾癌的总有效率 15% ~25%,CR5% ~7%。所有患者的中位生存时间 16.3 个月,CR 患者中位肿瘤缓解时间超过 8 年,其中部分可获得长期无病生存。国外高剂量 IL-2 的用药方法:$6.0 ~7.2 \times 10^5 IU/[kg(体重) \cdot 8h]$,15min 内静脉注射,共 14 次,休 9d 后重复 14 次为一个疗程。高剂量 IL-2 的不良反应严重,可引起多脏器功能损害,包括严重的低血压、心肌缺血/心肌梗死、呼吸困难、消化道反应、肝肾功能异常、血小板下降、贫血、精神异常等。早期临床研究中治疗相关的病死率 4%。高剂量 IL-2 需在严密的重症监护下和有经验的临床医生指导下进行。国内尚无高剂量 IL-2 治疗的经验。低剂量 IL-2 治疗转移性肾癌的有效率 10% 左右,CR 率低,但中位总生存时间与高剂量 IL-2 相近。低剂量 IL-2 的不良反应减轻,临床应用方便,可皮下或静脉滴注给药。国内外低剂量 IL-2 的用法不一:$(1.25 ~2.5) \times 10^5 IU/kg$,每日 1 次,每周 5d,连续 6 周为 1 周期;或 $(3 ~5) \times 10^6 IU/m^2$,每日 1 次,每周 5d;也有用至更低剂量:$1 \times 10^6 IU/m^2$,每日 1 次,每周 5d。随机对照的临床试验结果显示,与低剂量 IL-2 比较,高剂量 IL-2 在客观缓解率以及 CR 患者的生存时间上具有优势,但总生存无明显差别。

2. 干扰素 – α(interferon – α,IFN – α)

IFN – α 治疗转移性肾癌的有效率为 5% ~15%,CR3%,平均缓解期 4 ~6 个月,中位生存时间 8.5 ~13 个月。临床上 IFN – α 常采用剂量递增的方法,起始剂量 3MIU,皮下注射,每周 3 次;1 周后递增为每次 6MIU,如耐受良好可进一步递增至 9MIU,每周 3 次,共 8 ~10 周为一疗程。研究结果表明,IFN – α 联合 IL – 2 可提高缓解率和延缓疾病进展时间,但并不提高总生存时间。

（二）化学治疗

肾癌对化疗药物普遍抗拒,其原因与肾癌细胞高表达多药耐药基因有关。长春碱(VLB)和氟尿嘧啶类药物是最常用的化学药物。VLB 的常用剂量为 0.1 ~0.2mg/kg,每周 1 次,有效率仅为 1% 左右。近来的临床试验结果显示吉西他滨加或不加 5 – FU 或卡培他滨治疗转移性肾细胞癌具有一定的疗效。多数 Ⅱ 期临床研究中,吉西他滨单药治疗肾癌的客观有效率 6% ~8%。吉西他滨与 5 – FU 或卡培他滨联合应用也显示出一定的效果,Standler 等报道吉西他滨联合卡培他滨治疗转移性肾癌患者的结果:吉西他滨 $1000mg/m^2$,静注,d1、8、15;卡培他滨 $830mg/m^2$,口服,2 次/天,连续 21d,每 4 周重复,在可评价的 55 例患者中,8 例 PR,有效率 15%,中位有效时间 7.1 个月,中位 TTP 5.1 个月,显示出一定疗效,而且有效的患者持续时间较长,提示可以进一步的研究。

（三）靶向治疗

肾癌的靶向药物按作用靶点和机制主要分为两类:VEGF/VEGFR 抑制剂和 mTOR 抑制剂。80% 的肾透明细胞癌细胞存在 VHL 基因的突变或失活而致的 VEGF、PDGF、TGF – α、CaIX 等基因的过度表达,导致肾癌富血管生成的特点。以 VEGF/VEGFR 为靶点的抗血管生成是肾癌靶向治疗的主要策略。此外肾癌常常有 PTEN 抑癌基因的失活,导致 PI3K/Akt/mTOR 信号传导通路的过度激活。mTOR 是这一信号传导通路中十分重要的一个激酶,也是肾癌靶向治疗的一个重要靶点。靶向药物的疗效均优于传统的 IFN – α。对于小分子对 TKI 靶向药物治疗失败后的转移性肾癌,依维莫司和阿西替尼被证实可以进一步延长生存。

1. 索拉非尼

索拉非尼是一种口服的多激酶抑制剂,作用靶点包括 RAF,VEGFR – 2,3 和 PDGFR – β、Flt3 和 c – Kit,具有抗血管生成和抑制肿瘤细胞增殖的双重抗肿瘤作用。一项随机对照的 Ⅲ 期临床试验(TARGET 试验)证实了索拉非尼可以延长细胞因子失败的转移性肾透明细胞癌患者的生存。TARGET 试验入组了 905 例 Motzer 评分为中低度、过去 8 个月内经一次细胞因子治疗失败的晚期肾透明细胞癌患者,随机分组接受索拉非尼 400mg,每日两次,或安慰剂治疗。结果,两组的客观有效率分别为 10% 和 2%,疾病控制率分别为 84% 和 55%。索拉非尼组的无进展生存期较安慰剂组延长了一倍,分别为 5.8 和 2.8 个月,P =0.00001。索拉非尼还较安慰剂显著改善了患者的生活质量。即使在中期分析后允许安慰剂组疾病进展的 216 例患者交叉接受了索拉非尼治疗,索拉非尼组的总生存期仍明显优于安慰剂组(19.3 个月 vs.15.9 个月,P =0.015)。

但在国外的一项 Ⅱ 期随机对照临床研究中,索拉非尼一线治疗转移性肾癌的 ORR 和 TTP 与 IFN – α 组无差别。国内的多项临床试验中,索拉非尼治疗转移性肾癌取得了一致的较好疗效。在一项由研究者发起的 Ⅱ 期临床研究中,索拉非尼治疗 52 例肾癌的客观有效率 21.2%,PFS 为 11.7 个月,OS 达到 24 个月。

2. 舒尼替尼

舒尼替尼能够抑制 VEGFR－1、－2、－3、PDGFR－α、β、c－kit、FLT－3、RET 的酪氨酸激酶活性,同样具有抗肿瘤细胞增殖和抑制血管生成的双重作用。Motzer 等开展的随机对照Ⅲ期临床试验中,舒尼替尼一线治疗转移性肾透明细胞癌的疗效显著优于传统的 IFN－α。该试验共入组 750 例既往未经治疗的转移性肾透明细胞癌患者,随机分组接受舒尼替尼 50mg/d,连用 4 周休 2 周为一周期,或 IFN－α9 MIU,皮下注射,每周三次。舒尼替尼组与 IFN－α 组的有效率分别为 31% 和 6%(P＜0.001),中位 PFS11 个月和 5 个月(P＜0.001)。在中期分析后,允许 IFN－α 组肾癌进展的患者交叉接受舒尼替尼治疗,舒尼替尼组的 OS 仍优于 IFN－α 组,分别为 26.4 和 20.0 个月(P＝0.0362),而两组中未接受交叉治疗的患者 OS 分别为 28.1 和 14.1 个月(P＝0.0033)。对于细胞因子治疗失败后的转移性肾癌患者,舒尼替尼在两个Ⅱ期临床试验中取得了一致的疗效。两个试验分别入组了 63 例和 106 例经免疫治疗失败的转移性肾细胞癌患者,有效率分别为 40% 和 34%,中位无进展生存时间分别为 8.7 和 8.3 个月,其中一个试验(n＝63)的中位生存时间达到了 16.4 个月。

3. 贝伐珠单抗

贝伐珠单抗是针对 VEGF 的高度人源化的单克隆抗体,能与循环中游离的 VEGF 结合而阻断 VEGFR 介导的信号传导通路,从而阻断肿瘤血管的生成。两项随机对照的Ⅲ期临床研究一致证实了贝伐珠单抗联合 IFN－α 一线治疗转移性肾癌较 IFN－α 显著提高了有效率和延长了 PFS。在 AVOREN 试验中,649 例初治的转移性肾细胞癌随机分组接受贝伐珠单抗(每 2 周 10mg/kg)联合 IFN－α(9MIU,皮下注射,每周 3 次)或 IFN－α 单药治疗,两组的有效率分别为 30.6% 和 12.4%,中位 PFS 分别为 10.2 和 5.4 个月(P＝0.0001)。分层分析发现 PFS 的受益人群主要为 Motzer 评分为低、中危的肾癌患者。另一Ⅲ期临床试验(CALGB90206)同样比较了贝伐株单抗联合 IFN－α 与 IFN－α 一线治疗 732 例转移性肾癌的疗效,结果显示贝伐株单抗联合 IFN－α 与 IFN－α 单药治疗组的有效率分别为 25.5% 和 13.1%,PFS 分别为 8.5 和 5.2 个月。

4. 替西罗莫司(CCI－779)

替西罗莫司是 mTOR 的抑制剂。一项多中心的随机对照Ⅲ期临床研究中,替西罗莫司一线治疗高危的转移性肾癌的 PFS(5.5 个月 vs.3.1 个月,P＝0.008)和 OS(10.9 个月 vs.7.3 个月,P＜0.001)均优于 IFN－α 单药。该研究入组的患者中还包括了非透明细胞癌,亚组分析表明替西罗莫司治疗非透明细胞癌同样具有生存优势。

5. 依维莫司(RAD－001)

依维莫司是一种口服的 m－TOR 抑制剂,目前被批准用于转移性肾癌一线 TKI 治疗失败后的二线治疗。一项多中心双盲、随机对照Ⅲ期临床试验中,依维莫司治疗索拉非尼或舒尼替尼治疗失败后的转移性肾细胞癌的 PFS 为 4.0 个月,显著优于安慰剂组的 1.9 个月。

6. 关注靶向药物的不良反应

肾癌靶向药物可引起广泛的不良反应,尤其是多靶点药物舒尼替尼和索拉非尼,即使是单靶点的 mTOR 抑制剂替西罗莫司和依维莫司的不良反应也较其他单靶点药物如吉非替尼和厄罗替尼更为广泛。高血压、手足皮肤反应是抗血管药物索拉非尼、舒尼替尼共同的不良反应,治疗中必须监测血压,并妥善处理。出血也是这类药物特有的不良反应,多发生在黏膜、牙龈和甲床下。索拉非尼对肝肾功能和血液学的毒性较轻。但舒尼替尼可引起明显的骨髓抑制,一些针对亚洲人群的研究中Ⅲ/Ⅳ度血小板减少可达到20%以上。舒尼替尼可引起临床和亚临床型的甲状腺功能减低,发生率可高达66%。国外资料中舒尼替尼引起左心室射血分数降低的发生率为10%~15%;除了乏力、皮疹、贫血、黏膜炎、恶心和厌食,mTOR抑制剂还可引起代谢异常,包括高血糖、三酰甘油和胆固醇升高,间质性肺病和感染也是这类药物较常见的不良反应。

7. 国内常用方案

索拉非尼,400mg,口服,2次/日,连续治疗至疾病进展或出现不可耐受的不良反应。舒尼替尼,50mg,口服,1次/日,连用4周休2周为1个周期。

（董雅璐）

第二十四节　肾母细胞瘤

肾母细胞瘤是儿童最常见的肾脏肿瘤,占所有儿童恶性肿瘤的6%~7%。加拿大统计2008年发病率为7.9/百万儿童,女性更多见,男女之比为0.8:1;美国SEER计划报告2001~2005年的发病率为7.3/百万儿童。肾母细胞瘤最高发于0~4岁儿童,中位发病年龄分别为44个月(单侧)和31个月(双侧)。肾母细胞瘤偶可发生于15岁以上儿童及成年人,称为成人型肾母细胞瘤。

1899年,Max Wilms首次描述了7例肾母细胞瘤儿童的临床特点,所以肾母细胞瘤又称为Wilms瘤。Wilms瘤多数发生于正常儿童,但10%的患者存在先天异常,先天性异常可分为增生性和非增生性。非增生性综合征典型的例子是WAGR综合征和Denys-Drash(DDS)综合征,分别与WT1基因的缺失突变和点突变有关。Beckwith-wiedemann综合征(BWS)和Perlman等增生性综合征则与WT2基因的杂合性缺失有关。抑癌基因WT1和WT2基因分别位于染色体11P13和11P15。Rivera等2007年发现位于X染色体上的WTX基因,这是一个新的抑癌基因。由于男性只有一个X染色体,女性在正常发育过程中有一个X染色体会失活,因此"单次打击"就可能使WTX基因失活,这和其他抑癌基因有所不同。

其他的染色体异常包括1p、16q、11q的杂合性缺失。1p、16q杂合性缺失(LOH)者肿瘤复发风险增加,11q缺失者更容易表现为间变型肿瘤。端粒酶高活性以及组织因子表达也与预后不良相关。

1%~2%的Wilms瘤是家族性的,家族性Wilms瘤是常染色体显性遗传病,与散发病例相比,通常发病早且诊断时病期晚,可能与WT1(11p13)、FWT1(17q12-q21)和FWT2(10q13)等基因有关。

一、临床分期

根据影像学检查、手术及病理检查进行的临床分期是诊断时评估疾病的扩散状态、指导治疗方案、判断预后的基本依据之一。

目前应用的是美国肾母细胞瘤研究组(National Wilms' Tumor Study Group,NWTSG,2001年合并入Children's Oncology Group,COG儿童肿瘤组)与欧洲国际儿童肿瘤学会(International

Society of Pediatric Oncology, SIOP)制定的分期。二者大体一致,但因手术时期不同而存在部分差异。

(一)NWTSG/COG 分期

1. Ⅰ期

肿瘤局限于肾脏可被完整切除;肾被膜完整;手术切除前没有破溃;未累及肾窦;手术切缘净。

2. Ⅱ期

肿瘤突破肾脏仍可完整切除;肾窦或肾实质外血管有瘤栓或肿瘤侵犯;有活检史(细针穿刺除外)。

3. Ⅲ期

局限于腹部的非血行转移性肿瘤:淋巴结转移,肿瘤破溃,手术切缘不净,肿瘤未完整切除,肿瘤穿透腹膜表面。

4. Ⅳ期

血行转移(肝、肺、骨、脑等)或腹盆腔以外淋巴结转移。

5. Ⅴ期

双侧肾脏受累,双侧肾脏病变最好分别确定分期。

(二)SIOP 分期

1. Ⅰ期

肿瘤局限于肾脏,如超出肾脏则存在纤维性假包膜;肾窦血管未受累。

2. Ⅱ期

肿瘤突破肾脏进入肾窦、肾周脂肪、邻近器官或下腔静脉等;完整切除,切缘净。

3. Ⅲ期

肿瘤未完整切除,腹腔淋巴结转移,肿瘤穿透腹膜表面,血管或输尿管切缘有瘤栓;术前或术中肿瘤破溃。

4. Ⅳ期

血行转移(肝、肺、骨、脑等)或腹盆腔以外淋巴结转移。

5. Ⅴ期

双侧肾脏受累,双侧肾脏病变最好分别确定分期。

二、病理类型

肾母细胞瘤是起源于原始后肾胚基的恶性混合瘤,主要含有胚基、间质和上皮三种主要成分。按照以上三种组织成分所占比例不同可以分为 4 种亚型,分别为胚基型、间质型、上皮型和混合型。

(一)NWTSG

根据组织学特点结合细胞分化程度分为分化良好型(预后良好型,FH)和分化不良型(预后不良型,UFH)。UFH 包括间变型 WT、肾透明细胞肉瘤、肾横纹肌样瘤。

1. 良好型

病变组织细胞形态与正常肾脏细胞形态相似,可为胚基细胞、上皮细胞、基质细胞三种混合型,也可为单一细胞型,没有间变型细胞存在。

2. 间变型

间变型指细胞核明显增大、存在多级或多形有丝分裂,根据间变细胞在肿瘤组织内的分布情况,又可分为局限型、弥漫型。

(二)SIOP(93-01)

根据术前化疗后的组织学分为三组。

1. 低危(良好型)

低危包括囊性部分分化型 WT、中胚层肾瘤、完全坏死的 WT。

2. 中危(标准型)

中危包括间质型、上皮型、混合型、消退型和局灶性间变型 WT。

3. 高危(不良型)

高危包括胚基型 WT、弥漫性间变型 WT、肾透明细胞肉瘤和肾横纹肌样瘤。

近来多数学者认为肾透明细胞肉瘤和肾横纹肌样瘤不是来自后肾胚基,不属于 WT 范畴。

三、综合治疗

通过以手术、化疗和放疗组成的综合治疗方案,儿童肾母细胞瘤的治疗有了很大进步,生存率也由 30 年代的 30% 左右提高到目前的 90% 以上。NWTSG 自 1969 年起进行了 5 个肾母细胞瘤的随机分组临床研究,为肾母细胞瘤的诊断、分期和治疗提出了重要建议。根据 NWTS-5 推荐不同分期和类型的肾母细胞瘤治疗原则如下。

(一)Ⅰ、Ⅱ期预后良好型和Ⅰ期预后不良型肿瘤

手术切除肿瘤。手术均尽量采用经腹行肿瘤和患肾切除术,只有在仅有单侧肾脏、双侧肾母细胞瘤、其他原因所致的肾功能不全和 Bechwith-Wiedemann 综合征时才进行部分肾脏切除术。术后给予 EE-4A 方案:放线菌素 D(ACTD)+长春新碱(VCR)联合化疗 4.5 个月。

(二)Ⅲ~Ⅳ期预后良好型和Ⅱ~Ⅳ期局灶间变性肿瘤

手术切除肿瘤和患侧肾脏,术后需要辅助放疗,放疗范围包括瘤床即原发肿瘤和已切除的肾脏范围,只有在肿瘤破裂导致严重污染腹腔或腹腔播散才需要全腹放疗。放疗剂量的大小仍存在争议,目前多为 10.8Gy。对术后肿瘤残存超过 3cm 以上者,局部应增加放疗 10Gy。术后化疗采用 DD-4A 方案:ACTD+VCR+阿霉素(ADM)方案化疗 6 个月。Ⅳ期有肺转移患者给予全肺放疗。全肺放疗剂量为 12Gy。

(三)Ⅱ~Ⅳ期弥漫间变性肿瘤

手术切除肿瘤和患侧肾脏,术后辅助放疗,术后化疗方案为 regimen Ⅰ:VCR+ADM+环磷酰胺(CTX)+足叶乙苷(VP-16)方案化疗 6 个月。Ⅳ期有肺转移者给予全肺放疗。全肺放疗剂量为 12Gy。

(四)Ⅴ期肿瘤

对于双侧肾脏累及的患儿,治疗的目的应是尽可能多的保留肾脏组织。首先行影像学检查及双侧肾脏活检明确病理类型及临床分期,治疗上先行全身化疗,待病灶缩小后再考虑行部分肾脏切除术。术前化疗一般不超过 12 周。

四、研究进展

2006 年至今,COG/NWTSG 正进行一系列研究:根据患者的病理类型、疾病分期、是否存

在 1p/16q 杂合性缺失、肿瘤重量及发病年龄等将患者分为低/标准风险 FHWT、高风险 FH-WT、高风险肾脏肿瘤、双侧 WT 四个组，分别按 AREN0532、AREN0533、AREN0321、AREN0534 方案进行治疗，希望进一步提高无事件生存和总生存。

NWTSG/COG 对于多数患者倾向于先做手术，后行辅助化疗。双侧病变或者容易发生双侧病变的患者先行化疗，COG 也推荐不能手术或者肿瘤累及下腔静脉的患者先行化疗。而 SIOP 和 UKCCSG（英国儿童肿瘤研究组）则推荐术前化疗。

SIOP - 9 对大于 6 个月的单侧非转移（Ⅰ ~ Ⅲ期）WT 患者随机采用术前 4 周或 8 周长春新碱（VCR）和放线菌素 D（ACTD）方案，结果显示两者无差异，因此将 4 周术前化疗作为标准。UKCCSG 研究同样推荐术前化疗，但同时推荐术前活检。UKW3 研究将非转移性患者随机分入手术组和术前化疗（6 周）组，两组患者术后均根据病理和分期行辅助化疗，结果术前化疗组能降低疾病分期，同时两组 5 年无事件生存及总生存相近。

对于术前化疗至今仍存在争议，SIOP 认为术前化疗能够缩小瘤体，因产生假包膜使瘤体在术中不易破溃；出现降期效果后，可减轻化疗和放疗的强度，减少化疗或放疗产生的并发症和后遗症；消除或缩小腔静脉、右心房瘤栓，使手术切除巨大瘤栓成为可能。NWTS 则强调准确的术中分期和病理分型，术前化疗使肿瘤细胞坏死而干扰了肿瘤的病理组织类型，临床分期不准确，给术后治疗带来一定困难，可能导致术后治疗强度不足或治疗过度；术前化疗还可使双侧肾母细胞瘤漏诊。

肾母细胞瘤治疗可能引起严重的后遗症，如肾衰、生育问题、心脏毒性、第二肿瘤等。SIOP93 - 01 研究证实，对于Ⅰ期中危患者，将术后化疗（ACTD + VCR）从 18 周减少至 4 周不影响总生存。正在进行的 SIOP2001 研究旨在研究Ⅱ/Ⅲ期中危患者治疗中是否可以不应用 ADM。需要进一步的研究，以降低治疗强度、减少近远期毒副作用。

成人型肾母细胞瘤非常罕见，临床与影像学上难以与其他肿瘤区分，通常通过术后病理得到诊断。IzawaJI 等根据文献的个案报道，总结了 128 例成人型肾母细胞瘤的特点，发现其中位发病年龄 26 岁（15 ~ 73 岁），预后差，随访 54 个月时总生存率为 68%，建议给予更强力的治疗，尤其是预后不良型病变。虽然 Wilms 瘤的治疗效果明显，仍有患者在 2 年内出现复发，常见的复发部位是肺、肝、对侧肾脏及腹腔等。对于复发患者，治疗的基本原则是增加初始治疗中未应用的药物如 ADM、CTX、Vp - 16、IFO、CBP 等或考虑干细胞移植。

（董雅璐）

第四章　消化内科疾病诊疗

第一节　胃肿瘤

一、胃癌的诊疗

胃癌在癌症死亡中高居第 2 位,全球每年有超 93 万新发的胃癌病例,2002 年中国、日本和韩国报道的胃癌新发病例超过 50 万,几乎占当年全世界新发病数的 2/3。因此,对许多国家尤其是亚洲国家而言,胃癌成为严峻的卫生和社会经济负担。大多数胃癌患者得到明确诊断时已处于中晚期,其中约 60% 患者失去手术机会,即使能够手术,行扩大根治术后 5 年的生存率 <40%,总体复发率为 50% ~70%。

虽然随着化疗药物的开发、化疗方案不断改进及新辅助化疗、术中化疗的开展,晚期胃癌的治疗有很大进展,但行辅助化疗预后仍然很差,中位生存期(MST)仅 6 ~9 个月。而早期胃癌如能及时发现和得到有效的治疗,预后明显优于进展期胃癌,早期胃癌术后 5 年的生存率在90% 以上,总体复发率在 1.5% ~13.7%,复发时间为术后 1 ~20 年,复发病死率为 2% ~4%。因此,早期胃癌的治疗非常关键。我国早期胃癌的诊断率仅 10% 左右。

胃癌的发病率和病死率均居我国癌症首位,年平均病死率为 25.53/10 万,好发年龄在 50岁以上,男女发病率之比为 2:1。近些年来,我国的胃癌诊疗水平有所提高,但发展不平衡,除少数重点研究胃癌的单位外,总体水平低于国际先进水平。

（一）病因

胃癌的确切病因不十分明确,据现有资料与下列因素有关。

1. 地域环境及饮食生活因素

胃癌的发病有明显的地域性差别,发病率在 30/10 万以上的国家有日本、俄罗斯、南非、智利等,而北美、西欧、印度则发病率低;在我国的西北与东部沿海地区胃癌的发病率比南方地区明显为高。

长期食用熏烤、盐腌制食品的人群,胃远端癌的发病率高,与食品中亚硝酸盐、真菌毒素、多环芳烃化合物等致癌物或前致癌物含量高有关;与食物中缺乏新鲜蔬菜与水果也有一定关系。吸烟的胃癌发病危险比不吸烟者高 50%。

2. 幽门螺杆菌(Hp)感染

幽门螺杆菌感染也是引发胃癌的主要因素之一。我国胃癌高发区成人 Hp 感染率在 60%以上,比低发区 13% ~30% 的 Hp 感染率明显要高。

幽门螺杆菌能促使硝酸盐转化为亚硝酸盐及亚硝胺而致癌;Hp 感染引起胃黏膜炎症并通过加速黏膜上皮细胞的过度增殖,导致畸变致癌;幽门螺杆菌的毒性产物 CagA、VacA 可能具有促癌作用,胃癌患者中抗 CagA 抗体检出率较一般人明显为高。控制 Hp 感染在胃癌防治中的作用已经受到高度重视。

3. 癌前病变

胃的癌前条件是指一些使胃癌发病危险性增高的良性胃疾病和病理改变。易发生胃癌的胃疾病包括胃息肉、慢性萎缩性胃炎及部分切除后的残胃,这些病变都可能伴有不同程度的慢性炎症过程、胃黏膜肠上皮化生或非典型增生,时间长久有可能转变为癌。

胃息肉可分为炎性息肉、增生性息肉和腺瘤,前两者恶变可能性小,胃腺瘤的癌变率10%~20%,直径超过2cm时癌变机会加大。癌前病变系指容易发生癌变的胃黏膜病理组织学改变,本身尚不具备恶性特征,是从良性上皮组织转变成癌过程中的交界性病理变化。

胃黏膜上皮的异型增生属于癌前病变,根据细胞的异型程度,可分为轻、中、重三度,重度异型增生与分化较好的早期胃癌有时很难区分。

4. 遗传和基因

遗传与分子生物学研究表明,胃癌患者有血缘关系的亲属其胃癌发病率较对照组高4倍。

许多证据表明胃癌的发生与抑癌基因p53、APC、DCC杂合性丢失和突变有关,分子生物学研究显示胃癌组织中癌基因c-myc、k-ras有明显扩增和过度表达;而胃癌的侵袭性和转移则与CD44v基因的异常表达密切相关。目前资料表明胃癌的癌变是一个多因素、多步骤、多阶段发展过程,涉及癌基因、抑癌基因、凋亡相关基因与转移相关基因等的改变,而基因改变的形式也是多种多样的。

(二)病理

1. 大体分型

①早期胃癌(EGC):胃癌仅限于黏膜或黏膜下层者,不论病灶大小或者有无淋巴结转移,均为早期胃癌;②进展期胃癌:胃癌组织超出黏膜下层侵入胃壁肌层为中期胃癌;病变达浆膜下层或是超出浆膜向外浸润至邻近脏器或有转移为晚期胃癌。

中、晚期胃癌统称进展期胃癌,按照国际上采用Borrmann分型法分四型。

Ⅰ型(结节性):为边界清楚突入胃腔的块状癌灶。

Ⅱ型(溃疡局限型):为边界清楚并略隆起的溃疡状癌灶。

Ⅲ型(溃疡浸润型):为边界模糊不清的浸润性溃疡状癌灶。

Ⅳ型(弥散浸润型):癌肿沿胃壁各层全周性浸润生长导致边界不清。

若全胃受累胃腔缩窄,胃壁僵硬如革囊状称皮革胃,几乎都是低分化腺癌或印戒细胞癌引起,恶性程度极高。

2. 组织学分型

世界卫生组织1979年提出的国际分类法,将胃癌组织学分为常见的普通型与少见的特殊型。普通型有乳头状腺癌、管状腺癌、低分化腺癌、黏液腺癌、印戒细胞癌。特殊类型主要有腺鳞癌、鳞状细胞癌、类癌、未分化癌等。

(三)扩散与转移

1. 淋巴转移

淋巴转移是胃癌的主要转移途径,进展期胃癌的淋巴结转移率高达70%左右,早期胃癌也可有淋巴结转移。胃癌的淋巴结转移率和癌灶的浸润深度呈正相关。引流胃的区域淋巴结有16组,依据它们距胃的距离可分为3站。胃癌由原发部位经淋巴结网向第1站胃周淋巴结转移,继之癌细胞随支配胃的血管,沿血管周围淋巴结向心性转移至第2站,并可向更远的第3站淋巴结转移。胃癌的淋巴结转移通常是循序渐进,但也可发生跳跃式淋巴结转移,即第1

站无转移而第 2 站有转移。终末期胃癌可经胸导管向左锁骨上淋巴结转移,或经肝圆韧带转移至脐部。

2. 直接浸润

贲门胃底癌易侵及食管下端,胃窦癌可向十二指肠浸润。分化差的浸润性生长的胃癌突破浆膜后,易扩散至网膜、结肠、肝、脾、胰腺等邻近器官。当胃癌组织侵及黏膜下层后,可沿组织间隙与淋巴网蔓延,扩展距离可达癌灶外 6cm,向十二指肠浸润常在距幽门 3cm 范围以内。

3. 血行转移

血行转移发生在胃癌晚期,癌细胞进入肝门静脉或体循环向身体其他部分播散,形成转移灶。常见转移的器官有肝肺、胰、骨骼等处,以肝转移为多。

4. 腹膜种植转移

当胃癌组织浸润至浆膜外后,肿瘤细胞脱落并种植在腹膜和脏器上,形成转移结节。直肠前凹的转移癌在直肠指检可以发现。女性患者胃癌可形成卵巢转移种植,称 Krukenberg 瘤。

癌细胞腹膜广泛播散时,可出现大量癌性腹腔积液。

(四)诊断

早期诊断和根治性治疗是胃癌取得良好预后的唯一途径。胃镜的应用和普及可使早期胃癌获得诊断和手术治疗的机会,5 年生存率可达 90% 以上。由于早期胃癌无特异性症状,患者的就诊率低,加上缺乏有效便利的普查筛选手段,目前国内早期胃癌占胃癌住院患者比例还不到 10%。目前常用的胃癌检查手段归纳如下。

1. 症状与体征

早期胃癌多数患者无明显症状,少数人有恶心、呕吐或是类似溃疡病的上消化道症状,无特异性,因此早期胃癌诊断率低。疼痛与体重减轻是进展期胃癌最常见的临床症状。患者常有较为明确的上消化道症状,如上腹不适、进食后饱胀,随着病情进展上腹疼痛加重,食欲缺乏、乏力、消瘦,部分患者有恶心、呕吐。另外,根据肿瘤的部位不同,也有其特殊表现。贲门胃底癌可有胸骨后疼痛和进行性吞咽困难;幽门附近的胃癌有幽门梗阻的表现;肿瘤破坏血管后可有呕血、黑便等消化道出血症状。腹部持续疼痛常提示肿瘤扩展超出胃壁。大约有 10% 的患者有胃癌扩散的症状和体征,比如锁骨上淋巴结肿大、腹腔积液、黄疸、腹部包块、直肠前凹扪及肿块等。晚期胃癌患者常可出现贫血、消瘦、营养不良甚至恶病质等表现。

2. 内镜检查

内镜检查是发现早期胃癌最有效的方法,为首选方法。直接观察病变的部位和范围,并可获取病变组织做病理学检查,是诊断胃癌的有效方法。而近年来新发展的内镜技术明显提高了诊断水平。

(1)超声内镜(EUS)目前在国外已成为术前胃癌分级的标准诊断手段,它具有内镜和超声的双重功能,扩展了内镜的诊断范围。内镜超声探头因紧贴被测胃组织,用不含气体的蒸馏水作为介质,配合高频探头,因此所得图像清晰,能较好显示肿瘤浸润深度、播散位置、与周围组织的浸润与粘连程度、淋巴结转移等,容易探及消化道旁 >5mm 的淋巴结,并在实时超声中与血管可靠地鉴别,并可测量肿瘤边缘至血管的距离。超声内镜能清晰地显示胃肠壁的 5 层结构,层次结构的改变是 EUS 下 T 分期的依据。鉴别早期胃癌和进展期胃癌的准确率可达 90%,判断癌肿对各层累及的正确率可达 70% ~ 80%。EUS 引导下细针抽吸活检可获得组织,进行病理检查。据谭诗云报道,胃癌的病理活检准确率为 94%,加胃镜准确率为 100%。

对胃癌侵犯深度判断准确率为 81% ,淋巴结转移准确率为 73% 。若与腹腔镜联合,可克服不能发现远隔转移这一缺点,还可利用腹腔镜超声检查探测第 2 站甚至第 3 站淋巴结,大大提高术前胃癌分期。但检查约有 11% 的病例因肿瘤周围炎症而发生分级偏高,又因未发现癌的微小浸润或浸润较深而分级偏低者约占 4% 。淋巴结转移检出率有一定的局限性。

(2)荧光素电子内镜能发现在常规内镜下无法查出的极早期胃癌。

(3)红外线电视内镜可检查胃黏膜下血管,为胃黏膜下浸润提供有价值的信息。

另外,黏膜染色在早期胃癌诊断方面正日益受到人们的重视。亚甲蓝染色的基本原理是在正常黏膜以及覆盖有正常黏膜的病灶区域不着色,若黏膜上皮缺损致病灶暴露(如良性糜烂、表浅癌灶)染蓝紫色,溃疡面白苔或厚的癌灶染色呈蓝色。癌灶区的亚甲蓝染色较深,这与国内文献报道基本一致。胃黏膜损伤后的亚甲蓝染色,可以更清晰地显示隆起病灶的表面形状其始部形态、凹陷或平坦病灶,也能更清晰地看到溃疡边缘的黏膜形态,这不仅有助于肉眼鉴别良性与恶性,还可以使病理活检取材定位更为准确。

3. 螺旋 CT 与正电子发射成像(PET)检查

多排螺旋 CT 扫描结合三维立体重建和模拟内腔镜技术,是一种新型无创检查手段,有助于胃癌的诊断和术前临床分期。术前 CT 检查能同时发现肝、胰、脾等实质性器官的转移灶及腹腔内其他病变,可使术前有所准备,便于术中做相应处理。利用胃癌组织对于 $^{18}F-2-D-$ 葡萄糖(FDG)的亲和性,采用正电子发射成像技术(PET)可以判断淋巴结与远处转移病灶情况,准确性较高。

4. 通过 X 线钡剂检查

数字化 X 线胃肠造影技术的应用,使得影像分辨率和清晰度大为提高。目前仍为诊断胃癌的常用方法。常采用气钡双重造影,通过黏膜相和充盈相的观察做出诊断。早期胃癌的主要改变为黏膜相异常,进展期胃癌的形态与胃癌大体分型基本一致。

5. 超声

在胃癌的诊断中,腹部超声主要用于观察胃的邻近脏器(特别是肝、胰)受浸润及淋巴结转移的情况。

(五)治疗

胃癌的治疗主要分为手术治疗、化学治疗以及其他治疗。

1. 手术治疗

外科手术是早期胃癌的主要治疗方法。

(1)手术原则:手术的主要目的是达到切缘阴性的完全切除(R_0 切除),然而只有 50% 的患者能够在首次手术时获得 R_0 切除。R_1 指显微镜下肿瘤残留(切缘阳性);R_2 是指有肉眼肿瘤残留(切缘阳性)但无远处病灶。远端胃癌首选胃次全切除。这种手术治疗结局与全胃切除术相似,但并发症显著减少。近端胃切除术和全胃切除术均适用于近端胃癌,但术后通常发生营养障碍。手术前应使用 CT 进行临床分期以评估病变范围。推荐用于近、远端切缘距肿瘤组织 4cm 或以上,我国则推荐 5cm 或以上。NCCN 指南推荐对 $T_{1b} \sim T_3$ 肿瘤进行远端胃切除、胃次全切除或全胃切除。应尽量避免进行常规或预防性脾切除。在一项随机临床研究中,接受全胃切除术联合脾切除术的患者其术后病死率和并发症发生率略有升高,生存临界获益但未达统计学差异。对于进行全胃切除术的近端胃癌患者,这项研究结果不支持通过预防性脾切除来去除肉眼阴性的脾周淋巴结。

（2）淋巴结清扫范围：D_0 切除指第 1 站未全部清除者。D_1 切除是指将受累的近端胃、远端胃或全胃切除（远端或全胃切除），并包括大、小网膜淋巴结，D_2 切除还要求切除网膜囊与横结肠系膜前叶，同时要彻底清扫相应的动脉旁淋巴结，D_2 切除需要手术者接受过相当程度的训练并拥有相应的专业技能。在东亚，胃切除术联合 D_2 淋巴结清扫术是可根治性胃癌的标准治疗方法，日本研究者经常强调淋巴结扩大清扫（D_2 或更大范围）的价值；然而，西方研究者发现，淋巴结扩大清扫与 D_1 切除相比并没有生存优势。

（3）适应证：①经胃镜和钡剂检查后确诊为胃癌者；②临床检查锁骨上无肿大淋巴结，无腹腔积液征，直肠指诊直肠膀胱（子宫）窝未触及肿物者；③无严重心、肺、肝、肾功能不全，血白蛋白在 3.5g/L 以上者；④术前 CT 检查无肝或肺部等远处转移者；⑤剖腹手术探查未发现肝转移，无腹膜弥散性种植转移，肿瘤未侵犯及胰腺、肠系膜上动脉，无腹主动脉旁淋巴结转移者。

（4）术后注意：①围术期营养支持，围术期合理的营养支持可有效地改善胃癌患者的营养状况，提高机体免疫力，降低手术后并发症的发生率和病死率，提高患者的生活质量，直接改善预后。胃癌患者营养支持方式分为肠内营养（EN）和肠外营养（PN）支持两种。目前认为，只要患者胃肠道功能完整或只有部分胃肠功能，能源物质供给的最佳途径是胃肠道。从而避免了传统的持久的 PN 给患者带来严重的并发症，如脂肪肝、高血糖、高血脂、代谢性疾病和感染。EN 能维护肠道屏障功能，增加肝门静脉血流量，且合乎生理，促进胃肠功能的恢复。胃肠道对食物的机械与化学刺激存在整体调节机制，在喂养开始数分钟整个肠道的血流量明显增加，可促进肠道蠕动及黏膜生长，使肠道功能快速恢复。EN 可提供给肠黏膜免疫细胞足够的营养基质，有助于维持肠黏膜免疫功能和全身免疫功能。早期 EN 可能经此途径提高机体免疫力。胃癌行全胃切除术后早期给予肠内营养，能明显改善患者的营养状态，促进肠道功能恢复，提高机体免疫力，较肠外营养更经济、安全，是一种值得推荐的临床营养支持方法；②主要并发症，吻合口瘘、切口感染、腹腔内残留感染为胃癌根治术常见并发症。

2. 内镜下黏膜切除术

内镜下黏膜切除术是胃癌微创手术的巨大进步，已用于治疗早期胃癌。内镜下黏膜切除术治疗早期胃癌的大部分经验来自胃癌发病率较高并能进行有效筛查的国家。内镜下黏膜切除术的适应证包括肿瘤组织分化良好或中度分化，<30mm，无溃疡，并且无浸润证据。由于缺乏长期的随访和生存数据，因此不建议在临床试验以外常规使用内镜技术，其应用也应仅限于在具有丰富经验的医学中心进行。

在采用内镜下切除或局部胃切除（楔形切除）时，选择合适的患者尤为重要。早期胃癌发生淋巴结转移的可能性与肿瘤因素相关，并随肿瘤体积增大、侵犯黏膜下层、肿瘤分化不良和淋巴管及血管浸润而增加，应根据淋巴结转移的风险选择手术方式。

内镜黏膜下剥离术是在内镜下黏膜切除术基础上发展而来的一种技术，在侵犯黏膜层和部分侵犯黏膜下层的早期胃癌中应用逐渐增多。术前准确分期和术后精确的病理检查至关重要。

3. 腹腔镜切除术

腹腔镜切除术是新近出现的一种外科手术方法，对于胃癌患者，它比其他开腹手术有更多重要的优势，如术中出血少，术后疼痛轻，恢复快，肠道功能恢复早以及患者住院时间缩短。进一步确定腹腔镜切除术在胃癌治疗中的地位尚需更大规模的随机临床研究。

4. 化疗治疗

用于根治性手术的术前、术中和术后,延长生存期。晚期胃癌患者采用适量化疗,能减缓肿瘤的发展速度,改善症状,有一定的近期效果。早期胃癌根治术后原则上不必辅助化疗,有下列情况者应行辅助化疗:①病理类型恶性程度高,癌灶面积 >5cm^2;②多发癌灶;③年龄 < 40 岁。

(1)新辅助化疗:自从引入新辅助化疗的理念后,其中一部分患者的预后得到了改善。新辅助化疗有几项优点。首先,新辅助化疗被认为对晚期 T 和 N 分期的患者有效,因为这有可能使肿瘤降级,提高切除率。其次,局部晚期胃癌患者可能有远处的微小转移,若首先采用外科手术策略,往往有几周的时间使转移灶得不到及时处理从而影响术后治疗,术前化疗可改善这种状况。最后,新辅助化疗可能改善患者化疗耐受性。因为术后辅助化疗往往因为术后消耗及并发症等导致不良反应重或不能完成化疗。另外,新辅助化疗可以判断患者对药物的反应性,从而有利于术后治疗方案的选择。Cunningham 等在 2005 年 ASCO 报道了 MAGIC 试验结果并于 2006 年在《新英格兰医学杂志》发表,试验是设计严格的Ⅲ期随机、对照临床研究,由英国医学研究委员会主持进行。503 例患者随机分为两组,一组进行围术期化疗 ECF(表柔比星、顺铂和氟尿嘧啶)术前和术后化疗和手术,另一组单用手术治疗。每组患者中,74% 为胃癌,14% 为低位食管癌,11% 为胃食管结合部癌。围术期化疗组中 T$_1$ 和 T$_2$ 期患者比例较高,为 51.7%,而单独手术组为 36.8%。围术期化疗组患者的 5 年生存率为 36%,单独手术组为 23%。以 ECF 方案进行围术期化疗可以显著改善可切除的胃癌和低位食管腺癌患者的无进展生存和总生存。这项研究奠定了围术期化疗在可切除胃癌患者中的标准治疗地位,表明了新辅助化疗在胃癌治疗中的地位。新辅助化疗目的在于提高切除率,力求根治,因此在化疗方案上多采用两药或三药联合,剂量强度应足够。目前各种方案的新辅助化疗的临床试验正在不断进行,我们期待更理想的结果。

(2)术后化疗:对于术前进行了新辅助化疗的患者,术后推荐按照 MAGIC 研究流程仍然进行 3 个周期辅助化疗。但对于术前未接受 ECF 或其改良方案新辅助化疗的患者,术后是否应该接受辅助化疗,则长期存在争议。2008 年公布了两项荟萃分析,纳入的临床随机试验以及病例数分别为 15 项、3212 例和 23 项、4919 例。结果显示,与单独手术相比,术后进行辅助化疗的 3 年生存率、无进展生存期和复发率均有改善趋势。2009 年最新公布的一项纳入 12 项随机临床研究的关于胃癌 D$_1$ 以上根治术后辅助化疗的荟萃分析结果显示,术后辅助化疗较单独手术可降低 22% 的死亡风险,由于该分析中仅 4 项为日本研究,其余 8 项均为欧洲研究,纳入标准严格,除外仅含 T$_1$ 期患者和进行 D$_0$ 手术的研究,与目前临床实践相符,结果较为可信,更具有指导意义。因此,对于术前未接受 ECF 或其改良方案新辅助化疗的Ⅱ期或Ⅲ期患者,中国专家组认为术后仍应接受辅助化疗。但由于各项术后辅助化疗的荟萃研究所纳入的辅助化疗方案繁杂,目前尚不清楚术后的标准辅助化疗方案。可参照 MAGIC 研究选择在晚期胃癌中安全有效的方案,如 ECF 方案、改良 ECF 方案、氟尿嘧啶类土铂类。S－1 是替加氟(氟尿嘧啶的前体药物)、5－氟－2,4－二羟基吡啶(CDHP 和氧嗪酸的复合物,是一种新型口服氟尿嘧啶类药物)。日本一项大型随机Ⅱ期临床试验(ACTS－GC)评价了扩大淋巴结清扫(D$_2$切除)的胃癌切除(R$_0$ 切除)术后用 S－1 进行辅助化疗治疗Ⅱ期(剔除 T$_1$ 期)或Ⅲ期胃癌的效果。1059 例患者随机接受手术及术后 S－1 辅助化疗或单纯手术治疗。S－1 治疗组的 3 年总生存率为 80.1%,单纯手术组为 70.1%。S－1 组的死亡风险比为 0.68,这是首次在临床研究中显示术后辅助化疗对 D_2 切除术后的日本患者存在优势。但目前为止,胃癌的化疗并没有一个"金标准"。随着一些新药物的面市,胃癌术后的化疗标准有待于进一步临床研究。

（3）晚期胃癌的化疗治疗:晚期胃癌是指不可切除和术后复发的胃癌,包括确诊时就局部晚期不可切除(占全部胃癌的30%)、确诊时已经转移的胃癌(占全部胃癌的30%)以及术后复发的胃癌(胃癌术后有60%复发率),因而接近80%的患者最终会发展为晚期胃癌。几项早期的临床研究表明,晚期胃癌如果不化疗,中位生存期只有3～4个月;而化疗后可达1年,且化疗可提高生活质量。但总体来说晚期胃癌预后仍差。晚期胃癌的化疗始于20世纪60年代,单药有效的药物包括氟尿嘧啶、顺铂、蒽环类药物(阿霉素及表柔比星)、丝裂霉素 C 和依托泊苷等。这些药物的单药有效率低,疗效不佳。为提高晚期胃癌疗效,学者们多采用2种或3种药物联合进行化疗。近年来,随着紫杉类药物多烯他赛、伊立替康、奥沙利铂、口服氟尿嘧啶类药(S－1和UFT)以及靶向药物的出现,不断研究得到新的联合方案,晚期胃癌患者的预后和生存有望改善。转移性晚期胃癌的化疗主要是姑息化疗,以改善生活质量和延长生存为主,化疗剂量强度不宜太强,以避免严重的不良反应。进展期胃癌的化疗效果至今不能令人满意。老一代化疗方案对20%～40%的晚期胃癌患者有效,且维持时间短,中位生存时间不超过7～10个月。联合多西紫杉醇、伊立替康、奥沙利铂、紫杉醇、卡培他滨或S－1等药物的研究结果较前改善,中位生存期可达1年。从现有的Ⅲ期临床试验研究结果可以看出,一些新联合方案如含多西紫杉醇的 DCF 方案、含奥沙利铂的 EOX 和 FLO 方案、含卡培他滨的 EOX 和顺铂＋希罗达方案、含伊立替康的 ILF 方案、含 S－1 的 S－1＋DDP 方案可以作为一线治疗晚期胃癌的新的参考方案。目前还没有上述方案之间两两比较的试验结果,新的研究需要不断进行,特别是联合靶向药物的治疗值得期待。然而,即使采用上述的新药联合方案或结合靶向药物,胃癌生存的改善也很有限,而且经济成本较大。考虑到中国的国情,我们应该遵循肿瘤治疗成本与效果并重的原则,有时在疗效和不良反应相当的情况下,也可选择经济的方案。另外,由于晚期胃癌的预后仍不理想,我们鼓励患者参加设计良好的临床试验,以探索新的治疗。也期待将来的试验能够结合胃癌生物学的预后和预测因素,从而能够为每个患者选择最优的方案,实行个体化治疗,提高疗效。

（4）靶向药物:靶向药物是近年研究热点之一。由于胃癌化疗药物的有限作用,许多学者期望联合靶向药物以获得进一步疗效。目前,已在肺癌中取得疗效的小分子表皮生长因子受体(EGFR)酪氨酸激酶抑制药吉非替尼、埃罗替尼和在肠癌化疗中取得疗效的抗 EGFR 的西妥昔单抗、抗血管内皮生长因子(VEGF)受体的贝伐单抗以及在乳腺癌化疗中取得疗效的抗 HER－2 的单抗,赫赛汀等均已应用到胃癌的研究。

（5）腹腔灌洗治疗:由于手术时癌细胞脱落或手术切断血管、淋巴管,其内的癌栓随血液、淋巴液入腹腔,也可致腹腔内种植转移。加上手术造成的膜缺损及术后机体免疫功能低下,为腹腔内少量游离癌细胞种植和增殖创造了条件,导致术后腹腔内复发和转移。腹腔内游离癌细胞及小转移灶不可能通过手术来预防或消除,化疗药物直接注入腹腔后,腹腔内脏器所接触的药物浓度明显高于血浆,而且腹腔灌注化疗使腹腔中高浓度的抗癌药物经腹膜吸收,经肝门静脉系统和腹膜后淋巴系统入血,这种途径与胃癌转移途径一致,因此腹腔化疗不但能杀灭散落在腹腔中癌细胞,而且能杀灭肝及淋巴系统中转移的微小病灶,减少肝转移机会。另一方面,腹膜对药物的廓清力相对缓慢,使癌细胞能较长时间地接触高浓度的抗癌药物,提高了对癌细胞的直接杀伤作用。肿瘤组织大多血供差(仅为正常组织的2%～5%),散热困难,同样的温热条件下,肿瘤部位温度较高,受温热损伤重,43℃为肿瘤细胞的最低死亡温度。同时,温热可增强机体抗癌抗体溶解肿瘤细胞的作用。氟尿嘧啶和卡铂是目前公认的治疗消化道癌的有效药物。采用这两种药物温热的杀肿瘤效能以及腹膜腔内药代动力学优势设计的术中置管、术后早期持续性腹腔内热化疗方法,无论是不良反应、预后还是二三年生存率,都明显优于术后全身化疗者,并且技术简单,患者痛苦较小。总之,胃癌术后采取腹腔温热灌注化疗不仅不良反应小,肝转移和腹腔积液发生率低,无腹部并发症发生;而且可增强杀瘤效应,又无严重全身性不良反应,且近期疗效明显,操作简单且较安全,作为治疗进展期胃癌的一种辅助治疗方法,值得在基层医院推广应用。

5.其他治疗

其他治疗包括放疗、热疗、免疫治疗、中医中药治疗等。胃癌的免疫治疗包括非特异性生物反应调节如卡介苗、短小棒状杆菌等;细胞因子如白介素、干扰素、肿瘤坏死因子等;以及过继性免疫治疗如淋巴细胞激活后杀伤细胞、肿瘤浸润淋巴细胞等的临床应用。基因治疗目前尚在探索阶段,自杀基因与抗血管形成基因是研究较多的基因治疗方法,可能在将来胃癌的治疗中发挥作用。

(六)预后

胃癌的预后与胃癌的病理分期、部位、组织类型、生物学行为以及治疗措施有关。早期胃癌远比进展期胃癌预后要好。根据大宗报告,施行规范治疗 I 期胃癌的 5 年生存率为 82% ~ 95% , II 期为 55% , III 期为 15% ~ 30% , IV 期仅 2% 。肿瘤体积小、未侵及浆膜、无淋巴结转移,可行根治性手术者预后较好。贲门癌于胃上 1/3 的近端胃癌比胃体及胃远端癌的预后要差。当前,我国早期胃癌诊断率很低,影响预后。提高早期诊断率将显著改善胃癌的 5 年生存率。

(七)诊疗风险防范

胃癌早期症状多不典型,临床医生应详细询问病史,仔细检体,应用现有的检查设备,科学有机地结合,做到早期诊断,不漏诊。

针对性地鉴别诊断内容,做到重点检查,不能马虎。治疗上选择以手术为主的综合治疗模式,手术做到周密计划,争取达到治疗目的,联合新辅助化疗及术后化疗方案,积极争取延长术后长期生存,提高生存质量,对不能延长生存期的患者,不做无谓手术,做到手术有理有据,有章可循。

二、胃的胃肠道间质瘤

胃肠道间质瘤(GIST)是消化道最常见的间叶源性肿瘤,其中 60% ~ 70% 发生在胃,20% ~ 30% 发生在小肠,曾被认为是平滑肌肉瘤。

研究表明,这类肿瘤起源于胃肠道未定向分化的间质细胞,具有 c - kit 基因突变和 KIT 蛋白(CD_{117})表达的生物学特征。胃的 GIST 约占胃肿瘤的 3% ,可发生于各年龄段,高峰年龄 50 和 70 岁,男女发病率相近。

(一)病理

本病呈膨胀性生长,可向黏膜下或浆膜下浸润形成球形或分叶状的肿块。肿瘤可单发或多发,直径从 1 ~ 20cm 或以上不等,质地坚韧,境界清楚,表面呈结节状。瘤体生长较大可造成瘤体内出血、坏死及囊性变,并常有上消化道出血、坏死及囊性变,并在黏膜表面形成溃疡导致消化道出血。

（二）诊断

1. 症状与体征

瘤体小症状不明显，可有上腹部不适或类似溃疡病的消化道症状；瘤体较大可扪及腹部肿块，常有上消化道出血的表现。

2. 影像学检查

钡剂造影胃局部黏膜隆起，呈向腔内的类圆形充盈缺损，胃镜下可见黏膜下肿块，顶端可有中心溃疡。黏膜活检检出率低，超声内镜可以发现直径<2cm的胃壁肿瘤。CT、MRI扫描有助于发现胃腔外生长的结节状肿块以及有无肿瘤转移。组织标本的免疫组化显示CDh17和CD34过度表达，有助于病理学最终确诊。GIST应视为具有恶性潜能的肿瘤，肿瘤危险程度与有无转移、是否浸润周围组织显著有关。肿瘤长径>5cm和核分裂数>5个/50高倍视野是判断良恶性的重要指标。

（三）治疗

首选手术治疗，手术争取彻底切除，瘤体与周围组织粘连或已穿透周围脏器时应将粘连的邻近组织切除，不必广泛清扫淋巴结。姑息性切除或切缘阳性可给予甲磺酸伊马替尼以控制术后复发，改善预后。伊马替尼能针对性地抑制 c-kit 活性，治疗进展期转移的 GIST 总有效率在50%左右，也可用以术前辅助治疗。完全切除的存活期明显高于不完全切除的病例。

三、胃淋巴瘤

胃是结外型淋巴瘤的好发器官，原发恶性淋巴瘤占胃恶性肿瘤的3%~5%，仅次于胃癌而居第2位。发病年龄以45~60岁居多。男性发病率较高。近年发现幽门螺杆菌感染与胃的黏膜相关淋巴样组织（MALT）淋巴瘤发病密切相关，低度恶性胃黏膜相关淋巴瘤90%以上合并幽门螺杆菌感染。

（一）病理

95%以上的胃原发性恶性淋巴瘤为非霍奇金淋巴瘤，组织学类型以 B 细胞为主；大体所见黏膜肥厚、隆起或形成溃疡、胃壁节段性浸润，严重者可发生溃疡、出血、穿孔。病变可以发生在胃的各部分，但以胃体后壁和小弯侧多发。恶性淋巴瘤以淋巴转移为主。

（二）诊断

1. 症状与体征

早期症状类似一般胃病，患者可有胃纳下降、腹痛、消化道出血、体重下降、贫血等表现。部分患者上腹部可触及包块，少数患者可有不规则发热。

2. 影像学检查

X 线钡剂检查可见胃窦后壁或小弯侧面积较大的浅表溃疡、胃黏膜有形似卵石样的多个不规则充盈缺损以及胃黏膜皱襞肥厚，肿块虽大仍可见蠕动通过病变处是其特征。胃镜检查可见黏膜隆起、溃疡、粗大肥厚的皱襞、黏膜下多发结节或肿块等；内镜超声除可发现胃壁增厚外，还可判断淋巴瘤浸润胃壁深度与淋巴结转移情况，结合胃镜下多部位较深取材活组织检查可显著提高诊断率。CT 检查可见胃壁增厚，并了解肝脾有无侵犯、纵隔与腹腔淋巴结情况，有助于排除继发性胃淋巴瘤。

（三）治疗

早期低度恶性胃黏膜相关淋巴瘤可采用抗幽门螺杆菌治疗，清除幽门螺杆菌后，肿瘤一般在4~6个月消退。抗生素治疗无效或侵及肌层以下的病例可以选择放、化疗。手术治疗胃淋巴瘤有助于准确判断临床病理分期,病变局限的早期患者可获得根治机会。姑息性切除也可减瘤,结合术后化疗而提高疗效,改善预后。常用化疗方案为 CHOP 方案,胃淋巴瘤对化疗反应较好,近年有单独采用系统化疗治疗胃淋巴瘤获得较好的疗效的报告。

四、胃的良性肿瘤

胃的良性肿瘤约占全部胃肿瘤的2%。按其组织来源可分为上皮细胞和间叶组织瘤。前者常见的有胃腺瘤和腺瘤性息肉,占良性肿瘤的40%左右。外观呈息肉状,单发或多发,有一定的恶变率;胃的间叶源组织肿瘤70%为胃肠道间质瘤,其他有脂肪瘤、平滑肌瘤、纤维瘤、血管瘤、神经纤维瘤等。

胃良性肿瘤一般体积小,发展较慢,胃窦和胃体为多发部位。

(一)诊断

1. 症状与体征

①上腹不适、饱胀感或腹痛;②上消化道出血;③腹部包块,较大的良性肿瘤上腹部可扪及肿块;④位于贲门或幽门的肿瘤可引起不全梗阻等。

2. 影像学检查

X 线钡剂检查、胃镜、超声及 CT 检查等有助于诊断。纤维胃镜检查大大提高了胃良性肿瘤的发现率,对于黏膜起源瘤活检有助确诊;黏膜下的间叶组织瘤超声胃镜更具诊断价值。

(二)治疗

手术切除是胃良性肿瘤的主要治疗方法,由于临床上难以除外恶性肿瘤,且部分良性胃肿瘤还有恶变倾向以及可能出现严重合并症,故主张确诊后积极地手术治疗,根据肿瘤的大小、部位以及有无恶变的倾向选择手术方式,小的腺瘤或腺瘤样息肉可行内镜下套切术,较大的肿瘤可行胃部分切除术、胃大部切除术等。

(杨三龙)

第二节　急性胃扩张

一、概述

急性胃扩张是指短期内由于大量气体和液体积聚,胃和十二指肠上段的高度扩张而致的一种综合征。通常为某些内外科疾病或麻醉手术的严重并发症。

二、病因学

某些器质性疾病和功能性因素均可并发急性胃扩张,常见的病因归纳为三类。

1. 外科手术

创伤、麻醉和外科手术,尤其是腹腔、盆腔手术及迷走神经切断术,均可直接刺激躯体或内脏神经,引起胃的自主神经功能失调,胃壁的反射性抑制,造成胃平滑肌弛缓,进而形成扩张。

麻醉时气管插管,术后给氧和胃管鼻饲,亦使大量气体进入胃内,形成扩张。

2. 疾病状态

胃扭转、嵌顿性食管裂孔疝以及各种原因所致的十二指肠塑积症、十二指肠肿瘤、异物等均可引起胃潴留和急性胃扩张;幽门附近的病变,如脊柱畸形、环状胰腺、胰癌等偶可压迫胃的输出道引起急性胃扩张;躯体部上石膏套后 1~2d 引起的所谓"石膏套综合征",可能是脊柱伸展过度,十二指肠受肠系膜上动脉压迫的结果;情绪紧张、精神抑郁、营养不良均可引起自主神经功能紊乱,使胃的张力减低和排空延迟;糖尿病神经病变、抗胆碱能药物的应用;水、电解质、代谢失调、严重感染(如败血症)均可影响胃的张力和胃的排空,导致急性胃扩张。

3. 各种外伤产生的应激状态

尤其是上腹部挫伤或严重复合伤,其发生与腹腔神经丛受强烈刺激有关。

4. 其他

短时间内进食过多也是偶见原因。

三、病理生理

当胃扩张到一定程度时,胃壁肌肉张力减弱,使食管与贲门、胃与十二指肠交界处形成锐角,阻碍胃内容物的排出,膨大的胃可压迫十二指肠,并将系膜及小肠挤向盆腔。因此,牵张系膜上动脉而压迫十二指肠,造成幽门远端的梗阻。唾液、胃、十二指肠液和胰液、肠液的分泌亢进,均可使大量液体积聚于胃内,加重胃扩张。扩张的胃还可以机械地压迫门静脉,使血液瘀滞于腹腔内脏,亦可压迫下腔静脉,使回心血量减少,最后可导致周围循环衰竭。由于大量呕吐、禁食和胃肠减压引流,可引起水和电解质紊乱。

四、临床表现

大多起病缓慢,迷走神经切断术者常于术后第 2 周开始进流质饮食后发病。主要症状有腹胀、上腹或脐周隐痛,恶心和持续性呕吐。呕吐物为浑浊的棕绿色或咖啡色液体,呕吐后症状并不减轻。随着病情的加重,全身情况进行性恶化,严重者可出现脱水、碱中毒,并表现为烦躁不安、呼吸急促、手足抽搐、血压下降和休克。突出的体征为上腹膨胀,可见毫无蠕动的胃轮廓,局部有压痛,叩诊过度回响,有振水音。脐右偏上出现局限性包块,外观隆起,触之光滑而有弹性、轻压痛,其右下边界较清,此为极度扩张的胃窦,称"巨胃窦症",乃是急性胃扩张特有的重要体征,可作为临床诊断的有力佐证。

本病可因胃壁坏死发生急性胃穿孔和急性腹膜炎。

五、诊断

根据病史、体征,结合实验室检查和腹部 X 线征象,诊断一般不难。手术后发生的胃扩张常因症状不典型而与术后一般胃肠症状相混淆造成误诊。此外,应和肠梗阻、肠麻痹鉴别,肠梗阻和肠麻痹主要累及小肠,腹胀以腹中部明显,胃内不会有大量积液和积气,抽空胃内容物后患者也不会有多大好处,X 线片可见多个阶梯状液平。

实验室检查可发现血液浓缩、低血钾、低血氯和碱中毒。立位腹部 X 线片可见左上腹巨大液平面和充满腹腔的特大胃影及左膈肌抬高。

六、治疗

暂时禁食,放置胃管持续胃肠减压,纠正脱水、电解质紊乱和酸碱代谢平衡失调。低血钾常因血浓缩而被掩盖,应予注意。病情好转24h后,可于胃管内注入少量液体,如无潴留,即可开始少量进食,如无好转则应手术。过度饱餐所致者,胃管难以吸出胃内容物残渣或有十二指肠梗阻及已产生并发症者亦应手术治疗。手术方式一般以简单有效为原则,如单纯胃切开减压、胃修补及胃造口术等。胃壁坏死常发生于贲门下及胃底近贲门处,由于坏死区周围炎症水肿及组织菲薄,局部组织移动性较差,对较大片坏死的病例,修补或造口是徒劳无益的,宜采用近侧胃部分切除加胃食管吻合术为妥。

七、并发症

急性胃扩张可因胃壁坏死发生急性胃穿孔和急性腹膜炎。

当胃扩张到一定程度时,胃壁肌肉张力减弱,使食管与贲门、胃与十二指肠交界处形成锐角,阻碍胃内容物的排出,膨大的胃可压迫十二指肠,并将系膜及小肠挤向盆腔。因此,牵张系膜上动脉而压迫十二指肠,造成幽门远端的梗阻,唾液、胃、十二指肠液和胰液、肠液的分泌亢进,均可使大量液体积聚于胃内,加重胃扩张。扩张的胃还可以机械地压迫门静脉,使血液瘀滞于腹腔内脏,亦可压迫下腔静脉,使回心血量减少,最后可导致周围循环衰竭。由于大量呕吐、禁食和胃肠减压引流,可引起水和电解质紊乱。

八、预后

近代外科在腹部大手术后多放置胃管,术后多变换体位,注意水、电解质及酸碱平衡,急性胃扩张发生率及病死率已大为降低。

(杨三龙)

第三节 胃和十二指肠溃疡

一、胃、十二指肠溃疡

胃、十二指肠局限性组织损伤,可累及胃的黏膜层、黏膜下层和肌层,称为胃、十二指肠溃疡,又称为消化性溃疡。其发病由多因素所致,或"攻击因子"如胃酸、胃蛋白酶、幽门螺杆菌等过强,或"防御因子"胃黏膜、胃黏液、碳酸氢盐等减弱而形成。近年来纤维内镜技术的应用,新型抗酸剂质子泵抑制药和抗幽门螺杆菌药物的合理使用使得胃、十二指肠溃疡的内科治愈率显著提高。但对于并发急性穿孔、出血、梗阻、瘢痕性幽门梗阻及癌变,或者药物治疗无效的患者,仍需外科手术治疗。

(一)病理及发病机制

典型的溃疡呈圆形或椭圆形,黏膜缺损深达黏膜肌层。溃疡深而壁硬,呈漏斗状或打洞样,边缘增厚或是充血水肿,基底光滑,表面可覆盖有纤维或脓性呈灰白或灰黄色苔膜。胃溃疡多发生在胃窦部小弯侧,以胃角最多见,胃体部也可见。十二指肠溃疡主要在球部,发生在球部以下的溃疡称为球后溃疡,球部前后壁或是大小弯侧同时出现溃疡称对吻溃疡。

胃、十二指肠溃疡的病因并非单一因素,而是胃酸分泌异常,幽门螺杆菌感染和黏膜防御机制的破坏及一些综合因素共同作用的结果。

1. 胃酸分泌增加

胃、十二指肠溃疡即消化性溃疡发生的经典理论是"无酸无溃疡"，胃酸分泌增加至今仍认为是溃疡病的主要致病机制。溃疡只发生在与胃酸相接触的黏膜，抑制胃酸分泌可使溃疡愈合，充分说明了胃酸分泌过多是胃、十二指肠溃疡的病理生理基础。胃底壁细胞分泌的盐酸是胃酸的主要成分。正常人胃底壁细胞大约 10 亿个，每小时泌酸 22mmol，而十二指肠溃疡患者的胃壁细胞约 20 亿个，每小时泌酸 44mmol，为正常人的 2 倍。此外，壁细胞基底膜含有胆碱能、胃泌素和组胺 H_2 3 种受体，分别接受乙酰胆碱、胃泌素和组胺的刺激。溃疡患者在胃窦酸化情况下，正常的抑制胃泌酸机制受到影响，胃泌素异常释放，而组织中生长抑素水平低，黏膜前列腺素合成减少，削弱了对胃黏膜的保护作用，使得黏膜易受胃酸伤害，形成溃疡。

2. 幽门螺杆菌感染

幽门螺杆菌感染与消化性溃疡密切相关。确认幽门螺杆菌为消化性溃疡的主要病因的主要证据是：95% 以上的十二指肠溃疡与近 80% 的胃溃疡患者中检出幽门螺杆菌的感染，明显高于正常人群。有 1/6 左右的感染者发展为消化性溃疡；清除幽门螺杆菌感染可以明显降低溃疡病的复发率。该菌具有高活性的尿激酶，分解尿素产生酶，在菌体周围形成低氧弱酸保护层，在酸性胃液中存活。产生多种酶和毒素，如尿素酶等，作用于胃黏膜细胞，引起黏膜障碍，改变细胞的通透性，诱发局部组织损伤，破坏黏膜层的保护作用，导致溃疡。据流行病学调查，全球有 50% 以上的人感染过幽门螺杆菌。对消化性溃疡的治疗，采用中和胃酸，减少胃液酸度或用 H_2 受体阻滞药以减少胃壁细胞分泌，治愈率约为 70%，但停药后复发率为 80%。临床表明，幽门螺杆菌的清除可促进溃疡愈合，停药后溃疡复发率大大下降。

3. 胃黏膜损害

胃黏膜在溃疡发生和愈合的过程中发挥着重要的作用。胃黏膜屏障是指胃黏膜具有防止胃液自身消化，抵御食物或药物等损伤因子的刺激，进而保护胃黏膜细胞，阻止 H^+ 逆向弥散，同时阻止 Na^+ 从黏膜细胞扩散到胃腔的生理功能的特殊结构。其机制主要包括：①细胞屏障和黏液碳酸氢盐屏障，由黏液层、黏膜上皮细胞、基底膜、黏膜血管和血液等组成。该屏障的完整性是胃黏膜得到保护和消化性溃疡得以防止的重要基础。胃表面上皮的颈黏液细胞分泌由水、电解质、糖蛋白和核酸组成的黏液，在细胞表面形成一个非流动层，所含的大部分水分充填于糖蛋白的分子间，从而有利于氢离子的逆向弥散。在胃黏膜急性损伤后，大量组织液和 HCO_3^- 渗透到胃腔内，中和腔内胃酸，为胃黏膜上皮细胞的快速修复提供一种良好的中性环境，有利于胃黏膜损伤后的修复；②胃黏膜微循环的维持功能。胃的血液供应极为丰富，毛细血管数量多，内皮有较大的孔隙，通透性大。血管的这种分布特征、内皮的通透性及充足的血流量有利于胃黏膜上皮细胞和胃腺细胞获得充足的养料、氧气和激素等功能物质，也有利于上皮细胞从血液中获得足够的 HCO_3^-。这一切对维持黏膜上皮的完整性、促进代谢、维持黏膜屏障和黏液屏障的正常生理功能均起着重要的作用；③胃黏膜限制逆弥散的作用。单层上皮细胞的顶端可暴露于 pH 值为 2.0 的酸性环境下长达 4h，而不受损害。胃黏膜表面上皮对高浓度酸具有特殊抵抗力，是由于其上皮细胞间的紧密连接组成了一道胃黏膜细胞屏障。该屏障可以阻止胃腔内的 H^+ 逆向扩散到黏膜内，同时也阻止黏膜细胞间隙中 Na^+ 弥散入胃腔内，使胃腔与胃黏膜之间的 H^+ 浓度保持在一个高浓度的生理状态。非甾体类抗炎药、肾上腺皮质激素、胆汁、盐酸、乙醇等均可破坏胃黏膜屏障，造成 H^+ 逆流入黏膜上皮细胞，引起胃黏膜水肿、出血、糜烂，甚至溃疡。长期使用非甾体类抗炎药胃溃疡发生率显著增加。

4.其他因素

其他因素包括遗传、吸烟、心理压力和咖啡因等。遗传因素在十二指肠溃疡的发病中起一定作用,单卵孪生患相同溃疡病者占 50%,双卵孪生者仅占 14%。O 型血者患十二指肠溃疡比其他血型者显著为高。

正常情况下,酸性胃液对胃黏膜的侵蚀作用和胃黏膜的防御机制处于相对平衡状态。如果平衡受到破坏,侵害因子的作用增强,胃黏膜屏障等防御因子的作用减弱,胃酸、胃蛋白酶分泌增加,最终导致溃疡。在十二指肠溃疡的发病机制中,胃酸分泌过多起重要作用。胃溃疡患者的平均胃酸分泌比正常人低,胃排空延缓、十二指肠液反流是导致胃黏膜屏障破坏形成溃疡的重要原因。

(二)诊断

1.症状与体征

胃溃疡与十二指肠溃疡统称为消化道溃疡,但两者之间差别仍很显著。胃溃疡发病年龄平均比十二指肠溃疡高 15～20 岁,发病高峰在 40～60 岁。胃溃疡患者基础胃酸分泌平均为 1.2mmol/h,明显低于十二指肠溃疡患者的 4.0mmol/h。部分胃溃疡可发展为胃癌,而十二指肠溃疡很少恶变。因此,胃溃疡的外科治疗尤显重要。

十二指肠溃疡多见于中青年男性,有周期性发作的特点,秋天、冬春季节好发。主要表现为上腹部及剑突下的疼痛,有明显的周期性,与进食密切相关,多于进食后 3～4h 发作,服抗酸药物可缓解,进食后腹痛可暂时缓解。饥饿痛和夜间痛是十二指肠溃疡的特征性症状,疼痛多为灼烧痛或钝痛,程度不等。溃疡好发于十二指肠球部,查体时右上腹可有压痛。十二指肠溃疡每次发作时持续数周,可自行缓解,间歇 1～2 个月再发。如缓解期缩短,发作期延长或腹痛程度加重,提示溃疡病加重。

胃溃疡同样以腹痛为主要症状,但腹痛节律性不如十二指肠溃疡。进食后 0.5～1h 腹痛即开始,持续 1～2h 缓解。进食不能使疼痛缓解,有时反而加重腹痛。溃疡好发于胃窦小弯侧,查体时压痛点常位于上腹剑突与脐连线中点或偏左,抗酸治疗后易复发,约有 5% 胃溃疡可以发生恶变。对于年龄较大的胃溃疡患者,典型溃疡症状消失,呈不规则持续性疼痛或症状日益加重,服用抗酸药物不缓解,出现体重减轻、乏力、贫血等症状时,需高度警惕溃疡恶变。

胃溃疡根据其部位和胃酸分泌量可以分为以下四型。

Ⅰ型最常见,占 50%～60%,低胃酸,溃疡位于胃小弯角切迹附近。

Ⅱ型约占 20%,高胃酸,胃溃疡合并十二指肠溃疡。

Ⅲ型约占 20%,高胃酸,溃疡位于幽门管或幽门前,与长期应用非甾体抗炎药有关。

Ⅳ型约占 5%,低胃酸,溃疡位于胃上部 1/3,胃小弯高位接近贲门处,常为穿透性溃疡,易发生出血或穿孔,老年人多见。

2.诊断思路及诊断风险防范

在溃疡病的诊断过程中,病史分析很重要,根据慢性病程和周期性发作的节律性上腹痛,应考虑到溃疡病的可能。纤维胃镜检查是首选的检查方法。胃镜检查不仅可以对胃、十二指肠黏膜直接观察、摄像,还可在直视下取活组织做病理学检查及幽门螺杆菌检测,因此胃镜检查在对消化性溃疡的诊断及良恶性的鉴别上有着不可替代的作用。X 线钡剂检查适用于对胃镜检查有禁忌证或不能耐受胃镜检查者。溃疡的 X 线征象有直接和间接两种:龛影是直接征象,对溃疡有确诊价值;局部压痛,十二指肠球部激惹和球部畸形,胃大弯侧痉挛性切迹均为间接征象,仅提示可能有溃疡。活动性上消化道出血是钡剂检查的禁忌证。

（三）治疗

1. 胃溃疡外科治疗

胃溃疡的患者年龄偏大,常伴有慢性胃炎,幽门螺杆菌感染率高,溃疡愈合后胃炎依然存在,内科治疗后容易复发,且有5%的恶变率,因此临床上对胃溃疡的手术指征较宽,包括以下几种。①包括抗幽门螺杆菌在内的严格内科治疗8～12周,溃疡不愈合或短期复发者;②发生溃疡出血、瘢痕性幽门梗阻、溃疡穿孔者;③溃疡直径>2.5cm或高位溃疡;④胃、十二指肠复合溃疡;⑤不能排除恶变或已恶变者。胃溃疡的外科手术治疗,尤其是Ⅰ型胃溃疡目前大多主张用Billroth-Ⅰ式手术,即胃大部切除胃、十二指肠吻合术。近年来主张切掉包括溃疡在内的50%左右的胃即可。治疗机制是胃幽门窦部黏膜内的G细胞释放促胃液素进入血液循环,作用于分泌胃酸的壁细胞和分泌胃蛋白酶的主细胞。切除胃幽门窦部,换言之就是切除了黏膜内释放促胃液素的G细胞,没有G细胞释放促胃液素刺激,壁细胞就大大减少了胃酶分泌。同时由于切除了大部胃体也使分泌胃酸的壁细胞和分泌胃蛋白酶的主细胞腺体数大大减少。这种术式的优点是吻合后的胃肠道符合人们的正常解剖生理,食物经吻合口入十二指肠,减少了胆汁、胰液反流入胃,术后并发症少。Ⅱ、Ⅲ型胃溃疡远端胃大部切除加迷走神经干切断术,Billroth-Ⅰ吻合,如十二指肠炎症明显或是有严重瘢痕形成,则可行Billroth-Ⅱ式胃空肠吻合术。Ⅳ型,即高位小弯溃疡处理困难根据溃疡所在部位的不同可采用切除溃疡的远端胃大部分切除术,在不引起贲门狭窄的情况下,尽可能行胃、十二指肠吻合,即游离胃小弯侧至贲门部,于贲门下将胃壁溃疡与远端胃一并切除。贲门前小弯处可绕过溃疡切除,小弯侧闭锁,再切除胃远端50%,为防止反流性食管炎也可行Roux-en-Y胃空肠吻合。溃疡位置过高可以采用旷置溃疡的远端胃大部分切除术治疗。术前或术中应对溃疡做多处活检以排除恶性溃疡的可能。对溃疡恶变的病例,应行胃癌根治术。

2. 十二指肠溃疡的外科治疗

促进溃疡愈合,预防溃疡复发,处理特殊并发症以及减少手术后的不良反应是十二指肠溃疡治疗的目的。对于无严重并发症的十二指肠溃疡以内科治疗为主,而外科手术治疗的适应证为:①十二指肠溃疡出现急性穿孔,大出血及瘢痕性幽门梗阻等严重并发症;②经正规内科治疗无效的十二指肠溃疡,即顽固性十二指肠溃疡需手术治疗。正规内科治疗指应用抑酸药、抗幽门螺杆菌药物和黏膜保护药等。停药4周后复查纤维胃镜,溃疡未愈合者按上述方案重复治疗,3个疗程溃疡不愈合者视为治疗无效;③溃疡病史长,发作频繁,症状严重者;④纤维胃镜观察溃疡深大,溃疡底可见血管或附有血凝块;⑤X线钡剂检查有球部变形,龛影较大有穿透至十二指肠外的影像者;⑥既往有严重溃疡并发症而溃疡仍反复活动者。

十二指肠溃疡的外科治疗,采用Billroth-Ⅱ式术式即胃大部切除胃空肠吻合术和选择性或高选择性迷走神经切断术。近些年,国内外专家一致认为切除胃的60%即可。Billroth-Ⅱ式手术方法的优点,是由于切除了足够的胃而不至于吻合口张力过大,术后复发率低。术后胃液与食物不经过十二指肠直接进入空肠,如溃疡本身不切除也能愈合。缺点是远期并发症高,特别是碱性反流性胃炎、倾倒综合征、溃疡复发、营养性并发症、残胃癌等。

胃迷走神经切断术主要用于治疗十二指肠溃疡。胃酸分泌受迷走神经调节,迷走神经兴奋可以通过迷走—迷走神经长反射和壁内神经丛的短反射引起神经性胃酸分泌,胃幽门窦的壁内神经丛作用于胃窦的G细胞,使其释放促胃液素,促胃液素经血循环作用于胃壁细胞分泌胃酸。迷走神经切断术治疗十二指肠溃疡的原理是由于切断了迷走神经,即消除了神经性胃酸分泌,又减少了体液性胃酸分泌,从根本上消除了导致溃疡发生的主要因素。迷走神经切断术可按切断的水平不同分为迷走神经干切断术、选择性迷走神经切断术和高选择性胃迷走神经切断术。因迷走神经干切除术在切断胃迷走神经的同时也切断了支配肝、胆、胰和小肠的肝支和腹腔支,可引起胃排空障碍、小肠吸收失调引起顽固性腹泻及胆囊舒缩功能障碍导致胆囊结石等。所以现已不常用。选择性迷走神经切断术是在迷走神经左干分出肝支,右干分出腹腔支后再将迷走神经予以切断,切断了到胃的所有迷走神经支配,减少了胃酸分泌。该术式保留了支配肝、胆、胰和小肠的肝支和腹腔支,可避免其他内脏功能紊乱,但是由于支配胃窦部的迷走神经被切断,术后胃蠕动减退,往往引起胃潴留,而必须加做胃幽门成形术等胃引流手术。高选择性迷走神经切断术是指切断支配胃底胃体贲门部的迷走神经,保留支配胃窦部与远端肠道的迷走神经分支,即鸦爪分支。保留迷走神经左干发出的肝支和迷走神经右干发出的腹腔支。优点是由于切断了迷走神经对胃底胃体贲门部的壁细胞的神经支配,使这些部位胃腺体的壁细胞失去了迷走神经的控制,大大减少了胃酸的分泌。同时由于手术保留了幽门,也保留了幽门窦部的鸦爪支,因此,幽门窦部舒缩蠕动功能正常,减少了发生胃潴留、碱性胆汁反流和倾倒综合征等并发症和后遗症的概率。同时,不用加幽门成形术等,是治疗十二指肠溃疡较为理想的手术。

高选择性迷走神经切断术主要适用于难治性十二指肠溃疡,病情稳定的十二指肠溃疡出血和十二指肠溃疡急性穿孔在控制了出血和穿孔后亦可施行。手术后倾倒综合征与腹泻发生率很低,胃排空在术后 6 个月内可恢复正常,同时基础胃酸分泌明显减少。高选择性迷走神经切断术后溃疡的复发率各家报道相差较大,为 5% ~30%。复发率高与迷走神经解剖变异、手术操作困难、切断不彻底、有胃输出道梗阻以及术后仍需长期服用可诱发溃疡的药物的患者有关,此类患者术后溃疡极易复发。

3. 腹腔镜手术在胃、十二指肠溃疡中的应用

腹腔镜外科是当前微创外科的重要组成部分。腹腔镜技术已有一百多年的发展史。这一百多年来,腹腔镜是外科领域最重要的一次技术变革。腹腔镜胃手术技术难度大,手术解剖层面多,但对于需手术治疗的胃良性疾病,因为不需要行根治性手术,手术时间短、创伤小,无肿瘤转移种植复发之虞,可充分体现出腹腔镜的微创优势。胃、十二指肠溃疡病手术如溃疡穿孔修补、迷走神经切断、胃大部切除等手术,都可以在腹腔镜下完成。腹腔镜下胃大部切除术主要用于溃疡引起的瘢痕性幽门梗阻、巨大并难治的胃溃疡和怀疑恶变的胃溃疡的治疗。对于上述疾病,传统手术创伤大,术后胃肠道恢复慢,腹腔镜下胃部分切除术具有无可比拟的优越性。

胃、十二指肠溃疡多采用腹腔镜辅助下胃大部切除术,切除范围与开腹手术相同。目前国内外普遍认为腹腔镜辅助下手术较全腔镜胃大部切除能明显降低手术费用和手术难度,减少手术时间和手术并发症发生的机会。手术只需紧贴胃壁游离远端胃,游离充分后,在剑突下做一小切口,切断胃壁行远端胃大部切除术,再行 Billroth - I 式或 Billroth - II 式吻合,手术难度不大。对于寻找病灶困难的病例,可于术前 30min 经内镜定位并注入亚甲蓝标记,或术中内镜协助定位。

总之,腹腔镜治疗胃良性疾病只要严格把握手术适应证,熟练应用腹腔镜技术,对于不同位置、性质的病灶因地制宜,灵活多变地处理,是安全可行的,能够达到开腹手术同样的效果。

（四）术后并发症及风险防范

各种胃、十二指肠溃疡手术术后均有一些并发症，术后早期出现的并发症如出血、感染、吻合口瘘等大多数与手术操作不当有关；术后远期发生的一些并发症如碱性反流性胃炎、倾倒综合征、营养障碍等则常与手术自身带来的解剖、生理、代谢和消化功能改变有关。

1. 术后早期并发症

（1）吻合口出血：胃大部切除术后可有少许黯红色或咖啡色胃液自胃管抽出，一般24h不超过300mL，以后胃液颜色逐渐变浅变清，出血自行停止。若术后不断抽出新鲜血液，24h后出血仍未停止，则为术后出血。术后24h内的胃出血主要因术中止血欠完善、结扎或缝合线松动所致。术后4~6d发生的出血，常为吻合口黏膜坏死脱落而致；术后10~20d发生出血，为吻合口缝线感染、黏膜下脓肿侵蚀血管所致。术后出血，多为较小血管，尤其出血发生在24h以后的病例，一般均用非手术疗法治愈。此类患者应用止血药输血、局部经胃管反复注入冷冻生理盐水。冰盐水灌洗后能清除胃内积血块，使胃腔缩回其张力得以恢复，低温也可使小血管收缩。有时于100mL冰生理盐水中加入8mg去甲肾上腺素，更有利血管收缩，止血效果更佳。也可行内镜检查或选择性血管造影，明确出血血管后局部应用血管收缩药或栓塞相关的动脉止血。对少数出血势猛、量大，非手术疗法不能止血者，应考虑及时手术。

（2）吻合口梗阻：胃大部切除术后无论应用何种术式，吻合口梗阻均有发生的可能，按其发病机制可分为机械性和排空障碍两种。前者包括吻合口设计过小、胃壁与肠壁内翻过多，吻合口处粘连、外压等多种因素。后者为吻合口暂时性排空障碍，发病机制尚不完全明了。术后拔出胃管后，患者出现持续性上腹饱胀、钝痛，并呕吐带有食物和胆汁的胃液。X线照影检查可见残胃扩张，无张力，蠕动波少而弱，吻合口通过欠佳。迷走神经切断后胃失去神经支配，平滑肌收缩受到影响，引起胃的排空障碍。表现为胃扩张，胃潴留无蠕动波。临床上吻合口梗阻以排空障碍多见，机械性梗阻较少。排空障碍的时间长短不等，一般为15~20d，个别患者可达30d左右。可严密观察，采用禁食水，持续胃肠减压，补充足够营养，纠正水和电解质紊乱和纠正酸中毒，同时给予胃动力促进药多能好转。对于吻合口水肿的患者，为消除吻合口水肿，可给予输血、血浆等。也可用3%~5%盐水洗胃。若经上述方法治疗无效，并经消化道造影、CT等辅助检查证实梗阻存在，则应考虑为机械性因素所致，必要时应手术解除梗阻。

（3）十二指肠残端瘘：发生在Billroth-Ⅱ式胃切除术后早期的严重并发症，其发生率大于吻合口瘘。因十二指肠溃疡病变周围瘢痕组织较多，该处组织有时呈炎性水肿，致使吻合困难，另外胃空肠吻合口输入襻梗阻，使胆汁、胰液及肠液淤积在十二指肠内，使十二指肠腔压力增高，均可并发残端漏。临床表现为突发上腹部剧痛、发热、腹膜刺激征以及白细胞计数增加，腹腔穿刺可有胆汁样液体。一旦确诊，应立即手术。术中尽量妥善关闭十二指肠残端，于瘘口处置一引流管，低负压吸引，一般置管后4~6周拔除，切忌避免强行修补瘘口，否则由于局部水肿，难以缝合，可能再次发生残端瘘。术后给予足量肠内或肠外营养支持，全身应用抗生素。

为预防该并发症应注意：①十二指肠溃疡切除困难时，宜行溃疡旷置的术式，不可勉强切除；②十二指肠残端关闭不满意时，应保证输入襻引流通畅，可预做十二指肠置管造口；③术中将胃管放入输入襻内，可降低十二指肠内压力，避免胃空肠吻合口输入襻排空不畅。

（4）胃壁缺血坏死和吻合口瘘：胃穿孔是发生在高选择性迷走神经切断术后的严重并发症。由于术中切断了胃小弯的血供，可引起小弯胃壁缺血坏死。缺血坏死多局限于小弯黏膜层，局部形成坏死性溃疡的发生率为20%左右，溃疡>3cm可引起出血。术中缝合胃小弯前后缘浆肌层,可预防此症。

吻合口瘘是胃切除术后早期并发症,常在术后1周发生。原因与缝合技术不当、吻合口张力过大、组织血供不足有关,在贫血、水肿、低蛋白血症的患者中更易出现。术后发生吻合口瘘的患者可有高热、脉速、腹痛以及弥散性腹膜炎的表现,需立即手术修补;症状较轻无弥散性腹膜炎时,可先行禁食、水,胃肠减压、充分引流、肠外营养和抗感染等综合措施,必要时手术治疗。

2. 远期并发症

(1)溃疡复发:胃大部切除术后复发性溃疡多发生在胃肠吻合口或其附近,尤以十二指肠溃疡术后 Billroth - Ⅱ式手术多发,总的发病率为2%~5%。溃疡复发原因是手术后胃酸未能有效地降低之故,常见原因有以下3点。①胃切除<75%,保留了过多的胃壁细胞;②十二指肠残端有胃窦黏膜残留,黏膜细胞仍分泌大量胃泌素,刺激壁细胞分泌胃酸;③空肠输入襻过长,远端空肠抗酸能力差,易发生吻合口溃疡。复发性溃疡临床主要表现为溃疡症状再次出现腹痛,其次有呕吐及出血,胃镜检查常能明确诊断,胃酸和胃泌素测定有助于复发性溃疡的诊断。因此,溃疡病行胃大部切除时应切除胃的70%~75%,胃窦黏膜一定要完全剔出,根据病情和病变部位可选用迷走神经切断术,或胃窦切除加选择性迷走神经切断术,行 Billroth - Ⅱ式吻合术时,输入襻长度应在15cm以下。溃疡复发后可给予制酸药,抗幽门螺杆菌等保守治疗,若无效则再次手术。可再次行包括复发溃疡在内的胃部分切除术,重新行胃肠吻合,或行选择性迷走神经切断术及胃部分切除加迷走神经切除术。若胃窦黏膜残留,行胃窦黏膜切除重新缝合残端或行迷走神经切断术,若为胃泌素瘤应做全胃切除。

(2)碱性反流性胃炎:多在胃切除术后数月至数年发生,由于 Billroth - Ⅱ术式术后反碱性胆汁、胰液和肠液流入胃中,破坏胃黏膜屏障,导致胃黏膜充血、水肿、糜烂等改变。临床表现主要为上腹或胸骨后烧灼痛,呕吐胆汁样液体和体重减轻。抑酸药治疗无效,较为顽固。治疗可服用胃黏膜保护药,胃动力药及胆汁酸结合药物考来烯胺。症状严重者可行手术治疗,一般改行 Roux - en - Y 胃肠吻合,以减少胆汁反流入胃的机会。

(3)倾倒综合征:是胃大部切除术后主要并发症之一。由于胃大部切除术后,丧失了原有的幽门调节功能,加上部分患者吻合口过大,食后大量高渗液快速入肠,而引起血容量不足所致。根据进食后出现症状的时间可分为早期与晚期两种类型。①早期倾倒综合征发生在进食后半小时内,与餐后高渗性食物快速进入肠道引起肠道内分泌细胞大量分泌肠源性血管活性物质有关,加上渗透作用使细胞外液大量移入肠腔,患者可出现心悸、心动过速、出汗、乏力、面色苍白等一过性血容量不足表现,并伴有恶心、呕吐、腹痛腹泻等消化道症状。治疗主要采用饮食调整方法,即少食多餐、避免过甜食物、减少液体输入量并降低渗透浓度常可明显改善。症状不能缓解者以生长抑素治疗常可奏效。手术治疗应慎重,可改为 Roux - en - Y 胃肠吻合;②晚期倾倒综合征在餐后2~4h出现症状。主要表现为头晕、面色苍白、出冷汗、脉细弱甚至晕厥等。由于胃排空过快,含糖食物快速进入小肠,刺激胰岛素大量分泌,继而出现反应性低血糖综合征。饮食调整可控制症状,严重病例可用生长抑素奥曲肽0.1mg皮下注射,每日3次。

(4)残胃癌:溃疡病行胃大部切除术后5年以上,残余胃发生原发癌变称残胃癌。发生残胃癌多在10~15年,其发病率平均为3%~5%。残胃癌的发生可能因胃切除术后胃酸缺乏,胆胰液反流入胃,引起反流性萎缩性胃炎伴肠上皮化生,以至发生癌变。Billroth - Ⅱ式术后较

Billroth - Ⅰ 式术后残胃癌发生率高,好发部位以吻合口处为最多,其次为贲门部。胃切除术后5 年出现消化道症状,应警惕残胃癌的可能,及时经内镜取胃黏膜活检明确诊断。手术是治疗残胃癌的重要方法,手术方式取决于患者首次手术的类型和全身情况及对手术的承受能力。

（5）贫血及营养障碍:胃大部切除术后胃容积减少,容易出现饱胀感,使得摄入量不足引起体重减轻,消化吸收不良。其术后体内维生素 B_{12}、叶酸、铁蛋白、内因子含量长期低于正常,含量分别为正常的53%、46%、40%和37%,贫血发生率平均为33%。胃大部切除术后胃酸严重缺乏,造成 Fe^{2+} 和阿朴铁蛋白结合成铁蛋白储存在肠黏膜细胞中的数量明显减少,这是引起机体缺铁,导致缺铁性贫血的主要原因。内因子对维生素 B_{12} 结合有重要影响,胃大部切除术后因子明显下降,使内因子维生素 B_{12} 结合物大量减少,从而发生维生素 B_{12} 代谢障碍,使其在回肠中的吸收显著下降,这是导致巨幼红细胞性贫血的主要原因。所以胃切除术后远期发生的贫血常为混合性贫血。

胃大部切除术后,发生骨代谢障碍者约占25%。分析原因为进食量及胃酸分泌减少,对脂肪不能耐受,小肠对钙与脂溶性维生素 D 吸收不良,机体为维持血钙水平将钙从骨中动员到血清中,长时间发展导致骨质疏松症。缺铁性贫血者应多吃含铁量高的食物,口服铁剂或肌内注射右旋糖酐铁注射液,如为巨幼红细胞性贫血,可注射维生素 B_{12}、叶酸制剂和维生素 C;骨质疏松者,应加强饮食调节,多食含钙食物,适当运动,增加日照机会等,此外,补充维生素D、口服钙剂等措施亦很重要。

二、急性胃、十二指肠溃疡穿孔

胃、十二指肠急性穿孔是消化性溃疡的严重并发症。该病病情急,发展快,严重者可危及生命,因此需要紧急处理。

近年来随着高效的抗酸药物以及抗幽门螺杆菌的治疗,溃疡穿孔的发生率有所下降,但临床还是比较常见。

（一）病因及病理

胃、十二指肠穿孔可分为游离穿孔与包裹穿孔。游离穿孔时,胃及十二指肠内容物流入腹膜腔,引起弥散性腹膜炎;包裹性穿孔同样形成侵蚀胃或十二指肠壁全层的溃疡孔洞,但为邻近的脏器或大网膜包裹。90%的十二指肠穿孔发生在球部前壁,而胃溃疡穿孔则60%发生在胃小弯,40%分布于胃窦部及其他部位。急性穿孔后,胃酸、胆汁、胰液等刺激性消化液引起化学性腹膜炎。导致剧烈腹痛和腹腔大量渗出;6～8h 后细菌开始繁殖并逐渐转化为化脓性腹膜炎,病原菌以大肠埃希菌,链球菌多见。由于强烈的化学刺激,细胞外液的丢失及细菌毒素吸收可引起休克。

（二）诊断

1.症状与体征

胃、十二指肠急性穿孔患者中多有溃疡病史,并在穿孔前常有溃疡病症状加重及复发的表现。穿孔多在夜间或饱食后发生,腹痛是溃疡病穿孔的最突出症状。穿孔发生时,患者突然感觉上腹部剧烈疼痛,呈持续性刀割样或撕裂样剧痛,可阵发性加剧,部分患者疼痛可放射至右肩。当渗出物沿有结肠旁沟向下流注时可有右下腹痛。可伴有恶心,呕吐。穿孔可引起患者烦躁不安、面色苍白、四肢厥冷、心悸、出汗、体温下降、脉搏细弱增快、血压下降等休克症状。

当腹腔内渗出液增多时,稀释了流入腹腔的胃内容物,以上各种症状可有不同程度的缓解,腹痛和腹肌紧张有所减轻,休克症状亦自行好转,但压痛仍很明显。6~8h患者出现化脓性腹膜炎,腹痛可再次加重,可进入腹膜炎晚期,出现寒战、高热,甚至发生中毒性肠麻痹、败血症、脓毒血症,最终因中毒性休克而死亡。老年及体弱患者对穿孔的反应及耐受性与青壮年患者不同。其腹痛症状不太明显和剧烈,但呕吐、腹胀较重,容易休克,病情发展较快,预后差。

查体时患者表情痛苦,仰卧微屈膝,不愿移动,腹式呼吸减弱或消失,全腹压痛,反跳痛及肌紧张,呈"板状腹"。尤其右上腹最明显。叩诊肝浊音界减小或消失,可有移动性浊音。听诊肠鸣音弱或消失。患者发热,白细胞计数增加,立位腹平片可见膈下游离气体。

2. 影像学检查

既往有溃疡病史,突发上腹或右上腹剧痛并迅速扩展为全腹,伴有腹膜刺激征等消化道穿孔典型表现,结合影像学检查膈下游离气体,诊断性腹腔穿刺抽出液含胆汁或食物残渣,可做出诊断,并须与急性胆囊炎、胰腺炎及阑尾炎鉴别。

(三)治疗

1. 非手术治疗

适应证包括:①一般情况良好,临床表现轻,腹膜炎体征趋于局限或穿孔超过24h腹膜炎局限者;②空腹穿孔;③不属于顽固性溃疡,不伴有溃疡出血、幽门梗阻、可疑癌变等情况;④全身条件差,难以耐受麻醉与手术者。包括禁食水、胃肠减压,应用抗生素、质子泵抑制药以及加强营养支持等。期间应严密观察症状和体征变化,6~8h腹痛减轻或缓解,腹膜炎体征范围缩小是非手术方法治疗有效的表现;若腹部体征未见好转或加重,应考虑中转手术。切不可因一味保守治疗而耽误了手术时机,导致感染加重甚至休克。注意胃肠减压引流情况,如果引流量突然减少,应及时调整胃肠减压管,确保其通畅,胃液的蓄积会加重对穿孔处的刺激,极有可能影响非手术治疗效果。禁食期间,要注意水、电解质平衡,出现紊乱及时纠正。非手术治疗少数患者可出现膈下脓肿或腹腔脓肿。痊愈的患者应胃镜检查排除胃癌,根治幽门螺杆菌并采用制酸药治疗。

2. 手术治疗

仍为胃、十二指肠溃疡穿孔的主要治疗方法。

(1)单纯穿孔修补术:适应证为①对于年老体弱或有较严重的合并症,不能耐受较复杂的手术患者;②穿孔时间长(>8h),局部化脓,感染重,高度水肿者;③术中见穿孔小,周边无硬结,患者年轻,无慢性溃疡病史者;④有中毒性休克,生命危险者。进行单纯修补术后,配以内科药物有效治疗溃疡病,术后注意饮食调养,穿孔修补术仍不失为一种有价值的术式。对年龄大,合并症多,心肺功能不好,腹腔污染严重者尽量缩短手术时间为宜,而行单纯穿孔修补缝合加术后正规的抗Hp治疗是一种较理想的治疗方案。

(2)彻底性溃疡手术:优点是一次同时解决了穿孔和溃疡两个问题,如果患者一般情况良好,胃、十二指肠溃疡穿孔在8h内,或超过8h但腹腔污染不重;慢性溃疡特别是胃溃疡患者,曾行内科治疗,或治疗期间穿孔;十二指肠溃疡穿孔修补后再穿孔,有幽门梗阻或出血病史者可行彻底性溃疡手术。

彻底性溃疡手术包括胃大部分切除外,对十二指肠溃疡穿孔可选用穿孔修补加高选择性迷走神经切断术。但因操作复杂耗时,手术风险加大,对于休克,化脓性腹膜炎或合并其他严重疾病者不宜。

三、胃、十二指肠溃疡大出血

（一）病因与病理

出血是消化性溃疡最常见的并发症，十二指肠溃疡并发出血的发生率略高于胃溃疡。大出血主要见于慢性溃疡，一般位于十二指肠球部后壁或胃小弯处。出血的量及程度取决于被侵蚀的血管，动脉呈搏动性喷射，而静脉出血则较为缓慢。出血是溃疡病活动的表现，当情绪紧张、过度疲劳、饮食不当及服用非甾体抗炎药时均可诱发消化性溃疡活动并出血，且均好发于男性，其原因可能为男性嗜好烟酒有关及社会心理压力较女性大有关。

（二）诊断

1. 症状与体征

上消化道出血是临床上常见的急重症，上消化道出血的主要症状取决于出血的速度和量的多少，主要包括呕血和黑便以及由于大量出血而引起的全身症状。如果出血很急，量很多，则既有呕血又有便血；由于血液在胃内停滞的时间短，呕血多为鲜血；因肠道蠕动加快，便血也相当鲜红。反之，出血较慢，量较少，则出现黑便，而很少出现呕血。由于血液在胃肠道内存留的时间较长，经胃液及肠液的作用，便血常呈柏油便。幽门以下出血时常以黑便为主，而幽门以上出血则引起呕血，并伴有黑便，量小时可不引起呕血。十二指肠出血量较多时，部分血反流至胃内，亦可引起呕血。胃管内抽取物，如为鲜红色或咖啡色物或隐血实验阳性可诊断为消化道出血。有尿素氮升高时提示上消化道出血。

2. 实验室与影像学检查

呕血或黑便（便血）肉眼可确定或实验室检查可表现为隐血（＋）。血红蛋白、红细胞计数、血细胞比容可估计出血程度。血浆胃蛋白酶原增高，有利于溃疡病出血的诊断。纤维胃十二指肠镜检查安全可靠，是当前首选的诊断方法。如果没有严重的伴发疾病，血流动力学相对稳定，患者应在住院后立即行纤维胃十二指肠镜检查，也可在 6～12h 进行，检查越及时，阳性检出率越高，一般达 80%～90%。选择性动脉造影，胃管或三腔二囊管也可用于诊断或治疗上消化道出血。

（三）治疗

临床表现具有低血容量休克时，首先建立两条静脉通路，十分重要的是建立一条够大的通道，例如经颈内静脉或锁骨下静脉达上腔静脉之途径，以便监测中心静脉压。先滴注平衡盐溶液及血浆代用品，备够可能需要的全血或红细胞。留置尿管观察每小时尿量。有条件应给予患者血压、脉搏、血氧饱和度监测，或每 15～30min 测定血压、脉率，并观察周围循环情况，作为补液，输血的指标。强调不要一开始单独输血而不输液，因为患者急性失血后血液浓缩，血较黏稠，此时输血并不能更有效地改善微循环的缺血、缺氧状态。因此主张先输晶体后输胶体，或者紧急时输液、输血同时进行。如果在输入平衡盐溶液 1500～2000mL 血压和脉搏仍不稳定，说明失血量大或存在继续出血，此时除了继续输平衡盐溶液，还应同时输注全血、血浆等。当收缩压在 50mmHg 以下时，输液、输血速度要适当加快，甚至需加压输血，以尽快把收缩压升高至 80～90mmHg 水平，脉率在 100 次/分以下。血压能稳住则减慢输液速度。输入库存血较多时，每 600mL 血应静脉补充葡萄糖酸钙溶液 10mL。对肝硬化或急性胃黏膜损害的患者，尽可能采用新鲜血。临床应用的电解质溶液与胶体溶液的比例以（3～4）：1 为宜，只要保持血细胞比容不低于 30%，大量输入平衡盐溶液以补充功能性细胞外液丧失和电解质，是有利于抗休克治疗的。如血小板$<50\times10^9/L$，或长期服用阿司匹林者则应输入血小板。

凝血功能障碍者应输入新鲜血浆。抑酸药物如H_2受体拮抗药和抗酸药在上消化道出血发病中起重要作用，因为抑制胃酸分泌及中和胃酸可达到止血的效果。H_2受体拮抗药包括西咪替丁及雷尼替丁、法莫替丁等，已在临床广泛应用。去甲肾上腺素可以刺激α_2肾上腺素能受体，使血管收缩而止血。胃出血时可用去甲肾上腺素8mg，加入冷生理盐水$100\sim200mL$，经胃管灌注或口服，每$0.5\sim1h$灌注1次，必要时可重复$3\sim4$次，也可注入凝血酶等药物。应激性溃疡或出血性胃炎避免使用。

在内镜检查时，对看到的活动性出血部位，或在溃疡基底的血管，可经内镜下直接对出血灶喷洒止血药物，如孟氏液或去甲肾上腺素，一般可收到立即止血的效果，或者采用高频电凝止血、激光止血方法。也可经内镜用稀浓度即1/10000肾上腺素做出血灶周围黏膜下注射，使局部血管收缩，周围组织肿胀压迫血管，起暂时止血作用。继之局部注射硬化剂如1%十四烷基硫酸钠，使血管闭塞。条件允许可经内镜直视下放置缝合夹子，把出血的血管缝夹止血，伤口愈合后金属夹子会自行脱落，随粪便排出体外。该法安全、简便、有效，可用于消化性溃疡出血，特别对小动脉出血效果更满意。出血的动脉直径$>4mm$，不宜采用内镜止血。如果患者的年龄在45岁以上，病史较长，多系慢性溃疡，这种出血很难自止，经过初步处理，待血压，脉率有所恢复后，应早期手术。有如下表现的也应手术治疗：①出血后迅速出现休克或反复呕吐者；②在$6\sim8h$输血600mL或24h内需要输血2500mL以上，而血压、脉率仍不稳定或止血后再次发生者；③年龄50岁以上，伴有动脉硬化者；④曾反复大出血，特别是近期反复出血者；⑤住院治疗期间发生出血后又需再次输血者；⑥慢性十二指肠后壁或胃小弯溃疡出血，可能来自较大动脉，不易止血者；手术可采用胃大部分切除术，切除出血的溃疡是防止再出血最可靠的办法。出血点缝扎，迷走神经切断术创伤程度比胃大部切除术小，适用于年老体弱，或有重要器官功能不全的患者。倘若十二指肠溃疡位置低，靠近胆总管或已穿入胰头，或溃疡周围有严重炎症、瘢痕，常使切除有困难，可切开十二指肠球部前壁，缝扎溃疡面的出血点，并在十二指肠上下缘结扎胃、十二指肠动脉和胰十二指肠动脉，再做旷置溃疡的胃大部切除术。

四、胃、十二指肠溃疡瘢痕性幽门梗阻

胃、十二指肠溃疡患者因幽门管溃疡、幽门溃疡或十二指肠球部溃疡反复发作形成瘢痕狭窄，合并幽门痉挛水肿可以造成幽门梗阻。

（一）诊断及鉴别诊断

1.症状与体征

胃、十二指肠溃疡瘢痕性幽门梗阻主要表现为腹痛和反复发作的呕吐。患者最初有上腹胀，不适等表现，伴嗳气，恶心呕吐。

呕吐多发生在下午或晚间，呕吐量大，一次可达$1000\sim2000mL$，呕吐物含有宿食及明显酸臭味，不含胆汁。呕吐后腹胀明显缓解。常有少尿、便秘、贫血等慢性消耗表现。查体时患者有营养不良、消瘦明显、皮肤干燥、弹性消失，上腹可见胃型及由左向右的蠕动波，上腹部可闻及振水音。

2.影像学检查

根据长期溃疡病史，特征性呕吐和体征，即可诊断幽门梗阻。X线钡剂检查有助于诊断，正常人胃内钡剂4h排空，如6h尚有1/4钡剂存留者，提示胃潴留，24h仍有钡剂存留者，提示有瘢痕性幽门梗阻。胃镜检查可确定诊断并明确梗阻原因。此并发症须与痉挛水肿型幽门梗阻、十二指肠球部以下梗阻性病变及胃窦部与幽门部癌引起的梗阻相鉴别。

（二）治疗

瘢痕性幽门梗阻是外科手术治疗的绝对适应证。术前需要禁食水、胃肠减压、温生理盐水洗胃以减轻胃壁水肿，直至胃液澄清。纠正贫血、低蛋白血症、改善营养状态。维持水和电解质平衡、纠正脱水、低钾低氯性碱中毒。手术的目的在于解除梗阻，消除病因。术式以胃大部切除为主，也可行迷走神经于切除加胃窦部切除术。如患者高龄，全身状况极差，不能耐受较大手术或合并严重内科疾病者可行胃空肠吻合加迷走神经切断术治疗。

（杨三龙）

第四节 急性胃扭转

一、概述

胃扭转不常见，其急性型发展迅速，诊断不易，常延误治疗；而其慢性型的症状不典型，也不易及时发现，故有必要对胃扭转有一扼要的了解。

二、病因学

1. 新生儿胃扭转

新生儿胃扭转是一种先天性畸形，可能与小肠旋转不良有关，使胃脾韧带或胃结肠韧带松弛而致胃固定不良，多数可随婴儿生长发育而自行矫正。

2. 成年人胃扭转

多数存在解剖学因素，在不同的诱因激发下而致病。胃的正常位置主要依靠食管下端和幽门部的固定，肝胃韧带和胃结肠韧带、胃脾韧带也对胃大、小弯起了一定的固定作用。较大的食管裂孔疝、膈疝、膈膨出以及十二指肠降段外侧腹膜过度松弛，使食管裂孔处的食管下端和幽门部不易固定。此外，胃下垂和胃大、小弯侧的韧带松弛或过长等，均是胃扭转发病的解剖学因素。

3. 疾病因素

急性胃扩张、急性结肠气胀、暴饮暴食、剧烈呕吐和胃的逆蠕动等可以成为胃的位置突然改变的动力，故常是促发急性型胃扭转的诱因。

胃周围的炎症和粘连可牵扯胃壁而使其固定于不正常位置而出现扭转，这些病变常是促发慢性型胃扭转的诱因。

三、临床表现

急性胃扭转起病较突然，发展迅速，其临床表现与溃疡病急性穿孔、急性胰腺炎、急性肠梗阻等急腹症颇为相似，与急性胃扩张有时不易鉴别。起病时均有骤发的上腹部疼痛，程度剧烈，并牵涉至背部。常伴频繁呕吐和嗳气，呕吐物中不含胆汁。如为胃近端梗阻，则为干呕。此时拟放置胃肠减压管，常不能插入胃内。体检见上腹膨胀而下腹平坦。如扭转程度完全，梗阻部位在胃近端,则有上述上腹局限性膨胀、干呕和胃管不能插入的典型表现。如扭转程度较轻,临床表现很不典型。腹部 X 线片常可见扩大的胃阴影,内充满气体和液体。由于钡剂不能服下,胃肠 X 线检查在急性期一般帮助不大,急性胃扭转常在手术探查时才能明确诊断。

慢性胃扭转多系部分性质,也无梗阻,可无明显症状,或其症状较为轻微,类似溃疡病或慢性胆囊炎等慢性病变。胃肠钡剂检查是重要的诊断方法。系膜轴扭转型的 X 线表现为双峰形胃腔,即胃腔有两个液平面,幽门和贲门处在相近平面。器官轴扭转型的 X 线表现有胃大、小弯倒置和胃底液平面不与胃体相连等。

四、治疗

急性胃扭转必须施行手术治疗,否则胃壁血液循环可受到障碍而发生坏死。如能成功地插入胃管,吸出胃内气体和液体,待急性症状缓解和进一步检查后再考虑手术治疗。在剖开腹腔时,首先看到的大都是横结肠系膜后面的绷紧的胃后壁。由于解剖关系的紊乱以及膨胀的胃壁,外科医师常不易认清其病变情况。

此时宜通过胃壁的穿刺将胃内积气和积液抽尽,缝合穿刺处,再进行探查。在胃体复位以后,根据所发现的病理变化,如膈疝、食管裂孔疝、肿瘤、粘连带等,予以切除或修补等处理。如未能找到有关的病因和病理机制者,可行胃固定术,即将脾下及至胃幽门处的胃结肠韧带和胃脾韧带致密地缝到前腹壁腹膜上,以防扭转再度复发。

部分胃扭转伴有溃疡或葫芦形胃等病变者,可行胃部分切除术,病因处理极为重要。

术前要注意水、电解质失衡的纠正。术后应持续进行胃肠减压数天。

(杨三龙)

第五节　胃和十二指肠结核

胃、十二指肠结核和其他部位的结核一样,近年来的发生率已显著减少,但由于胃、十二指肠结核与其他胃、十二指肠多见病如溃疡、肿瘤等在临床表现上相似,鉴于诊断上存在着一定的困难,治疗方法也不同。

一、胃结核

1972 年长春吉林医科大学统计,10 年内住院诊治的胃结核占胃切除的 0.38%。

(一)病因和病理

原发性胃结核极为罕见,胃结核多是继发于身体其他部位的结核病变,其原发病灶半数以上的患者为肺结核,其余则为肠结核、骨结核及附睾结核等。感染侵入胃壁的途径可能为:①直接侵入黏膜;②经血液和淋巴管传播;③直接从邻近病灶浸润蔓延;④在胃壁的其他病变如良性溃疡或恶性肿瘤上有结核菌的附加感染。

胃结核常同时伴有胃大小弯、肠系膜、动脉旁淋巴结结核,有时沿周围淋巴结结核的蔓延,还是淋巴结结核是继发于胃结核,这两种情况都有可能,常不易确定究竟是何者。胃结核的患者也可能同时患有腹膜结核、肠结核、胸膜结核、颈淋巴结结核、脊柱结核等。

（二）诊断

1.症状与体征

胃结核的症状和体征有两方面。一方面是全身结核的表现,如食欲缺乏、消瘦、乏力、低热、盗汗等。另一方面为胃肠道症状,症状与胃结核病变的病理类型有关系。临床上所见的胃结核有以下几种病理类型。

（1）炎性增殖型:多位于幽门窦部,常累及邻近十二指肠。病变可侵蚀胃壁各层,整个胃壁增厚,黏膜呈息肉样增生,并可有浅溃疡形成,或呈现结核性肉芽组织和纤维性瘢痕组织,甚至有窦道瘘管形成,胃外周围粘连较多,病变附近常有肿大干酪样淋巴结,有时融合成团块。这种类型的主要胃肠道症状是幽门梗阻。患者多有较长时期上腹中部疼痛或不适,随后出现饭后饱胀、继之呕吐,可为喷射性,吐出当天和隔宿食物以及酸味液体和黏液而无胆汁,有时呈现咖啡色或血色,症状在下午或晚上重。便秘和腹泻均可出现,而以前者多见。体检时除全身营养不良外,最显著的体征是梗阻所致膨胀胃形、可见蠕动及震水声等。右上腹或脐旁有时可扪到质硬不规则肿块,压痛较轻,活动度小。锁骨上或腋下淋巴结可能增大。

（2）局限肿块或溃疡型:亦多在胃窦部小弯,呈向腔内或浆膜面隆起的胃壁肿块,中间有干酪样坏死,周围为纤维组织,一般不超过5cm。黏膜表面溃破后即形成溃疡,边缘不规则并有潜行,基底不平整呈黄灰色。溃疡一般仅累及浅肌层,但也可能深透至全层胃壁发生穿孔。病变邻近常有肿大的淋巴结结核。这种类型的主要胃肠道症状与胃溃疡相似,如上腹中部疼痛不适、反酸、嗳气等,穿孔出血等症状也与胃溃疡同。有时可无明显症状,仅在X线检查时意外发现。

（3）弥散粟粒型:多数结核小结节弥散分布于胃壁,为全身粟粒性结核的一部分,胃病变本身并无症状。

（4）并发其他病变型:在胃溃疡、胃癌等病变内或附近于病理检查时发现有少数结核结节,很可能为继发性,临床表现为胃溃疡、胃癌的症状。

在以上四种类型的胃结核中,有外科临床意义的主要为前两种,此两种在外科临床上也较其他两种为多见。

2.影像学检查

胃结核的诊断除临床表现外,尚可借助于化验、X线和胃镜检查。

化验检查中,血沉增快是最主要的阳性发现。贫血一般多为轻度,大便隐血阳性也仅偶见。胃液分析多有低度游离酸,游离酸缺乏少见。在胃内存在加大病变情况下,这些检查所见在与胃癌的鉴别诊断上可能有一定的意义。

X线肺部检查,在增殖性和局限性胃结核的患者,常无活动性肺结核。

钡剂检查可以对病变的部位,范围和性质有更具体的了解。胃幽门窦部炎性增殖型结核一般表现为轮廓不整齐、长短不一的锥形狭窄或胃腔变小,胃壁僵硬,但仍可见微弱蠕动,黏膜不规则但无中断现象。

胃显著扩张下垂,钡剂滞留明显。十二指肠常同时受累,球部呈不规则缩窄变形,周围广泛粘连可表现为局部活动度受限或移位,淋巴结团块压迫则表现为外压性充盈缺损。局限肿块或溃疡型结核表现为局部充盈型缺损、黏膜紊乱或不规则龛影。

胃镜检查时,如在幽门窦部有多发性小溃疡,边缘不规则并呈结节性增厚,底部不平整,或周围有小结核结节,应考虑结核的诊断。活组织病理检查有约50%为阴性。

　　胃结核必须与其他常见胃内病变鉴别,与胃癌的鉴别尤为重要,因为两者预后迥然不同,如将胃结核误诊为晚期胃癌而放弃治疗,则是极大损失。凡有幽门梗阻而有以下情况的患者,应考虑胃结核的可能:①年龄较轻,在 40 岁以下,尤其是女性;②病史较长,出现梗阻前有长时期中上腹痛伴有低热、乏力等症状;③身体其他部位有结核病,尤其是颈部和腋下淋巴结结核,如锁骨上淋巴结肿大,活检证明为结核性,则胃的病变也是结核性的可能性很大;④钡剂检查幽门窦部病变及十二指肠,胃显著扩张下垂表示有长时期梗阻,病变区胃,十二指肠有广泛粘连。手术中如发现腹腔内有较广泛干酪样淋巴结结核,更应考虑到胃病变是结核的可能,此时须切除淋巴结进行活检。当然,淋巴结结核和癌也有可能同时存在,所以最后决断仍决定于胃本身病变的病理检查。胃镜检查在多部位取组织进行活检,可明确诊断。

(三)治疗

　　肺结核的早期发现和防治是预防胃结核的重要措施。患开放性肺结核的患者应避免将痰咽入胃内。

　　幽门梗阻是外科手术治疗最常见的适应证。但如胃结核的诊断比较明确而幽门梗阻为不完全性,则可以用抗结核治疗,在治疗下,全身和梗阻情况常可以好转而不再需要外科手术治疗。如诊断尚不明确,或幽门梗阻严重,则仍以手术治疗为宜。手术方法则可根据病变具体情况决定,如为局限性病变则可做胃部分切除术,但对病变较广泛累及十二指肠,或粘连较多而有幽门梗阻的病变,以行胃空肠吻合术为宜。有腹膜结核存在并不禁忌手术治疗。手术后应采用抗结核药物治疗。一般术后预后较好。

　　在胃结核手术治疗时,应仔细检查肠道有无结核性病变,必要时同时予以处理。

　　急性穿孔和大出血是外科手术适应证,但很少见。

二、十二指肠结核

(一)病因及病理

　　十二指肠结核除病变部位不同外,在临床和病理方面与胃结核很相似,其发生率也大致相同,十二指肠结核绝大多数为炎性增殖型病变,病变周围均有淋巴结结核。病变部位多在十二指降部,少数在横部或升部,球部病变均系与幽门窦部结核同时存在,故未计算在十二指肠结核中。

(二)诊断

　　1.症状与体征

　　十二指肠结核的主要临床症状是肠腔梗阻所致,与幽门梗阻的症状很相似,但有时呕吐物内含胆汁。降部病变偶可累及壶腹部,造成胆总管和胰管的梗阻。

　　2.影像学检查

　　钡剂检查仍是诊断的主要手段。胃除扩张外无异常所见,幽门通畅,球部扩张。如梗阻在横部远侧或升部,则降部和横部也扩张,并可见钡剂反流入胃内,病变呈长短不等的不规则狭窄,有时为环状狭窄。肠壁增厚僵直,蠕动减弱,黏膜紊乱,有时可见多数小息肉样增生。狭窄近端呈圆锥形。有时亦可见淋巴结结核外压弧形压迹以及斑状钙化团。降部内侧胰头部淋巴结肿大可使十二指肠弯增大。在诊断上须与十二指肠非特异性肠炎、癌肿、淋巴肉瘤,甚至胰头癌鉴别。

　　对位于降部的病变,胃镜检查时可采取组织进行病理检查以确定诊断,但也有阴性可能。

（三）治疗

治疗原则亦与胃结核同,手术方法以十二指肠空肠吻合为宜,根据病变部位吻合口可位于十二指肠球部或降部下端。

（杨三龙）

第六节　胃和十二指肠异物

胃、十二指肠内可能发现多种多样的异物,大致可分为三类。一类是咽下的固有形状的物品,在胃、十二指肠内保持其原来现状和大小,可称为吞咽异物,异物的形状和大小与处理有密切的关系。另一类为咽下的食物与毛发,在胃内团聚成为不同现状和大小的团块,称为胃石症,在处理上与前一类不同。第三类是经由胃肠壁穿入腔内的异物。

一、吞咽异物

（一）病因

吞咽异物多见于儿童,多为误咽的各种物品,一般较小,如纽扣、别针、弹子、镍币、图钉、钥匙等。在成人,除误咽外,尚有因种种不同原因故意咽入的不同物品,这些异物可以较大。

吞咽的异物必须通过食管始能达到胃内,咽下的物品中20%～30%在食管内受阻而停留。达到胃内的吞咽异物则80%以上可以顺利地通过胃肠道从大便中排出体外,其他可嵌留于幽门、十二指肠空肠曲、回盲瓣等部位。异物自行从胃肠道排出的时间与异物的大小和形状有关,大多为4～5d。钝性异物所需的时间较锐性异物为短。如钝性小异物不能自行在预期的时间内排出,则应考虑到肠道有狭窄性病变存在,在儿童常为先天性畸形如十二指肠隔、环状胰腺等,必须进行钡剂检查明确原因。

（二）诊断

1. 症状与体征

胃、十二指肠吞咽异物可无任何自觉症状。锐性异物如损伤黏膜,可出现上腹痛、恶心、呕血等症状。异物嵌塞于十二指肠可引起部分梗阻的症状。针类锐性异物可刺破胃肠壁而形成局限性小脓肿或肉芽肿。也有可能穿透胃肠壁而移行至腹腔或身体其他部位。

2. 影像学检查

误咽的异物多有将物品放在口内意外咽下的病史,但仍应首先肯定确有异物被咽下,并应考虑有无进入呼吸道的可能。如为金属或附有金属部分的异物可做X线检查,确定是否有异物存在以及其位置。较大的金属异物可以在透视下发现。细小的金属异物则需摄片才能看清。无误咽病史的金属异物常不能及时诊断,多系因出现症状进行X线检查时偶然发现。非金属异物只能用X线钡剂检查或纤维光束内镜检查才可以确诊。

（三）治疗

1. 误咽异物

误咽异物是可以预防的,成人应改正在工作时将物品如缝针、铁钉等含在口内的习惯。对儿童应进行不将食物以外的物品放入口内的教育。对婴幼儿则应避免将可能咽下的物

347

品放在身旁,使其无机会放入口内。

2.胃肠道

不同部位的异物,处理上不完全相同。食管内嵌塞的异物多数需要尽早经食管镜取出。胃、十二指肠内异物则多数可以采取密切观察等待自行排出的方法,锐性异物可用胃镜取出,金属异物可以定时进行 X 线透视,观察其在肠道内位置的变化,如已下行至结肠内则应开始检查大便有无异物排出。如异物停留在一固定位置 7~10d 仍无改变,则可能已嵌塞,为手术取出的适应证。但细长端尖的异物穿破胃肠壁的危险较大,以早期手术取出为宜。小肠内异物绝大多数可以自行排出,应观察更长时期,如在 2~3 周尚不能排出则需要手术取出。

手术取出胃肠道内异物的一个重要原则是在术前当日再进行一次 X 线检查确定位置,否则异物可能已移位,甚至已排出,使手术时寻找异物发生困难,或手术已无必要。

二、胃石症

(一)病因

胃石是在胃内逐渐形成的异物团块。形成的原因首先是咽入胃内的物品由于质地与形状不易通过幽门,而且又不能被消化,长期停留在胃内,形成团块,愈积愈大。最常见的胃石有两种:一种是植物纤维团块,另一种是毛团块。前者多为一次吃生柿、黑枣过多后发生。我国生产柿、黑枣的地区较多,柿和黑枣均含有鞣酸,成熟后含量不及 1%,而未成熟时可达 25%。鞣酸在酸性(胃酸)环境下可凝集形成胶冻状物,与蛋白质结合成为不溶于水的鞣酸蛋白沉淀于胃内。柿内尚含有树胶和果胶,遇酸凝集,沉淀粘合成块,更可与食物残渣聚积,愈积愈大,形成巨大团块。毛团块的形成是由于反常行为,习惯于将长头发拉至咬嚼,不知不觉中将头发吞下。头发在胃内不被消化,且因其纤维粘于胃壁而不易通过幽门。胃内头发多,经胃蠕动形成发团,逐渐增大,可以长时期不引起症状。此种毛团块见于儿童和精神不正常的成人,在我国并不多见。

(二)诊断和鉴别诊断

1.症状与体征

胃石症可以无任何症状,仅在钡剂检查时偶然发现。如果有症状则多为上腹疼痛不适或沉坠胀满感,有时可有恶心、呕吐,吐出物为少量清液或黏液。由于活动的团块在呕吐时可阻塞贲门,所以一般无大量的呕吐。胃黏膜损伤后可发生胃溃疡,则有类似溃疡症状,如夜间腹痛加重、呕血、黑便等。

有的患者在饭后平卧时可发现上腹隆起,在儿童常可扪到边缘清楚、质硬、能移动并下缘可托起的肿物,一般无压痛或仅有轻压痛。头发石的患者可感到口内有难闻的气体,间歇性腹泻也较多见。胃石也可以在胃部分切除术后的残胃内形成,残胃内形成胃石的可能性大于正常胃,残胃的收缩功能差、排空缓、吻合口大小固定而不易扩张、胃酸低、消化功能差等因素有利于胃石的形成,患者胃膨胀不适,不能多饮水或多进流食。胃石进入小肠内可引起小肠梗阻的症状。病期久的患者多有体重减轻和体力下降。

2.影像学检查

胃石症须与胃癌鉴别。胃石症多见于儿童,而且植物纤维胃石患者都有一次吃生柿、黑枣过多,并于食后即有胃部不适、反酸、呕吐的病史。在 70% 的患者可以从 X 线钡剂检查明确诊断。典型的 X 线征是在胃内有巨大透亮充盈缺损区,推之并可在胃内移动。钡剂排出后,胃石表面可有散在附着的钡剂,有时误诊为表面溃烂的巨大胃癌,但充盈缺损的可移动性并结合病史常可与胃癌鉴别。如呕吐物含柿、黑枣残渣,则胃石的诊断可以确定。胃石在胃镜检查下呈漆黑色团块可与胃癌鉴别。

（三）治疗

（1）柿、黑枣一次不可多吃,未成熟的更不应多食,果皮、果核亦不宜同时吃下,食后不要立即吃过酸的食物。对胃部分切除术后的患者,要认真告知其不食或仅少量食用柿、黑枣类食物。

（2）无特效的治疗方法,口服酶制剂如胃肠酶合剂(胃蛋白酶、胰酶、纤维素酶)、番木瓜蛋白酶等,或碳酸氢钠溶液滴入胃内,有可能帮助团块散开。经胃镜试行将团块捣碎散开也是治疗方法之一,但由于植物纤维或毛发等缠绕致密,常难以散开。

如非手术疗法无效,或因显著幽门梗阻、呕吐频繁不能服药,则需手术取出团块。手术时如发现胃内有溃疡,无须做胃部分切除术,团块取出后,经过一时期内科治疗,溃疡即可愈合。

三、穿入的异物

（一）病因与病理

异物可因外伤或溃疡等原因,通过胃肠壁进入胃与十二指肠内。枪伤或其他穿刺的外伤后,有时异物可以存留在胃肠道内。手术时偶然不慎,也可以有异物直接遗留在胃肠道内,或者是先遗留在腹腔内,以后再逐渐蚀破胃肠壁进入胃肠道内。最多见者或为胆囊与胃肠道粘连后,胆石蚀破入胃或十二指肠。由于十二指肠与胆道十分接近,胆石破入十二指肠的概率较大。

（二）诊断

穿入异物的临床表现是随异物的性质,进入的方式,及有无溃疡、梗阻、出血、穿孔及腹膜炎等并发症而异。X线和内镜检查是最主要的诊断方法。

（三）治疗

治疗应以手术取出异物为主。如有并发症存在时应考虑同时缝补穿孔,切除或修补瘘管等。

（杨三龙）

第七节 肠梗阻

肠腔内容物正常运行和通过发生障碍时,称肠梗阻。为腹部外科常见疾病,若未得到及时合理的治疗,往往危及患者的生命。

一、病因

1.机械性肠梗阻

由于肠管受压、肠壁病变、肠腔内堵塞,引起肠腔狭小所致,常见于肠道先天性异常、炎症、肿瘤、肠内蛔虫团、绞窄性疝,以及肠套迭、肠扭转、粘连带压迫或牵拉等。

2.动力性肠梗阻

并无器质性肠腔狭窄,而属肠壁肌肉运动紊乱。

二、临床表现

虽依梗阻原因、部位、程度、发展急缓等而异,但多有腹痛、腹胀、呕吐、肛门停止排便排气。

1.腹痛

单纯性肠梗阻为阵发性绞痛;绞窄性肠梗阻多为持续性腹痛有阵发性加剧,麻痹性肠梗阻则为持续性胀痛。

2.呕吐

起病初期为反射性呕吐,以后为肠内容物逆流入胃呕吐。高位小肠梗阻,呕吐出现较早而频繁;低位小肠梗阻,呕吐迟而次数少,常一次吐出大量粪样物;由于回盲瓣有阻止结肠内容物反流入小肠的功能,因此结肠梗阻时呕吐较轻或无呕吐。

3.腹胀

其程度与梗阻部位及性质有密切关系。高位小肠梗阻由于频繁呕吐无明显腹胀,低位小肠梗阻则呈全腹胀,结肠梗阻多为周边性腹胀,绞窄性肠梗阻表现为不对称的局限性腹胀,麻痹性肠梗阻腹胀显著,并为均匀性腹胀。

4.肛门排便、排气停止

急性完全性肠梗阻者有此症状,但因梗阻部位以下肠段常积蓄气体和粪梗,因此梗阻早期仍可有少量排便、排气;绞窄性肠梗阻如肠套叠、肠系膜血栓形成等,尚可排出血性黏液便。

5.休克

早期单纯性肠梗阻患者,全身情况无明显变化,后可出现脉搏细速、血压下降、面色苍白、眼球凹陷、皮肤弹性减退,四肢发凉等征象。

三、诊断

1.是否有肠梗阻存在

根据腹痛、呕吐、腹胀、肛门停止排便和排气,以及肠鸣音变化与 X 线检查,肠梗阻的诊断一般不难。但在临床上仍有将内科疾病(急性胃肠炎、暴发性食物中毒、心绞痛、过敏性紫癜等)当成机械性肠梗阻而施行手术导致患者死亡的案例,须加注意。

2.是机械性梗阻还是麻痹性梗阻

前者多须手术,后者常不必手术,故鉴别十分重要。诊断机械性肠梗阻的主要依据是,阵发性腹痛,伴有肠鸣音亢进,腹部透视见扩大的肠腔内有液平面;诊断麻痹性肠梗阻的主要依据是:持续性腹胀痛、肠鸣音消失、多有原发病因存在,X 线检查见全部小肠和结肠都均匀胀气。但要注意以下两种情况:一种是机械性梗阻没有经过合理处理,梗阻上段的肠管肌肉过度扩张,终至麻痹,因而临床表现为腹痛渐渐减轻腹胀则有增加,肠鸣音减弱或消失;另一种是梗阻上段肠管坏死穿孔,阵发性的腹痛可能因此减轻,其形成的腹膜炎也会引起继发性的肠麻痹,掩盖了原先的机械肠梗阻。继发于机械性肠梗阻的肠麻痹和原发的麻痹性肠梗阻的鉴别,主要靠详细询问病史,如果患者发病之初有阵发性腹绞痛,并自觉腹内有很响的肠鸣音,以后腹痛转为持续性胀痛、腹内响声随之消失,就可诊断为继发于机械性肠梗阻的肠麻痹。

3.是单纯性梗阻还是绞窄性梗阻

两者鉴别的重要性在于,绞窄性肠梗阻预后严重,必须手术治疗,而单纯性肠梗阻则可先用非手术治疗。有下列临床表现者应怀疑为绞窄性肠梗阻：①腹痛剧烈，发作急骤，在阵发性疼痛间歇期，仍有持续性腹痛；②病程早期即出现休克，并逐渐加重，或经抗休克治疗后，改善不显著；③腹膜刺激征明显，体温、脉搏和白细胞计数在观察下有升高趋势；④呕吐出或自肛门排出血性液体，或腹腔穿刺吸出血性液体；⑤腹胀不对称，腹部可触及压痛的肠袢。通常根据上述特点，绞窄性肠梗阻与单纯性肠梗阻的鉴别没有多大困难，但有时也有肠绞窄而临床表现不突出，以致未能及时手术，造成肠坏死、腹膜炎者，此种情况最常见于粘连索带引起的肠壁切压坏死，以及仅有肠壁部分绞窄的 Richter 嵌顿性疝，因此单纯性肠梗阻经短时间非手术治疗，腹痛仍不减轻者，应考虑施行剖腹探查术。

4. 是小肠梗阻还是结肠梗阻

因为结肠梗阻可能为闭袢性，治疗上胃肠减压效果多不满意，需尽早手术，故鉴别其为重要。高位小肠梗阻，呕吐出现较早而频繁，水、电解质与酸碱平衡失调严重，腹胀不明显；低位小肠梗阻，呕吐出现晚，一次呕吐量大，常有粪臭味，腹胀明显。结肠梗阻的特点是，腹痛常不显著，腹胀较早出现并位于腹周围，呕吐发生很迟，X 线检查结肠内胀气明显，且在梗阻处突然中止，钡灌肠可见梗阻部位。

5. 是部分性还是完全性肠梗阻

部分性梗阻者，病情发展较慢，有排便、排气；完全性梗阻，病情发展快而重，多无排便、排气。

6. 梗阻的原因

有时难以确定，应根据年龄、病史、症状、体征、辅助检查等综合分析。新生儿肠梗阻，多为先天性肠道畸形所致；2 岁以下幼儿，肠套叠常是梗阻原因；儿童有排虫史，腹部可摸到条索状团块者，应考虑为蛔虫性肠梗阻；青年人在剧烈运动后诱发的绞窄性肠梗阻，可能是小肠扭转；老年人的单纯性梗阻，以结肠癌或粪块堵塞多见。此外，应详细检查疝的好发部位，看有无嵌顿性疝；曾有手术、外伤或腹腔感染史者，多为粘连性肠梗阻所引起；有心脏病，应考虑肠系膜血管栓塞。

四、治疗

1. 一般性治疗

在强调全身性治疗的同时，各种类型肠梗阻的治疗原则如下。

（1）单纯机械性肠梗阻，先用非手术治疗 6～12h，若病情不能缓解或有绞窄者，则改用手术疗法。

（2）麻痹性或痉挛性肠梗阻，宜用非手术疗法，同时治疗其原发病（腹膜炎所致的麻痹性肠梗阻，应酌情决定是否需要手术）。

（3）绞窄性肠梗阻，必须紧急手术治疗。

（4）结肠梗阻，除粪块堵塞或乙状结肠扭转早期可非手术治疗外，由于回盲瓣的作用，梗阻属于闭袢性，需尽早手术。

2. 非手术疗法

适用于动力性肠梗阻、单纯机械性肠梗阻，以及绞窄性肠梗阻的术前准备。主要措施如下。

（1）禁食，包括禁水及禁服药。

（2）胃肠减压。

（3）纠正水、电解质与酸碱平衡失调。

（4）注射抗生素以防治腹腔感染，这对绞窄性肠梗阻尤为重要。

（5）忌用咖啡，对痉挛性或某些单纯性肠梗阻患者，可用阿托品等药解除疼痛。

（6）用生理盐水或肥皂水500mL灌肠，对于老年人由粪块引起的结肠梗阻有效。

3. 手术疗法

目的是去除肠梗阻的病因，如粘连松解、切除病变肠段等，以恢复肠道的通畅。

（1）绞窄性肠梗阻。

（2）单纯机械性肠梗阻非手术疗法无效者。

（3）必须手术解除梗阻病因，如新生儿肠闭锁、肛门直肠闭锁，以及肿瘤等所致肠梗阻者。

（杨三龙）

第八节　肠系膜血管缺血性疾病

肠系膜血管缺血性疾病通常可以分为：急性肠系膜、上动脉闭塞、非闭塞性急性肠缺血、肠系膜上静脉血栓形成、慢性肠系膜血管闭塞缺血四种情况。

一、急性肠系膜上动脉闭塞

急性肠系膜上动脉闭塞是肠缺血最常见的原因，可以由栓子的栓塞或动脉有血栓形成引起。两者的发生率相近，分别为55%与45%。肠系膜动脉发生急性完全性闭塞而导致肠管急性缺血坏死，多发生于老年人。

（一）病因与病理

多数栓子来源于心脏，如：来自风湿性心脏病与慢性心房纤颤的左心房，急性心肌梗死后的左心室或以往心肌梗死后形成的壁栓，心内膜炎，瓣膜疾病或瓣膜置换术后等；也可来自自行脱落的或是经心血管导管手术操作引起的脱落，偶有原因不明者。肠系膜上动脉从腹主动脉成锐角分出，本身几乎与主动脉平行，与血流的主流方向一致，因而栓子易进入形成栓塞。

急性肠系膜上动脉血栓形成几乎都发生在其开口原有动脉硬化狭窄处，在某些诱因如充血性心力衰竭、心肌梗死、失水、心排出量突然减少或大手术后引起血容量减少等影响下产生。偶也可由夹层主动脉瘤，口服避孕药，医源性损伤而引起。

栓子通常堵塞在肠系膜上动脉自然狭窄部，如在空肠第1支的远端结肠中动脉分支处，或是更远的部分。而血栓形成都发生在肠系膜上动脉的第1cm动脉粥样硬化部分。不论是栓子或血栓形成，动脉被堵塞后，远端分支即发生痉挛。受累肠管呈苍白色，处于收缩状态。肠黏膜不耐受缺血，急性肠系膜动脉闭塞10min后，肠黏膜的超微结构即有明显改变，缺血1h后，组织学上的改变即很清楚。黏膜下水肿，黏膜坏死脱落。急性缺血的初期，肠平滑肌收缩，其后因缺血而松弛，血管痉挛消失，肠壁血液瘀滞，出现发绀、水肿，大量富含蛋白质的液体渗至肠腔。缺血后短时间内虽然病理生理改变已很明显，但如果动脉血流恢复，小肠仍可具有活力，不过将有明显的再灌注损伤。缺血继续长时间后，肌肉与浆膜将坏死，并出现腹膜炎，肠管呈发绀或黯黑色，浆膜呈潮湿样，易破有异味，肠腔内细菌繁殖，毒性产物被吸收，很快因中毒与大量液体丢失而出现休克与代谢性酸中毒。血管闭塞在肠系膜上动脉出口处，可引起 Treitz 韧带以下全部小肠及右半结肠的缺血坏死，较少见。较常见的部位是在结肠中动脉出口以下，也可引起 Treitz 韧带和回盲瓣之间的大部分小肠坏死。闭塞愈靠近主干远端，受累小肠范围愈小。

当轻度缺血得到纠正后，肠黏膜将再生，新生的容貌形状不正常，有萎缩，并有暂时性的吸收不良，后渐恢复，部分坏死的肠组织将是瘢痕愈合以后出现小肠节段性狭窄。

（二）诊断

1.症状与体征

肠系膜上动脉栓塞或血栓形成都会造成缺血，故两者的大多数临床表现相同。患者以往有冠心病史或有心房纤颤，多数有动脉硬化表现。在栓塞患者，有 1/3 曾有肢体或脑栓塞史，由于血栓形成的病状不似栓塞急骤，仅 1/3 患者在发病后 24h 内入院，而栓塞患者 90% 在 1d 以内就医。

剧烈的腹部绞痛是最开始的症状，难以用一般药物所缓解，可以是全腹性也可是脐旁、上腹、右下腹或耻骨上区，初由于肠痉挛所致，其后有肠坏死，疼痛转为持续，多数患者伴有频繁呕吐，呕吐物为血水样。近 1/4 患者有腹泻，并排出黯红色血液，患者的早期症状明显、严重，然腹部体征与其不相称，是急性肠缺血的一特征。开始时腹软不胀，轻压痛，肠鸣音存在，其后腹部逐渐膨胀，压痛明显，肠鸣音消失，出现腹膜刺激的征象，说明已有肠坏死发生，患者很快出现休克现象。

2.辅助检查

化验室检查可见白细胞计数在 20000 以上，并有血液浓缩和代谢性酸中毒表现。腹部 X 线片难以明确有肠缺血的现象，在早期仅显示大肠和小肠有中等或轻度胀气，当有肠坏死时，腹腔内有大量积液，平片显示密度普遍增高。腹部选择性动脉造影对本病有较高的诊断价值，它不但能帮助诊断，还可鉴别是动脉栓塞，血栓形成或血管痉挛。动脉栓塞多在结肠中动脉开口处，造影剂在肠系膜上动脉开口以下 3~8cm 处突然中断，血栓形成则往往在肠系膜上动脉开口处距主动脉 3cm 以内出现血管影中断。小栓子则表现在肠系膜动脉的分支有闭塞现象。有时还可发现肾动脉或其他内脏动脉有阻塞。血管痉挛显示为血管影有缩窄但无中断。血管造影明确病变的性质与部位后，动脉导管可保持在原位上给予血管扩张药如罂粟碱、苄胺唑啉等以解除栓塞后引起的血管痉挛，并维持至手术后，药物结合取栓术或栓塞病变治疗后，可有利于提高缺血肠的成活率，术后还可利用这一导管再次造影以了解肠系膜血管循环的状况。

（三）治疗

急性肠系膜缺血患者的早期诊断较为困难，当明确诊断时，缺血时间已长，肠已有坏死，同时患者有较严重的心脏病，给治疗带来更多的风险。虽然，当代多主张采用积极的放射介入或手术治疗，但总的效果仍不佳。

在对患者一般情况及心脏情况予以诊断及处理后，即进行选择性动脉造影，如发现有栓塞及血管痉挛时，可经动脉导管灌注罂粟碱，也可灌注溶栓药如尿激酶、链激酶以溶解栓子，有报道应用经皮血管腔内气囊成形术者，但效果都不肯定，仅有少数早期患者经治疗后可获得疗效，这些治疗方法虽有发展的前景，但当前仍是以手术治疗为主，特别是患者已出现腹膜刺激症状时则更不宜等待。剖腹探查发现栓塞位于一个分支或主干的远端，肠管缺血的范围不大，并已出现坏死现象时,则可进行部分肠切除吻合术。

如果动脉主干已栓塞,累及全部小肠及右半结肠,肠管虽有充血但未肯定已坏死时,应立即将主干游离切开取栓并清除远端血凝块。如为血栓形成则需要做血管内膜切除术,清除血栓直至上下段均有血液通畅地流出,动脉切开部以自体静脉做片状移植修补。如栓塞段甚长,取栓后仍无血液流出或不畅,则可应用自体大隐静脉做腹主动脉或髂动脉与栓塞以下通畅的肠系膜血管之间进行搭桥手术。在进行血管手术前应从静脉给予肝素以防闭塞部远端血管有血栓形成,同时在手术时可在肠系膜上动脉主干周围直接在闭塞部下方的动脉内直接注入血管扩张药,以解除已存在的血管痉挛。

经探查后,肠系膜上动脉主干阻塞,且累及的肠管已坏死,范围虽大也只能将坏死肠切除,吻合剩余肠恢复胃肠道的通畅,切除缘必须保证血供良好,以免术后发生肠瘘。术后按短肠综合给予积极治疗。

为了解血液恢复后肠襻的活力,除观察肠管颜色、蠕动及肠系膜缘动脉搏动外,还可用荧光探测局部有无血液循环。从周围静脉内注射1g荧光素钠后,于暗室中通过紫外线光观察肠管,局部如发黄色荧光则有血循环存在,肠管有活力。应用多普勒超声测定肠系膜血管也是一种常用的方法,其他尚有肠肌的肌电测定,^{99m}Tc标记白蛋白检测,肠管表面氧检测,一级红外线体积描记图等,但均需有特殊设备与时间。当不能完全肯定肠是否仍有活力,需将远近段肠管提出腹外造瘘,也可将肠管纳入腹腔关闭,术后供氧纠正血浆容量,应用强心药提高心排出量,从选择性肠系膜上动脉导管灌注血管活性药物,以扩张血管增加血流量,并在术后24～36h再次剖腹观察肠管情况,当可确定肠管是否存活。再次剖腹应决定于第1次手术结束时而不是在术后再作考虑,术后疼痛、压痛与肠麻痹将掩盖肠坏死的表现。因此,当再次剖腹一经决定必须按时实行,以确保及时处理已坏死的肠管,增加患者的安全性。

急性肠栓塞患者术后的监测、治疗甚为重要,尿量、中心静脉压、肺动脉楔压、动脉血气分析,水、电解质等的测定如有异常均需及时加以纠正,预防心力衰竭的发生。手术前后需应用合适的抗生素防治感染。如原已置有动脉导管者可经导管继续给予抗凝药与血管扩张药,并在24h后造影观察血管是否通畅。在未放置导管者,术后宜立即给予肝素以防再发生栓子与肠系膜血管术后栓塞。也有学者不赞成用肝素以防肠管出血而应用低分子右旋糖酐。这类患者术后宜较长时间应用华法林以减少再次发生栓子。

急性肠系膜上动脉闭塞的预后较差,病死率在85%左右,栓塞患者为75%～80%,而血栓形成患者为96%～100%。积极的放射介入与外科治疗可改善预后,再次剖腹观察对减少这类患者的术后病死率与并发症发生率有着积极意义。短肠综合征,再栓塞,肠外瘘,胃肠道出血,局限性狭窄是术后可发生的并发症。

二、非闭塞性急性肠缺血

在急性肠缺血患者中,有20%～30%的动脉或静脉主干,上未发现有明显的阻塞,也有报道比例数可达50%。

(一)病因与病理

产生非闭塞性急性肠缺血的病因是一些间接引起广泛血管收缩的因素,心肌梗死、充血性心力衰竭、心律不齐、主动脉瓣闭锁不全,肝、肾疾病,休克,利尿引起的血液浓缩等都是潜在的诱因,可导致心排出量下降、低血容量、低血压,使肠管处于一种低灌压及低灌流状态。洋地黄是常用以治疗心脏疾患的药物,它可直接对肠系膜上动脉的平滑肌产生作用引起血管收缩,虽然内脏血管收缩通常是一种重要的生理代偿机制,但过度代偿会导致持久地血管收缩,甚至原有的刺激因素已经消除,血管收缩仍然存在。当血管内流体静力压小于血管壁的张力时,血管即塌陷,黏膜下层形成短路,绒毛顶部出现缺氧、坏死,继而累及黏膜及肠壁的深层。当前认为肾素-血管紧张素轴与血管加压素以及再灌注损伤是非闭塞性急性肠缺血的重要病理生理改变。

非闭塞性肠缺血的肉眼和显微镜所见与急性肠系膜动脉阻塞相似,但它的病变更为广泛,可累及整个结肠与小肠。然而有时缺血可呈片状或节段样。肠黏膜有广泛出血性坏死伴溃疡形成,黏膜下层血管内有大量红细胞沉积。

(二)诊断

1. 症状与体征

非闭塞性肠缺血的患者几乎全部发生在导致低血流、低灌注的疾病,如充血性心力衰竭、心肌梗死等其中的一种情况。临床表现与急性肠系膜上动脉闭塞相似,只是过程较缓慢,这类患者出现严重腹部不适乏力,早期腹部检查结果与患者主诉的严重度不相符。当肠坏死发生后,腹部刺激症状甚为明显,伴有呕吐、休克,常有腹泻及血便,75%的患者有白细胞计数增加,常有血液浓缩。

2. 影像学检查

当这类存在着潜在诱因患者出现剧烈腹痛,腹部体征又不相符时,应考虑到有这一可能性。腹部X线片仅能显示有肠麻痹。选择性造影是主要的诊断措施,肠系膜上动脉主干没有闭塞,而在中小分支中可能有散在的节段性狭窄,只表现有动脉硬化存在,在排除急性肠系膜动脉闭塞后可诊断本病。

(三)治疗

治疗非闭塞性肠缺血的同时应找出诱因,对引起肠血管收缩的原因如充血性心力衰竭、心律不齐等加以处理,选择肠系膜上动脉造影甚为重要,不但可明确诊断,也是药物治疗的一个重要途径。在动脉主干为闭塞的情况下可以灌注罂粟碱、妥拉唑啉、胰高血糖素、前列腺素 I^2 等血管扩张药,是否需用抗凝药尚无定论。Boley 提出一次注射妥拉唑啉 25mg 后,接着用罂粟碱 30~60mg/h,能有较好的效果。经过非手术治疗后症状有好转时,可再次造影观察肠循环的情况,如循环有改变可继续进行药物治疗。在应用血管扩张药的同时,有学者建议加用持续硬脊膜外阻滞麻醉,以改善肠系膜血循环。还得重视对再灌注损伤的治疗,胃肠减压、输氧与抗生素也都是重要的辅助治疗措施。由于治疗较晚,诊断也不易确定,多数情况下,非手术治疗后腹部体征未能消失,仍须进行手术探查。手术探查的重点是坏死的肠管,肠系膜动脉搏动可触及,但小肠、结肠以致胃部可能有片状的坏死区,切除往往无法进行,局部在一段肠管的坏死可进行切除吻合,术后继续用肠系膜上动脉插管输注血管扩张药物,并重复造影以了解肠循环的情况,术时对切除端的活力有怀疑者,应考虑 24~36h 后再次剖腹探查。

由于本病是在严重的原发基础上发生的,发生后治疗又难以及时,并发症多,病死率可高达 80%~90%,积极重视低血流状态的发生与处理是预防本病的基础。

三、肠系膜上静脉血栓形成

肠系膜上静脉血栓形成于 1935 年为 Warren 等首先描述,其后逐渐被认识,大都为急性血栓形成,占急性肠缺血的 3% ~7% 。

(一)病因与病理

急性肠系膜上静脉血栓形成有些是原因不明的,但多数是继发于其他一些疾病,最常见的是血液凝血病如真性红细胞增多症、抗凝血酶Ⅲ缺乏、C 蛋白缺乏、镰形细胞病等,这类患者也常有其他部位静脉血栓形成。腹腔内感染、肝门静脉高压、钝性创伤或手术创伤、肾移植、脾切除等也都是其诱因,口服避孕药而引起静脉血栓形成的可能性也应引起重视。

静脉血栓通常是累及肠系膜静脉的分支与造成节段性肠缺血,但有可能血栓逐渐蔓延至肠系膜上静脉导致广泛系膜缺血。静脉血栓形成早期的病理改变为肠壁明显水肿、充血与黏膜下出血,肠腔内有血性液体,肠系膜也有充血水肿,腹腔内脏有血性渗出液,肠坏死的发展速度较急性动脉栓塞为缓慢。静脉血栓形成后,静脉反流滞留,可引起动脉痉挛与血栓形成,难以确定血栓形成原发在静脉还是动脉。

(二)诊断

1.症状与体征

静脉血栓形成的症状为逐渐加重的腹部不适,腹胀、食欲缺乏与大便习惯改变,这些症状可持续 1~2 周,然后突发剧烈腹痛、呕吐,约 1/5 的患者可能有腹泻与血便,血便较动脉闭塞为多见。腹部检查可见腹胀,有压痛及肌紧张,也可有腹腔积液。早期有肠鸣音活跃,以后肠鸣音减弱或消失。

2.辅助检查

白细胞计数增高并有血浓缩的现象。腹部 X 线片可见肠胀气,肠壁增厚及腹腔内积液的征象。腹腔穿刺可抽得血性液体。腹部超声波检查、CT 扫描、选择性肠系膜上动脉造影、核素扫描等虽可从各方面提供一些诊断依据,但最终还待手术探查确定。

(三)治疗

结合病史及其他表现提示为本病后,即应积极进行准备及早手术,静脉血栓形成往往累及分支,因此坏死可能仅及一段肠管,但血栓有蔓延的可能,术后发生瘘的机会亦多,因此实施静脉切开取栓术的可能性极小。静脉切除的范围应广一些,包括含有静脉血栓的全部系膜。

术后易再有血栓形成,应进行抗凝治疗 3 个月。肠系膜静脉血栓形成经手术及抗凝治疗后,预后较动脉栓塞为好,病死率在 20% 左右。

四、慢性肠系膜血管闭塞缺血

(一)病理

动脉粥样硬化,管腔逐渐狭窄以致闭塞是慢性肠系膜血管闭塞的主要病因,有学者称之为肠绞痛或腹绞痛。虽然肠系膜动脉硬化在老年患者较常见,但发生慢性肠系膜血管闭塞症状者却不多,更不致发生肠坏死,主要是由于腹腔内脏有 3 条供应动脉,即腹腔、肠系膜上及肠系膜下动脉,互相之间有侧支循环形成。但如动脉硬化累及的范围较广,2~3 支均有病变时,将有血供应量不足,影响了胃肠道的消化功能而出现症状。内脏动脉有纤维肌层增生,腹部创伤或腹主动脉瘤累及腹腔、肠系膜动脉也可以产生慢性"肠绞痛",但甚为罕见。

(二)诊断

1.症状与体征

本病多发生在中、老年人,并常伴有冠状动脉硬化、脑血管硬化、周围动脉闭塞疾病和主动脉瘤等。进食后出现弥散性腹部绞痛,是肠绞痛的主要症状,餐后 15～30min 出现,2～3h 达到高峰,后逐渐消退,可向背部放射。腹痛的严重程度和时间长短与进食的量有关系。有时仅有饱胀或钝痛,有时则为剧烈绞痛伴恶心呕吐,症状呈进行性加重,发作日益频繁,患者因此而改变食物的种类,减少进食量,甚至出现恐食症不敢进食,尚可有肠胀气,便秘或腹泻,粪便量多且呈泡沫状,含有大量气体与脂肪。患者体重有明显下降,平均在 10kg 以上,常被疑有恶性肿瘤。症状持续数月或数年后患者可能发生急性肠系膜血栓形成和肠梗死,有学者认为 1/4 的急性肠梗死发生在慢性肠动脉闭塞的基础上。但慢性肠血管闭塞的患者将有多少发生闭塞则无法统计。

2. 辅助检查

除营养不良外,体检和化验检查并无特殊点,虽在 60%～90% 的患者上腹部可听到收缩期杂音,但无特异性,有时在正常人也可听到。腹部 X 线片和钡剂造影、内镜检查、腹部超声检查与 CT 检查等对本病有特殊的诊断意义,但亦应与溃疡病、胆囊炎、胰腺炎、癌以及腹膜后肿瘤相鉴别。

动脉造影是诊断本病的一项重要的检查,先进行腹主动脉造影,并应强调照侧位像一边观察位置向前的腹腔和肠系膜上动脉的出口处,后再分别进行腹腔动脉、肠系膜上动脉与肠系膜下动脉选择性动脉造影,以观察腹内 3 根主要动脉的硬化与侧支循环的情况,一般有 2 支动脉受累而侧支循环建立不多则将产生症状,但应注意的是动脉造影有诱发急性闭塞的可能,造影前后应加以预防,纠正血浓缩,给予血管扩张及 1～2 次常用剂量的抗凝药等。

(三)治疗

症状轻的患者可以试用非手术治疗,给予血管扩张药物,静脉滴注低分子右旋糖酐,防止血浓缩,采取少量多次进餐,从静脉补充部分营养等。但如发现腹腔动脉或肠系膜动脉出口处有明显狭窄变化。患者一般情况较好时,应积极考虑手术治疗。因为手术不仅能解除肠绞痛,而且还可避免以后发生急性肠梗死的比例,但多数学者仍赞成先进行血管重建术,因急性肠梗死的治疗效果不佳。

血管重建手术可分为三类:①血管内膜剥脱术;②将肠系膜血管狭窄段切除,然后将该动脉植入腹主动脉;③应用自体静脉或人造血管跨越狭窄段行搭桥手术。三类手术中以第三类应用较多,手术操作较方便,效果亦较好,如肠系膜上动脉出口处有狭窄,可在肠系膜上动脉与腹主动脉间搭桥,为解决腹腔动脉开口处狭窄,可在脾动脉或肝动脉与腹主动脉间搭桥,或者将脾动脉游离后与腹主动脉壁做端侧吻合术。

(杨三龙)

第九节 小肠瘘

一、病因

小肠瘘原因很多,大致可分为手术、损伤、疾病引起和先天性等。其中绝大部分为手术所引起。

（一）手术所致

手术为引起小肠瘘最常见的原因。西安医学院王居邻等报道 1957～1983 年间收治的 82 例小肠瘘中 95.1% 为手术后发生的。Roback 等报道 55 例高位小肠瘘除 1 例为克罗恩病并发肠援外均发生于手术后。手术后产生肠瘘的原因是多种多样的。

1. 胃肠道吻合口漏

胃肠道吻合口漏是引起肠瘘的常见原因。很多吻合口漏是因为操作技术上的缺点。例如吻合两端胃肠道管径相差过多，吻合时对合不够均匀使在一处存在较大孔隙；吻合口吻合过密或过疏；吻合口血供不足或张力过高；吻合部肠壁水肿、瘢痕或有癌肿浸润等。又手术后吻合口远端肠道梗阻或近侧胃肠道减压不良亦为产生吻合口瘘的原因。

2. 十二指肠瘘

由于仅有部分腹膜覆盖、十二指肠在吻合或缝合后易发生瘘。按瘘发生于残端缝闭处或肠壁切开缝合处可分为端瘘和侧瘘，其中以侧瘘丢失肠液更为严重，预后也更差。端瘘多发生在胃切除术后，或因残端有瘢痕组织，或因血供不足，或因缝合操作不当，如内翻过多、张力过高等引起。侧瘘很大一部分乃经十二指肠肝胰括约肌切开成形术后，或因切开缝合时有疏漏产生十二指肠后壁漏，或因十二指肠前壁纵切后横缝张力过高而漏；亦可发生于右肾切除术或右侧结肠手术时误伤十二指肠。

3. 手术损伤

腹部手术时如显露不佳或广泛肠粘连，或因术者经验不足、动作粗暴时可损伤肠壁或其血供应而造成肠瘘。其中特别以广泛性肠粘连手术分离最易损伤肠壁，需特别予以注意。

4. 手术后遗留纱布等异物或引流管、钢丝缝线等放置不当

腹腔内遗留纱布大多造成肠穿破和腹腔脓肿，脓肿或自行穿破切口，或经手术引流后形成外瘘。腹部手术后安放引流管不当（管太硬，导管紧压肠壁上）可压迫、磨损肠壁而形成外瘘。手术后腹壁盲目截创放入引流管时应小心轻柔以避免损伤。此外腹腔内引流管负压吸引有可能吸住肠壁，引起肠壁缺血坏死穿孔，应予避免。如有必要持续负压吸引，应当用双套管引流。

为减张用钢丝缝线最好放在腹膜外，否则当肠过度胀气时钢丝压在肠壁上而发生肠瘘。

（二）外伤

腹部锐性或钝性外伤均有可能损伤肠管而成肠瘘。尤其是部分位腹膜后的十二指肠，因固定而易受挤压伤。肠穿破一般进入游离腹腔，造成弥散性腹膜炎；后壁穿破形成腹膜后脓肿，以后可破入游离腹腔。

有报道针刺治疗造成肠瘘的。放射治疗也有可能损伤肠壁而造成瘘。

（三）疾病造成小肠瘘

急性阑尾炎穿孔后常形成阑尾周围脓肿，引流后往往形成阑尾残端瘘。炎性肠病如克罗恩病、肠结核等和肠道肿瘤均可形成肠穿破和肠瘘。克罗恩病和腹腔脓肿等炎性疾病尚可造成不同肠段间的内瘘。另一种常见的内瘘为胆囊或胆管与肠段间的内瘘。当胆囊因炎症与十二指肠发生粘连后，胆囊内结石可压迫胆囊粘连处造成缺血、坏死后成为内瘘（胆囊十二指肠瘘）。胆囊瘘也可通入胃或结肠。十二指肠球部溃疡亦可合并胆囊或胆管十二指肠瘘。

急性坏死性胰腺炎并发脓肿后也可破溃入肠道而形成肠瘘。

（四）先天性异常

脐肠瘘可造成先天性脐部肠瘘。

二、病理生理

小肠瘘引起的病理生理可因瘘部位的高低而异。一般说高位肠瘘的生理扰乱较低位瘘为重。大致有下述病理生理改变。

1. 失水和电解质、酸碱平衡的紊乱

成年人每日胃肠道分泌液量估计为 7000~10000mL，大部分在回肠和结肠近段重新吸收。所以十二指肠和空肠上段的高位小肠瘘每日丧失肠液量较多，可高达 7000mL。因此，如未能得到及时补充，可很快造成脱水、低血容量、周围循环衰竭、休克。

在大量失水的同时尚有电解质的丢失，具体根据瘘的部位而异。如主要丢失胃液则电解质的丢失以 H^+ 和 Cl^- 为主，如损失肠液则以 Na^+、K^+ 和 HCO_3^- 为主。一般小肠瘘可每日丢失 NaCl 20~40g。随着电解质的丢失必然影响酸碱平衡，大量碱性肠液丧失往往引起代谢性酸中毒，如丧失酸性胃液则可产生低钾性碱中毒。

低位肠瘘的水和电解质的丢失较少，如回肠远段瘘每日失液量仅 200mL，很少引起严重的生理扰乱。

高位小肠与结肠间的内瘘将一长段具有重要消化吸收功能的肠段短路，可产生严重腹泻，同样可引起严重的水电解质紊乱和营养障碍。

2. 感染

少数小肠瘘乃手术引流处不愈合而形成，如十二指肠或空肠造口不愈合；另有一些内瘘系通过已粘连的两个空腔脏器间逐渐穿通而形成；这些瘘在形成过程中不伴有明显的局部或全身感染。然而大多数肠瘘在形成过程均并发局限性或弥散性腹膜炎，并发单个或多个脓肿。

患者有发热、腹痛、腹胀，胃肠道功能紊乱如恶心、呕吐、食欲缺乏、腹泻或无排便排气，消瘦，中毒症状，甚至败血症、休克、死亡；亦可并发应激性溃疡，消化道出血，中毒性肝炎，ARDS，肾衰竭等。

3. 营养不良

随着肠液的丢失尚有大量消化酶和蛋白质的丧失，消化吸收功能受到损害，于是造成负氮平衡，维生素缺乏，患者体重急剧减轻，贫血，低蛋白血症，甚至形成恶病质而死亡。

4. 瘘口周围皮肤糜烂

由于消化液长时间浸蚀，瘘口周围皮肤极易发生糜烂，患者诉剧烈疼痛。尤其高位肠瘘肠液内含丰富消化酶，更易产生皮肤损害。腹腔内瘘管旁肉芽组织亦可受消化液的腐蚀而出血。

5. 肠瘘本身的病理改变

肠瘘的发展变化与其最终结局总是与肠瘘所在部位的肠管与邻近组织的病理情况密切相关。在早期，肠瘘附近的肠管多有水肿和炎症，并常伴有相应的动力障碍，因而导致肠内容物的滞留以及肠内压的增高，使瘘口继续增大，瘘出液亦增加。经过引流及抗感染等其他治疗后，肠壁及周围组织的炎症及水肿逐渐消退，肠道的通畅性恢复，瘘口亦随之缩小，流出量开始减少。肠瘘周围粘连、肉芽组织增生形成管状瘘，最后瘘管被肉芽组织填充并形成纤维瘢痕而愈合。这是小肠瘘由小变大，经过妥善处理后再由大变小而最终愈合的过程。

有一部分瘘不能自然愈合，需进一步手术治疗。为了便于指导临床治疗，根据肠瘘的全身及局部病理变化过程,可把整个病理过程分为 3 个阶段。

第一阶段:从肠瘘的发生到病情稳定,一般为 2~3 周。这一阶段的主要矛盾是腹膜炎、腹腔脓肿和由于丢失大量肠液所造成的水、电解质失衡。在治疗上应针对上述几个矛盾采取积极有效的措施,力争使病情早日稳定。

第二阶段:腹膜炎已得到控制,脓肿已被引流,肠液的丢失开始减少,病情相对稳定。随着病期的延长,营养问题将转为主要矛盾,应把减少肠液的丢失、补充营养、促进肠瘘的缩小及伤口愈合放在重要地位。如果此阶段旷日持久,仍可发生其他并发症,甚至导致患者因衰竭而死亡。

第三阶段:全身情况从稳定转向好转,体重开始增加,瘘口局部随着肉芽组织的增生和瘢痕的形成而逐渐缩小,大部分管状瘘可自行闭合。不能自行闭合的管状瘘以及唇状瘘,也具备了进行手术修补的条件,经过必要的准备可择期进行手术治疗。

三、分类

肠瘘的分类可从不同角度进行,常用的分类方有以下几种。

1. 根据病因分类

根据病因可分为损伤性、炎症性和肿瘤性 3 种。

2. 根据解剖部位分类

根据瘘的原发部位而命名。如十二指肠瘘、空肠瘘、回肠瘘和结肠瘘等。有人把十二指肠及十二指肠悬韧带以下 100cm 范围内的肠瘘称为高位小肠瘘,远端回肠瘘则称为低位小肠瘘。这种分类主要着眼于可能引起的水、电解质失衡的性质和程度,便于指导临床治疗。

3. 根据肠瘘与皮肤相通的情况分类

根据肠瘘与皮肤相通的情况可分为间接性(亦称为复杂性)和直接性(亦称为单纯性)两种。一般在瘘的始发阶段多为间接性肠瘘,肠内容物聚集在腹腔某处而间接地引流到腹外,这种肠瘘对患者的危害性最大。

4. 根据瘘的形态分类

根据瘘的形态可分为唇状瘘和管状瘘。前者是指肠黏膜部分外翻与皮肤周边愈合呈唇状而得名,此瘘多不能自愈。后者则不然。此分类对治疗有一定指导意义。

5. 根据肠瘘发生在肠管的侧面还是断端分类

根据肠瘘发生在肠管的侧面还是断端可分为侧瘘和端瘘。侧瘘丢失的肠液较为严重,预后也较差。

6. 根据空腹时 24h 内经瘘口的流出量分类

根据空腹时 24h 内经瘘口的流出量可分为高流量性和低流量性两种。一般在 24h 内经瘘口流出 1000mL 以上肠液的称为高流量性肠瘘。

7. 根据瘘的数目分类

根据瘘的数目可分为单发性和多发性。这些分类都是从某一个侧面出发而提出的,其目的是为了对瘘的各个方面做出估计,以便于指导临床治疗。因此,当肠瘘发生后,经过一个阶段的紧急处理,要尽可能对已发生的肠瘘做出定性、定位以及定量的诊断,综合上述各种分类,做出全面的综合判断,以便更好地安排治疗计划。

四、临床表现

胃肠道手术或腹部外伤后从切口或创口持续流出肠内容物就提示有肠瘘存在。如手术或伤后出现腹膜炎症状和体征时亦首先应当考虑到有肠瘘的可能而应予以确诊并处理。

有时经验不足的外科医师面对一名发热 38℃、脉率 100/min、腹胀、腹部压痛的术后患者往往由于其无主诉腹痛、发热不太高，又无腹肌强直而迟疑不决、贻误诊断时机而导致死亡。实际上腹部手术后患者对腹腔感染的反应与正常人有所不同，发热、腹痛、腹肌收缩等反应均明显减弱。

这一点应予注意。遇到这类病例，应做 B 超和腹部摄片检查，观察有无腹腔或膈下脓肿或膈下游离气体，有阳性发现应予引流；即使无阳性结果仍不能除外，可做事腹腔穿刺以证实临床诊断。必要时可重复上述检查。

小肠瘘的临床表现因不同部位，不同病因而异，而且瘘形成的不同时期亦有不同表现。

一般于胃肠道手术后 2～7d，患者主诉不适，腹胀，胃肠功能未恢复，体温持续在 38℃以上，脉搏每分钟 >100 次，白细胞计数增高。表现为恶心、呕吐，无肛门排便、排气，或大便次数增多，但量少，为水样稀便，解便后仍感腹部不适。腹部体征呈腹腔感染、腹膜炎、肠麻痹表现。

腹部切口红肿，为典型的切口感染。当切口穿破后可排出脓血性液体，24～48h 后流出大量液体，即肠液。经引流后，患者发热和白细胞计数增高等症状可有所好转。

由于丢失大量肠液，可造成严重的水、电解质失衡，甚至出现低血容量性休克。患者不能进食，加上营养补充又困难，很快出现体重下降、消瘦，表现为营养不良。患者又可并发脓毒血症和（或）败血症，以致多器官功能衰竭而死亡。如引流通畅，感染得到控制，一般情况好转，又能及时有效地补充营养，瘘口可自行关闭。

另由于大量肠液自瘘口流出，因此瘘口周围皮肤往往潮红、糜烂，呈湿疹样改变。

引流量的多少，对于估计瘘位置的高低很有价值。一般讲，高位小肠瘘引流量多而质稀薄，内含胆汁及胰液，而低位小肠瘘的引流物较少且质稠。切口筋膜裂开的引流液较清，多发生于术后 2～5d。因此，发生时间有助于鉴别切口筋膜裂开还是早期肠管破裂。

五、诊断

腹部外伤或手术后，凡出现以下情况时，即应考虑有肠瘘的可能：①腹部切口或创口和（或）引流管有持续多量的渗液；②自切口或引流管出现胆汁样液体、排出气体或引流出粪便样液体；③术后出现持续的膈肌刺激（如呃逆）、盆腔刺激（如里急后重）或腹膜炎体征；④术后出现不明原因的持续发热以及腹痛。

应当指出，术后出现腹膜炎症状和体征时，应考虑有肠瘘的可能性。腹部手术后的患者对腹腔感染的反应与正常人不同，腹痛以及腹肌收缩等反应均明显减弱。因此，面对一位术后持续体温在 38℃以上，脉搏每分钟 ≥100 次，仅有腹胀而无明显腹痛，亦无腹肌强直的患者，应警惕存在腹膜炎的可能。此时 B 超、腹部 X 线片和诊断性腹腔穿刺常会有阳性发现。必要时可重复检查。当外瘘形成后，诊断已不困难。但为证实诊断和进一步了解其病理，可做下述检查。

1. 口服染料试验

口服染料试验乃最简便实用的方法。给患者口服染料如亚甲蓝、骨炭末、刚果红或靛胭脂等，观察有无染料从瘘口排出，并根据排出的时间推测瘘的部位高低，排出染料数量的多少也可作为推测瘘口大小的一个指标。

2. 瘘管造影

瘘管造影是更可靠更直接的检查方法。从瘘口插入一根细塑料导管,瘘口用金属物作标志。从导管注入造影剂如泛影葡胺,12.5%碘化钠或碘油等,同时在荧光屏上观察造影剂的走向。此时可调节导管插入深度,造影剂注入数量和患者体位。挑选合适时间摄片,并在几分钟后可重复摄片,据此了解瘘管长短,通向何段肠道,有无脓肿存在等。

3. 胃肠道钡剂造影

胃肠道钡剂造影亦可显示肠瘘的部位。但由于钡剂较水溶性造影剂为稠,较难完整显示整个瘘管和脓肿。

但可观察有无瘘远侧肠道梗阻。另一方面小肠内瘘无法做上述瘘管造影等检查,胃肠钡餐检查就成为主要的诊断检查措施。如怀疑结肠瘘时也可做钡剂灌肠检查。如为胆系肠道间内瘘,腹部平片就可见到胆道内气体显影,在钡餐时则可见到钡剂通过胃肠道瘘口向上进入胆囊或胆管而证实诊断。

4. CT、B超检查

B超有利于腹腔脓肿的定位诊断。肠襻间隐匿部位的脓肿因肠腔的积气而影响检查时,腹部CT检查帮助诊断。

六、并发症

小肠瘘每日丧失肠液量较多,如未能得到及时补充,可很快造成脱水、低血容量、周围循环衰竭、休克等并发症。

小肠瘘造成胃肠道功能紊乱,可出现腹泻或无排便排气,消瘦,中毒症状,甚至败血症、休克、死亡;亦可并发发应激性溃疡,消化道出血,中毒性肝炎,ARDS,肾衰竭等。

小肠瘘应该如何预防?小肠外瘘多数是在腹部手术发生的,其主要原因有机体内环境、营养状况和免疫功能等。除急诊手术时间紧迫外,对择期手术应做充分的术前准备,纠正水电解质紊乱,改善营养,控制感染,将有效地减少肠瘘的发生。

对广泛的腹腔粘连手术,操作要耐心细致,减少肠壁的损伤,范围小的浆肌层破裂要予修补,损伤范围较大而其累及的肠段不长者,可考虑切除粘连肠段。对炎症性肠梗阻的手术指征要严格掌握。

吻合口破裂是导致肠瘘形成的主要原因之一。吻合口破裂导致肠瘘的原因很多,吻合技术是其中关键,缝合过密反导致局部组织缺血而愈合不良,缝合过疏可引起吻合处渗漏。术后有效的胃肠减压是预防吻合口瘘的有效措施,控制腹腔内感染是保证吻合良好愈合的要素。

必要的腹腔引流也是重要的。

七、治疗

(一)小肠内瘘的治疗

首先要解决原发病变,如为肠克罗恩病或其他腹腔内炎性病变所致,应先控制原发病的急性病变,然后施行手术治疗。可施行单纯瘘口修补术,如胆囊十二指肠瘘可在分离两者间粘连后切除十二指肠瘘口四周的瘢痕组织后横行缝合创口,再切除病变的胆囊。如内瘘处肠管有瘢痕狭窄、肿瘤或重度炎症等,宜切除病变肠段做对端吻合。

（二）小肠外瘘的治疗

因不同病期而异。以下分三个时期来叙述，但需指出，下述时间的划分只是大致的，是可以根据不同患者而变化的。

1. 早期

腹膜炎期，大致在发病后 2～4 周。治疗的关键是及早通畅地引流，控制感染，同时纠正低血容量和水电解质紊乱，注意保护瘘口周围皮肤。

（1）发现腹腔脓肿，即予彻底引流：诊断腹膜炎或腹腔脓肿后，可做短时间准备后及早剖腹引流。吸尽脓液，找出瘘口，冲洗腹腔后安置双套管引流。注意有多发脓肿的可能而勿遗漏。

引流管宜放到瘘口附近的最低位。最好在双套管上另固定一根细塑料管以做冲洗用，可不断用含抗生素的无菌水冲洗脓腔和引流管，以保证良好引流。

（2）纠正低血容量和水、电解质紊乱：很多肠瘘患者有血管内和组织间液的重度丢失。所以在剖腹引流前应首先纠正低血容量，并补充足量的等渗液。同时安放胃肠减压使胃肠道处于功能静止状态，减少分泌，减低丢失量。引流术后的补液量和组成可参考肠瘘引流量和胃肠减压量、尿量、皮肤的弹性等加以调节，尚可测定电解质和血气分析以了解电解质和酸碱平衡的紊乱程度，必要时亦可测定中心静脉压。一般在治疗头几天内即可完全纠正，以后再根据丧失量予以补充以维持内环境稳定。

（3）应用抗生素以控制感染扩散：可应用一种广谱抗生素和一种氨基苷类药物，如疑有厌氧菌可加用甲硝达唑。必须强调的是，抗生素不能替代手术引流，只能作为手术治疗时的辅助措施。如经过上述治疗后仍继续有感染中毒现象，提示尚有腹腔脓肿存在的可能，须重复摄片及 B 超检查，必要时做 CT 检查以发现脓肿予以处理。

（4）控制肠瘘，防止皮肤糜烂：小肠瘘尤其高位肠瘘由于含大量消化酶，极易引起皮肤糜烂，患者深感痛苦，且影响瘘管的手术治疗。对不同患者应设计不同的收集肠瘘液的方法。除最常用的双套管负压持续吸引的方法外，尚可让患者俯卧在分开的被褥上，让瘘口处于身体的最低位。每日记录引流液量以了解瘘的发展，并据以决定补液量。瘘口周围皮肤必须涂氧化锌软膏，Karaya 胶等以防止皮肤糜烂。

2. 中期

中期大致为病后第 2、3 个月。腹腔内感染已基本控制，外瘘已形成。此期除继续注意保持良好引流和控制感染外，还应继续保护瘘口旁皮肤。更重要的是补充营养，增强体质，争取肠瘘自行闭合。

肠瘘的死亡原因除感染未能控制而合并脓毒症外，另一重要原因乃营养不良，体重减轻，贫血和低蛋白血症。

这是由于从肠瘘丧失过多，而热能的摄入不足。很多学者强调治疗肠瘘时改善营养的重要作用。南京军区总院报道人血清白蛋白低于 2.5g/dL 者 33.8% 死亡，高于 2.5g/dL 者仅 6% 死亡。

补充营养的方法有多种，应根据具体情况予以选择。

（1）静脉营养：肠瘘初期不可经口进食，因为食物可在肠道内刺激消化液分泌而增加肠液的丢失，加重营养不良。所以在肠瘘的初期安放胃肠减压让胃肠道休息是必要的。在水和电解质紊乱纠正后即可开始静脉营养。只需控制感染，静脉营养完全可以使患者获得正氮平衡并保持满意的营养状态。如有必要,静脉营养可在肠瘘的整个治疗过程继续应用。肠瘘患者每日需要热能12552J以上,外周静脉补液难以完成这一要求,需在中心静脉内插管。长期大静脉内插管要注意防止导管感染。

(2)经导管或经口进食:从长远看,经消化道给营养优于经静脉营养,因为肠黏膜自身的代谢很大部分依靠肠腔内营养物。方法根据瘘位置而异。高位瘘可经口插管至瘘口下方灌注高热能高蛋白流质食物或混合奶,亦可在瘘远端做空肠造口灌注营养。低位瘘如回肠远段或结肠瘘可经口进正常饮食或要素饮食。

中段肠瘘的营养补充较为困难,往往除静脉营养外以给要素饮食效果较好。要素饮食含有大多数为单纯分子形式的营养物,包括寡肽氨基酸,三酸甘油酯、脂肪酸,低聚糖等,并按需加无机物和维生素。

通过以上治疗,有40%~70%的肠瘘可自行愈合。

3.后期

后期指肠瘘发生3个月后。此时营养维持满意,胃肠道功能已恢复,如肠瘘未愈合,可进行手术治疗。

在手术前可试用较简单的堵塞疗法:肠瘘远侧应当无梗阻,局部无肿瘤,脓肿或异物。当瘘口不大,瘘管尚未上皮化时,可用各种简单的堵塞瘘口的方法,如油纱布填塞,医用胶填塞,橡胶片堵塞等。如仍无效,可施行手术治疗。

(1)单纯肠瘘修补术:适用于瘘口较小、周围感染基本控制者,应切除瘘口周围瘢痕后再缝合,否则易失败。多数小的内瘘适宜于施行修补术。一些手术后吻合口漏的早期也可试行修补术,但失败率高。近年来用肠段浆膜片贴补覆盖修补处,可提高修补成功率。

(2)瘘口部肠段切除吻合:是肠瘘手术治疗最常应用的方法,也是效果最好的方法。

(3)肠瘘旷置术:适用于瘘口部肠曲粘连成团难以分离时,在粘连团外分离出远近侧两肠段予以切断后将远近两游离肠段对端吻合恢复肠通路,粘连团两端残端或缝闭或做腹壁造口,待瘘愈合后再做二期手术切除粘连肠团。

八、预后

小肠外瘘的病死率为10%~20%,在其预后因素中,患者的年龄、肠外瘘的病因、腹腔感染、瘘口的部位和数目、肠液引流量的多少均是影响其预后的因素。如70岁以上患者的小肠外瘘病死率达62%;高流量瘘的病死率超过20%;多发瘘的病死率高于单发瘘;正常肠段的肠瘘病死率不足20%,而病例肠段可达48%,放射性肠炎达77%,新生物肠段为54%;急诊手术引起肠瘘的危险性较择期性手术增加3~4倍;伴有腹腔感染者的肠瘘病死率高。

(杨三龙)

第十节 小肠肿瘤

小肠虽占消化道的极大部分,但总的说来,小肠肿瘤不论良性恶性,其临床发生率远较食管、胃、结肠或直肠等为低。小肠的肿瘤可作如下的分类。

1. 良性肿瘤

①腺瘤或息肉;②平滑肌瘤或腺肌瘤;③纤维瘤;④脂肪瘤;⑤血管瘤;⑥神经纤维瘤;⑦黏液瘤或黏液纤维瘤;⑧其他。

2. 恶性肿瘤

①癌(腺癌,乳头状腺癌,黏液腺癌);②肉瘤(纤维肉瘤,神经纤维肉瘤,平滑肌肉瘤,淋巴肉瘤);③类瘤或嗜银细胞瘤;④恶性色素瘤。

一、小肠的良性肿瘤

(一)发病率

小肠的良性肿瘤一般说来是肠道肿瘤中最少见的,约占胃肠道肿瘤的2%左右,其中恶性肿瘤占75%左右。好发部位是自上而下逐渐递增的趋势,大约半数的小肠良性瘤是在回肠,这与小肠恶性肿瘤的好发部位正好相反,后者多见于十二指肠。就小肠良性瘤的而言,则一般以平滑肌瘤最为多见,其次为腺瘤、脂肪瘤和血管瘤,其中平滑肌瘤约占良性瘤的1/2,腺瘤约占1/4。

(二)病理

不同的肿瘤有不同的病理情况。

1. 腺瘤

多数腺瘤呈乳头状或息肉样,发生在肠黏膜上,带蒂而向肠腔内突出,可以单发,可为多发性。腺瘤一般较小,自1mm至2~3cm为止,很少长到巨大的程度。一般腺瘤临床上并无重要性,但乳头状瘤较脆而易出血,少数腺瘤可以引起肠套叠,而约7%的腺瘤有恶变可能。

Peutz(1921)和Jeghers等(1929)曾相继对小肠的一种腺瘤样息肉作过详尽研究,认为有些息肉病肯定有家属遗传性,其息肉为多发性,患者的口唇和面颊常有特异的色素沉积,常称此病为Peutz-Jeghers综合征。这种息肉在外观上与一般的结肠息肉无大异,但在切片上可见此种息肉实为合有多种细胞的错构瘤,它不像结肠的家族性息肉病那样有强烈的恶变趋向,但个别病例也可能发生癌变。

2. 肌瘤

除胃以外,小肠是消化道中发生肌瘤最多的部位。小肠肌瘤大多是单发性,位于回肠位,可发生在任何年龄,而患者以男性为多(男女2:1)。

肠道肌瘤有两种生长形式:向肠腔内生长的肌瘤较小,除可引起肠套叠外一般不发生并发症,亦不至恶变而引起转移;另一种肌瘤向腹腔生长,可长至较大的程度,中心部分则坏死出血,而临床上有反复出血或穿孔的倾向,且在扪诊时可摸得肿块。

3. 纤维瘤

真正的纤维瘤少见,文献中报道的所谓纤维瘤大多是混合瘤,如纤维肌瘤、纤维瘤等。患者的年龄自8~66岁不等,性别无差异。纤维瘤绝大多数仅是单个,大小自1cm到10cm不等。一般说来,纤维瘤向肠腔内生长者不大而往往有蒂,故常引起肠套叠。其向腹腔内生长者有时可达巨大程度,但较罕见。

4. 脂肪瘤

小肠的脂肪瘤较为少见。尸解中发现脂肪瘤的发病率为0.16%。大多为单发,亦可为多发性。绝大多数的脂肪瘤是位于黏膜下层,向肠腔内突出。少数则位于肠壁的浆膜下层。瘤体大多很小,无临床症状,生长较大者可引起梗阻、出血,偶尔也有溃疡样腹痛。

5. 血管瘤

血管瘤可见于十二指肠、空肠和回肠的各个部位,在年龄和性别方面并无特殊,不少患者可同时伴有皮肤和黏膜的血管瘤。

血管瘤多发生于黏膜下层中,有时可累及肌层,但腹膜一般多属完整。绝大部分血管瘤多肠腔中突起,其黏膜虽一般不为瘤组织所侵及,但却易致溃疡,因而发生严重的肠道内出血。

有时也可发生类似溃疡性结肠炎或十二指肠溃疡的症状。

6. 其他罕见肿瘤

除上述几种良性瘤外,其余的小肠良性瘤如神经纤维瘤、黏液瘤、内皮瘤等也可发生,但更属罕见。

(三)诊断

1. 临床症状

多数的小肠良性瘤是在手术时或尸检中发现,因约半数患者可以完全没有临床症状,另半数患者虽有临床症状,但由于症状不典型,术前很难做出正确诊断。临床上疑为小肠肿瘤的依据,主要是由于有下列症状。

(1)出血:可以为间歇性的大出血,或持续性的小出血。患者常有明显的贫血现象,大便为柏油样,或者有隐血。此等患者如能除外十二指肠溃疡出血或直肠和结肠的肿瘤,即应考虑有小肠肿瘤的可能,尤其是血管瘤或平滑肌瘤。

(2)腹痛:因小肠良性瘤而引起的腹痛,可有如下不同表现。

1)急性腹痛伴有呕吐现象者,很可能有急性肠梗阻存在,此在成年人大多为肠套叠,是腺瘤所引起。肠套叠可能是慢性或复发性的,因而患者的腹痛可以呈间歇性的剧烈发作,发作时常伴有肠道的较多量出血,缓解后又可以毫无症状。

2)类似慢性肠梗阻的慢性腹痛,且伴有恶心及腹胀者,这在小肠良性瘤病例中比较少见,而多为癌、肉瘤等恶性瘤的表现。但有时向肠外生长的巨大良性肿瘤如肌瘤、神经纤维瘤等压迫肠道时,也能引起慢性腹痛。

3)有时小肠肿瘤可引起类似溃疡病的上腹部不适和疼痛,同时伴有恶心、腹胀和消化不良等现象。也有时可误诊为慢性阑尾炎或慢性胆囊炎。

(3)肿块:生长较大的肿瘤(如肌瘤、纤维瘤),尤其是向肠外生长者,有时可达巨大程度,可被扪及。

(4)穿孔:有时小肠肿瘤的最初症状为肠壁急慢性穿孔所致的腹膜炎或局部脓肿,此在平滑肌瘤的机会尤多。

有上述一种或几种症状而检查结果未能发现胃、结肠及直肠有病变时,就应考虑到有小肠病变的可能。但小肠病变究系肿瘤抑系其他疾患则不易确定,即使已初步诊断为肠肿瘤,除非已有明显的临床转移征象,亦难确定是良性瘤或恶性瘤。然而重要的是需要确定有无手术指征。

2. X 线检查

X 线检查对小肠肿瘤的诊断帮助不多。因多数肿瘤是向肠外突出,并不产生明显的 X 线征,即使向肠腔内突出的较小肿瘤,由于检查的间隔时间过长,在检查时钡剂可能已越过肿瘤的部分,肿瘤也可以被遗漏而不被发现。故在疑有肠道肿瘤时,常需反复多次检查。

在诊断困难的情况下,有时可考虑放置一条带气囊的双腔减压管至小肠内。每当双腔管向下运行一段距离,即反复抽吸肠内容物以检查有无隐血或血液,常可发现在肿瘤部位呈强阳性结果。在可疑时先经导管注入稀钡剂,然后再进行仔细的 X 线检查,有时可得更明确的结论。

3. 超声

小肠肿瘤往往在肿块较大时才能被超声发现,对良性肿瘤的诊断价值不大。

4. CT 检查

CT 检查可以对小肠肿瘤大体定位,显示其形态特征和扩展情况。小肠腺瘤常为单个不规则肿块,伴有肠壁局限性增厚,中度强化。

少数病例仅见肠壁增厚,强化不明显(充盈造影剂的小肠厚度,正常情况小于 5cm。肠曲之间仅有少量脂肪)。

5. MRI

对小肠腺瘤有较大诊断价值,肿瘤向肠腔内生长,可分带蒂和广基两种,表现为肠腔内或肠壁上的圆形软组织肿块,信号相对均匀,边缘光滑,增强扫描肿块均有强化。相邻肠壁无增厚。绒毛结节腺瘤由于瘤内黏液聚集,信号不均匀,增强扫描呈不均匀强化。如相邻的肠壁有增厚不规则改变,提示恶性可能。

6. 小肠镜检查

小肠镜能够直视小肠病变,随着设备的不断改进和更新,已经能够对整个小肠进行确切诊查,对小肠的腔内病变尤其难以确诊的肠内出血病变的诊断带来了新的突破。术中应用对病变肠段的查找和切除还有较好的引导作用。

(四)治疗

由于肠道肿瘤术前确诊是良性或恶性相对困难,且良性瘤也有恶变可能,故治疗以手术为宜。较小的或带蒂的良性瘤可以作局部切除。较大的良性瘤或已有套叠不能回复者应作肠切除,继以对端吻合。巨大的肿瘤有恶变可能者,切除时应包括该段肠系膜。

良性瘤切除后预后良好,手术应无病死率。

二、小肠的恶性肿瘤

小肠的恶性肿瘤约占消化道癌肿的 3% 左右,若将继发的和复发的癌肿除外,则小肠癌仅占胃肠道癌之 1.2%,其实际发病率约为 0.49/10 万人口。癌与肉瘤之比为 5∶4,而癌与类癌之比为 8∶1。

一般说来,小肠恶性肿瘤中腺癌约占 50%,类癌占 35%,平滑肌肉瘤约占 15%,其他肉瘤均少见,合计不足 0.5%。

小肠癌之所以罕见,一般认为是与下列因素有关:①小肠内容物的流体性质以及它在肠腔内的迅速通过,减少了小肠与任何致癌物质的接触机会;②小肠内的细菌代谢能力较小,它将胆汁的某些物质转变为致癌物质的可能性较小;③小肠与脾脏相似,具有高度的抗癌能力,所以胃癌很少侵犯十二指肠,结肠癌也很少侵犯末段回肠;④小肠本身有免疫能力和解毒功能,自肠壁分泌的 IgA 具有中和病毒的能力,它的高浓度的微粒体酶(苯骈水解酶)又可使强烈的致癌物质 3,4 – 苯骈芘转化为低活性的化合物。故小肠虽占胃肠道全长之 75%,但小肠癌之发病率仅占胃肠道恶性肿瘤总数之 1% 左右。

（一）小肠的癌肿

1. 发病率

小肠的恶性肿瘤以腺癌较为多见，发生部位大概是自上而下逐渐递减的。至于发病年龄，绝大多数是在 50 岁以上，平均约为 60 岁，比小肠肉瘤的发病年龄为高。发病机会则以男性为多，男与女之比约为 2：1。

2. 病理

小肠癌肿与肠道其他部分的癌肿相似，肉眼观也可分为三种类型，不同类型的小肠癌倾向于引致不同的临床症状。

（1）环状收缩的腺癌：与左半结肠的癌肿相似，至病变晚期易于引起肠道的狭窄梗阻。

（2）息肉样的乳头状癌：多向肠腔中突出，易于引起肠套叠。

（3）溃疡型癌：易致患者贫血，有时也可因癌肿穿破肠壁而发生腹膜炎。

手术时最常见为肠道的环状狭窄，其近侧端的肠袢有肥厚、扩张或水肿现象，而远侧端的肠袢则多萎陷细小。肠系膜淋巴结和腹膜后淋巴结常有广泛被累，至晚期则肝脏、腹膜及其他部位亦可有转移。然而淋巴结的肿大也未必定是转移的象征，因其有时仅为炎性反应的结果。

3. 症状

不同类型肠癌将产生不同的症状，病程的长短也与临床表现有密切关系。大概说来，小肠癌的表现可归纳为下列几种症候群。

（1）出血：是最重要的一种临床症状。溃疡型癌固然以出血为主要症状，其他两种肠癌也可有一定程度的肠道出血。小出血仅表现为粪便中的潜血，也可因大出血而有柏油样便。

（2）梗阻：视肠梗阻的急性与慢性、完全与不完全而有不同表现。大概狭窄型（即浸润型的硬性癌）早期仅有不完全的梗阻现象，至晚期方引起完全的急性梗阻；息肉样的乳头状癌一般也仅引起慢性梗阻，但任何时候可因并发肠套叠而发生急性梗阻。

（3）穿孔：小肠肿瘤以穿孔性腹膜炎为最初表现者较少见，但在溃疡型癌亦属可能。穿孔可以是急性的，引起弥散性腹膜炎，也可以是慢性的，先有肠袢间的粘连，引致局限性的脓肿，或者形成肠癌。

除上述三种主要表现外，小肠癌肿单纯表现为局部肿块者较少见，但已有其他临床表现而体检时能摸到肿块者则并不罕见，约占病例的 30%。一般而言，最常见的体征为贫血、消瘦、肠蠕动亢进现象（可见肠型及肠鸣音亢进）及局部肿块，有恶心及呕吐者约占半数，而便秘亦属常见。

4. 诊断

已有临床症状而作放射线检查时，诊断一般不甚困难，但多数亦仅能肯定小肠有某种病变，而不能确定病变的性质。

（1）X 线检查。

主要的 X 线征有：①管的环状狭窄，近端的肠袢有扩大现象。近端肠袢扩大充气的程度，将视病变部位高低与狭窄程度而定，如病变在空肠上段，则胃亦可有扩张与滞留现象；②肠袢有不规则的充盈缺损，有时可长达数厘米；③肠袢有套叠现象；④腺癌可轮廓不整呈分叶状，甚至可发现大小不一或表浅不规则的龛影；⑤腺癌肠腔局限性狭窄，肠壁僵硬，病变段黏膜中断、破坏，表面有不规则龛影。病变肠管与其上下肠段有截然分段。

上述症状中以肠管的充盈缺损为最直接可靠，其余的 X 线征只能表示肠道有病变而不能肯定是小肠癌。

鉴别诊断应考虑有局限性肠炎、小肠良性瘤、粘连性肠梗阻,以及小肠的自发性套叠或扭转等可能性。

(2)超声:小肠恶性肿瘤常表现为"假肾征"或"环靶征",一些患者可显示肠梗阻、腹部淋巴结肿大或肝转移声像图。

(3)CT检查:①为单个不规则肿块,伴有肠壁局限性增厚,中度强化;②可以显示肿瘤所引起的梗阻,表现为肿瘤近端肠曲扩张,而远端肠曲正常;③少数病例仅见肠壁增厚,强化不明显(充盈造影剂的小肠厚度,正常情况小于5mm,肠曲之间仅有少量脂肪);④可发现肠系膜根部和腹膜后淋巴结转移,且CT较其他X线检查更能清楚地显示肿瘤在肠系膜内或其他腹腔内组织扩散的情况。

(4)MRI:小肠癌表现为局灶性肿块伴相邻的肠壁不规则增厚,肠腔狭窄,T_1WI脂肪抑制增强可见肿块中度强化,MRI对于显示肝转移以及淋巴结转移较敏感。

(5)小肠镜检查:小肠镜可以在直视下病理活检提供直接诊断依据,对小肠癌具有确诊性意义。由于小肠癌一般在术中容易探查,一般较少用小肠镜作为手术引导。

5. 治疗

手术切除是治疗小肠癌肿的主要手段和有效措施。由于小肠癌肿患者入院时大多贫血衰弱,或有急性与慢性肠梗阻现象,术前需要有一个准备阶段,包括输血输液及胃肠减压等措施。

腹腔多自右旁正中切口进入。首先需要确定癌肿的部位和病变的范围,以决定有无根治之可能及相应的手术方法。

一般而言,如病情允许切除者应尽可能切除之。单纯的肠系膜淋巴结肿大,并不能视为手术的禁忌,因淋巴结肿大不一定即是转移,而且即使已有转移,如将原发病变切除亦能解除肠梗阻的威胁。

因此,治疗的原则应如下。

(1)病变能切除者应尽可能切除。切除范围应包括相当一段正常的肠曲(肿瘤上、下端各20~30cm)及其有关的V形系膜,然后再作端-端或侧侧的吻合以恢复肠道之通连。

(2)如病变确属不能切除,亦应考虑在病变上下端的肠袢间作侧侧吻合,以解除或者至少缓和肠梗阻的威胁。

(3)空肠癌大多位于距Treitz韧带20~80cm之间,有时甚至距空肠起始部更近。该处肿瘤经肠袢广泛切除后,端-端吻合或有困难,因此以行十二指肠空肠的侧侧吻合为佳。

(4)如病变是在回肠末段近回盲瓣30~60cm范围内,则凡不能切除者应行病变近侧回肠与横结肠的吻合术,可以切除者应行右半结肠连同末段回肠的广泛切除(回肠切断处应至少在癌肿边缘以上20cm),继以回肠横结肠的吻合术。

6. 预后

由于小肠癌的诊断与治疗大多不够及时,故即使进行广泛切除,其预后仍属不佳。一般而言,目前小肠癌的切除率为70%~80%,手术死亡率为5%~10%,而术后的五年生存率为20%~30%。

(二)小肠的肉瘤

1. 发生率

小肠肉瘤较之小肠癌尤为罕见,但较之结肠的肉瘤则稍多,其发病率约为0.03%。小肠肉瘤的发病部位大概是从上到下逐段增加的,与小肠癌的发病情况恰相反。

小肠肉瘤之发病年龄较小肠癌平均约小 10 岁,一般在 25 ~ 50 岁之间。男女发病之比约为 3∶1。

2.病理

小肠肉瘤最多见于回肠末段,其次为空肠上段。约 2/3 的病例是淋巴肉瘤,另 1/3 则为平滑肌肉瘤,其他肉瘤如横纹肌肉瘤,脂肪肉瘤,血管肉瘤,神经源性肉瘤均属罕见。

(1)淋巴肉瘤。淋巴组织的恶性瘤可源自淋巴细胞、网状细胞以及皮细胞,因此一般的淋巴肉瘤可进一步区分为真正的淋巴肉瘤、网状细胞肉瘤及内皮细胞瘤三种。但实际上此种进一步的区分并无临床意义,因在肠道中内皮细胞瘤极为罕见或根本不存在,故小肠的恶性淋巴瘤非为网状细胞肉瘤,即为淋巴肉瘤,偶尔可为霍奇金病和巨滤泡性淋巴瘤。在诊断小肠的淋巴肉瘤时,应与全身性的或腹腔内其他部位的淋巴肉瘤相鉴别。诊断小肠的原发性淋巴肉瘤须具备下列条件:①肿瘤主要位于肠壁上,除病灶附近肠系膜内的淋巴结以外,腹内其他的淋巴结应无肿大;②胸片显示纵隔淋巴结也无肿大;③白细胞计数(总数和分类)均在正常范围内;④肝、脾内也无肿瘤病变累及。一般认为小肠的淋巴肉瘤仅次于腺癌和类癌,而占小肠恶性肿瘤的第三位,患者多为男性,男女性之比为(2 ~ 3)∶1。发病年龄较其他恶性肿瘤为轻,一般在 41 ~ 50 岁之间,但不少患者可在 20 岁以下发病。

小肠的淋巴肉瘤大多形成一个团块向肠外突出,除非已至病变晚期,一般不引起明显梗阻;肠黏膜被累也较晚,故早期无肠出血现象,但有时也可导致穿孔或内瘘。

网状细胞肉瘤常在肠壁中作浸润性生长致肠壁增厚僵硬而有运动机能紊乱,虽肠腔无狭小,却易致慢性梗阻,无论是临床及 X 线检查均易误诊为肠结核病。CT、MRI 等对淋巴肉瘤的定位和初步诊断均有较高的临床价值。

(2)平滑肌肉瘤。在小肠的结缔组织恶性肿瘤中一般以平滑肌肉瘤较为多见。患者男女之比例大致相等,发病年龄颇为平均,但以 50 ~ 60 岁之间较为多见。它在小肠各部分的分布情况也很一致,通常空肠的发病机会仅略较回肠为多。说来奇怪,一般平滑肌肉瘤初诊之时,其体积反较良性平滑肌瘤为小(一般不到 5cm),但它也像良性肌瘤一样易有中心坏死和瘤内出血,以致它可向肠腔破裂引起肠道出血,或向腹腔破裂导致腹膜炎。平滑肌肉瘤可以向周围组织或腹壁浸润,也可以向肝、肺、骨等处转移。通常平滑肌肉瘤作剖腹探查时,约 1/3 可能已有转移。

3.诊断

(1)临床表现:小肠肉瘤患者求治时多有贫血消瘦、体力羸弱的现象,约 2/3 的患者可摸得腹内肿块,其他临床表现将视肿瘤的部位和大小、有无肠梗阻、有无转移等情况而定。

症状初起时一般较缓慢,表现为身体软弱、贫血消瘦、食欲缺乏、消化不良等现象。多数患者常有一定程度的腹痛,为轻度绞痛或钝痛,常于食后加剧,并伴有肠蠕动亢进现象,是有慢性梗阻的表现。有时也可因突发肠套叠或肠穿孔而有急剧腹痛及恶心呕吐等症状。粪中常有隐血,但肠道的明显出血则不常见。有时因肿瘤累及肠系膜根部淋巴结,可压迫静脉而有下肢浮肿现象,也可因腹膜的累及而有腹腔积液症状。

(2)X 线表现。

钡餐检查:①正位呈圆形或椭圆形充盈缺损,切线位呈偏心性半月形切迹,在腔内形成"3"字形轮廓;②肿瘤区(充盈缺损区)黏膜皱襞撑平消失,周围黏膜皱襞正常,临近肠壁无僵硬;③充盈缺损中央可见龛影,有时平滑肌肉瘤的龛影较大而不规则;④肿瘤向腔外生长,则出现附近肠曲推压移位,但与周围组织无粘连征象;⑤肠腔内肉瘤可表现为肠梗阻征象。

动脉造影:可显示肿瘤血管,血管被推压移位,肿瘤染色,有较大坏死时见造影剂外溢或无血管区。血管造影对发现病变有重要价值,尤其对盆腔小肠相互重叠,钡餐造影显示不良者有更大的帮助。

(3)超声:平滑肌肉瘤可表现为圆形或椭圆形,肿块直径一般大于 5cm,内部回声不均。可发现肝脏转移,但一般不会淋巴结转移。

(4)CT 检查:①软组织肿块常较大,并且局限于肠道的一侧,可主要向腔内或腔外突出,或同时向腔内外突出。肿瘤表面光滑或呈分叶状。肿瘤同时向腔内外生长者,多见于平滑肌肉瘤;②平扫肿瘤内可以有钙化;③由于坏死和溃疡形成,软组织肿块内常有中心性、不规则、较大的低密度区。若与肠道相通,低密度区内可见气体和造影剂存在,具有特征性;④增强扫描,多数肿瘤组织强化显著,而中心坏死的低密度区无强化;⑤可以有肝转移,转移灶中心也有较大的坏死。一般不会有淋巴结转移。

(5)MRI:血供丰富,动态扫描较具有特征性。增强早期肿瘤明显强化,实质期肿瘤仍明显强化,持续时间较长。采用脂肪抑制技术,在脂肪抑制的背景上,肿瘤强化更清晰明显。肿瘤坏死区无强化,仍为低信号。MRI 检查应包括肝脏,以发现有无肝转移。

(6)小肠镜检查:对平滑肌肉瘤有一定的确诊和定位有较高的临床价值。

4. 治疗

由于小肠的肉瘤与小肠良性瘤或小肠癌等在术前的鉴别颇难肯定,故开腹探查是属必要。

探查结果约有 1/3 的病例因肿瘤已经很大,与周围组织粘连过多,肠系膜根部的淋巴结累及范围过广,或者已有肝脏等的转移,而不可能做根治性切除。在这种情况下,做肿瘤上、下端肠祥间的侧侧吻合以解除梗阻,或为唯一可行之法。但病变有可能切除者应尽量切除之,且应包括有淋巴结转移的肠系膜。

放射疗法对淋巴肉瘤有较大的敏感性,无论对已切除或未能切除的病例,术后均应给予放射治疗,有肯定的姑息性疗效,至少可延长患者的生存期。应用氧氮芥或环磷酰胺等抗癌药物也有一定疗效。

5. 预后

约 2/3 的患者可以手术切除。手术死亡率约为 10%,手术后的 5 年生存率一般也不超过10%。通常淋巴肉瘤经单纯手术治疗后的平均生存期不过 1 年,但辅以放射或化学治疗者可以显著延长生存期限。

(三)小肠的嗜银细胞瘤(类癌)

类癌最早是由 Nicholas Kulchitzky(1897)所记述,认为它是源自 Kulchitzky 细胞的一种特殊肿瘤。所谓 Kulchitzky 细胞乃肠道黏膜层中的一种梨状细胞,其底部较大,位于基底膜上,顶部较小,指向黏膜隐窝的管腔,每个隐窝中有此种细胞 5~10 个。但此种细胞的来源和功能至今尚不明了。Kulchitzky 细胞与肾上腺髓细胞甚相似,色黄而有嗜铬性,故类癌是一种嗜铬细胞瘤。因这种细胞中的颗粒能使银化物还原而被染为棕黑色,故又有嗜银细胞瘤之称。

Kulchitzky 细胞虽在整个胃肠道黏膜层中均有存在,但以末段回肠、回盲部和阑尾等部位最多,故嗜银细胞瘤亦在回肠末段和阑尾最多见。然而此种肿瘤毕竟是罕见的。

类癌一般多表现为黏膜下的小结节,切面呈明显的淡黄色或灰黄色。组织切片虽很难鉴别此种肿瘤是良性抑或恶性,但临床上偶尔可以看到有转移的象征,故类癌应视为一种低度恶性肿瘤。

一般小肠的类癌恶性程度较高,而阑尾类癌恶性程度相对较低。

类癌的生长大多只在肠壁的一面,很少累及肠壁周围,故引起肠梗阻的机会不多。只有当癌已长得较大时,才可以突入肠腔而引起慢性梗阻。肿瘤上面掩覆的黏膜一般并不溃破,故出血的机会也不多。有时腹腔内能摸得可活动的肿块,大多为已有转移的表现。因一般原发肿瘤多较小,而续发的转移性瘤往往反比原发瘤大得多。不少的类癌可以完全没有临床症状,直至尸解时方被发现。

近年来发现少数已有转移的类癌患者(约占类癌总病例的 5%,已有转移的 1/3)可出现发绀和右心病变,现时常称此种情况为类癌综合征。其一般表现为皮肤的阵发性潮红、腹痛和腹泻,以及右心内膜的纤维性变,产生三尖瓣和肺动脉狭窄,或单纯肺动脉狭窄和三尖瓣闭锁不全。这是因为类癌细胞有时能分泌 5-羟色腔,后者在肝或肺内分解以后,会造成肺微循环的痉挛和肺动脉压的长期升高。不过这种已有转移的类癌患者,其预后一般尚称良好,自症状开始到死亡的平均时间为 8 年左右,有长达 25 年者。

由于类癌偶有恶变转移的潜能,故临床上一经发现,即应广泛切除,包括有关的 V 形肠系膜。如发现肠壁上的类癌不止一处或已有明显的淋巴结转移,切除范围应更加扩大,包括有关系膜和其中淋巴结的整块切除。局部肿瘤已不能切除而有肠梗阻现象者,应行肠道的短路吻合以解除梗阻。

类癌的预后一般多属良好,即使原发肿瘤未能切除而仅作短路手术者,也可能继续存活多年。

对少数已并有肝转移和类癌综合征的类癌患者,如能将有转移癌的肝组织予以切除,可使症状大为好转或完全消失。嗜银细胞瘤对放射线不敏感,故放射治疗是属无益。

(四)小肠的恶性色素瘤

肠道色素瘤罕见,原发性的肠道色素瘤更是一种奇迹。多数的肠道色素瘤乃是继皮肤的恶痣及视网膜色素瘤等病变而继发。

所可异者,肠道的继发性色素瘤有时可为色素瘤转移的唯一表现,而身体其他部位则不见转移瘤,大概是瘤细胞在肺部等处未能生长发育之故。有时皮肤色素瘤已切除多年后,肠道仍有再发转移性色素瘤的可能,表现为肠道出血或肠梗阻现象。等继发性色素瘤一经探查证实,应即予以切除。然而由于很难保证无其他转移,故复发的机会甚大,根治的希望甚微。试用抗癌药可能有益。

(杨三龙)

第十一节 原发性肝癌

一、概述

原发性肝癌是指肝细胞或肝内胆管细胞发生的癌(主要是肝细胞癌,简称肝癌),是世界上最常见的十大肿瘤之一,在慢性乙肝和丙肝盛行的地区尤其普遍。全球 50% 以上的肝癌发生在我国,高发于东南沿海地区,其中江苏启东和广西扶绥的发病率最高。原发性肝癌病死率未降,我国平均年病死率为(20~40)/10 万,居癌症死亡的第二位。在国外,非洲撒哈拉以南和亚洲太平洋沿岸地区的发病率明显高于其他地区,而欧、美、大洋洲发病率较低。值得注意的是,世界各地原发性肝癌发病率有上升趋势。本病可发生于任何年龄,以 40~49 岁为最多,男女之比为 2~(5:1)。原发性肝癌主要相关因素包括酒精性肝硬化、慢性乙肝和丙肝感染、其他慢性肝病以及接触真菌毒素。

二、诊断思路

1. 病史要点

原发性肝癌起病隐匿,早期缺乏典型症状。经甲胎蛋白(AFP)普查检出的早期病例可无任何症状和体征,称为亚临床肝癌。自行就诊患者多属于中晚期,常有肝区疼痛、食欲减退、乏力、消瘦和肝大等症状,即主要特征如下。

(1)肝区疼痛。有半数以上患者以此为首发症状,多为持续性钝痛、刺痛或胀痛。主要是由于肿瘤迅速生长,使肝包膜张力增加所致。当肝癌结节发生坏死、破裂,引起腹腔内出血时,则表现为突然引起中上腹部剧痛和压痛,出现腹膜刺激征等急腹症的表现。

(2)恶性肿瘤的全身表现。有进行性消瘦、发热、食欲缺乏、乏力、营养不良和恶病质等。少数肝癌患者由于癌本身代谢异常,进而影响宿主机体而致内分泌或代谢异常,可有特殊的全身表现,称为伴癌综合征,以自发性低血糖症、红细胞增多症较常见,其他少见的有高胆固醇血症、高钙血症、异常纤维蛋白原血症、冷纤维蛋白原血症、迟发性皮肤卟啉症、肥大性骨关节病、女性男性化以及男性女性化、甲状腺功能亢进、骨质疏松症、肺炎综合征等。对肝大伴有这类表现的患者,应警惕肝癌的存在。

(3)转移灶症状。如发生肺、骨、胸腔等处转移,可产生相应症状。胸腔转移右侧多见可有胸腔积液症;骨骼和脊柱转移,可有局部压痛或神经受压症状;颅内转移灶可有神经定位体征。原发性肝癌的并发症,主要有肝性昏迷、上消化道出血、肝癌破裂出血以及继发感染。

2. 检查要点

(1)肝大。为中晚期肝癌最常见的主要体征。肝大呈进行性,质地坚硬,边缘不规则,表现凹凸不平成大小结节或巨块。癌肿位于肝右叶顶部者可使膈肌抬高,肝浊音界上升。在不少情况下肝大和肝区肿块使患者自己偶然扪及而发现肝癌。肝大显著者可充满整个右上腹或上腹,右季肋部明显隆起。

(2)肝硬化征象。肝癌伴有肝硬化门静脉高压者可有脾大、腹腔积液、静脉侧支循环形成,贫血和由于人血清蛋白水平下降而导致的外周水肿等表现。腹腔积液很快增多,一般为漏出液。

血性腹腔积液多因癌侵犯肝包膜或向腹腔内破溃而引起,偶因腹膜转移癌所致。

(3)黄疸。一般在晚期出现,可因肝细胞损害引起,或由于癌块压迫或侵犯肝门附近的胆管,或癌组织和血块脱落引起胆管梗阻所致。

3. 辅助检查

(1)影像学检查及穿刺活检。

①超声检查。

优点:无创性;显示内脏体积、形状和位置;能监测核素扫描不能辨别的可疑肝区,能鉴别病灶是肝脓肿、囊肿还是肿瘤;采用分辨率高的 B 超显像仪检查,可显示肿瘤的大小、形态、所在部位以及肝静脉或门静脉内有无癌栓等,其诊断符合率可达 90% 左右,有经验超声医生能发现直径小于 2cm 的微小癌灶。是目前有较好诊断价值的非侵入性检查方法,并可用作高发人群的普查工具。另外,用 B 超显像同时提取超声多普勒血液频谱信号及彩色多普勒血液成像三功仪检查,可提高肝癌的确诊率,并且有助于转移性肝癌、肝血管瘤等的鉴别。

缺点:肝脏和腹部超声可能不能检测处于早期的肝细胞癌;不能鉴别肝细胞肝癌还是其他肿瘤,因此需要用病理检查确诊肝细胞肝癌;依赖操作者的经验水平,做此检查的检查医师经验越丰富结果也越准确;肋骨、气体和胃结肠内残留的钡剂会使超声检查结果难以分析。

②CT 检查。

优点:对于过度肥胖者或者肝脏位置较高的患者应该用 CT 扫描;CT 具有较高的分辨率,对肝癌的诊断符合率可达 90% 以上。应用动态增强扫描可提高分辨率,有助于鉴别血管瘤;应用 CT 动态扫描与动脉造影相结合的 CT 血管造影(CTA):CT 检查过程中把对比剂快速注入腹腔动脉或者肝动脉,可以达到 94% 的检出率,检测直径小于 1cm 的肿瘤特别有效;使用乙碘油乳剂 CT 动脉造影:把乙碘油乳剂注射到肝动脉内,7～14d 后做 CT 扫描,对小肝癌检出率达 90%;CT 门脉造影:在 CT 扫描前把对比剂输入肠系膜上动脉,对直径大于 2cm 的肝细胞肝癌检出率达 85%～95%。多排螺旋 CT、三维 CT 成像更提高了分辨率和定位的精确性。

缺点:虽然 CT 扫描一般是无创性的,但可能要口服或静脉输入对比剂。经静脉输入对比剂可能会产生暂时的不适,有些患者可能会过敏。对于有严重肝和肾功能受损的患者或对碘过敏患者不能用静脉输入对比剂。CT 扫描和超声在监测肝细胞肝癌上效果相似,但 CT 扫描费用昂贵,患者要接受射线。

③磁共振成像(MRI)。

优点:诊断价值与 CT 相仿,对良、恶性肝内占位病变,特别是与血管瘤的鉴别优于 CT,且可进行肝静脉、门静脉、下腔静脉和胆管重建成像,可显示这些管腔内有无癌栓,故能辨别肿瘤的扩散且不需接受射线。

缺点:比 CT 扫描费用更高,不能用于体内有金属装置者。

④选择性腹腔动脉和肝动脉造影检查:肝由肝动脉及广静脉双重供血,由于肝癌区的血管一般较丰富,且 90% 来自肝动脉,选择性腹腔动脉和肝动脉造影能显示直径在 1cm 上的癌结节,阳性率达 87%,结合 AFP 检测的阳性结果,常用于诊断小肝癌。手术前造影可明确肿瘤部位,估计切除的范围,因而可减少盲目探查。但这项检查对少血管型显示较差。检查有一定的创伤性,一般在超声显像、CT 或 MRI 检查不满意时进行,多在结合肝动脉栓塞化疗时使用。数字减影动脉造影(DSA)现已普及,是通过电子计算机进行一系列图像数据处理,将影响清晰度的脊柱、肋骨等阴影减除,使图像对比度增强,可清楚显示直径大于 1.5cm 的小肝癌。

⑤放射性核素肝显像:应用趋肿瘤的放射性核素稼－67 或镓－169,或核素标记的肝癌特异性单克隆抗体有助于肿瘤的导向诊断;单光子放射性计算机体层显像扫描(SPECT)易于检出小病灶;正电子发射体层显像(PET)可显示肝癌组织的代谢情况,常用者有 18FFDC 显像。

⑥肝穿刺活检:肝穿刺行针吸细胞学检查有确诊意义,目前多采用在 B 超引导下行细针穿刺,有助于提高阳性率。适用于经过各种检查仍不能确诊,但又高度怀疑或已不适于手术而需定性诊断以指导下一步治疗者。缺点:需要先做影像学检查;需要技术熟练的医师来做此项

有创性检查;有出血、感染等风险。肝脏穿刺活检的禁忌证包括血小板计数小于 $100 \times 10^9/L$、凝血酶原时间长于 $15s$、胆管、肝、肺、腹膜部位有积脓、血管瘤。

（2）实验室化验检查（肿瘤标志物的检测）:肿瘤标志物是癌细胞产生和释放的某种物质,常以抗原、酶、激素、代谢产物的形式存在于肿瘤细胞内或宿主体液中,根据其生化和免疫特性可以识别和诊断肿瘤。理想的肿瘤标志物应具有高特异性,适用于人群普查。就肝癌而言,甲胎蛋白仍是特异性最强的标志物和诊断肝癌的主要指标。

①甲胎蛋白（AFP）:现已广泛用于肝细胞癌的普查、诊断、判断治疗效果。预测复发:肝细胞癌甲胎蛋白阳性率为 70% ~ 90%。在生殖腺胚胎瘤、少数转移性肿瘤如胃癌以及孕妇、肝炎、肝硬化,甲胎蛋白可呈假阳性,但升高不如肝癌明显。目前多用放射免疫法（RIA）和 AFP 单克隆抗体酶免疫（EIA）快速测定法检测。两者方法灵敏、准确、便捷,无须特殊设备,适于普查。甲胎蛋白浓度通常与肝癌的大小呈正相关。排除妊娠、肝炎和生殖腺胚胎瘤的基础上,甲胎蛋白检测诊断肝细胞癌的标准为:AFP $>500\mu g/L$ 持续四周;AFP 由低浓度逐渐升高不降;AFP 在 $200\mu g/L$ 以上的中等水平持续八周。

活动性慢性肝炎和肝硬化病例有 20% ~45% 的 AFP 呈低浓度阳性,多不超过 $200\mu g/L$ 常先有血清 ALT（GPT）明显升高,AFP 同 ALT 呈同步关系,一般在 1 ~2 个月内随病情好转、ALT 下降而下降。如 AFP 呈低浓度阳性持续达两个月或更久,ALT 正常,应特别警惕亚临床肝癌的存在。

AFP 异质体:临床上常遇到良性肝病的 AFP 值明显升高（ $>400\mu g/L$ ）或原发性肝癌的 AFP 值偏低（ $<400\mu g/L$ ）,因此,根据血清 AFP 浓度难以鉴别良恶性肝病。近年采用扁豆凝集素（LCA）亲和双向放射免疫电泳方法检测,显示人体血清 AFP 可分为结合型和非结合型两种 AFP 异质体。两者同时存在但各占总体的比值因病而异。在肝癌血清中结合型 AFP 异质体比值高于 25%,而在良性肝病中,结合型比值均低于 25%。根据两型 AFP 异质体的比值可鉴别良恶性肝病,对肝癌的诊断率为 87.2%,假阳性仅 2.5%,且诊断不受 AFP 浓度、肿瘤大小和病期早晚的影响。

AFP 单克隆抗体:选用针对 LCA 结合型 AFP 的单克隆抗体建立特异性强、灵敏度高的方法,或将抗体用核素标记,可有助于鉴别肝癌和阳性肝病以及肝癌的定位。

当肝癌细胞脱落在循环迁移过程中可从周围血中检测出 AFPmRNA,可用于预测肿瘤的复发和转移。

②γ - 谷氨酰转移酶同工酶 2（GGT2）:用聚丙烯酰胺凝胶电泳可将血清 γ - 谷氨酰转移酶（GGT）分出同工酶各条带,其中 GGT2 在原发性和转移性肝癌的阳性率可提高到 90%,特异性达 97.1%,非癌性肝病和肝外疾病假阳性低于 5%。GGT2 与 AFP 无关,在 AFP 低浓度或假阴性肝癌中,也有较高的阳性率。在小肝癌中 GGT2 阳性率 78.6%。

③异常凝血酶原（AP）:又称 γ - 羧基凝血酶原。肝癌细胞本身有合成和释放谷氨酸羧化不全的异常凝血酶原的功能,用放射免疫法测定 AP,以大于 $250\mu g/L$ 为阳性,则肝细胞癌患者的阳性率为 67%,而良性肝病、转移性肝癌时仅少数呈阳性,因此对亚临床肝癌有早期诊断价值。

④ax - L - 岩藻糖苷酶（AFU）:肝细胞癌的血清 AFU 活性升高,超过 110Kal/L 时应考虑为肝细胞癌,诊断敏感性为 75%,特异性为 90%。对甲胎蛋白阴性肝癌及小肝癌,AFU 的阳性率均在 70% 以上。

⑤其他:酸性同工铁蛋白(AIF)、醛缩酶 A(ALD - A)、5′ - 核苷酸磷酸二酯酶同工酶 V(5′ - NPDV)等在肝癌时增高,特异性强,AFP 阴性时也升高,肝癌时阳性率均在 70% 以上。碱性磷酸酶同工酶Ⅰ(ALP - Ⅰ)几乎仅见于肝细胞癌,特异性强,但阳性率低,仅 24.8% 。综上所述,甲胎蛋白以外的肝癌标志物虽然对原发性肝癌尤其是甲胎蛋白阴性肝癌的诊断有辅助意义,但仍不能取代甲胎蛋白在肝癌诊断中的地位。遇诊断困难的病例,联合检测 2~3 种标志物可显著提高肝癌的诊断率。

4. 诊断标准

具有典型临床表现的病例不难诊断,但往往已到中晚期。因此对凡有肝病史的中年、尤其是男性患者,如有不明原因的肝区疼痛、消瘦、进行性肝大者,应做 AFP 测定和选做上述其他检查,争取早期诊断。国内资料表明,对高危人群(肝炎史 5 年以上,乙肝或和丙肝肝炎病毒标志物阳性,35 岁以上)进行肝癌普查,其检出率是自然人群普查的 34.3 倍。对高危人群检测 AFP,结合超声显像检查,每年 1~2 次,是发现早期肝癌的基本措施。AFP 持续低浓度增高但转氨酶正常,往往是亚临床肝癌的主要表现。

(1)分型:①大体形态分型:传统分型包括 4 型。a. 块状型,最多见。肝癌直径在 5cm 以上,大于 10cm 者称为巨块,可呈单个、多个或融合成块,多为圆形、质硬,呈膨胀性生长。肿块边缘可有小的卫星灶。此类癌组织容易发生坏死,引起肝破裂。b. 结节型,为大小和数目不等的癌结节,一般直径不超过 5cm。结节多数在肝右叶,与四周组织的分界不如巨块型清楚,常伴有肝硬化。c. 弥散型,有米粒至黄豆大小的癌结节散布全肝,肉眼不易与肝硬化区别,肝大不明显,甚至反而缩小。患者往往因肝衰竭死亡,此型最少见。d. 小癌型,孤立的直径小于 3cm。癌结节或相邻两个癌结节的直径之和小于 3cm 者称为小肝癌。现在新的分型为:微小肝癌(直径≤2cm)、小肝癌(2cm<直径≤5cm)、大肝癌(5cm<直径≤10cm)和巨大肝癌(直径>10cm);②细胞分型:从病理组织上可分为三类。a 肝细胞性,癌细胞由肝细胞起源,此型约占肝癌的 90% 。癌细胞呈多角形或圆形,排列成巢或索,间有丰富的血窦而无间质成分。b. 胆管细胞型,由胆管细胞发展而来,此型少见。癌细胞成立方形或柱状,排列成腺体,纤维组织较多,血窦较少。c. 混合型,上述两型同时存在,或呈过渡形态,既不完全像肝细胞型,又不完全像胆管细胞型,此型更少见。

(2)转移和扩散。

血行转移:肝内血行转移发生最早,也最常见,很容易侵犯门静分支形成癌栓,脱落后在肝内引起多发性转移灶,如静脉的干支有癌栓阻塞,可引起门静脉高压和顽固性腹腔积液。

在肝外转移中,转移至肺的多达半数,其次为肾上腺、骨、肾、脑等。

淋巴转移:转移至肝门淋巴结的最多,也可至胰、脾、主动脉旁淋巴结、锁骨上淋巴结。

种植转移:少见,从肝脱落的癌细胞可种植在腹膜、膈、胸腔等处引起血性腹腔积液、胸腔积液。如种植在盆腔,可在卵巢形成较大的肿块。

(3)临床病理分期。分期是估计肝癌预后和选择治疗方法的重要参考依据。

肝癌的分期(2001 年全国肝癌会议制订)。

Ⅰa:单个肿瘤最大直径≤3cm,无癌栓、腹腔淋巴结及远处转移;肝功能分级 Child A。

Ⅰb:单个或两个肿瘤最大直径之和≤5cm,在半肝,无癌栓、腹腔淋巴结及远处转移;肝功能分级 Child A。

Ⅱa:单个或两个肿瘤最大直径之和≤10cm,在半肝,或两个肿瘤最大直径之和≤5cm,在左、右两半肝,无癌栓、腹腔淋巴结及远处转移;肝功能分级 Child A。

Ⅱb:单个或多个肿瘤最大直径之和 >10cm,在半肝,或多个肿瘤最大直径之和 >5cm,在左、右两半肝,无癌栓、腹腔淋巴结及远处转移;肝功能分级 Child A。或肿瘤情况不论,有门静脉分支、肝静脉或胆管癌栓和(或)肝功能分级 Child B。

Ⅲa:肿瘤情况不论,有门静脉主干或下腔静脉癌栓、腹腔淋巴结或远处转移之一;肝功能分级 Child A 或 B。

Ⅲb:肿瘤情况不论,癌栓、转移情况不论;肝功能分级 Child C。

(4)诊疗流程。肝癌出现了典型症状,诊断并不困难,但往往已非早期。所以凡是中年以上,特别是有肝病史的患者,如有原因不明的肝区疼痛、消瘦、进行性肝大者,应及时做详细检查。采用甲胎蛋白(AFP)检测和 B 超等现代影像学检查,有助于早期发现,甚至可检出无症状、体征的极早期小肝癌患者。在疑为肝癌的病例,经上述检查仍不能证实或否定,如患者情况许可,应进行剖腹探查以争取早期诊断和手术治疗。

5.鉴别诊断

原发性肝癌常需与继发性肝癌、肝硬化、活动性肝病、肝脓肿等鉴别。

(1)继发性肝癌。原发于胃肠道、呼吸道,泌尿生殖道、乳房等处的癌灶常转移至肝。

这类继发性肝癌与原发性肝癌比较,病情发展较缓慢,肝癌症状较轻,甲胎蛋白检测除少数原发性癌在消化道的病例可呈阳性外,一般为阴性。少数继发性肝癌很难与原发者鉴别,确诊的关键在于病理检查和找到肝外原发癌的证据。

(2)肝硬化。原发性肝癌多发生在肝硬化的基础上,两者的鉴别常有困难。如肝硬化病例有明显的肝大、质硬的大结节,或肝萎缩变形而影像检查又发现占位性病变,则肝癌的可能性很大,反复检测 AFP 和 AFP 异质体,密切随访病情,最终能作出正确诊断。

(3)活动性肝病(急性肝炎、慢性肝炎)。肝病活动时血清甲胎蛋白往往短期升高,提示肝癌的可能性,定期多次随访测定血清 AFP 和 ALT 或者联合检查 AFP 异质体及其他肝癌标志物进行分析,如 ALT 持续增高至正常的数倍,AFP 和 ALT 的动态曲线平行或同步升高,则活动性肝病的可能性大;两者曲线分离,AFP 升高而 ALT 正常或由高到低,则应多考虑原发性肝癌。

(4)肝脓肿。一般有明显炎症的临床表现,如发热。肿大的肝表面平滑、无结节,触痛明显,邻近脓肿的胸膜壁常有水肿,右上腹肌紧张。白细胞计数升高,超声显像可探得肝内液性暗区。但当脓液稠厚、尚未形成液性暗区时,诊断颇为困难,应反复做超声检查,必要时在超声引导下做诊断陛穿刺,亦可用抗感染药物行试验性治疗。

(5)邻近肝区的肝外肿瘤。腹膜后的软组织肿瘤,来自肾、肾上腺、胰腺、结肠等处的肿瘤也可在上腹部呈现腹块,造成混淆。超声检查有助于区别肿块的部位和性质,甲胎蛋白检测应为阴性,鉴别困难时,需剖腹探查方能确诊。

(6)肝非癌性占位病变。肝血管瘤、多囊肝、包虫病等局灶性结节增生、炎性假瘤等肝良性占位性病变等可用彩色多普勒超声、CT 和 MRI 检查帮助诊断,有时需剖腹探查才能确诊。

三、治疗措施

随着诊断技术的进步以及高危人群的普查和重点随访,早期肝癌和小肝癌的检出率和手术根治切除率逐年增加,加上手术方法的改进和多种治疗措施的综合应用,肝癌的治疗效果明显提高。

1. 手术治疗

早期施行手术切除仍是目前根治原发性肝癌的最好方法,普查发现血清甲胎蛋白浓度持续升高并得到定位诊断者,凡有手术指征者均应不失时机争取手术切除或进行手术探查。

(1)手术切除。手术适应证。

①患者一般情况:较好,无明显心、肺、肾等重要脏器器质性病变;肝功能正常或仅有轻度损害,按肝功能分级属 Child A 级;或 Child B 级,经短期护肝治疗后,肝功能恢复到 Child A 级;无广泛肝外转移性肿瘤;②下述情况可做根治性肝切除:a. 单发的微小肝癌(直径<2cm)。b. 单发的小肝癌。c. 单发的向肝外生长的大肝癌或巨大肝癌,表面较光滑,周围界限较清楚,受肿瘤破坏的肝组织小于30%。d. 多发性肿瘤,肿瘤结节小于3个,仅局限在肝的一段或一叶内;③下述情况仅可做姑息性肝切除:a. 3~5个多发性肿瘤,局限于相邻的2~3个肝段和半肝内,影像学显示无瘤肝组织明显代偿性增大,达全肝的50%以上;如超越半肝范围,可分别做局限性切除。b. 左半肝或右半肝的大肝癌或巨大肝癌,边界清楚,第一、二肝门未受侵犯,影像学显示无瘤侧肝明显代偿性增大,达全肝组织的50%以上。c. 位于肝中央区(肝中叶,或Ⅳ、Ⅴ、Ⅵ段)的大肝癌,无瘤肝组织明显代偿性增大,达全肝的50%以上。d. Ⅰ或Ⅲ段的大肝癌、巨大肝癌。e. 肝门部有淋巴结转移者,如原发肝肿瘤可切除,应做肿瘤切除,同时进行肝广部淋巴结清扫,淋巴结难以清扫者,术后可进行放射治疗。f. 周围脏器(结肠、胃、膈肌和右肾上腺等)受侵犯,如原发肿瘤可切除,应连同受侵犯脏器一并切除。远处脏器单发转移性肿瘤(如单发肺转移),可同时做原发肝癌切除和转移瘤切除术。

随着术前对患者更适当的评估、对肝解剖学和肝脏功能认识的增加、肝脏切除技术及术后管理的改善,肝脏切除的并发症及病死率已大大下降。肝脏切除技术的进步主要是基于以段为本的切除及术中减少失血方法的发展。以段为本的优点如下:a. 段界面中没有大的血管和胆管,断肝通过相对无血管界面可减少术中出血。b. 由于不会破坏大血管和胆管,就避免了术后残肝有缺血或坏死,减少术后并发症。c. 术前和术中由于可决定要切除的肝段,可保证切缘足够和保留最多的非肿瘤组织,减少术后肝功能衰竭。d. 最符合对付肝内肿瘤播散的手段,减少术后复发。原发性肝癌早期通常发生在一个肝段内。由于早期卫星灶和主体肿瘤位于同一肝段,所以,以肝段为本的肝切除应是切除肝癌的最好方法。另外,术中超声为了解术中肿瘤的定位、界线和深度提供帮助,确立肿瘤与周围血管的关系,进一步发现微小的卫星病灶,提高了肝癌切除的精确度和手术的安全性。此外,术中减少失血方法的发展亦成为肝脏外科的突破,如术中肝血流阻断、专门断肝器械如超声电刀(CUSA)、彭氏吸刮刀、组织凝结器(tssuelinker)等的使用,及肝脏切除手术中采用维持低中央静脉压(CVP≤5cmH$_2$O)等。

(2)对不能切除的肝癌的外科治疗。可根据具体情况,术中采用肝动脉结扎、肝动脉化疗栓塞、射频、冷冻、激光、微波等治疗,都有一定的疗效。

(3)根治性切除手术后复发肝癌的再手术治疗。对根治性切除术后患者进行定期随访,检测甲胎蛋白和B超等影像学检查,早期发现复发,如一般情况良好、肝功能正常,病灶局限允许切除,可实行再次切除。

(4)肝癌破裂出血的患者,可行肝动脉结扎或动脉栓塞术,也可做射频或冷冻治疗,情况差者或仅做填塞止血。如全身情况较好、病变局限,在技术条件具备的情况下,可行急诊肝叶切除术治疗。对出血量较少、血压、脉搏等生命体征尚稳定,估计肿瘤又不可能切除者,也可在严密观察下进行输血,应用止血剂等非手术治疗。

（5）肝癌肝移植。虽然目前部分肝切除在许多肝病中心仍是肝癌首选治疗方法,但由于患者的肝功能不佳、肿瘤多发、部位特殊,往往限制了传统的肝切除治疗。肝移植的开展为这些患者提供了治愈的可能性,世界上越来越多的肝移植中心将肝癌作为肝移植的适应证之一。目前为世界大多数肝移植中心所公认和执行的适应证选择标准是 1996 年 Mazzafero 等倡导的 Milan 标准（单个肿瘤直径≤5cm,或者小于 3 个肿瘤,其中每个直径≤3cm,无肝外转移）,这一标准被世界各地的移植中心广泛采纳,极大地提高了原发性肝癌肝移植术后的生存率。据统计,4 年总体生存率和无复发生存率分别为 75％ 和 83％,与良性肝病行肝移植治疗的效果相似。随着肝移植的技术和理论研究的飞速进展,出现了许多有争议的问题,比如,目前的标准是不是完全合理;是否可以放宽目前如此严格的标准等;肝功能 ChildA 的患者是否应该接受肝移植。至于原发性肝癌实行肝移植手术的远期疗效,总的来说尚欠理想,主要问题还是肝癌复发。

近年来,有经腹腔镜切除位于边缘部位的微小和小肝癌的报告,其实际疗效有待进一步的观察。

2. 肝动脉化疗栓塞治疗（TACE）

对肝癌有很好疗效,可明显提高患者的 3 年生存率,已成为肝癌非手术疗法中的首选方法,肝动脉化疗栓塞治疗的步骤是经皮穿刺股动脉,在 X 线导引下将导管插至肝固有动脉或其分支注射抗肿瘤药物和栓塞剂,常用栓塞剂有碘化油和颗粒明胶海绵。碘化油能栓塞 0.05mm 口径血管,甚至可以填塞肝血窦,发挥持久地阻断血流的作用。现在多种抗肿瘤药物和碘化油混合后注入肝动脉,发挥持久的抗肿瘤作用,若能成功超选择进行亚肝段和亚亚肝段栓塞可提高疗效,一般每 6～8 周重复一次肝动脉化疗栓塞治疗,可以使肝癌明显缩小,再进行手术切除。

3. 放射治疗

原发性肝癌对放射治疗不甚敏感,而邻近肝的器官却易受放射损伤,因此过去的治疗效果不很满意。近年由于定位方法和放射能源的改进,疗效有所提高。常用放射能源为 ^{60}Co 和直线加速器,定位技术上有局部小野放疗、适形放疗或立体放疗,照射方式有超分割放疗、移动条野照射等,目的是使照射能量高度集中,对肿瘤组织的杀伤作用加强,尽量减少周围组织的损伤。一些病灶较为局限且肝功能较好的病例如能耐受 40Gy（4000rad）以上的放射剂量,疗效可显著提高。目前趋向于手术、介入治疗、放疗等联合,如同时结合中药或生物免疫等治疗,效果更好。国内外正使用动脉内注射 ^{90} 微球、^{31}I－碘化油和放射性核素标记的单克隆抗体或其他导向物质作导向内放射治疗,有时可使肿瘤缩小,而获得手术切除的机会。

4. 局部治疗

多在超声引导下进行。经皮穿刺乙醇注射疗法（PEI）是用无水乙醇直接注射到肿瘤中,使癌细胞脱水和变性,肿瘤血管凝固栓塞而产生效果,对较小的肝癌可能有根治效果。其他尚有射频消融（RFA）、氩氦刀、微波凝固、激光、高功率超声聚焦（PM－CT）、电化学疗法（ECT）等,以上均为通过物理方法局部高温或低温冷冻能使肿瘤组织凝固坏死达到杀伤肿瘤细胞的目的。

5. 全身化疗

原则上不作全身化疗,仅选择性用于有肝外转移者和肝内严重播散者。报道各种单药化疗或联合化疗中,顺铂(DDP)、多柔比星、干扰素和 5 – FU 等药物联合用药(PIAF 方案),有反应率最高(26%),中位生存期为 9 个月。近年新药如去氧氟尿苷、卡培他滨为 5 – FU 的前体,可经肿瘤内酶的转化作用而转化为 5 – FU,大大提高肿瘤内的 5 – FU 浓度,此外尚有选择VP – 16 等用于肝癌的报道。

6. 生物和免疫治疗

在手术切除或化疗、放疗杀灭大量癌细胞后,应用生物和免疫治疗可起巩固和增强疗效的作用。免疫治疗常用的有卡介苗、自体或异体瘤苗、免疫核糖核酸、转移因子、左旋咪唑、胸腺素、干扰素、肿瘤坏死因子(TNF)、白细胞介素 2(IL – 2)等,可与化疗等联合运用。国内外还应用淋巴因子激活的杀伤细胞(LAK)和肿瘤浸润的淋巴细胞(TIL)等免疫活性细胞进行过免疫治疗。其他如抗肿瘤血管等生物治疗方法正在探索中,不少已进入临床试验阶段。

7. 中医治疗

多采用辨证施治、攻补兼施的方法,原则为活血化瘀、软坚散结、清热解毒等。中药与化疗、放疗用时,以扶正、健脾、滋阴为主,可改善症状,调节机体免疫功能,减少不良反应,以提高疗效。

8. 综合治疗

肝癌治疗方法很多,肿瘤生物学特性及不同患者个体差异较大,治疗过程中绝非单一的治疗法可贯彻始终,必须合理选择一种或多种治疗方法的联合或序贯应用。

对近来一些临床试验采用不同的多模式综合治疗手段表明,对进展期肝癌效果优于单一方法治疗:①联合 TACE 和局部放疗,明显好于单纯 TACE;②化放疗(CCRT)治疗进展期肝癌合并 PVT,单纯局部放疗疗效有限,放疗同时化疗在部分患者可获得非常理想的疗效;③CCRT联合反复肝动脉灌注化疗(HAIC)治疗肝癌合并门静脉和(或)下腔静脉癌栓,可进一步延长患者生存时间;④联合应用 IFN – α、5 – FU 经肝固有动脉灌注治疗不能切除的肝癌合并门静脉主要分支癌栓,其有效率达 44%(包括 22% 的完全缓解)。

(王 薇)

第五章 神经内科疾病诊疗

第一节 短暂性脑缺血发作

随着影像学的进展,对短暂性脑缺血发作(TIA)的认识已由关注其临床症状持续时间转变到关注其引起组织学损害过程。TIA 的定义为:脑、脊髓或视网膜局灶性缺血所致的、未伴发急性梗死的短暂性神经功能障碍。TIA 的诊断均是回忆性诊断。支持 TIA 诊断的临床特点有:症状突然出现,发病时即出现最大神经功能缺损,符合血管分布的局灶性症状,发作时表现为神经功能缺损,可快速缓解。神经影像学检查有助于排除其他发作性疾病,而且神经影像学的发展,特别是弥散、灌注加权的 MRI,已经从基本上改变了对于 TIA 病理生理学的理解。治疗上,目前常依据 ABCD2 评分,来对 TIA 患者进行分层治疗。

传统"基于时间"的 TIA 概念起源于 20 世纪 50 年代,1956 年 Fisher 在第二次普林斯顿脑血管病会议上,认为 TIA 可以持续几小时,一般为 5～10min;1964 年,Acheson 和 Hutchinson 支持使用 1h 的时间界限;Marshel 建议使用 24h 概念;1965 年,美国第四届脑血管病普林斯顿会议将 TIA 定义为"突然出现的局灶性或全脑神经功能障碍,持续时间不超过 24h,且排除非血管源性原因"。美国国立卫生研究院(NIH)脑血管病分类于 1975 年采用了此定义。然而,随着现代影像学的进展,基于"时间和临床"的传统定义受到了诸多质疑。研究表明,大部分 TIA 患者的症状持续时间不超讨 1h,超过 1h 的患者在 24h 内可以恢复的概率很小,而且一些临床症状完全恢复的患者的影像学检查提示已经存在梗死。美国 TIA 工作组在 2002 年提出了新的 TIA 概念:"由于局部脑或视网膜缺血引起的短暂性神经功能缺损发作,典型临床症状持续不超过 1h,且在影像学上无急性脑梗死的证据。"2009 年 6 月美国心脏病协会(AHA)/美国卒中协会(ASA)在《Stroke》杂志上发表指南,提出新的 TIA 定义:脑、脊髓或视网膜局灶性缺血所致的、未伴发急性梗死的短暂性神经功能障碍。在此定义下,症状持续的时间不再是关键,是否存在梗死才是 TIA 与脑卒中的区别所在。

纵观前后 3 次概念的修改,对 TIA 的认识已由关注其临床症状持续时间转变到关注其引起组织学损害过程。与 1965 年 TIA 的定义比较,2002 年的定义强调了症状持续时间多数在 1h 内,并且增加了影像学是否有脑梗死的证据。2009 年最新的 TIA 定义则完全取消了对症状持续时间的限制,是否存在脑组织的梗死是 TIA 和脑卒中的唯一区别,同时提示不论 TIA 的临床缺血过程持续多久,都有可能存在生物学终点。从 3 次定义的变化中不难看出,症状持续时间在诊断中的比重不断下降,从 24h 到 1h,直到现在笼统地描述为"短暂性神经功能缺损";另一方面,积极提倡对 TIA 患者进行影像学检查以确认有无脑梗死并探讨其病因的重要性不断得到强化。

一、病因与发病机制

目前短暂性脑缺血的病因与发病机制尚未完全明确。一般认为,TIA 病因与发病机制常分为 3 种类型:血流动力学型、微栓塞型和梗死型。

血流动力学型 TIA 是在动脉严重狭窄基础上血压波动导致的远端一过性脑供血不足引起的,血压低的时候发生 TIA,血压高的时候症状缓解,这种类型的 TIA 占很大一部分。

微栓塞型 TIA 又分为心源性栓塞和动脉 - 动脉源性栓塞。动脉 - 动脉源性栓塞是由大动脉源性粥样硬化斑块破裂所致,斑块破裂后脱落的栓子会随血流移动,栓塞远端小动脉,如果栓塞后栓子很快发生自溶,即会出现一过性缺血发作。心源性栓塞型 TIA 的发病机制与心源性脑梗死相同,其发病基础主要是心脏来源的栓子进入脑动脉系统引起血管阻塞,如栓子自溶则形成心源性 TIA。

此外随着神经影像技术的进展,国外有学者提出了梗死型 TIA 的概念,即临床表现为TIA,但影像学上有脑梗死的证据。据此,将 TIA 分为 MRI 阳性 TIA 和 MRI 阴性 TIA,早期的磁共振弥散加权成像(DWI)检查发现,20% ~40% 临床上表现为 TIA 的患者存在梗死灶。对于这种情况到底应该怎样临床诊断,是脑梗死还是 TIA,目前概念还不是十分清楚,多数人接受了梗死型 TIA 这一概念。但根据 TIA 的新概念,只要出现梗死灶就不能诊断 TIA。

血管痉挛学说认为,在传统的观念中,血管痉挛学说是 TIA 的病因之一。但是目前没有资料支持血管痉挛学说。

二、病理

有关 TIA 病理的研究较少,通常认为 TIA 不引起明显的病理损害。

三、临床表现

因为 TIA 是血管事件,因此其临床表现也符合血管分布区。前循环包括颈内动脉、大脑中动脉,大脑前动脉,以及血管分支,前循环 TIA 临床表现:黑矇提示颈内动脉的分支眼动脉功能异常;感觉或运动功能障碍;伴有失语或失认,提示皮质受累;计算困难,左右混乱,书写困难,也提示皮质受累;相反,只有感觉或运动障碍,没有失语和失认时,提示皮质下小血管病。肢体抖动 TIA 是前循环 TIA 不常见的一种形式,是颈动脉闭塞性疾病和腔隙性梗死的先兆,被认为是前循环缺血的表现,表现为简单、不自主、粗大不规则的肢体摇摆动作或颤抖,可以只累及手臂,也可以累及手臂及腿,有时被误认为是抽搐。

后循环包括椎动脉、基底动脉、大脑后动脉,以及上述血管的分支。大约 20% 患者的大脑后动脉血流来自于前循环。后循环 TIA 的临床表现:脑神经症状、共济失调、头晕以及交叉性症状(如一侧面部受累,对侧上肢和下肢受累)提示椎 - 基底动脉疾病。

既往所称的椎 - 基底动脉供血不足(VBI)指后循环血流减少引起椎 - 基底系统缺血或TIA 引起的症状。通常,昏厥或眩晕症状不能归于 VBI,椎 - 基底动脉供血不足很少仅出现 1个症状或体征。VBI 也用于描述锁骨下盗血综合征,由于在发出椎动脉前锁骨下动脉狭窄,导致椎动脉血流反流,引起缺血。椎 - 基底动脉缺血和梗死最常见的原因是栓塞、动脉粥样硬化(尤其是起始部位)、小血管病(由于高血压)、椎动脉夹层,尤其是颅外段。椎动脉在解剖上变异较大,可以只有 1 个,或者以 1 个为主。头部旋转引起的 1 个椎动脉闭塞的缺血症状,称为弓猎人综合征。

临床上,易被误认为是 TIA 的症状如下。

(1)昏厥。在美国急诊医师协会的临床策略中,被定义为一种临床综合征,表现为短暂的意识丧失和无法保持姿势紧张,无须通过药物治疗即可自发完全恢复。此定义与欧洲心脏病协会的定义类似,后者的定义为:一个短暂的自限性的意识丧失,通常导致跌倒。发病相对快速,随后的复苏是自发、完整和相对快速的。其基本机制是一个全脑的短暂性缺血。TIA 与之不同,其表现为脑或视网膜的缺血症状。一般来说,昏厥是短暂意识丧失,而无局灶性神经体征或症状,而 TIA 有短暂局灶性神经系统体征和症状,但通常没有意识丧失。需要指出的是,短暂脑缺血发作与昏厥不是 100% 互相排斥。在一项 242 例昏厥患者的研究中,有 5 例(2%)最后被诊断为 TIA,准确病史询问是必要的,缺少前驱症状(如轻度头昏、全身无力、意识丧失前有预判)以及出现脑干功能障碍,有助于 TIA 的诊断。

(2)头昏眼花、眩晕、平衡功能障碍(称为"头晕综合征"),在急诊中是常见的表现。头昏可以是脑干功能障碍的表现,但是不常见。有研究发现,以头晕为唯一症状的患者中,只有0.7% 的患者最终诊断为卒中或 TIA,因此对于头晕患者,全面的神经科评估是必要的,包括步态的观察,确定有无共济失调。

(3)"跌倒发作"是旧名词,是一个突发事件,无预警的跌倒,可以伴有短暂的意识丧失。多数患者年龄较大,向前跌倒,膝盖和鼻子跌伤。"跌倒发作"原因不详,约 1/4 的患者是脑血管病或心脏原因。

(4)短暂性全面遗忘症(TGA)偶尔会与 TIA 或卒中混淆。患者通常表现为在一段时间内的顺行性失忆,没有意识障碍或个性的改变。患者除了一再盘问周边的环境,在发作期间的其他行为是正常的。通常持续不到 24h,发作期间的记忆无法恢复。发病机制包括颞叶癫痫、偏头痛、下丘脑缺血。最有力的证据似乎是为单侧或双侧海马回的低灌注。

四、诊断

TIA 的诊断多是回忆性诊断。症状持续时间越长,最后诊断是 TIA 的可能性越小。如症状持续几分钟时,在 24h 内完全恢复从而诊断为 TIA 的可能性近 50%,但是当症状持续 2h 后,可能性只有 10%。

(一)支持 TIA 诊断的临床特点

(1)症状突然出现。通常患者或旁观者可以描述症状出现时他们在做什么,因为 TIA 发生时很少有患者会不确定症状何时开始。

(2)发病时即出现最大神经功能缺损。若患者症状为进展性或由身体的一部分扩散至其他部分,则更支持癫痫(若症状出现急骤,从几秒钟到 1~2min)或偏头痛(若症状出现较缓慢,数分钟以上)的诊断。

(3)符合血管分布的局灶性症状。脑循环的部分血供异常可以导致局灶性症状,而全面性神经功能障碍,例如意识模糊(排除失语所致表达错误)、昏厥、全身麻木、双眼视物模糊及单纯的眩晕等症状很少见于 TIA 患者,除非伴有其他局灶性症状。

(4)发作时为神经功能缺损症状。典型的 TIA 常为"缺损"症状,即局灶性神经功能缺损,例如单侧运动功能或感觉障碍,语言障碍或视野缺损。TIA 很少引起"阳性"症状,例如刺痛感、肢体抽搐或视野中闪光感等。

(5)可快速缓解。大多数 TIA 症状在 60min 内缓解,若症状超过 1h 仍不缓解则更可能为卒中。

TIA 是一个临床诊断,而脑影像学检查主要是用于排除卒中类似疾病。多种脑部疾病可以引起一过性神经系统症状,而这些疾病很难与 TIA 相区别。头 CT 可以有效地排除其中一些疾病,如硬膜下血肿和某些肿瘤等,而另外一些疾病(如多发性硬化、脑炎、缺氧性脑损伤等)应用 MRI 可以更好地诊断。也有一些卒中类似疾病(如癫痫、代谢性脑病等)无法通过脑影像学检查发现,需要通过病史与其他检查鉴别。

影像学技术的快速发展对于理解 TIA 的病理生理过程贡献很大。现代 TIA 的神经影像评估的目的是:①得到症状的血管起源的直接(灌注不足或急性梗死)或间接(大血管狭窄)证据;②排除其他非血管起源;③确定基本血管机制(大血管粥样硬化、心源性栓塞、小血管腔隙),然后选择最佳治疗;④预后结果分类。

神经影像学的研究,特别是弥散灌注加权的 MRI,已经从基本上改变了对于 TIA 病理生理学的理解。在常规的临床实践中,MRI 可以明确病灶缺血而非其他导致患者缺陷的疾病过程,提高血管狭窄和 TIA 的诊断准确率,并且评估先前存在脑血管损伤的程度。因此,MRI 包括弥散序列,应该被考虑作为一种排查潜在 TIA 患者的优先诊断性检查。

(二)鉴别诊断

TIA 主要与一些发作性的疾病相鉴别。

1. 部分性癫痫

特别是单纯部分发作,常表现为持续数秒至数分钟的肢体抽搐,从躯体的一处开始,并向周围扩展,多有脑电图异常,CT/MRI 检查可发现脑内局灶性病变。

2. 梅尼埃病

发作性眩晕、恶心、呕吐与椎-基底动脉 TIA 相似,但每次发作持续时间往往超过 24h,伴有耳鸣、耳阻塞感、听力减退等症状,除眼球震颤外,无其他神经系统定位体征。发病年龄多在 50 岁以下。

3. 心脏疾病

阿-斯综合征,严重心律失常如室上性心动过速、室性心动过速、心房扑动、多源性室性早搏、病态窦房结综合征等,可因阵发性全脑供血不足,出现头晕、晕倒和意识丧失,但常无神经系统局灶性症状和体征,心电图、超声心动图和 X 线检查常有异常发现。

4. 其他

颅内肿瘤、脓肿、慢性硬膜下血肿、脑内寄生虫等亦可出现类 TIA 发作症状,原发或继发性自主神经功能不全亦可因血压或心律的急剧变化出现短暂性全脑供血不足,出现发作性意识障碍,应注意排除。

五、治疗

在 TIA 发作后,应当从最基本的治疗开始,恢复脑的供血不足,包括患者平卧位,不降压治疗,静脉补液等。在一项 69 例患者的试验中,利用 MRI 灌注影像学发现,1/3 存在灌注异常。改变头位的方法简单,但临床上常被忽视,利用 TCD 发现,头位从 30° 降到 0° 时,大脑中动脉血流速度可以增加 20%。在 TIA 急性期,应慎重降压,因为此时脑的自动调节功能受损,脑的灌注,尤其是靠侧支循环代偿供血区域,直接依赖于全身血压。等渗液体的输入保持足够的血容量。静脉补液时,需要注意患者的心脏功能,在没有已知的或可疑的心力衰竭时,可以先给予 500mL 的生理盐水,之后再以 100~150mL/L 静脉滴注。

一旦确诊 TIA 后,应及时给予抗栓治疗。到目前为止,虽然缺乏随机对照试验,证明在 TIA 的 24~48h 给予抗栓治疗能够改善患者的预后;但是由于缺血性卒中的研究较多,而二者的发病机制类似,因此把这些治疗方法外推至 TIA 是合理的。但是二者存在两个大的区别。首先,由于大的梗死发生脑出血的概率高,因此推测 TIA 患者的出血风险较低。其次,在早期,TIA 发生缺血性卒中的风险,较完全性卒中复发的风险要高,因此行介入治疗的效果可能更好。不同的 TIA 患者,发生卒中的风险不同,虽然缺乏足够的证据,但是考虑到资料有限,目前常依据不同评分系统,来对 TIA 患者进行分层治疗。

(1)积极评价危险分层、高危患者尽早收入院。有关预后的研究结果提示,TIA 患者的处理应越早越好。对于初发或频发的患者,症状持续时间 >1h,症状性颈内动脉狭窄 >50%,明确有心脏来源的栓子(如心房颤动),已知的高凝状态,加利福尼亚评分或 ABCD 评分的高危患者,应尽早(48h 内)收入院进一步评价、治疗。

(2)新发 TIA 应按"急症"处理。新近发生(48h 内)的 TIA 预示短期内具有发生卒中的高度危险,应作为重要的急症处理。

(3)尽早完善各项相关检查。对于怀疑 TIA 患者首先应尽可能行磁共振弥散成像检查,明确是否为 TIA,TIA 患者应该通过快速急救通道(12h 内)进行紧急评估和检查。如果头颅 CT、心电图或颈动脉多普勒超声未在急诊时完成,那么初始的评估应在 48h 内完成。如果在急诊时完成,且结果阴性,可将全面评估的时间适当延长,以明确缺血发生的机制及随后的预防治疗。

六、预后

TIA 是缺血性脑卒中的重要危险因素。如何预测 TIA 后发生脑卒中的危险一直以来是学界关注的焦点。风险评估预测模型对于临床工作至关重要,常用的有下列几种。

(一)加利福尼亚评分

加利福尼亚评分观察了性别、种族、高血压、心脏病、卒中病史、用药史 7 大项共 40 小项。追踪随访 TIA 后 90d 内再发脑卒中的风险。最终提出 5 个因素:年龄 >60 岁、糖尿病、症状持续 10min 以上、虚弱和言语功能障碍。

(二)ABCD 评分

Georgios Tsivgoulis 等提出的一项评估系统,包括年龄、血压、临床体征和发作持续时间。用来检验该评分系统能否作为临床判断 TIA 后早期高危发生卒中的实用工具。

在调整了 TIA 既往史、患 TIA 前用药史和二级预防等卒中危险因素后,ABCD 评分在 5 ~6 时,30d 内发生卒中的危险比为 8.01(95% CI 为 3.21 ~19.98),是独立的危险因素。

(三)ABCD2 评分

2007 年 Johnston 等结合加利福尼亚评分及 ABCD 评分提出了 ABCD2 评分,目前 ABCD2 评分得到了临床广泛应用。

(四)ABCD3 评分(ABCD3 Scores)和 ABCD3 - Ⅰ评分(ABCD3 - Ⅰ Scores)

2010 年 Aine Merwick 等在 ABCD2 评分基础上增加发作频率(ABCD - 3)或影像学检查(ABCD3 - Ⅰ),TIA 发作频率是指 7d 之内,在本次 TIA 之外还有至少一次 TIA 发作,增加 2 分。而影像学检查是指,如果同侧颈动脉狭窄≥50%,增加 2 分;如果 DWI 检查发现高信号,再增加 2 分。与 ABCD2 评分相比,ABCD3 和 ABCD3 - Ⅰ评分可更准确预测 TIA 患者 7d、28d 及 90d 时早期卒中风险。

(马 磊)

第二节　蛛网膜下隙出血

一、流行病学

蛛网膜下隙出血80%的发病年龄在30~69岁,但任何年龄均可发病。1/3的患者发病时是正在从事某一特殊活动,如举重、弯腰、运动、大小便等。

二、病因与发病机制

凡能引起脑出血的病因也能引起本病,但以颅内动脉瘤、动静脉畸形、高血压动脉硬化症、脑底异常血管网和血液病等常见。血管畸形破裂多见于青少年,囊状动脉瘤破裂多见于中年,动脉粥样硬化出血多见于老年。

蛛网膜下隙出血多在情绪激动或过度用力时发病。动脉瘤好发于脑底动脉环的大动脉分支处,以该环的前半部较多见。动静脉畸形多位于大脑半球大脑中动脉分布区。当血管破裂血流入脑蛛网膜下隙后,颅腔内容物增加,压力增高,并继发脑血管痉挛。后者系因出血后血凝块和围绕血管壁的纤维索的牵引(机械因素),血管壁平滑肌细胞间形成的神经肌肉接头产生广泛缺血性损害和水肿。另外大量积血或凝血块沉积于颅底,部分凝集的红细胞还可堵塞蛛网膜绒毛间的小沟,使脑脊液的回吸收被阻,因而可发生急性交通性脑积水,使颅内压急骤升高,进一步减少了脑血流量,加重了脑水肿,甚至导致脑疝形成。以上均可使患者病情稳定好转后,再次出现意识障碍或局限性神经症状。

三、病理

血液进入蛛网膜下隙后,血性脑脊液可激惹血管、脑膜和神经根等脑组织,引起无菌性脑膜炎反应。

脑表面常有薄层凝块掩盖,有时可找到破裂的动脉瘤或血管。随着时间推移,大量红细胞开始溶解,释放出含铁血黄素,使软脑膜呈现不同程度的粘连。如脑沟中的红细胞溶解,蛛网膜绒毛细胞间小沟再开通,则脑脊液的回吸收可以恢复。

四、临床表现

(1)好发于青壮年,起病前常有头晕、头痛、眩晕或眼肌麻痹等。

(2)起病急骤,发病前无先兆,常在情绪激动、用力排便、剧烈运动时发病。

(3)剧烈头痛、面色苍白、恶心、呕吐、全身出冷汗。一般意识清醒,严重者可有不同程度的意识障碍。部分患者可有全身性或局限性癫痫发作。

(4)精神症状表现为定向障碍、近事遗忘、虚构、幻觉、谵妄、木僵、性格改变,有的患者表情淡漠或欣快、嗜睡、畏光。

(5)特征性表现为颈项强直、Kernig征、Brudzinski征阳性。深昏迷脑膜刺激征不明显。常伴有一侧动眼神经麻痹、视野缺损,眼底可见视网膜前即玻璃体膜下片状出血。

(6)部分患者可有单瘫、偏瘫或截瘫。

(7)病后可患正常颅压脑积水,主要表现为痴呆、遗忘、步态不稳、行走困难及尿失禁。

五、辅助检查

（一）腰椎穿刺

脑脊液压力增高,呈均匀血性,蛋白增高。注意:①发病后即做腰穿,血液尚未到达腰池,脑脊液仍清亮;②脑脊液红细胞在 7~14d 消失;③因胆红质存在,脑脊液可黄变,在 2~6 周后消失;④因出血刺激,反应性白细胞增高可持续 1~2 周。

（二）外周血检查

发病初期部分患者周围血中白细胞可增高,且多伴有核左移。

（三）CT 检查

4d 内头颅 CT 扫描,阳性率为 75%~85%,表现为颅底各池、大脑纵裂及脑沟密度增高,积血较厚处提示可能是破裂动脉所在处或其附近部位。

（四）脑血管造影

早期行造影,可判明动脉瘤或血管畸形部位、大小,有时可发现脑内血肿及动脉痉挛。

（五）心电图

可有心律失常,并以心动过速、传导阻滞较多见。

六、诊断

本病诊断较易,如突发剧烈头痛及呕吐,面色苍白,冷汗,脑膜刺激征阳性以及血性脑脊液,头颅 CT 见颅底各池、大脑纵裂及脑沟中积血等。少数患者,特别是老年人头痛等临床症状不明显,应避免漏诊,及时腰穿或头颅 CT 检查可明确诊断。诊断依据如下。

（1）在活动或激动时突然发病。

（2）迅速出现剧烈头痛、呕吐或伴有短暂性意识障碍。

（3）脑膜刺激征明显。但肢体瘫痪等局灶性神经体征阙如或较轻,少数可有精神症状。

七、鉴别诊断

通过病史、神经系统检查、脑血管造影及头颅 CT 检查,可协助病因诊断与鉴别诊断。除与其他脑血管病鉴别外,还应与下列疾病鉴别。

（一）脑膜炎

有全身中毒症状,发病有一定过程,脑脊液呈炎性改变。

（二）静脉窦血栓形成

多在产后发病或病前有感染史,面部及头皮可见静脉扩张,脑膜刺激征阴性,脑脊液一般无血性改变。

八、治疗

蛛网膜下隙出血病死率高,再次出血多在发病后 2~3 周,病死率更高。严重动脉痉挛威胁生命,治疗上应予注意。

治疗原则:防止再次出血,减轻动脉痉挛,治疗并发症。

（1）保持环境安静,绝对卧床休息 4~6 周。避免用力咳嗽、喷嚏及不必要的激动。头痛剧烈可用镇静及止痛药。

（2）止血药物6－氨基己酸24～36g加入5%葡萄糖溶液静脉滴注,情况平稳后改用口服。

（3）降低颅内压。颅内压增高有强烈头痛,经药物治疗效果不明显,可考虑行腰椎穿刺,缓慢放脑脊液。急剧颅内压增高甚至可用脑室引流以降低颅内压,挽救生命。

（4）维持平时的血压水平。有心脏损害者,应采取相应的治疗措施。

（5）注意营养和水、电解质平衡。

（6）解除动脉痉挛。

（7）脑内血肿经影像学明确诊断后,可急症手术以清除血肿。选择性手术造影证实有动脉瘤或血管畸形,行结扎手术;或行动脉瘤蒂钳夹术或切除畸形。此外,可考虑颈总动脉结扎术,动脉瘤壁用氰基丙烯酸甲酯等加固术。

九、预后

脑蛛网膜下隙出血后的病程及预后取决于其病因、病情、血压情况、年龄及神经系统体征。动脉瘤破裂引起的蛛网膜下隙出血预后较差,脑血管畸形所致的蛛网膜下隙出血常较易恢复。原因不明者预后较好,复发机会较少。年老体弱者,意识障碍进行性加重,血压增高和颅内压明显增高或偏瘫、失语、抽搐者预后均较差。

（闫伟敏）

第六章 感染科疾病诊疗

第一节 急性病毒性肝炎

急性病毒性肝炎(AVH)是指由嗜肝病毒引起的以急性肝脏损害为主的一种感染性疾病,包括甲、乙、丙、丁、戊型肝炎。甲型肝炎和戊型肝炎是自限性疾病,但丙型肝炎及乙型肝炎则可转为慢性感染。其他病毒感染偶然情况下可累及肝脏如巨细胞病毒、疱疹病毒、柯萨奇病毒、腺病毒等,分别称之为巨细胞病毒性肝炎、疱疹病毒性肝炎、柯萨奇病毒性肝炎、腺病毒性肝炎等。

一、诊断

(一)急性无黄疸型肝炎

应根据流行病学史、临床症状、体征、实验室检查及病原学检测结果综合判断,并排除其他疾病。

1. 流行病学史

如密切接触史和注射史等。密切接触史是指与确诊病毒性肝炎患者(特别是急性期)同吃、同住、同生活或经常接触肝炎病毒污染物(如血液、粪便)或有性接触而未采取防护措施者。注射史是指在半年内曾接受输血、血液制品及未经严格消毒的器具注射药物、免疫接种和针刺治疗等。

2. 症状

症状指近期内出现的、持续几天以上无其他原因可解释的症状,如乏力、食欲减退、恶心、腹胀等。

3. 体征

体征指肝大并有压痛、肝区叩击痛,部分患者可有轻度脾大。

4. 实验室检查

实验室检查主要指血清 ALT、AST 升高。

5. 病原学检测阳性

凡实验室检查阳性,且流行病学史、症状和体征三项中有两项阳性或实验室检查及体征(或实验室检查及症状)均明显阳性,并排除其他疾病者可诊断为急性无黄疸型肝炎。凡单项血清 ALT 升高,或仅有症状、体征,或有流行病学史及 2~4 项中有任一项阳性者,均为疑似病例。对疑似病例应进行动态观察或结合其他检查(包括肝组织病理学检查)做出诊断。疑似病例如病原学诊断阳性,且除外其他疾病者可确诊。

(二)急性黄疸型肝炎

凡符合急性肝炎诊断条件,血清胆红素超过正常值上限,或尿胆红素阳性,并排除其他原因引起的黄疸,可诊断为急性黄疸型肝炎。

二、鉴别诊断

（一）其他病毒所致的肝炎

如巨细胞病毒、EB 病毒感染等，应根据原发病的临床特点和病原学、血清学检查结果进行鉴别。传染性单核细胞增多症是由人疱疹Ⅳ型病毒（EBV）引起的全身性单核吞噬细胞反应。多见于青少年。发热、咽峡炎、皮疹、全身性淋巴结肿大、脾大。约半数患者有轻微黄疸。外周血白细胞数正常或增高，异型淋巴细胞占 10% ~ 50%。血清 ALT 多明显增高，但不及病毒性肝炎。抗 EBV – IgM 是特异性的血清标志物，可结合 EBV – DNA 检测，明确诊断。

巨细胞病毒（CMV）在新生儿期常为隐性感染，婴儿期可引起致死性肺炎。成人感染可有非常不同的临床表现：类似传染性单核细胞增多症，但常无咽峡炎和颈后淋巴结肿大。发热是较显著的症状，可持续至黄疸后不退。黄疸继续 2 ~ 3 周，甚至长达 3 个月。ALT 和 ALP 增高，消化道症状和血清转氨酶增高都不及病毒性肝炎明显。外周血有不典型淋巴细胞。偶尔发生致死性的大块肝细胞坏死；有时引起肉芽肿性肝炎。可伴长期不明热，偶有胆汁淤滞。可自尿或唾液分离病毒，或 PCR 检测病毒核酸。血清抗 CMV – IgM 阳性。肝组织见腺泡内淋巴细胞和多形核细胞灶性聚集，肝细胞核内有 CMV 包涵体。

（二）感染中毒性肝炎

如肾综合征出血热、恙虫病、伤寒、钩端螺旋体病、阿米巴肝病、急性血吸虫病等，主要依据原发病的临床特点和实验室检查加以鉴别。

（三）药物性肝损害

有使用肝毒性药物的病史，停药后肝功能可逐渐恢复，肝炎病毒标志物阴性。

（四）溶血性黄疸

常有药物或感染等诱因，表现为贫血、腰痛、发热、血红蛋白尿、网织红细胞升高，黄疸大多较轻，主要为间接胆红素升高，尿胆红素不升高，而尿胆原明显升高。

（五）肝外梗阻性黄疸

常见病因有胆石症、胰头癌、壶腹周围癌、肝癌、胆管癌等。有原发病症状，体征，肝功能损害较轻，以直接胆红素增高为主，多伴有血清转肽酶和碱性磷酸酶升高。粪便呈浅灰色或白陶土色，尿胆红素升高，尿胆原减少或阙如。影像学检查可见肝内外胆管扩张。

三、治疗原则

（一）一般处理

1. 休息

急性肝炎的早期，应住院或就地隔离并卧床休息；恢复期逐渐增加活动，但要避免过劳，以利康复。

2. 饮食

早期宜进食清淡易消化食物，补充足够热量和维生素；恢复期要避免过食，碳水化合物摄取要适量，以避免发生脂肪肝。绝对禁酒，不饮含有酒精的饮料、营养品及药物。

（二）药物治疗

急性病毒性肝炎治疗的最重要的一条原则就是大多数病例应当给予支持疗法。患者有明显食欲缺乏、频繁呕吐并有黄疸时，除休息及营养外，可静脉补液及应用保肝、抗炎、退黄等药物。根据不同病情,可采用相应的中医中药治疗。

1. 急性甲型肝炎

急性甲型肝炎不存在慢性感染,预后良好,发展至重型肝炎者较少。主要采取支持与对症治疗。密切观察老年、妊娠、手术后或免疫功能低下患者的病情,若出现病情转重,应及时按重型肝炎处理。年龄大于40岁的患者和有慢性肝病基础的患者是发生暴发性肝衰竭的高危人群。口服避孕药物和激素替代治疗者,应当停用,以防止发生淤胆性肝炎;一般多不主张应用肾上腺皮质激素。

2. 急性乙型肝炎

应区别是急性乙型肝炎或是慢性乙型肝炎急性发作,前者处理同甲型肝炎,后者按慢性乙型肝炎治疗。既往健康的成人在发生乙肝病毒(HBV)急性感染后95% ~99%可以自发恢复,一般不需要抗病毒治疗。对于出现凝血功能障碍,重度黄疸,或肝性脑病的患者应住院治疗。对老年,合并其他疾病或不能耐受口服药物治疗者,也要考虑住院。对疑诊的急性乙型肝炎病例,其HBsAg在急性发病的3 ~6个月内清除。目前如果不经过随访,不可能将急性乙肝同慢性乙肝的急性发作区别开来,因此随访对所有的病例都是必需的。是否应该应用非核苷反转录酶抑制剂(NNRTI)抗病毒治疗尚无共识,大多数患者并没有用药的指征,但是在某些特定的患者是有指征的。

(1)HBV感染所致暴发型肝炎。

(2)重度急性乙肝:满足下列任意两个标准:①肝性脑病;②血清胆红素 >10.0ULN;③国际标准化比值(INR) >1.6,特别是逐渐上升者。

(3)病程延长者(如症状持续或症状出现后胆红素升高 >10ULN 超过4 周)。

(4)免疫功能不全者,伴有丙型肝炎病毒(HCV)或丁型肝炎病毒(HDV)感染,或有基础肝脏疾病。

这些NNRTI用药指征概述了急性乙型肝炎和慢性乙型肝炎再激活的鉴别。干扰素因为有增加肝脏炎症坏死的风险,尽量避免应用。可以给予替诺福韦,替比夫定和恩替卡韦单药治疗。当患者病情好转,HBsAg 清除后可以终止治疗。

3. 急性丙型肝炎

因急性丙型肝炎容易转为慢性,确诊为急性丙型肝炎者应争取早期抗病毒治疗。方案与慢性丙型肝炎的初次治疗相同(见慢性丙型肝炎的初次治疗)。其他方案:PEG – IFN 联合或不联合 RBV,快速病毒学应答的基因2/3 型患者疗程16 周,基因1 型患者疗程24 周。急性期无应答的丙型肝炎患者要根据病情给予重复抗病毒治疗。

4. 丁型肝炎

同乙型肝炎治疗。

5. 急性戊型肝炎

同甲型肝炎。对于妊娠特别是晚期妊娠合并戊型肝炎、老年戊型肝炎、慢性肝病合并戊型肝炎、乙型肝炎或丙型肝炎重叠感染戊型肝炎病毒(HEV)者,有较高的肝衰竭发生率和病死率,在临床治疗中应对这类患者高度重视,监测、护理和治疗措施应强于普通戊型肝炎患者。若病情出现恶化,应及时按肝衰竭处理。妊娠特别是晚期妊娠合并戊型肝炎患者消化道症状重,产后大出血多见,必要时终止妊娠。国外已有器官移植患者感染 HEV 后出现慢性化的个别报道,对这类患者是否需要抗病毒治疗和抗病毒治疗能否改善患者预后目前尚缺乏循证医学依据。

（三）其他治疗

急性病毒性肝炎总体预后良好,但一些特殊情况如妊娠、老年、存在基础疾病或肝炎病毒重叠/共同感染时,发生急性肝衰竭机会增多。原位肝移植对急性肝衰竭是最好的选择,但多种原因使得临床应用受限。包括血浆置换、分子循环再吸附等在内的人工肝支持治疗,可以迅速清除患者体内代谢毒素和致病因子,改善机体内环境,有利于损伤肝细胞的修复。详见人工肝治疗部分。近年来干细胞移植治疗急性肝衰竭受到广泛重视。已有较多基础及临床研究证实,干细胞除了可少量分化为相应组织细胞(如肝细胞)外,尚可合成多种生长因子、细胞因子,对肝脏内局部微环境产生营养性旁分泌作用:包括抗炎、刺激内源性细胞增殖和血管增生等。干细胞可以采用自体骨髓/外周血或脐血/脐带间充质干细胞。不同来源的干细胞作用相似,但急性肝衰竭患者病情重,通常有出血倾向或其他并发症,自体干细胞采集受限,脐血/脐带间充质干细胞可能更适合,由于急性肝衰竭时,肝脏的结构基本完整,一般通过静脉移植就可达到治疗目的。需要指出的是,目前干细胞治疗的病例数量仍较少并且多缺乏对照,缺乏远期疗效和安全性分析,应权衡利弊,慎重选择。

（赵海珍）

第二节　慢性乙型病毒性肝炎

慢性乙型病毒性肝炎(chronic hepatitis B,CHB)简称慢性乙型肝炎,是由乙型肝炎病毒(HBV)感染引起的以肝损害为主的传染病,主要经血液(如输血、不安全注射等)、母婴及性接触传播。临床表现多样,可无明显症状,亦可有乏力、食欲下降、腹胀、尿色加深等症状。

一、诊断

既往有乙型肝炎史或发现 HBsAg 阳性 >6 个月,现 HBsAg 和(或)HBV DNA 阳性,可诊断为慢性感染。根据感染者的临床表现、血清学、病毒学、生物化学、影像学等辅助检查,将慢性感染分为 6 种情况。

（一）慢性 HBV 携带者

免疫耐受期的 HBsAg、HBeAg 和 HBV DNA 阳性者,1 年内连续随访 3 次,每次至少间隔 3 个月,均显示血清 ALT 和 AST 在正常范围,HBV DNA 常处于高水平,肝组织学检查无病变或轻微。

（二）HBeAg 阳性慢性乙型肝炎

血清 HBsAg、HBeAg、HBV DNA 阳性,ALT 持续或反复异常,或肝组织学检查示肝炎病变。

（三）HBeAg 阴性慢性乙型肝炎

血清 HBsAg、HBV DNA 阳性,持续 HBeAg 阴性,ALT 持续或反复异常,或肝组织学示肝炎病变。

（四）非活动性 HBsAg 携带者

血清 HBsAg 阳性、HBeAg 阴性、抗－HBe 阳性或阴性,HBV DNA 定量低于检测下限,1 年内连续随访 3 次以上，每次至少隔 3 个月，ALT 和 AST 均在正常范围。肝组织学检查示：组织学活动指数（HAI）评分 <4 或根据其他的半定量计分系统判定病变轻微。

（五）隐匿性慢性乙型肝炎

血清 HBsAg 阴性，血清和（或）肝组织中 HBV DNA 阳性，并有慢性乙型肝炎的临床表现。除 HBV DNA 阳性外，患者可有血清抗 – HBs、抗 – HBe 和（或）抗 – HBc 阳性，有约 20% 隐匿性 CHB 患者的血清学标志物均阴性。诊断主要通过血清 HBV DNA 检测，尤其对抗 – HBc 持续阳性者更是这样。

（六）乙型肝炎肝硬化

HBV 相关肝硬化临床诊断的必备条件如下。

（1）组织学或临床显示存在肝硬化的证据。

（2）有病因学明确的 HBV 感染证据。通过病史或相应的检查已明确或排除其他常见原因，如酒精、其他嗜肝病毒感染等。

临床将肝硬化（liver cirrhosis，LC）分为代偿期和失代偿期。代偿期影像学、生物化学或血液学检查示肝细胞合成功能障碍，或有门静脉高压症存在的证据，或组织学符合 LC 诊断，无食管胃底静脉曲张破裂出血、腹腔积液或肝性脑病等症状或严重并发症；失代偿期者可出现肝性脑病、食管胃底静脉曲张破裂出血、腹腔积液等并发症。

临床将肝硬化（liver cirrhosis，LC）分为代偿期和失代偿期。代偿期影像学、生物化学或血液学检查示肝细胞合成功能障碍，或有门静脉高压症存在的证据，或组织学符合 LC 诊断，无食管胃底静脉曲张破裂出血、腹腔积液或肝性脑病等症状或严重并发症；失代偿期者可出现肝性脑病、食管胃底静脉曲张破裂出血、腹腔积液等并发症。

为准确预测患者疾病进展、判断死亡风险，可按五期分类法评估并发症：1 期：无静脉曲张、腹腔积液。2 期：有静脉曲张，无出血、腹腔积液。3 期：有腹腔积液，无出血，伴或不伴静脉曲张。4 期：有出血，伴或不伴腹腔积液。5 期：脓毒血症。

1、2 期为代偿期，3 期到 5 期为失代偿期。各期肝硬化 1 年病死率分别 <1%、3% ~4%、20%、50% 和 >60%，肝硬化患者预后和死亡风险与并发症的出现密切相关。

二、鉴别诊断

1. 其他病毒导致的肝炎

如甲型、丙型、戊型肝炎、传染性单核细胞增多症等，可据原发病的临床特点、病原学及血清学检查鉴别。

2. 感染中毒性肝炎

如麻疹、伤寒等，主要据原发病的临床特点及实验室结果鉴别。

3. 肝豆状核变性（Wilson 病）

血清铜、铜蓝蛋白降低，角膜出现 KF 环有鉴别意义。

4. 自身免疫性肝病

主要有原发性胆汁性肝硬化（PBC）、自身免疫性肝炎（AIH）。PBC 主要影响肝内胆管；AIH 主要破坏肝细胞。检查主要据自身抗体和肝组织学诊断。

5. 药物性肝炎

有损肝药物史，停药后肝炎可逐渐恢复。

6. 酒精性肝病

患者有长期大量饮酒史。

7. 脂肪性肝病

患者多为肥胖者。血清甘油三酯常升高,B 超检查有助于诊断,FIBROSCAN 可评价肝脏脂肪化程度。

8. 原发性肝癌

主要依据影像学、肝脏肿瘤标志物等检查鉴别。

三、实验室检查

(一)生化学检查

1. 血清丙氨酸氨基转移酶(ALT)、天门冬氨酸氨基转移酶(AST)

最常用,其水平可反映肝细胞损伤程度。

2. 血清胆红素

其水平与胆汁代谢、排泄程度相关,升高主要因为肝细胞损害、肝内外胆管阻塞和溶血。肝衰竭者血清胆红素可进行性升高,每天上升≥1 倍正常值上限(ULN),且可出现胆红素升高与 ALT 和 AST 下降的"胆酶分离"现象。

3. 血清白蛋白和球蛋白

反映肝脏合成功能,CHB、肝硬化和肝衰竭者可有血清白蛋白下降。随着肝损害加重,白蛋白/球蛋白比值可逐渐下降或倒置(<1)。

4. 凝血酶原时间(PT)及凝血酶原活动度(PTA)

PT 是反映肝脏凝血因子合成功能的重要指标,PTA 是 PT 测定值的常用表示方法,对判断疾病进展及预后有较大价值,近期内 PTA 进行性降至 40% 以下为肝衰竭的重要诊断标准之一,<20% 者提示预后不良。亦有用国际标准化比值(INR)来表示此项指标者,INR 值的升高同 PTA 值的下降有同样意义。

5. 血清胆碱酯酶

可反映肝脏合成功能,对了解肝脏应急功能和贮备功能有参考价值。

6. 血清 γ - 谷氨酰转肽酶(GGT)

健康人血清中 GGT 主要来自肝脏。此酶在急性肝炎、慢性活动性肝炎及肝硬化失代偿时可轻中度升高。

各种原因导致的肝内外胆汁淤积时可显著升高。

7. 血清碱性磷酸酶(ALP)

经肝胆系统排泄。当 ALP 产生过多或排泄受阻时,血中 ALP 可发生变化。

8. 血清总胆汁酸(TBA)

健康人周围血液中血清胆汁酸含量极低,当肝细胞损害或肝内、外阻塞时,胆汁酸代谢异常,TBA 升高。

9. 血清甲胎蛋白(AFP)

血清 AFP 及其异质体是诊断 HCC 的重要指标。应注意其升高的幅度、动态变化及其与 ALT 和 AST 的消长关系,并结合临床表现和肝脏影像学检查综合分析。患者 AFP 可轻度升高,若过度升高应注意排除肝癌。

（二）HBV 血清学检查

HBV 血清学标志包括 HBsAg、抗－HBs、HBeAg、抗－HBe、抗－HBc 和抗－HBcIgM，建议进行定量检测。HBsAg 阳性表示 HBV 感染；抗－HBs 为保护性抗体，阳性表示对 HBV 有免疫，见于乙型肝炎康复及接种乙型肝炎疫苗者；抗 HBc－IgM 阳性多见于急性乙型肝炎及 CHB 急性发作；抗－HBc 总抗体主要是 IgG 型抗体，只要感染过 HBV，此抗体为阳性。血清 HBsAg 定量检测可用于预测疾病进展、抗病毒疗效和预后。

（三）影像学检查

主要目的是监测 CHB 的临床进展、了解有无肝硬化、占位性病变和鉴别其性质，尤其是监测和诊断 HCC。

1. 腹部超声检查

最常用的方法，操作简便、直观、无创、价廉，可判断肝和脾脏大小及形态、肝内重要血管情况和肝内有无占位性病变。但检查容易受解剖部位、仪器设备、操作者经验等因素限制。

2. 电子计算机断层成像（CT）

CT 是诊断和鉴别诊断的重要影像学方法，可用于观察肝脏形态、了解有无肝硬化、发现占位性病变并鉴别性质，其动态增强多期扫描对 HCC 的诊断有高度敏感性和特异性。

3. 磁共振（MRI 或 MR）

组织分辨率高，可多方位、多序列成像，无放射性辐射，对肝组织结构变化显示和分辨率优于 CT 和腹部超声。动态增强多期扫描及特殊增强剂显像对鉴别良恶性肝内占位病变优于 CT。

（四）病理学检查

肝活检目的是评价患者肝脏病变程度、排除其他疾病、判断预后和监测治疗应答。CHB 的病理学特点是：不同程度的汇管区及周围炎症，浸润的炎细胞以单核细胞为主（主要包括淋巴细胞及少数浆细胞和巨噬细胞），炎细胞聚集常引起汇管区扩大，可引起界板肝细胞凋亡和坏死而形成界面炎，称碎屑样坏死。小叶内肝细胞可发生变性、坏死、凋亡，并可见毛玻璃样肝细胞、凋亡小体。少数 CHB 可无肝纤维化形成，但多数常因病毒持续感染、炎症活动导致细胞外基质过度沉积，呈不同程度的汇管区纤维性扩大、间隔形成，Masson 三色染色及网状纤维染色有助于肝纤维化程度的评价。免疫组织化学染色法可检测肝组织内 HBsAg 和 HBcAg 的表达。如需要，可采用核酸原位杂交法或 PCR 法行肝组织内 HBV DNA 或 cccDNA 检测。CHB 肝组织炎症坏死的分级和纤维化程度的分期，推荐采用国际上常用的 Metavir 评分系统。

CHB 治疗的总体目标是：最大限度地长期抑制 HBV，减轻肝细胞炎症坏死和肝纤维化，延缓和减少肝衰竭、肝脏失代偿、肝硬化、HCC 及其并发症的发生，从而改善生活质量和延长存活时间。CHB 的治疗主要包括抗病毒、免疫调节、抗纤维化、抗氧化、抗炎、对症治疗，其中抗病毒治疗最关键，只要有适应证且条件允许，就应尽早开始规范的抗病毒治疗。治疗过程中，对于部分合适的患者，应尽可能追求临床治愈，即停止治疗后仍有持续的病毒学应答、HBsAg 消失、ALT 复常、肝脏组织学改善。

四、抗 HBV 治疗

（一）适应证

HBeAg 阳性患者，发现 ALT 水平升高后，建议观察 3 ~ 6 个月，如未发生自发性 HBeAg 血清学转换,建议抗病毒治疗。

1.推荐抗病毒治疗的人群需满足的条件

(1)HBV DNA 水平:HBeAg 阳性者,HBV DNA ≥20000IU/mL(相当于 10_5 拷贝/mL); HBeAg 阴性者,HBVDNA≥2000IU/mL(相当于 10^4 拷贝/mL)。

(2)ALT 水平:一般需 ALT 持续升高≥2×ULN;如用干扰素治疗,ALT≤10×ULN,血清 TBIL<2×ULN。

2.达不到上述治疗标准、持续 HBV DNA 阳性、有以下情形之一者,建议考虑抗病毒治疗

(1)有明显肝脏炎症(2 级以上)/纤维化,特别是肝纤维化 2 级以上。

(2)ALT 持续处于 1~2×ULN,尤其年龄>30 岁者,建议行肝活检或无创性检查,明确纤维化情况后抗病毒。

(3)ALT 持续正常(每 3 个月检查 1 次)、年龄>30 岁、有肝硬化/HCC 家族史,建议行肝活检或无创性检查,明确肝脏纤维化情况后抗病毒。

(4)有肝硬化证据时,应积极抗病毒治疗。开始治疗前应排除合并其他因素导致的 ALT 升高。

(二)抗病毒药物及方案选择

α 干扰素(IFN-α)和核苷(酸)类似物(NAs)是目前批准治疗 HBV 的两类药物,均可用于无肝功能失代偿患者的初始治疗。干扰素为基础的治疗常用于年轻患者,优先选择聚乙二醇干扰素(Peg IFN-α)。普通或 Peg IFN-α 规范治疗无应答者,若有治疗指征,可选用 NAs 再治疗。NAs 包括拉米夫定(LAM)、阿德福韦酯(ADV)、恩替卡韦(ETV)、替比夫定(LdT)、替诺福韦酯(TDF),优先考虑抗病毒疗效好、低耐药的药物,建议 ETV 或 TDF。NAs 规范治疗后原发无应答者(治疗至少 6 个月时血清 HBV DNA 下降幅度<2 log),应改变方案治疗。

1.干扰素

(1)普通 IFN-α:3~5MU,每周 3 次或隔日 1 次,皮下注射,疗程一般 6~12 个月。可据患者应答和耐受情况适当调整剂量及疗程。如有应答,为提高疗效可延长疗程;若经过 24 周治疗未发生 HBsAg 定量下降、HBV DNA 较基线下降<2 log,建议停 IFN-α,改用 NAs 治疗。

(2)聚乙二醇干扰素(Peg IFN-α-2a 和 Peg IFN-α-2b):Peg IFN-α-2a 180μg(如用 Peg IFN-α-2b,1.0~1.5μg/kg 体重),每周 1 次,皮下注射,推荐疗程 1 年。剂量及疗程可据患者应答及耐受性等调整,延长疗程可减少停药复发。若 24 周治疗后 HBsAg 定量仍>20000IU/mL,建议停止治疗。

(3)治疗前预测因素:HBeAg 阴性患者无有效的治疗前预测病毒学应答的因素。有以下因素的 HBeAg 阳性者,接受 Peg IFN-α 治疗 HBeAg 血清学转换率较高:①基因型为 A/B 型;②高 ALT 水平;③基线 HBsAg 低水平;④HBV DNA<$2×10^8$ IU/mL;⑤肝组织炎症坏死 G2 以上。有抗病毒指征的患者中,相对年轻者、希望近年内生育者、期望短期完成治疗者、初次抗病毒治疗者,可优先考虑 Peg IFN-α 治疗。

(4)治疗过程中的预测因素:HBeAg 阳性者,治疗 24 周 HBsAg 和 HBV DNA 定量水平是治疗应答的预测因素。接受 Peg IFN-α 治疗,如果 24 周 HBsAg<1500IU/mL,继续单药治疗至 48 周可获得较高 HBeAg 血清学转换率。若经过 24 周治疗 HBsAg 定量仍>20000IU/mL,建议停止 Peg IFN-α 治疗,改用 NAs 治疗。HBeAg 阴性 CHB,治疗过程中 HBsAg 下降、HBV DNA 水平是停药后持续病毒学应答的预测因素。如果经过 12 周治疗,HBsAg 未下降、HBV

DNA 较基线下降 <2log 10IU/mL,考虑停止 Peg IFN – α 治疗。

(5)禁忌证:绝对禁忌证包括妊娠或短期内有妊娠计划、精神病病史(精神分裂症或严重抑郁症等)、未能控制的癫痫、失代偿期肝硬化、未控制的自身免疫病、有严重感染,视网膜疾病,心力衰竭和慢性阻塞性肺部等基础疾病。

相对禁忌证包括甲状腺疾病,既往抑郁症史,未控制的糖尿病、高血压,治疗前中性粒细胞计数 $<1.0 \times 10^9$/L 和(或)血小板计数 $<50 \times 10^9$/L。

(6)监测与处置:IFN – α 治疗者,每月监测全血细胞计数和血清 ALT 水平。12 和 24 周时评估血清 HBVDNA 水平以评价初始应答。①HBeAg 阳性者:治疗 12 周、24 周、48 周、治疗后 24 周时监测 HBeAg 和 HBeAb。较理想的转归是 HBeAg 发生血清学转换且血清 ALT 正常、实时 PCR 法检测不到血清 HBV DNA。如发生 HBeAg 血清学转换,须长期随访。如果 HBV DNA 检测不到,发生 HBeAg 血清学转换后 6 个月须监测 HBsAg。如出现原发无应答,需考虑停止干扰素治疗,换用 NAs;②HBeAg 阴性者:48 周治疗期间,需监测药物安全性和有效性,病毒学应答(HBV DNA <103 拷贝/mL)与肝病缓解相关。如果检测不到 HBVDNA,6 个月后应检测 HBsAg。

(7)不良反应处理:①流感样症状:发热、乏力、头痛、肌痛等,可睡前注射 IFN – α,或注射同时服用解热镇痛药;②一过性外周血细胞减少:如中性粒细胞绝对计数 $\leq 0.75 \times 10^9$/L 和(或)血小板 $<50 \times 10^9$/L,需降低 IFN – α 剂量,1 ~ 2 周后复查,如恢复,则可逐渐增加至原量。中性粒细胞绝对计数 $\leq 0.5 \times 10^9$/L 和(或)血小板 $<25 \times 10^9$/L,应暂停 IFN – α。对中性粒细胞明显降低者,可试用粒细胞或粒细胞巨噬细胞集落刺激因子(G/GM – CSF)治疗;③精神异常:可表现为抑郁、妄想、重度焦虑等。症状严重者及时停药;④自身免疫现象:部分患者可出现自身抗体,少部分患者会出现甲状腺疾病、糖尿病、血小板减少、银屑病、白斑、类风湿关节炎和系统性红斑狼疮样综合征等,应请相关科室医师会诊,严重者停药;⑤其他少见的不良反应:间质性肺炎、肾脏损害、心血管并发症、听力下降等,应停止治疗。

2. 核苷(酸)类似物(NAs)

(1)治疗中的疗效预测和优化治疗:首选高基因耐药屏障的药物;如果应用低基因耐药屏障的药物,应该进行优化治疗或联合治疗。

(2)治疗策略:①HBeAg 阳性患者:对于 ALT 升高者,建议先观察 3 ~ 6 个月,如未发生自发 HBeAg 血清学转换且 ALT 持续升高,考虑抗病毒治疗。药物选择:初治者,优先选用 ETV、TDF 或 Peg IFN。已经开始服用 LAM、LdT 或 ADV 治者:如治疗 24 周后病毒定量 >300 拷贝/mL,改用 TDF 或加用 ADV 治疗。NAs 的总疗程建议至少 4 年,在达到 HBV DNA 低于检测下限、ALT 复常、HBeAg 血清学转换后,再巩固治疗至少 3 年(每隔 6 个月复查一次)仍保持不变者,可考虑停药,但延长疗程可减少复发;②HBeAg 阴性患者:抗病毒疗程宜长,停药后肝炎复发率高。药物选择:初治者优先选用 ETV、TDF 或 Peg IFN。已经服用 LAM、LdT 或 ADV 者:建议在抗病毒治疗过程中按照"路线图"概念指导用药,提高疗效、降低耐药。疗程:达到 HBsAg 消失、HBV DNA 低于检测下限,巩固治疗 1 年半(至少 3 次复查,每次间隔 6 月)仍保持不变时,可考虑停药;③代偿期和失代偿期肝硬化:中国和亚太肝病指南均建议对于病情已进展至肝硬化者,需长期抗病毒治疗。药物选择:初治者优先推荐 ETV 和 TDF。IFN 禁用于失代偿性者,对代偿期者也慎用;④美国肝病指南建议:年龄 >40 岁、ALT 正常、HBV DNA 升高(>100 万 IU/mL)、肝活检示有明显炎症坏死或纤维化者进行抗病毒治疗;⑤抗病毒治疗过程中的患者随访。

　　治疗期间至少每3个月检测 ALT、HBeAg、HBsAg 和 HBV DNA,如用 ADV、TDF 还应监测肾功能(胱抑素 C、血肌酐、尿素氮、血清磷、尿微量蛋白);应用 LdT,须监测肌酸激酶。NAs 经肾代谢,推荐对肌酐清除率降低者调整剂量。服用肾毒性药物者和服用 ADV/TDF 者,应监测肾毒性,及时调整药物剂量。LdT 可致肌肉损害(表现为肌酸激酶升高,严重者伴肌肉酸痛甚至横纹肌溶解),故合并肌炎者应避免使用该药。接受 Peg – IFN 联合 LdT 治者,可发生周围神经病变,应避免联合应用。曾有 HIV 阳性者服用 TDF 发生骨矿物质密度下降的报道,但须进行长期研究。慢性 HBV 感染无论处在何种疾病状态,一般3~6个月应检测肝脏肿瘤标志物及影像学检查,以期早发现 HCC。

五、其他免疫调节治疗

　　免疫调节治疗有望成为治疗 HBV 的重要手段,但目前缺乏疗效确切的特异性疗法。胸腺肽 α_1 可增强机体非特异性免疫功能,有抗病毒适应证、不能耐受或不愿接受 IFN 或 NAs 治疗者,如有条件,可选择胸腺肽 α_1 1.6mg,皮下注射,每周2次,疗程6个月。胸腺肽 α_1 联合其他抗 HBV 药物的疗效需大样本、随机、对照的临床研究验证。

(赵海珍)

第七章 精神科疾病诊疗

第一节 精神分裂症

精神分裂症是由一组症状群所组成的临床综合征,它是多因素的疾病。我国于 1982 年对全国 12 个地区精神疾病流行病学的协作调查,发现在 15 岁及以上人口中,精神分裂症在城市不论时点或总患病率均明显高于农村,前者为 6.07‰和 7.11‰,后者为 3.42‰和 4.26‰,差别有显著性。工业化 10 年后(1993 年)用同样的调查程序、工具,对其中 7 个地区进行调查,发现城市总患病率仍明显高于农村:城市总患病率 8.18‰,时点患病率 6.71‰;农村总患病率 5.18‰,时点患病率 4.13‰。目前病因不很明确,但个体心理的易感素质和外部社会环境的不良因素对疾病发生发展的影响已被大家所共识。精神分裂症多起病于青壮年,病程多迁延。表现有感知、思维、情感、意志行为等方面障碍和精神活动不协调,一般无意识障碍和智能障碍。该病神经生化假说主要有多巴胺功能亢进假说,谷氨酸生化假说及多巴胺系统和谷氨酸系统功能不平衡假说。

一、诊断标准

1. 临床表现

精神分裂症临床表现通常分为感知觉障碍、思维障碍、情感障碍及意志和行为障碍 4 个方面。

(1)感知觉障碍:最突出的感知觉障碍是幻觉,是常见症状之一,但不是特征性症状。以幻听最为常见,幻听内容有争论性、评论性或命令性。

(2)思维障碍:①思维联想障碍:表现为思维联想过程缺乏连贯性和逻辑性,是精神分裂症最具有特征性的症状。在意识清晰情况下出现思维松弛、思维破裂;在无外界因素影响下,突然出现思维中断、思维云集;思维逻辑障碍主要为逻辑倒错、病理性象征性思维、语词新作、诡辩症;有的表现为思维贫乏;②思维内容障碍:主要表现为各种各样的妄想、特征性的思维障碍、突如其来的病理体验或直接感受。精神分裂症具有特征性的妄想包括:妄想性知觉、妄想性心境、妄想性记忆。对精神分裂症具有重要诊断意义的妄想还有:被害妄想、关系妄想、夸大妄想、影响妄想、被控制感、被洞悉感、嫉妒妄想、钟情妄想、疑病妄想、非血统妄想;③思维体验障碍:表现为思维云集、思维插入、思维扩大或被广播、内向性思维、被动体验。

(3)情感障碍:最常见的是情感淡漠,患者对外界刺激缺乏相应的情感反应,对周围发生的事物漠不关心,面部表情呆板,内心体验贫乏;或情感体验与当时的外界刺激及患者的思维内容不相协调,表现为情感倒错、表情倒错,情感反应不协调是精神分裂症的重要特征。

(4)意志与行为障碍:意志减退,严重的意志缺乏,表现孤僻、退缩、被动、缺乏主动性、社会功能下降;愚蠢怪异行为、矛盾意向、意向倒错;紧张综合征:违拗、被动服从、木僵、蜡样屈曲(空气枕),紧张性兴奋,激越和冲动控制能力减退,部分患者意志活动增强(偏执型)。

（5）定向、记忆和智能、自知力改变：意识清晰，时间、空间和人物定向一般正常，通常没有记忆和明显的智能障碍，部分患者有认知功能减退。多数患者有不同程度的自知力损害，不承认患有精神病，不知道病态表现何在，不主动求医，拒绝治疗，治疗依从性差。

2. 精神分裂症分型

根据临床现象将精神分裂症分为以下几个亚型。

（1）偏执型：最常见，以相对稳定的妄想为主，往往表现多疑，内容荒谬离奇，多伴有幻觉（特别是幻听）。言语、情感、意志、行为障碍不突出。起病多在 30 岁以后。较少出现显著的人格改变和衰退，但幻觉妄想症状可长期保留，预后多较好。

（2）紧张型：以明显的精神运动紊乱为主，外观呆板。可交替出现紧张性木僵与紧张性兴奋，或被动性顺从与违拗，即所谓紧张综合征。紧张型目前在临床上有减少趋势，预后较好。

（3）青春型：主要是青春期发病，起病多较急。以联想障碍为主，突出表现为精神活动的全面紊乱。思维松散、破裂，可伴有片段的幻觉、妄想；情感肤浅、不协调，或喜怒无常；动作行为怪异，不可预测，缺乏目的。病情较易恶化，预后欠佳。

（4）单纯型：起病缓慢，持续发展。退缩、懒散是其突出表现。早期多表现类似"神经衰弱"的症状，如主观的疲劳感、失眠、工作效率下降等，逐渐出现日益加重的孤僻退缩、情感淡漠、思维贫乏、懒散、丧失兴趣，生活毫无目的。往往患病多年后才就诊。治疗困难，预后较差。如果患者的临床表现同时具备 1 种以上亚型的特点，又没有明显的分型特征，临床上将其归入"未定型"（也称为未分化型或混合型）。一些患者症状部分控制或病情基本稳定后，出现抑郁状态，称为精神分裂症后抑郁。精神分裂症患病后的转归，可进一步分为缓解、残留期、慢性期和衰退期。

3. 精神分裂症的诊断

（1）诊断标准：根据 ICD–10 精神分裂症的症状学诊断标准如下。①症状标准：具备下述 a～d 中的任何一组（如不甚明确常需要两个或多个症状）或 e～i 至少两组症状群中的十分明确的症状。a. 思维鸣响、思维插入、思维被撤走及思维广播。b. 明确涉及躯体或四肢运动，或特殊思维，行动或感觉的被影响、被控制或被动妄想；妄想性知觉。c. 对患者的行为进行跟踪性评论，或对患者加以讨论的幻听，或来源于身体某一部分的其他类型的幻听。d. 与文化不相称且根本不可能的其他类型的持续性妄想，如具有某种宗教或政治身份、超人的力量和能力（例如能控制天气，或与另一世界的外来者进行交流）。e. 伴转瞬即逝或未充分形成的无明显情感内容的妄想，或伴有持久的超价值观念，或连续数周或数月每日均出现的任何感官的幻觉。f. 思潮断裂或无关的插入语，导致言语不连贯，或不中肯或语词新作。g. 紧张性行为，如兴奋、摆姿势，或蜡样屈曲、违拗、缄默及木僵。h. 阴性症状，如显著的情感淡漠、言语贫乏、情感迟钝或不协调，常导致社会退缩及社会功能下降，但须澄清这些症状并非由抑郁症或神经阻滞剂治疗所致。i. 个人行为的某些方面发生显著而持久的总体性质的改变，表现为丧失兴趣、缺乏目的、懒散、自我专注及社会退缩；②严重程度标准：自知力障碍，并有社会功能严重受损或无法进行有效交谈；③病程标准：符合症状标准和严重标准至少已持续 1 个月。若同时符合分裂症和情感性精神障碍的症状标准，当情感症状减轻到不能满足情感性精神障碍症状标准时，分裂症状需继续满足分裂症的症状标准至少 2 周以上，方可诊断为分裂症；④排除标准：存在广泛情感症状时，就不应该做出精神分裂症的诊断，除非分裂的症状早于情感症状出现；分裂症的症状和情感症状两者一起出现，程度均衡，应诊断分裂情感性障碍；严重脑病、癫痫、药物中毒或药物戒断状态应排除。

（2）诊断要点：诊断精神分裂症通常要求在 1 个月或以上时期的大部分时间内确实存在属于上述 a～d 中至少 1 个（如不甚明确常需两个或多个症状）或 e～h 中来自至少两组症状群中的十分明确的症状。符合此症状要求但病程不足 1 个月的状况（无论是否经过治疗）应首先诊断为急性精神分裂症样精神病性障碍，如症状持续更长时间再重新归类为精神分裂症。

二、治疗对策

（一）治疗原则

①早期发现，早期诊断，及时治疗；②积极进行全病程治疗；③尽可能选用疗效确切，症状作用谱较为广泛，不良反应轻，便于长期治疗的抗精神病药物；④积极进行家庭教育，争取家属重视、配合对患者的全程治疗；⑤定期对患者进行心理治疗，康复和职业训练。

（二）治疗计划

以抗精神病药物治疗为主，辅以心理治疗等治疗方法。

1. 急性期治疗原则

治疗前需进行必要的体格检查、神经系统检查和实验室检查，并进行治疗前、治疗中各项指标的评估、对照，以评定疗效和不良反应。

（1）采取积极的强化性药物治疗，以便及时控制阳性症状、激越冲动、认知功能损害等症状。

（2）争取尽快缓解或控制症状，增加基本痊愈的可能性，预防病情的不稳定性。

（3）药物治疗应尽量按程序进行，急性期的治疗时间至少为 4～6 周。

（4）根据具体情况，决定住院治疗或门诊治疗。

（5）如存在明显的危害社会安全问题和存在严重的自杀观念和行为、自伤时，应尽早住院治疗。

（6）对家人进行卫生宣传教育和对患者进行心理治疗。

2. 巩固期（恢复期）治疗原则

（1）以药物治疗为主。以原治疗有效的药物，原有效剂量继续巩固治疗至少 3～6 个月。

（2）根据具体情况，决定住院治疗，门诊治疗或社区治疗。

（3）对家人进行卫生宣传教育和对患者进行心理治疗。

（4）促进患者社会功能的康复。

3. 维持期治疗原则

（1）根据个体差异等具体情况，确定是否减少药物剂量，有效把握预防复发的有效剂量。

（2）疗效稳定，无明显或特殊的不良反应，尽可能仍用原治疗有效的药物治疗，尽可能不换用药物。

（3）维持治疗时间因人而异，一般不少于 2～5 年。

（4）维持治疗一般应在门诊或社区进行。

（5）加强对家人的卫生宣教和对患者进行心理治疗。

4. 对慢性患者的治疗原则

因慢性精神分裂症患者的病程多迁延，症状并未能有效或完全控制，常残留有阳性症状和情感症状（包括情感低落和自杀观念与行为），而阴性症状和认知功能损害可能是主要的临床表现,故治疗原则有别于以上三期的治疗原则。

(1)为进一步控制症状,可采用增加药物剂量,更换药物或合并治疗的方法,以提高治疗效果。

(2)加强随访(缩短定期随访周期等),以便更好地掌握病情变化规律,调整治疗方案。

(3)治疗可在住院时进行,也可在门诊或社区等进行。

(4)加强家人的卫生宣教和对患者进行心理治疗工作。

5.对难治性患者的治疗原则

难治性精神分裂症一般指用通用的治疗方法进行治疗后仍未获得理想疗效的精神分裂症,包括:①过去5年对三种剂量和疗程适当的抗精神病药物足量足疗程治疗反应不佳;②或不能耐受抗精神病药物的不良反应;③即使有充分的维持治疗或预防治疗,但病情仍然复发或恶化。

(1)重新审定诊断,进一步了解患者既往用药史,及掌握有关影响因素,着重考虑用药个体化。在必要时监测药物血浆浓度。

(2)重新制定治疗方案,更换合适的药物,足量足疗程治疗。

(3)治疗时间不少于2~5年。

6.抗精神病药物治疗原则

(1)一旦确立精神分裂症诊断,应立即开始抗精神病药物治疗。根据临床症状群表现,选用一种非典型抗精神病药物或典型抗精神病药物治疗。如治疗6~8周后疗效不佳,可换用另一种化学结构不同的抗精神病药物。以单一用药为原则。急性期患者(包括复发和病情恶化),应根据既往用药情况继续使用原有效药物,如治疗剂量低于有效剂量的患者,应增加剂量至有效治疗剂量。如已达到有效治疗剂量以及够疗程的患者,可酌情加量或换用不同类型的抗精神病药物,但仍以单一用药为主。治疗应个体化,因人而异。

(2)经上述治疗疗效欠佳的患者,可考虑两种药物合并治疗。合并使用的抗精神病药物应以化学结构不同、药理作用不尽相同为宜。达到预期治疗目标后仍应单一用药。

(3)从小剂量起始,逐渐增加至有效推荐剂量。加药的速度应视药物的药理特性和患者的身体状态等而定。维持剂量可酌情减少,并需足疗程治疗。

(4)积极认真定期评定治疗效果,以便及时调整治疗方案。认真观察评定药物的不良反应,并做积极处理。

(5)抗精神病药物的使用,一般采用口服的方式,剂量应从小剂量开始,隔日适当加量,直至治疗量。急性期或起病急的患者加药要快,可在3~7d达到有效治疗量。起病缓慢或潜隐的患者、老年患者、躯体状况欠佳患者,加药要缓慢,一般可在10~14d达到治疗量。对兴奋躁动明显的患者,可考虑以肌内注射或静脉滴注的方式给药,以求在较短时间内控制病情。老年患者和躯体状况欠佳的患者,药物治疗量不宜过大。一般而言,非典型抗精神病药物,如利培酮、奥氮平、喹硫平等可作为一线或首选药物使用。

典型抗精神病药物,如奋乃静、氯丙嗪、氟哌啶醇、舒必利等和非典型抗精神病药物中的氯氮平,作为第二线或次选药物使用。因氯氮平的毒副作用较大(尤其是可导致粒细胞缺乏症、痉挛发作等不良反应),使用时尤应小心谨慎。

7.心理治疗

心理治疗作为一种辅助治疗,多在恢复阶段进行。在使用抗精神病药物治疗的同时,给予心理治疗,可使患者正确认识和对待所患疾病,消除顾虑,减少社会生活中的应激,改善患者家庭和环境中的人际关系,减少复发,促进患者心理和社会功能的康复。在不同的疾病时期,心理治疗的目的和方式有所不同。

在对患者进行心理治疗的同时,也应对患者的家庭成员进行有关疾病知识的卫生宣教或心理教育工作,此关系到患者治疗的依从性、社会与家庭支持和预后。

(1)急性期的心理治疗:在急性期,因受丰富的精神症状的影响,患者可出现恐惧、紧张和不安全感等。在理解、同情、尊重患者的基础上,可采用含支持性心理治疗在内的一般性心理治疗。

此时,心理治疗的目的是让患者接受、配合治疗。

(2)巩固期的心理治疗:在接受系统、全面的抗精神病药物治疗之后,患者的精神症状基本得到控制,自知力逐渐恢复。此时,心理治疗的目的是让患者能对自己的疾病有较为全面的了解,提高对精神症状的分析、批判能力,掌握一定的有关精神分裂症的治疗知识和预防原则,提高治疗的依从性,加快回归社会的康复进程,提高应对心理社会应激的能力与技巧,提高生活质量等。

(3)慢性期的心理治疗:慢性期精神分裂症,残留有精神症状,对精神症状的分析、批判能力不完整。如患者长期住院,与社会的接触少,生活单调,社会功能会受到一定程度的损害。此时,心理治疗的目的是鼓励患者多参加集体活动或治疗,避免过早地出现精神衰退。此时,可采用集体心理治疗、行为治疗、音乐治疗和支持性心理治疗等方法。

8.其他治疗

(1)电抽搐治疗电抽搐适用于:①精神分裂症急性期有极度兴奋躁动、冲动伤人者;②紧张型精神分裂症出现拒食、违拗及木僵者;③精神分裂症伴有严重抑郁者(如有强烈的自伤、自杀企图及行为);④抗精神病药物治疗无效或对药物治疗不能耐受者。但不适用于伴有脑器质性疾病、心血管疾病、骨关节疾病、急性全身感染、有潜在引起视网膜脱落的疾病、动脉瘤畸形、严重的呼吸系统疾病、严重的肝脏和肾脏疾病、老年人、儿童和孕妇。即使是改良的电抽搐,对老年人、儿童和孕妇也要谨慎使用。

(2)精神外科手术治疗:对少数久治不愈的患者可考虑进行精神外科治疗,但疗效难以肯定。

(3)中医中药治疗:对部分患者有一定的治疗效果,必要时可考虑使用。

(李智敏)

第二节　抑郁症

抑郁症是一种常见的精神障碍,主要表现为情绪低落,兴趣减低,悲观,思维迟缓,缺乏主动性,自责自罪,饮食、睡眠差,担心自己患有各种疾病,感到全身多处不适,严重者可出现自杀念头和行为。是精神科自杀率最高的疾病。抑郁症发病率很高,几乎每10个成年人中就有2个抑郁症患者,因此它被称为精神病学中的感冒。抑郁症日前已成为全球疾病中给人类造成严重负担的第二位重要疾病。

一、分类

1.内源性抑郁症

内源性抑郁症即有懒、呆、变、忧、虑"五征"(大脑生物胺相对或绝对不足)。

2.反应性抑郁症

反应性抑郁症即受各种精神刺激,挫折打击所导致的抑郁症。在生活中,突遇天灾人祸、失恋婚变、重病、事业挫折等,心理承受力差的人,容易患反应性抑郁症。

3.隐匿性抑郁症

情绪低下和抑郁症状并不明显,常常表现为各种躯体不适症状,如心悸、胸闷、中上腹不适、气短、出汗、消瘦、失眠等。

4.以学习困难为特征的抑郁症

这类抑郁症,可导致学生产生学习困难,注意力涣散,记忆力下降,成绩全面下降或突然下降,厌学、恐学、逃学或拒学。

5.药物引起的继发性抑郁症

如有的高血压患者,服用降压药后,导致情绪持续忧郁、消沉。

6.躯体疾病引起的继发性抑郁症

如心脏病、肺部疾病、内分泌代谢疾病甚至重感冒、高热等,都可引发这类抑郁症。

7.产后抑郁症

其特别是对自己的婴儿产生强烈内疚、自卑(尤其是农村妇女生女婴后,受到婆母或丈夫的歧视时)、痛恨、不爱或厌恶孩子的反常心理。哭泣、失眠、吃不下东西、忧郁,是这类抑郁症患者的常见症状。

二、病因

患者可能基于下列一个或多个因素而患上抑郁症。

(1)遗传因素自20世纪以来经过精神病学家和精神病遗传学家的共同研究后一致公认的事实是:经过家族遗传史调查后发现情感性精神病患者的亲属中发病率远远高于群体的发病率,而且亲缘关系越近,发病率越高。

(2)性格因素性格内向,不善于沟通、情绪容易波动、紧张、凡事执著、要求过高。

(3)环境因素亲人去世、婚姻破裂、父母离异、工作不顺利、退休、欠债、长期患病等,都会产生压力,有些人能够坚强面对,有些却诱发抑郁。

(4)生理因素脑部荷尔蒙化学物质失调,令情绪受到影响,引发抑郁。其他生理因素如疾病、感染、酒精和药物的影响等。

三、临床表现

(1)情绪障碍:患者心境不良,情绪消沉,或焦虑、烦躁、坐立不安;对日常活动丧失兴趣,丧失愉快感,整日愁眉苦脸、忧心忡忡;精力减退,常常感到持续性疲乏;认为活着没有意思,严重者感到绝望无助,生不如死,度日如年,大部分患者有着结束自己生命的意念,有的曾说过"要不是因为父母、妻儿,早已了却此生"。其中也确有付诸行动,造成不良后果的,手段也很残忍。

(2)思维缓慢及自我评价降低:表现思考能力下降,患者常常感到思维变慢了,脑子不好使了,各方面能力都下降了,常常自疚自责,自我评价过低,明明学习工作很好,却对自己事事不满意,将自己过去的一些小错误、小毛病都说成是滔天大罪,甚至认为自己罪该万死,是导致自杀、自残的主要因素。自杀是抑郁症最危险的症状之一。

（3）精神运动迟缓:患者精神运动明显抑制,联想困难,言语减少,语音低沉,行动缓慢。有时闭门独处,淡漠亲情,无力学习、工作,不能料理家务,严重者不语、不动、不吃、不喝。

（4）其他症状:患者常常出现食欲、性欲明显减退,明显消瘦,体重减轻;失眠严重,多数入睡困难,噩梦易醒,早醒,醒后无法入睡,抑郁症常表现晨重夜轻的规律。

（5）伴随症状:情绪反应不仅表现在心境上,而且总是伴有机体的某些变化,如口干、便秘、消化不良、胃肠功能减弱,或全身不定部位的疼痛,有时躯体症状突出而掩盖了抑郁症状,造成一时误诊。

（一）三大主要症状

抑郁症与一般的"不高兴"有着本质区别,它有明显的特征,综合起来有三大主要症状,就是情绪低落、思维迟缓和运动抑制。情绪低落就是高兴不起来、总是忧愁伤感、甚至悲观绝望。《红楼梦》中整天皱眉叹气、动不动就流眼泪的林黛玉就是典型的例子。思维迟缓就是自觉脑子不好使,记不住事,思考问题困难。患者觉得脑子空空的、变笨了。运动抑制就是不爱活动,浑身发懒。走路缓慢,言语少等。严重的可能不吃不动,生活不能自理。

（二）最危险的症状

抑郁症患者由于情绪低落、悲观厌世。严重时很容易产生自杀念头。并且,由于患者思维逻辑基本正常,实施自杀的成功率也较高。自杀是抑郁症最危险的症状之一。据研究,抑郁症患者的自杀率比一般人群高20倍。社会自杀人群中可能有一半以上是抑郁症患者。有些不明原因的自杀者可能生前已患有严重的抑郁症,只不过没被及时发现罢了。由于自杀是在疾病发展到一定的严重程度时才发生的。所以及早发现疾病,及早治疗,对抑郁症的患者非常重要。不要等患者已经自杀了,才想到他可能患了抑郁症。很多抑郁症患者想到以死来解脱痛苦。患者经常为了结束痛苦,受罪和困惑而产生死亡的念头和行为。

（三）早期症状

（1）抑郁心境程度不同,可从轻度心境不佳到忧伤、悲观、绝望。患者感到心情沉重,生活没意思,高兴不起来,郁郁寡欢,度日如年,痛苦难熬,不能自拔。有些患者也可出现焦虑、易激动、紧张不安。

（2）丧失兴趣是抑郁患者常见症状之一。丧失既往生活、工作的热忱和乐趣,对任何事都不感兴趣。体验不出天伦之乐,对既往爱好不屑一顾,常闭门独居,疏远亲友,回避社交。患者常主诉"没有感情了"、"情感麻木了"、"高兴不起来了"。

（3）精力丧失,疲乏无力,洗漱、着衣等生活小事困难费劲,力不从心。患者常用"精神崩溃"、"泄气的皮球"来描述自己的状况。

（4）自我评价过低:患者往往过分贬低自己的能力,以批判、消极和否定的态度看待自己的现在过去和将来,这也不行,那也不对,把自己说得一无是处,前途一片黑暗。强烈的自责、内疚、无用感、无价值感、无助感,严重时可出现自罪、疑病观念。

（5）患者呈显著、持续、普遍抑郁状态,注意力困难、记忆力减退脑子迟钝、思路闭塞、行动迟缓,但有些患者则表现为不安、焦虑、紧张和激越。

（6）消极悲观:内心十分痛苦、悲观、绝望,感到生活是负担,不值得留恋,以死求解脱,可产生强烈的自杀念头和行为。

(7)躯体或生物学症状:抑郁患者常有食欲减退、体重减轻、睡眠障碍、性功能低下和心境昼夜波动等生物学症状,很常见,但并非每例都出现。

(8)食欲减退、体重减轻:多数患者都有食欲不振,胃纳差症状,美味佳肴不再具有诱惑力,患者不思茶饭或食之无味,常伴有体重减轻。

(9)性功能减退:疾病早期即可出现性欲减低,男性可能出现阳痿,女患者有性感缺失。

(10)睡眠障碍:典型的睡眠障碍是早醒,比平时早 2~3h,醒后不复入睡,陷入悲哀气氛中。

(11)昼夜变化:患者心境有昼重夜轻的变化。清晨或上午陷入心境低潮,下午或傍晚渐渐好转,能进行简短交谈和进餐。昼夜变化发生率约 50%。

四、治疗

抑郁症表现轻重不一,症状千姿百态,常用的治疗方法有以下几种。

1. 药物治疗

应根据不同的症状选用不同的药物。①对伴有焦虑和激越的抑郁症患者应使用阿米替林,每日剂量 150~300mg,分 2~3 次;②对表现迟滞、违拗的抑郁症患者应选用丙咪嗪,剂量同阿米替林;③对伴有焦虑和明显睡眠障碍的抑郁症患者选用多虑平,剂量同阿米替林;④对伴有强迫和惊恐障碍的抑郁症患者选用氯丙咪嗪,剂量为每日 100~200mg,分 2~3 次服用;⑤对伴有焦虑的抑郁症患者选用三甲丙咪嗪,剂量同阿米替林;⑥对伴有焦虑和睡眠障碍的老年抑郁症患者选用马普替林,剂量同阿米替林;⑦对伴有迟滞和退缩的抑郁症患者选用帕罗西汀,剂量为每天上午 20~60mg;⑧对伴有强迫和恐惧的老年抑郁症患者选用氟西丁,剂量为每日上午 20~60mg;⑨对内因性或药源性抑郁症患者可选用单胺氧化酶抑制剂,剂量为每日50~100mg,分 2~3 次服用。⑩对伴有幻觉、妄想等分裂症症状的抑郁症患者应合用抗精神病药物,如舒必利或奋乃静,一般中等剂量即可;⑪对伴有明显迟滞、退缩的抑郁症患者可选用中枢神经兴奋药,如利他林、匹莫林等;⑫对难治性抑郁症患者可合并丙戊酸盐治疗;⑬对更年期抑郁症患者可合并激素治疗。

2. 电休克治疗

对抑郁症患者存在木僵和强烈自杀言行者,电休克可收到立竿见影之效果。另外,对难治性抑郁症患者也不失为一种有效的治疗手段。

3. 睡眠剥夺治疗

主要用于内因性抑郁症和难治性抑郁症。其方法是让患者治疗日保持觉醒(必要时可午休 30~60min),晚上通宵不眠;次日白天继续保持觉醒,且不准午休,直到晚上睡眠为止,作为一次治疗,每周治疗 2 次,8~10 次为一疗程,老年人及伴有严重躯体疾病的患者禁用该疗法。

五、预防

抑郁症是情感性疾病,是以一种深重的抑郁为特征。患者表现为自卑、思维活动迟缓、厌世甚至自杀。对患者及其家庭最大的危害莫过于自杀了。自杀可以说是病情严重的标志。如果及早发现及早治疗,通常能阻止病情的发展,避免悲剧。但现实生活中,由于人们对抑郁这样的疾病认识不足,以为患者的自卑、唉声叹气、生活中缺乏朝气和意志消沉是思想问题而根本未考虑医治,更有甚者横加指责,于是造成了时机的丧失甚或促发了自杀。故此,对本病的关键是认识抑郁，及时医治。目前已有像百忧解、麦普替林、氯丙咪嗪等高效抗抑郁药，效果确切，疗效理想。

目前大多有效的抗抑郁药都有口干，胃肠道反应等不良反应，且起效较慢。而抑郁症患本身已有多种躯体不适的主诉，因而服药早期可能会有躯体不适加重的感觉。这时应当坚持治疗，随着时间的推移，绝大多数患者药物的不良反应逐渐减轻的同时疾病得到了理想的控制。这一点是患者和医生都应该注意到的。

抑郁症是一种大脑疾患，有其自身发生和发展规律。多年来抑郁症和抗抑郁药的研究，一直是当代精神病学一个重要的研究领域。虽然有关抑郁症的病因和病理生理还不十分清楚，但并不妨碍对此病进行有效治疗。

抑郁症的治疗方法很多，如心理治疗、睡眠剥夺治疗、光疗和电痉挛治疗等，但当代仍以药物治疗为主，心理治疗为辅。需要指出的是抑郁患者常有消极悲观念头，重者轻生厌世，医师应高度警惕并告诫家人严加防范。条件允许最好住院，电痉挛治疗有立竿见影、起死回生的效果，应果断及时采用。

（李智敏）

第三节　躁狂症

躁狂症是躁狂抑郁症的一种发作形式，典型症状为情感高涨、思维奔逸及言语动作增多。

一、病因与发病机制

1. 遗传因素

通过对患者的一级亲属的患病率、孪生子的同病率以及单卵孪生子的同病率的研究，根据现有资料推测躁狂抑郁性精神病可能是通过 X 染色体遗传给下一代的，也可能通过其他途径遗传。

2. 体质因素

Kretschmer 及 Sheldon 等人认为矮胖型伴有循环型人格者的发病率明显增高。循环型人格的主要特征是好交际、开朗、兴趣广泛、好动、易兴奋乐观、也较易变得忧虑多愁。中胚叶型骨骼、肌肉发达、结缔组织充实的患者，比外胚叶型体格纤细娇弱的人患病较多。

3. 中枢神经介质的功能及代谢异常

最近十几年来应用神经生物化学的方法，对躁狂抑郁性精神病做过不少研究。其结果非常有助于对本病发病原理的认识，在一定程度上能指导临床工作。

（1）中枢去甲肾上腺素能系统功能异常：Schildkraudt 及 Davis 等人发现躁狂抑郁性精神病患者存在着中枢去甲肾上腺素（NE）能系统功能失调。躁狂患者 NE 受体部位的介质相应增多，造成 NE 能系统功能处于亢进状态。实验室检查发现，躁狂型患者尿中 3 - 甲氧基 - 4 - 羟基 - 苯乙二醇（MHPG）排出量比正常人多。NE 的最终代谢产物有 MHPG 及 3 - 甲氧基 - 4 - 羟基苦杏仁酸（VMA），而 80% 的 MHPG 来源于中枢，所以上述实验室所见说明躁狂症可能由中枢 NE 能系统功能失调所致。

（2）中枢 5 - 羟色胺能系统功能异常：中枢 5 - 羟色胺（5 - HT）具有保持情感稳定的功能。躁狂或抑郁，中枢 5 - HT 的功能都属低下。患者脑脊液 5 - HT 及其代谢物 5 - 羟吲哚乙酸（5 - HIAA）的水平比正常低。

（3）多种胺代谢障碍假说：还有一些专家认为，躁狂的发生是由于中枢 5 - HT 不足的同时伴有中枢 NE 过多所致；抑郁则由于中枢 5 - HT 不足同时伴有 NE 低下所致。如此构成多种胺代谢障碍的假说。

（4）神经内分泌功能紊乱：正常人血浆皮质醇的昼夜周期波动有一定规律。抑郁症患者神经内分泌功能紊乱，表现在丘脑 - 垂体 - 肾上腺皮质轴的功能失调。抑郁型的患者血中皮质醇的水平比正常人高，同时其血浆中皮质醇昼夜周期波动规律发生紊乱。对这方面的工作尚属初试阶段，其临床意义尚需进一步评定。

（5）电解质代谢异常：在躁狂发作期，可见从细胞内排钠的能力受损害；抑郁期间则自血液向脑脊液中转送钠的能力下降。当疾病好转时，上述异常渐渐恢复。

4. 精神因素

躁狂抑郁性精神病的发病可能与精神刺激因素有关，但只能看作诱发因素。

二、临床表现

躁狂症的典型症状是心境高涨，思维奔逸和活动增多。

1. 心境高涨

心境高涨表现为轻松愉快，自我感觉良好，觉得周围的一切都非常美好，感到其生活绚丽多彩，自己也无比幸福和快乐。整日兴高采烈，得意洋洋。其愉快心境颇为生动鲜明，与内心体验协调，有一定的感染力，往往能引起周围人的共鸣。情绪可以不稳定，有易激惹性，常以敌意或暴怒对待别人的干涉和反对，但易激惹，情绪常持续时间短。

2. 思维奔逸

联想过程明显加速，自觉变得聪明，大脑反应敏捷，思维内容丰富，概念一个接一个地产生，有时感到语言跟不上思维的速度。表现为引经据典，高谈阔论，滔滔不绝，给人一种肤浅和表面化感觉。其主动和被动注意力均有增强，但不持久，表现为思维活动受周同环境变化的影响使话题突然改变。因此概念不断涌现和想象力丰富，有的出现音联和意联。

在心境高涨的背景上，自我感觉良好，感到体力强壮，非常健康，有夸大观念，自命不凡，盛气凌人，认为自己才华出众，能力过人，有地位和财富，夸大观念严重时可发展为夸大妄想，多不甚荒谬，有时在夸大基础上出现关系、被害妄想，但为时短暂。

3. 活动增多

精力旺盛、活动明显增多且忍耐不住，整日忙碌不停，做事有始无终。喜欢热闹，交际多，对人热情大方。爱管闲事和打抱不平，好说俏皮话，开玩笑，有时花钱大方，注意打扮，行为轻浮和靠近异性。有时举止粗野，不计后果，食欲、性欲增强。睡眠减少，但精力充沛，毫无倦意。

4. 其他症状

面色红润，双目有神，且心率加快，瞳孔轻度扩大和便秘等交感神经功能兴奋症状。发作极为严重时，呈重度兴奋状态，表现为活动紊乱而毫无目的或指向性，常伴攻击行为，也可出现意识障碍，错觉和幻觉及思维不连贯等症状，临床上称为谵妄性躁狂。

三、发作形式、病程及预后

1. 发作形式与发病年龄

多急性或亚急性起病。躁狂春末夏初发病较多;少数患者似有自己的好发季节;女患者可在月经期间发病。可以表现为单次躁狂发作或躁狂反复躁狂发作。既往认为仅有单相躁狂发作者为数极少,故将所有躁狂发作都归为双相。但近年报道单相躁狂并非罕见。约占双相情感性障碍 10%。

2. 病程

本病往往有复发倾向,病程呈发作性特点,两次发作之间精神状态基本正常。本病病程长短不一,一般躁狂发作较短约 3 个月。

3. 预后

本病预后一般较好,间隙期精神状态基本正常。近年发现 15%～20% 的患者处于慢性、轻性精神病状态,社会功能似未能恢复到病前水平。预后可能与遗传、人格特点、躯体疾病、社会支持、治疗充分与否等因素有关。

四、诊断标准

(1)症状标准:以情绪高涨或易激惹为主要特征,且症状持续至少一周,在心境高扬期,至少有下述症状中的三项:①言语比平时显著增多;②联想加快,或观念飘忽,或自感言语跟不上思维活动的速度;③注意力不集中,或者随境转移;④自我评价过高,可达妄想程度;⑤自我感觉良好,如感头脑特别灵活,或身体特别健康,或精力特别充沛;⑥睡眠的需要减少,且不感疲乏;⑦活动增多,或精神运动性兴奋;⑧行为轻率或追求享乐,不顾后果,或具有冒险性;⑨性欲明显亢进。

(2)严重程度标准,至少有下述情况之一:①工作、学习和家务劳动能力受损;②社交能力受损;③给别人造成危险或不良后果。

(3)排除标准:①不符合脑器质性精神障碍、躯体疾病与精神活性物质和非依赖性物质所致精神障碍;②可存在某些分裂性症状,但不符合精神分裂症的诊断标准。若同时符合精神分裂症的症状诊断标准,鉴别诊断可参考分裂情感性精神病的诊断标准。

躁狂症状包括:①自我评价过高;②休息和睡眠的需求减少;③注意分散和焦躁增加;④身体激越增加;⑤过分涉足舒适活动,常导致痛苦的结果;包括刺激性、攻击性和破坏性行为;⑥交谈增加;⑦过高的和欣快感;⑧性欲亢进;⑨精力增加。非特征性的判断力下降。否定增加。诊断躁狂抑郁症,患者必须表现一定程度的躁狂和抑郁症状。躁狂抑郁症可能与其他精神障碍的症状相同,需就医诊断。

五、治疗

1. 注射药物治疗

(1)氟哌啶醇快速治疗,氟哌啶醇 5mg,每半小时肌内注射一次,至患者入睡为止,日最高量不超过 50mg。

(2)氯丙嗪静脉推注治疗,氯丙嗪 50～100mg,溶于 50% 葡萄糖 100mL 中,缓慢静脉注射,直至患者入睡为止。

(3)氯硝安定肌内注射治疗,氯硝安定 1～2mg,每日 3～4 次肌内注射。此法亦可使患者尽快安静,较安全有效。

2. 口服药物治疗

(1)碳酸锂,一般应在血锂浓度的监测下使用,否则易于发生锂中毒。剂量一般不超过3.0g,最好在2.0~2.5g/日之间,血锂浓度应掌握在0.8~1.5mmol/L,疗效约在80%左右。注意中毒症状及不良反应的出现。若出现中毒,应即停药,加速锂的排泄。

(2)氯氮平,剂量从25mg,口服,每日3次,渐增量至450~600mg/日,为止。其疗效迅速可靠,但易引起白细胞减少,应坚持每周查血一次。

(3)氯硝安定,有较强的控制精神运动性兴奋作用,抗躁狂作用明显优于其他神经阻滞剂且副反应小,应用广泛,口服剂量每次2~6mg,每日3次服。

(4)苯妥英钠,有肯定抗躁狂作用,其有效剂量为0.12~0.2g,每日3次口服。

(5)丙戊酸钠,有较好的抗躁狂作用,剂量0.2~0.6g,每日3次口服。

(6)卡马西平,抗躁狂作用肯定,特别适应于不能耐受锂盐者。

3. 电休克治疗

电休克治疗是治疗躁狂的有效方法之一,有安全、有效、迅速的特点,隔日1次,8~12次为一疗程。一般3~5次即可控制症状。

4. 维持治疗

躁狂症状虽容易控制,也容易复发,故需一定时间的维持治疗。对初发者,锂治疗应在躁狂恢复后至少再维持6个月。对于每年均有发作者应长期用锂盐维持,此时可用缓释剂。

5. 抗复发治疗

躁狂症有反复发作的特点,常需抗复发治疗。

(1)初发躁狂症的患者,治愈维持一段时间即可逐渐停药,无需抗复发治疗。但若发现有复发的症状如睡眠减少,说话多,活动多,应立即恢复治疗。

(2)反复发作的躁狂症患者,治预后抗复发治疗要视复发的规律进行。①一年内有一次发作者,看常在什么季节发作,可在该季到来前服药。若一年内发作无规律性,要常年坚持服药;②二年以上复发一次者,可在复发的那一年的某个时间开始服药;③无一定发作规律者抗复发治疗是个棘手的问题,但无需抗复发治疗,但应观察,若有复发苗头应抓紧用药;④抗复发的药物已公认为碳酸锂,剂量为0.5~0.75g,每日2次口服,另外中小剂量的抗精神病药常用作躁狂症的抗复发药,如氯丙嗪200~300mg,每晚一次,氯氮平100~150mg,每晚服一次,均有明显效果,有人报道卡马西平或丙戊酸钠可替代碳酸锂作为躁狂的抗复发药,剂量为0.12~0.2g或0.2~0.4g,每日2~3次口服。

(李智敏)

第四节　神经衰弱

神经衰弱是一种以脑力和体力的虚弱感为特征的神经症。本症缺乏躯体疾病的基础,病前总是存在持久的情绪紧张和精神压力等应激因素。在欧美国家神经衰弱的诊断已趋向消失,美国则建立了一个比较接近的慢性疲劳综合征的诊断名称。我国仍把神经衰弱作为神经症的一种亚型,但在诊断要求上更趋严谨。

一、临床特点

(1)脑力工作者患病居多,缓慢起病,长期的脑力活动过度紧张、或者存在持久的心理冲突,常为发病的条件。

(2)衰弱症状是本病的基本症状,包括脑力和体力的衰弱。特征是脑力不济、不能用脑、脑子极易疲劳,躯体无力,体力也极易疲劳,即使充分休息也不能恢复疲劳。

(3)兴奋症状,表现为精神容易兴奋,尤其在入睡前明显,上床睡觉又觉脑子兴奋。有的患者对声音、光亮特别敏感。

(4)情绪容易烦恼和易激惹,伴有焦虑和抑郁。

(5)常有紧张性头痛感,有腰酸背痛或四肢肌肉疼痛,以及头昏、眼花、耳鸣、心悸等心理生理障碍。

(6)睡眠障碍最常见的是入睡困难多梦、易醒,感到睡眠很浅,睡醒后并不解乏,因此白天困倦,却又不易瞌睡。

(7)病程持续或时轻时重,及时适切的治疗,预后较好。

二、药物治疗

由于认为神经衰弱是以易疲劳和易兴奋的不平衡为临床特点,故而前苏联的医药家发明了一种希望能调节这种不平衡的药剂,咖啡因与溴化钾合剂,称为巴甫洛夫合剂,也许是有点药效,或者只是一种心理作用,在一段时期中,这种合剂还颇风行。那时,三溴合剂或五味子糖浆结合晚上的安眠药,是治疗神经衰弱的主角。现在这些药剂几乎都已撤出了药房的柜台。

神经衰弱患者的衰弱现象还常伴有抑郁和焦虑等情绪症状,如许患者也总有躯体症状和烦恼的睡眠障碍,因此,从对症治疗的角度来看,依然是抗焦虑抗抑郁药的适应证。

(一)抗焦虑抑郁药物

比较适宜应用抗抑郁药中具有较强抗焦虑作用的药物,如:SSRIs 中的帕罗西汀(20mg/晚)、舍曲林(50mg/d)、氟伏沙明(50～100mg/d)和西酞普兰(20～40mg/d)等药物。SNRIs 的文拉法辛(普通剂型 25～75mg/d,缓释剂 75mg/晚)。TCAs 的阿米替林(25～50mg/晚)和多塞平(25～50mg/晚)。其他药物如米氮平(15～30mg/晚)、曲唑酮(50mg/晚)。此二药也可配合,上述药物作安眠药使用。苯二氮卓类的阿普唑仑(0.4mg 2 次/d)、劳拉西泮(0.5mg 2 次/d)等。

(二)安眠药物

神经衰弱患者的睡眠障碍有多种形式,常呈现入睡困难、浅睡多梦和易醒。患者常把睡眠障碍视作大问题,如若能改善睡眠,至少对患者是莫大的安慰。因此,在应用抗焦虑抑郁药的同时,应设法改善睡眠。上述的抗焦虑抑郁药物,许多本身就是很好的安眠药物,如米氮平、曲唑酮、多塞平等,但有时还得加用其他安眠药物。常用安眠药物如下。

苯二氮革类的三唑仑(Triazolam,0.5～1mg/晚)、咪达唑仑(Midazolam,15～30mg/晚)、氯硝西泮(2mg/晚)等。为防止这类药物的依赖成瘾,应短期和交替使用。其他安眠药物,如佐吡坦(Zolpidem,10mg/晚)和佐吡克隆(Zopiclone,7.5mg/晚)等。这些药物有较强的催眠作用,对 REM 睡眠的影响较少,很少出现宿醉现象,也不易产生药物依赖性。

10% 水化氯醛每晚可口服用 10～15mL。水化氯醛是一种很老的安眠药物,尽管口味不太好,然而催眠安眠效果是很好的。氯氮平为抗精神病药物,有明显的镇静作用,对顽固失眠者睡前应用 12.5~25mg 常可臻效。

(三)黛力新

黛力新具有抗抑郁,抗焦虑和兴奋特性。现广泛用于治疗神经衰弱。服用方法为每天 2 片,早晨及中午各 1 片,部分病例剂量可加至 3~4 片/d,老年患者每晨服 1 片即可,维持量通常每天 1 片,早晨口服。该药可与上述(一)、(二)药物联合应用。

三、特殊治疗

1. 胰岛素低血糖治疗

胰岛素治疗是精神科的一种特殊治疗方法,采用注射胰岛素后引起低血糖昏迷,来治疗精神分裂症等精神障碍。胰岛素低血糖是胰岛素昏迷疗法的一种改良,用较低剂量的胰岛素产生低血糖反应,也能治疗某些精神障碍,神经衰弱即是适应证。

胰岛素治疗的作用机制还不清楚。低血糖的生理反应,促进肾上腺素释放,导致自主神经系统兴奋,而低血糖的治疗过程中常能改善患者的营养状况。这些都可能是神经衰弱患者改善症状的因素。据认为,胰岛素低血糖对食欲不好、身体消瘦、焦虑失眠及伴有自主神经功能紊乱的神经衰弱患者,效果较好。

胰岛素低血糖治疗有较高的技术要求,必须住院,在有经验的治疗者操作下进行。通常每周治疗 6 次,30~40 次为 1 个疗程。

2. 医疗体育

适当的体育锻炼和体力劳动,对改善患者的脑衰弱症状和躯体状况有良好的作用。往往采用一些不会引起紧张乏力的活动,例如广播体操、太极拳、保健气功、瑜珈等,有利于缓解焦虑,消除疲劳。

3. 合理的生活安排

长期休息,并不能减轻疲劳,反对健康的恢复不利。应养成起居有定时、工作学习有计划,劳逸结合,有张有弛的生活习惯。

4. 中医中药治疗

历来有许多中药的方剂和制剂,报道对神经衰弱有效。

四、心理治疗

1. 集体心理治疗

组成一个医疗小组,向患者系统讲解有关神经衰弱的医学知识及治疗方法。组织小组讨论,由医生引导患者分析各自的病情,病员间相互启发,患者主动配合,充分发挥患者主观能动作用。

2. 森田疗法

主张"顺其自然,为则当为",是治疗神经衰弱行之有效的方法之一。

3. 综合疗法

以心理治疗为主导,结合药物和体育治疗等,4 周为一疗程,是治疗神经衰弱较好的方法。

(李智敏)

第八章 内分泌疾病诊疗

第一节 痛风流行病学

一、性别与年龄

1. 性别与痛风发病的关系

痛风的发病有很大的性别特征。Graham 等人的资料表明:男性痛风占痛风患者数的90%以上,随着年龄的增长,痛风的患病率亦增长,男性在 50 岁左右达高峰。Gutman 和 Yu 对 1800 例痛风分析,发现其中女性为 5.1%,男性为 94.9%。在我国,有学者报道,276 例痛风患者中,男性约占 95%,女性约占 5%。据统计,国内痛风报道 879 例,其中男性 807 例,占 91.8%;女性 72 例,占 8.2%。但女性在绝经期后发病率有所上升,占全部病例的 5%~10%。

自从 1847 年 LaMDd 证实痛风患者血尿酸浓度增加之后,有关嘌呤和尿酸代谢和调节的研究进展迅速。近 30 年来越来越多的报道证明,高尿酸血症与痛风的发病、防治及预后之间有密切关系。

因此,血尿酸水平测定是痛风的一个重要的生化指标。这之中不同性别和年龄的血尿酸盐的值与痛风的发病率有直接关系。

在人的一生中,血尿酸钠盐的浓度与体重和血压一样有其变化规律。刚出生 24h 到 3d 内,血尿酸水平升高,且波动较大,此后至青春期,男性和女性均进入一个较稳定阶段,平均为 3.6mg/100mL。青春期以后,两性别均随年龄的增加而升高,但男性较女性明显,即男性在 20 岁以后,女性在 20~40 岁进入个高峰平台期。据统计血尿酸平均水平加两个标准差,男性为 6.9~7.7mg/100mL;女性是 5.7~6.6mg/100mL。出生 3d 后至青春期和女性月经期,血尿酸值较低,主要原因是由于肾脏对尿酸的清除率较高。

而女性绝经以后,因为雌激素水平明显降低,减少了肾脏对尿酸的排泄,所以其水平相应升高并接近男性。

由于上述原因,原发性痛风的发病率男性高于女性。据 Talbott 报道,男性占 95.0%,女性占 5.0%。Kaegi 在 1390 例报道中,女性占 4.5%,男性占 95.5%。Gutman 和 Yu 对 1800 例痛风的分析中,女性为 5.1%,男性占 94.9%。在伦敦 Graham 和 Scott 对 354 例痛风分析中,女:男为 9.7:9.3。Darmawan 等对爪哇(Java)农村 4683 例成年居民进行了调查,男女高尿酸血症为 2:1,而二者痛风的发病率之比为 34:1。在我国有学者的 276 例报告中,男性占痛风患者中约 95%。由以上这些材料可以看出,男性发病率均明显高了女性。有学者报道个别地区和黑人中女性虽低于男性,但较上述发病率高。

女性患者绝大多数在绝经以后发病。Puig 总结了 37 例女性痛风,32 例(86.0%)在绝经后,另 5 例在绝经前发病,其中 1 例为 PRPP 合成酶活性增加,37 例中 50.0% 并有骨性关节炎、高血压病、肾功能不全及应用利尿药者。还与 220 例男性痛风患者进行了比较,女性发病年龄晚,尿酸排泄减低较男性明显。这可能与男性饮酒,而老年女性常并发心血管疾病、应用利尿剂及肾功能障碍有关。在急性关节炎时高尿酸血症反映了人 ATP 降解迅速,因此治疗中容易产生中毒而造成死亡。所以,对女性痛风患者的诊断与治疗须采取审慎的态度。

性别对痛风的发病具有明显的影响。有资料表明,男性痛风占痛风患者总数的 95% 左右,呈现男性明显高于女性的性别发病特征。但女性痛风患者发病年龄几乎都在绝经期之后(继发性痛风除外),月经正常的妇女尤其是年轻妇女极少发生痛风。这可能由于雌激素对肾脏排泄尿酸有促进作用。

2. 年龄与痛风发病的关系

痛风的发病亦有显著的年龄特征:痛风大多发生于 40 岁以上的男性,是最常见的炎症性关节炎。然而,对儿童、绝经前妇女和 30 岁以下男性,诊断应该慎重。原发性痛风以中年人为最多见,40~50 岁是发病高峰,60 岁以上发病率占全部病例的 11.6%,而女性相对升高,占29%。在儿童和老年痛风中,继发性痛风发生率较高。Lawrence 等综合英国和美国几家的报道,发现痛风的患病率为 0.26%~0.84%,而在 65~74 岁年龄组中,男性患病率为 2.4%,女性为 1.6%。

英国 Steven 分析了 35251 例患者的慢性关节炎发病情况,发现痛风性关节炎占 0.34%,15 岁以下患者占 0.2%。文献报道痛风发病年龄最早的是 5 周。儿童痛风患者常继发于家族性或散发性肾病、糖原贮积症、出血病、淋巴瘤,或有嘌呤代谢的酶缺陷存在。

Jenkins 等人就报道了 1 例 20d 的男婴在发生急性肾衰竭后 3 周出现急性痛风性关节炎及痛风石,此男婴患有 Lesch－Nyhan 综合征(HPRT 缺陷)。

痛风的发病有明显的年龄特征。绝大多数患者在 40~50 岁之间,平均起病年龄大约为45 岁,年龄最大的可超过 70 岁;年轻人甚至少年儿童也可患痛风,但临床非常少见。因此儿童、绝经前妇女及 30 岁以下的男性诊断痛风时应该慎重。近年来,由于我国人民生活水平的提高,特别是饮食结构及生活方式的变化,痛风的发病年龄也在提前,30 岁以前发病者已非少见,必须引起重视。

高尿酸血症是痛风的重要生物化学基础,血尿酸水平与年龄和性别密切相关,血尿酸水平的高低又直接决定痛风的发生和发展。

从年龄上看,血尿酸水平在出生后随年龄增加而增高。在青春期以前,男女并无明显差异,但在青春期后,男性的血尿酸水平高于女性,并持续在一个较窄的范围内波动。女性在绝经以后血尿酸水平可明显升高,但仍然略低于男性。基于血尿酸水平随年龄变化的特点,临床上所见的痛风大部分在 30~70 岁发病,绝大多数在 40 岁以上,男性的最高的发病年龄在50~59 岁,但男性发病目前有逐渐年轻化的倾向,30 岁出头的原发性痛风患者在临床上也可以见到。女性发病几乎都在 50 岁以后,绝经前的妇女发生痛风非常罕见,因此诊断绝经前的女性痛风应慎重。韩国的一项研究显示,75% 的女性痛风发生在绝经之后,平均发病年龄为53.4 岁。女性痛风不仅发病年龄普遍大于男性患者,而且容易出现不典型的表现,如痛风性关节炎发生率较高等。痛风的发病具有非常明显的性别差异,男女比例大约为 20:1,即 95%的痛风患者是男性。主要的原因除男性的血尿酸水平高于女性,大约平均增高 19% 外,还包括:①男性体内有较高的雄激素水平,雄激素可提高溶酶体磷脂膜对尿酸盐结晶的易感性,从而容易引起细胞反应,引发炎症;②男性喜饮酒,酒精可抑制尿酸在肾小管的分泌,减少尿酸的排泄。国外有大量研究显示,酗酒是男性罹患痛风的独立危险因素,而在女性则没有相关性;

③男性喜食富含嘌呤、蛋白质的食物，使体内尿酸生成增加。女性在绝经前，体内雄激素水平较高，而雌激素可增强膜磷脂对尿酸盐结晶沉淀的抵抗，同时还有增强肾脏排泄尿酸的作用。此外，雌激素本身就有抑制关节炎发作的作用。故女性在绝经前很少发生痛风，在雌激素水平较高的月经期和妊娠期，女性几乎不发生痛风。迄今为止，全世界报道的妊娠期原发性痛风的病例不足 20 例。绝经期后，体内雌激素水平急剧下降，发生高尿酸血症与痛风的机会明显增加，所以女性的高发年龄在绝经期后。

3. 月经、妊娠与痛风发病的关系

女性痛风患者绝大多数在绝经以后发病，在绝经前期痛风的发作十分少见。这是因为在有月经周期的妇女，高浓度孕激素可抑制高尿酸血症。但亦有学者报道绝经前发生痛风的病例。Puig 等研究了 37 名女性痛风患者，发现 32 人（86%）痛风诊断于绝经后，有 5 人诊断于绝经前。其中 1 例为 PRPP 合成酶活性增加，4 例有肾功能不全。Hill 在 50 年中观察的 93 例痛风中，有 3 例急性发作在月经期。Turmer 及 Frank 在 1960 年报道了在月经期出现痛风性关节炎发作的少数病例。Nishioka 等研究了 4112 名日本痛风患者的情况，发现女性患者占极少数，而在生育年龄发病者仅占 0.08%。

在妊娠时，特别是妊娠的早期，由于肾上腺糖皮质激素分泌相应增加，有抗感染症作用，故关节炎的发生率亦较低。所以，妊娠妇女诊断痛风须慎重，诊断时则应先考虑继发性痛风。然而，世上无绝对的事物，亦有人报道妊娠期发生原发性痛风的个案。McQueen 报道了 2 例妊娠期痛风性关节炎急性发作的病例。Mace 报道了 1 例患有糖原贮积症的痛风孕妇，Duvaldson 报道了 1 例 28 岁患有类肉瘤病的痛风孕妇，均出现痛风性关节炎急性发作。在日本，Kelsall 等报道了 1 例 34 岁妇女在妊娠 12 周时发生急性单关节炎，经关节穿刺证实为痛风。其他尚有一些散在的个案报道。

在月经期和妊娠期，痛风的发作十分少见。这是因为月经期亚急性关节炎症状可完全消退，急性发作发生率较低的缘故。多数人还认为在妊娠时，特别是妊娠的早期，肾上腺糖皮质激素分泌相应增加，有抗感染症反应，其他关节炎的发生率亦较低。所以，妊娠妇女诊断痛风须慎重排除继发痛风等疾病。希波克拉底最早提出绝经前妇女不患痛风，后来经过多年观察认为，绝经前痛风亦是低危险性的。Stecker 等发现正常月经期可抑制高尿酸血症。Hill 在 Devonshine Royal 医院，50 年中观察的 93 例痛风中，有 21 例女性（22.0%），3 例急性发作在月经期，但未发现在妊娠期者。

Tunmer 等亦报道了个别病例可在月经期出现关节炎症状，但无在妊娠期者。

二、环境因素

1. 饮食生活方式对痛风发病率的影响

早在古代就有人认为痛风与暴饮暴食有关。中世纪的 I. AHealey 就认为，痛风在当时英国上流社会的流行不是因为酒，而是因为饮食。众所周知，高嘌呤、高蛋白质食物的摄入和大量饮酒是导致痛风的重要因素。饮食中蛋白含量低，痛风性关节炎的发病率就低，反之痛风的发病率就高。在日本及西太平洋岛国瑙鲁（Nauru），痛风及高尿酸血症的发病率均很高就与此有关。Fox 等对高碳水化食物饮食对尿酸的代谢进行了研究，4 名肥胖患者，予蔗糖饮食（8360kJ/d）7d，血尿酸水平从 $378 \pm 102 \mu mol/l$ 增加至 $474 \pm 120 \mu mol/L$，尿酸/肌酐清除率从 5.9 ± 1.3 减至 3.7 ± 1.2，2 名健康男性 12540kJ/d 的蔗糖饮食表明，血尿酸水平分别从

318μmol/L 和 240μmol/L 升至 570μmol/L 和 444μmol/L,尿酸/肌酐清除率分别从 5.6 利 6.6 减至 2.9 和 3.3。3 名痛风患者高热量饮食后,平均血尿酸水平从 480±90μmol/L 升至 636±84μmol/L。

结果显示,高碳水化合物饮食亦可能引起高尿酸血症。在我国,自从改革开放以来,由于人们生活水平的迅速提高及饮食结构的变化,痛风的发病率也在逐年上升。

酒精中毒是影响痛风发病和发作的比食物更为重要的原因。许多证据都表明,饮酒可增加痛风的发病率和促使痛风患者发病。近年来,在痛风的文献中,酒精引起痛风的报道占了相当大的比例。

Mjiyawa 等对多哥教学医院风湿科近 10 年来的 8351 例患者医疗记录进行了回顾性分析,发现有 160 人(1.9%)符合美国风湿病协会的痛风诊断标准,其中酗酒者为 83.12%。在津巴布韦 Lutalo 等对比研究了 100 名嗜酒及 70 名不饮酒成人,发现饮酒者痛风、扩张性心肌病、高血压的发病率明显升高。在台湾有人对 1991~1992 年诊断的高尿酸血症患者进行了 5 年后随访,发现 5 年累积痛风的发病率为 18.83%。在无症状高尿酸血症男性中,随访期尿酸水平升高、持续酒精摄入、应用利尿剂及体重指数增加等,均为痛风的独立危险因素。作者发现过度饮酒是发生痛风最重要的危险因素,即使当血尿酸水平低于 480μmol/L 时。酒精可能在多个机制方面引起痛风,包括增加嘌呤产生和减少尿酸排出,酗酒引起痛风还可能与空腹状态、创伤、低温及代谢性酸中毒有关。铅也是引起痛风及高尿酸血症的因素之一:铅中毒时,肾脏受累,肾小管对尿酸的重吸收增加,排出减少,导致高尿酸血症或痛风急性发作。

Shadick 等对 777 名长期低剂量铅暴露者进行研究,发现血尿酸水平与髌骨铅含量有关,并发现有 52(67%)人发生痛风性关节炎,此发生率较其他研究明显高。不过,现在铅中毒引起痛风的例子已很少见,故在环境因素中已不重要。

2. 职业对痛风发病率的影响

痛风被认为是"富贵病",因为它主要发生于生活条件优越的上层人士。临床调查表明,在高收入的中上层社会人群中,痛风的发病率远远高于平民和体力劳动者。越来越多的证据证明,血尿酸的水平与教育程度、经济收入和社会地位等呈明显的正相关。在我国,痛风患者中以干部、从事脑力劳动者及所谓的"白领"阶层居多。可能与这部分人体力消耗少、待遇丰厚、生活水平较高有关。Tikly 等对 90 例黑人痛风患者进行病例对照研究发现,"白领"职业是痛风的显著危险因素(优势比为 7.4)。

3. 地理位置对痛风发病率的影响

地理位置对痛风的发病率可能有一些影响,但远不如遗传、种族、生活条件等因素那么明显。Currie 调查发现,在英格兰痛风的患病率为 0.3%,较英国其他地区明显要高,威尔士为 0.21%,苏格兰为 0.13%。而 Sturge 等人进行了一次调查没有发现在英格兰和苏格兰间平均血尿酸水平有任何不同。Prior 等对叠瓦岛的波利尼西亚人进行了研究,发现当地居民和移居至新西兰的叠瓦岛人在 1968 年男性痛风的发病率分别为 1.95% 和 2.1%,14 年后分别为 1.46% 和 5.1%。55 岁以下移居至新西兰的叠瓦岛男性的平均血尿酸水平较叠瓦岛当地男性为高。

在我国,青藏高原游牧地区的痛风发病率较高。高原缺氧特别是从平原进入高原者由于缺氧患高山不适应症、高山红细胞增多、高山高血压及高山心脏病等,可继发急性痛风性关节炎。有人在西藏高原观察到汉族人移居西藏后痛风患病率增加,而一些来自内地的汉族急性痛风性关节炎患者,当他们返回内地后,大部分患者痛风性关节炎不再发作,究竟是食物改变还是高原缺氧所致尚难以定论,但地理环境因素确实可影响痛风的发病。

在世界上大部分地区的多数人的尿酸水平是相似的,5.0~5.2mg/100mL。如:美国及高加索男性、北美印地安人(比马和亚利桑那的黑足黑人)、不列颠哥伦比亚(Columbia)的 Halda、北美的有色人种、澳大利亚的欧洲人、生活在夏威夷的本地人、日本人、中国人、葡萄牙人和高加索人、居住在菲律宾的本土人。但亦有一些地区血清中尿酸水平升高,这些是新西兰的毛利族、密克罗尼西亚的马里亚那和 WesterCaroline 两岛、Rarotonga 的波利西尼亚人、库克(cook)岛的 Pukapuka 族、移居在夏威夷的菲律宾人、阿拉斯加和马来西亚的中国人、澳洲本土人、在 Xavante 的巴西印度人。而在印度及印度尼西亚相应低于高加索人,但种族之间无差异。

4.气候季节变化对痛风发病率的影响

许多证据表明,痛风发作大多在春夏和秋冬季节交替之时,也就是在每年的 3~4 月份及 10~12 月份,有人发现这一时期血尿酸可有短暂性升高。意大利的 Gallerani 等对 179 名痛风患者在 1990 年 1 月至 1997 年 12 月的 210 次发作进行分析后发现,4 月为发作高峰,占 36.2%,10 月为发作低谷。Schlesinger 等对 359 名痛风急性发作患者进行分析发现,有 32% 在春季发作;25% 在秋季发作;23% 发作于夏季;20% 发作于冬季,作者认为春季是痛风的好发季节。有学者分析了 6767 份血生化标本,夏季(6、7 月)标本 3409 份,发现高尿酸血症者 222 例(阳性率为 6.54%),冬季(1、12 月)标本 3358 份,发现高尿酸血症者 148 例(阳性率为 5.45%),两季节阳性率差异无显著性,但进一步分析后发现,男性在冬夏两季间差异有极显著性。Arber 等人研究了季节变化对 82 名患者急性痛风性关节炎的影响。他们发现发作前第四天最高气温比月平均高,在发作前第五天的气温比最低月平均的还低,气压比月平均气压高。

Goldstein 等于华盛顿随诊观察了 12 例健康男性的血尿酸变化,分别于 2 月和 7 月每隔 2 周测定血尿酸水平,其值为 5.1mg/100mL 和 7.0mg/100mL,平均变异系数是 17.5%。重复全年每个月的血尿酸测定变异系数则为 3.6%,其中 10/12 有时出现短暂的血尿酸升高(大于 7.0mg/mL)。Stan-ford 大学医院实验室 Fries 在 4000 例血尿酸测定中,则未发现季节性差异。因此,在临床中季节性发病倾向与气温、气压及湿度改变等理化因素及或并发感染等多种影响原因有关。

(张　英)

第二节　痛风的临床表现及诊断

痛风(gout)是嘌呤代谢紊乱和(或)肾小管源性的尿酸排泄障碍所引起的一组疾病。流行病学研究显示,西方国家男性的痛风患病率为 1%~2%。随着我国人民生活水平的不断提高,痛风的患病率也呈逐年上升趋势,目前已经接近西方发达国家水平。痛风好发于男性及绝经期女性,40~50 岁为发病高峰期,可分原发性痛风和继发性痛风。高尿酸血症是痛风的最重要的生化基础。

高尿酸血症是指 37℃ 时血清中尿酸含量男性超过 416μmol/L（70mg/L），女性超过 357μmol/L（60mg/L）。持续升高的尿酸超过单钠尿酸盐（monosodium urate，MSU）的饱和度（约 404μmol/L）时，形成晶体沉积于不同组织，从而引起周围组织损害，造成痛风组织学改变。因此，高尿酸血症患者只有出现尿酸盐结晶沉积、关节炎、肾病、肾结石等时，才称为痛风，5% ～12% 的高尿酸血症患者最终发展成为痛风患者。

痛风是男性关节炎最常见的病因之一，具有高度的遗传性。高尿酸血症和痛风与糖尿病、高血压病、心血管疾病、慢性肾病等密切相关，是上述疾病发生、发展的独立危险因素，也直接导致了患者长期生活质量下降和寿命的缩短。目前痛风已成为威胁人类健康的重要疾病。

一、痛风的临床表现

痛风最重要的表现是痛风性关节炎。痛风性关节炎常有如下特点。

（1）突发的关节急性炎症：关节局部出现红、肿、热、痛。

（2）疼痛剧烈，难以忍受，常因疼痛影响入睡。

（3）关节怕按压，关节炎症消退后局部常有脱屑。

（4）受累关节为非对称性，下肢关节多见，尤其是足部第一跖趾关节最易受累，75% 的患者首次发病时症状出现于该部位。

（5）大多数情况下，关节的急性炎症消退快，病程为 7～10d，常不遗留关节畸形。

（6）发作间歇期可无症状，但少数慢性痛风患者病情延绵不断，反复发作，无明显间歇期。

二、痛风的诊断及分类

（一）痛风的诊断

痛风的诊断主要依靠症状、体征及辅助检查结果。

1. 症状

（1）突发关节红肿、疼痛剧烈，累及肢体远端单关节，特别是第一跖趾关节多见，常于 24h 左右达到高峰，数天至数周内自行缓解。

（2）早期试用秋水仙碱可迅速缓解症状。

（3）饱餐、饮酒、过劳、局部创伤等为常见诱因。

（4）上述症状可反复发作，间歇期无明显症状。

（5）随病程迁延，受累关节可持续肿痛，活动受限。

（6）可有肾绞痛、血尿、尿排结石史或腰痛、夜尿增多等症状。

2. 体征

（1）急性单关节炎表现，受累关节局部皮肤紧、红肿、灼热，触痛明显。

（2）部分患者体温升高。

（3）间歇期无体征或仅有局部皮肤色素沉着、脱屑等。

（4）耳郭、关节周围皮下可见痛风石，破溃时有白色粉末状或糊状物溢出，经久不愈。

（5）慢性期受累关节持续肿胀、压痛，并出现畸形甚至骨折。

（6）可伴水肿、肾区叩痛等。

3. 辅助检查

（1）血尿酸的测定：以尿酸氧化酶法应用最广。血尿酸正常值男性为 210～416μmol/L

（35～70mg/L）；女性为150～357μmol/L（25～60mg/L），绝经期后接近男性。血液中98%的尿酸以钠盐的形式存在，在37℃、pH为7.4的生理条件下，尿酸盐溶解度约为64mg/L，加上尿酸盐与血浆蛋白结合约为4mg/L，血液中尿酸盐饱和度约为70mg/L。血尿酸大于等于416μmol/L（70mg/L）为高尿酸血症。由于血尿酸受多种因素影响，存在波动性，应反复测定。当血尿酸持续高浓度或急剧波动时，呈过饱和状态的血尿酸就会结晶沉积在组织中，引起痛风的症状和体征。此外，影响尿酸溶解度的因素，如雌激素水平下降、尿酸与血浆蛋白结合减少、局部温度和pH降低等，也可促使尿酸盐析出。然而在血尿酸水平持续增高者中，仅有10%左右罹患痛风，大多数患者仅存在无症状性高尿酸血症；而少部分痛风患者在急性关节炎发作期血尿酸在正常范围，这既说明痛风发病原因较为复杂，也说明高尿酸血症和痛风是应该加以区分的两个概念。

（2）尿尿酸的测定：低嘌呤饮食5d后，留取24时尿，采用尿酸氧化酶法检测，正常水平为1.2～2.4mmol（200～400mg）。大于3.6mmol（600mg），为尿酸生成过多型，仅占少数；多数小于3.6mmol（600mg），为尿酸排泄减少型。实际上不少患者同时存在生成增多和排泄减少两种缺陷。通过尿尿酸测定，可初步判定高尿酸血症的分型，有助于降尿酸药物的选择及鉴别尿路结石的性质。

（3）影像学检查：针对痛风的影像学检查，以往主要依靠X线片，阳性表现多见于有骨质破坏的患者。X线片上可见受累关节有圆形或不整齐的穿凿样、虫蚀样透亮缺损。

针对痛风的诊断，目前有更直观的关节超声、能谱CT及双能CT、MRI（磁共振）等检查，能及早发现沉积在关节及组织的尿酸盐结晶，有助于痛风的诊断及鉴别诊断。因MRI检查费用较昂贵，临床使用受到一定限制。随着高分辨率超声的发展，双能CT与超声对痛风的诊断价值目前认为是相当的，但鉴于超声检查方便、经济，使超声检查在痛风的诊断及病情评估中得到广泛的应用。

（二）痛风的分类标准

目前，痛风的诊断主要应用1977年美国风湿病学会（ACR）的分类标准。

（1）滑囊液中查见特异性尿酸盐结晶。

（2）痛风石经化学方法或偏振光显微镜检查，证实含有尿酸钠结晶。

（3）具备下列临床表现、实验室检查结果和X线征象等12项中6项。

1）1次以上的急性关节炎发作。

2）炎症表现在1d内达到高峰。

3）单关节炎发作。

4）患病关节皮肤呈暗红色。

5）第一跖趾关节疼痛或肿胀。

6）单侧发作累及第一跖趾关节。

7）单侧发作累及跗骨关节。

8）有可疑的痛风石。

9）高尿酸血症。

10）X线摄影显示关节非对称性肿胀。

11）X线摄影显示骨皮质下囊肿不伴有皮质侵蚀。

12）关节炎症发作期间关节液微生物培养阴性。

符合以上(1)、(2)、(3)中任何一个条件者即可诊断为痛风。确诊有困难时,可试用秋水仙碱做诊断性治疗,如为痛风,患者服秋水仙碱后症状迅速缓解,具有诊断意义。还可考虑使用针刀镜检查协助诊断。

(张 英)

第三节 痛风的鉴别诊断

由于非专科医生对痛风缺乏认识,在面对一些非典型患者的时候,痛风往往容易被误诊或漏诊。痛风性关节炎是一种常被误诊的疾病。急性期以被误诊为风湿性关节炎为最多,发作间期以被误诊为类风湿关节炎为常见。此外,外科医师常将痛风误诊为丹毒、蜂窝织炎、化脓性关节炎、创伤性关节炎等。在痛风多发地区,常将一些有关节表现的其他疾病误诊为痛风,这些疾病包括:老年人骨质增生症或骨质疏松症引起的关节痛,高尿酸血症合并神经痛风或关节痛综合征等。Wolfe 等在 9108 名风湿门诊初诊患者中,发现有 164 名(1.8%)非痛风患者被误诊为痛风,其中有风湿性关节炎、假性痛风、纤维组织炎、银屑病关节炎等。对于痛风合并的尿酸性尿路结石,由于结石症可以为痛风的首发症状,故易误诊为单纯尿路结石,而漏诊痛风;痛风结节破溃流出的尿酸盐结晶,容易误诊为骨髓炎或结核性脓肿。

因此,痛风的鉴别诊断非常重要。近十余年,国内痛风的发病率有增加趋势,为了防止误诊及漏诊,我们应该熟悉以下内容。

(1)熟悉痛风的临床特征。痛风临床表现有许多特点,熟悉这些特点,是防止漏诊的前提。

(2)了解高尿酸血症的演变。在痛风急性发作期,由于体内肾上腺素的增加会促进尿酸排泄,此时查血尿酸可能在正常范围内,所以不应因血尿酸正常,轻率排除痛风诊断;应该在疼痛间歇期多次检测血尿酸水平,才能反映患者真实血尿酸的情况。

(3)慎重评价干扰炎症过程药物的治疗反应。各种非甾体类抗感染药、糖皮质激素等药物,既可使痛风急性炎症缓解,也可使非痛风性关节炎症状缓解,故不应将用其治疗有效作为痛风的诊断依据。

(4)对于尿路结石患者应排除潜在性痛风。多发性或复发性的尿路结石,可能为痛风的首发症状,注意复查血尿酸,必要时做 24h 尿尿酸定量,以防痛风漏诊。

(5)重视 X 线片上的特征表现。痛风患者有的骨关节 X 线影像呈穿凿样或虫蚀样改变,具有较大的特征性,对于罹患痛风数年的患者,阳性率较高,据此可以与上述需要鉴别的关节病变进行鉴别。

(6)尽量进行尿酸盐特征性检查。用关节滑囊液或痛风结节内容物做尿酸盐晶体检查的阳性率极高,国内病例报告做该项检查者较少,值得大力提倡。

一、急性期的鉴别诊断

1. 急性风湿性关节炎

急性风湿性关节炎病前有 A 族溶血性链球菌感染史,病变主要侵犯心脏和关节。该病下述特点可与痛风鉴别。

（1）青少年多见。

（2）起病前 1～4 周常有溶血性链球菌感染,如咽炎、扁桃体炎病史。

（3）常侵犯膝、肩、肘、踝等关节,并且具有游走性、对称性。

（4）常伴有心肌炎、环形红斑和皮下结节等表现。

（5）抗溶血性链球菌抗体升高,如 ASO 大于 500U,抗链激酶(链球菌激酶)大于 80U,抗透明质酸酶大于 128U。

（6）水杨酸制剂治疗有效。

（7）血尿酸含量正常。

2. 假性痛风

假性痛风由焦磷酸钙沉积于关节软骨引起,尤以 A 型急性发作时,表现与痛风酷似。假性痛风有下述特点。

（1）老年人多见。

（2）病变主要侵犯膝、肩、髋等大关节。

（3）X 线摄影见关节间隙变窄和软骨钙化灶呈密点状或线状,无骨质破坏改变。

（4）血清尿酸含量往往正常。

（5）滑液中可查见焦磷酸钙单斜或三斜晶体。

（6）秋水仙碱治疗效果较差。

3. 化脓性关节炎

化脓性关节炎主要为金黄色葡萄球菌感染所致,与痛风的鉴别要点如下。

（1）可发现原发感染病灶。

（2）多发生在重大关节如髋、膝关节,并伴有高热、寒战等症状。

（3）关节腔穿刺液为脓性渗出液,涂片镜检可见革兰阳性葡萄球菌和培养出金黄色葡萄球菌。

（4）滑液中无尿酸盐结晶。

（5）抗感染治疗有效。

4. 外伤性关节炎

（1）有关节外伤史。

（2）受累关节固定,疼痛无游走性。

（3）滑液中无尿酸盐结晶。

（4）血清尿酸不高。

5. 淋菌性关节炎

淋菌性关节炎急性发作侵犯趾关节与痛风相似,但有下述特点。

①有冶游史或淋病表现;②滑液中可查见淋病奈瑟菌或细菌培养阳性,无尿酸结晶;③青霉素和环丙沙星(环丙氟哌酸)治疗有效。

二、慢性期的鉴别诊断

1. 类风湿关节炎

类风湿关节炎常呈慢性病程,约10%病例在关节附近有皮下结节,易与不典型痛风混淆。

但本病具有以下特点。

（1）指趾小关节常呈对称性梭形肿胀，与单侧不对称的痛风性关节炎截然不同。

（2）X线摄影显示关节面粗糙，关节间隙变窄，有时部分关节面融合，骨质普遍疏松，但无骨皮质缺损性改变。

（3）活动期类风湿因子阳性，关节液无尿酸盐结晶查见。

2.银屑病性关节炎

银屑病性关节炎亦以男性多见，常非对称性地侵犯远端指趾关节，且0.5%患者血尿酸含量升高，故需与痛风鉴别。其鉴别要点如下。

（1）多数患者关节病变发生于银屑病之后。

（2）病变多侵犯指趾关节远端，半数以上患者伴有指甲增厚凹陷呈脊形隆起。

（3）X线摄影可见严重的关节破坏，表现为关节间隙增宽，指趾末节骨端骨质吸收缩短。

（4）关节症状随皮损好转而减轻或随皮损恶化而加重。

3.结核变态反应性关节炎

结核变态反应性关节炎由结核分枝杆菌感染引起的变态反应所致，其表现如下。

（1）常先累及小关节，逐渐波及大关节，且有多发性、游走性的特征。

（2）患者体内有活动性结核病灶。

（3）可有急性关节炎病史，也可仅表现为慢性关节痛，但无关节强直畸形。

（4）关节周围皮肤常有结节红斑。

（5）X线摄影显示骨质疏松，无骨皮质缺损性改变。

（6）滑液可见较多单核吞噬细胞，但无尿酸盐结晶。

（7）结核菌素试验呈强阳性，抗结核治疗有效。

（张　英）

第四节　痛风的发病机制

尿酸是体内嘌呤代谢的终产物，人类因在进化中失去尿酸氧化酶，导致血尿酸水平高于其他哺乳动物而更易形成高尿酸血症和罹患痛风。本章主要介绍痛风的可能发病机制、最新临床分型以及临床治疗情况。

一、痛风发病的生理遗传机制

高尿酸血症是痛风发病最重要的生化基础，主要源于嘌呤代谢紊乱及肾脏尿酸排泄障碍。结合现有研究，本章将痛风的主要可能发病机制总结为以下几个方面。

（一）嘌呤代谢紊乱

人体内嘌呤有两个来源。

1.外源性

外源性嘌呤来源于食物，占体内尿酸来源的20%。由于食物中摄入的嘌呤在体内几乎都转变成尿酸，因此高嘌呤饮食可使血尿酸浓度增高。

2. 内源性

内源性嘌呤占体内尿酸来源的 80%，是体内尿酸生成增多的首要因素。其机制包括嘌呤生物合成增多和分解加速，可分为原发性尿酸生成增多和继发性尿酸生成增多。原发性尿酸生成增多的主要因素是酶的缺陷。酶缺陷的部位可能有：

（1）磷酸核糖焦磷酸合成酶活性增高。

（2）磷酸核糖焦磷酸酰基转移酶的浓度或活性增高。

（3）次黄嘌呤—鸟嘌呤磷酸核糖转移酶部分缺乏，使鸟嘌呤转变为鸟嘌呤核苷酸及次黄嘌呤转变为次黄嘌呤核苷酸减少，以致对嘌呤代谢的负反馈作用减弱。

（4）黄嘌呤氧化酶活性增加等。

以上这些酶的缺陷均可导致尿酸生成增多。

继发性尿酸生成增多，包括细胞转换增加、嘌呤核苷酸分解加速和酶的缺陷。

（1）细胞转换增加常由血液病、恶性肿瘤、银屑病等疾病导致体内核酸合成和分解增强，导致血尿酸水平升高。

（2）嘌呤核苷酸分解加速常由细胞毒性药物短时间内大量破坏细胞导致细胞核裂解，导致核酸分解加速，从而使尿酸生成增多。

（3）酶的缺陷主要为次黄嘌呤—鸟嘌呤磷酸核糖转移酶完全缺乏和葡萄糖 – 6 – 磷酸酶缺乏，分别由 icech – X – 伴性 Nyhen 综合征和糖原贮积症 1 型所致。

（二）尿酸排泄障碍

正常人体内尿酸池约为 1200mg，转换率为 60%，即每天产生并排出 750mg，达到动态平衡。其中 1/3 由大肠中的细菌分解，2/3 由肾脏排泄。正常人尿中的尿酸低于 600mg/d（5d 限制嘌呤饮食，普通饮食时尿尿酸低于 1000mg/d）。原发性痛风尿酸清除过少约占患者的 90%，继发性痛风所占比例要少一些。

生理学及药理学的研究结果发现，肾脏尿酸盐转运的经典模式为：肾小球的滤过、肾小管的重吸收、肾小管的分泌、分泌后肾小管的重吸收。凡是影响上述 4 个过程的因素，都会影响肾脏对尿酸的排出。

1. 肾小球

肾小球的滤过减少导致的高尿酸血症主要见于慢性肾疾病引起的肾衰竭，还有肾排尿酸阈值增高，原因未明。

2. 肾小管

尿酸盐在肾脏经过肾小球的滤过、滤过后肾小管的重吸收、吸收后肾小管的再分泌、分泌后肾小管的再吸收等复杂的过程。

尿酸因带负电荷而不能自由通过细胞膜的脂质双层，肾小管对尿酸的排泄依赖于一系列的转运蛋白。肾小管尿酸排泄减少与一些尿酸盐转运蛋白有关，如 SLC2A9、SLC22A12 等参与近曲肾小管对尿酸盐的主动分泌和重吸收，其异常与基因变异有关。肾小球滤过的尿酸 98% 以上被近端肾小管重吸收然后再分泌，故肾小管是影响尿酸排泄量最重要的因素。

（三）遗传因素

自古就发现痛风具有家族遗传倾向。原发性痛风患者中有 10% ～20% 有阳性家族史，且发病年轻化，病情更严重。痛风多为常染色体显性遗传，但外显性不完全。高尿酸血症的遗传变异性更大，可能为多基因。全基因组扫描（GWAS）的应用，发现多种痛风的易感基因，有望进一步了解痛风的遗传机制。

二、痛风症状的发病机制

（一）急性痛风性关节炎发病机制

痛风的临床发病机制十分复杂，痛风的发作主要表现为痛风性关节炎。单钠尿酸盐（MSU）的沉积是痛风急性发作的根本原因。当血尿酸浓度超过 70mg/L 或 0.41mmol/L 时，血浆尿酸就呈饱和状态（在 pH7.4，温度 37℃ 及血清钠正常情况下）。针形单钠尿酸盐析出，在某种刺激下（目前机制不详）引发关节部位的中性粒细胞、巨噬细胞、滑膜细胞等聚集，释放多种促炎症细胞因子和趋化因子，如 IL－1β、TNF－α、IL－8 等，从而诱导大量的中性粒细胞浸润到关节腔，并刺激中性粒细胞激活，介导严重的炎症反应。尿酸盐晶体沉积于周围组织，在感染、高嘌呤饮食、疲劳等因素下诱发急性痛风发作。另外，在口服降尿酸药物治疗过程中，患者血尿酸浓度波动，沉积的单尿酸钠盐晶体溶解，亦可诱发急性痛风发作。

尿酸盐结晶可能通过以下两个机制诱发急性痛风性关节炎发作。

1. 传统途径

尿酸盐结晶作为调理素和吞噬颗粒诱发吞噬细胞的一系列吞噬反应，如溶酶体溶解、呼吸爆发和炎性介质释放。

2. 特异途径

尿酸盐结晶通过膜插入和膜糖化蛋白交联与脂质膜蛋白直接作用，激活 G 蛋白、磷脂酶 C 和 D 等信号通路，进而诱导单核细胞白细胞介素－8（interleukin，IL－8）的表达，IL－8 在中性粒细胞聚集中发挥重要作用。痛风动物实验模型中发现单核细胞和肥大细胞参与了炎症早期阶段。肥大细胞在补体、IL－1 作用下释放炎性介质组胺，增加血管通透性；分化程度低的单核吞噬细胞吞噬尿酸盐结晶后合成肿瘤坏死因子和激活内皮细胞。单核细胞在促进痛风急性发作中发挥重要作用。血管内皮细胞受到炎性细胞因子—肿瘤坏死因子－α，IL－1 及趋化因子 IL－8 等刺激后其表面表达黏附分子—E 选择素，血管内皮细胞可通过这些黏附因子与中性粒细胞黏附并进入组织中，而后中性粒细胞侵入，向炎症部位游走，导致发病。

（二）慢性痛风性关节炎及痛风石的形成机制

在 30℃ 时，尿酸盐的溶解度降低为 40mg/L，针形单钠尿酸盐容易在无血供（如软骨）或血供相对少的组织（如肌腱、韧带）沉积，这些部位包括肢体远端的关节及像耳郭等温度较低的组织。病情严重及患病时间长的患者，单钠尿酸盐晶体可在中央大关节及实质性器官如肾脏中沉积，形成痛风石及尿酸盐结石。

痛风石是单钠尿酸盐结晶聚集物，初期仅表现为尿酸盐晶体沉积，导致关节炎反复发作；中期大到可以在关节的 X 线片中出现时，表现为"穿凿样"病变；较后期表现为皮下结节，可肉眼观察到或用手触摸到。

（三）痛风性肾病的发病机制

痛风患者肾脏病变分为 3 种类型。

（1）尿酸盐晶体沉积在肾脏髓质和肾乳头间质，其周围包绕着单核吞噬细胞，称为尿酸盐肾病。临床上一般表现为肾小管性炎症、间质性肾炎，病情较轻，进展缓慢。

（2）尿酸盐结晶沉积在远曲小管和集合管，导致近曲小管扩张和萎缩，形成肾结石。其形成与尿酸盐浓度及尿尿酸浓度有关。

（3）急性梗阻性肾病，是由于大量的尿酸盐晶体沉积在肾间质及肾小管内，肾小管腔被堵塞，引起少尿性肾衰竭。主要见于继发性高尿酸血症，如严重高尿酸血症患者服用降尿酸药物、肿瘤患者服用化疗药物后大量细胞坏死时。由于痛风患者尿 pH 降低，容易形成尿酸结石。因此，碱化尿液可促进尿酸排泄，防止尿酸结石形成。

（张 英）

第五节 痛风的分型及分期

一、痛风的分型

按照病因，痛风分为原发性痛风和继发性痛风。原发性痛风多为体内酶的缺陷所致，这类痛风的病因治疗很困难。继发性痛风常为肾脏疾病、肿瘤化疗等所致，通过相应的病因治疗，可获一定疗效。痛风往往并发多种并发症，如代谢综合征、高血压病、糖尿病、心血管疾病、肾功能不全等。这些并发症与痛风有着复杂的联系，例如肾衰竭和胰岛素抵抗会使血清尿酸水平增高，加重痛风，而长期高尿酸血症则加速了高血压病、代谢综合征和肾功能不全的病程进展。法国的 Richette 教授等为了研究痛风及其并发症之间的关系做了荟萃分析（Meta 分析），将痛风分为 5 种类型：单纯性痛风、痛风并发肥胖、痛风并发糖尿病、痛风并发代谢综合征、痛风并发心血管病和肾病。

二、痛风的临床分期

按照痛风的自然病程可分为无症状的高尿酸血症期、急性期、间歇期、痛风石及慢性关节炎期、痛风性肾病及尿酸性肾病期。

1. 无症状的高尿酸血症期

仅有波动性或持续性高尿酸血症，从血尿酸增高至症状出现的时间可长达数年至数十年，有些患者可终身不出现症状。但随着年龄的增长，痛风的患病率增加，并与高尿酸血症的水平和持续时间有关。

2. 急性期

发病前可无任何先兆。诱发因素有饱餐饮酒、过度疲劳、精神紧张、关节局部损伤、手术、受冷受潮等。夜间发作的急性单关节炎通常是痛风的首发症状，表现为凌晨关节痛而惊醒、进行性加重、剧痛如刀割样或咬噬样，疼痛于 24 ~ 48h 达到高峰。

关节局部发热、红肿，有明显触痛，酷似急性感染。首次发作的关节炎多于数天或数周内自行缓解。首次发作多为单关节炎，60% ~ 70% 首发于第一跖趾关节，在以后病程中，90% 患者反复该部位受累。足弓、踝关节、膝关节、腕关节和肘关节等也是常见发病部位。可伴有全身表现，如发热、头痛、恶心、心悸、寒战等不适并伴白细胞升高，红细胞沉降率（血沉）增快。

3. 间歇期

急性关节炎发作缓解后，一般无明显后遗症状，有时仅有发作部位皮肤颜色加深，呈暗红色或紫红色、脱屑、发痒，称为无症状间歇期。多数患者在初次发作后出现 1 ~ 2 年的间歇期，但间歇期长短差异很大，随着病情的进展，间歇期逐渐缩短。如果不进行防治，每年发作次数增多,症状持续时间延长,以致不能完全缓解,且受累关节增多,少数患者可有骶髂关节、胸锁关节或颈椎等部位受累,甚至累及关节周围滑囊、肌腱、腱鞘等处,症状渐趋不典型。

4. 痛风石及慢性关节炎期

尿酸盐反复沉积使局部组织发生慢性异物样反应,沉积物周围被上皮细胞、巨噬细胞包绕,纤维组织增生,形成结节,称为痛风石。痛风石多在起病 10 年后出现,是病程进入慢性期的标志,可见于关节内、关节周围、皮下组织及内脏器官等。典型部位在耳郭,也常见于足趾、手指、腕、踝、肘等关节周围,隆起于皮下,外观为芝麻大到鸡蛋大的黄白色赘生物,表面菲薄,破溃后排出白色粉末状或糊状物,经久不愈,但较少继发感染。当痛风石发生于关节内,可造成关节软骨及骨质的侵蚀破坏、增生,关节周围组织纤维化,出现持续关节肿痛、强直、畸形,甚至骨折,称为痛风石性慢性关节炎。

5. 痛风性肾病及尿酸性肾病期

痛风性肾病起病隐匿,早期仅有间歇性蛋白尿,随着病情的发展而呈持续性,伴有肾浓缩功能受损时夜尿增多,晚期可发生肾功能不全,患者表现为水肿、高血压、血尿素氮和肌酐升高。

少数患者表现为急性肾衰竭,出现少尿或无尿。10% ~ 25% 的痛风性肾病患者肾有尿酸结石,呈泥沙样,常无症状,结石较大者可发生肾绞痛、血尿。当结石引起梗阻时导致肾积水、肾盂肾炎、肾积脓或肾周围炎,感染可加速结石的增长和肾实质的损害。

(张　英)

第六节　痛风的治疗

痛风的治疗分为药物治疗和非药物治疗及并发症的治疗。痛风的治疗需遵循一定的原则。

(1)尽可能减少痛风急性发作,减轻痛苦。

(2)防止高尿酸血症和痛风的慢性并发症,如关节破坏、肾功能不全等,提高生活质量和延长寿命。

(3)实现血尿酸达标:血尿酸低于 357μmol/L 是所有高尿酸血症和痛风患者的初级目标;有痛风石的患者,血尿酸目标为低于 300μmol/L;血尿酸低于 240μmol/L 更有利于痛风石的溶解。

(4)防止高尿酸血症对血压、动脉粥样硬化、血糖、血管内皮、脂肪肝、心脑血管疾病的影响。并积极控制相关并发症。

同时,痛风治疗前最好能完善以下一些检查。

(1)HLA - B5801 基因筛查:此基因阳性,个体发生别嘌醇超敏反应的概率大,因此打算应用别嘌醇降尿酸治疗前需要查 HLA - B5801 基因,一旦阳性,应避免服用别嘌醇;而结果阴性并不能排除患者不会对此类药过敏。

(2)泌尿系统 B 超检查:明确有无泌尿系统结石及多囊肾、马蹄肾、较大肾囊肿、肾积水等,一旦有这些情况,不适合服用促进尿酸排泄的药物,如苯溴马隆。

（3）肝功能、肾功能、血脂、血糖检查：可指导降尿酸药物的选择和用量，同时治疗高尿酸血症和痛风的并发症，如血脂异常、糖尿病、脂肪肝。

（4）尿常规：明确有无蛋白尿、血尿、低密度尿（低比重尿），了解尿 pH，观察有无肾脏损伤及是否需要服用碱化尿液的药物。

（5）24h 尿酸排泄量或尿酸排泄分数检查：进行高尿酸血症的病因分型，决定是选择抑制尿酸合成的药物还是促进尿酸排泄的药物。

（6）监测血压：协助诊断是否合并高血压病或者判断原有高血压的控制情况，指导抗高血压药（降压药）的选择。

（7）血常规检查：了解是否存在白细胞、血小板减少及减少的程度，指导降尿酸药物的选择。

（8）关节的影像学检查：如 X 线、CT、MRI、双源 CT、超声、关节镜等检查，以明确关节及骨骼的损伤程度，痛风石沉积的部位、体积及治疗后的变化。

（9）相关并发症筛查：如心脏彩超、颈动脉彩超、糖化血红蛋白、心肌损伤标志物等检查。

一、痛风的非药物治疗

痛风的非药物治疗主要包括以下几点内容。

（1）低嘌呤、碱性饮食，减轻体重。

（2）戒烟、戒酒。

（3）适宜多量饮水，促进尿酸排泄。

（4）避免过度劳累和精神紧张。

（5）避免使用升高尿酸的药物，如利尿剂及阿司匹林等。

（6）微创治疗：微创治疗是目前内科治疗的延伸，通过小切口切除体表痛风石，可以防止关节畸形及缩短降尿酸的时间。沉积于关节内的尿酸盐结晶是痛风性关节炎反复发作的重要诱因，传统治疗无法及时清除这些尿酸盐结晶，通过内镜下清除沉积于关节软骨及滑膜的尿酸盐结晶可以减少关节内的刺激，减少痛风的发作，同时可以减少体内尿酸池的尿酸容量，对降尿酸治疗起到促进作用，减少药物的使用剂量及不良反应。

二、痛风的药物治疗

（一）急性期的治疗

痛风急性期以消炎镇痛、缓解症状为主。我国痛风指南中推荐的一线药物是秋水仙碱和非甾体类抗感染药（NSAIDs）。美国风湿病学会（ACR）和欧洲抗风湿病联盟（EULAR）推荐的一线药物多了一项糖皮质激素。急性发作时镇痛药的选择，三者并无优先，可以根据相关禁忌证、先前治疗反应史选择用药。美国有学者曾经回顾了 30 项随机对照研究，得出的结果是：NSAIDs、糖皮质激素、秋水仙碱、促肾上腺皮质激素（ACTH）和卡纳单抗治疗急性痛风均有效。

急性期的治疗，应根据患者的共存疾病以及药物不良反应的风险进行综合考虑，包括小剂量秋水仙碱（每天最大剂量 2mg）、非甾体类抗感染药和（或）糖皮质激素（关节腔内注射、口服或肌内注射）。其中口服和肌内注射糖皮质激素的证据强度远远强于关节腔内注射糖皮质激素；选择性环氧化酶-2（COX-2）抑制剂与非选择性非甾体类抗感染药（NSAIDs）的疗效差异无统计学意义。

痛风急性期药物选择推荐首选一线药物。秋水仙碱首剂 2 片,1h 后附加 1 片,12h 后使用 1 片,疗程 7～10d,但现在临床多采用小剂量,如每日 1 片或每日 2 片;NSAIDs 也是痛风急性期首选用药;糖皮质激素适用于肾功能不好的患者,可采用口服、肌内注射、静脉注射或关节腔内注射等多种方式,推荐起始剂量为 0.5mg/kg,维持 2～5d,在 7～10d 内逐步减停。对于上述三种药物初始单药治疗无效的患者,可以考虑更换其中另一种药物或者联合用药。如仍然无效患者,鉴于 IL-1β 在急性发作中发挥着重要作用,可选用 IL-1 拮抗剂进行治疗。

同时也可尝试抗肿瘤坏死因子-α 拮抗剂控制炎症反应。

(二)间歇期与慢性期治疗

痛风间歇期与慢性期治疗主要以规范治疗为主,即持续血尿酸达标治疗。血尿酸达标治疗是稳定期痛风患者的治疗目标,即血尿酸水平低于 357μmol/L(60mg/L),但对于痛风石患者,血尿酸水平应降至 238μmol/L(40mg/L)以下,在此水平下不仅可以消除体内的尿酸盐结晶,缩小或溶解痛风石,甚至可终止痛风发作,而且可以阻止关节局部结构的破坏。

降尿酸治疗时机:痛风发作缓解后 1～6 周开始降尿酸;存在无症状高尿酸血症,有痛风家族史或尿酸性肾病者,血尿酸大于 535μmol/L(90mg/L),也应降尿酸。

目前,国内可选用的降尿酸药有别嘌醇(别嘌呤醇)、苯溴马隆(立加利仙)及非布司他(优立通)。对于初次使用别嘌醇的患者一定要警惕超敏反应的发生,尤其是过敏体质、与利尿剂联用或 HLA-B5801 阳性的患者;肾功能不全的患者需根据肌酐清除率来调整用量。因此,临床应用别嘌醇要特别小心,一般从小剂量起始,采用滴定给药的方式逐步加量。而非布司他不存在这种问题,轻中度肾功能不全的患者不需调整用药剂量。苯溴马隆适用于没有肾结石的所有高尿酸血症患者。对于难治性痛风患者,可用黄嘌呤氧化酶抑制剂和促进尿酸排泄的药物联合治疗。间歇期与慢性期治疗,降尿酸治疗不仅仅要达标,而且要维持达标。

(三)痛风的预防性治疗

降尿酸过程中尿酸过度快速波动可诱发痛风发作或炎症加重。痛风发作时,正服用降尿酸药物者不应停用,未用者暂不加用。痛风发作时同时给予秋水仙碱或 NSAIDs 可预防痛风的发作。对于无痛风石患者,血尿酸达标后一般进行预防性治疗 3 个月,有痛风石患者血尿酸达标后应预防性治疗 6 个月。预防性治疗的药物仍然是急性期的用药:秋水仙碱(1 片,每日 1 或 2 次),或低剂量 NSAIDs。如对秋水仙碱和 NSAIDs 都不耐受,或有禁忌证或无效者,可选用低剂量泼尼松(＜10mg/d)。

三、痛风并发症及并发症治疗

痛风常伴有高脂血症、高血压病、糖尿病、动脉硬化及冠心病等。高尿酸血症是高血压病、急性心肌梗死、脑卒中和所有心血管事件的独立危险因素,与肾脏疾病关系密切,与糖耐量减低和糖尿病发病具有因果关系,与高甘油三酯(三酰甘油)血症有相关性,和代谢综合征密切相关,故对痛风及高尿酸血症并发症的管理和治疗非常重要。

(一)痛风性肾病的治疗

1. 急性尿酸性肾病

急性尿酸性肾病即由于大量尿酸结晶广泛阻塞肾小管腔,导致尿流梗阻而产生急性肾衰竭症状。一般原发性痛风或高尿酸血症引起该病的可能性小,继发引起的可能性大,常见于白血病、淋巴瘤患者化疗期间(即发生肿瘤溶解综合征),也可见于其他恶性肿瘤、癫痫发作后、高温下剧烈运动后、血管造影、冠状动脉旁路移植手术后,患者表现为少尿,甚至无尿、肾功能异常。

应当及时早期发现高尿酸血症,进食低嘌呤饮食,多饮水,口服碱性药物如碳酸氢钠等;避免应用使血尿酸升高的降压药物;若为肿瘤放化疗患者,应同时服用抑制尿酸合成的药物、使用尿酸氧化酶治疗,避免使用促进尿酸排泄的降尿酸药物。如果已经发生肾衰竭,应及时按急性肾衰竭治疗:通过血液净化、CRRT 以及血液灌流清除炎性介质、稳定细胞膜,必要时可临时使用糖皮质激素、改善肾血流量,可用前列地尔等,并定期监测血尿酸、尿尿酸、肾功能等。

2. 痛风性慢性肾损害

尿酸盐晶体在肾脏髓部和锥体间质处沉积,导致肾小管—间质性肾炎,引起肾小管萎缩变形、间质纤维化,甚至肾小球缺血性硬化。临床上可分为四种类型。

(1)无临床表现的痛风性肾病:无肾脏病临床症状,尿常规检查正常,肾功能正常,临床上难以确诊,确诊依赖肾穿刺病理活检结果。

(2)早期痛风性肾病:该期的主要临床表现为间歇性微量蛋白尿、夜尿增多、尿比重(相对密度)降低。

(3)中期痛风性肾病:该期的主要表现为蛋白尿变为持续性,尿中出现红细胞或管型;患者出现轻度水肿及低蛋白血症;出现高血压、腰酸、乏力、头昏、头痛等症状;肾功能轻至中度减退。

(4)晚期痛风性肾病:患者最突出的表现为肾功能不全加重,表现为尿量逐渐减少,尿素氮、肌酐进行性升高;出现明显的氮质血症,甚至可发展为尿毒症。

治疗上应及时早期发现高尿酸血症,进食低嘌呤饮食、多饮水、口服碱性药物如碳酸氢钠、口服降血尿酸药物、服用抑制尿酸合成的药物,避免使用促进尿酸排泄的降尿酸药物等,长期维持血尿酸在正常范围,维持血尿酸低于 $360\mu mol/L$,定期监测血尿酸、尿尿酸、肾功能等。若出现肾损害,是降尿酸药物治疗的指征,应选用别嘌醇、非布司他,同时应碱化尿液并保持尿量。如需利尿时,避免使用影响尿酸排泄的噻嗪类利尿剂及呋塞米、依他尼酸(利尿酸)等。如果出现肾功能不全,可行透析治疗,必要时可做肾移植。

(二)痛风合并高血压的治疗

血尿酸高于 $416\mu mol/L$ 的人群发生的高血压风险与血尿酸低于 $297\mu mol/L$ 的人群相比,增加 63%。治疗上应改善生活习惯、控制饮食、适量摄入蛋白质,蛋白质摄入量过多会使嘌呤合成增加,并且蛋白质代谢产生含氮物质,可引起血压波动。牛奶、鸡蛋不含核蛋白,含嘌呤很少,可作为首选蛋白质的来源。

应改善动物性食物结构,减少摄入含脂肪高的猪肉,增加摄入含蛋白质较高而脂肪较少的禽类及鱼类。限制盐的摄入量、限制高脂肪及高胆固醇食物,避免超重或肥胖,增加含钾丰富食物的摄入。富含钾的食物进入人体,有对抗钠引起的升压和血管损伤的作用,促进尿液中的尿酸溶解,减少尿酸沉淀,增加尿酸排出量,防止尿酸性结石形成。早期积极控制血尿酸。

(三)痛风合并糖尿病的治疗

通常高尿酸血症或痛风患者,部分存在胰岛素抵抗,故血糖值也会比较高,出现糖耐量减低,甚至合并糖尿病。尿酸可能通过两种途径对胰岛素抵抗产生影响,一是减少 NO 介导的血管收缩,从而使血糖吸收受损;二是直接升高氧分压造成促炎反应,导致胰岛素抵抗。尿酸沉积于胰岛可导致胰岛 β 细胞(β 细胞)功能损害,诱发和加重胰岛素抵抗,引起糖代谢紊乱。

治疗上给予低嘌呤、低脂饮食,适当运动,控制饮食,减轻体重,多饮水、碱化尿液,降血尿酸、血糖治疗,积极控制血尿酸,维持血尿酸低于 357μmol/L。降尿酸治疗可提高胰岛素敏感性,改善代谢综合征的其他症状,如高血压、高血脂、肥胖以及高血糖等。

若已合并糖尿病,应尽可能选择降低或不影响血胰岛素水平的降糖药物,并遵照以下原则。

(1)首选胰岛素增敏剂、双胍类药物,可选 α - 葡萄糖苷酶抑制剂,尽量不选胰岛素促泌剂或胰岛素。

(2)若必须选择胰岛素促泌剂,最好选择格列苯脲(格列美脲),该药的胰外作用最强,达到同样的降糖效果所需内源性胰岛素量最少。建议与双胍类或胰岛素增敏剂联合应用,进一步减少内源性胰岛素用量。

(3)若必须选择外源性胰岛素治疗,最好与胰岛素增敏剂、双胍类或 α - 葡萄糖苷酶抑制剂联合应用,以减少胰岛素的用量。

(四)痛风合并高脂血症的治疗

痛风患者大多较为肥胖,且日常饮食上偏向摄取高脂肪、高热量的食物,因此体内的中性脂肪含量都相当高,胆固醇值通常也都超过正常标准,故易合并高脂血症。治疗上给予低脂肪、低嘌呤饮食,多饮水,控制体重,适当运动,早期降血脂,降尿酸治疗。可选择有一定降尿酸作用的降脂药物,如非诺贝特、阿托伐他汀、降酯酰胺等。若同时有高血压病、糖尿病,要进行正规降压、降糖治疗。

(五)痛风合并肥胖的治疗

痛风合并肥胖的治疗包括:①控制饮食;②加强运动:练习匀速步行、散步、游泳、骑自行车、打太极拳、练气功等;③改善生活方式:甜食含糖量高,可在体内转化成脂肪,引起血脂升高及肥胖,故要控制热量摄入。

为使体重达到理想体重,可适当多摄入高纤维食物,如糙米、标准粉、玉米、小米等,对防治高血压及痛风有利。少吃葡萄糖、果糖及蔗糖,包括糖果、甜点、含糖饮料。戒烟、戒酒、多饮水、多吃新鲜蔬菜。新鲜蔬菜为碱性食物,含嘌呤极少,但香菇、蘑菇等除外。

(六)痛风合并动脉硬化的治疗

肥胖体型的个体,体内蓄积过多的脂肪,容易使动脉硬化,从而引起高血压。动脉硬化发生在颈部、颅内血管,可出现头痛、头昏、眼花、四肢发麻,严重的患者可出现脑出血、脑梗死,表现为意识丧失、偏瘫,甚至死亡等。治疗上给予低脂肪、低嘌呤饮食,多饮水,控制体重,早期降血脂、降血尿酸(维持血尿酸低于 357μmol/L),口服碳酸氢钠碱化尿液,必要时口服软化血管药物。

(七)痛风合并脑血管疾病的治疗

血尿酸大于 416μmol/L(70mg/L)是脑卒中的独立危险因素,痛风患者可出现颈动脉硬度增加、弹性降低,提示痛风患者存在早期血管损伤。治疗上给予健康饮食、戒烟、坚持运动和控制体重,并积极控制与高尿酸血症相关的心血管危险因素,如高脂血症、高血压病、高血糖、肥胖和吸烟。

避免应用使血尿酸升高的药物,早期药物降尿酸治疗,当尿酸高于 416μmol/L 时就应积极降尿酸治疗。

（八）痛风合并心血管疾病的治疗

血尿酸高于 $357\mu mol/L(60mg/L)$ 是冠心病的独立危险因素，血尿酸每升高约 $60\mu mol/L$（$10mg/L$），心血管病死率和缺血性心脏病病死率在男性增加 9%，在女性增加 26%。痛风及高尿酸血症患者的心血管容易发生动脉硬化，导致血液无法充分送达心脏，血液循环不良，引起心肌缺血、心肌梗死的概率就特别高，尤其是原本就患有高脂血症的痛风患者，更容易发生心脏疾病。

尿酸盐结晶可沉积于心肌、瓣膜及心脏传导系统而引起相应的心脏疾病。合并代谢综合征的痛风患者较同龄人更易出现左心室结构改变及左心室重塑。治疗上给予低盐、低脂肪、低嘌呤饮食，适当运动，控制体重，控制血尿酸维持在 $357\mu mol/L$ 以下，积极降血压治疗，可使用兼有降尿酸作用的降压药物，如氯沙坦、氨氯地平。避免使用对心脑血管有损伤作用的药物，注意保护心脏功能，可给予抗血小板聚集、扩冠脉等治疗。

四、痛风规范化治疗经验总结

（一）正确评估病情

尿酸的测定在非发作期更准确。另外，抽血前 5d 至少停用影响尿酸的药物；抽血前一天避免高嘌呤饮食、禁酒，晚 12 点后禁食。在抽血当天，需空腹，凌晨抽血，避免剧烈活动。

ACR 和 EULAR 指南认为，痛风发作大于或等于 2 次/年，则应给予降尿酸治疗。但是，痛风发作大于或等于 1 次/年的患者，60% 都会在 1 年内复发，故仍需降尿酸治疗。检查时，医生要注意观察患者有无浅表和深部、肾脏部位的痛风石；注意评估疼痛程度，检查关节是否破坏；利用肾功能、尿常规、肾超声检查肾脏有无损害；有无肥胖、高血压病、心脑血管病、糖尿病、高脂血症等。

关注患者有无家族史，目前在间歇期还是发作期，有无长期服用噻嗪类、阿司匹林、环孢素、他克莫司的既往史，是否为铅中毒，饮食情况如何，患者的尿酸增高属于尿酸排泄不良型、生成过多型还是混合型。这些都是医生评估病情时应该考虑的因素。

（二）正确选择药物

1. 急性发作优先选用镇痛药物

我国指南中推荐镇痛药一线药物是秋水仙碱和 NSAIDs。

ACR 和 EULAR 指南推荐的一线药物中多了一项糖皮质激素。

美国曾经回顾了 30 项随机对照研究，得出的结果是 NSAIDs、糖皮质激素、秋水仙碱、ACTH 和卡纳单抗治疗急性痛风均有效。故笔者认为，急性发作时镇痛药的选择，三者并无优先，可以根据患者喜好、相关禁忌证、先前治疗反应史选择用药。

2. 痛风镇痛药的三大选择原则

时机比种类更重要，用药越早越好（24h 内）；非甾体类抗感染药需足量；秋水仙碱需适量。这是急性痛风发作期选择镇痛药的三大原则。

非甾体类抗感染药和秋水仙碱不耐受的患者可采用以下方案：服用糖皮质激素 $0.5mg/(kg \cdot d)$，足量，5~10d 停药；或者足量 3~5d，逐步减量，7~10d 停用。根据 ACR 指南，不能口服药者可以关节腔内注射糖皮质激素（剂量依关节大小决定），可以静脉滴注甲泼尼龙琥珀酸钠（甲强龙）$0.5~2mg/(kg \cdot d)$，可以用 ACTH25~40U 皮下注射，依治疗反应重复。

3. 三种联合镇痛药用药方案

（1）秋水仙碱 + NSAIDs。

（2）糖皮质激素 + 秋水仙碱。

（3）关节腔注射糖皮质激素 + 口服糖皮质激素/秋水仙碱/NSAIDs。

不推荐 NSAIDs + 糖皮质激素。剂量上两药均需足量，或一种足量，另一种使用预防量。VAS 评分大于或等于 7 分，尤其是多关节受累的患者，推荐起始联合镇痛，其他情况可以单药起始治疗，疗效不佳者换另一种药或联合用药。对于急性痛风首次治疗反应不佳，24h 内疼痛评分改善小于 20% ，一线药物更换治疗后仍旧无效的患者，可使用白介素 - 1 受体拮抗剂：阿那白滞素（连续 3d，皮下注射）、利纳西普（每周皮下注射）、卡纳单抗（皮下注射、单剂量）。

4. 痛风降尿酸治疗的指征

参照我国痛风指南、EULAR 指南、ACR 指南，降尿酸治疗指征依据三方面，即发作频率、有无痛风石、有无肾病。根据指南指征及经验总结，可按照以下标准进行降尿酸治疗。

（1）加用降尿酸药的时机选择：传统观点认为，急性发作期的血尿酸水平变化可加重痛风发作，但此观点缺乏循证医学证据和大样本临床研究，国内亦无相关研究结果发表。综合指南及专家意见，降尿酸治疗推后 3 ~ 4 周，对长期疗效的影响并不大。

有研究结果显示，别嘌醇急性期应用不会影响急性缓解期、不增加急性复发率。因此，2012 年美国 ACR 痛风治疗指南指出，痛风急性期在足量抗感染的基础上，可以立即开始降尿酸治疗。该观点有待进一步开展大量临床实践进行验证。

（2）降尿酸药已加上，痛风再次发作的治疗：已服降尿酸药者发作时应继续用药，以免血尿酸波动，延长发作时间或引起转移性发作。

（3）降尿酸药的选择：EULAR 和 ACR 指南推荐首选黄嘌呤氧化酶抑制剂（别嘌醇或非布司他），次选丙磺舒，也可联合用药。而中国和日本指南中推荐将抑制生成药及促尿酸排泄药均作为一线药，应根据患者尿酸代谢情况来定，尿酸排泄不良型以促尿酸排泄药为主，尿酸合成过多型应以抑制尿酸合成为主。而目前尿酸增高原因以尿酸排泄不良型为主，故抑制尿酸重吸收、协助排泄不良的药物苯溴马隆适应人群更广泛。

（4）难治性痛风可联合用药。

促尿酸排泄药 + 抑制尿酸合成药：别嘌醇（200 ~ 600mg/d） + 苯溴马隆（100mg/d）/丙磺舒（0.5g/d）/RDEA594（200 ~ 600mg/d）方案；RDEA594（600mg/d） + 非布司他（40 ~ 80mg/d）方案。

两种抑制尿酸合成药之间的联合：别嘌醇（100 ~ 300mg/d） + BCX 4208（20 ~ 80mg/d）方案。

（三）树立正确的治疗理念

1. 非药物治疗是基础，与药物治疗同样重要

非药物治疗应该贯穿痛风治疗的始终，一定要向患者强调饮食控制的重要性。啤酒、白酒、含糖饮料、肉类和海鲜都会使血尿酸升高，而适当的红酒可轻微降尿酸，维生素 C、奶制品等有降尿酸作用，低脂奶和低脂酸奶可降低痛风发作风险，适当进食嘌呤含量高的蔬菜并不会增加痛风发作风险。

2. 降尿酸期间预防痛风发作的关键

平稳降尿酸，用镇痛药。预防痛风发作应该在降尿酸治疗前 2 周开始，即服用低剂量秋水

仙碱或 NSAIDs 6～12 个月。

3. 痛风一旦发作,无论血尿酸高低,均应降尿酸

痛风发作提示血尿酸已经超饱和,双能 CT 检查显示深部已有小痛风石沉积。所以,即使发作期尿酸不高,也应降尿酸治疗,并保持充足饮水和适当碱化尿液。一般要求每日饮水量 1500～2000mL,尿量达到 1500～2000mL 为佳。在开始降尿酸治疗后 2 周内适当碱化尿液,推荐服用碳酸氢钠 0.5～1g,每日 2 或 3 次,使尿液 pH 维持在 6.2～6.9,有利于增加尿酸盐溶解和排泄,预防尿酸盐结晶体形成。如果 2 周后血尿酸仍然大于 357μmol/L,则应延长碱化尿液时间。

4.“尿酸持续达标”是关键

为何痛风难以真正的“痊愈”?最关键的原因还是治疗不规范,降尿酸不到位,血尿酸含量不达标,或达标后不持续。研究结果显示,血尿酸长期控制在 357μmol/L 以下,不仅可溶解已经存在的尿酸盐结晶,同时还可避免新结晶的形成,大大降低痛风的复发风险。对于一年内有多次痛风发作或者伴有痛风石的患者,把血尿酸控制在 300μmol/L 以下,有利于减少或防止痛风发作,促进痛风石溶解、吸收。

（张 英）

第七节 痛风的基本治疗药物

一、急性期用药

痛风急性期发病后应尽快给予药物治疗。非甾体类抗感染药(NSAIDs)、秋水仙碱、糖皮质激素,是痛风性关节炎急性发作的一线治疗药物。药物的选择取决于关节疼痛的程度和受累关节的部位。对于关节轻、中度疼痛患者,一个或几个小关节,或 1 或 2 个大关节受累,可选非甾体类抗感染药、秋水仙碱或糖皮质激素。对于关节重度疼痛患者,多关节受累或 1 或 2 个大关节受累,可联合使用非甾体类抗感染药和秋水仙碱,或糖皮质激素和秋水仙碱治疗。对于初治无效患者可选用白介素 -1 受体拮抗剂。

(一)秋水仙碱

秋水仙碱是从秋水仙球茎中提取的一种生物碱,其可与微管蛋白结合形成二聚体,阻止有丝分裂纺锤体的形成,同时影响细胞内细胞器移动和物质转运,阻止趋化因子的释放,使多形核白细胞的游动—趋化—黏附及吞噬活动降低。此外,秋水仙碱还能抑制酪氨酸的磷酸化和白三烯的产生,从而达到消炎止痛的目的。秋水仙碱曾被列为治疗痛风性关节炎急性发作的首选药物。

由于其治疗剂量与中毒剂量十分相近,容易发生中毒,且不良反应多,可引起恶心、呕吐、腹泻、骨髓抑制、肝细胞坏死及神经系统毒性、精子减少、脱发及伸舌样痴呆等,减少临床用量后不良反应明显减少,故近年来已不再主张大剂量用于临床。欧洲抗风湿病联盟(EULAR)的推荐剂量为每次 0.5mg,每天 3 次。

国外随机对照临床试验(RCT)研究发现,小剂量秋水仙碱治疗急性痛风性关节炎可取得与大剂量相当的疗效,而且耐受性更好。秋水仙碱禁用于骨髓功能低下、肝或肾功能不全者,及需要用他汀类药物的患者,其与他汀类药物联用可能会导致横纹肌溶解症。

(二)NSAIDs

不同种类的 NSAIDs 有相同的作用机制。它们都是通过抑制 COX 的活性,从而抑制花生四烯酸最终生成前列环素(PGl)、前列腺素 E、前列腺素 E(PGE、PGE2)和血栓素 A_2。NSAIDs 抑制 PGE 的合成后,除了有解热镇痛和抗感染作用外,同时还会出现胃肠及肾脏相应的不良反应。传统的治疗痛风性关节炎的 NSAIDs 主要有双氯芬酸钠、吲哚美辛等,疗效肯定,但它们可能引起胃肠出血或穿孔、肾脏损伤等不良反应。新一代的 NSAIDs 主要是选择性抑制 COX-2,可减少由于 COX-1 受到抑制而引起的胃肠不良反应。目前选择性 COX-2 抑制剂包括美洛昔康、塞来昔布、依托考昔(安康信),且安全性及耐受性好。NSAIDs 禁用于存在活动性胃溃疡或近期胃出血、药物过敏、肾功能不全、严重高血压和充血性心力衰竭、严重肝功能不全及白细胞减少的患者。

(三)糖皮质激素

对不能耐受 NSAIDs 和秋水仙碱,或 NSAIDs 和秋水仙碱治疗无效,或存在 NSAIDs 和秋水仙碱禁忌证者,可选用糖皮质激素。常用的糖皮质激素为醋酸泼尼松,用量为 0.5mg/kg 连续 5~10d 停药,或者 0.5mg/kg 用药 2~5d,7~10d 逐渐减量停药。当病变局限于单个关节时可局部关节腔内注射。该药起效迅速,但停药后容易复发,长期使用容易导致消化道溃疡、感染、骨质疏松等。

(四)IL-1 抑制剂

IL-1 抑制剂是一类控制痛风性关节炎急性发作的生物制剂,目前 IL-1 拮抗剂包括阿那白滞素(anakinra)、利洛纳塞(rilonacept)和卡纳单抗(canakinumab)三种。Anakinra 是一种由 Amgen 公司开发的重组 IL-1 受体拮抗剂,有研究报道,用 Anakinra 治疗 10 例难治性痛风性关节炎患者可得到肯定的疗效,且未观察到不良反应事件的发生。这提示 Anakinra 对慢性难治性痛风的疗效佳,可抑制疼痛和炎症。Rilonacept 是由美国 Regeneron 公司开发并于 2008 年被 FDA 批准上市的一种可溶性 IL-1 受体融合蛋白。Rilonacept 可明显降低难治性痛风患者的 VAS 疼痛评分和 C 反应蛋白(CRP)水平,并可预防慢性痛风的急性发作。Canakinumab 是由 Novartis 公司开发的一种人源化 IL-1β 单抗 ACZ885,Canakinumab 对控制 NSAIDs 和(或)秋水仙碱存在禁忌证或无效的急性痛风性关节炎患者的症状明显优于曲安奈德,且预防反复发作的效果更佳。

(五)抗 TNF-α 制剂

抗 TNF-α 制剂目前广泛应用于类风湿关节炎、强直性脊柱炎、溃疡性结肠炎、白塞病,具有阻断拮抗肿瘤坏死因子,从而抑制免疫反应及炎症反应的作用。痛风的发病机制中,TNF-α 参与痛风的急性发作过程。国内及国外文献均有报道,在常规药物不能控制痛风急性发作的时候,短时间应用抗 TNF-α 制剂可迅速控制痛风的急性发作,减少不良反应。

二、针对治疗痛风间歇期和慢性期的药物

痛风间歇期和慢性期的治疗目标为控制血尿酸,促进痛风石及肾脏尿酸盐结石溶解、排泄,预防痛风急性炎症反复发作。对无痛风石的痛风患者,血尿酸应控制在 357μmol/L(60mg/L)以下;有痛风石者,血尿酸应保持在更低 238μmol/L(40mg/L)以下,以利于痛风石

溶解。医生根据尿酸的目标水平在数月内将降尿酸药物调整至最小有效剂量并长期甚至终身维持。研究结果证实,持续降尿酸治疗比间断服用者更能有效控制痛风的发生。主要治疗手段包括抑制黄嘌呤氧化酶从而抑制尿酸生成,促尿酸排泄药物以促进肾脏对尿酸的排泄,尿酸氧化酶以促进尿酸降解。降尿酸药物治疗首选抑制尿酸合成的药物,疗效欠佳时,联合使用促尿酸排泄药物。对于严重痛风、以上联合治疗无效的患者,或不能耐受传统治疗的患者,可选用尿酸氧化酶。但在降尿酸过程中可引起血尿酸的波动,易诱发"二次痛风"。故降尿酸治疗的初期应给予 NSAIDs 或小剂量秋水仙碱,同时辅以碳酸氢钠碱化尿液,预防痛风炎症急性发作。

（一）抑制尿酸生成药物

该类药物是通过抑制黄嘌呤氧化酶,阻断次黄嘌呤向黄嘌呤和尿酸转化,从而降低血尿酸浓度,减少尿酸盐在关节及其周围组织沉积,最终减少痛风的发生。代表药物为别嘌醇和非布司他。

1. 别嘌醇

别嘌醇(别嘌呤醇)是治疗高尿酸血症常用的药物,其作用机制为别嘌醇及其主要活性产物别嘌呤二醇,通过抑制嘌呤和嘧啶代谢的酶而竞争性抑制黄嘌呤氧化酶,抑制尿酸生成。其早在 20 世纪 60 年代就被批准用于治疗痛风,在临床上常作为降尿酸的首选药物,别嘌醇需从小剂量起服用,建议不超过 100mg/d,然后逐渐增加剂量,找到适合维持剂量。中、重度慢性肾功能不全患者应从更低剂量(50mg/d)开始。其不良反应包括发热、过敏反应、肝毒性等。美国 FAD 推荐别嘌醇的用量为 100mg/d 逐渐加量到 800mg/d 直到血尿酸控制在目标值 $357\mu mol/L(60mg/L)$ 以下。但大量别嘌醇容易出现超敏反应,尤其是 HLA－B5801 阳性的患者服用别嘌醇后容易出现 Stevens－Johnson 综合征和中毒性表皮溶解坏死症。尽管别嘌醇超敏反应的发生率仅为 0.1%,但发生超敏反应后其病死率则高达 20% 别嘌醇禁用于重度肝肾功能损害和药物过敏患者。

2. 非布司他

非布司他(febuxostat)是新型的黄嘌呤氧化酶特异性抑制剂,与别嘌醇的作用机制不同,其通过占据进入酶活性部位的通道而阻止底物进入嘌呤氧化酶的蝶呤钼部位。非布司他主要在肝脏代谢,经肠道和尿排泄的量几乎相同,对有肾脏疾病的患者安全性较高。不良反应有肝功能异常、皮疹、恶心等。非布司他可以让痛风患者血尿酸持续维持在 $357\mu mol/L(60mg/L)$ 以下,大部分患者痛风石可以完全溶解,且痛风发作频率明显降低。目前,国内非布司他已经上市,其三期临床结果证实对中国高尿酸血症患者显示了良好的疗效和耐受性,服用非布司他每日 80mg 疗效优于别嘌醇 300mg,而非布司他每日 40mg 疗效不劣于别嘌醇 300mg,与国外报道一致且耐受性良好。与别嘌醇一样,非布司他不能与黄嘌呤氧化酶代谢的药物同用,如茶碱、6－巯嘌呤和硫唑嘌呤。毒性聚积可能造成致死性后果,如骨髓衰竭。

3. 托匹司他

托匹司他 Topirosostat(FYX－051)作为继非布司他之后的又一个新型的黄嘌呤氧化酶抑制剂,于 2013 年 6 月首先在日本获得批准上市,用于治疗痛风、高尿酸血症。一项托匹司他的多中心随机双盲安慰剂对照研究结果显示,托匹司他 160mg/d 能有效降低慢性肾功能不全 3 期患者的血尿酸水平。托匹司他对有不同程度肾功能不全的高尿酸血症和痛风患者安全有效。

(二)促尿酸排泄药物

常见的促尿酸排泄药物有丙磺舒和苯溴马隆,其均通过抑制肾脏近端小管内皮细胞对尿酸的重吸收达到促进尿酸排泄的作用。此类药物的其他代表药物有磺吡酮等。值得注意的是,在使用此类药物时,不宜与水杨酸、噻嗪类利尿药、呋塞米等抑制尿酸排泄的药物同用。使用本药期间要多饮水,保持每日尿量大于 2000mL,并碱化尿液。因为此类药物会引起尿酸盐晶体在尿路沉积,从而导致肾绞痛、肾结石、肾功能损害等不良反应。丙磺舒和苯溴马隆应从小剂量开始缓慢增量,同时嘱咐患者多饮水,碱化尿液以利尿酸排出。其中,丙磺舒只用于肾功能正常的高尿酸血症,而苯溴马隆用于肌酐清除率大于 20mL/min 的肾功能不全的患者,也是目前国内使用最多的促尿酸排泄药物。建议最好在治疗前监测尿尿酸水平,尿尿酸水平升高提示尿酸合成增加的患者不宜使用促尿酸排泄药物治疗。另外,在选择促尿酸排泄药物治疗时应碱化尿液,监测尿 pH 和尿尿酸水平。尿酸盐转运蛋白 1 抑制剂 RDEA－594 是第二代促尿酸排泄药,主要通过抑制 SLC2A9 和 SLC22A12 而抑制近曲小管对尿酸的重吸收。

(三)尿酸氧化酶

尿酸氧化酶(uricase)又称尿酸酶,是一种可以直接将尿酸氧化并分解为可溶性的尿囊素的氧化酶。人类缺乏尿酸氧化酶,而非人类的哺乳动物体内存在尿酸氧化酶。尿酸氧化酶能够加速痛风石的溶解,可用于治疗其他降尿酸治疗无效或禁忌的痛风患者。目前尿酸氧化酶包括非重组氧化酶及重组氧化酶两类。研究发现,非重组尿酸氧化酶临床耐受性差,易诱发过敏反应,红细胞葡萄糖－6－磷酸脱氢酶(G－6－PD)缺乏的患者易引起溶血和高铁血红蛋白血症。普瑞凯希是一种高聚合的重组尿酸氧化酶,于 2010 年由美国 FDA 批准上市;多项二期或三期临床试验研究发现,静脉用普瑞凯希对大部分难治性痛风疗效肯定,可用于传统降尿酸治疗无效的成年难治性痛风患者,长期用药安全且疗效好。普瑞凯希可能的不良反应有输液反应、发热、贫血、过敏、胃肠不适、非心源性胸痛或肌痉挛。

对于血尿酸水平顽固升高的患者可以考虑黄嘌呤氧化酶抑制剂(别嘌醇或非布司他)和促尿酸排泄药物(如丙磺舒)联合治疗。病情严重的痛风患者对上述治疗反应均不好或有禁忌证时,可以考虑尿酸氧化酶治疗,然而尿酸氧化酶目前在我国还没有上市。

三、针对并发症的治疗药物

氯沙坦为血管紧张素 Ⅱ 受体拮抗剂,每次 50mg,每日 1 次,可通过抑制近曲小管对尿酸的重吸收而达到促进尿酸排泄的作用,不会增加尿路结晶。轻中度的肾功能损害不用调整剂量,故可作为痛风合并高血压患者的首选。非洛贝特是一种以降低甘油三酯为主要功效的降脂药,其独特的化学结构有利于尿酸排泄,可以显著降低血尿酸水平,故对于痛风合并高脂血症患者,选用非洛贝特或阿伐他汀类降脂药,可达到"一箭双雕"的功效。胰岛素增敏剂噻唑烷二酮类(如第二代罗格列酮和吡格列酮)可激活细胞核内过氧化物酶体增殖物活化性受体,改善胰岛素抵抗,有较强的抗感染作用,能降低血尿酸,且不受肾功能影响。对痛风合并糖尿病者可选用胰岛素增敏剂,以同时有利于血糖、血尿酸及痛风炎症的控制。

(张　英)

第八节　慢性病管理概述

一、慢性病管理的内涵及特点

（一）什么是慢性病

慢性病是慢性非传染性疾病的简称,是一类起病隐匿、病程长,病情迁延,缺乏确切的病因证据,病因复杂,且有些尚未完全被确认的疾病的总称。这类病既不能自行缓解,也无特效治疗方法。

在全世界范围内,慢性病是除最贫穷发展中国家外其他国家的主要疾病负担,是死亡和致残的主要原因。我国慢性病患者数量也在逐年增多,据统计,目前我国已有2.6亿经医生明确诊断的慢性病患者。

（二）什么是慢性病管理

慢性病管理是指由慢性病管理专业团队(医生、药师、护理人员等)为慢性病患者提供全面、连续、主动的管理,以达到促进健康、延缓疾病进程,减少并发症,降低伤残率,延长寿命,提高生活质量,并降低医药费用的一种科学管理模式。科学的慢性病管理模式应遵循生物—心理—社会医学模式,为慢性病患者提供全方位、多角度的健康服务,同时对各种危险因素进行积极的干预,传播医药卫生知识,为慢性病患者或其家属提供科学合理的健康指导、用药指导以及人文关怀。

（三）慢性病管理的目标

提高患者的生命质量,从而达到减轻患者、家庭、社会负担的效应。

（四）慢性病管理的内容

慢性病管理的内容包括以下内容。

(1)慢性病患者的管理。

(2)高危人群的教育。

(3)治疗方案的评价。

(4)对膳食、行为习惯、健康心理等方面的干预。

(5)宣传正确的慢性病管理理念、知识、技能。

(6)关注患者的医疗状况。

(7)关注慢性病患者所处的社会环境。

（五）慢性病管理的特点

慢性病管理的特点如下。

(1)重视疾病发生发展的全过程(高危因素的管理,患病后的临床诊治、康复,并发症的预防与治疗等)。

(2)强调预防、保健、医疗等多学科的合作。

(3)提倡资源的早利用,减少非必要的发病之后的医疗花费,提高卫生资源和资金的使用效率。

总的来说,慢性病管理不同于其他医疗专业的实践,它通过确定目标人群,以循证医学为基础,进行临床综合分析,协调保健服务,提供医疗支持。

（六）慢性病管理的要素

慢性病管理的要素如下。

（1）有效的团队合作和群组教育。

（2）慢性病自我管理等社区的支持。

（3）质量控制体系。

（4）卫生行政管理和医保政策支持。

（5）可靠和实用的患者健康档案建立。

（6）合理有效的信息系统。

二、中外慢性病管理的发展历程

（一）慢性病管理在国外的发展历程

（1）国外慢性病管理模式主要有健康照护机构、传送系统设计、自我管理支持、决策支持、临床信息系统、社区资源等方面的支持。

（2）在美国，已有7700万美国人在大约650个健康管理组织中享受慢性病管理服务。这意味着10个美国人中就有7个享有健康管理服务。

（3）在部分欧洲国家，从20世纪70年代到现在，已经有了非常成熟的新型健康管理模式。

（4）台湾地区的慢性病管理已走在全球前列。台湾地区的慢性病管理优势在于：健全的健保制度，强大的信息网络，专业化的管理团队，精细化的管理流程，多学科的合作参与，以人为本的管理理念。其拥有全面的跨领域、跨专业的慢性病照护团队，其中包括慢性病专科医生、其他科医生、卫生教师、社会工作者、检验师、护理师、药剂师、营养师、家庭医生、放射科及移植外科医生。

（二）慢性病管理在我国的发展历程

1.我国慢性病管理的现状及存在的问题

我国的慢性病管理发展滞后，国内慢性病管理主要由医院内医护人员为主进行。我国的慢性病管理现状：社区和乡镇信息网络还未形成；参加慢性病促进的工作人员少；工作人员自身业务水平不高；理论和体制保证方面还不够完善；慢性病管理还在探索阶段，仅仅局限在健康教育层面。

2.我国慢性病管理的发展规划

中共中央、国务院印发了《"健康中国2030"规划纲要》（以下简称纲要），并发出通知，要求各地区各部门结合实际认真贯彻落实。这是中华人民共和国成立以来首次国家层面提出的健康领域中长期战略规划。纲要在第二章"战略主题"中明确指出：全民健康是建设健康中国的根本目的。立足全人群和全生命周期两个着力点，提供公平可及、系统连续的健康服务，实现更高水平的全民健康。要惠及全人群，不断完善制度、扩展服务、提高质量，使全体人民享有所需要的、有质量的、可负担的预防、治疗、康复、健康促进等健康服务，突出解决好妇女儿童、老年人、残疾人、低收入人群等重点人群的健康问题。要覆盖全生命周期，针对生命不同阶段的主要健康问题及主要影响因素，确定若干优先领域，强化干预，实现从胎儿到生命终点的全程健康服务和健康保障，全面维护人民健康。

根据病种特点，结合经验，借鉴国内外一些地区已有的模式或研究成果，我国确立了"政府领导,全民参与,预防为主,防治结合,积极启动,稳步推进"的指导思想;实施以卫生行政机构为保证、公共卫生为主导、医疗服务机构为依托、社区卫生服务为平台、健康教育和健康促进为手段、一级预防为主、各级预防相结合为途径的策略;针对共同危险因素,在目标人群中开展慢性病综合防治,但尚无成熟的管理模式。我国现有的慢性病管理主要有三种方法。

(1)生物医学管理方法:为社区中的慢性病患者建立档案,记录慢性病的转归,对患者进行用药教育,提高患者依从性。这种方法重点在于从生物医学角度进行管理,对心理、行为、社会等方面的因素进行有效的干预措施,从而达到理想的效果,是目前最普遍的管理方法。

(2)认知行为干预:该方法通过向患者传授健康知识,使患者了解慢性病的危害,不良的生活方式与慢性病之间的关系,从而督促患者改变生活习惯。

(3)心理干预:是在前两种方法的基础上引入心理学的理论和方法对患者进行干预。目前国家重点管理的慢性病主要有高血压病、糖尿病、冠心病及肿瘤性疾病。通过系统的慢性病管理,不仅节约了医疗资源,还提高了患者的生存质量及减轻个人、家庭的负担。

三、我国痛风患者慢性病管理现状及我们的管理经验

(一)我国痛风患者慢性病管理现状

目前,国家重点管理的慢性病主要有高血压病、糖尿病、冠心病及肿瘤性疾病,通过系统的慢性病管理,不仅节约了医疗资源,还提高了患者的生存质量,减轻了个人、家庭的负担。但痛风作为慢性病,尚未被纳入国家慢性病管理的范畴。

痛风患者反复发作,不仅给患者自身带来困扰,同时也给医务人员带来困扰。如何管理好这一人群,是目前风湿科医生及代谢科医生关注的焦点。相对于高血压病、糖尿病、"结核病等成熟的疾病管理模式,针对痛风的管理目前尚无规范的模式。由于基层医师及患者对痛风这类疾病的危害性认识不足、依从性差、治疗不规范,导致患者病情反复发作,引起患者关节破坏致残、肾功能不全。因此,除了重视痛风的达标治疗以外,一定要重视痛风的长程管理,因而制订一个规范的管理模式尤为重要。

(二)相关医院的痛风慢性病管理经验

近几年,相关医院风湿免疫科在探索痛风的慢性病管理模式上做了大量的工作。由于大多数患者在急性期治疗的依从性较高,因此,痛风管理的重点应放在缓解期的管理。我们的经验是,痛风的管理应采取医务人员为主体和患者为主体管理相结合的模式,最终的目的是让患者获益。因此,对患者来说,分为主动管理和被动管理。

1. 主动管理

主动管理顾名思义就是患者自己主动管理自己的疾病。高血压病、糖尿病患者目前经过多年的慢性病管理均能自主地进行自我管理,但是痛风作为近几年才开始被逐渐关注的疾病,因为发病特点(在疾病早期缓解期如正常人),让患者意识到主动管理是比较困难的。因此,如何让患者提高主动管理的意识非常重要。"授之以鱼,不如授之以渔",经过几年的痛风慢性病管理,我们总结出了一些主动管理的经验。主动管理的方法如下。

(1)详细的疾病健康宣教:患者主动管理的过程,也是患者主动学习的过程。患者初次就诊时为其做详细的疾病健康宣教,从疾病的诱因、危害性、治疗目的、治疗过程等多方面讲解疾病知识,让患者意识到疾病的持续性,这是传统的管理模式,离开了特定的环境,这种方式可能效果有限。

（2）利用现代化信息技术引导患者主动管理：当前网络技术的进步也为我们的慢性病管理提供了新的途径和方法，特别是微信、网站、博客的应用，极大地增强了患者的主动学习及自我管理的积极性。微信是我们大多数人使用的社交工具，在微信中建立微信公众平台，每周通过微信平台向关注者发送相关专业知识及生活知识，痛风患者通过关注我们的痛风公众号可以主动学习痛风相关知识。

除了微信公众平台，我们也开通了博客进行知识宣传，多途径实现患者的主动管理。

（3）"互联网＋"实现患者的"线上"管理：①妥妥医痛风包：长虹智慧健康科技有限公司推出的妥妥医 App 整合医院、医生资源，开启"家庭医用健康医疗"模式，为用户带来更便捷、高效的就医体验，提供可持续的家庭健康管理服务。根据痛风患者的需要，自主选择风湿免疫健康套装包、痛风尿酸监测咨询包、痛风尿酸监测居家照护包，可接受远程照护等服务，让慢性病患者和医生之间的沟通更及时，更有利于管理，打造以用户为中心的一站式就医服务。通过痛风服务包，患者将享受到由家庭医生提供的全面健康管理服务，实时监测，精准把握痛风病情；就医流程简化，实现快速就医，随时随地与医生沟通，比如调整用药，对治疗情况、潜在危险因素和有无并存危重临床情况进行评估，根据现存或潜在的问题制订个性化管理方案及进行规范的慢性病管理。患者通过监测设备实现自我监测与远程照护，从而实现了痛风患者主动管理及精准治疗的模式；②智能疾病管理（SSDM）系统：患者可以在自己的手机端下载系统App，通过移动终端的评估工具，进行自我评估与管理。患者可在手机端自我评估痛风发作风险、饮食结构、生活质量，并实现线上疾病知识学习，并通过重复评估了解自己的疾病转归，实现疾病的自我管理。

通过智能管理系统，可以对不同接受程度的患者采用不同方法进行教育及管理，发挥患者家属及护士的功能，使疾病管理得以实现，建立起牢固的医患关系，提高患者的依从性，实现护理价值。目前我科应用移动智能疾病管理评估系统对风湿病患者管理的成功已经得到国际上的认可。我们将其应用于痛风患者的管理，对痛风患者的自我管理不失为一种先进的手段。通过以上管理模式，我们让痛风患者积极主动地看病、有计划地看病，并通过"药物＋非药物"治疗，最终达到延缓痛风的进展、改善患者生存质量及降低医疗费用的目的。

2. 被动管理

被动管理的方式是痛风患者被动接受医护人员的教育与管理，是目前我们慢性病管理的主要内容。和国外目前已经发展成熟的慢性病管理模式不同，我国的慢性病管理模式目前还基本停留在以医护人员为主体的阶段，患者处于被动的状态。这是我们进行慢性病管理的一座大山，我们正在努力翻越这座大山。痛风的被动管理没有现成的模式，一切都在摸索中。查阅国内外文献，结合实践，我们主要通过住院管理、品管圈、痛风专病门诊、护理慢性病门诊、患者俱乐部及痛风知识讲座的方式实现。

被动管理的具体内容如下。

（1）信息化管理平台建设：打造医院慢性病管理系统（PC端）及绵阳市中心医院慢性病管理中心（微信端）。

我们经过几年的努力，与我院信息科合作，初步建成了真正意义上的慢性病管理平台，并且创新使用微信端联合管理，在平台上可以实现患者的基本信息录入、检验检查结果查询、复诊预约、回访管理、个人趋势图管理、数据管理等，在回访管理中为患者做生活质量评估、家庭功能支持系统评估、社会支持系统评估、卫生经济学评估等，以此达到提高患者生存质量，减轻患者、家庭、社会经济负担的目的。

（2）完善痛风慢性病管理流程及制度：痛风的慢性病管理没有现成的模式，经过几年的慢性病管理工作，我们的慢性病管理系统在逐步完善。完善的慢性病管理流程需要医护协作，缺一不可，医护各自分工开展工作，制订出规范的流程，全科医护人员严格按流程进行管理尤为重要。

（3）坚持传统的健康教育方式：痛风患者的健康教育是慢性病管理模式的重中之重，健康教育分主导式和参与式，要患者主动地管理好自己，正所谓"授之以鱼，不如授之以渔"，通过定期的患者教育，向患者讲述疾病知识，纠正错误观念，有利于患者重视与认识自身疾病，提高患者的依从性和自我效能，纠正患者的行为，改善患者的情绪，增强患者达标治疗的信心，从而更好地管理自身疾病。我们每年年底时就会把第二年的健康讲座计划制订出来，并贴于护士站和门诊诊室中，方便患者查看。一般痛风的健康讲座每季度举办一次。

（4）创新健康教育形式：即成立痛风病友俱乐部开展群组教育，将互不认识，但有相同疾病及关注点的患者集中在一起，通过建立痛风微信群，让大家相互交流，相互传递知识和经验，从而实现患者管理。我们目前成立了多个疾病的患者俱乐部，通过患者俱乐部的学习交流，患者对自身疾病有了更清楚的认识，同时通过自己影响他人。群组教育就是在病友俱乐部中选取 10～15 位爱好公益事业、治疗效果佳、表达能力及组织能力强的病友，让这些病友接受系统的疾病相关知识学习，经过系统学习后的患者再为其他病友讲课，这种方式充分体现了同伴支持系统对患者的影响。

（5）组织建立品质管理圈：品质管理圈简称品管圈，是由相同、相近或互补之工作场所的人们自动自发组成的小圈团体，然后全体合作、集思广益，按照一定的活动程序，活用品质管理七大手法，来解决工作现场、管理、文化等方面所发生的问题及课题。它是一种比较活泼的品质管理形式。通过品管圈，我们可以发现在痛风管理上存在的问题，通过改进而实现痛风更好的管理。比如，因为痛风患者随诊依从性差，我们成立了"化石圈"，发现了患者随诊依从性差的原因，针对这些原因进行管理与改进，从而提高了痛风患者的随诊依从性。通过开展品管圈活动，医护人员能不断发现痛风治疗及管理过程中存在的不足，通过发现不足，及时弥补，又可促进管理的顺利进行。

（6）痛风专病门诊：专病门诊一方面方便患者就医，避免患者需要几经周折才能找到擅长治疗自己疾病的医生。另一方面，每个医生都有自己擅长治疗的病症，"专病门诊"有利于合理配置医疗资源。专病门诊的开设满足了社会需求，缓解了特殊疾病看病难的问题，进一步提高了医院的医疗服务能力。同时也便于对患者实行专业化管理，进一步拓展临床专业发展。通过开设痛风专病门诊，有利于痛风患者的集中管理及教育，更容易提高患者的关注度与信任度。在专病门诊时，患者与医生见面时，医生对患者进行自我管理技能、自信心和临床状况评价，调整治疗方案，共同设定治疗目标，安排下次随访时间。

（7）护理慢性病门诊：去医院看病，除了看医生挂的专家号、普通号，目前在国内糖尿病、产科、乳腺、风湿免疫护理广诊等几种"护士号"新型门诊逐步出现。护理门诊是一个综合门诊，目的是为广大患者提供一个集康复、营养、心理护理等为一体的综合护理场所，为前来就诊的患者及其家属解决各种护理问题并提出科学的指导和建议，使患者在护理方面少走弯路，加快康复。护理慢性病门诊也更利于协助医生对慢性病患者进行管理，同时促进护理团队向专科化、专家化发展，有利于护理人员职业规划，提高护理人员工作积极性。通过护理门诊及护理的慢性病管理,目前我们的护理队伍已撑起了医院慢性病管理的半边天。

(8)基层医生培训:医生及护理人员在痛风目前的慢性病管理体系中仍占主体地位,培养专业的医护管理队员尤为重要。我国痛风及高尿酸血症发病率逐年升高,门诊就诊率增加,患者主要分布在风湿科、内分泌科、疼痛科、骨科等科室。很多医生对痛风的知识了解较少,尤其是基层医生,致使痛风的误诊及漏诊率仍较高。为此,我们专门开展"痛风知识进基层"项目,分别对周边各县级地区的基层医护人员进行痛风知识宣传,提高医护人员对痛风的认识,从而更有效地实现痛风的管理。同时,医院也利用微信平台,建立痛风医生俱乐部,定期发送有关痛风的最新研究情况,定期组织病例分享及疑难病例讨论,提高大家的痛风规范治疗意识,加深对疾病危害的认识,从而增强医护人员对痛风患者的管理意识。

(张 英)

第九节　痛风的饮食管理

随着人们生活水平的提高,饮食结构的变化,痛风的患病率也逐年增高。一项全国性调查表明,痛风的患病率已达 0.15%～0.67%,接近甚至高于常见的风湿性疾病。高尿酸血症者并不一定发展为痛风,但和痛风之间无本质区别,关节组织和肾脏同样会受到尿酸盐沉积的影响,只是高尿酸血症者尿酸沉积引起的组织损害较轻,尚未造成明显的症状。

人体每天约产生尿酸 750mg,其中 80% 为内源性尿酸,20% 为外源性尿酸,这些尿酸进入尿酸池,尿酸池内约 1200mg 尿酸。人体每天排泄 500～1000mg 尿酸,约 2/3 参与代谢;每天肾脏排泄约 600mg,肠内分解约 200mg。食物中的嘌呤通过增加血尿酸的负荷导致尿酸盐晶体形成而促进痛风发作,如内脏、海鲜、啤酒。某些食物通过竞争尿酸从肾脏排泄,导致血清尿酸浓度增加,如酒类。某些食物可促进胰岛素抵抗的发生,间接减少尿酸的排泄,如水果中的果糖。高尿酸血症往往与进食嘌呤高的饮食有直接关系。因此,做好痛风患者的饮食管理,对防治痛风有着重要的意义。

非药物干预和药物治疗在痛风患者的管理中是相辅相成的两个重要方面。非药物干预是痛风治疗的基础和前提。应重视对痛风患者的健康教育,控制体重、规律锻炼、戒烟、严格限酒(尤其是啤酒),养成合理的饮食和生活习惯是基础。肥胖者应减肥,尽量恢复正常体质指数(BMI),健康饮食,适当运动,戒烟,保证充足的水分摄入。对于有伴发疾病的患者,需控制相关伴发疾病及危险因素,如高脂血症、高血压、高血糖和吸烟。

一、痛风患者饮食建议

2012 年 ACR 痛风指南中对痛风患者的饮食建议如下。

(1)多食(饮):①低脂或者脱脂奶制品(B 级循证医学证据);②蔬菜(C 级)。

(2)少食(饮):①牛、羊、猪肉,高嘌呤海鲜(沙丁鱼、贝类)(B 级);②天然甜味的果汁、糖、甜饮料、甜点(C 级);③饮酒(主要是啤酒,也包括葡萄酒和烈酒)(B 级)。

(3)禁食(饮):①高嘌呤内脏,如胰腺、肝脏、肾脏;②高果糖、玉米糖浆调味的苏打水、其他饮料或食物(C 级);③过度饮酒(男性每天 2 份,女性每天 1 份)(B 级),任意量的酒(病情进展、控制不佳、反复发作者）（C 级）。

痛风非药物治疗的重要性已被熟知，但既往认为酒类中红葡萄酒可以适当饮用，甚至有研究认为红葡萄酒对痛风患者有益，但该指南将葡萄酒列入少食（饮）的范围。对于乳制品，以往并未强调低脂、脱脂，但是在指南中被提出，应该是出于对有肥胖等合并疾病患者的考虑，指南未对东方人饮食习惯中的豆制品、豆浆提出建议。

二、痛风患者饮食治疗

饮食控制可以降低血尿酸水平，减少痛风急性发作，促进及保持理想的健康状态，预防及恰当管理痛风患者的并发症。既往强调痛风患者低嘌呤饮食，但新近的研究发现严格的低嘌呤饮食降尿酸效果有限，且实际操作可行性小，患者难以严格遵守。相当多的流行病学研究及短期干预研究发现，传统观点认为的高嘌呤的食物如动物内脏、啤酒、海鲜是痛风的危险因素，同时也发现一些高嘌呤含量的食物并不增加血尿酸，如富含嘌呤的蔬菜、豆制品。一些低嘌呤含量的食品对痛风也存在危害，如富含果糖的水果及饮料。

对痛风患者而言，传统的危险因素包括内脏、红肉、海鲜、啤酒、烈酒及利尿剂；新发现的危险因素包括富含果糖或甜味的软饮料、果汁，富含糖分的水果；潜在的保护因素包括奶制品、豆制品、蔬菜、维生素 C；中性因素包括总蛋白质的摄入，富含嘌呤的蔬菜。

内脏是嘌呤含量最丰富的一类食物，大量进食可导致血尿酸增高，是痛风急性发作常见的诱因。动物内脏中含有大量胆固醇，经常进食该类食品可导致高胆固醇血症，导致心血管疾病的发病率增加。

含糖软饮料可显著增加血尿酸，且较烈酒更明显，与啤酒相当，但不含糖饮料与血尿酸水平无相关关系。果汁摄入的总量和痛风的发病率呈正相关。主要机制为果糖在肝脏内代谢消耗大量的三磷酸腺苷（ATP），增加了嘌呤代谢的原材料，导致胰岛素抵抗，间接导致血尿酸排泄减少。

大多数水果属碱性，且水果内含有大量的钾元素及维生素 C，由此看来，水果应当是痛风的保护因素。但富含果糖的水果可增加痛风的发病率。果糖可直接促进人体的尿酸合成增多，大量进食某些水果可增加体内胰岛素水平，导致胰岛素抵抗，从而间接减少尿酸的排泄，而这一作用在合并代谢综合征的患者中更加显著。2008 年 Choi 等发表了一项纳入 46393 名健康人，经过长达 12 年的前瞻性队列研究结果，提示含果糖丰富的水果与痛风发病率的增加呈正相关。

酒精是痛风重要的饮食危险因素，痛风的发病风险与酒精的摄入量呈剂量依赖性增加。饮酒对痛风的影响还与酒的种类相关。啤酒与痛风发病的相关性最强，每日摄入 12 盎司（约355mL）啤酒者痛风的发病风险为不饮酒者的 1.49 倍。烈酒也可增加痛风的发病风险。适量饮用红酒并不增加痛风的发病率。低至中度的饮酒对心血管疾病是一保护因素，尤其是对痛风最常见的发患者群（中年男性）作用最为显著。2012 年 ACR 痛风指南认为，所有痛风患者均应限制酒精的摄入，避免过度饮酒，痛风患者在关节炎急性发作期，尤其是药物未完全控制的痛风和慢性痛风石性关节炎患者应避免酒精摄入。

红肉指猪肉、牛肉、羊肉、鹿肉、兔肉等所有哺乳动物的肉。红肉可增加痛风发病率及出现心血管疾病的风险。火锅嘌呤含量非常丰富，痛风患者应忌食。家禽类的肉皮中嘌呤含量过高，如果过多摄入，可导致血尿酸水平明显升高。每日摄入适量家禽肉及蛋类对血尿酸水平影响不大。相对海鲜和红肉,家禽蛋白对血尿酸影响最小,因此推荐患者优先选择该类食品作为动物性蛋白质的主要来源。但禽类皮质组织中脂肪含量丰富,蛋黄胆固醇含量丰富,因此不建议患者过多摄入油炸、带皮的禽类食品以及蛋黄,蛋类限制在 1～2 个/天为宜。

海鲜嘌呤含量高,可导致血尿酸水平升高,使远期发展为痛风的风险增加。海鲜的嘌呤含量分为 3 类:较高,包括凤尾鱼、沙丁鱼、鱼卵、小虾、淡菜、白带鱼等;中等,包括海鳗、白鱼、草虾、鲑鱼、鲢鱼、三文鱼(生)等;较低,包括吞拿鱼、大比目鱼、蛤、龙虾、秋刀鱼、鳝鱼、三文鱼(灌装)等。前两类海鲜痛风患者应尽量不吃或少吃,嘌呤含量较低的海鲜,痛风患者可以适当进食。

以往认为豆类食品可升高血尿酸,诱发痛风急性发作。事实上,豆类尤其是豆制品不但不会引起血尿酸水平增高,反而可降低血尿酸,是痛风的保护性因素。豆类富含嘌呤,可增加血尿酸水平,但同时具有促进尿酸排出的作用,且豆制品比豆类作用更加显著,豆制品在存储与加工过程中会流失一些嘌呤成分。因此,应当鼓励痛风患者增加豆制品的摄入,而不是限制。

咖啡、巧克力不但不会诱发痛风,且与血尿酸增加呈负相关。对于习惯喝咖啡的痛风患者,不必限制其摄入;对无此习惯的患者也不推荐通过过度饮用咖啡来降低血尿酸。

维生素 C 可促进尿酸从肾脏的排泄,维生素 C 的摄入与痛风的发病率呈负相关。对于痛风患者可适当补充维生素 C,从而预防痛风的发作。

限制能量(卡路里)摄入可降低血尿酸,在制订痛风患者饮食方案时,医护人员不仅仅应关注食物嘌呤含量,还要控制总的能量摄入量。

总之,饮食控制不仅仅要注意低嘌呤,还需重视新发现的危险因素—果糖,不同食物的影响不同。应注意,限制能量,减轻体重,饮食控制固然重要,但不能代替降尿酸药物治疗。

三、痛风的膳食营养防治

1. 限制总能量,防止超重或肥胖

总能量一般按 20～25kcal/(kg·d)(注:1kcal≈4.186kJ)。肥胖者减少能量摄入应循序渐进,防痛风急性发作。可按阶段减少,每阶段减少 500kcal,并与实际活动消耗保持平衡,使体重逐步达到适宜目标。切忌减得过快,否则易导致机体产生大量酮体,酮体与尿酸相互竞争排出,可使血尿酸水平升高,促使痛风急性发作。较安全的减重速度是每周减轻 0.5～1kg。

2. 多食用蔬菜、水果

推荐食用的蔬菜和水果如柠檬(水)、樱桃、马铃薯、甘薯、海藻、紫菜、海带等,但要注意少食苹果、香蕉等含糖高的水果。

3. 合理的膳食结构

在总能量限制的前提下,摄入蛋白质提供的能量应占总能量的 10%～15%,不宜过多。脂肪占总能量应小于 25%,其中饱和脂肪酸、单不饱和脂肪酸、多不饱和脂肪酸比例为 1∶1∶1,全日脂肪(包括食物中的脂肪及烹调油)应在 50g 以内,糖类(碳水化合物)占总能量的 55%～65%。注意补充维生素与微量元素。

4. 液体摄入量充足

液体摄入量充足可增加尿酸溶解,有利于尿酸排出,每日应饮水 2000mL(8～10 杯)以上,伴肾结石者最好能达到 3000mL。

为了防止夜尿浓缩,夜间亦应补充水分。饮料以白开水、淡茶水、矿泉水、鲜果汁、菜汁、豆浆等为宜。

5. 少饮酒甚至禁酒

酒精容易使体内乳酸堆积,对尿酸排出有抑制作用,易诱发痛风。

6. 建立良好的饮食习惯

暴饮暴食或一餐中进食大量肉类常是痛风性关节炎急性发作的诱因,要定时定量,也可少食多餐。注意烹调方法,少用刺激性调味品,肉类煮后不喝汤可减少嘌呤摄入量。

7. 选择低嘌呤食物

一般人膳食摄入嘌呤为 600 ~ 1000mg/d。在痛风急性期,嘌呤摄入量应控制在 150mg/d 以内。为了使用上的方便,一般将食物按嘌呤含量分为三群,供选择食物时参考。

第一群:含嘌呤较少,每 100g 含量小于 50mg。

(1)谷类、薯类。大米、米粉、小米、糯米、大麦、小麦、荞麦、富强粉、面粉、通心粉、挂面、面条、面包、馒头、麦片、白薯、马铃薯、芋头。

(2)蔬菜类。白菜、卷心菜、芥菜、芹菜、青菜叶、空心菜、芥蓝菜、茼蒿菜、韭菜、黄瓜、苦瓜、冬瓜、南瓜、丝瓜、西葫芦、菜花、茄子、豆芽菜、青椒、萝卜、胡萝卜、洋葱、泡菜、咸菜、葱、姜、蒜头。

(3)水果类。橙、橘、苹果、梨、桃、西瓜、哈密瓜、香蕉、果汁、果冻、果干、果酱。

(4)鸡蛋、鸭蛋、皮蛋、牛奶、奶粉、乳酪、酸奶、炼乳。

(5)坚果及其他。猪血、猪皮、海参、海蜇皮、海藻、红枣、葡萄干、木耳、蜂蜜、瓜子、杏仁、栗子、莲子、花生、核桃仁、花生酱、枸杞、茶、咖啡、苏打水、巧克力、可可、油脂(在限量使用)。

第二群:含嘌呤较高,每 100g 含 50 ~ 100mg。

(1)米糠、麦麸、麦胚、粗粮、绿豆、红豆、花豆、豌豆、菜豆、豆腐干、豆腐、青豆、豌豆、黑豆。

(2)猪肉、牛肉、羊肉、鸡肉、兔肉、鸭、鹅、鸽、火鸡、火腿、牛舌。

(3)鳝鱼、鳗鱼、鲤鱼、草鱼、鲟鱼、鲑鱼、黑鲳鱼、大比目鱼、鱼丸、虾、龙虾、乌贼、螃蟹、芦笋、四季豆、鲜豌豆、昆布、菠菜。

第三群:含嘌呤高的食物,每 100g 含 150 ~ 1000mg。

猪肝、牛肝、牛肾、猪小肠、脑、白带鱼、白鲇鱼、沙丁鱼、凤尾鱼、鲢鱼、鲱鱼、鲭鱼、小鱼干、蛤蜊、浓肉汁、浓鸡汤、火锅汤、酵母粉。

在痛风急性发作期,宜选用含嘌呤少的食物,以牛奶及其制品,蛋类、蔬菜、水果、细粮为主。在缓解期,可适量选含嘌呤中等量的食物,如肉类食用量每日不超过 120g,尤其不要在一餐中进食过多。

不论在急性期或缓解期,均应避免食用含嘌呤高的食物,如动物内脏、沙丁鱼类、浓鸡汤及鱼汤等。

四、患者的饮食管理教育

(1)就诊时向患者做详细的疾病宣教,讲解痛风与饮食之间的关系。

(2)根据患者 BMI 及诱发因素制订出详细的个体化营养食谱。

每天应摄入量 = 理想体重(kg)× 20 ~ 25(kcal/kg)总量分配:早餐 30%,午餐 40%,晚餐 30%。

分配原则:蛋白质 20%,脂肪 20%,糖类 60%。

蛋白质中动物性蛋白质占 50%，食用油不超过 25g/d。

限制甜食、含糖饮料，新鲜蔬菜 500g/d，新鲜水果 100g/d。

（3）在每次复诊随访中都应与患者共同制订出饮食方面的计划。

（张　英）

第十节　痛风的社区管理

一、管理目的

（1）评估治疗效果，及时调整治疗方案，进行规范化治疗，提高患者规范治疗的依从性，使患者血尿酸稳定维持在目标水平。

（2）监测并控制血尿酸，预防或延缓高尿酸血症或痛风并发症的发生。

（3）监测血尿酸、血糖、血压等指标，以及并发症和相关伴发疾病的变化。

（4）发挥社区卫生服务机构的优势，使痛风及高尿酸血症患者得到有效的连续性管理，同时减轻就医负担。

二、管理原则

（1）个体化管理原则：根据患者病情，制订个体化随诊计划。

（2）综合性管理原则：包括非药物治疗，药物治疗，相关指标和并发症、并发症监测，健康教育及行为干预。采取患者自我管理及家庭成员参与管理等综合性措施。

（3）连续性管理原则：对痛风患者进行定期联系的动态管理。

三、随访管理方式

（一）随访管理方式

（1）门诊随访（包括电话随访）：患者按照医师制订的随访时间，定期门诊随诊；医护人员定期电话与患者沟通，了解患者病情变化情况及指导正确的随诊及用药。

（2）家庭随访：主要指社区医务人员定期入户随访。

（3）集体随访：可在社区设点定时进行集体随访，随访方式包括义诊、健康教育活动、痛风及高尿酸血症患者经验交流、老年活动中心活动、居委会活动等。

（二）痛风及高尿酸血症管理效果的评估

对社区痛风及高尿酸血症管理进行年度综合防治效果评价，考核指标包括痛风及高尿酸血症管理覆盖率、痛风及高尿酸血症患者规范化管理率、痛风及高尿酸血症血尿酸控制率、痛风及高尿酸血症防治知识知晓率。

（张　英）

第十一节　糖尿病

一、概述

糖尿病(CDM)是一组由遗传和环境因素相互作用而引起的临床综合征。因胰岛素分泌绝对或相对不足以及靶组织细胞对胰岛素敏感性降低,引起糖、蛋白质、脂肪、水和电解质等一系列代谢紊乱。临床以高血糖为主要表现,多数情况下会同时合并脂代谢异常和高血压等,久病可引起多个系统损害。病情严重或应激时可发生急性代谢紊乱如酮症酸中毒等。

糖尿病患者的心血管危险是普通人群的4倍,超过75%的糖尿病患者最终死于心血管疾病。NCEPATPI认为,糖尿病是冠心病的等危症;有学者甚至认为糖尿病是"代谢性血管病"。

二、分类

1. 胰岛素依赖型糖尿病

该型多发生于青幼年。临床症状较明显,有发生酮症酸中毒的倾向,胰岛素分泌缺乏,需终身用胰岛素治疗。

2. 非胰岛素依赖型糖尿病

非胰岛素依赖型糖尿病多发生于40岁以后的中、老年人。临床症状较轻,无酮症酸中毒倾向,胰岛素水平可正常、轻度降低或高于正常,分泌高峰延迟。部分肥胖患者可出现高胰岛素血症,非肥胖者有的胰岛素分泌水平低,需用胰岛素治疗。

3. 其他特殊类型的糖尿病

其他特殊类型的糖尿病包括以下三种。

(1)B细胞遗传性缺陷:①家族有三代或更多代的成员在25岁以前发病,呈常染色体显性遗传,临床症状较轻,无酮症酸中毒倾向,称青年人中成年发病型糖尿病(简称MODY);②线粒体基因突变糖尿病。

(2)内分泌病。

(3)胰腺外分泌疾病等。

4. 妊娠期糖尿病(CDM)

CDM指在妊娠期发生的糖尿病。

三、临床表现

(一)代谢紊乱综合征

多尿、多饮、多食、体重减轻(三多一少),部分患者外阴瘙痒、视物模糊。胰岛素依赖型DM起病急,病情较重,症状明显;非胰岛素依赖型DM起病缓慢,病情相对较轻或出现餐后反应性低血糖。

反应性低血糖是由于糖尿病患者进食后胰岛素分泌高峰延迟,餐后3~5h血浆胰岛素水平不适当地升高,其所引起的反应性低血糖可成为这些患者的首发表现。患者首先出现多尿,继而出现口渴、多饮,食欲亢进,但体重减轻,形成典型的"三多一少"表现。患者可有皮肤瘙痒,尤其外阴瘙痒。

高血糖可使眼房水、晶状体渗透压改变而引起屈光改变致视物模糊。患者可出现诸多并发症和伴发病、反应性低血糖等。

（二）糖尿病自然病程

1. 胰岛素依赖型糖尿病

胰岛素依赖型糖尿病多于 30 岁以前的青少年期起病，起病急，症状明显，有酮症倾向，患者对胰岛素敏感。

在患病初期经胰岛素治疗后，部分患者胰岛功能有不同程度的改善，胰岛素用量可减少甚至停用，称蜜月期。蜜月期一般不超过 1 年。10～15 年以上长期高血糖患者，可出现慢性并发症。强化治疗可减低或延缓并发症的发生。

2. 非胰岛素依赖型糖尿病

非胰岛素依赖型糖尿病多发生于 40 岁以上中老年人，患者多肥胖，起病缓慢，病情轻，口服降糖药物有效，对胰岛素不敏感；但在长期的病程中，胰岛 β 细胞功能逐渐减退，以至需要胰岛素治疗。

（三）并发症

1. 急性并发症

（1）糖尿病酮症酸中毒（DKA）是糖尿病的急性并发症。

（2）高渗性非酮症糖尿病昏迷（HNDC），简称高渗性昏迷，是糖尿病急性代谢紊乱的表现之一，多发生在老年人。

（3）感染：糖尿病患者常发生疖、痈等皮肤化脓性感染，可反复发生，有时可引起败血症或脓毒血症；尿路感染中以肾盂、肾炎和膀胱炎最常见，尤其多见于女性患者，反复发作可转为慢性；皮肤真菌感染，如足癣也常见；真菌性阴道炎和巴氏腺炎是女性糖尿病患者常见并发症，多为白色念珠菌感染所致；糖尿病合并肺结核的发生率较高，易扩展播散形成空洞，下叶病灶较多见。

2. 慢性并发症

（1）大血管病变：大、中动脉粥样硬化主要侵犯主动脉、冠状动脉、大脑动脉、肾动脉和肢体外周动脉等，临床上引起冠心病、缺血性或出血性脑血管病、高血压，肢体外周动脉粥样硬化常以下肢动脉病变为主，表现为下肢疼痛、感觉异常和间歇性跛行，严重者可导致肢体坏疽。

（2）糖尿病视网膜病变：是常见的并发症，其发病率随年龄和糖尿病的病程增长而增加，病史超过 10 年者，半数以上有视网膜病变，是成年人失明的主要原因。此外，糖尿病还可引起白内障、屈光不正、虹膜睫状体炎。

（3）糖尿病肾病：又称肾小球硬化症，病史常超过 10 年以上。胰岛素依赖型 DM 患者 30%～40% 发生肾病，是主要死因；非胰岛素依赖型糖尿病患者约 20% 发生肾病，在死因中列在心、脑血管病变之后。

（4）糖尿病神经病变：糖尿病神经病变常见于 40 岁以上血糖未能很好控制和病程较长的糖尿病患者。

但有时糖尿病性神经病变也可以是糖尿病的首发症状，也可在糖尿病初期或经治疗后血糖控制比较满意的情况下发生。

（5）糖尿病足（肢端坏疽）：在血管、神经病变的基础上，肢端缺血，在外伤、感染后可发生肢端坏疽。糖尿病患者的截肢率是非糖尿病者的 25 倍。

四、诊断

（一）辅助检查

1. 尿糖测定

尿糖阳性是诊断线索,肾糖阈升高时(并发肾小球硬化症)尿糖可阴性。肾糖阈降低时(妊娠),尿糖可阳性。尿糖定性检查和 24h 尿糖定量可判断疗效,指导调整降糖药物。

2. 血葡萄糖(血糖)测定

常用葡萄糖氧化酶法测定。空腹静脉正常血糖 3.3 ~ 5.6mmol/L(全血)或 3.9 ~ 6.4mmol/L(血浆、血清)。血浆、血清血糖比全血血糖高 1.1mmol/L。

3. 葡萄糖耐量试验

葡萄糖耐量试验有口服和静脉注射 2 种。当血糖高于正常值但未达到诊断糖尿病标准者,须进行口服葡萄糖耐量试验(OGTT)。成人口服葡萄糖 75g,溶于 250 ~ 300mL 水中,5min 内饮完,2h 后再测静脉血血糖含量。儿童按 1.75g/kg 计算。

4. 糖化血红蛋白 A1(GHbA1)

其量与血糖浓度呈正相关,且为不可逆反应,正常人 HbA1c 在 3% ~ 6%。病情控制不良的 DM 患者 GHbA1c 较高。因红细胞在血液循环中的寿命约为 120d,因此 GHbA1 测定反映取血前 8 ~ 12 周的血糖状况,是糖尿病患者病情监测的指标。

5. 血浆胰岛素和 C - 肽测定

有助于了解胰岛 B 细胞功能和指导治疗。①血胰岛素水平测定:正常人口服葡萄糖后,血浆胰岛素在 30 ~ 60min 达高峰,为基础值的 5 ~ 10 倍,3 ~ 4h 恢复基础水平;②C - 肽:正常人基础血浆 C - 肽水平约为 0.4nmol/L、C - 肽水平在刺激后则升高 5 ~ 6 倍。

6. 尿酮体测定

对新发病者尿酮体阳性胰岛素依赖型糖尿病的可能性大。

7. 其他

血脂、肾功能、电解质及渗透压、尿微量清蛋白测定等应列入常规检查。

（二）诊断要点

1. 糖尿病的诊断标准

首先确定是否患糖尿病,然后对被做出糖尿病诊断者在排除继发性等特殊性糖尿病后,做出胰岛素依赖型或非胰岛素依赖型的分型,并对有无合并症及伴发病做出判定。1999 年 10 月我国糖尿病学会采纳的诊断标准如下。①空腹血浆葡萄糖(FBG):低于 6.0mmol/L 为正常,FBG 不低于 6.1mmol/L 且低于 7.0mmol/L(126mg/dL)为空腹葡萄糖异常(IFG),FBG 不低于 7.0mmol/L 暂时诊断为糖尿病;②服糖后 2h 血浆葡萄糖水平(P2hBG):低于 7.8mmol/L 为正常,P2hBG 不低于 7.8mmol/L 且低于 11.1mmol/L 为糖耐量减低(IGT),P2hBG 不低于 11.1mmol/L 暂时诊断为糖尿病;③糖尿病的诊断。标准症状 + 随机血糖不低于 11.1mmol/L,或 FPG 不低于 7.0mmol/L,或 OGTT 中 P2hBG 不低于 11.1mmol/L;症状不典型者,需另一天再次证实。

作为糖尿病和正常血糖之间的中间状态,糖尿病前期(中间高血糖)人群本身即是糖尿病的高危人群。

及早发现和处置糖尿病和糖尿病前期高危人群的心血管危险,对预防糖尿病和心血管疾病具有双重价值。

因此,OGTT应是具有心血管危险因索和已患心血管病个体的必查项目,以便早期发现糖尿病前期和糖尿病,早期进行干预治疗,以减少心血管事件发生。

2. 糖尿病酮症酸中毒的诊断条件

①尿糖、尿酮体强阳性;②血糖明显升高,多数在500mg/dL(28.9mmol/L)左右,有的高达600～1000mg/(33.3～55.6mmol/L);③血酮体升高,多大于50mg/dL(4.8mmol/L),有时高达300mg/dL;④CO_2结合力降低,pH小于7.35,碳酸氢盐降低,阴离子间隙增大,碱剩余负值增大;⑤血钾正常或偏低,血钠、氯偏低,血尿素氮和肌酐常偏高。血浆渗透压正常或偏高;⑥白细胞计数升高,如合并感染时则更高。

3. 鉴别诊断

(1)其他原因所致的尿糖阳性:肾性糖尿由肾糖阈降低致尿糖阳性,血糖及OGTT正常。甲亢、胃空肠吻合术后,因糖类在肠道吸收快,餐后0.5～1h血糖过高,出现糖尿,但FBG和P2hBG正常;弥散性肝病,肝糖原合成、储存减少,进食后0.5～1h血糖高出现糖尿,但FBG偏低,餐后2～3h血糖正常或低于正常;急性应激状态时胰岛素对抗激素分泌增加,糖耐量降低,出现一过性血糖升高,尿糖阳性,应激过后可恢复正常;非葡萄糖的糖尿如果糖、乳糖、半乳糖可与班氏试剂中的硫酸铜呈阳性反应,但葡萄糖氧化酶试剂特异性较高,可加以区别;大量维生素C、水杨酸盐、青霉素、丙磺舒也可引起尿糖假阳性反应。

(2)药物对糖耐量的影响:噻嗪类利尿药、呋塞米、糖皮质激素、口服避孕药、阿司匹林、吲哚美辛、三环类抗抑郁药等可抑制胰岛素释放或对抗胰岛素的作用,引起糖耐量降低,血糖升高,尿糖阳性。

(3)继发性糖尿病:肢端肥大症或巨人症、皮质醇增多症、嗜铬细胞瘤分别因生长激素、皮质醇、儿茶酚胺分泌过多,对抗胰岛素而引起继发性糖尿病。久用大量糖皮质激素可引起类固醇糖尿病。通过病史、体检、实验室检查,不难鉴别。

(4)除外其他原因所致的酸中毒或昏迷,才能诊断糖尿病酮症酸中毒或高渗性非酮症糖尿病昏迷。

五、治疗

治疗原则为早期、长期、综合、个体化。基本措施为糖尿病教育,饮食治疗,体育锻炼,降糖药物治疗和病情监测。

(一)饮食治疗

饮食治疗是糖尿病治疗的基础疗法,也是糖尿病治疗成功与否的关键。目前主张平衡膳食,掌握好每天进食的总热量、食物成分、规律的餐次安排等,应严格控制和长期执行。饮食治疗的目标是维持标准体重,纠正已发生的代谢紊乱,减轻胰腺负担。饮食控制的方法如下。

(1)制订总热量:理想体重(kg)=身高(cm)-105。计算每日所需总热量(成年人),根据休息、轻度、中度、重度体力活动分别给予104.6～125.52kJ/kg,125.52～146.44kJ/kg,146.44～167.36kJ/kg,不低于167.36kJ/kg(40kcal/kg)的热量。儿童、孕妇、乳母、营养不良和消瘦及伴消耗性疾病者应酌情增加,肥胖者酌减,使患者体重恢复至理想体重的±5%。

(2)按食品成分转为食谱三餐分配:根据生活习惯、病情和药物治疗的需要安排。可按每日分配为1/5、2/5、2/5或1/3、1/3、1/3;也可按4餐分为1/7、2/7、2/7、2/7。在使用降糖药过程中,按血糖变化再作调整,但不能因降糖药物剂量过大,为防止发生低血糖而增加饮食的总热量。

(3)注意事项:①糖尿病患者食物选择原则:少食甜食、油腻食品,多食含纤维多的蔬菜、粗粮,在血糖控制好的前提下可适当进食一些新鲜水果,以补充维生素,但应将热量计算在内;②糖尿病与饮酒:非糖尿病患者长期饮酒易发生神经病变,糖尿病患者长期饮酒可加重神经病变,并可引起肝硬化,胰腺炎及多脏器损坏。对戒酒困难者在血糖控制好和无肝肾病变的前提下可少量饮酒,一般白酒低于100g(2两),啤酒低于200mL。

(二)体育锻炼

运动能促进血液循环,降低非胰岛素依赖型糖尿病患者的体重,提高胰岛素敏感性,改善胰岛素抵抗,改善糖代谢,降低血脂,减少血栓形成,改善心肺功能,促进全身代谢。运动形式有行走、慢跑、爬楼梯、游泳、骑自行车、跳舞、打太极拳等有氧运动,每周至少3~5次,每次30min以上。胰岛素依赖型糖尿病患者接受胰岛素治疗时,常波动于相对胰岛素不足和胰岛素过多之间。在胰岛素相对不足时进行运动可使肝葡萄糖输出增多,血糖升高,游离脂肪酸(FFA)和酮体生成增加;在胰岛素相对过多时,运动使肌肉摄取和利用葡萄糖增加,肝葡萄糖生成降低,甚至诱发低血糖。因此对胰岛素依赖型糖尿病患者运动宜在餐后进行,运动量不宜过大。总之,体育锻炼应个体化。

(三)药物治疗

目前临床应用的药物有6大类,即磺酰脲类(SU)、双胍类、α-葡萄糖苷酶抑制药、噻唑烷二酮类(TZD)、苯甲酸衍生物类胰岛素。

1. 治疗原则

胰岛素依赖型糖尿病一经诊断,则需用胰岛素治疗。非胰岛素依赖型糖尿病患者经饮食控制后如血糖仍高,则需用药物治疗。出现急性并发症者则需急症处理;出现慢性并发症者在控制血糖的情况下对症处理。

2. 磺酰脲类

目前因第一代药物不良反应较大,低血糖发生率高,已较少使用,主要选用第二代药物。

用药方法:一般先从小剂量开始,1~2片/天,根据病情可逐渐增量,最大剂量为6~8片/天。宜在餐前半小时服用。优降糖作用较强,发生低血糖反应较重,老年人、肾功不全者慎用。格列齐特和格列吡嗪有增强血纤维蛋白溶解活性、降低血液黏稠度等作用,有利于延缓糖尿病血管并发症的发生。格列喹酮的代谢产物由胆汁排入肠道,很少经过肾排泄,适用于糖尿病肾病患者。格列美脲是新一代磺酰脲类药物,作用可持续1d,服用方便,1次/天;它不产生低血糖,对心血管系统的影响较小。格列吡嗪控释片(瑞易宁)1次/天口服,该药可促进胰岛素按需分泌,提高外周组织对胰岛素的敏感性,显著抑制肝糖的生成,有效降低全天血糖,不增加低血糖的发生率,不增加体重,不干扰脂代谢,不影响脂肪分布;与二甲双胍合用疗效增强。

药物剂量:格列本脲,每片2.5mg,2.5~15mg/d,分2~3次服;格列吡嗪,每片5mg,5~30mg/d,分2~3次服;格列吡嗪控释片(瑞易宁),每片5mg,5~20mg/d,1次/天;格列齐特,每片80mg,80~240mg/d,分2~3次服;格列喹酮,每片30mg,30~180mg/d,分2~3次服;格列美脲,每片1mg,1~4mg/d,1次/天。

3. 双胍类

常用的药物剂量:肠溶二甲双胍,每片0.25g,0.5~1.5g/d,分2~3次口服;二甲双胍,每片 0.5g,0.85~2.55g/d,分 1~2 次口服,剂量超过 2.55g/d 时,最好随三餐分次口服。

用药方法:二甲双胍开始时用小剂量,餐中服,告知患者有可能出现消化道反应,经一段时间有可能减轻、消失;按需逐渐调整剂量,以不超过 2g/d 肠溶二甲双胍或 2.55g/d 二甲双胍(格华止)为度;老年人减量。

4. α – 葡萄糖苷酶抑制药

用药方法:常用药物如阿卡波糖(拜糖平),开始剂量 50mg,3 次/天,75~300mg/d;倍欣 0.2mg,3 次/天,与餐同服。合用助消化药、制酸药、胆盐等可削弱效果。

5. 胰岛素增敏(效)药

(1)吡格列酮:①用药方法:口服 1 次/天,初始剂量为 15mg,可根据病情加量直至 45mg/d。肾功能不全者不必调整剂量;②本品不适于胰岛素依赖型糖尿病、糖尿病酮症酸中毒的患者,禁用于对本品过敏者。活动性肝病者不应使用本品。水肿和心功能分级 NYHA Ⅲ ~Ⅳ患者不宜使用本品。本品不宜用于儿童。用药过程中若 ALT 水平持续超过 3 倍正常上限或出现黄疸,应停药。联合使用其他降糖药有发生低血糖的危险;③常见不良反应有头痛、背痛、头晕、乏力、恶心、腹泻等,偶有增加体重和肌酸激酶升高的报道。

(2)罗格列酮:①用药方法:起始剂量为 4mg/d,单次服用;经 12 周治疗后,如需要可加量至 8mg/d,1 次/天或 2 次/天服用;②临床适应证及注意事项同吡格列酮,但本品的肝不良反应少。

6. 胰岛素

①适应证包括以下几方面:胰岛素依赖型糖尿病;糖尿病酮症酸中毒、高渗性昏迷和乳酸性酸中毒伴高血糖时;合并重症感染、消耗性疾病、视网膜病变、肾病变、神经病变、急性心肌梗死、脑血管意外;因伴发病需外科治疗的围手术期;妊娠和分娩;非胰岛素依赖型糖尿病患者经饮食及口服降糖药治疗未获得良好控制;全胰腺切除引起的继发性糖尿病;②临床常用胰岛素制剂包括超短效胰岛素人胰岛素类似物,无免疫原性,低血糖发生率低;短效胰岛素(R);中效胰岛素(中性鱼精蛋白锌胰岛素 NPH);预混胰岛素(30R、50R);长效胰岛素(鱼精蛋白锌胰岛素 PZI)。

(张　虹)

第十二节　糖尿病酮症酸中毒与高渗性高血糖状态

一、概念

糖尿病酮症酸中毒(DKA)和高渗性高血糖状态(byperosmolarhyper glycemic state,HHS)均是糖尿病急性并发症,是以胰岛素缺乏和严重高血糖为特征的两种不同的代谢紊乱。DKA 患者机体内胰岛素缺乏更为严重,这种低水平胰岛素不仅引起高血糖和脱水,还导致酮体和酸的产生,部分严重 DKA 患者甚至出现意识障碍,但也有部分患者由于机体对酸中毒的代偿仅表现为单纯性糖尿病酮症(DK)。DKA 多发生于 1 型糖尿病患者,2 型糖尿病患者当机体需要胰岛素明显增加时也可发生 DKA。HHS 是体内胰岛素相对缺乏致血糖升高,并进一步引起脱水,最终导致严重的高渗状态。HHS 和 DKA 是不同程度胰岛素缺乏所导致的两种状态,可单独出现,也可同时存在。

二、临床表现

DKA 的病程通常 <24h,常比 HHS 短,后者常持续数天。多数患者在发生急性代谢紊乱前数天出现多尿、烦渴多饮和乏力;随后出现食欲减退、恶心、呕吐,常伴头痛、烦躁;当患者出现酸中毒时,呼吸深快,呼气中有烂苹果味(丙酮)。随着病情进一步发展,出现严重失水、尿量减少、皮肤弹性差、眼球下陷、脉细速、血压下降,至晚期时各种反射迟钝甚至消失,嗜睡以至昏迷。部分 DKA 患者可有腹痛,酷似急腹症,易误诊,应予以注意。而 HHS 多见于老年患者,好发年龄为 50~70 岁,脱水征更为明显。感染等诱因引起的临床表现可被 DKA 的表现所掩盖,一些患者即使有感染也可能无发热。

三、诊断

对昏迷、酸中毒、失水、休克的患者,均应考虑 DKA 的可能性,尤其对原因不明意识障碍、呼气有酮味、血压低而尿量仍多者,应及时行有关化验以争取及早诊断,及时治疗。诊断 DKA 需符合以下 3 个条件:①高血糖,血糖 >13.9mmol/L;②酮体生成;③酸中毒(pH <7.3)。

HHS 则以严重高血糖和高渗透压为主要特征,血糖常高至 33.3mmol/L(600mg/dL)以上,一般为 33.3~66.6mmol/L(600~1200mg/dL),血钠升高可达 155mmol/L 血浆渗透压显著增高达 330~460mmol/L,一般在 350mmol/L 或以上。

四、防治

DKA 和 HHS 是可以预防的。感染和胰岛素用量不足(包括不适当减量或停用胰岛素)仍是 DKA 和 HHS 最常见的诱因。治疗糖尿病使病情得到良好控制,及时防治感染等并发症和其他诱因,是主要的预防措施。DKA 和 HHS 的治疗原则是纠正病理生理缺陷,补充液体和电解质,控制血糖,纠正酸碱失衡,去除诱因,防止可能导致复发的因素。对单纯性糖尿病酮症,需密切观察病情,按血糖、尿糖、尿酮体测定结果,适时调整胰岛素剂量,给予输液,并持续至酮症消失。

1. 补液

大多数 DKA 和 HHS 患者都存在液体的丢失,输液是首要的措施。最初,补液的目的是扩充血容量,而非使渗透压恢复正常。循环血容量恢复可降低血糖(不依赖于胰岛素),升血糖激素的水平也下降,胰岛素敏感性改善。在治疗初期,建议使用生理盐水,尽管它是等渗液体,但是相对于患者血浆渗透压为低渗。如果合并休克或血容量不足的情况,经快速补充生理盐水后仍不能有效升高血压,应输入胶体溶液并采用其他抗休克措施。开始的补液速度取决于患者脱水程度以及心功能,可在 2h 内输入 1000~2000mL,以便较快补充血容量,改善周围循环和肾功能。以后根据血压、心率、每小时尿量、末梢循环情况以及必要时根据中心静脉压,决定输液量和速度。从第 2~6h 输入 1000~2000mL。第 1 个 24h 输液总量 4000~5000mL,严重失水者可达 6000~8000mL。因 HHS 患者高血钠明显,有认为先输 0.45% 氯化钠,但低渗溶液可致血浆渗透压下降较快,有诱发脑水肿可能,并可能导致溶血反应,故主张先用等渗氯化钠溶液。因此,可先输生理盐水 1000~2000mL 后再根据血钠和血浆渗透压测定结果再做决定。如无休克或休克已纠正,在输注生理盐水后血浆渗透压 >350mmol/L,血钠 >155mmol/L

可考虑输注 0.45% 氯化钠低渗溶液,在中心静脉压监护下调整输注速度。当血浆渗透压降至 330mmol/L 时,再改输等渗溶液。另外,HHS 患者可视病情情况同时给予胃肠道补液,不能主动饮水者,可由胃管输液,开始可补充温开水,以后可参考血钾、钠情况,输入带电解质的液体。胃肠道补液的速度在开始 2h 为 500~1000mL,以后按病情调整。胃肠道补液量可占总输入量的 1/3~1/2。考虑输液总量时,应包括静脉和胃肠道补液的总和。若有呕吐、明显胃肠胀气或上消化道出血者,则不宜采取胃肠道补液。补液速度还需考虑尿量,脱水需在 24h 内纠正。渗透压纠正速度约为 3mOsm/(kg·h)。一旦血糖降至 13.9mmol/L,需使用含葡萄糖的溶液(含 5% 葡萄糖氯化钠溶液),并根据血糖水平调整胰岛素用量,维持血糖在 7.8~10mmol/L。儿童患者的补液速度为前 4h 为 10~20mL/(kg·h),一般不超过 50mL/(kg·h)。补液速度需控制,在 48h 以上纠正脱水。尽管脱水和渗透压纠正过快导致脑水肿的情况少见,但是后果严重,而且在儿童中发生率相对较高。

2. 胰岛素治疗

目前已经明确 DKA 和 HHS 患者有胰岛素抵抗,需要超生理剂量的胰岛素才能抑制脂肪分解和糖异生。持续静脉滴注小剂量胰岛素(速效)方案 0.1U/(kg·h),可使患者血浆胰岛素浓度达 100μU/mL,已显著高于非糖尿病患者的平均血浆胰岛素水平,足以完全抑制脂肪分解和肝糖原异生。相比较于大剂量间断静脉注射法,该法简便、并发症(如低血糖、低血钾、低血磷、低镁血症、高乳酸血症、渗透压失调和脑水肿)发生率低。间断肌内注射小剂量(5U/h)胰岛素(速效)或首剂肌内注射 20U 后每小时肌内注射胰岛素(速效)5U,血浆胰岛素浓度可达 60~90p/mL,这适用于一些无条件应用小剂量胰岛素连续静脉滴注法的医院。血糖下降速度一般以每小时降低 3.9~6.1mmol/L(70~110mg/dL)为宜。在输液及胰岛素治疗过程中,需每 1~2h 检测血糖、钾、钠和尿糖、尿酮等。当血糖降至 13.9mmol/L(250mg/dL)时,胰岛素给药速度可减少至 0.05~0.1U/(kg·h),或改为输 5% 葡萄糖溶液并加入普通胰岛素(按每 3~4g 葡萄糖加 1U 胰岛素计算)。当患者可以饮水和进食时,可开始皮下注射胰岛素,但是在皮下注射短效胰岛素后静脉胰岛素至少需维持 1~2h。

病情较轻的 DKA 和 HHS 患者可皮下或肌内注射胰岛素治疗,静脉、肌内以及皮下 3 种方法治疗 DKA 的效果并无统计学差异,但是静脉给药时前 2h 酮体和血糖水平下降更快。

3. 纠正电解质平衡失调

大多数 DKA 和 HHS 患者就诊时钾离子已大量丢失。尽管如此,血钾可正常、降低或升高。细胞内脱水和代谢性酸中毒使细胞内失钾,补液、纠正酸中毒以及胰岛素治疗使钾离子向细胞内转移,血钾水平更低。为防止低血钾,在开始治疗时,只要患者血钾低于 5.5mmol/L,且尿量足够(40mL/h 以上),即可开始补钾。补钾一般选用氯化钾,也可使用 2/3 氯化钾和 1/3 磷酸钾,每升液体需加入 20~30mmol 钾。如血钾低于 3.5mmol/L,补钾量要更大。如血钾低于 3.3mmol/L,在使用胰岛素之前需先补钾,当血钾升至 3.5mmol/L 以上后,再开始使用胰岛素。若每小时尿量 <30mL,宜暂缓补钾,待尿量增加后再补。如治疗前血钾水平高于正常,暂不补钾。治疗过程中,需定时监测血钾水平,如有条件最好用心电图监护,结合尿量,调整补钾量和速度。病情恢复后仍应继续口服钾盐数天。

DKA 和 HHS 患者磷缺乏也十分常见。此时细胞内磷丢失,肾脏排泄磷也增多。胰岛素治疗后,磷向细胞内转移,使血磷进一步降低。低磷血症导致一系列临床并发症,包括心排出量降低,呼吸肌无力,骨骼肌溶解,中枢神经系统症状,如抑郁、癫痫发作和昏迷,急性肾衰竭和溶血。静脉补磷治疗可导致低血钙。因此,DKA 以及 HHS 患者补磷治疗的剂量和方法还存在争议,大多数研究还未显示 DKA 患者常规补磷治疗有明显的益处。所以,只有当血磷严重下降,低于 0.48mmol/L,而且血钙正常才考虑补磷。小剂量静脉应用磷酸钾合并氯化钾较为安全和有效。口服补磷总是优于静脉补磷,一旦患者可以进食,则推荐口服补磷。

4. 纠正酸碱平衡失调

经补液和小剂量持续滴注胰岛素治疗,血胰岛素水平足以抑制脂肪分解并纠正酮症,故轻症患者不必补碱。然而,严重酸中毒常导致一些不良反应,包括胰岛素敏感性降低,低血压、心排出量降低、外周血管阻力降低、肺动脉阻力增高、心动过缓和心律失常,肾脏和肠系膜缺血、脑血管扩张、脑脊液压力增高等,当血 pH 低至 7.1~7.0 时有抑制呼吸中枢和中枢神经功能的危险,故应给予相应治疗。但补充碳酸氢钠过多、过快又可产生不利的影响。由于二氧化碳透过血—脑屏障的弥散能力快于碳酸氢根,快速补碱后,血 pH 上升,而脑脊液 pH 尚为酸性,引起脑细胞酸中毒,加重昏迷。又因回升的 pH 和保持低浓度的 2,3 - DPG 两者均加强血红蛋白和氧的亲和力,不利于氧释放向组织供氧,有诱发或加重脑水肿的危险。此外,还有促进钾离子向细胞内转移和反跳性碱中毒等不良影响,故补碱应慎重。如血 pH 降至 7.1,或血碳酸氢根降至 5mmol/L,可考虑缓慢补碱。一般用 100mL 碳酸氢钠加入 400mL 灭菌注射用水中,以 200mL/h 的速度静脉滴注。30min 后复查血 pH,若 pH 仍低于 7.0,可再次补充碳酸氢钠。

(朱丽叶)

第九章 血液内科疾病诊疗

第一节 慢性白血病

慢性髓性白血病(CML),惯称慢粒,起病缓慢,多表现为外周血粒细胞显著增多伴成熟障碍,嗜碱性粒细胞增多,伴有明显脾肿大,甚至巨脾。自然病程分为慢性期、加速期和急变期。Ph 染色体(Philadelphia 染色体)和 BCR/ABL 融合基因为其标记性改变。

一、发病机制

CML 患者骨髓及有核血细胞中存在的 Ph 染色体,其实质为 9 号染色体上 C - ABL 原癌基因移位至 22 号染色体,与 22 号染色体断端的断裂点集中区(BCR)连接,即 t(9;22)(q34;q11),形成 BCR/ABL 融合基因。其编码的 p210BCR/ABL 蛋白具有极强的酪氨酸激酶活性,使一系列信号蛋白发生持续性磷酸化,影响细胞的增生分化、凋亡及黏附,导致 CML 的发生。粒系、红系、巨核系及 B 淋巴细胞系均可发现 Ph 染色体。

二、临床表现

各年龄组均可发病,中年居多,男女比例 3:2。起病缓慢,早期常无自觉症状,往往在偶然情况下或常规检查时发现外周血白细胞(WBC)升高或脾肿大,而进一步检查确诊。

(一)一般症状

CML 症状缺乏特异性,常见有乏力、易疲劳、低热、食欲减退、腹部不适、多汗或盗汗、体重减轻等。

(二)肝脾大

脾大见于 90% 的 CML 患者。部分患者就医时已达脐或脐下,甚至伸至盆腔,质地坚实,常无压痛;如发生脾周围炎可有触痛,脾梗死时出现剧烈腹痛并放射至左肩。脾大程度与病情、病程、特别是 WBC 数密切相关。肝肿大见于 40% ~50% 患者。但近年来由于定时接受健康体检,以 WBC 升高为首发表现的患者增多,而此时肝脾大并不明显。

(三)其他表现

其他表现包括贫血症状、胸骨中下段压痛等。WBC 过多可致"白细胞淤滞症"。少见有组胺释放所致的荨麻疹、加压素反应性糖尿病等。

(四)加速期/急变期表现

如出现不明原因的发热、虚弱、骨痛、脾脏进行性肿大、其他髓外器官浸润表现、贫血加重或出血,以及对原来有效的药物失效,则提示进入加速期或急变期。急变期为 CML 终末期,约 10% 患者就诊时呈急变期表现,类似于急性白血病(AL)。多数呈急粒变,其次是急淋变,少数为其他类型的急变。

三、实验室和辅助检查

（一）血常规

慢性期，WBC 明显增高，多 $> 50 \times 10^9/L$，有时可达 $500 \times 10^9/L$，以中性粒细胞为主，可见各阶段粒细胞，晚幼和杆状核粒细胞居多，原始细胞 $< 2\%$，嗜酸、嗜碱性粒细胞增多。疾病早期血小板（PLT）正常或增高，晚期减少，可出现贫血。中性粒细胞碱性磷酸酶（NAP）活性减低或呈阴性，治疗有效时活性恢复，疾病复发时复又下降。

（二）骨髓

增生明显活跃或极度活跃，以髓系细胞为主，粒红比例可增至 $(10 \sim 30) : 1$，中性中幼、晚幼及杆状粒细胞明显增多。慢性期原始粒细胞 $< 10\%$；嗜酸、嗜碱性粒细胞增多；红系细胞相对减少；巨核细胞正常或增多，晚期减少。进展到加速期时原始细胞 $\geq 10\%$；急变期 $\geq 20\%$，或原始细胞 + 早幼细胞 $\geq 50\%$。骨髓活检可见不同程度的纤维化。

（三）细胞遗传学及分子生物学改变

Ph 染色体是 CML 的重要标志。CML 加速及急变过程中，可出现额外染色体异常，例如 +8、双 Ph 染色体、i(17q)、+21 等，往往早于骨髓形态的进展，对病情演变有警示作用。Ph 染色体阴性而临床怀疑 CML 者，行荧光原位杂交技术（FISH）或反转录 - 聚合酶链式反应（RT - PCR）可发现 BCR/ABL 融合基因。实时定量 PCR（RQPCR）定量分析 BCR/ABL 融合基因，对微小残留病灶（MRD）的动态监测及治疗有指导作用。

（四）血液生化

血清及尿中尿酸浓度增高；血清维生素 B_{12} 浓度及维生素 B_{12} 结合力显著增加，与白血病细胞增多程度呈正比；血清乳酸脱氢酶增高。

四、诊断和鉴别诊断

（一）诊断

根据脾大，NAP 积分偏低或零分，特征性血常规和骨髓象，Ph 染色体和（或）BCR/ABL 融合基因阳性可诊断。确诊后进行临床分期，WHO 标准如下。

1. 慢性期（chronic phase，CP）

无临床症状或有低热、乏力、多汗、体重减轻和脾大等；外周血 WBC 增多，以中性粒细胞为主，可见各阶段粒细胞，以晚幼和杆状粒细胞为主，原始细胞 $< 2\%$，嗜酸和嗜碱性粒细胞增多，可有少量幼红细胞；骨髓增生活跃，以粒系为主，中晚幼和杆状核增多，原始细胞 $< 10\%$；Ph 染色体和（或）BCR/ABL 融合基因阳性。

2. 加速期（accelerated phase，AP）

具有下列之一或以上者。①外周血 WBC 和（或）骨髓中原始细胞占有核细胞 10% ~ 19%；②外周血嗜碱性粒细胞 $\geq 20\%$；③与治疗无关的持续性 PLT 减少（$< 100 \times 10^9/L$）或治疗无效的持续性 PLT 增高（$> 1000 \times 10^9/L$）；④治疗无效的进行性 WBC 数增加和脾大；⑤细胞遗传学示有克隆性演变。

3. 急变期（blastic phase or blast crisis，BP/BC）

具有下列之一或以上者。①外周血 WBC 或骨髓中原始细胞占有核细胞 $\geq 20\%$；②有髓外浸润；③骨髓活检示原始细胞大量聚集或成簇。

（二）鉴别诊断

1. 类白血病反应

常并发于严重感染、恶性肿瘤、创伤等疾病。血 WBC 反应性增高，有时可见幼稚粒细胞，但该反应会随原发病的控制而消失。此外，脾大常不如 CML 显著，嗜酸和嗜碱性粒细胞不增多，NAP 反应强阳性，Ph 染色体及 BCR/ABL 融合基因阴性。

2. 骨髓纤维化（MF）

原发性 MF 脾脏可显著肿大；外周血 WBC 增多，但多 $\leqslant 30 \times 10^9$/L；且幼红细胞持续存在，泪滴状红细胞易见。NAP 阳性。半数患者 JAK2V617F 突变阳性。Ph 染色体及 BCR/ABL 融合基因阴性。

3. 慢性粒单核细胞白血病（CMML）

临床特点和骨髓象与 CML 类似，但具有单核细胞增多的特点，外周血单核细胞绝对值 $> 1 \times 10^9$/L、Ph 染色体及 BCR/ABL 融合基因阴性。

4. Ph 染色体阳性的其他白血病

2% 急性髓系白血病（AML）、5% 儿童急性淋巴细胞白血病（ALL）及 20% 成人 ALL 中也可出现 Ph 染色体，注意鉴别。

5. 其他原因引起的脾大

血吸虫病肝病、慢性疟疾、黑热病、肝硬化、脾功能亢进等均有脾大，但同时存在原发病的临床特点，血常规及骨髓象无 CML 改变，Ph 染色体及 BCR/ABL 融合基因阴性。

五、治疗

治疗着重于 CP。初始目标为控制异常增高的 WBC，缓解相关症状及体征；而最终目标是力争达到血液学、细胞遗传学和分子生物学三个层次的缓解，避免疾病进展。

（一）一般治疗

CP 时白细胞淤滞症并不多见，一般无需快速降低 WBC，因快速降低白细胞反而易致肿瘤溶解综合征。

巨脾有明显压迫症状时可行局部放射治疗，但不能改变 CML 病程。

（二）甲磺酸伊马替尼（IM）

IM 为低分子量 2 - 苯胺嘧啶复合物，是一种酪氨酸激酶抑制剂（tyrosine kinase inhibitor, TKI）。其通过阻断 ATP 结合位点选择性抑制 BCR/ABL 蛋白的酪氨酸激酶活性，抑制细胞增生并诱导其凋亡，是第一个用于 CML 的靶向药物，也是目前 CML 首选治疗药物。此外，IM 还可以抑制其他两种酪氨酸激酶，即血小板衍生生长因子受体（PDGFR）和 C - KIT。IM 治疗的 7 年无事件生存率（EFS）81%，总生存率（OS）86%，而 MCyR 和 CCyR 分别为 89% 和 82%。IM 主要不良反应为早期 WBC 和 PLT 减少，水肿皮疹及肌肉挛痛等。CP、AP、BP 的治疗剂量分别为 400mg/d、600mg/d、600 ~ 800mg/d。

随着临床开展的深入和时间的推移，IM 耐药逐步显现，其定义为：①3 个月后未获 CHR；②6 个月未获 MCyR 或 12 个月未获 CCyR；③先前获得的血液学或细胞遗传学缓解丧失。IM 耐药与激酶结构区基因点突变、BCR/ABL 基因扩增和表达增加、P 糖蛋白过度表达等有关。此时可予药物加量（最大剂量 800mg/d），或改用新型 TKI，或接受异基因造血干细胞移植（allo - HSCT）。

（三）化学治疗

1. 羟基脲（HU）

羟基脲为周期特异性抑制 DNA 合成的药物,起效快,持续时间短。常用剂量 3g/d,分 2 次口服,待 WBC 减至 20×10^9/L 左右剂量减半,降至 10×10^9/L 时改为 $0.5 \sim 1$g/d 维持治疗。治疗期间监测血常规以调节剂量。不良反应较少,较平稳地控制 WBC,但不改变细胞遗传学异常。目前多用于早期控制血常规或不能耐受 IM 的患者。

2. 白消安（马利兰）

烷化剂的一种,起效慢,后作用长。用药过量或敏感者小剂量应用会造成严重骨髓抑制,且恢复慢。现已少用。

3. 其他

阿糖胞苷、高三尖杉酯碱、靛玉红、砷剂等。

（四）干扰素 α（α – interferon, IFN – α）

IFN – α 具有抗肿瘤细胞增生、抗血管新生及细胞毒等作用。300 万 ~ 900 万单位/天,皮下或肌内注射,每周 3 ~ 7 次,持续数月至 2 年不等。起效慢,WBC 过多者宜在第 1 ~ 2 周并用 HU。CP 患者用药后约 70% 获得血液学缓解,1/3 患者 Ph 染色体细胞减少。与小剂量阿糖胞苷联用可提高疗效。如治疗 9 ~ 12 个月后仍无细胞遗传学缓解迹象,则需调整方案。

（五）新型 TKI

包括尼洛替尼、达沙替尼和博舒替尼等,特点如下:①较 IM 具有更强的细胞增生、激酶活性的抑制作用;②对野生型和大部分突变型 BCR/ABL 细胞株均有作用,但对某些突变型（如 T315I）细胞株无效;③常见不良反应有骨髓抑制、胃肠道反应、皮疹、水钠潴留、胆红素升高等。目前主要用于对 IM 耐药或 IM 不能耐受的 CML 患者,临床经验仍然在积累中。

（六）allo – HSCT

allo – HSCT 是目前唯一可能治愈 CML 的方法,但在 TKI 问世后地位已经下降。CP 患者移植后 5 年生存率 60% ~ 80%。欧洲血液和骨髓移植组（EBMTG）认为患者年龄 < 20 岁、疾病在 12 个月内、CP1 期、非女供男受者及 HLA 全相合同胞供者是预后较好的因素。存在移植高风险的患者可先接受 IM 治疗,动态监测染色体和 BCR/ABL 融合基因,治疗无效时再行 allo – HSCT;IM 耐药且无 HLA 相合的同胞供体时,可予新型 TKI 短期试验（3 个月）,无效者再行 allo – HSCT、移植后密切监测 BCR/ABL 融合基因,若持续存在或水平上升,则高度提示复发可能。复发的主要治疗措施包括:①立即停用免疫抑制剂;②药物治疗,如加用 IM;③供体淋巴细胞输注（DLI）;④二次移植。

（七）AP 和 BP 治疗

推荐首选 IM600 ~ 800mg/d,疾病控制后如有合适供体,应及早行 allo – HSCT,如存在 IM 耐药或无合适供体可按 AL 治疗,但患者多对治疗耐受差,缓解率低且缓解期短。

六、预后

CML 自然病程 3 ~ 5 年,经历较平稳的 CP 后会进展至 AP 和 BP。治疗后中位数生存 39 ~ 47 个月,个别可达 10 ~ 20 年,5 年 OS25% ~ 50%。预后相关因素有:①初诊时预后风险积分（Sokal1984 或 Hasford1998 积分系统）;②治疗方式;③病程演变。

（安立才）

第二节　霍奇金淋巴瘤

一、病因与发病机制

病因与发病机制不完全清楚。

（一）感染因素

1. EB 病毒

荧光免疫法检查霍奇金淋巴瘤患者血清,可发现部分患者有高价抗 EB 病毒抗体。霍奇金淋巴瘤患者淋巴结在电镜下可见 EB 病毒颗粒。在 20% 霍奇金淋巴瘤的 RS 细胞中也可找到 EB 病毒。因此,EB 病毒与霍奇金淋巴瘤关系极为密切。在我国,霍奇金淋巴瘤组织中的 EBV 检出率在 48% ~ 57%。

2. 人类免疫缺陷病毒(HIV)

感染人类免疫缺陷病毒可增加某些肿瘤的发生风险,其中包括霍奇金淋巴瘤。获得性免疫缺陷综合征(AIDS)患者中霍奇金淋巴瘤的发病率增加 2.5 ~ 11.5 倍。

3. HHV - 6

人疱疹病毒(HHV)是一种 T 淋巴细胞双链 DNA 病毒,广泛存在于成年人中。霍奇金淋巴瘤患者的 HHV -6 阳性率和抗体滴度均较非霍奇金淋巴瘤者高,且随着霍奇金淋巴瘤疾病进展,HHV -6 的抗体滴度也逐渐升高。

4. 麻疹病毒

有报道在霍奇金淋巴瘤患者组织中可检测到麻疹病毒(MV)抗原和 RNA,最近流行病学研究证实在孕期或围生期 MV 暴露与霍奇金淋巴瘤发病具有相关性。

（二）遗传因素

霍奇金淋巴瘤在家庭成员中群集发生的现象已得到证实,有霍奇金淋巴瘤家族史者患霍奇金淋巴瘤危险较其他人高。同卵双胞胎同时发生霍奇金淋巴瘤的风险比异卵双胞胎显著增高。此外,特定等位基因可增加 HL 易感性。携带 HLA - DPB1 位点 DPB1 * 0301 等位基因可增加霍奇金淋巴瘤的危险性,携带 DPB1 * 0201 等位基因则危险性下降。

二、病理和分型

组织病理学检查发现 RS 细胞是霍奇金淋巴瘤的特点。RS 细胞大小不一,20 ~ 60pm,多数较大,形态极不规则,胞浆嗜双色性。核外形不规则,可呈“镜影”状,也可多叶或多核,偶有单核。核染质粗细不等,核仁大而明显。可伴各种细胞成分和毛细血管增生以及不同程度纤维化。结节硬化型霍奇金淋巴瘤中 RS 细胞由于变形,浆浓缩,两细胞核间似有空隙,称为腔隙型 RS 细胞。霍奇金淋巴瘤通常从原发部位向邻近淋巴结依次转移,越过邻近淋巴结向远处淋巴结区的跳跃传布较少见。

霍奇金淋巴瘤的分型曾普遍采用 1965 年 Rye 会议的分型方法。之后 WHO 在欧美淋巴瘤分型修订方案(REAL 分型)基础上制订了造血和淋巴组织肿瘤病理学和遗传学分型方案。该方案既考虑了形态学特点,也反映了应用免疫组化、细胞遗传学和分子生物学等新技术对血液和淋巴系统肿瘤的新认识和确定的新病种。

WHO 分类将 HL 分为结节性淋巴细胞为主型的霍奇金淋巴瘤（NLPHL）和经典型霍奇金淋巴瘤（CHL）两大类，其中 CHL 又分为 4 个亚型：结节硬化型（NSHL）、混合细胞型（MCHL）、富于淋巴细胞型（LRCHL）、淋巴细胞减消型（LDHL）。

国内以混合细胞型为最常见，结节硬化型次之，其他各型均较少见。各型并非固定不变，部分患者可发生类型转化，仅结节硬化型较为固定。霍奇金淋巴瘤的组织分型与预后有密切的关系，将在预后中阐述。

三、临床表现

霍奇金淋巴瘤多见于青年。

（一）全身症状

发热、盗汗和消瘦（6 个月内体重减轻 10% 以上）较多见，其次是皮肤瘙痒和乏力。30%～40% HL 患者以原因不明的持续发热为起病症状。周期性发热约见于 1/6 患者，表现为在数日内体温逐步上升至 38℃～40℃，持续数日，然后逐步下降至正常，经过 10d 至 6 周或更长的间歇期，体温又开始上升，如此周而复始反复出现，并逐步缩短间歇期。此外，可有局部及全身皮肤瘙痒，多为年轻患者，特别是女性。全身瘙痒可为霍奇金淋巴瘤的唯一全身症状。

（二）淋巴结肿大

浅表淋巴结肿大最为常见，常是无痛性的颈部或锁骨上的淋巴结进行性肿大（占 60%～80%），其次为腋下淋巴结肿大。肿大的淋巴结可以活动，也可互相粘连，融合成块，质地为硬橡皮样，边缘清楚。少数患者仅有深部淋巴结肿大。淋巴结肿大可压迫邻近器官，如压迫神经，可引起疼痛；纵隔淋巴结肿大，可致咳嗽、胸闷、气促、肺不张及上腔静脉压迫症等；腹膜后淋巴结肿大可压迫输尿管，引起肾盂积水，硬膜外肿块导致脊髓压迫症等。特殊症状为饮酒痛，即饮酒后引起肿瘤部位疼痛，表现为酒后数分钟至几小时发生。发生饮酒痛患者多有纵隔侵犯，且女性较多，并常随病变的缓解或发展，而消失或重现，近年来，随早期诊断和有效治疗，饮酒痛不常见。

（三）淋巴结外受累

与非霍奇金淋巴瘤相比要少得多，即使累及器官，亦有器官偏向性，累及脾组织较常见，侵犯肺、胸膜较非霍奇金淋巴瘤多见，但病变累及胃肠道很少见。结外浸润可引起如肺实质浸润、胸腔积液、骨痛、腰椎或胸椎破坏、脊髓压迫症、肝大和肝痛、黄疸、脾大等。结外病变与淋巴结内病变常同时出现，或出现在淋巴结病变后。总的说来，独立的结外表现（如皮下结节）而无淋巴结受累的情况是没有的，后者常提示非霍奇金淋巴瘤。

四、实验室和辅助检查

（一）血液和骨髓检查

霍奇金淋巴瘤常有轻或中等贫血，少数白细胞轻度或明显增加，伴中性粒细胞增多。1/5 患者嗜酸性粒细胞升高。骨髓被广泛浸润或发生脾功能亢进时，可有全血细胞减少。骨髓涂片发现 RS 细胞是霍奇金淋巴瘤骨髓浸润依据。骨髓浸润大多由血源播散而来，骨髓穿刺涂片阳性率仅 3%，但活检法可提高至 9%～22%。

（二）化验检查

疾病活动期血沉加快，30%～40% 患者出现血清乳酸脱氢酶活性增高，后者提示预后不良。当血清碱性磷酸酶活力或血钙增加,提示骨骼累及。β_2 微球蛋白(β_2 microglobulin,β_2 - MG)是一种和 HLA 相关的细胞膜蛋白,与肿瘤负荷相关,广泛病变者高于局限病变者。

(三)影像学检查

1. 浅表淋巴结的检查

B 超检查和核素显像可更好显示肿大的浅表淋巴结。

2. 纵隔与肺的检查

2/3 的患者在初治时伴有胸腔内病变。胸部 X 线片了解纵隔增宽、肺门增大、胸腔积液及肺部病灶情况,胸部 CT 可确定纵隔与肺门淋巴结肿大。纵隔淋巴结肿大常见,特别是结节硬化型的女性患者。其他包括肺间质累及、胸腔积液、心包积液、胸壁肿块等,均可在胸部 CT 中体现。

3. 腹腔、盆腔的检查

CT 是腹部检查首选的方法。30% ~60% 具有横膈上方临床症状体征的患者 CT 发现有腹部和盆腔淋巴结累及。CT 不仅能显示腹主动脉旁淋巴结,而且还能显示淋巴结造影所不能检查到的脾门,肝门和肠系膜淋巴结等受累情况,同时还显示肝、脾、肾受累的情况。CT 阴性而临床上怀疑时,可考虑做下肢淋巴造影。B 超检查准确性不及 CT,重复性差,受肠气干扰较严重,但在无 CT 设备时仍不失是一种较好的检查方法。

4. 肝脾的检查

CT、B 超、核素显像及 MRI 只能查出单发或多发结节,对弥散浸润或粟粒样小病灶难以发现。一般认为有两种以上影像诊断同时显示实质性占位病变时才能确定肝脾受累。

5. 胃肠道的检查

淋巴瘤的结外病变中,以小肠和胃较常见,其他还有食管、结肠、直肠,还可侵犯胰腺。原发于胃肠道的霍奇金淋巴瘤较非霍奇金淋巴瘤少见。胃镜和肠镜有助于诊断。

6. 正电子发射计算机断层显像(PET)

PET 可以显示淋巴瘤或淋巴瘤残留病灶,可作为淋巴瘤诊断、疗效评估和随访的重要手段。淋巴瘤治疗结束后的 PET 检查,应至少在化疗或免疫治疗结束 3 周以上,最好为 6 ~8 周进行;放疗或同时放化疗的则为 8 ~12 周。

(四)病理学检查

病理诊断是确诊霍奇金淋巴瘤及病理类型的主要依据,选取较大的淋巴结,完整地取出,避免挤压,切开后在玻片上作淋巴结印片,然后置固定液中。淋巴结印片 Wright's 染色后作细胞病理形态学检查,固定的淋巴结经切片和 HE 染色后作组织病理学检查。深部淋巴结可依靠 B 超或 CT 引导下细针穿刺涂片作细胞病理形态学检查。病理检查见典型的 RS 细胞。约 85% 的结节硬化型和混合细胞型霍奇金淋巴瘤表达 CD30(Ki - 1)。大部分的经典霍奇金淋巴瘤的 RS 细胞表达 CD15 和白介素受体(CD25)。35% ~40% 的结节硬化型和混合细胞型 RS 细胞表达 B 细胞抗原 CD19 和 CD20。结节性淋巴细胞为主型(LPHD)是一种特殊亚型,其 RS 细胞如"爆米花样",表达 B 细胞抗原 CD20 和 CD45。

(五)剖腹探查

患者一般不易接受。但必须为诊断及临床分期提供可靠依据时可考虑剖腹探查,如发热待查病例,临床高度怀疑淋巴瘤,B 超发现有腹腔淋巴结肿大,但无浅表淋巴结或病灶可供活检的情况下,为明确分期诊断,有时需要剖腹探查。

五、诊断和鉴别诊断

（一）诊断

确诊主要依赖病变淋巴结或肿块的病理活检检查。明确淋巴瘤的诊断和分类分型诊断后，还需根据淋巴瘤分布范围，按照下列 AnnArbor 会议（1966）提出的霍奇金淋巴瘤临床分期方案（非霍奇金淋巴瘤也参照使用）进行临床分期和分组。

Ⅰ期：病变仅限于一个淋巴结区（Ⅰ）或单个结外器官局部受累（ⅠE）。

Ⅱ期：病变累及膈同侧 2 个或更多的淋巴结区（Ⅱ），或病变局限侵犯淋巴结以外器官及同侧一个以上淋巴区（ⅡE）。

Ⅲ期：膈上下均有淋巴结病变（Ⅲ），可伴脾累及（ⅢS），结外器官局限受累（ⅢE），或脾与局限性结外器官受累（ⅢSE）。

Ⅳ期：一个或多个结外器官受到广泛性或播散性侵犯，伴或不伴淋巴结肿大。肝或骨髓只要受到累及均属Ⅳ期。

分期记录符号：E. 结外；X. 直径 10cm 以上的巨块；M. 骨髓；S. 脾脏；H. 肝脏；O. 骨骼；D. 皮肤；P. 胸膜；L. 肺。

各期按全身症状有无分为 A、B 二组。无症状者为 A，有症状为 B。全身症状包括三个方面：①发热 38℃ 以上，连续 3d 以上，且无感染原因；②6 个月内体重减轻 10% 以上；③盗汗：即入睡后出汗。

（二）鉴别诊断

（1）淋巴结肿大应与感染、免疫、肿瘤性疾病继发的淋巴结病变相鉴别。

（2）淋巴结炎多有感染灶，淋巴结肿大伴红、肿、热、痛等急性期症状。急性期过后，淋巴结缩小，疼痛消失。慢性淋巴结炎的淋巴结肿大一般为 0.5～1.0cm，质地较软、扁、多活动，与 HL 肿大淋巴结的大、丰满和质韧不同。

（3）结节病多见于青少年及中年人，多侵及淋巴结，可伴多处淋巴结肿大，常见于肺门淋巴结对称性肿大，或有气管旁及锁骨上淋巴结受累，淋巴结多在 2cm 直径内，质地一般较硬，可伴长期低热。活检病理可找到上皮样结节，Kvein 试验 90% 呈阳性反应，血管紧张素转换酶在淋巴结及血清中均升高。

（4）肿瘤淋巴结转移多有原发病灶的表现，淋巴结活检有助于鉴别。

（5）病理方面，混合细胞型因基质细胞丰富，需与外周 T 细胞淋巴瘤和富 T 细胞的 B 细胞淋巴瘤鉴别，此时，免疫组化的结果非常关键。RS 细胞对霍奇金淋巴瘤的病理组织学诊断有重要价值，但近年报道 RS 细胞可见于传染性单核性细胞增多症、结缔组织病及其他恶性肿瘤。因此在缺乏霍奇金淋巴瘤其他组织学改变时，单独见到 RS 细胞，不能确诊霍奇金淋巴瘤。

六、治疗

早期病例（Ⅰ、Ⅱ期）对放射治疗敏感，治愈率达 80% 以上，但因单一放疗的近期和远期毒副反应很大，为了减少治疗毒副反应，近几十年来对早期病例采用低毒性 ABVD 方案（阿霉素、博莱霉素、长春新碱、达卡巴嗪）联合化疗，也取得了类似放疗的好效果。进展期（Ⅲ、Ⅳ期）病例，主张以 ABVD 方案为金标准治疗，治愈率也在 60% 以上。而预后最差的复发和难治性病例,由于大剂量化疗和自体造血干细胞移植的发展,其疗效和生存期也得到改善。

Ⅰ～Ⅱ期的霍奇金淋巴瘤,目前认为最佳的治疗方案是4～6个周期的ABVD方案联合20～30Gy的受累野的照射治疗。ABVD方案对生育功能影响小,较少引起继发性肿瘤。Ⅲ～Ⅳ期霍奇金淋巴瘤患者亦以化疗为主,ABVD方案仍然是标准方案。ABVD方案6～8个周期,其中在4～6个周期后复查,若达到完全缓解(complete remission,CR)/未确定的CR(unconfirmed CR,CRu),则继续化疗2个周期,伴有巨大肿块的患者需行巩固性放疗。

对于难治性的和联合化疗后复发的霍奇金淋巴瘤,则包括3种情况。

(1)原发耐药,初始化疗即未能获得CR。

(2)联合化疗虽然获得缓解,但是缓解时间<1年。

(3)化疗后缓解时间>1年。缓解时间>1年后复发病例,可仍然使用以前的有效方案。

近年来国际多个霍奇金淋巴瘤研究组推出多个解救方案,获得了一定的疗效,其中包括ICE方案(异环磷酰胺、卡铂、依托泊苷)、DHAP(地塞米松、顺铂、阿糖胞苷)、ESHAP(依托泊苷、甲泼尼龙、阿糖胞苷、顺铂)等。对于原发耐药或缓解不>1年的病例,可以应用大剂量化疗结合自身造血干细胞移植治疗。异体造血干细胞移植的指征为:①患者缺乏足够的干细胞进行移植;②患者原有病变病情稳定但骨髓持续浸润;③自体移植后复发的患者。

七、预后

霍奇金淋巴瘤是化疗可治愈的肿瘤之一,其预后与组织类型及临床分期紧密相关。淋巴细胞为主型(包括WHO分类的NLPHL和LRCHL)预后最好,5年生存率可达94.3%,但NLPHL和LRCHL的预后差异有待进一步研究,而淋巴细胞消减型最差,5年生存率仅为27.4%。霍奇金淋巴瘤临床分期,Ⅰ期5年生存率在90%以上,Ⅳ期为31.9%;有全身症状较无全身症状为差;儿童及老年人预后一般比中青年为差;女性预后较男性为好。

国际上将七个因素综合起来,以评估患者的预后,包括性别、年龄、AnnArbor分期、白细胞计数、淋巴细胞计数、血红蛋白浓度、血清清蛋白水平。男性、年龄≥45岁、Ann Arbor分期为Ⅳ期、白细胞数≥15×10^9/L,淋巴细胞绝对值<15×10^9/L,血红蛋白<105g/L,血清清蛋白<40g/L中,具有上述5～7个因素的患者,5年的无进展生存率只有42%。

(安立才)

第三节　非霍奇金淋巴瘤

一、病因和发病机制

与霍奇金淋巴瘤一样,非霍奇金淋巴瘤的病因和发病机制尚未完全阐明,可能与以下多种因素有关。

(一)感染

1. EB病毒

Burkitt淋巴瘤有明显地方流行性。这类患者80%以上的血清中EB病毒抗体滴定度明显增高,而非 Burkitt 淋巴瘤患者滴定度增高者仅 14%。普通人群中滴定度高者发生 Burkitt 淋巴瘤的机会也明显增多。均提示 EB 病毒是 Burkitt 淋巴瘤的病因。EB 病毒与 T 细胞淋巴瘤和免疫缺陷相关淋巴瘤也有密切的关系。

2. 反转录病毒

日本的成人 T 细胞淋巴瘤/白血病有明显的家族集中趋势,且呈地区性流行。20 世纪 70 年代后期一种反转录病毒人类 T 细胞白血病/淋巴瘤病毒(HTLV)被证明是成人 T 细胞白血病/淋巴瘤的病因。另一反转录病毒 HTLVII 近来被认为与 T 细胞皮肤淋巴瘤(蕈样肉芽肿)的发病有关。非霍奇金淋巴瘤为 AIDS 相关性肿瘤之一,艾滋病患者患非霍奇金淋巴瘤的危险性是普通人群的 60~100 倍。

3. HHV - 8

人类疱疹病毒 -8(HHV -8)也称 Kaposi 肉瘤相关疱疹病毒,是一种亲淋巴细胞 DNA 病毒,与较少见的 NHL 类型即特征性体腔淋巴瘤/原发性渗出性淋巴瘤(PEL)有关。

4. 幽门螺杆菌

胃黏膜淋巴瘤是一种 B 细胞黏膜相关的淋巴样组织(MALT)淋巴瘤,幽门螺杆菌抗原的存在与其发病有密切的关系,抗幽门螺杆菌治疗可改善其病情。

(二)免疫功能低下

患者的免疫功能低下也与淋巴瘤的发病有关。近年来发现遗传性或获得性免疫缺陷患者伴发淋巴瘤者较正常人为多,器官移植后长期应用免疫抑制剂而发生恶性肿瘤者,其中 1/3 为淋巴瘤。干燥综合征患者中淋巴瘤发病率比一般人群高。

(三)环境因素及职业暴露

如使用杀虫剂、除草剂、杀真菌剂等,以及长期接触溶剂、皮革、染料及放射线等都与非霍奇金淋巴瘤的发生有关。

二、病理和分型

非霍奇金淋巴瘤病变淋巴结切面外观呈鱼肉样。镜下正常淋巴结构破坏,淋巴滤泡和淋巴窦可以消失。增生或浸润的淋巴瘤细胞成分单一排列紧密,大部分为 B 细胞性。非霍奇金淋巴瘤常原发累及结外淋巴组织,往往跳跃性播散,越过邻近淋巴结向远处淋巴结转移。大部分非霍奇金淋巴瘤为侵袭性,发展迅速,易发生早期远处扩散。有多中心起源倾向,有的病例在临床确诊时已播散至全身。

1982 年美国国立癌症研究所制订了非霍奇金淋巴瘤国际工作分型(IWF),依据 HE 染色形态学特征将非霍奇金淋巴瘤分为 10 个类型。在相当一段时间内,被各国学者认同与采纳。但 IWF 未能反映淋巴瘤细胞的免疫表型(B 细胞或 T 细胞来源),也未能将近年来运用免疫组化、细胞遗传学和分子生物学等新技术而发现的新病种包括在内。

WHO 分类对认识不同类型淋巴瘤的疾病特征和制订合理的个体化的治疗方案具有重要意义。按肿瘤的细胞来源确定类型,淋巴组织肿瘤包括淋巴瘤和其他淋巴组织来源的肿瘤,该分类已为病理与临床所沿用。

WHO(2008)分型方案中较常见的非霍奇金淋巴瘤亚型包括以下几种。

(一)边缘带淋巴瘤边缘带淋巴瘤(MZL)

MZL 为发生部位在边缘带,即淋巴滤泡及滤泡外套之间结构的淋巴瘤。边缘带淋巴瘤系

B 细胞来源,CD5 + ,表达 BCL－2,在 IWF 往往被列入小淋巴细胞型或小裂细胞型,临床经过较缓,属于"惰性淋巴瘤"的范畴。

1. 淋巴结边缘区 B 细胞淋巴瘤(MZBL)

MZBL 系发生在淋巴结边缘带的淋巴瘤,由于其细胞形态类似单核细胞,亦称为"单核细胞样 B 细胞淋巴瘤"。

2. 脾边缘区细胞淋巴瘤(SMZL)

SMZL 可伴随绒毛状淋巴细胞。

3. 结外黏膜相关性边缘区 B 细胞淋巴瘤(MALT)

MALT 系发生在结外淋巴组织边缘带的淋巴瘤,可有 t(11;18),包括甲状腺的桥本甲状腺炎、涎腺的干燥综合征以及幽门螺杆菌相关的胃淋巴瘤。

(二)滤泡性淋巴瘤

滤泡性淋巴瘤(FL)指发生在生发中心的淋巴瘤,为 B 细胞来源,CD5 + ,BCL－2^+,伴 t(14;18)。为"惰性淋巴瘤",化疗反应好,但不能治愈,病程长,反复复发或转成侵袭性。

(三)套细胞淋巴瘤

套细胞淋巴瘤(MCL)曾称为外套带淋巴瘤或中介淋巴细胞淋巴瘤。在 IWF 常被列入弥散性小裂细胞型。来源于滤泡外套的 B 细胞,CD5 + ,BCL－2^+,常有 t(11;14)。临床上老年男性多见,占非霍奇金淋巴瘤的 8%。本型发展迅速,中位存活期 2～3 年,属侵袭性淋巴瘤,化疗完全缓解率较低。

(四)弥散性大 B 细胞淋巴瘤

弥散性大 B 细胞淋巴瘤(DLBCL)是最常见的侵袭性 NHL,常有 t(3;14),与 BCL－2 表达有关,其 BCL－2 表达者治疗较困难,5 年生存率在 25% 左右,而低危者可达 70% 左右。

(五)伯基特淋巴瘤

伯基特淋巴瘤(BL)由形态一致的小无裂细胞组成。细胞大小介于大淋巴细胞和小淋巴细胞之间,胞浆有空泡,核仁圆,侵犯血液和骨髓时即为急性淋巴细胞白血病 L3 型。CD20 + ,CD22 + ,CD5 - ,伴 t(8;14),与 MYC 基因表达有关,增生极快,是严重的侵袭性非霍奇金淋巴瘤。流行区儿童多见,颌骨累及是其特点。非流行区,病变主要累及回肠末端和腹部脏器。

(六)血管免疫母细胞性 T 细胞淋巴瘤

血管免疫母细胞性 T 细胞淋巴瘤(AITCL)过去认为系一种非恶性免疫性疾患,称作血管免疫母细胞性淋巴结病(AILD),近年来研究确定为侵袭性 T 细胞淋巴瘤的一种,表现为淋巴结肿大、脏器肿大、发热、皮疹、瘙痒、嗜酸性粒细胞增多和免疫学谱异常。病理特征为淋巴结多形性浸润,伴高内皮小静脉和滤泡的树突状细胞常显著增生。CD4 表达比 CD8 更常见。

(七)间变性大细胞淋巴瘤

间变性大细胞淋巴瘤(ALCL)细胞形态特殊,类似 Reed:Sternberg 细胞,有时可与霍奇金淋巴瘤和恶性组织细胞病混淆。细胞呈 CD30 + ,常有 t(2;5)染色体异常。位于 5q35 的核磷蛋白(nucleophosimn,NPM)基因融合到位于 2p23 的编码酪氨酸激酶受体的 ALK 基因,形成 NPM－ALK 融合蛋白。

临床常有皮肤侵犯,伴或不伴淋巴结及其他结外部位病变。免疫表型可为 T 细胞型或 NK 细胞型。临床发展迅速,ALK 阳性者预后较好。

（八）周围 T 细胞淋巴瘤

周围 T 细胞淋巴瘤（PTCL）所谓"周围性"，指 T 细胞已向辅助 T 或抑制 T 分化，可表现为 CD4 + 或 CD8 + ，而未分化的胸腺 T 细胞 CD4,CD8 均呈阳性。本型为侵袭性淋巴瘤的一种，化疗效果可能比大 B 细胞淋巴瘤差。本型通常表现为大、小混合的不典型淋巴细胞，在工作分型中可能被列入弥散性混合细胞型或大细胞型。本型日本多见，在欧美约占淋巴瘤中的 15% ，我国也较多见。

（九）成人 T 细胞白血病/淋巴瘤

成人 T 细胞白血病/淋巴瘤是周围 T 细胞淋巴瘤的一个特殊类型，与 HTLV－1 病毒感染有关，主要见于日本及加勒比海地区。肿瘤或白血病细胞具有特殊形态。常表达 CD3、CD4、CD25 和 CD52。临床常有皮肤肺及中枢神经系统受累，伴血钙升高，通常伴有免疫缺陷。预后恶劣，化疗后往往死于感染。中位存活期不足一年，本型我国很少见。

（十）蕈样肉芽肿（MF）

侵及末梢血液为赛塞里综合征。临床属惰性淋巴瘤类型。增生的细胞为成熟的辅助性 T 细胞，呈 CD3 + 、CD4 + 、CD8 － 。MF 系皮肤淋巴瘤，发展缓慢，临床分三期：红斑期—皮损无特异性；斑块期；最后进入肿瘤期。皮肤病变的病理特点为表皮性浸润，具有 Pautrier 微脓肿。赛塞里综合征罕见，见于成人，是 MF 的白血病期，可有全身红皮病、瘙痒、外周血有大量脑回状核的赛塞里细胞（白血病细胞）。后期可侵犯淋巴结及内脏，为侵袭性皮肤 T 细胞淋巴瘤。

三、临床表现

相对霍奇金淋巴瘤而言，非霍奇金淋巴瘤随年龄增长而发病增多，男性较女性为多。非霍奇金淋巴瘤有远处扩散和结外侵犯倾向，对各器官的侵犯较霍奇金淋巴瘤多见。除惰性淋巴瘤外，一般发展迅速。

（一）全身症状

发热、消瘦、盗汗等全身症状多见于晚期，全身瘙痒很少见。

（二）淋巴结肿大

为最常见的首发临床表现，无痛性颈和锁骨上淋巴结进行性肿大，其次为腋窝、腹股沟淋巴结。其他以高热或各系统症状发病也很多见。与霍奇金淋巴瘤不同，其肿大的淋巴结一般不沿相邻区域发展，且较易累及滑车上淋巴结、口咽环病变、腹腔和腹膜后淋巴结（尤其是肠系膜和主动脉旁淋巴结），但纵隔病变较霍奇金淋巴瘤少见。低度恶性淋巴瘤时，淋巴结肿大多为分散、无粘连，易活动的多个淋巴结，而侵袭性或高度侵袭性淋巴瘤，进展迅速者，淋巴结往往融合成团，有时与基底及皮肤粘连，并可能有局部软组织浸润、压迫、水肿的表现。淋巴结肿大亦可压迫邻近器官，引起相应症状。纵隔、肺门淋巴结肿块可致胸闷、胸痛、呼吸困难、上腔静脉压迫综合征等。腹腔内肿块可致腹痛、腹块、肠梗阻、输尿管梗阻、肾盂积液等。

（三）淋巴结外受累

非霍奇金淋巴瘤的病变范围很少呈局限性，多见累及结外器官。据统计，咽淋巴环病变占非霍奇金淋巴瘤的 10% ~15% ，发生部位最多在软腭、扁桃体，其次为鼻腔及鼻窦，临床有吞咽困难、鼻塞、鼻出血及颌下淋巴结大。胸部以肺门及纵隔受累最多，半数有肺部浸润或（和）胸腔积液。尸解中近 1/3 可有心包及心脏受侵。非霍奇金淋巴瘤累及胃肠道部位以小肠为多，其中半数以上为回肠，其次为胃，结肠很少受累。临床表现有腹痛、腹泻和腹块，症状可类似消化性溃疡、肠结核或脂肪泻等,常因肠梗阻或大量出血施行手术而确诊。活检证实 1/4 ~ 1/2 患者有肝脏受累,脾大仅见于较后期病例。原发于脾的非霍奇金淋巴瘤较少见。尸解 33.5% 有肾脏损害,但有临床表现者仅 23%,主要为肾肿大、高血压、肾功能不全及肾病综合征。中枢神经系统病变多在疾病进展期,以累及脑膜及脊髓为主。骨骼损害以胸椎及腰椎最常见,股骨、肋骨、骨盆及头颅骨次之。骨髓累及者 1/3 ~ 2/3,约 20% 非霍奇金淋巴瘤患者在晚期发展成急性淋巴瘤细胞白血病。皮肤受累表现为肿块、皮下结节、浸润性斑块、溃疡等。

四、实验室和辅助检查

(一)血液和骨髓检查

非霍奇金淋巴瘤白细胞数多正常,伴有淋巴细胞绝对和相对增多。晚期并发急性淋巴瘤细胞白血病时可呈现白血病样血常规和骨髓象。

(二)化验检查

血清乳酸脱氢酶常见升高并提示预后不良。当血清碱性磷酸酶活力或血钙增加,提示骨骼累及。B 细胞非霍奇金淋巴瘤可并发抗人球蛋白试验阳性或阴性的溶血性贫血,少数可出现单克隆 IgA 或 IgM。

非霍奇金淋巴瘤累及中枢神经系统时,脑脊液可有改变。

(三)影像学检查

见本节"霍奇金淋巴瘤"。

(四)病理学检查

1. 淋巴结活检、印片

见本节"霍奇金淋巴瘤"。

2. 淋巴细胞分化抗原检测

测定淋巴瘤细胞免疫表型可以区分 B 细胞或 T 细胞免疫表型,非霍奇金淋巴瘤大部分为 B 细胞性。还可根据细胞表面的分化抗原了解淋巴瘤细胞的成熟程度。

3. 染色体易位检查

染色体易位检查有助非霍奇金淋巴瘤分型诊断。t(14;18)是滤泡细胞淋巴瘤的标记,t(11;18)是边缘区淋巴瘤的标记,t(8;14)是 Burkitt 淋巴瘤的标记,t(11;14)是套细胞淋巴瘤的标记,t(2;5)是 CD30 + 间变性大细胞淋巴瘤的标记,3q27 异常是弥散性大细胞淋巴瘤的染色体标志。

4. 基因重排

确诊淋巴瘤有疑难者可应用聚合酶链式反应(PCR)技术检测 T 细胞受体(TCR)基因重排和 B 细胞 H 链的基因重排。还可应用 PCR 技术检测 BCL - 2 基因等为分型提供依据。

(五)剖腹探查

见本节"霍奇金淋巴瘤"。

五、诊断和鉴别诊断

(一)诊断

凡无明显感染灶的淋巴结肿大,应考虑到本病,如肿大的淋巴结具有饱满、质韧等特点,就更应该考虑到本病,应做淋巴结印片及病理切片或淋巴结穿刺物涂片检查。怀疑皮肤淋巴瘤时可作皮肤活检及印片。

伴有血细胞数量异常,血清碱性磷酸酶增高或有骨骼病变时,可作骨髓活检和涂片寻找淋巴瘤细胞了解骨髓受累的情况。根据组织病理学检查结果做出淋巴瘤的诊断和分类分型诊断。应尽量采用免疫组化、细胞遗传学和分子生物学检查,按 WHO(2008)的造血和淋巴组织肿瘤分型标准做出诊断。

同霍奇金淋巴瘤一样,诊断后按 AnnArbor 方案进行临床分期和分组。

(二)鉴别诊断

(1)淋巴瘤与其他淋巴结肿大疾病相区别,局部淋巴结肿大要排除淋巴结炎和恶性肿瘤转移。结核性淋巴结炎多局限于颈两侧,可彼此融合,与周围组织粘连,晚期由于软化、溃破而形成窦道。

(2)以发热为主要表现的淋巴瘤须和结核病、败血症、结缔组织病、坏死性淋巴结炎和恶性组织细胞病等鉴别。结外淋巴瘤须和相应器官的其他恶性肿瘤相鉴别。

六、治疗

非霍奇金淋巴瘤不是沿淋巴结区依次转移,而是跳跃性播散且有较多结外侵犯,这种多中心发生的倾向使非霍奇金淋巴瘤的临床分期的价值和扩野照射的治疗作用不如霍奇金淋巴瘤,决定其治疗策略应以联合化疗为主。

(一)化学治疗

1. 惰性淋巴瘤 B 细胞

惰性淋巴瘤主要包括小淋巴细胞淋巴瘤,边缘带淋巴瘤和滤泡细胞淋巴瘤等。T 细胞惰性淋巴瘤指蕈样肉芽肿/赛塞里综合征。惰性淋巴瘤发展较慢,化放疗有效,但不易缓解。该组 I ~ II 期放疗或化疗后存活可达 10 年,部分患者有自发性肿瘤消退。III ~ IV 期患者化疗后,虽会多次复发,但中数生存时间也可达 10 年。故主张姑息性治疗原则,尽可能推迟化疗,如病情有所发展,可单独给以苯丁酸氮芥 4 ~ 12mg,每天 1 次,口服或环磷酰胺 100mg,每天 1 次口服。联合化疗可用 COP 方案。临床试验表明无论单药或联合化疗,强烈化疗效果差,不能改善生存。

嘌呤类似物是一种新的化疗药物,如氟达拉滨、克拉屈滨(2 - 氯脱氧腺苷,2 - CdA),对惰性淋巴瘤的治疗效果较好。两者单药治疗的反应率为 40% ~ 70%。

2. 侵袭性淋巴瘤 B 细胞

侵袭性淋巴瘤主要包括套细胞淋巴瘤,弥散大 B 细胞淋巴瘤和伯基特淋巴瘤等,T 细胞侵袭性淋巴瘤包括血管免疫母细胞性 T 细胞淋巴瘤间变性大细胞淋巴瘤和周围 T 细胞淋巴瘤等。侵袭性淋巴瘤不论分期均应以化疗为主,对化疗残留肿块,局部巨大肿块或中枢神经系统累及可行局部放疗扩野照射(25Gy)作为化疗的补充。

CHOP 方案的疗效与其他治疗非霍奇金淋巴瘤的化疗方案类似而毒性较低。因此,该方案为侵袭性非霍奇金淋巴瘤的标准治疗方案。使用粒细胞集落刺激因子 5μg/kg,5 ~ 8d,可减少白细胞下降。

CHOP 方案每 3 周一疗程,4 个疗程不能缓解,应该改变化疗方案。完全缓解后巩固 2 个疗程,可结束治疗,但化疗不应 <6 个疗程。长期维持治疗并无好处。本方案 5 年无病生存率达 41% ~ 80%。

CHOP 方案可治愈 30% 的 DLBCL。单中心研究提示,三代方案如 m - BACOD、MACOP - B 缓解率较高,使长期无病生存率增加到 55% ~ 65% 。但随机临床研究比较 CHOP 方案与第三代方案治疗初治 DLBCL 的疗效,结果发现各组的完全缓解率和部分缓解率无明显差异。随访 3 年时,患者的无病生存率没有因使用第三代方案而提高。相反,致命性毒性反应发生率上升。

血管免疫母细胞性 T 细胞淋巴瘤及伯基特淋巴瘤进展较快,如不积极治疗,几周或几个月内即会死亡,应采用强烈的化疗方案予以治疗。大剂量环磷酰胺组成的化疗方案对伯基特淋巴瘤有治愈作用,应考虑使用。

全身广泛播散的淋巴瘤或有向白血病发展倾向者或已转化成白血病的患者,可试用治疗淋巴细胞白血病的化疗方案,如 VDLP 方案。ESHAP 方案对复发淋巴瘤有一定的完全缓解率。

(二)生物治疗

1. 单克隆抗体

非霍奇金淋巴瘤大部分为 B 细胞性,后者 90% 表达 CD20。霍奇金淋巴瘤的淋巴细胞为主型也高密度表达 CD20。凡 CD20 阳性的 B 细胞淋巴瘤均可应用抗 CD20 单抗(利妥昔单抗,$375mg/m^2$)治疗。后者是一种针对 CD20 抗原的人鼠嵌合型单抗,它的主要作用机制是通过介导抗体依赖的细胞毒性(ADCC)和补体依赖的细胞毒性(CDC)作用杀死淋巴瘤细胞,并可诱导淋巴瘤细胞凋亡,增加淋巴瘤细胞对化疗药物的敏感性。抗 CD20 单抗与 CHOP 等联合化疗方案合用治疗惰性或侵袭性淋巴瘤可显著提高 CR 率和延长无病生存时间。关于利妥昔单抗单药维持治疗的问题,在滤泡性淋巴瘤中已经证明利妥昔单抗维持治疗可延长无进展生存期,甚至总生存期,但在 DLBCL 中的地位尚未确定。

此外,B 细胞淋巴瘤在造血干细胞移植前用 CD20 单抗作体内净化可以提高移植治疗的疗效。

2. 干扰素

干扰素是一种能抑制多种血液肿瘤增生的生物制剂,其抗肿瘤作用机制主要有:与肿瘤细胞直接结合而抑制肿瘤增生,间接免疫调节作用。对蕈样肉芽肿和滤泡性淋巴瘤有部分缓解作用。

胃黏膜相关淋巴样组织淋巴瘤可使用抗幽门螺杆菌的药物杀灭幽门螺杆菌,经抗菌治疗后部分患者淋巴瘤症状改善,甚至临床治愈。

(三)造血干细胞移植(HSCT)

大剂量化疗联合自体造血干细胞移植(auto - HSCT)已经成为治疗失败患者的标准治疗。也可作为预后差的高危淋巴瘤的初次 CR 期巩固强化的治疗选择,亦是复发性非霍奇金淋巴瘤的标准治疗。

异基因造血干细胞移植(allo - HSCT)的移植相关毒副反应较大,较少用于恶性淋巴瘤。但如属缓解期短、难治易复发的侵袭性淋巴瘤,如 T 细胞淋巴瘤、套细胞淋巴瘤和 Burkitt 淋巴瘤,或伴骨髓累及,55 岁以下,重要脏器功能正常,可考虑行异基因造血干细胞移植,以期取得较长期缓解和无病存活。异基因移植一方面可最大限度杀灭肿瘤细胞,另一方面可诱导移植物抗淋巴瘤作用,此种过继免疫的形成有利于清除微小残留病灶(MRD),使治愈的机会有所增加。

（四）手术治疗

合并脾功能亢进者如有切脾指征，可行切脾术以提高血常规，为后继化疗创造有利条件。

七、预后

临床上最常用而且已被证明有预后价值的风险评估系统是国际预后指数（IPI）评分。该系统基于年龄（≤60 岁/ >60 岁）、AnnArbor 分期（Ⅰ ~ Ⅱ期/Ⅲ ~ Ⅳ期）、血清乳酸脱氢酶水平（小于正常/大于等于正常）、体力状态（PS 评分 <2 分/≥2 分）和结外累及部位的数量（≤1 个/ >1 个）五个因素，根据具有的预后因子数量将患者分为低危、低中危、高中危及高危四类。

（安立才）

第十章 输　血

第一节　输血流程

一、输血申请

输血是临床上作为治疗或辅助治疗的重要手段,但不规范的输注可能造成不良后果,严重者可能危及生命。因此在决定输血前医生应谨慎为之。

(一)输血前评估与告知

(1)经治医生应根据患者情况进行输血前评估,包括患者的一般情况、贫血程度、心肺功能、预计手术失血量、对失血和(或)贫血的耐受力等,并进行相关实验室检查。

(2)所有择期手术患者在手术前由经治医生告知患者或其近亲属进行输血前检查的内容和目的(输血前检查内容如下:①感染因子检测:乙肝五项、HCV、HIV、梅毒螺旋体、肝功能;②输血前相容性检测:ABO、Rh 血型,不规则抗体检测,交叉配血试验等),以及输血的目的和必要性、可能的替代方法(如自身输血等)、所输血液的品种、可能的数量、输注异体血可能发生的不良反应及患经血传播疾病的可能性,征得患者或其亲属同意。签署输血前检查和输血治疗同意书(急诊除外,检查后补签),并入病历保存;谈话内容详细记录于病历中。

(二)输血申请单

输血申请单记录着患者输血前状态信息,既是医生为患者作出输血治疗决定的依据,也是具有法律效力的重要医疗文书。所以,申请医师应逐项填写临床输血申请单,要求项目齐全、不缺项、漏项,字迹清晰,易于辨认,准确提供患者相关信息,包括姓名、性别、年龄、住院号、输血史、妊娠史、临床诊断、血型、血红蛋白浓度、血小板计数和血细胞比容,所需血制品名称、数量、输注时间等。

(三)审核审批

(1)输血申请单必须逐项填写,特别是诊断、输血史、妊娠史、血红蛋白浓度等,第一次送检时 ABO、Rh 血型填"待查",输血前感染因子检测结果填"待检",填写不符合要求的输血申请单输血科禁止签收。已经做过血型和输血前检查或已输过血的患者必须填写检验结果,否则输血科应要求医生重新填写输血申请单。

(2)同一患者一天申请备血量少于 800mL 的,由具有中级以上专业技术职务任职资格的医师提出申请,上级医师核准签发后,方可备血。

(3)同一患者一天申请备血量在 800～1600mL 的,由具有中级以上专业技术职务任职资格的医师提出申请,上级医师审核,科主任核准签发后,方可备血。

(4)同一患者一天申请备血量达到或超过 1600mL 的,由具有中级以上专业技术职务任职资格的医师提出申请,并填写大量用血审批表,科主任核准签发,报医务部门批准后,方可备血(急诊用血除外,但事后需补办手续)。

（5）同一患者 24h 内输血量累计达到 1600mL 时亦视为大量输血,临床医师在第二天应补办相关审批手续。

（6）需用全血的患者,由主治医师填写全血输血审批表,经上级医师审核,科主任签名,报医务处批准(急诊用血除外,但事后需补办手续)。

（7）对无自主意识的患者且无亲属签字的紧急输血,以挽救患者生命为原则决定输血时,报业务主管部门批准实施,备案并记入病历。

（8）对特殊需求用血,如小剂量(0.5U)、血小板制剂、稀有血型患者等,应提前备血,以便与供血机构预约。

二、输血标本的采集和保存

（一）标本采集

（1）采集前护士持临床输血申请单至床前,认真核对患者身份,若患者是清醒的应要求其回答自己的姓名;不清醒时通过询问其家属确认其身份,确认无误后采集血标本。同一采血人不得同时采集两位以上患者用于交叉配血的标本,以防抽错标本。

（2）有干扰交叉配血试验结果的治疗时,应在治疗前采集血标本备用。

（3）血标本采集后,采血人员必须于床旁将血标本贴上标签或条形码,内容至少包括患者姓名、性别、住院号等,并在临床输血申请单上签名,注明采血时间(具体到分钟),并仔细核对,确认无误。

（4）血标本可为抗凝或非抗凝血标本(一般常用抗凝血标本,不得使用肝素抗凝剂,尽量使用输血专用采血管,抗凝剂推荐使用 EDTA),量不少于 3mL,疑难配血的血标本要求送检 2 管,抗凝和不抗凝血各 1 管,量不少于 3mL。

（5）受血者交叉配血试验的血标本必须是输血前 3d 之内的,样本不得有溶血、稀释、污染等情况,原则上不得从输液的静脉中抽取,避免药物等干扰配血结果;送检标本应能准确反映患者当前体内的血液免疫学状况。

（二）标本保存

（1）标本不能及时送检或检测时,应置于 4～10℃ 冰箱保存,并有明显标识。

（2）检测完毕的受血者和供血者血样标本储存于冰箱(4～10℃)至少保存 7d,以便在发生输血不良反应时复查和追踪调查。

（3）保存期满的标本按《医疗废物管理条例》的规定处理。

三、输血前检查

输血前对受血者和供血者血液进行必要的输血前血清学检查,使输入受血者体内的血细胞不凝集、不溶血,输入的血浆成分不破坏受血者自身红细胞,也就是保证输入的血液或成分血液与受血者血液在免疫血液学方面相容。其目的是保证输注的血液成分对受血者安全、有效。其主要内容包括以下几个方面。

（1）掌握、核对受血者的有关资料,包括受血者的姓名、性别、年龄、种族、科室、床号、住院号、临床诊断、输血史、药物史及妊娠史等。一旦出现异常现象,这些资料对解决出现的问题和分析结果有一定的参考价值。

（2）血标本合格与否,直接关系到安全输血的成效好坏。

（3）对患者送检标本进行输血前感染因子检测，包括乙肝五项、HCV、HIV、梅毒螺旋体、肝功能等。

（4）输血前相容性检测：包括 ABO 血型、Rh 血型、红细胞同种抗体筛查和鉴定、交叉配血试验等；必要时进行疑难血型鉴定和疑难配血试验。

四、血液发放

输血科交叉配血完毕后通知用血科室，用血科室医护人员凭取血通知单到输血科取血。血液发放必须遵循以下规定。

（1）取血人员应是医护人员或经过培训合格的人员，严禁患者本人或家属取血。

（2）取血者与输血科发血人员共同核对，做到"三查""十对"。"三查"即检查血液有效期、血液颜色是否正常、血袋有无破损渗漏。"十对"即核对患者姓名、性别、年龄、住院号、床号、血型、血袋号、交叉配血结果、血液种类和剂量。核对无误，双方签字确认。

（3）注意冷链保护，血液放置在血液运输箱内取回，冰块不得与血液直接接触。红细胞、融化后的血浆和冷沉淀运输温度为 2～6℃，单采血小板和单采粒细胞尽量保持在 20～24℃。

（4）血液取回后必须在 30min 以内开始输注，不得自行存放。若因故暂时不输注，应立即送回输血科保存。

（5）血液已经发出，除因血液质量原因外不得退回。

五、输血操作规程

（一）输血前

（1）输血操作必须是有资质的护士才能进行。护士遵医嘱持临床输血申请单，严格按照输血标本采集规定，采集患者血型鉴定、交叉配血标本。

（2）取血时由医护人员或经过培训合格的人员，持取血通知单，与输血科发血人员按规定核对患者信息、血液信息，准确无误后方可取血。

（3）血液取回后，由两名医护人员共同核对交叉配血单和血制品，各项内容完全一致时，方可输血。

（二）输血中

（1）输血时，由两名医护人员带病历到患者床旁，核对患者信息，确认与交叉配血单相符，再次核对血液信息，正确后用符合标准的输血器开始输血。

（2）按先慢后快的原则，开始前 15min 宜慢，一般在 2mL/min 或每分钟 15～20 滴，严密观察，然后按患者情况调节输注速度。年老体弱者、婴幼儿、心肺功能障碍者宜慢[1mL/（kg·h）]；急性大出血需输血时速度宜快，成人可达 50～100mL/min；一般情况成人输血速度为 5～10mL/min。

（3）1U 全血应在 30～40min 内输完。一袋血液（1U 或 2U）输注最长时间一般不超过 4h，防止因输注时间过长血液发生变质或细菌污染。

（4）输血中定时观察核对，输血前、后或连续输用不同供血者的血液时，用静脉注射生理盐水冲洗输血相关管路。

（三）输血后

（1）输血完毕拔针后嘱患者按压针孔处 3～5min，24h 内不得洗涤针孔处。

（2）将输血过程记录入病历，内容有：核对人员、输血开始和结束时间、血制品种类和数量、患者有无不良反应及发生输血不良反应时的处理情况等。

（3）仔细填写输血不良反应回报单，连同血袋送输血科保存（或血袋在病房 2～6℃冰箱保存至少 24h 后按规定处理）。

（潘　微）

第二节　输血不良反应

一、概述

（一）定义

输血不良反应是指输血过程中或输血后发生的，用患者原有疾病不能解释的不良反应。

（二）分类

1. 按输血不良反应发生的时间分类

（1）急性输血反应：输血过程中或输血后 24h 内发生的不良反应。

（2）迟发性输血反应：发生于输血 24h 以后的不良反应。

2. 按输血不良反应有无免疫性因素参与分类

（1）免疫性反应：由于血型特异性抗原抗体的存在引起的免疫反应所致。

（2）非免疫性反应：由于血制品物理效应所致。

3. 按输血不良反应发生的主要症状和体征分类

按此分类可分为发热反应、过敏反应、溶血反应等。

二、溶血性输血反应

（一）急性溶血性输血反应（AHTR）

1. 病因

大多数 AHTR 是由 ABO 血型系统不相容引起的，少数与 Kidd、Kell、Duffy 等血型抗体有关。引起 AHTR 的抗体多为 IgM，抗体和红细胞膜上的血型抗原结合、激活补体，形成膜攻击物，造成红细胞溶解。主要为血管内溶血。

2. 诊断

（1）临床表现：输血后数分钟至数小时出现寒战、发热、恶心、呕吐、腰背痛、呼吸困难、心动过速及血压下降、全身出血及血红蛋白尿，严重者还出现少尿或无尿等症状，进而发展为肾衰竭、休克、DIC，甚至死亡。

（2）实验室检查：立即抽取患者静脉血标本。复查患者输血前、输血后及血袋内血液 ABO、Rh 血型；重复交叉配血试验；检测患者血浆中游离血红蛋白；抗人球蛋白试验；不规则抗体筛查和鉴定；其他辅助检查，如血涂片、血浆结合珠蛋白等。

3. 治疗

（1）立即停止输血，快速建立静脉输液通路。

（2）给予利尿剂，碱化尿液，记录尿量，防止肾衰竭。

（3）应用肾上腺皮质激素，减轻反应症状。

（4）检测凝血状况，预防 DIC。

（5）严重溶血者尽早进行血浆置换治疗。

4. 预防

关键在于严格而准确地进行输血前相关检查，加强医务人员的责任心教育和技能培训，确保输血的每个环节的准确性和一致性。

（二）迟发性溶血性输血反应（DHTR）

1. 病因

DHTR 多发生于有输血史或妊娠史的患者。多由 Rh、Kidd、Duffy、Kell 等血型系统抗体引起，引起 DHTR 的抗体多为 IgG，几乎都是回忆性抗体反应。机体第一次接触红细胞抗原时，抗体形成较迟，一般不会发生溶血，再次输入带有该抗原的红细胞时产生回忆性抗体反应，几天内产生大量抗体，使供血者红细胞溶解。主要为血管外溶血。

2. 诊断

（1）临床表现：主要表现为不明原因的发热、贫血、黄疸，偶见血红蛋白尿、肾衰竭、DIC。不少 DHTR 因无明显临床症状而被漏诊。

（2）实验室检查：检查血标本及血袋是否溶血；对输血前后的患者标本复查 ABO 及 Rh 血型；复查交叉配血试验；复查不规则抗体；测定患者血清中游离血红蛋白、胆红素、尿素氮、肌酐等。

3. 治疗

（1）停止输血，建立静脉输液通路。

（2）检测患者尿量、肾功能、肝功能。

（3）检测凝血功能状况，预防 DIC。

4. 预防

有输血史、妊娠史的患者输血前做不规则抗体筛查，输血时避免输入相应抗原。

三、非溶血性输血反应

（一）发热反应

1. 病因

由于致热原、免疫反应、血液保存中产生的细胞因子等的存在，患者在输血中或输血后体温上升大于或等于 1℃。

2. 诊断

一般无特殊检查，排除其他原因，包括自身所患发热性疾病、药物因素、溶血性输血反应、细菌污染等引起的发热即可诊断。

3. 治疗

（1）立即停止输血，快速建立静脉输液通路。

（2）复查血型及交叉配血试验。

（3）排除溶血反应及细菌污染。

（4）高热者给予物理降温。

4. 预防

输注去除白细胞的血制品是有效预防措施之一。

（二）过敏反应

1. 病因

近年来研究表明 IgA 抗体是导致过敏反应的最主要原因。由于受血者缺乏 IgA,多次输血后产生 IgA 抗体,再次输入 IgA 时,发生过敏反应。也可由其他原因,如其他血清蛋白抗体、过敏体质、被动获得性抗体、低丙种球蛋白血症等所致。

2. 诊断

常发生于输血后 1 ~ 45min,表现为皮肤瘙痒、荨麻疹、红斑,重者出现支气管痉挛、喉头水肿、呼吸困难等症状。排除患者基础疾病,无过敏以外其他特殊临床表现及实验室特点即可诊断。

3. 治疗

轻微过敏反应无须特别处理,可用抗过敏药物治疗。严重者应立即停止输血,维持静脉输液通路,给予吸氧,以及肾上腺素、氨茶碱及抗组胺药物治疗。喉头水肿严重者及时行气管插管或气管切开。

4. 预防

输血前询问有无过敏史,有血浆过敏史者,输血前可用抗组胺类药物预防,必要时输注洗涤红细胞。对缺乏 IgA 且血中存在 IgA 抗体者,输注不含 IgA 抗体的血液成分。

四、输血相关性急性肺损伤(TRALI)

（一）概述

TRALI 是指从开始输注血制品到输注完毕后的 2 ~ 6h,由于输入了含有与受血者 HLA 相应的抗 HLA、人类中性粒细胞抗原(HNA)相应的抗 HNA 的全血或含有血浆的血液成分,从而发生抗原抗体反应,导致突然发生的急性呼吸功能不全或非心源性肺水肿。

（二）发病机制

目前认为,TRALI 的发生与含有血浆成分的血制品中存在某些白细胞抗体或生物活性脂质密切相关。引起 TRALI 的抗体90% 来自于供血者,少数来自受血者。供血者血浆中的 HLA 抗体、HNA 抗体引起中性粒细胞在受血者肺血管中聚集,激活补体,损伤触发肺内皮细胞损伤和微血管通透性增加,从而导致肺水肿。

（三）诊断

（1）血制品来自多次妊娠的产妇,血液成分中 HLA 抗体和(或)HNA 抗体是强的支持证据。

（2）输血量不大或输血速度不是太快,输血后 2 ~ 6h 发生酷似急性肺水肿的表现时,应考虑诊断为该病。

（3）非泡沫样稀血水样痰。

（4）急性呼吸窘迫,X 线检查示双肺纹理增多,继而出现斑片状阴影,可见支气管充气征。

（5）血氧饱和度 <90% 。

（四）治疗

（1）立即停止输血,保持静脉输液通路。

（2）给予吸氧治疗，必要时行机械通气。

（3）应用激素类药物。

（4）应用抗组胺类药物。

（五）预防

目前无法预测 TRALI 发生，预防的关键是识别高危患者，检出可能引起 TRALI 的供血者和血制品，包括严格掌握输血适应证，尽可能选择少血浆或不含血浆的血制品，需要输注血浆含量多的成分时，最好选择无输血史的男性或初产妇作为供血者，或输注洗涤红细胞；若抗体来自受血者，输注少白细胞红细胞或在条件允许的情况下进行自身输血。

五、输血相关性移植物抗宿主病（TA – GVHD）

（一）概述

TA – GVHD 是输血最严重的并发症之一，是指受血者输入含有供血者免疫活性淋巴细胞（主要是 T 淋巴细胞）的血制品后，不被受血者免疫系统识别和排斥，供血者淋巴细胞在受血者体内植活，增殖并攻击破坏受血者体内的组织器官及造血系统，是致命性的免疫性输血并发症，病死率高达 90% ~ 100%。

（二）发病机制

TA – GVHD 发病机制较为复杂，至今尚未明确。主要与受血者免疫状态输入的淋巴细胞数量及供血者 HLA 有关。其发生需要如下条件：供血者与受血者 HLA 不相容；供血者血液中存在免疫活性细胞；受血者免疫无能，不能排斥供血者细胞。输注异体血后，异体 T 淋巴细胞在受血者体内存活、分裂、增殖，从而引起一系列免疫病理改变及临床表现，是 TA – GVHD 发生的免疫学基础。异基因活性淋巴细胞输注数量与 TA – GVHD 发生及严重程度密切相关。

（三）诊断

（1）临床表现较为复杂，症状极为不典型，缺乏特异性。一般在输血后 10 ~ 14d 起病，临床上以发热和皮疹最为多见。

（2）外周血三系减少，外周血及组织浸润淋巴细胞中存在嵌合体细胞及 HLA 抗原特异性，血清学分析是确诊该病的重要依据。

（3）组织病理活检：肝细胞空泡变性；骨髓造血细胞减少，淋巴细胞增多，骨髓纤维化；皮疹部位表现为基底部细胞空泡变性。

（四）治疗

目前尚无有效治疗手段，主要采用大剂量皮质激素、抗淋巴细胞球蛋白及其他免疫抑制剂。

（五）预防

严格掌握输血适应证，尤其是对 TA – GVHD 高危患者。加强成分输血，对血制品进行辐照处理是预防该病最有效的方法。

六、大量输血的并发症（循环超负荷）

（一）概述

大量输血的并发症有：大量输血的死亡三联征，包括酸中毒、低体温和凝血功能紊乱；大量输血的代谢变化，包括循环超负荷、血钾浓度过高或过低、高血氨、枸橼酸盐中毒、肺微血管栓塞等。酸中毒是组织低灌注和供氧不足的标志;低体温由大量输注未经加温的液体和血制品所致;凝血功能紊乱是一个多因素的并发症,创伤本身对凝血功能亦有较大影响。在此只对循环超负荷做简单介绍。

(二)发病机制

循环超负荷主要是指短期内由于输血或输液过多、输注速度过快,超过患者心血管系统的负荷能力,导致患者出血、全身静脉压升高,并伴肺血管内血流量增加和肺活量减少,心力衰竭或急性肺水肿。如不及时处置,可导致患者死亡。

(三)治疗

(1)立即停止输血,保持静脉输液通路。

(2)给予吸氧治疗,保持患者正常体位。

(3)应用利尿、强心药物。

(4)应用镇静药物。

(5)应用肾上腺皮质激素。

(四)预防

(1)老人及心功能不全者需减慢输血速度。

(2)为预防低体温的发生,应在输血前或输血过程中适当对血液进行加温处理。

(3)输血过程中需常规监测凝血功能,包括血小板计数、INR、APTT、TT 等指标。

(4)选择较为新鲜的血制品,以预防高血钾、高血氨的出现。

(5)大量血浆输入,尤其是在肝功能异常时,静脉输入氯化钙,预防枸橼酸盐中毒。

(6)采用过滤孔径为 $20 \sim 40 \mu m$ 的微聚体滤器过滤血液后输注,输注保存 7d 以内的血制品,以预防肺微血管栓塞。

(7)对心肺功能不全者、老年人及小儿等高危人群输注洗涤红细胞。

七、细菌污染性输血反应

(一)概述

细菌污染性输血反应是指由于血液被假单胞菌等细菌污染造成的严重输血反应。血液的细菌污染受诸多因素影响,如血制品种类、保存温度及保存时间等。根据目前采用的血制品保存技术,新鲜冰冻血浆及冷沉淀中细菌污染概率微乎其微,其他血制品细菌污染概率则相对较高,如1U 红细胞的污染概率为1:143000,一个治疗量单采血小板的污染概率为1:(2000 ~ 8000)。

(二)病因

血液的采集、成分制备、保存及输注等环节都可能发生细菌污染,如献血者本身存在菌血症、采血时皮肤细菌进入血袋、输血器材污染等。

(三)诊断

输血后短时期内出现高热、休克及皮肤黏膜充血等细菌性输血反应的症状、体征,结合实验室检查,包括直接涂片镜检和细菌培养等加以诊断。

(四)治疗

(1)立即停止输血,保持静脉输液通路。

（2）尽早使用大剂量广谱抗生素。

（3）加强支持治疗。

（4）治疗急性肾衰竭、DIC、休克等并发症。

（五）预防

严格执行采血、制备、运输及输注过程中的无菌操作；发血前仔细检查血制品，若发现可疑细菌污染不得发出；了解受血者的感染病史，排除菌血症的可能；输血过程严密观察，必要时及时终止输血。

八、含铁血黄素沉着症

（一）概述

含铁血黄素沉着症又称血色病，是体内铁负荷过多的一组疾病。输血所致的含铁血黄素沉着症是由于长期反复输注全血、红细胞使体内铁负荷过重的一种输血不良反应。

（二）病因

每毫升血约含铁 0.5mg，长期反复输红细胞或全血，不可避免地引起体内铁负荷过重。这些过剩的铁以含铁血黄素的形式沉积在网状内皮细胞和其他组织细胞中，引起多个器官的损害，主要表现为皮肤色素沉着、心肌炎、甲状腺功能亢进症、关节痛及肝硬化等。

（三）诊断

根据患者的病史、输血史，结合临床症状及实验室检查（如铁负荷过重的检查、组织器官受累的检查等）结果可诊断。

必要时可行皮肤或肝组织活检以协助诊断。

（四）治疗

治疗原则包括铁螯合剂治疗和对症治疗。根据患者临床表现可相应进行护肝、降糖及强心等治疗。

九、输血后紫癜

（一）概述

由于输入不相容的血小板或多次妊娠，产生抗原抗体反应，破坏同种或自身血小板而引起的急性、免疫性、暂时性血小板减少综合征。

（二）病因

受血者由于输入了不相合的血小板，产生了同种抗体，再次输血时机体内的血小板抗体与输入的血制品中的血小板抗原发生反应，进而破坏输入的血小板和机体血小板，引起血小板急剧减少，出现全身皮肤黏膜出血点、淤斑，甚至可有出血性荨麻疹，鼻腔、口腔黏膜出血等，严重者可出现头痛、呼吸困难、休克等。

（三）诊断

（1）根据临床表现加以判断：①一般发生在输血后 5～10d，突然出现全身皮肤黏膜出血点、淤斑，可伴有出血性荨麻疹，鼻腔、口腔黏膜出血等；严重者可出现头痛、呼吸困难、休克等；②本病多为自限性疾病，多数患者 5～12d 后恢复，也有持续 1 个月以上者；③血清中抗 HPA－1a 抗体阳性。

（2）血小板计数明显减少，严重者小于或等于 1.0×10^9/L。

（四）治疗

（1）使用大剂量肾上腺皮质激素。

（2）静脉注射大剂量免疫球蛋白。

（3）血浆置换。

（4）有致命性出血时，应选择抗 HPA－1a 抗体阴性血小板输注，最好是通过洗涤和白细胞过滤的血小板。

（五）预防

血小板配合性输注。

（潘　微）

第十一章　内科常用药物

第一节　抗贫血药

一、右旋糖酐铁

1. 作用与特点

本品为可溶性供注射用铁剂,作用同硫酸亚铁。

2. 适应证

适用于不能耐受口服铁剂的缺铁性贫血患者或需要迅速纠正缺铁者。

3. 用法与用量

深部肌内注射,每日 25mg。

4. 不良反应与注意事项

严重肝肾功能损害、泌尿道感染无尿者、早期妊娠及患有急性感染者禁用。肌内注射可致局部疼痛、潮红、头痛、头昏、肌肉酸痛、腹泻、呼吸困难、心动过速等。静脉注射不可溢出静脉。须冷藏。久置可有沉淀。

5. 制剂与规格

注射液:50mg/2mL,100mg/4mI。

6. 医保类型及剂型

甲类:注射剂。

二、多糖铁复合物

1. 别名

力蜚能。

2. 作用与特点

本品作用与硫酸亚铁相同,由于是有机复合物,不含游离离子,对胃肠黏膜无刺激性,可连续给药。

3. 适应证

主治慢性失血所致的缺铁性贫血,如月经过多、痔出血、子宫肌瘤出血等。也可用于营养不良、妊娠末期、儿童发育期等引起的缺铁性贫血。

4. 用法与用量

口服,成人每次 0.15 ~ 0.3g,每日 1 次。6 ~ 12 岁按成人量的 1/2,6 岁以下按 1/4 量应用。

5. 不良反应与注意事项

本品不良反应较少,有的患者有恶心、呕吐、腹泻或胃灼热感,但一般不影响治疗。婴儿铁过量时,多数的新生儿易发生大肠埃希菌感染。

6. 药物相互作用

维生素 C、枸橼酸、氨基酸、糖和酒精等能促进铁的吸收;磷酸盐及其他过渡元素,茶叶和含鞣质较多的中药等不利于铁的吸收。四环素、土霉素、青霉胺等可与铁剂形成不溶性络合物,而影响吸收。

7. 制剂与规格

胶囊剂:每粒含铁元素 150mg。

三、硫酸亚铁

1. 别名

硫酸低铁。

2. 作用与特点

铁是人体所必需的元素,是红细胞合成血红素必不可少的物质。缺铁时血红素生成减少,可致低色素小细胞性贫血。铁盐以 Fe^{2+} 形式在十二指肠和空肠上段吸收,进入血液循环后,Fe^{2+} 被氧化为 Fe^{3+},再与转铁蛋白结合成血浆铁,转运到肝、脾、骨髓等贮铁组织中去,与这些组织中的去铁蛋白结合成铁蛋白而贮存。缺铁性贫血时,铁的吸收和转运增加,可从正常的10% 增至 20% ～30%。铁的排泄是以肠道、皮肤等含铁细胞的脱落为主要途径,少量经尿、胆汁、汗、乳汁排泄。

3. 适应证

主要用于慢性失血(月经过多、慢性消化道出血、子宫肌瘤出血、钩虫病失血等)、营养不良、妊娠、儿童发育期等引起的缺铁性贫血。

4. 用法与用量

口服,成人,每次 0.3g,每日 3 次,饭后服用;小儿,每次 0.1～0.3g,每日 3 次。缓释片:口服,每次 0.45g,每日 0.9g。

5. 不良反应与注意事项

对胃肠道黏膜有刺激性,宜饭后服用。铁与肠道内硫化氢结合,生成硫化铁,使硫化氢减少,减少了对肠蠕动的刺激作用,可致便秘,并排黑便。血红蛋白沉着症、含铁血黄素沉着症及不缺铁的其他贫血,肝、肾功能严重损害,对铁剂过敏者禁用。酒精中毒、肝炎、急性感染、肠道炎症、胰腺炎及消化性溃疡慎用。大量口服可致急性中毒。治疗期间需做血红蛋白测定、网织红细胞计数、血清铁蛋白及血清铁测定。

6. 药物相互作用

稀盐酸可促进 Fe^{3+} 转变为 Fe^{2+},有助于铁剂吸收,对胃酸缺乏患者尤适用;维生素 C 为还原性物质,能防止 Fe^{2+} 氧化而利于吸收。

钙剂、磷酸盐类、抗酸药和浓茶均可使铁盐沉淀,妨碍其吸收;铁剂与四环素类可形成络合物,互相妨碍吸收。

7. 制剂与规格

①片剂:0.3g;②缓释片:0.25g。

8. 医保类型及剂型

甲类:口服常释剂,缓释控释剂。

四、叶酸

1. 别名

维生素 M、维生素 Bc。

2. 作用与特点

本品是由蝶啶、对氨基苯甲酸和谷氨酸组成的一种 B 族维生素,为细胞生长和分裂所必需的物质,在体内被叶酸还原酶及二氢叶酸还原酶还原为四氢叶酸。后者与多种一碳单位结合成四氢叶酸类辅酶,传递一碳单位,参与体内核酸和氨基酸的合成,并与维生素 B_{12} 共同促进红细胞的生长和成熟。口服后主要在近端空肠吸收,服后数分钟即出现于血液中。贫血患者吸收速度较正常人快。在肝中贮存量为全身总量的 $1/3 \sim 1/2$。$t_{1/2}$ 约为 40min,治疗量的 90% 自尿中排出。

3. 适应证

用于各种巨幼红细胞性贫血,尤适用于由营养不良或婴儿期、妊娠期叶酸需要量增加所致的巨幼红细胞贫血。

4. 用法与用量

①口服:成人每次 $5 \sim 10mg$,每日 $5 \sim 30mg$;儿童每次 5mg,每日 3 次;②肌内注射:每次 $10 \sim 20mg$。

5. 不良反应与注意事项

不良反应较少,罕见变态反应,长期服用可出现厌食、恶心、腹胀等。静脉注射较易致不良反应,故不宜采用。

6. 药物相互作用

大剂量叶酸能拮抗苯巴比妥、苯妥英钠和扑米酮的抗癫痫作用,并使敏感儿童的发作次数增多。维生素 B_1、B_2、C 不能与本品注射剂混合。

7. 制剂与规格

①片剂:5mg;②注射液:15mg/mL。

8. 医保类型及剂型

①甲类:口服常释剂;②乙类:注射剂。

五、重组人红细胞生成素

1. 别名

佳林豪。

2. 作用与特点

重组人红细胞生成素是应用基因工程技术从含有人红细胞生成素基因的中国仓鼠卵巢细胞培养液中提取得到的,具有与正常人体内存在的天然红细胞生成素相同的生理功能,可促进骨髓红系祖细胞的分化和增生。

3. 适应证

肾功能不全所致贫血,包括透析及非透析患者。

4. 用法与用量

本品可皮下注射或静脉注射,每周分 $2 \sim 3$ 次给药。给药剂量需依据患者贫血程度、年龄及其他相关因素调整。

5. 不良反应与注意事项

本品耐受性良好,不良反应多较轻微。可引起过敏性反应、心脑血管系统、血液系统、肝脏及胃肠道不良反应。用药期间应定期检查血细胞比容,如发现过度的红细胞生长,应调整剂量或采取暂时停药等适当处理。应用本品若发生高钾血症,应停药至回复正常水平为止。高龄者,心肌梗死、肺梗死、脑梗死患者,有药物过敏史及有过敏倾向的患者慎用。治疗期间如果患者血清铁蛋白低于 100ng/mL,或转铁蛋白饱和度低于 20%,应每日补充铁剂。高血压失控患者,对哺乳动物细胞衍生物过敏及对人血清蛋白过敏者禁用。

6. 药物相互作用

铁、叶酸或维生素 B_{12} 不足会降低本品疗效,严重铝过多也会影响疗效。

7. 制剂与规格

注射液:2000U,3000U,4000U,5000U。

8. 医保类型及剂型

乙类:注射剂。

六、甲酰四氢叶酸钙

1. 别名

立可林。

2. 作用与特点

本品即亚叶酸钙盐,亚叶酸是四氢叶酸的甲酰衍生物,它是叶酸的代谢物及其活性型。

3. 适应证

巨幼红细胞贫血,如因斯泼卢病、营养缺乏、妊娠、肝病及吸收不良综合征而致者,以及婴儿的巨幼红细胞贫血。

4. 用法与用量

巨幼红细胞性贫血:肌内注射剂量不应超过 1mg/d。口服给药成人剂量是 10～20mg/d。12 岁以上儿童剂量是 250pg/(kg·d)。

5. 不良反应与注意事项

偶见变态反应,发热也曾见于注射给药之后。忌用于治疗维生素 B_{12} 缺乏所致的恶性贫血或其他巨幼红细胞贫血。

6. 制剂与规格

①片剂:15mg;②注射液:15mg,100mg,300mg;③注射粉剂:3mg,5mg。

七、重组人类促红细胞生成素

1. 别名

罗可曼。

2. 适应证

因慢性肾衰竭而透析,以及慢性肾功能不全尚不需要透析的患者的贫血。

3. 用法与用量

①治疗:可皮下注射及静脉注射,最高剂量不可超过每周 720U(3×240)/kg;②维持:首先把治疗剂量减 1/2,然后每周或每 2 周调整剂量,并维持血细胞比容在 35% 以下;③疗程:一般用于长期治疗,但如有需要,可随时终止疗程。

4. 不良反应与注意事项

重组人类促红细胞生成素可引起高血压、透析系统凝血。在妊娠和哺乳期不主张使用本品。控制不良的高血压患者和对本品过敏者禁用。

5. 制剂与规格

冻干粉剂:2000U。

八、蛋白琥珀酸铁

1. 别名

菲普利。

2. 作用与特点

蛋白琥珀酸铁中的铁与乳剂琥珀酸蛋白结合,形成铁、蛋白结合物,可治疗各种缺铁性贫血症。所含的铁受蛋白膜的保护而不同胃液中盐酸和胃蛋白酶发生反应,因此,该制剂不会造成胃黏膜损伤,而这种损伤在使用大多数铁盐药品(尤其是亚铁形成)时经常出现。本品中的铁在十二指肠内开始释放,特别应在空肠中释放,并且使蛋白膜为胰蛋白酶所消化。这样的铁非常有利于机体的生理吸收,却又不会形成太高的吸收峰。事实上,它呈现一种恒定的吸收趋势,在机体的各个部位逐渐达到吸收与贮存的最佳平稳状态。

3. 适应证

绝对和相对缺铁性贫血。

4. 用法与用量

成人每日 1～2 瓶(相当于三价铁 40～80mg),分 2 次在饭前口服。儿童每日按 1.5mL/kg［相当于三价铁 4mg/(kg·d)］,分 2 次于饭前口服。

5. 不良反应与注意事项

用药过量时易发生胃肠功能紊乱(如腹泻、恶心、呕吐、上腹部疼痛),在减量或停药后可消失。含铁血黄素沉着、血色素沉着、再生障碍性贫血、溶血性贫血、铁利用障碍性贫血、慢性胰腺炎和肝硬化患者禁用。

6. 药物相互作用

铁衍生物可影响四环素类药品的吸收,应避免与其同时服用。

7. 制剂与规格

口服液:15mL。

(毋芳玲)

第二节　抗肿瘤药物的应用

一、抗肿瘤药物的分类及作用机理

根据药物的化学结构、来源及作用原理将抗肿瘤药物分为以下六类。

1. 烷化剂(又称生物烷化剂或细胞毒药物)

氮芥、环磷酰胺、替莫唑胺等。

2.抗代谢类药物

抗代谢类药与人体必需的代谢物很相似,通过干扰细胞的正常代谢过程,抑制肿瘤细胞的分裂和增殖,导致细胞死亡,如氨甲喋呤,氟尿嘧啶,吉西他滨,阿糖胞苷,雷替曲塞等。

3.抗肿瘤抗生素类

由微生物产生具有抗肿瘤活性的化学物质,采用不同机制影响 DNA、RNA 及蛋白质的生物合成,使细胞发生变异,影响细胞分裂,导致细胞死亡,如阿霉素、表阿霉素、丝裂霉素、平阳霉素等。

4.抗肿瘤植物类药

植物药可抑制 DNA 或 RNA 合成,与细胞微管蛋白结合,阻止微小管的蛋白装置,干扰增殖细胞的纺锤体的生成,从而抑制有丝分裂,导致细胞死亡。

根据其化学成分,分为以下几类:长春新碱,喜树碱,足叶乙甙,紫杉醇,依托泊苷等。

5.激素类

通过改变机体激素水平、有效地控制肿瘤生长,如地塞米松、三苯氧胺、甲地孕酮,强的松,他莫昔芬等。

6.其他(铂类配合物和酶等)

顺铂、卡铂、门冬酰胺酶等,生物反应调节剂(干扰素)靶向药物。

二、抗肿瘤药物的合理应用

(一)给药次序

1.药物应用原则

药物相互作用原则:有的化疗药物之间会发生相互作用,从而改变药物的体内过程,可能影响疗效或毒性。

刺激性原则:使用非顺序依赖性化疗药物时,应先用对组织刺激性较强的药物,后用刺激性小的药物。

细胞动力学原则:①生长较慢的肿瘤(多种实体瘤)先用周期非特异性药物再用周期特异性药物;②生长快的肿瘤(白血病、绒肿瘤)先用周期特异性药物,随后用周期非特异性药物。

2.药物相互作用原则

(1)GP 方案(胆管肿瘤 + 胆囊肿瘤、胰腺肿瘤、肺肿瘤):先用吉西他滨后用顺铂;顺铂会影响吉西他滨的体内过程,加重骨髓抑制。

(2)TP 方案(肺肿瘤、卵巢肿瘤及乳腺肿瘤):先用紫杉醇后用顺铂,顺铂对细胞色素 p - 450 酶有调节作用,顺铂会延缓紫杉醇的排泄,使紫杉醇的清除率减低约 33% ,从而加重骨髓抑制。

同理,DP 方案中则应先用多西他赛后用顺铂。

(3)TAC 方案(乳腺肿瘤):先用阿霉素(ADM),紫杉醇和阿霉素需间隔 4 ~24h,紫杉醇与 ADM 通过共同途径代谢,相互竞争代谢途径。

紫杉醇之后用 ADM 会增加其心脏毒性。

3.刺激性原则

NP 方案(肺肿瘤)先长春瑞滨,后顺铂,应先用对组织刺激性较强的长春瑞滨,由于治疗开始时静脉尚未损伤,结构稳定性好,药液渗出机会少,药物对静脉引起的不良反应较小。

（二）给药途径

1. 静脉冲入法

应用强刺激性药物时，为预防药物外漏，减轻药物对静脉壁刺激的给药方法。

首先选择适宜静脉建立输液通路，待滴注通畅后将稀释化疗药液，由莫菲氏滴管侧孔冲入，随即冲入葡萄糖液 2～3min，待药液冲入体内后，再恢复至原滴数。（如长春新碱、阿霉素、丝裂霉素等）联合用药时，须防止两种药物相混，一般间隔 20～30min。

2. 静脉点滴法

用于抗代谢类药物如 5-氟尿嘧啶、氨甲喋呤、阿糖胞苷等。需将药物稀释后加入液体中静脉点滴注入，以此维持血液中有效药物浓度，干扰体内正常代谢，阻断 DNA 的合成，以达到更高的疗效。

静脉给药应注意的问题如下。

（1）从事化疗专业人员必须充分了解化疗药物的作用机理、常规剂量、给药途径以及毒副作用；熟练掌握给药方法、给药顺序、用药的注意事项以及出现各种情况的处理方法。在使用每种新化疗药之前应详细阅读说明书，以指导准确用药。

（2）严格核对医嘱，包括药物名称、剂量、给药途径、速度及时间等。并遵循无菌操作原则。

（3）对于初次化疗患者必须做好宣教，取得患者合作，避免静脉脱出而导致化疗药外渗。

（4）采用适当的化疗药物溶媒，很多药物需溶媒稀释后应用，因此应根据药性选用溶媒：需用生理盐水稀释做溶媒的药物如环磷酰胺、异环磷酰胺，吉西他滨、顺铂、依托泊苷、长春瑞滨、羟基喜树碱等。需用葡萄糖稀释做溶媒的药物如氨甲喋呤、吡柔比星、卡铂、奥沙利铂、氟尿嘧啶等。

（5）严格遵循化疗静脉给药操作程序，预防局部毒副反应的发生。

3. 肌内给药

肌内注射适于对组织无刺激性的药物，如阿糖胞苷等、噻替哌等。应备长针头肌内注射易深，以利于药液的吸收。

4. 腔内注射

腔内给药主要用于肿瘤性胸、腹腔积液、心包积液、膀胱肿瘤等 5-氟尿嘧啶、阿霉素、顺铂尤适宜腹腔给药。

将药物快速注入胸、腹腔、注药后协助患者定时更换体位，使药液加快与胸腹腔广泛接触并在胸腹腔滞留一段时间，均匀分布于胸、腹膜。

5. 膀胱灌注

置尿管行导尿术，排空膀胱尿液后注入药物。如最早应用噻替哌行膀胱灌注，其次是阿霉素、丝裂霉素、羟基喜树碱。

6. 口服

口服药物需装入胶囊或制成肠溶剂，以减轻药物对胃粘膜的刺激，并防止药物被胃酸破坏，如替莫唑胺胶囊。卡培他滨片需饭后半小时服用以减轻胃肠刺激。

7. 鞘内给药

通过腰椎穿刺鞘内给药如氨甲喋呤、阿糖胞苷、噻替哌。用于治疗脑膜白血病和淋巴瘤，或其他实体瘤的中枢神经系侵犯。

（三）滴速

化疗药物的给药速度还取决于药物的有效血药浓度、局部组织浓度、药品不良反应、制剂中的赋形剂及药物稳定性等因素。有些药物滴注速度过慢,导致组织分布更加广泛,半衰期延长,使药品不良反应增大,如吉西他滨滴注时间一般控制在 30min 内,最长不超过 60min。

血管刺激性强的药物则应快速静脉滴注,否则易形成血栓或药物外渗增加药品不良反应,如长春瑞滨。

药物稀释后溶液的稳定性也影响药物的滴注速度,稳定性低的药物也不能长时间滴注,如环磷酰胺。

某些药物制剂中有特殊的赋形导致药物滴注时间不能过短,如紫杉醇中的蓖麻油,导致药物滴注时间不能过短。

1. 需要快速滴注的药物

（1）抗生素:米托蒽醌（MIT）,蒽环类（THP、EPI、ADM,10min）等。

（2）烷化类:环磷酰胺（CTX,10min）、卡莫司汀等。

（3）植物类:长春瑞滨（NVB,10min）、长春地辛（VDS）等。

（4）抗代谢药:吉西他滨（30～60min）等。

2. 需要慢滴的药物

（1）抗代谢药:氟尿嘧啶（4～6h 输入或 24h 持续泵入）等。

（2）植物类药:紫杉醇（PTX,3h）,多西他赛（1h）,伊立替康（90min）等。

（3）烷化剂:异环磷酰胺（2h）等。

（4）铂类及其他类:奥沙利铂（2h）,亚叶酸钙（2h）等。

（四）稳定性

1. 需避光的药物——使用避光袋和避光输液器

（1）铂类:顺铂,是被广泛用于治疗肿瘤的化疗药物。对顺铂注射液光稳定性研究结果表明其光稳定性很差。在光照下,顺铂注射液会发生光水合反应和光氧化还原反应,色泽变化表现为黄色加深,直至金属铂析出。同类药物卡铂、奥沙利铂等在使用过程中也应注意避光。

（2）植物类:长春新碱、紫杉醇、羟基喜树碱、高三尖杉酯碱等。

（3）烷化剂类:环磷酰胺、尼莫司汀、达卡巴嗪等。

（4）抗代谢药:阿糖胞苷、甲氨蝶呤、氟尿嘧啶等。

（5）抗生素类:阿霉素、米托蒽醌、丝裂霉素、表柔比星等。

上述抗肿瘤药物对光、热敏感,在日光、高温、高湿条件下不稳定。上述化疗药物临床使用溶解稀释后,水溶液不稳定,光照加速反应。

2. 药物的低温保存（2～8℃）

（1）植物类:长春新碱、长春地辛、紫杉醇脂质体、多西他赛等。

（2）酶类:门冬酰胺酶等。

（3）烷化剂:达卡巴嗪、卡莫司汀等。

（4）靶向药物:利妥昔单抗、曲妥珠单抗、西妥昔单抗等。

三、抗肿瘤药物不良反应处理

化疗药物能抑制恶性肿瘤细胞的生长和发育,并在一定程度上杀死肿瘤细胞。

然而多数抗肿瘤药物在杀伤或抑制肿瘤细胞的同时,对人体中的正常造血细胞、消化道黏膜细胞和毛囊细胞更容易受到损伤。

(1)近期毒性:局部反应(如局部组织坏死,栓塞性静脉炎等)、全身性反应(包括消化道,造血系统,心脏反应,肺毒性反应,肾功能障碍及其他反应)。

(2)远期毒性:生殖功能障碍,致肿瘤作用,致畸作用。

(一)局部反应

预防化疗药外渗。

(二)过敏反应

常见引起过敏反应的化疗药:顺铂、氨甲喋呤、阿糖胞苷、VP-16、博来霉素、L-门冬酰胺酶、紫杉醇。

1.局部反应

荨麻疹,药疹,皮炎等。

2.全身反应

表现为发热,呼吸困难,血管性水肿,血压下降等,可危及生命。

3.预防

紫杉醇给药前给予皮质类固醇和抗组织胺药物可预防或减轻过敏反应发生。L-门冬酰胺酶需做皮试。

4.处理

肿瘤给药途中应密切观察病情变化,严密观察生命体征变化。

(1)轻度症状:如瘙痒、潮红等皮肤反应,一般不须中断用药,可对症使用 H_1、H_2 受体拮抗剂。

(2)严重过敏反应:应及时停药就地抢救,并根据病情变化适当应用糖皮质激素、升压药或支气管扩张药。

(三)消化道反应

恶心、呕吐、食欲下降在化疗中最常见不良反应,发生频率和程度因不同药物和不同人而有差异。补充足够的水及电解质仍然是最好的、最安全的止吐方法之一。

腹泻:腹泻每日超过 5 次或出现血性腹泻需停止化疗并及时对症治疗。引起腹泻药物:氟尿嘧啶,伊立替康,多西他赛,卡培他滨等。

便秘:与有神经毒性化疗药相关,如长春新碱类、依托泊苷、顺铂等,鼓励患者多食蔬菜,水,高膳食纤维。

(四)口腔炎

口腔溃疡是消化道溃疡的表现形式,常用化疗药中,以甲氨蝶呤及放线菌素 D 发生的溃疡多且重,氟尿嘧啶和依托泊苷次之。处理措施如下。

(1)用含有利多卡因、地塞米松生理盐水于餐前漱口,在口内保留每次 1～2min,可减轻咀嚼和吞咽的疼痛,降低感染发生的机会,促进黏膜上皮的恢复。

(2)进食对黏膜刺激性低,胃肠道易于消化吸收,富含维生素并高含蛋白质的食物,促进黏膜组织增生,加速溃疡的愈合。

(3)及时应用抗生素,局灶感染恶化常为全身感染的基础。

（五）脱发

化疗后会出现一过性脱发，最早见于化疗后 1～2 周，化疗停止 1～2 月后再生。

最容易引起脱发的是抗生素类化疗药，如阿霉素、表阿霉素、平阳霉素等。预防措施如下。

（1）使用性质温和的洗发剂。

（2）避免热电吹风，染发剂及过度梳头。

（六）神经毒性

（1）周围神经：草酸铂（奥沙利铂），长春碱类，紫杉醇，足叶乙甙等，周围神经毒性为可逆性，严重者需及时停药，化疗间歇补充大量 B 族维生素有利于减轻末梢神经炎。

（2）中枢神经：异环磷酰胺，氟尿嘧啶等。

（七）骨髓抑制

大多数化疗药物均可引起骨髓抑制，表现为白细胞和血小板下降，甚者红细胞、血色素下降等，同时可表现为疲乏无力，抵抗力下降，易感染，出血等。

1. 一般预防措施

（1）空气清洁：由于患者全血细胞减少，抵抗力低下，易并发感染，应保持病室清洁，阳光充足，室内空气新鲜，每日紫外线消毒一次，平时患者要戴口罩，减少探视以降低交叉感染机会。

（2）皮肤清洁：患者长因发热、出汗、皮脂腺丰富处易发生疖肿，应保持皮肤清洁，勤洗澡，及时更换内衣。按时翻身，以预防压疮的发生。

（3）保持口腔清洁：减少口腔内细菌积存和感染的机会，每天晨起、饭后、睡前用盐水或漱口液漱口。

2. 预防出血

（1）血小板低的患者行动要小心，防止碰撞挤压，肌内注射或静脉穿刺后应用消毒棉签压迫止血 5min 以上。当全身皮肤瘙痒时不要搔抓，不用牙签剔牙，有黑便或呕血时及时报告医生。

（2）血小板减少时勿用手扣鼻痂，可使鼻黏膜干裂，破裂造成鼻出血。为防止鼻腔黏膜干裂，使用薄荷油滴鼻剂，每天 2 次，少量出血可用肾上腺素或 3% 麻黄素棉球塞鼻，局部冷敷、出血重时，用凡士林纱条填塞压迫止血。

（3）保持大便通畅，注意防治呼吸道疾病，便秘、剧烈咳嗽可诱发和加重出血。

（4）必要时遵医嘱使用止血药物和输注血小板。

（罗　媛）

第十二章　外周静脉穿刺置入中心静脉导管术

经外周静脉穿刺置入中心静脉导管(peripherally inserted central catheter,PICC)术是将导管从外周静脉导入中心静脉,可以为患者提供中、长期的静脉输液治疗,还可减少患者反复静脉穿刺的痛苦,又能避免药物对外周静脉的破坏和局部组织刺激,从而保护患者的外周血管、减少局部不良反应。

一、PICC 穿刺静脉的选择

PICC 穿刺静脉的选择根据上臂静脉解剖结构,以及上肢静脉系统度量状况,综合考虑以确定。

1. 贵要静脉

贵要静脉为 PICC 穿刺的首选,90% 的 PICC 放置于此。此静脉具有直、粗,静脉瓣较少的特点。当手臂与躯干垂直时,其为最直、最直接的途径,经腋静脉、锁骨下静脉、无名静脉,达上腔静脉。

2. 肘正中静脉

肘正中静脉为 PICC 穿刺的次选。此静脉粗、直,但个体差异较大,静脉瓣较多。故应于静脉穿刺前确认其定位。理想情况下,肘正中静脉加入贵要静脉,形成最直接的途径,经腋静脉、锁骨下静脉、无名静脉,达上腔静脉。

3. 头静脉

头静脉为 PICC 穿刺的第三选择。此静脉前粗后细,且高低起伏。头静脉在锁骨下方汇入腋静脉,进入腋静脉处有较大角度,可能有分支与颈静脉或锁骨下静脉相连,引起推进导管困难,使患者的手臂与躯干垂直将有助于导管推入。但在头静脉 PICC 穿刺中导管易反折进入腋静脉或颈静脉。

4. 导管尖端位置确定

(1)导管尖端放置位置应遵医嘱,还需考虑液体和药物的类型、输液疗程、药物的 pH 值和渗透压、液体流速和体积等情况。建议有两个可供选择的导管尖端位置,即上腔静脉及锁骨下静脉。

(2)导管尖端位置的体表定位:①上腔静脉:从预穿刺点沿静脉至右胸锁关节再向下至第三肋间;②锁骨下静脉:从预穿刺点沿静脉至胸骨切迹,再减去 2cm。

二、PICC 穿刺的相关选择

1. 进针点位置

在肘下两横指处进针,如果进针位置偏下,血管相对较细,易引起回流受阻或导管与血管发生摩擦而引起一系列并发症;如果进针位置过上,易损伤淋巴系统或神经系统。此外,上臂静脉瓣较多,不宜做穿刺点。

2. 导管的选择

(1)在输液流速允许的情况下,应尽量选择最小、最细型号、腔最少的 PICC 导管穿刺为佳。因为较细的导管使其周围血流动力学变化较小，不至增加注入后并发症；同时，健康的静脉可容纳较细的导管，较粗的导管会增加静脉炎或血管阻塞的可能性。

（2）在任何时候，如果注射部位下方出现水肿，而这种水肿不是由于衣服或固定胶带过紧而引起的"止血带效应"，则应考虑是导管相对静脉较大而导致静脉回流受影响所造成的，是拔掉导管的指证。

3.导管流速

影响 PICC 导管流速的因素包括：①患者的情况；②静脉壁的完整性；③静脉系统的阻力；④液体的渗透压；⑤注射泵的压力；⑥导管的长度和内径；⑦导管固定方式不当，可导致导管打折而影响流速；⑧通过非电子注射装置的流速可能小于预期的流速。

三、PICC 技术操作步骤

（1）医生下 PICC 置管医嘱。

（2）开展穿刺前患者教育。

（3）患者签署侵入性操作知情同意书。

（4）物品准备，治疗车上备好所有需用物品。包括：①PICC 穿刺包（含硅胶导管一根）；②可撕裂的导入鞘；③无菌孔巾及手术方巾；④无菌透明贴膜；⑤测量尺 2 把；⑥止血带；⑦10mL注射器 2 具；⑧4cm×4cm纱布 2 块；⑨镊子、切割器各 1 把；⑩操作手册；⑪患者教育手册；⑫PICC 操作 ID 卡。另备肝素帽，无菌手套 2 副，无菌 0.9% 氯化钠注射液及无菌肝素盐水。

（5）选择合适的静脉。操作步骤为：①让患者平卧在病床上或将床头抬高 30°～50°，手臂外展与躯干成 90°；②在预期穿刺部位以上扎止血带；③评估患者的血管状况，并选择贵要静脉为最佳穿刺血管；④松开止血带。

（6）测量定位（以右臂为例说明）。①测量导管尖端所在的位置，测量时手臂外展 90°；②上腔静脉测量法：从预穿刺点沿静脉走向量至右胸锁关节再向下至第三肋间隙；③锁骨下静脉测量法：从预穿刺点沿静脉走向至胸骨切迹，再减去 2cm；④测量上臂中段周径（臂围基础值），以供监测可能发生的并发症，如渗漏和栓塞，新生儿及小儿应测量双臂臂围。注意外部的测量不能十分准确地显示体内静脉的解剖结构。应特别注意的是：导管尖端进入右心房可能会引起心律失常、心肌损伤、心包填塞等并发症，须特别警惕。

（7）建立无菌区：①打开 PICC 无菌包，戴手套；②应用无菌技术，准备肝素帽、抽吸 0.9% 氯化钠注射液；③将第一块治疗巾垫在患者手臂下；④按照无菌原则消毒穿刺点，范围为 10cm×10cm。PICC 标准包装里装有酒精和碘附棉棒，先用酒精清洁脱脂，再用碘附消毒。让两种消毒剂自然干燥；⑤更换手套；⑥铺孔巾及治疗巾，扩大无菌区。

（8）预冲导管：①用注满 0.9% 氯化钠注射液的注射器连接"T"型管并冲洗导管，润滑亲水性导丝；②撤出导丝至比预计长度短 0.5～1cm 处；③按预计导管长度修剪导管；④在预计长度处，剪去多余部分并剥开导管护套 10cm 左右以便应用方便；⑤将 PICC 导管插入相应型号的切割孔中，在预计长度的刻度处进行切割（提示切割器右侧外缘对应的刻度与预计长度应有 0.5cm 的间距）。应特别注意的是：剪切导管时不要切到导丝，否则导丝将损坏导管，伤害患者。

（9）穿刺：在上臂扎上止血带，使静脉充盈；握住回血腔的两侧，去掉穿刺针前端保护套。

1)穿刺针与穿刺部位保持15°～30°进行静脉穿刺,确认有回血后,立即降低穿刺角度,再进入少许,进一步推进导入鞘确保导入鞘进入静脉,从导入鞘中退出穿刺针,松开止血带。

2)左手示指固定导入鞘避免移位,中指轻压导入鞘尖端所处上端的血管上,减少血液流出;按住白色针尖保护按钮,确认穿刺针回缩至针尖保护套中,再将针尖保护套放入指定的锐器收集盒。

3)植入PICC导管:①用镊子轻轻夹住PICC导管(或用手轻捏导管保护套)送至"漏斗型"导入鞘末端,然后将PICC导管沿导入鞘逐渐送入静脉;②退出导入鞘;③将PICC导管送入静脉至少10～15cm之后,即可退出导入鞘;④指压导入鞘上端静脉固定导管;⑤从静脉内退出导入鞘,使其远离穿刺部位;⑥撕裂并移出导入鞘;⑦撕裂导入鞘并从置管上撤离;⑧在撕裂导入鞘时,需固定PICC导管;⑨移去导引钢丝(简称导丝)。操作时一手固定导管圆盘,一手移去导丝。移去导丝时,要轻柔、缓慢。若导管呈串珠样皱褶改变,表明有阻力。应特别注意的是:禁止暴力抽去导丝,阻力能损坏导管及导丝的完整。如果遇阻力或导管呈串珠样皱褶,应立即停止抽取导丝,并使导管恢复原状,然后连同导管、导丝一起退出约2.5cm,再试着抽出导丝。重复这样的过程直到导丝较容易地移去,一旦导丝撤离,再将导管推进到预计的位置。

(10)抽吸与封管:①用充有0.9%氯化钠注射液的注射器抽吸回血,并注入0.9%氯化钠注射液,确定是否通畅。连接肝素帽;②肝素盐水正压封管(肝素液浓度为50～100kU/L)。若需要立即输液可直接输液。应特别注意的是:注射器小(直径<5mL)时可能造成高压,使导管发生破裂。

(11)穿刺部位处理:①清理穿刺点;②撕开孔巾,上方,充分暴露肘部;③用酒精棉棒清理穿刺点周围皮肤;④必要时涂以皮肤保护剂(注意不能触及穿刺点);⑤固定导管,使用固定胶带贴在圆盘上(而不是固定在细小的导管上),以便稳定导管位置。注意:导管的体外部分必须有效地固定,任何移动都意味着导管尖端位置的改变;⑥在穿刺点上方放置一小块纱布吸收渗血,并注意不要盖住穿刺点,将无菌透明贴膜贴于穿刺点,贴膜应覆盖穿刺点、穿刺点外的导管和圆盘。其下缘与圆盘下缘平齐。再用第二条胶带在圆盘远侧交叉固定导管,使用"Chevron"法交叉固定导管尾端,胶带粘于透明贴膜。用第三条胶带再固定外露的延长管,使患者感觉舒适。注意:禁止在导管上贴胶布,此举将危及导管强度和导管完整性。

(12)通过X线摄影确定导管尖端位置,使用放射技术有助于提高硅胶PICC导管的可视性检查。检查时需注意:①使用36.56cm×36.56cm(14英寸×14英寸)肩部影像仪;②使用MR-400显示屏;③放射电压比常规肩部影像学检查电压增加5～10kV;⑤5°～15°的倾斜角较前后直接透视为佳。

四、超声影像基础知识

(一)超声影像学基本概念

声波为一种机械波,根据声源震动频率不同,声波可被分为次声波、可听声波和超声波。人耳能够听到的是可听声波,其频率范围一般为20～20000Hz。超声波是指频率超过20000Hz(即超过人耳听觉范围)的一种声波。超声属于声波,具有声波的共同物理特性,如必须通过弹性介质进行传播。超声能在液体和实质中很好地进行传播,其最好的传播介质是水。超声波穿过空气时产生反射,因此不适用于含气丰富的组织检查(如肺部检查)。超声是一种高频机械振动波,无电磁辐射或放射性。

超声探头的选择原则是在保证超声穿透能力的前提下,尽量选用频率较高的探头以提高超声显像的分辨力。一般外周血管超声探头频率为 7~10MHz。越表浅的血管所需要的频率越高,超声下 PICC 的探头选择为高频探头。

增益主要针对回波信号的幅度进行调节,为后处理过程,用于改变图像亮度(回声强度)。增益的调节因人、因部位而异,也会受到环境亮度影响,在检查过程中需随时调节。例如检查颈内动脉的增益较颈总动脉增益一般要高一些。

(二)不同密度物体成像

1. 超声成像原理

探头发射超声波→遇到组织不同的物理界面→产生反射、散射、折射和吸收衰减的信号→接受、放大和信息处理→显示各种可供诊断的图像。

2. Doppler 效应

Doppler 效应是指入射超声遇到活动界面时,反射声波的频率发生改变,即多普勒频移,此现象称多普勒效应。频移的大小与活动体的速度呈正相关。

液体密度最低,在荧光屏上图像呈现黑色。器官密度高,呈灰色。骨骼密度最高,呈白色。血管的轮廓在荧光屏上显示清晰,神经的横切面呈蜂窝状,静脉瓣的成像为一横线,其他组织在荧光屏上介于黑白之间。空气密度为 0.0004,图像显示黑色;脂肪密度为 1.38;水密度为 1.54,血液密度为 1.61,肌肉密度为 1.70,骨骼密度为 7.80,图像显示白色。当形成静脉血栓(急性、亚急性、慢性血栓),超声图像表现为血栓形成处静脉不能压扁,静脉腔内可见活动的光点,静脉管径明显增宽,完全闭塞时未见血流。肢体动脉硬化时,动脉内膜增厚毛糙,管壁大小不等的强回声斑块。

五、血管超声的应用

静脉回流障碍可由静脉腔内血栓形成或腔外压迫引起,临床上以静脉血栓形成最常见。静脉回流障碍的无创性检查包括双功超声、多普勒超声和容量描记。使用便携式多普勒超声检查时,正常的静脉信号具有自发性和周期性,即随呼吸周期而增强和减弱,并随被检静脉远端肢体的挤压而增强。静脉因腔内血栓形成或腔外压迫而出现回流受阻时,静脉信号失去其自发性或周期性。静脉完全闭塞时,挤压其远端肢体也不能探测到静脉信号。

近年来医务人员越来越认识到 PICC 的重要性。以往置管人员只能凭经验进行"盲穿",由于多数患者年纪较大、血管条件差等因素影响置管的成功率,甚至出现将导管送至颈静脉等不良后果发生,既增加了患者的痛苦又增加了其经济负担。由于 B 超可以清晰地辨别血管的结构,一些研究者发现 B 超引导中心静脉穿刺置管术是一种简便、安全而有效地方法,而 B 超引导下的塞丁格尔技术无疑为 PICC 置管技术提供了更广阔的空间。

超声常见的扫查方法有:平行扫查、立体扇形扫查、十字交叉扫查、对比加压扫查。超声引导下 PICC 可增加穿刺成功率,减少并发症。通过超声影像技术选择最佳的血管进行穿刺,如避开静脉瓣、分支处、有血栓的、钙化点的、炎症等的静脉,选择弹性好的粗大静脉。还可在置管后检查导管有无异位到颈静脉,并及时做调整。

首先明确血管的解剖走行,确定扫查范围,探头涂超声耦合剂,先横向平面扫查,确定血管位置,观察横断面,再纵/横向扫查,检查整个血管有无病变。在超声下,动脉的特征是圆形横断面、加压不变形,有同心率一致的搏动,呈动脉搏动频率。静脉的特征是椭圆形横断面,加压时变瘪,搏动随呼吸的变化,呈平滑静脉频谱。

在超声下配合采用塞丁格尔穿刺针行 PICC 静脉穿刺的优点如下。

(1)使用彩超定位,配合使用塞丁格尔技术穿刺,可以清晰地看到血管及穿刺针的走向,穿刺针能准确地直入血管。

(2)可以避开静脉瓣,减少血管内膜的损伤,减少血栓形成的风险。

(3)减少血管周围组织损伤,提高了一次穿刺成功率,避免因反复穿刺,形成机械性静脉炎的风险。

(4)操作简便、安全、有效,可行性高。

(张江琴)

第十三章 康复治疗技术

第一节 推拿疗法

推拿是在中医基本理论结合现代医学理论指导下,运用手法或借助一定的器具以力的形式作用于患者体表经络、穴位或特定的部位,对患者起到治疗康复作用;并应用推拿功法让患者加以相应的肢体活动,从而减轻患者各种病症,改善患者肢体运动功能、感觉认知功能,提高生活质量与生活自理能力,促进患者自身功能康复,达到个体最佳生存状态的一种方法。

一、推拿常用经络和腧穴

经络学说是祖国医学基础理论的一个组成部分,推拿治病离不开经络学说的指导,推拿医生可根据经络走向及穴位,推经络拿经筋、擦皮部,按穴位。

(1)经络的含义:经络是"经"和"络"的统称,包括经脉和络脉两个部分。经络是人体气血运行经过联络的通路,通常将十二经与任督脉合称十四经。

(2)十四经循行流注的规律:十二正经是一阴一阳,一手一足、一脏一腑交替循环流注,任督二脉循行于腹背正中。

(3)十二经走向规律:总规律(双手高举)是阴升阳降,一般走向规律是:手之三阴从胸走手,手之三阳从手走向头,足之三阳从头走足,足之三阴从足走腹(胸)。

(4)十四经走行及其简要腧穴。

二、推拿原理

推拿疗法是根据经络腧穴、营卫气血的原理和神经、循环、消化、代谢、运动等解剖生理知识,用手法的物理刺激,通过经穴和神经,使机体发生由此及彼、由表及里的各种应答性反应,进而达到治疗疾病的目的。

1. 温通经络,散寒止痛,调节脏腑功能

如胃肠功能紊乱,虚寒型腹痛常伴有腹泻,饮食不下,消化不良等症,取任脉、脾经、胃经、背部腧穴(中脘、关元、天枢、足三里、三阴交、脾俞、胃俞)予以推拿就能调整其功能,消除其症状。对于麻木酸痛的筋肉关节疾患,推拿局部经穴,可获疗效。

2. 调和营卫,通利气血

营卫气血是指人体生命活动的物质基础和功能而言。营是营养物质、卫乃捍卫作用,气为人体活动的功能,血是由水谷精微变化而成的物质。四者之间相互依存、制约转化而又并列。只有营卫气血保持平衡,才能维持机体的正常生命活动。

3. 调节神经功能

推拿使神经兴奋或抑制,从而反射性引起机体各种反应。推拿用力轻,时间短则引起兴奋作用;用力重,长时间则引起抑制作用。手法强度不同,对神经系统作用也不同,如叩击、颤摩起兴奋作用,推拿、揉点有抑制作用。

4.增强体质及抗病能力

在推拿手法的研究中,观察到保健推拿可以提高粒细胞总数及其吞噬能力。用推拿与抗生素治疗小儿肺炎,可以缩短疗程,所以推拿能增强体质及抗病能力,有"扶正祛邪"之功。

三、推拿的生理和治疗作用

1.对皮肤及皮下组织的影响

皮肤是机体与外界环境之间的联络网,其中具有丰富的神经末梢,通过这些神经末梢与中枢神经系统紧密联系。按摩时,利用各种手法,借神经体液的反射作用可使机体发生一系列的变化。推拿时通过这种神经反射作用及皮肤内产生的组织胺和类组织胺物质。可使毛细血管扩张,表现为主动性充血,皮温升高。为此患者经推拿后均有舒适的温暖感,推拿可使皮脂分泌通畅,皮肤柔润。由于血循环和淋巴循环增强,皮肤营养改善,弹性增加,致使皮肤对温度及机械刺激的抗力增强。如冬天进行面部按摩,能有效地提高面部对冷空气的抵抗能力。

2.对神经系统的影响

通过推拿的手法刺激,作用于人体某些部位或经络穴位上,可调节神经系统功能。如用强烈而快速的推拿手法,可使神经兴奋加强;而轻柔缓和的推拿手法,可使神经抑制过程加强。有文件报道说明推拿功能能反射性地引起神经调节,使人体保持身体的内外平衡,或通过神经体液调节,改变机体效应的功能,使身体各部位功能趋于健康平衡状态。

3.对循环系统的影响

通过推拿手法刺激,不仅可以改变局部血液循环,更主要是推拿的手法刺激,可以反射性引起全身的血液循环变化,促进心脑血管、微血管和淋巴的循环,从而达到中医活血化瘀、散结止痛、促进病痛好转的作用。淋巴结具有阻止和吞噬异物及细菌的功能。按摩时应避免按压淋巴结。在淋巴结有炎症变化时禁止按压,以免感染扩散。

4.对肌肉系统的影响

按摩可增强肌肉的张力及弹性,使其收缩功能及肌力增加。按摩可减慢肌肉的萎缩,促进已萎缩肌肉的恢复;按摩可增加肌肉氧的供给,改善肌细胞营养,增强肌肉的工作能力,在各种物理因子中,在消除肌肉疲劳方面以按摩最为优越。

5.对关节的影响

按摩可改善关节及其邻近组织的血液供给,巩固关节囊及韧带装置,加速关节渗出物及关节周围组织病理产物的吸收,所以有助于关节运动功能的恢复。

6.整复和松解作用

古代对肢体骨折的整复都是由推拿整骨医师应用手法治疗,如胸肋椎小关节错位及骶髂关节半脱位,可用推拿手法进行复位治疗,缓解疼痛症状,恢复正常的活动能力。另外,推拿还有松解组织粘连和缓解挛缩的作用,如肩周炎、关节肌腱粘连引起的疼痛,可用推拿或刮拔手法,使粘连组织松解,逐步恢复正常活动功能。

7.有利于创伤组织的修复

创伤的早期应用推拿可以引起出血,对创伤的修复不利。而后期的推拿有促进坏死组织吸收,并促进新陈代谢的加快,使创伤组织修复到最完善的程度。

8.对内脏器官的影响

在推拿作用下,通过反射性影响,可增强胃肠的分泌功能,可使胃肠平滑肌张力增加,由于胃肠蠕动亢进,故有利于便秘的治疗。

四、推拿手法

推拿手法是以手或其他部位,按各种特定的技巧动作,在体表进行操作,用以诊断和防治疾病的方法。其形式有很多种,包括用手指、手掌和腕、肘部的连续活动,以及肢体的其他部位如头顶、脚踩等直接接触患者体表,通过功力而产生治疗作用。手法操作的质量及熟练程度直接影响着疾病的治疗效果。手法的基本要求是持久、有力、均匀、柔和达到深透的目的。常用手法如下。

1. 滚法

用第五掌指关节背侧吸附于治疗部位上,以腕关节的屈伸动作与前臂的旋转运动相结合,使小鱼际与手背在治疗部位上作持续不断地来回滚动的手法称为滚法。

操作时以肘关节为支点,前臂作主动摆动,带动腕关节的屈伸以及前臂的旋转运动,以三、四、五掌指关节为轴,以手掌小鱼际侧为轴,两轴相交形成的手掌背三角区,使之在治疗部位上作持续不断地来回滚动,产生功力。手背滚动幅度控制在120°左右,腕关节屈80°~90°,伸30°~40°。频率每分钟120~160次。滚法常用于治疗神经系统和运动系统病症,如急性腰扭伤、慢腰痛、肢体瘫痪、运动功能障碍等疾患。

2. 一指禅推法

用大拇指指端、螺纹面或偏峰着力于穴位或部位上,通过腕部的连续摆动和拇指关节的屈伸活动,使产生的力持续作用于穴位或部位上,称为一指禅推法。

术者沉肩、垂肘、悬腕,以肘关节为支点,前臂作主动摆动,带动腕关节,拇指掌指关节或指间关节的屈伸运动,使产生的功力轻重交替,持续不断地作用于治疗部位。频率每分钟120~160次。一指禅推法适用于全身各部,可用于治疗内、外、妇、儿、伤各科的多种疾患,尤以治疗内、妇科疾病为多。

3. 按法

用拇指指面或掌面按压一定的部位或穴位,逐渐用力深压,按而留之,称为按法。用指面着力的称指按法,用掌着力的称掌按法。

按压方向要垂直,用力由轻至重,着力部位要紧贴体表,不能移动。指按法适用于全身各部,尤以经穴及阿是穴为常用。掌按法适用于面积大而又较平坦的腰背部、腹部、下肢等部位。

4. 摩法

用手掌掌面或食、中、无名三指相并指面附着于穴位或部位上,腕关节作主动环形有节律的抚摩运动,称为摩法。手指面着力的手法为指摩法,手掌面着力的手法为掌摩法。

摩动时压力要均匀,动作要轻柔,一般指摩法操作时宜轻快,频率每分钟120次左右,掌摩法操作宜稍重缓,频率每分钟100次左右。摩法适用于全身各部位,以胸腹以及胁肋部为常用,具有和中理气功效。

5. 推法

用拇指、手掌、拳面以及肘尖紧贴治疗部位,运用适当的压力,进行单方向的直线移动的手法称为推法。

操作时向下的压力要适中、均匀,用力深沉平稳,呈直线移动,不可歪斜,推进的速度宜缓慢均匀,每分钟50次左右。推法具有行气止痛、温经活络、调和气血的功效,全身各部均可适用。

6. 拿法

用大拇指和示中两指对称,或用大拇指和其他四指对称地用力,提拿一定的部位,进行一紧一松的拿捏,称为拿法。

操作时手掌空虚,指腹贴紧患部,不可用指端、爪甲内扣。运劲要由轻到重,不可突然用力或使用暴力。拿法常用于头部、颈项部、肩背部和四肢等部位。

7. 揉法

用手指螺纹面,掌根和手掌大鱼际着力吸定于一定治疗部位或某一穴位上,做轻柔缓和的环旋运动,并带动该处的皮下组织一起揉动的方法,称为揉法。用手指螺纹面着力的,称为指揉法;用掌根着力的称为掌根揉法;用大鱼际着力的称为大鱼际揉法。

操作时既不能有体表的摩擦运动,也不可用力向下按压。频率每分钟 120~160 次。揉法着力面积大,而且柔软舒适,刺激更为柔和,老幼皆宜,有较好的放松肌肉,松解痉挛的功效。

8. 捏法

用拇指和食指或其他指对称,夹住肢体相对用力挤捏并逐渐移动,称为捏法。

操作时手指微屈,用拇指和手指的指腹捏挤肌肤,移动应顺着肌肉的外形轮廓循序而上或而下。本法刺激较重,适用于浅表的肌肤,常用于背脊、四肢以及颈项部,有舒筋通络,行气活血的功用。尤其常用于小儿脊柱两旁,往往双手操作又称捏脊疗法,常用以治疗小儿消化系统病症。

9. 拍法

用虚掌平稳而有节奏地拍打治疗部位的手法,称为拍法。

操作时动作要求平稳而有节奏,整个手掌同时接触治疗部位。本法可单手操作,也可双手同时操作,动作协调,使两手一上一下有节奏地交替进行。拍法适用于肩背部、腰骶部以下肢部,忌施暴力,特别是老人及小儿。

10. 摇法

以患肢关节为轴心,使肢体作被动环转活动的手法,称为摇法。

术者用一手握住或夹住被摇关节的近端,以固定肢体,另一手握住关节的远端的肢体,然后作缓和的环转运动,使被摇的关节作顺时针及逆时针方向的摇动。摇转的幅度要由小到大,逐渐增大。摇法具有舒筋活血、滑利关节、松解粘连和增强关节活动功能等作用,适用于颈项部、腰部以及四肢关节,常用于治疗颈项部、腰部以及四肢关节酸痛和运动功能障碍等病症。

五、推拿时操作顺序和手法规律

1. 操作顺序

一般顺序是先上后下,先左后右,先前再后,先头面后组干,先胸腹后背部,先上肢后下肢。

2. 手法规律

①手法的路径遵循由面到线、由线到点、由点到面的规律。施治开始从面上推拿,以缓解肌肉紧张,给患者舒适温快的感觉,随之循经络路线推拿,再取穴施以手法,最后还转到面上以结束推拿;②手法的力量遵循由轻到重,由重到轻的规律。推拿开始着力要轻,为探索患者对推拿力量所能承受的程度,逐渐加劲,同时使患者逐步适应需要施治的强度,维持一定时间后,慢慢减轻力量;③手法的动作遵循由慢到快,由快到慢的规律。推拿时要耐心,不能急躁从事,

快慢适宜,渐变行之,一般动作起始慢,逐渐加快到一定速度(最快 200 次/分),再缓慢下来;④手法的功夫由浅入深,深入浅出,这和上述规律有关,一般是点上力重、快、深,面上轻、慢、浅。

3. 推拿用量

推拿用量是指次数、时间、手法、强度、疗程。

次数:每天一次,有的隔天一次或隔两天一次,也有一天推拿两次。

时间:每次推拿为局部 15min,少则 10min,多则 20min,全身推拿为 30 ~ 40min。

强度:以病情、胖瘦、年龄、性别、患者反应及接受程度而异。小儿一次 15min 左右即可。一个疗程中,可进行推拿 6,8,12,15,30 等不同次数。有些慢性病的治疗时间要长,一个疗程结束后休息数天或一个月再进行第二个疗程,必要时可推拿 3 ~ 4 个疗程。

六、禁忌证

主要有急性传染病伤寒、白喉等;皮肤病湿疹、疥疮、皮炎等;烧伤或严重冻伤;恶性肿瘤;出血性疾病;精神分裂症;骨结核;脓毒败血症;开放性创伤及术后未拆线者;妇女怀孕或月经期,其腰部、腹部及下肢不宜推拿;饱食后,极度疲劳、酒醉者;病情危急,推拿后可能造成不良后果者。

七、适应证

推拿疗法多用于慢性疾病或病后恢复阶段,对功能性疾病大部分可选用,对某些急性病也有良好效果。

1. 外伤科

颈、腰椎间盘突出,脊髓损伤,扭挂伤,急慢性劳损,颈腰椎骨质增生,关节脱位,骨折愈合功能恢复,腱鞘炎,术后肠粘连。

2. 内科

神经衰弱、胃肠功能紊乱、高血脂、脑卒中后遗症、胃下垂、关节炎、瘫痪、感冒、头痛、失眠、呃逆、尿潴留等。

3. 妇科

乳腺炎、慢性附件炎、月经不调、闭经、痛经等。

4. 儿科

消化不良、慢性气管炎、肺炎、发热、小儿麻痹后遗症、肌性斜颈等。

5. 其他

漏肩风、急慢性肌纤维组织炎、落枕、昏厥、面神经麻痹、肌肉、关节运动障碍、近视等。

(赵国静)

第二节　针灸疗法

针灸疗法是在经络学说等中医理论的指导下,运用针刺和艾灸等对人体一定的穴位进行刺激,从而达到防治疾病的一种治疗方法,是祖国医学的重要组成部分。

针与灸是两种不同而又相互联系的刺激手法。"针"即针刺,是用特别的金属针具刺入人体的某些穴位,使之发生酸麻胀重等感觉而治疗病症的方法。"灸"即艾灸,是使用艾叶制成的艾柱或艾条,点燃后对人体一定的穴位进行温灼而医治病症的方法。在临床上针和灸常配合应用,所以两者相提并论,合称为针灸,但也可单独使用,各有特点,应根据病症,灵活应用,不可偏废。

一、主要作用

1. 调节机体功能

针灸疗法对人的整体功能与局部功能均具有良好的调节作用。

例如针灸足三里、合谷、三阴交、阳陵泉、太冲、丘墟等穴位,可促进胃液分泌,增强小肠蠕动功能,缓解肠痉挛,改善消化道功能;针刺内关、间使、心俞可使心率减慢;针刺大椎、风门、肺俞等穴可使支气管扩张及分泌减少,从而解除支气管痉挛性喘息;针刺照海穴可促进肾的排泄功能,针刺中极、关元穴可增强膀胱的排尿功能;针刺合谷、足三里可使肾上腺皮质激素增加。针刺可促进脑出血患者出血吸收,使血肿缩小,可促进损伤的周围神经再生等,由此可见针灸疗法对消化、循环、呼吸、泌尿、内分泌、神经系统均有调节作用。

2. 提高机体免疫力

针灸对细胞免疫和体液免疫均有增强与调整作用。实验证明,针刺足三里、合谷穴后可见粒细胞吞噬指数明显提高。当粒细胞吞噬功能低下时,针灸可促进其功能恢复;当其功能活跃时,则可使其吞噬指数下降,说明针灸对粒细胞的吞噬功能具有调节作用。针灸对免疫活性细胞功能的影响也很明显,电针后,外周血中 T 细胞明显增多外,T 细胞内酯酶活性也明显增强。针灸还可调节体液免疫,如针刺足三里穴可使血中备解素生成增加。

3. 镇痛

中医学认为经络气血不通则产生疼痛,而针灸可通经活络,使气血通畅,从而减轻或解除疼痛。实验证明,针刺镇痛与神经体液密切相关,针刺信息与痛觉信息经传入神经进入脊髓,在中枢各级水平结构中通过神经体液途径和痛觉调控系统的整合加工后,疼痛性质发生变化,疼痛刺激引起的感觉与反应受到抑制。此外,针刺信息进入中枢后可以激发神经元的活动,从而释放出 5 - 羟色胺、内源性鸦片样物质、乙酰胆碱等神经介质,加强了针刺的镇痛作用。

二、取穴的原则

针灸取穴的原则包括四个方面,临床上可根据病情,按一种或多种取穴原则并用,组成针灸处方,现分别简介如下。

(1)循经取穴是针灸取穴原则的核心,它体现了古人"经脉所过,主治所及"的精神,主要包括本经取穴和表里经取穴两个方面:①本经取穴:根据病变所在的脏腑、经络取本经的腧穴,尤其是取本经位于肘、膝以下的腧穴。例如,咳嗽取手太阴肺经的尺泽穴,咯血取孔最穴,偏头痛取手少阳三焦经的外关穴,耳聋取中渚穴。又如,胁痛取阳陵泉穴,牙痛取合谷穴,胃脘痛取足三里穴等;②表里经取穴:取与病症有关的表里经脉的腧穴,如肝气郁结的胁痛,除取肝经的太冲穴外,还可配以与其相表里的胆经的阳陵泉穴。

(2)局部或邻近取穴:由于每个腧穴都能治疗所在局部和邻近部位的病症,故当某一部位发生病变时,就可以在局部或邻近部位选取腧穴治疗。本法多用于器官、经脉、四肢关节等部位的病痛。如耳聋取耳门、翳风;眼病取睛明、承泣;头痛取太阳、百会;面瘫取同侧的颧髎、颊车;肘痛取曲池、手三里;膝关节痛取犊鼻、阳陵泉;腹泻、腹痛取天枢、气海以及"以痛为腧"的阿是穴等,均属于局部取穴的范畴。如病痛的局部有炎性病灶或创伤、瘢痕时,则需避开局部而改用邻近部位腧穴。如病症部位是重要脏器所在,则局部腧穴可采用浅刺或斜刺的方法。

（3）对症取穴是针对全身性的某些病症,结合腧穴的特殊作用而采用的一种取穴方法。本法包括各种特定穴的应用和经验取穴等,如气病取膻中,血病取膈俞,筋病取阳陵泉,外感发热取大椎、合谷,全身虚损取关元、足三里,丰隆化痰,曲池降压,人中开窍等。其他如各经的原、络、郄穴、八脉交会穴、五输穴均各有主治,以及阴经的背腧穴主五脏病,阳经的背腧穴主六腑病等均属对症取穴的范畴,常为临床所采用。

（4）其他:耳针、头针、腕踝针等亦各有其取穴原则,需区别对待。如耳针的取穴除有不少经验取穴外,更多应用相应部位取穴,按脏腑、经络理论取穴和按神经分布等现代医学知识取穴,而且在定穴点时,较注意参考耳穴的良导和压痛探测结果。

三、毫针刺法

（一）操作前的准备

1.针具的选择

临床上选针时常以将针刺入腧穴应至的深度,而针身还应露在皮肤上少许为宜。一般而言,皮薄肉少之处,选针宜短而针身宜细;皮厚肉丰之处,宜选用针身稍长、稍粗的毫针。男性、体壮、形胖,且病变部位较深者,可选稍粗、较长的毫针;女性、体弱、形瘦,且病变部位较浅者,就应选较短、较细的毫针。

2.体位的选择

针刺时体位的选择,应以便于医者能正确取穴,针刺施术,患者感到舒适自然,并能持久为原则。临床常用的体位基本上有两种,即卧位和坐位。卧位又可分为仰卧位、侧卧位、俯卧位;坐位又可分为仰靠坐位、侧伏坐位、俯伏坐位,分别适应不同部位穴位的针刺。凡体质虚弱、年老精神过度紧张和初诊患者,应首先考虑卧位。

3.消毒

针刺治疗前必须严格消毒,消毒包括针具器械消毒、医者手指和施术部位的消毒。目前临床多选用一次性针具取代针具消毒。医者的手在针刺前,须先用肥皂水洗刷干净,再用75%酒精棉球涂擦,然后方可持针施术。在患者需要针刺的穴位部位,用75%的酒精棉球,擦时应从中心点向外绕圈拭擦。

（二）进针方法

临床上一般用右手拇、示、中三指挟持针柄,其状如持毛笔,故右手称"刺手"。左手按压所刺部位或辅助针身,故称左手为"押手"。

1.单手进针法

用刺手的拇、食指持针,中指指端紧靠穴位,中指指腹抵住针身下段,当拇示指向下用力按压时,中指随势屈曲,将针刺入,直刺至所要求的深度。此法多用于短毫针的进针。

2.双手进针法

（1）指切进针法:以左手拇指或食指的爪甲切按在穴位旁,右手持针,紧靠指甲将针刺入皮肤,适用于短针的进针。

（2）挟持进针法:以左手拇、示二指挟持消毒干棉球,挟住针身下端,露出针尖,将针尖固定于针刺穴位的皮肤表面,右手持针柄,使针身垂直,在右手指力下压时,左手拇、示两指同时用力,两手协同将针刺入皮肤,适用于长针的进针。

(3)提捏进针法:以左手拇指和食指将针刺部位的皮肤捏起,右手持针从捏起部的上端刺入,适用于皮肉浅薄部位的进针。

(4)舒张进针法:用左手拇、示二指将所刺腧穴部位的皮肤向两侧撑开绷紧,使针从左手拇、示二指的中间刺入,适用于皮肤松弛部位腧穴的进针。

3. 管针进针法

利用不锈钢、玻璃或塑料等材料制成的针管代替押手进针的方法。针管一般比针短约5mm,针管直径约为针柄的2~3倍,将针尖所在的一端置于穴位之上,左手挟持针管,用右手示指或中指快速叩打针管上端露出的针柄尾端,使针尖刺入穴位,再退出针管,施行各种手法。

(三)针刺的角度和深度

1. 针刺的角度

指进针时针身与所刺部位皮肤表面形成的夹角,主要依腧穴所在部位的解剖特点和治疗要求而定。一般分为直刺、斜刺和横刺3种。

直刺:针身与皮肤呈90°角,垂直刺入,适用于人体大部分腧穴尤其是肌肉丰厚部位的腧穴,如四肢、腹部、腰部的穴位。

斜刺:针身与皮肤呈45°角,倾斜刺入,适用于骨骼边缘的腧穴,或内有重要脏器不宜深刺的部位,或为避开血管及瘢痕部位而采用此法,如胸、背部的穴位。

横刺:又称平刺,或称沿皮刺,针身与皮肤呈15°角,横向刺入,适用于皮肤浅薄处的腧穴,如头部的穴位。

2. 针刺的深度

指针刺入腧穴部位的深浅而言。一般地说,体强形胖者宜深刺;体弱形瘦者应浅刺;年老体弱和小儿娇嫩之体,宜浅刺;中青年身强体壮者,宜深刺。头面和胸背等皮薄肉少处的腧穴,宜浅刺;四肢、臀、腹等肌肉丰满处的腧穴,宜深刺。凡表证、阳证、虚证、新病,宜浅刺;里证、阴证、实证、久病,宜深刺。

(四)行针与得气

行针是指将针刺入腧穴后,为了使之得气,调节针感和进行补泻而施行的各种针刺手法。得气是指将针刺入腧穴后所产生的经气感应,又名针感。当这种经气感应产生时,医者会感到针下有徐和或沉紧的感觉。同时,患者也会在针下出现相应的酸、麻、胀、重等感觉,这种感觉可沿着一定部位、向一定方向扩散传导。若无经气感应而不得气时,医者则感到针下空虚无物,患者亦无酸、麻、胀、重等感觉。

1. 行针的两种基本手法

①提插法:就是提针与插针的结合应用,即在人体的一定深度内将针施行上下、进退的操作方法;②捻转法:将针刺入一定深度后,用拇指与示、中指挟持针柄作一前一后、左右交替旋转捻动的动作。

2. 常用的行针辅助手法

①刮法:右手拇指抵压针柄顶端,用食指或中指甲刮动针柄,以增强针感;②弹针法:以手指轻弹针柄,使针身轻微震动,以增强针感;③震颤法:以拇、示、中三指持针,用小幅度快频率提插捻转动作,使针身发生轻微震动,以增强针感。

（五）针刺补泻

补法是泛指能鼓舞人体正气，使低下的功能恢复旺盛的方法；泻法是泛指能疏泄病邪，使亢进的功能恢复正常的方法。针刺补泻就是通过针刺腧穴，采用适当的手法激发经气以补益正气或疏泄病邪而调节人体脏腑经络功能，促使阴阳平衡而恢复健康的方法。常用的几种针刺补泻手法如下。

1. 捻转补泻

针下得气后，捻转角度小，用力轻，频率慢，操作时间短者为补法；捻转角度大，用力重，频率快，操作时间长者为泻法。

2. 提插补泻

针下得气后，先浅后深，重插轻提，提插幅度小，频率慢，操作时间短者为补法。先深后浅，轻插重提，提插幅度大，频率快，操作时间长者为泻法。

3. 平补平泻

进针得气后均匀地提插、捻转后即可出针。

（六）留针与出针

1. 留针

将针留置于穴位内，谓之留针。一般病证只要针下得气而施以适当的补泻手法后即可出针或留针 15～30min。而慢性、顽固性、疼痛性及痉挛性疾病，留针时间可达数小时。小儿一般不便留针。

2. 出针

出针法是指行针完毕后，将针拔出的操作方法。出针之后，应核对针数，防止遗漏。

（七）针刺的注意事项

（1）患者在过于饥饿、疲劳、精神过度紧张时，不宜立即进行针刺。

（2）妇女怀孕 3 个月以内者，不宜针刺其小腹部的腧穴。若怀孕 3 个月以上者，其腹部、腰骶部腧穴也不宜针刺。至于三阴交、合谷、昆仑、至阴等一些通经活血的腧穴，在怀孕期应予禁刺。

（3）小儿囟门未合时，头顶部的腧穴不宜针刺；常有自发性出血或损伤后出血不止者，不宜针刺。皮肤有感染、溃疡、瘢痕或肿瘤的部位，不宜针刺。

（4）对胸、胁、腰、背脏腑所居之处的腧穴，不宜直刺、深刺。针刺眼区和项部的风府、哑门等穴和脊椎部的腧穴，要注意掌握一定的角度，更不宜大幅度地提插、捻转和长时间地留针，以免伤及重要组织器官，产生严重的不良后果。

（八）针刺异常现象的处理

1. 晕针

晕针是指在针刺过程中患者发生昏厥的现象。一旦晕针应立即停止针刺，将已刺之针迅速起出，让患者平卧，头部放低，松开衣带，注意保暖。轻者静卧片刻，给予热茶或温开水饮之，一般可渐渐恢复。重者可选取水沟、素髎、内关、涌泉等穴指压或针刺，亦可灸百会、气海、关元等穴，即可恢复。若仍人事不省、呼吸细微、脉细弱者，应配合其他治疗或急救措施。

2. 断针

断针是指针体折断在人体内。一旦断针，嘱患者保持原有体位，以防残端向深层陷入。若折断处针体尚有部分露于皮肤之外,可用镊子钳出。若折断针身残端与皮肤相平或稍低,而尚可见到残端者,可用左手拇、示两指在针旁按压皮肤,使残端露出皮肤之外,随即用右手持镊子将针拔出。若折断部分全部深入皮下,须在 X 线下定位,施行外科手术取出。

(九)适应证

针灸在康复治疗上的应用范围很广,其常用的适应证有以下几方面。

(1)痹症:中医认为风、寒、湿三种外邪侵入身体引起痹症。如风湿性或类风湿关节炎、骨关节炎、痛风、肌筋膜炎、纤维织炎、肩周炎、腰腿痛等。

(2)痿症:是肢体发生麻木不仁、软弱无力等症。各种瘫痪症都属痿症,如面神经麻痹、偏瘫、截瘫、肢瘫等。

(3)脏腑病:是指五脏六腑的病,如哮喘、高血压、冠心病、胃下垂、胃肠功能紊乱等。

(4)视、听、语言障碍疾患:聋、哑、盲残疾者的视听语言能力的改善,也是康复医学研究的课题,针灸治疗有一定的效果。

(5)其他:如精神症、癔病及其他神经官能症,肿瘤患者的康复治疗以及戒烟、减肥等。

(十)注意事项

应用针灸疗法时应注意下列事项。

(1)孕妇的腹部、腰骶部不宜针灸,并禁用合谷、三阴交、昆仑、至阴等穴。

(2)小儿囟门未闭合时,头颈部腧穴不宜针刺,且小儿不宜留针。

(3)饥饿、疲劳、酒醉者不宜针刺,精神紧张,体质虚弱者刺激量不宜过强。

(4)出血性疾病者不宜针刺,皮肤感染、溃疡、瘢痕、肿瘤的部位不宜进针。

(5)须避开血管进针,以防止出血,针刺头面部,颈部胸腹部及腰背时,应防止刺伤重要器官。

(6)施灸时应注意防止烫伤患者。

(7)针灸后至少24h内不得进行水疗或游泳,以防止针刺部位的感染。

(8)针刺眼球周围和项部的风府、哑门等穴位以及脊椎部的腧穴,要注意掌握一定的角度,更不要大幅度提插、捻转,也不要长时间留针,以免损伤重要组织器官。

四、灸法

灸法能治疗针刺效果较差的某些病症,或结合针法应用,更能提高疗效,所以是针灸疗法中的一项重要内容。故《医学入门》说:"凡病药之不及,针之不到,必须灸之。"

(一)常用灸法

1. 艾炷灸

把艾绒捏紧成规格大小不同的圆锥形艾炷,小者如麦粒大,中等如半截枣核大,大者如半截橄榄大,每燃完一个艾炷称为一壮。艾炷灸可分为直接灸和间接灸。直接灸即将艾炷直接置放在皮肤上施灸的一种方法,根据灸后对皮肤刺激的程度不同,又分为无瘢痕灸和瘢痕灸两种。间接灸即在艾炷与皮肤之间隔垫上某种物品而施灸的一种方法。

(1)无瘢痕灸:将艾炷放置于皮肤上之后,从上端点燃,当燃剩2/5 左右,患者感到烫时,用镊子将艾炷挟去,换炷再灸,一般灸3～7 壮。此法适用于慢性虚寒性疾病,如哮喘、眩晕、慢性腹泻、风寒湿痹和皮肤疣等。

(2)瘢痕灸:施灸前先在施术部位上涂以少量凡士林或大蒜液,以增加黏附性和刺激用,应用此法一般每壮艾炷须燃尽后,除去灰烬,方可换炷,灸7~9壮。大约1周可化脓,灸疮45d左右愈合,留有瘢痕。临床常用于治疗哮喘、慢性胃肠病及瘰疬等。

(3)隔姜灸:用鲜生姜切成直径2~3cm,厚0.2~0.3cm的薄片,中间以针穿刺数孔,上置艾炷放在应灸的部位,然后点燃施灸,当艾炷燃尽后,可易炷再灸,一般5~10壮。适用于一切虚寒病证,对呕吐、腹痛、泄泻、遗精、阳痿、早泄、不孕、痛经和风寒湿痹等疗效较好。

(4)隔盐灸:用纯净干燥的食盐填敷于脐部,使其与脐平,上置艾炷施灸,如患者稍感灼痛,即更换艾炷,一般灸5~9壮。临床上常用于治疗急性寒性腹痛、吐泻、痢疾、淋病及中风脱证等。

2. 艾卷灸

即用桑皮纸包裹艾绒卷成圆筒形的艾卷,也称艾条,将其一端点燃,对准穴位或患处施灸的一种方法。

(1)温和灸:将艾卷的一端点燃,对准应灸的腧穴或患处,距离皮肤2~3cm处进行熏烤,使患者局部有温热感而无灼痛为宜,一般每穴灸10~15min。注意施灸部位温度,防止烫伤。

(2)雀啄灸:施灸时,艾卷点燃的一端与施灸部位的皮肤并不固定在一定的距离,而是像鸟雀啄食一样,一上一下施灸。

(3)回旋灸:施灸时,艾卷点燃的一端与施灸部位的皮肤虽保持一定的距离,但不固定,而是向左右方向移动或反复旋转地施灸。

3. 温针灸

在针刺得气后,将针留在适当的深度,在针柄上穿置一段长约2cm的艾卷施灸,或在针尾上搓捏少许艾绒点燃施灸,直待燃尽,除去灰烬,再将针取出。注意防止灰火脱落烧伤皮肤。

4. 温灸器灸

温灸器是一种专门用于施灸的器具,临床常用的有温灸盒和温灸筒。施灸时,将艾绒点燃后放入温灸筒或温灸盒里的铁网上,然后将温灸筒或温灸盒放在施灸部位15~20min即可。适用于灸治腹部、腰部的一般常见病。

(二)施灸的注意事项

1. 施灸的先后顺序

一般先灸阳经,后灸阴经;先灸上部,再灸下部。就壮数而言,先灸少而后灸多。就大小而言,先灸艾炷小者而后灸大者。

2. 施灸的禁忌

面部穴位、乳头、大血管等处均不宜使用直接灸。孕妇的腹部和腰骶部不宜施灸。

(赵国静)

第三节 拔罐疗法

拔罐疗法是利用各种罐子(竹罐、玻璃罐等),使其内部形成负压后,吸附在体表上造成局部血管扩张和充血而达到治疗目的的一种治疗方法。它设备简单,操作方便,效果较好。

一、主要作用

中医学认为拔罐疗法可祛风散寒,祛湿除邪,温通经络,疏通血脉,并能活血散淤,舒筋止痛。

现代医学认为,由于罐内形成负压后吸力甚强,可使局部毛细血管扩张,甚至破裂,随即可产生一种类组织胺物质,随体液周流全身,刺激各个器官,使其功能加强;另一方面负压的机械刺激,通过反射途径,可调节大脑皮质的兴奋与抑制过程;温热刺激能促进局部血液循环,加速新陈代谢,改善局部组织的营养状况,还可增加血管壁的通透性,增强粒细胞的吞噬能力。因此,拔罐疗法具有镇静止痛、消炎、消肿的作用。

二、常用方法

由于拔罐用具、方法、形式等不断演变,因此拔罐疗法种类较多,其中常用的有以下几种:火罐、排罐、走罐、刺络拔罐。

(1)火罐是最常用的一种拔罐法,可分为:①闪火法,用镊子夹住酒精棉球,点火后在罐内燃烧片刻,立即拿出,迅速将罐叩在皮肤上;②点火法,用小金属盖盛酒精棉球放治疗部位中央,点火后将罐叩于皮肤上;③投火法,用小纸条点燃后投入罐内,迅速将罐叩于治疗部位皮肤上。

(2)排罐是在一个较大面积的部位(腰背、臀、大腿等),同时排列吸附较多的罐,其操作同闪火法。

(3)走罐是在平整光滑的罐口边与治疗部位涂以一薄层凡士林后,将罐子按闪火法拔上,然后用力将罐子上下、左右推移。

(4)刺络拔罐是刺血法,皮肤针法,与拔罐法的综合应用,即在散刺叩刺后进行拔罐。

三、适应证及注意事项

临床上拔罐疗法常用于软组织急性扭伤挫伤及慢性劳损、局部风湿痛等,也可用于失眠、哮喘、肺炎、胃炎、肾盂肾炎、膈肌痉挛等病症。出血性疾病、水肿、消瘦者及毛发处不宜使用,拔罐时应选好拔罐部位,一般以肌肉丰满、皮下脂肪丰富的部位为宜。拔罐要注意防止烫伤患者皮肤,取罐时须先用指尖在罐旁按压使空气进入,不能硬抠,胸肋间及腹部勿用火罐拔,以免损伤肋间神经及发生肠梗阻。

(赵国静)

第四节　作业治疗

一、作业治疗的目的和原则

作业治疗是指应用与日常生活及职业有关的各种作业活动或工艺过程,指导残疾者或部分恢复功能的患者参与选择性活动的一门科学和艺术。其重点在于增加手的灵活性、眼和手的协调性、对动作的控制能力和工作耐力,进一步提高和改善日常生活活动能力。同时还要利用各种材料、工具及器械,进行有目的性和技能性的动作和作业,掌握某种工作或生活技能,帮助患者恢复或取得正常的生活方式和工作能力,进一步消除残疾,增进健康,重返社会。

(一)目的

(1)维持患者现有功能,最大限度发挥其残存功能。

(2)提高患者日常生活活动的自理能力。

(3)为患者设计及制作与日常生活活动相关的各种自助工具。

(4)提供患者职业前技能训练。

(5)强化患者自信心,辅助心理治疗。

(二)原则

(1)选择作业治疗的内容和方法需与治疗目标相一致。①恢复实用功能目标:强调患侧肢体的恢复训练;②恢复辅助功能目标:有针对性地利用患侧肢体的残存功能或辅助器具或适当进行环境改造提高患者的自理能力;③获得功能目标:针对已残疾的功能,通过康复治疗后获得;④发挥代偿功能目标:对最终无法恢复的功能,可选取代偿或补偿训练使患者最大限度地生活自理。

(2)根据患者的愿望和兴趣选择作业活动。治疗师应根据患者的身份、地位、观念、潜力以及文化与社会背景综合判断患者的愿望和要求,决定目标和方法,要充分调动患者主观能动性和参与意识,注重心理治疗在作业治疗中的作用,取得患者在治疗中的最大配合。

(3)选择患者能完成80%以上的作业活动。

(4)作业治疗在考虑局部效果时要注意对全身功能的影响。

(5)作业治疗的选择需与患者所处的环境条件相结合。

根据患者的残疾和环境评定,采取相应的作业治疗,训练患者适应所处的生活环境同时进行适当的环境改建,方便患者的生活自理。

作业治疗和运动疗法中功能锻炼的侧重点有所不同。运动疗法以恢复各关节的活动度和增强肌力为主;作业治疗则是在运动疗法的基础上,强调恢复上肢的精细协调动作,以适应日常生活活动及工作、职业的需要。所以作业治疗不仅仅是功能锻炼的延续,而且是获得新的日常生活活动能力及职业能力的过程。

作业治疗的最终目标是提高患者的生存质量,训练患者成为生活中的主动角色,积极进行必需的生活活动和工作。

二、作业治疗的种类

(一)按实际要求分类

1. 日常生活活动

日常生活活动包括衣食住行、个人卫生等。其目的在于维持日常生活和健康的基本要求。

2. 创造有价值的作业活动

通过作业治疗生产有用的产品或产生有价值的结果,但又不以产品和结果为最终目的。这类活动包括工艺和园艺活动以及电器装配与维修,其目的在于获得一定的技能。

3. 休闲及娱乐活动

利用休闲及空余时间,进行各种运动及娱乐活动,其目的在于合理安排时间,转移注意力,丰富业余生活,有益身心健康。

4.教育性作业活动

通过对患者的治疗使其获得受教育的机会和接受教育的能力,其目的在于提高各种智能。

5.矫形器和假肢训练

即在穿戴支具或假肢前后进行的各种作业治疗。其目的在于熟练掌握穿戴方法和利用这些支具及假肢来完成各种生活活动或工作。

(二)按治疗目的分类

1.改善身体功能为目的的作业治疗

对运动功能残疾的作业治疗,如:纠正脊柱侧弯、截肢后功能训练等;对生理功能残疾的作业治疗,如:提高肺功能、改善血液循环等。

2.改善精神功能为目的的作业治疗

如工疗为主的作业治疗,大多采取集体性的工作,有利于改善患者的精神和心理状况,如孤独、无助、自卑、抑郁等。

3.恢复社会工作为目的的作业治疗

如保护性生产(即在庇护车间或工厂从事简单的重复劳动)、职业劳动训练等。

(三)按生活功能目的分类

包括身体和智能感知两大类。

1.身体技能训练

运动技能如协调性、灵活性、肌张力、肌力、耐力动作的复杂性、关节柔韧性等的训练。

2.智能、感知方面的训练

智能方面如注意力、语言交流、记忆力、发现和解决问题的能力,安排和利用时间的能力训练等。感知方面如听觉、视觉、本位感觉或运动觉等训练。

三、作业治疗的作用

(1)增加躯体感觉和运动功能。

(2)改善认知和感知功能。

(3)提高生活活动自理能力。

(4)改善参与社会及心理能力。

四、作业治疗的处方

康复医师根据患者的性别、年龄、职业、生活环境、个人喜好、身体状况、障碍名称、残疾程度、并发症和禁忌证等情况,拟定一张详细的作业治疗处方。处方内容包括作业治疗的评定内容和结果,具体项目、治疗目标、训练计划、训练方法以及强度、持续时间、频率和注意事项等内容。

(一)作业治疗的评定

(1)感觉运动功能:维持躯体运动和活动的基本要素。

(2)认知综合功能:运用脑的高级功能的能力。

(3)日常生活能力:日常生活中的功能性活动能力。①基本日常生活活动;②工具性日常生活活动(ADL):是指更为复杂的解决问题的能力和社会能力。包括家务、社会生活技巧、个人健康保健、安全意识、环境设施及工具的使用以及社会的交往沟通能力。

（4）社会心理功能：它是指进入社会和处理情感的能力。包括自我概念、价值、兴趣、介入社会、人际关系、自我表达、应对能力、时间安排、自我控制等。

（二）作业治疗的基本内容

作业治疗的内容及训练方法是根据不同的个体，选择对其躯体、心理和社会功能有一定帮助的、适合患者个体需求的作业活动。同时考虑到患者的兴趣爱好、文化背景、生活，工作环境和社会地位等因素。

主要包括以下内容。

（1）个人日常生活活动。

（2）家务活动。

（3）教育性技能活动：这是寓教于技能训练活动之中的训练。通常适用于儿童或感官残疾者。受到教育的同时对具有感官障碍者还有知觉－运动功能的训练。

（4）职业前活动训练：为恢复就业前的肌力、耐力等所要求的技能训练。

（5）园艺、娱乐活动：这是另一类重要的作业治疗活动。

（6）心理性作业活动：这是一种特殊的心理治疗方法。

（7）辅助器具配置和使用活动。

（8）假肢的使用活动。

（9）认知综合功能训练。

（10）治疗性功能训练：传统意义上的康复医学是以运动功能障碍为中心，所有的治疗性活动都是为作业活动做准备的。所以，运动功能训练是作业治疗中最基本的，也是最常用的。

（三）作业治疗的注意事项

（1）必须根据患者的特点进行作业内容的选择，即选择对躯体、心理和社会功能起到一定治疗作用的方法，故选择的内容应具有明确的目的性。

（2）作业治疗是从临床康复治疗向职业劳动过渡。因此，所选择的各种作业活动应具有现实性，符合我国国情和社会背景，适应患者的文化教育背景和就业需求。

（3）尽量采用集体活动治疗的形式，以增强患者之间的交流，有助于加强患者的社会参与和交往能力。

（4）尽可能让患者选择自己感兴趣的作业治疗方法，以提高其主动参与性和趣味性。

（5）作业治疗应遵守循序渐进的原则。根据患者个体情况，对时间、强度、间歇次数等进行适当调整，以不产生疲劳为宜。

（6）必须详细记录作业治疗的医嘱、处方、进度、反应、患者完成能力和阶段性的评估及治疗方案。

五、治疗量选择

（一）作业项目的选择

应遵循作业治疗的原则，根据每个患者功能状态和作业治疗的目标，从多种作业治疗中选择合适的作业项目。

（二）作业活动强度的选择

选择何种活动强度，决定了患者能否完成治疗任务。选择时，不仅要考虑治疗局部的活动强度，还要考虑对全身所能承受的负荷强度。

（三）作业治疗时间和频度

按实际情况来定。

（四）作业时间

作业治疗中治疗动作实际时间长短与休息时间如何配合,其作业活动量和时间不同。

（五）动作和方向

作业活动是动静结合,是直线的或对角回旋的,可因其活动量不同,动作的方向可以是单方向,可以是多方向的对角螺旋形运动。

六、基本内容

作业疗法主要是根据不同的个体,选择对其躯体、心理和社会功能起到一定帮助的适合患者个人的作业活动,并要求符合患者的兴趣,让患者自觉参加,同时为患者提供必要的帮助和指导。

另外,还要考虑到患者的文化背景、生活和工作环境、条件等因素的影响,所以选择作业活动的内容极为广泛一般常用的有如下几种。

（一）个人日常生活活动

这是作业疗法师的主要工作之一。因为任何患者在遭受意外或患病后,基本的日常生活活动常常是最迫切需要解决的。例如,个人卫生(洗脸、刷牙、梳头)、吃饭、穿脱衣服、如厕等,需要让患者通过学习获得独立完成的能力,如不能完全独立,也要尽可能通过参加这些活动,能够部分地独立完成。

（二）功能性的作业活动

功能性的作业活动又称运动性的作业活动,患者无论进行哪一种作业活动都必须完成相应的动作。例如,沙板磨可以通过工作条件的变化,扩大关节的活动范围,增加负荷,改变动作复杂性,使患者的肌力、关节活动度、协调性、体力、耐力及平衡能力等各方面得到提高。因此,作业疗法师可以根据患者的不同情况将种种动作巧妙地贯穿到丰富多彩的活动中,对患者进行治疗。

（三）心理性的作业活动

心理性的作业活动是指通过作业活动改善患者心理状态的一种疗法。例如,偏瘫患者患病后在不同时期表现出否认、不安、急躁、抑郁、悲观等各种复杂的心理状态。作业疗法师应该通过作业活动给患者以精神上的支持,减轻患者的不安与烦恼,或给患者提供一个发泄不满情绪的条件,如利用木工、皮革工艺、编织等作业活动,使患者在活动中得以解脱。还要设法创造条件,与患者进行交流,这是一种特殊的心理治疗方法。

（四）辅助具配制和使用训练

辅助具是患者在进食、着装、如厕、写字、打电话等日常生活、娱乐和工作中为了充分地利用残存功能,弥补丧失的能力而研制的简单实用、帮助障碍者使之自理的器具。辅助具大部分是治疗师根据患者存在的问题予以设计并制作的简单器具,如防止菜、饭撒落的盘档,改造的碗、筷、协助固定餐具的防滑垫,加粗改型的勺、叉,帮助手完成抓握动作的万能袖袋等。又如偏瘫患者常出现有规律性的功能障碍,治疗师设计比较成功的辅助具,有助于患者功能的恢复,提高其生活自理能力。

（五）假肢使用训练

假肢是为补偿、矫正或增强患者已缺失的、畸形的或功能减弱的身体部分或器官,使患者最大限度地恢复功能和独立生活的能力而制作的。上肢假肢常供肩关节离断,上臂、肘、前臂截肢者使用。前臂假肢由机械假手、腕关节结构、接受腔及固定牵引装置等构成。上臂假肢比前臂假肢多出一接受腔和一肘关节。肌电前臂假肢是利用患者残肢的肌电信号,加以放大后控制微型直流电动机以驱动假手各结构的一种新型假肢。装配上肢假肢后需要利用假肢进行功能活动的训练,这个工作由作业疗法师来完成。患者需要反复训练,以达到熟练使用假肢的目的。

（六）职业前训练活动

职业前训练活动包括职业前评价和职业前训练两部分。当患者可以回归社会,重返工作岗位之前,必须进行身体和精神方面的能力测定、评价。如果在哪个方面仍有困难,就要通过实际上作训练提高患者适应社会的能力,为其复职创造条件。职业前评价不仅仅是工作质量、数量、工作效率的评价,而且要对工作的计划性、出勤、对上级和同志的态度等人际关系问题进行全面评价和训练。

（七）娱乐活动

各种娱乐活动不仅有助于身体功能的改善,更重要的是可以帮助患者克服消极情绪,增加患者之间的交流。

七、实施的一般程序

（一）处方

作业疗法师接到康复医师的处方后,首先要认真阅读,理解医生处方的内容,尤其对患者的年龄、诊断、障碍名称、并发症、禁忌证和注意事项要逐条搞清楚。因为患者往往具有较复杂的并发症,对病清了解不全面,很容易在训练中造成医源性损伤,所以检查和治疗前认真理解处方是非常必要的。

（二）初期评定

作业疗法领域中的评定大体可分为以下几方面,即身体功能评定、感觉评定、心理评定、日常生活动作评定,社会评定、职业前评定等。对患者进行准确的评定,将为设定康复目标,制订训练计划打下良好的基础。同时为检验治疗效果留下客观的记录,对康复指导训练和决定患者的转归也是非常重要的资料。此项工作要尽快完成,并且将材料整理清楚,出席第一次康复评定会议。

（三）确立治疗目标

根据评定结果,作业疗法师利用自己对疾病、障碍的认识水平、工作经验和预测能力,提出对患者治疗的长期和短期目标。

所谓长期目标,就是患者出院时回归社会的水平。例如,从社会上看是返回家庭,还是转到其他设施,或是回到工作岗位;从自立程度看是完全自理还是需要部分照顾,或是完全需要别人照顾。

短期目标是为了实现长期目标而在治疗训练的不同阶段所设定的标准。例如,对某患者用1~3周时间完成进食和更衣动作,条件是使用自助具,标准是独立完成,时间为常人的2倍等。此项内容要整理好,并在康复评定会议上发表。

（四）出席康复评定会议

按照康复医生的通知，准时出席康复评定会议。会前要将患者有关的评价资料、目标设定和治疗意见整理好，并向小组汇报自己的治疗方案。

必要时应让患者当场进行演示，使小组全体成员了解患者的实际状况，加深对治疗方案的理解。同时要认真听取其他专业对患者康复治疗的意见，详细记录评定会最后设定的目标和具体要求，以便使作业疗法与运动疗法、护理、心理、假肢装具、社会工作等各专业人员按照统一的目标同步进行工作。

（五）制订训练计划

对患者的初期评定和设定的目标是制订训练计划的基础。一个好的计划应把种种作业活动和短期目标紧密结合起来，而且对训练工作中的具体问题，如每周训练的次数，每次训练的时间、场所、使用的器材、作业的种类等也列入计划之中。训练计划不仅是治疗的程序，而且是作业疗法师知识面、业务能力、组织能力、艺术水平和训练经验的综合体现，与康复技术有密切的关系。

在制订计划时作业疗法师应注意以下几个问题。

（1）按照治疗目标选择适应的作业活动。

（2）充分考虑到患者的兴趣与爱好。

（3）与其他各专业组的康复思想、理论基础、技术安排尽量保持一致。

（4）关注患者全部治疗和训练的内容、时间的长短、体力消耗的程度。

（5）作业活动的难度要适合患者的功能水平。

（6）患者完成作业活动后应能体会到成功的喜悦。

（7）活动内容应丰富多彩，而且目的明确。

（8）清楚大约需要多长时间才能达到预期的目标？如何判断达到了目标，具体标准是什么？

（9）计划要有灵活性，当发现计划与目标不一致或患者身体状况、功能水平有变化时，可以及时调整计划。

（10）选择作业活动时要考虑患者的禁忌和注意事项。

（六）治疗与训练

在计划实施的过程中，要注意患者对安排的作业活动是否有兴趣，治疗计划与患者能力是否适合，治疗过程中是否出现了没有预测到的问题，患者能否按计划训练，合作程度如何，短期目标能否实现。在此过程中一般可以分为3个阶段。

（1）导入期：将设定的目标、计划和方法向患者详细说明。

（2）展开期：将制订的计划付诸实践，使目标和计划的关系明朗化，展开具体的治疗训练活动。

（3）评价期：对患者训练后功能和能力的提高与初期评价结果进行比较，然后进一步研究计划的可行性和需要调整的部分。

（七）中期评定

对患者进行系统的再评价。按康复医生的要求准时出席康复评价会议，将评价结果和训练中存在的问题向小组汇报。

根据各专业组治疗情况和康复医生的指示修改原计划,完成下阶段的治疗,研究讨论出院的时间及出院前的准备工作。

(八)评价会议后的工作

主要是调整设定的目标,修改训练计划,完成继续的治疗。

(九)后期评定

训练结束,患者出院前应再次做系统全面的评价,做出治疗总结。主要内容应该包括。

(1)治疗经过和治疗结束的理由。

(2)治疗目标实现的程度。

(3)治疗有无特殊的效果。

(4)如果效果不明显原因是什么。

(5)今后处理意见及应注意的事项。

(十)后续工作

(1)患者出院后是返回家庭还是到其他机构治疗,或是回到工作岗位。

(2)家属今后应注意的事项。

(3)患者应该进行什么训练巩固疗效。

(4)告知患者本人可以预测的问题和禁忌事项。

(5)向有关部门送交病历摘要,以便对患者进行随访和长期管理。

(赵国静)

第五节　语言治疗

语言疗法对口吃、失语、发音不清、发音困难、聋哑患者进行语言训练的一种康复方法。尽可能恢复其说、听和语言交际能力,并巩固所获得的疗效,使其与他人的直接语言交流能力得以恢复。

一、语言治疗的目的和原则

1. 语言治疗的目的

这是对口吃、失语、发音不清、发音困难、聋哑患者进行语言训练的一种康复方法。尽可能恢复其说、听和语言交际能力,并巩固所获得的疗效、使其与他人的直接语言交流能力得以恢复。

2. 语言治疗原则

这是反复利用强的听觉刺激和多途径的语言刺激,如给予刺激的同时给予视觉、触觉、嗅觉刺激,当患者对刺激反应正确时,要鼓励和肯定。

语言治疗分为成人治疗和儿童治疗。能进行各种言语障碍成套测验诊断与治疗,如失语症、构音障碍、语言发育迟缓、听力损伤、自闭症、口吃以及吞咽障碍的治疗。言语康复(ST),又称言语训练或言语再学习,是指通过各种手段对言语功能有障碍的患者进行针对性治疗。

二、言语功能评定

（一）言语障碍定义

构成言语的各个环节（听、说、读、写）受到损伤或发生功能障碍时称为言语障碍。常见的言语障碍，包括失语症、构音障碍、言语失用症。

（二）言语功能评定目的

主要是通过使用标准化的量表（必要时还可以通过仪器对发音器官进行检查）来评定患者有无言语功能障碍，判断其性质、类型、程度及可能原因，预测言语障碍恢复的可能性，确定是否需要给予言语治疗，并在治疗前后评定以了解治疗效果。

（三）评定方法

对失语症和言语失用症的患者主要是通过与患者交谈、让患者阅读、书写及采用标准化量表来评定。对有构音障碍的患者，除了观察患者发音器官的功能是否正常，还可以通过仪器对构音器官进行检查。

（四）失语症的评定

1. 失语症的定义

因脑部损伤，患者在神智清楚，无精神衰退、感觉缺失、发音肌肉瘫痪等情况下，使原已习得的言语功能丧失所表现出的种种症状。包括对语言符号的感知、理解、组织应用或表达（即听、说、读、写）等一个方面或几个方面的功能障碍。

2. 失语症的分类

（1）外侧裂周失语综合征（Broca 失语、Wernicke 失语、传导性失语）。

（2）分水岭区失语综合征（经皮质性运动性失语、经皮质性感觉性失语、经皮质混合性失语）。

（3）完全性失语。

（4）命名性失语。

（5）皮质下失语综合征（基底节性失语、丘脑性失语）。

3. 失语症评定方法

目前国际上还没有统一的失语症检查法。国外比较常用的是波士顿诊断性失语症检查法和西方失语症成套检查法；国内常用的是北京大学第一医院汉语失语检查方法、北京医院汉语失语症检查法、中国康复研究中心汉语标准失语症检查。

（五）构音障碍的评定

1. 构音障碍的定义

构音障碍是指由于发音器官神经肌肉的病变而引起发音器官的肌肉无力、肌张力异常以及运动不协调等，产生发声、发音、共鸣、韵律等言语运动控制障碍。患者通常听理解正常并能正确地选择词汇以及按语法排列词句，但不能很好地控制重音、音量和音调。

2. 构音障碍的分类

通常分为运动性构音障碍、器质性构音障碍和功能性构音障碍三大类。

3. 评定内容及方法

（1）评定内容：包括评定患者的反射、呼吸、唇的运动、颌的位置、软腭、喉、舌的运动、言语状况等。

（2）评定方法：包括构音器官功能检查和实验室检查。①构音器官功能检查：最常用、方便的构音器官功能性检查国外有英国布里斯托尔市弗朗蔡医院的 Pamela 博士编写的评定方法；国内有河北省人民医院的改良的 Frenchay 构音障碍评定方法；②实验室检查：包括频谱分析、肌电图检查等。

（六）言语失用症的评定

1. 定义

言语失用症也是一种言语运动性疾患，构音器官本身没有肌肉麻痹、肌张力异常、失调、不随意运动等症状，但患者在语言表达时，言语肌肉系统不能处于适当的位置并按顺序进行活动，随意说话的能力由此受到影响。其特点是虽然患者没有构音器官运动和感觉方面的缺陷，但不能完成有目的的言语动作。

2. 言语失用症的评定

言语失用症的评定包括以下 3 个方面：①言语可懂度；②说话速率；③说话的自然程度。

三、言语康复概述

（一）适应证

从理论上讲，凡是有言语障碍的患者都可以接受言语治疗，但由于言语训练需要训练者（言语治疗师）与被训练者之间的双向交流，因此，对伴有意识障碍、情感障碍、行为障碍、智力障碍或有精神病的患者，以及无训练动机或拒绝接受治疗的患者，言语训练难以进行或难以达到预期的效果，这类患者不适合言语矫治。另外，经过一段时间系统的言语矫治后，如果患者的言语水平停滞不前，也应该终止治疗。

（二）治疗原则

1. 早期开始言语治疗

开始得越早，效果越好，在患者意识清楚、病情稳定、能够耐受集中训练 30min 时就可开始进行言语矫治。

2. 及时评估言语

治疗前应对患者进行全面的言语功能评估，了解言语障碍的类型及其程度，使制订出的治疗方案具有针对性。治疗过程中要定期评估，了解治疗效果，根据评估结果随时调整治疗方案。

3. 循序渐进

训练过程应该遵循循序渐进的原则，由简单到复杂。如果听、说、读、写等功能均有障碍，治疗应从提供听理解力开始，重点应放在口语的训练上。

4. 及时给予反馈

根据对治疗的反应，及时给予反馈，强化正确的反应，纠正错误的反应。治疗内容及时间的安排要适当，要根据患者的反应适时调整训练的内容、量易程度，避免患者疲劳及出现过多的错误。

5. 患者主动参与

言语治疗的本身是一种交流过程，需要患者的主动参与，治疗师和患者之间、患者和家属之间的双向交流是治疗的重要内容。为激发患者言语交流的欲望和积极性，要注意设置适宜的语言环境。

（三）治疗环境

（1）环境要求尽可能安静，避免噪声。

（2）器材和仪器：包括录音机、录音带，呼吸训练器；镜子、秒表，压舌板和喉镜；单词卡、图卡、短语和短文卡；动作画卡和情景画卡；各种评估表和评估用盒；常用物品（与文字配套的实物）。

（四）治疗形式

1. "一对一"训练

"一对一"训练即一名治疗师对一名患者的训练方式。

2. 自主训练

患者经过"一对一"训练之后，充分理解了言语训练的方法和要求，具备了独立练习的基础；这时治疗师可将部分需要反复练习的内容让患者进行自主训练。教材、内容由治疗师设计决定，治疗师定期检查。自主训练可选择图片或字卡来进行呼名练习或书写练习，也可用录音机进行复述、听理解和听写练习。还可用电脑进行自主训练，选择可进行自我判断、自我纠正及自我控制的程序训练。

3. 小组训练

小组训练又称集体训练。目的是逐步接近日常交流的真实情景，通过相互接触，减少孤独感，学会将个人训练成果在实际中有效地应用。治疗师可根据患者的不同情况编成小组，开展多项活动。

4. 家庭训练

应将制订的治疗计划、评价方法介绍和示范给家属，并可通过观摩、阅读指导手册等方法教会家属训练技术，再逐步过渡到回家进行训练。应定期检查、评价并调整训练课题及告知注意事项。

（五）语言治疗方法

语言治疗是在正确评价言语功能障碍的基础上，分析参与构音的器官（肺、声带、软腭、舌、下颌、口唇）的神经肌肉系统病变，至言语的发音能力是否受损，患儿听觉、理解能力是否为正常，并能否正确选词或按语法排列成句，能不能精确地控制重音、音量、音调。采用针对性的治疗方法，如口腔发音器官基本运动、松弛疗法、学习发音运动模式、音调疗法、认知疗法等。

促进语言的交流能力，提高患者语言的理解和表达能力及独立应用语言交流技巧的能力，进行具体语言训练就需要按下列步骤进行。

1. 控制全身的异常动作

脑瘫儿童因肌张力异常，所以身体动作、姿势很难控制自如。强肌张力型脑瘫儿童常因一些小动作而引起全身的动作异常，很难恰当地分离动作。例如，他们在一开始练习发音时，常常会引起面部表情异常甚至会全身抽动，导致呼吸、发音受到影响，使声音变得短促、模糊不清。低肌张力型脑瘫儿童往往低着头、弯着背，这样他们的口腔无法充分地打开，胸腔也处于受压迫的状态，这样就很难再谈发音技巧了。因此，脑瘫儿童全身状态能得到有效控制是语言训练的前提和基础。

为了有效地控制异常姿势，必须从头、颈、肩等大的运动肌体开始训练，逐渐向下颌、口唇、舌等精细运动过渡。在进行训练前，必须先消除脑瘫儿童的心理不安，尤其是强肌张力型脑瘫儿童，否则效果不明显。

2.构音器官训练

由于口腔肌张力异常和全身异常动作,使得脑瘫儿童不能灵活地控制构音器官(颌、口唇、舌等),严重影响发声,因此应该特别加强构音器官的训练。口腔动作的训练,应从进食功能开始训练,利用吃东西的方式来训练脑瘫儿童正确的吸吮、咀嚼和吞咽技巧,由此来增加对下颌、口唇、舌的控制能力。具体的方法如下。

(1)呼吸训练:吹羽毛、吹风车、吹玩具喇叭、吹哨子、吹气球等。练习的器具要由小到大,由轻到重。

(2)舌的训练:利用儿童喜欢吃的棒棒糖、冰淇淋等,让他们用舌头舔着吃,这样可以训练舌头灵活伸缩,增加面部肌肉和舌的运动功能。同时教师还可以自编一些舌体操,以此来训练。

(3)吸吮训练:先用粗短的管子吸盛在杯子里的并且是该生爱喝的饮料,学生很容易吸到;然后再用细长的管子吸盛在瓶子里的饮料,使训练难度逐渐加大。采用这样的方法可以很快地使学生的呼吸能力加强。

(4)咀嚼训练:咀嚼动作需要口腔内所有的构音器官参与,这是训练构音器官最原始的也是最有效的方法。可以给学生难嚼的食物练习,如红薯条等。

3.发音训练

进行发生训练时要屏弃先练声母、韵母再练词语、句子的传统方法,应先从拟声词和较常用的词语入手,如爸爸妈妈等。在训练时要有正确的姿势,提供正常的肌张力,同时要使呼吸深而缓慢。先利用游戏或歌唱方式练习,使脑瘫儿童能松弛神经,把肌张力调整的最佳状态。发声训练最好从拟声词开始,因为拟声词有趣,并且容易发音,选择周围环境中最常听到的声音来练习,如汽车声、小狗叫声等,再逐渐练习词语、短语和句子。

在练习句子时最好选择歌词较为简单的儿童歌曲,使他们边唱边练,在欢乐的氛围中愉快地练习。

4.语言沟通训练

语言学习的最终目的就是为了沟通,提高脑瘫儿童运用语言沟通的能力是语言训练中最重要的也是最复杂的。需要做大量的准备工作,需要学校和家庭共同努力,要充分发挥家庭在脑瘫儿童语言训练中的重要作用。因为家庭是脑瘫儿童生活的环境,是语言实践的最佳训练场所。

家庭里的所有成员都可以参与这一训练过程,不仅可以一对一地进行个别化教学,而且不受时间、空间的限制,但学校要给予家长必要的指导。

四、失语症的康复

(一)治疗目标

1.轻度失语

改善或消除语言功能障碍,争取回归社会,恢复职业。

2.中度失语

利用残存能力,改善功能障碍,争取日常生活自理,回归家庭。

3.重度失语

训练和利用残存功能,并使用代偿手段,争取能进行简单的日常交流。

（二）治疗方法

1. 传统的措施

包括 Schuell 的刺激法、阻断去除法、程序学习法等。最系统最有影响的是 Schuell 的刺激法，是多种失语症治疗方法的基础。

根据失语症的类型、程度、原发病、年龄、爱好制订适当的训练计划，通常为期 3 个月，然后再评价，以决定是否继续治疗或修改训练方针。具体训练方法如下所示。

（1）口形训练：①让患者照镜子检查自己的口腔动作是不是与言语治疗师做的口腔动作一样；②患者模仿治疗师发音，包括汉语拼音的声母、韵母和四声；③言语治疗师画出口形图，告诉患者舌、唇、齿的位置以及气流的方向和大小。

（2）听理解训练：①单词的认知和辨别；②语句理解。

（3）口语表达训练：包括单词、句子和短文练习。

（4）阅读理解及朗读训练：单词的认知，包括视觉认知和听觉认知。①视觉认知；②听觉认知；③朗读单词；④句子、短文的理解和朗读；⑤朗读篇章。

（5）书写训练：①抄写字、词、句子；②让患者看动作图片，写叙述短句；看情景图片，写叙述文；③写日记、写信、写文章。

2. 实用交流能力的训练

失语症患者如果经过系统的言语治疗，言语功能仍然没有明显的改善，则应该考虑进行实用交流能力的训练，使患者最大限度地利用其残存能力（言语或非言语的），使用最有效的交流方式，使其能与周围人发生有意义的联系，尤其是促进日常生活所必须的交流。

（1）训练措施：①积极用非语言交流的措施：手势、符号、描画、PACE 法等，多种手段结合运用；②促进日常交流的措施：反应复杂化法（RET）、实用交流训练（CADL）。

（2）PACE 技术：是目前国际上最得到公认的实用交流的训练法之一。在训练中利用更接近实用交流环境的对话结构，信息在治疗师和患者之间双向交互传递，使患者尽量调动自己的残存能力，以获得实用化的交流技能。适合于各种类型及程度的言语障碍。

3. 非言语交流方式训练

包括以下几个方面。

（1）手势语：在交流活动中，手势语不单是指手的动作，还包括头及四肢的动作。训练可以从常用的手势开始。例如，用点头、摇头表示是或不是。训练时，治疗师先示范，然后让患者模仿，再进行实际的情景练习，以强化手势语的应用。

（2）画图：对严重言语障碍但具有一定绘画能力的患者，可以利用画图来进行交流。

（3）交流板或交流手册：适应于口语及书写交流都很困难，但有一定的认识文字和图画能力的患者。交流板或交流手册是将日常生活中的活动通过常用的字、图片或照片表示出来，患者通过指出交流板上或交流手册中的字或图片来表明自己的意图。两者的区别在于交流板内容简单，携带不方便，而交流手册不仅内容多，更可以随身携带。如果交流手册的内容很丰富，患者也可以与人"交谈"。

（4）电脑交流装置：包括按发音器、电脑说话器、环境控制系统等。

（三）注意事项

1. 时间安排

每日的训练时间应根据患者的具体情况决定，患者状况差时应缩短训练时间，状况较好时可适当延长。最初的训练时间应限制在 30min 以内。超过 30min 可安排为上下午各 1 次。短时间、多频率训练比长时间、少频率的训练效果要好。训练要持续数月、1 年或更久。

2. 避免疲劳

要密切观察患者的行为变化，一旦有疲倦迹象应及时调整时间和变换训练项目或缩短训练。

3. 训练目标

每次训练开始时从对患者容易的课题入手，并每天训练结束前让患者完成若干估计能正确反应的内容，令其获得成功感而激励进一步坚持训练。一般来说训练中选择的课题应设计在成功率为 70% ~ 90% 的水平上。对于情绪不稳定、处于抑郁状态的患者应调整到较容易的课题上。对那些过分自信的患者可提供稍难一些的课题进行尝试，以加深其对障碍的认识。

五、构音障碍的康复

（一）构音障碍

1. 重度构音障碍

患者的言语可懂度降低到在通常情况下不能用言语进行交流。治疗的目标是建立交流的有效方式或采用代偿手段进行交流。

2. 中度构音障碍

常能用言语作为交流方法，但不能被人完全理解。治疗目标是建立最佳的言语可懂度。

3. 轻度构音障碍

在保持言语可懂度的同时具有最佳的交流效果和自然度。

（二）治疗方法

1. 松弛训练

主要针对痉挛性构音障碍，可进行以下的放松训练：①足、腿、臀的放松；②腹、胸、背部的放松；③手和上肢的放松；④肩、颈、头的放松。

2. 发音训练

（1）发音启动训练：深呼气，用嘴哈气，然后发"a"，或做发摩擦音口形，然后做发元音口形如"s……a，s……u"。

（2）持续发音训练：由一口气发单元音逐步过渡到发 2 ~ 3 个元音。

（3）音量控制训练：指导患者由小到大，再由大到小交替改变音量。

（4）音高控制训练：帮助患者找到最适音高，在该水平稳固发音。

（5）鼻音控制训练：控制鼻音过重。

3. 口面与发音器官训练

（1）唇运动：练习双唇闭合、外展、鼓腮。

（2）舌的运动：练习舌尽量向外伸出、上抬，由一侧口角向另一侧口角移动，舌尖沿上下齿龈做环形"清扫"动作。

（3）软腭抬高。

（4）交替运动。

口面与发音器官训练主要是指唇舌的运动，是早期发音训练的主要部分。开始时不发音，只做发音动作，以后再练习发音。

4. 语言节奏训练

（1）重音节奏训练：①呼吸控制；②诗歌朗读；③利用生物反馈技术加强患者对自己语言节奏的调节。

（2）语调训练：练习不同的语句使用不同的语调。

（三）非言语交流方法的训练

目前，国内常用且简单易行的有图画板、词板、句子板等。图画板上画有多幅日常生活活动的画面，对于文化水平较低和失去阅读能力的患者会有所帮助。词板和句子板上有常用词和句子，有些句子板还可以在适当的位置上留有空间，由患者书写一些信息。词板、句子板适用于有一定文化水平和运动能力的患者。

六、吞咽障碍的康复

吞咽障碍（dysphagia）是由于多种原因导致食物不能经口腔进入到胃中的现象，表现为液体或固体食物进入口腔、吞下过程发生障碍。

（一）吞咽障碍的评定

1. 临床检查

这是最基本的评定方法。包括患者主观上的详细描述，相关的既往史和以前的吞咽检查。

2. 口腔功能评定

常采用 Frenchay 构音障碍评定表中有关吞咽过程的项目进行评定。吞咽功能评定包括。

（1）反复吞咽唾液测试：患者坐位，检查者将手指放在患者喉结及舌骨处，观察在 30s 内患者吞咽的次数和活动度。

（2）饮水试验：患者坐位，像平常一样喝下 30mL 的温水，然后观察和记录饮水时间、有无呛咳、饮水状况等，进行评价。

（3）摄食－吞咽过程评定：按照摄食－吞咽阶段，通过意识程度，进食情况，唇、舌、咀嚼运动，食团运送情况，吞咽后有无食物吸入、残留等相关内容来观察和评定摄食－吞咽过程中各个阶段出现的问题。

3. 特殊检查

特殊检查包括食管吞钡造影检查、气钡双重食管造影检查、电视荧光进食造影检查、超声检查、电视内镜吞咽检查、测压检查、咽部荧光核素扫描检查和表面肌电图检查等。

（二）吞咽障碍的治疗

1. 心理疏导

做好心理护理是训练成功的基础和保证。由于吞咽障碍者语言不清，容易出现烦躁、易怒和情绪抑郁，有的甚至拒食。因此，在进行饮食训练的同时，针对不同患者的性格特点、文化程度和社会阅历等进行有的放矢的心理疏导，使患者理解吞咽机制，掌握训练方法，积极主动配合训练。

2. 基础训练

（1）感官刺激：①触觉刺激：如用手指、棉签、压舌板等刺激面颊部内外、口唇周围、舌部等；②咽部冷刺激与空吞咽：用棉签蘸冰水刺激软腭、舌根及咽部。让患者做吞咽空气的动作，也可以让患者吞咽冰块；③味觉刺激：用棉签蘸不同味道的液体刺激舌头的味觉。

（2）口、颜面功能训练：包括唇、舌、颌肌训练，屏气等。

3. 摄食训练

经过基础训练之后,逐渐进入摄食训练。首先选择适合进食的体位,一般选择半坐位或坐位,配合头部运动进行进食,严禁在水平仰卧位及侧卧位下进食。食物的形状应根据吞咽障碍的程度及阶段,本着先易后难的原则来选择,容易吞咽的食物其特征为密度均匀,有适当的黏性,不易松散且爽滑,咽下后经过食管时容易变形、不易残留在黏膜上。要培养良好的进食习惯,最好定时、定量,能坐起来就不要躺着,能在餐桌上就不要在床边进食。

（三）注意事项

1. 下列疾病不适宜进行吞咽训练

运动神经元疾病、中度至严重老年痴呆症、严重弱智、早产婴儿、脑外伤后有严重行为问题或神志错乱者。在以下情况下,患者暂时也不能进食。如昏迷状态或意识尚未清醒、对外界的刺激迟钝、认知严重障碍、吞咽反射消失或明显减弱、处理口水的能力低,不断流涎,口部功能严重受损。

2. 治疗与代偿有机结合

吞咽障碍的治疗涉及多学科多专业的通力合作,除积极治疗原发病外,应提倡综合训练,包括肌力训练,指导排痰,上肢进食功能训练、食物的调配、餐具的选择、辅助具的选择与使用、进食前后口腔卫生的保持、助手与家人照顾监护方法等,凡与摄食有关的细节都应考虑在内。

（赵国静）

第六节　运动疗法

一、运动疗法的分类、作用及临床应用

（一）分类

运动疗法内容丰富,分类方法颇多。如习惯分为传统性运动疗法和神经生理运动疗法;根据治疗时是否使用器械分为徒手运动疗法和器械运动疗法;针对功能障碍的治疗分为关节运动疗法、肌肉运动疗法、平衡运动疗法等;根据组织形式分为个人运动治疗和小组运动治疗。

（二）治疗作用

主要有以下几个方面。

（1）维持和改善运动器官的形态和功能,运动疗法可以促进血液循环,维持和改善关节活动范围,提高和增强肌肉的力量和耐力。

（2）促进代偿功能的形成和发展,以补偿丧失的功能。

（3）促进器官的新陈代谢,增强心肺功能。

（4）提高神经系统的调节能力,通过运动训练可保持和改善神经系统的兴奋性、灵活性和协调性。

（5）增强内分泌系统的代谢功能,如促进糖代谢,增加骨组织对矿物质的吸收。

（三）临床应用

运动疗法的适应范围较广。临床疗效比较满意的有神经系统疾病,如脑血管意外、脑外

伤、脑瘫、周围神经损伤;运动器官疾病,如四肢骨折、脱位、脊柱骨折、关节手术后、颈肩腰腿痛、关节炎、烧伤后瘢痕形成、骨质疏松等;内脏器官疾病,如冠心病、高血压、慢性支气管炎、肺气肿、内脏下垂、消化性溃疡;代谢障碍性疾病,如糖尿病、高血脂等。

对运动疗法的实施时间,应争取在疾病的早期介入,即在生命体征稳定后48h就可实施,即使是昏迷患者也可以做些小范围的局部的肢体被动运动,但要掌握好治疗的项目和强度。

二、运动疗法常用设备和治疗处方

(一)器械

运动疗法除徒手治疗外大部分离不开器械,且种类颇多。有单一功能的简单器械,又有多功能的综合性的器械。近年来,随着计算机技术的应用,许多多功能的计算机控制的运动治疗设备在康复医学领域得以应用。

常用的简单运动疗法器械有肩关节练习器、肩梯、滑轮吊环、肋木、墙壁拉力器、前臂旋转屈伸练习器、悬吊牵引架、电动站立床站立架、股四头肌练习器、平衡杠、坐式踏步器等。

多功能电脑控制的运动疗法设备,如平衡功能训练检测系统、带电脑跑台的减重步态训练器、电脑颈腰椎牵引仪、多功能运动训练组合系统等。

(二)处方

接受运动治疗的患者在康复医师对其进行功能评定后,由康复医师为其选择治疗项目,设计运动量、运动时间等,称之为运动治疗处方。运动治疗处方应包括运动治疗项目、运动治疗量和运动治疗的注意事项。

1.运动治疗项目

总体根据运动疗法的目的可分为耐力性项目、力量性项目、放松性项目、矫正性项目等;具体针对患者可分为关节活动度运动训练、恢复步行能力训练等治疗项目;再进一步细化,如关节活动度运动训练,可详细至肩、肘、腕、手、髋、膝踝等关节的被动或主动运动训练等小项目上。另外还可包括是否应用器械设备等。

2.运动治疗量

与运动治疗的强度、时间、频度有关。在运动治疗处方中,这三方面内容都应标明。运动强度最为重要,确定的指标有心率、机体耗氧量、代谢当量和主观感觉,心率应标明允许达到的最高心率和适宜心率。治疗时间是指一次运动治疗的总时间,可分为准备、练习和结束3个部分。频度是指每周、每日进行运动治疗的次数。

3.运动治疗的注意事项

首先要掌握好适应证,不同疾病选择不同的运动治疗方法才能保证疗效;其次是注意循序渐进,内容由少到多,程度从易到难,运动量由小到大;三是持之以恒,运动疗法大部分项目需要经过一段时间后才能显效,只有坚持治疗才能积累治疗效果;四是运动治疗实施过程中要定时评定,及时调整治疗方案,然后继续实施,再评定、再实施,直至方案结束,达到预定目标为止。

三、维持和改善关节活动度训练技术

维持和改善关节活动度的训练技术根据是否借助外力分为主动运动、主动助力运动和被动运动3种。

（一）主动运动

常用的主动运动是各种徒手体操。根据患者关节活动受限的方向和程度，设计一些有针对性的动作。主动运动可以促进血液循环，具有温和的牵拉作用，能松解粘连组织，牵拉挛缩组织，有助于保持和增加关节活动范围。

（二）主动助力运动

主动助力运动亦称辅助主动运动，主要用于肌力 1～2 级水平，不能自主关节活动或活动范围达不到正常值的患者。

（1）悬吊练习是利用绳索（可调长短）、搭扣或"S"钩和吊带组合起来，将拟训练活动的肢体悬吊起来，使其在除去肢体重力的前提下主动进行钟摆样的训练活动。如训练肘关节屈伸动作的方法，训练肩关节外展内收的方法，训练髋关节外展内收或前屈后伸的方法等。

（2）自我辅助练习是以健侧肢体帮助对侧肢体活动的训练方法，适用于因疼痛引起关节活动受限的患者。常用滑轮和绳索等用具，既可训练肩关节外展、内收，又可训练前屈后伸。

（3）器械练习是利用杠杆原理，以器械为助力，带动受限的关节进行训练活动。如肩关节练习器、肘关节练习器、踝关节练习器以及体操棒等。

在进行主动助力运动时应注意必须向患者讲解动作要领及方向，助力的方向要与被训练肌肉的收缩方向一致，避免出现代偿动作。

（三）被动运动

被动运动是指以维持正常或现存关节活动范围和防止挛缩、变形为目的，无须肌肉主动收缩参与运动，而借助他人、器械或自我肢体辅助来完成的训练方法。通常用于全身或局部肌肉麻痹或肌肉无力的患者，如截瘫、偏瘫等。根据力量来源可分为两种：一种是关节可动范围内的运动和关节松动技术，是由治疗师或经过专门培训的人员完成的被动运动；另一种是借助外力由患者自己完成的被动运动，如关节牵引、持续性被动活动等。

（1）关节活动范围的被动运动是治疗师根据运动学原理完成关节各方向的活动。如躯干被动活动、肩关节前屈被动活动、肩关节外展被动活动、肘关节被动活动、髋关节屈伸的被动活动等。

（2）关节松动技术是治疗师在关节活动允许范围内完成一种针对性很强的手法操作技术。它利用关节的生理运动和附属运动被动活动患者关节，维持或改善关节活动范围，缓解疼痛，类似于我国传统医学的手法治疗，但在理论体系、手法操作及临床应用中均有较大的区别，常用的手法包括关节的牵引、滑动、滚动、挤压、旋转等。

（3）持续被动活动（CPM）是利用机械或电动活动装置，使肢体进行持续的无疼痛范围内的被动活动。它可以缓解疼痛，改善关节活动范围，防止粘连和关节僵硬，消除手术和制动带来的并发症。常用的有各关节专用持续被动活动器。

被动关节活动的训练中应注意每次一般针对一个关节，应缓慢、平和地完成该关节现存的最大活动范围，并在末端做一短暂停留，每个运动方向一般做 3～5 次，每日早晚各 1 次，但对那些活动范围有受限趋势的关节应增加活动次数。

四、增强肌力和肌肉耐力的训练技术

肌力是指肌肉在收缩时所表现出来的能力，以肌肉最大兴奋时所能负荷的重量来表示。增强肌力的方法很多，根据肌肉的收缩方式可分为等长运动和等张运动；根据是否施加阻力分为非抗阻力运动和抗阻力运动。非抗阻力运动包括主动运动和主动助力运动;抗阻力运动包括等张性、等长性、等速性抗阻力运动等。

(一)非抗阻力运动

当肌力为 1~2 级时,多用主动助力运动由治疗师帮助患者运动,或利用简单装置将患肢悬吊后在水平面上进行运动训练,助力来自治疗师徒手施加或其他重物施加。而当肌力达到 3 级或以上时,可让患者将需训练的肢体放在抗重力的位置上,进行主动运动。

(二)抗阻力运动

抗阻力运动是指克服外加助力的主动训练方法,多用于 3 级及以上肌力的患者。根据收缩的类型又分为抗等张阻力运动抗等长阻力运动和等速运动。

1. 抗等张阻力运动又称动力性运动肌肉

在抵抗阻力收缩时,长度缩短或被拉长,关节发生运动。常用徒手以自身体重作为负荷进行,如俯卧撑、下蹲起立、仰卧起坐等运动;或用器械如沙袋、哑铃、墙壁拉力器或专用肌力练习器。这些方法常用于 4 级或 4 级以上肌力训练。其训练重量大、重复次数少,有利发展肌力;而重量中等,重复次数多则有利发展肌肉耐力。

2. 抗渐进阻力运动也称渐进抗阻力运动

先测出待训肌肉连续 10 次紧张收缩所能承受的最大负荷,称为 IORM。每次训练做 3 组 10 次运动,组间休息 1min,第 1、2、3 组训练所用阻力负荷依次为 1/2、3/4 及 1 个 10RM。每周复测 10RM 值,据此修正训练时实际负荷量,使其随肌力的增长而增加。

3. 抗等长阻力运动也称静力性运动

肌肉在对抗过大的阻力进行无关节运动的收缩时,肌肉没有明显的缩短,但其内部张力很大,由此能产生力量。运动训练时注意将关节置于不同角度的位置上,每次抗阻力维持 5~10s 为宜,然后放松,重复 5~10 次。

4. 等速运动

等速运动(又称为可调节抗阻力运动、恒定速度运动)是利用器械提供的可变的顺应性阻力,对拮抗肌同时进行往返运动训练,使其平衡发展。等速运动测试系统的操作系统可以提供肢体在预定速度下进行肌力的测试,而其计算机系统可以记录关节及肌肉活动的一系列数据,适用于脊柱和四肢肌肉的力量测试和训练,运动系统损伤的辅助诊断和预防,康复训练的疗效评定,等等。

肌肉运动训练是训练肌群,所以要选择适当的训练方法,掌握好运动量,注意根据患者的全身状况(尤其是心血管系统状况)和局部状况,及时调整阻力。每天训练 1~2 次,每次 30min 左右。可以分组练习,中间休息 2min。

五、恢复平衡能力的训练技术

这是通过在各种体位姿势时静、动态平衡能力的训练,使患者能自动调整维持姿势。

(一)基本原则

平衡训练的基本原则是从最稳定的体位通过训练逐步过渡到最不稳定的体位;从静态平衡过渡到动态平衡,以逐步加大难度。也就是说,逐步缩减人体支撑面积,逐步提高身体重心,并从睁眼训练提高到闭眼训练。静态平衡是基础,主要依赖于肌肉的等长收缩和关节两侧肌肉协同收缩完成。

（二）训练方法

1. 坐位平衡训练

（1）横向式：患者坐位，治疗师坐于患者一侧，诱导其躯干向一侧倾斜。

（2）纵向式：患者坐位，治疗师坐于患者前方，诱导其重心逐步前后移动，消除其身体前移怕摔倒的心理。坐位平衡训练主要提高头和躯干的平衡控制能力。

2. 跪位平衡训练

患者双膝跪位，治疗师站于其后侧，双手置于骨盆两侧，训练患者维持平衡或诱导身体重心横向移动。跪位平衡训练较坐位平衡重心提高，支撑面也减小，增加躯干与骨盆的平衡控制能力。若患者双膝跪位平衡维持稳定后，可开展单膝跪位动态平衡训练，即另一侧下肢上下抬起。

3. 立位平衡训练

可分为立位静态和动态平衡训练，双足或单足的平衡训练等。让患者双足于站立位，治疗师保护并诱导其持重反应的出现，训练其身体重心横向或纵向转移。也可让患者立于平衡板上或平衡训练测试仪上，训练其身体重心向各个方向的转移，并逐渐过渡到单足立位平衡训练。

六、恢复步行能力的训练技术

步行是一个立位动态平衡姿势的维持过程，它需要全身各个部位协调运动，从而达到由失去平衡到重获平衡的目的。

（一）平行杠内的训练

首先利用平行杠进行站立训练，然后练习重心转移，逐渐过渡到进行杠内步行训练。杠内步行训练主要有四点步行、二点步行、拖步训练、摆至步和摆过步等方法。

（二）拐杖辅助步行训练

常用拐杖有腋拐、肘拐、手杖（四脚手杖、三脚手杖）等。利用拐杖进行步行训练时，要具有较好的平衡能力和上肢支撑能力，一般要经过平行杠内基本动作训练后方可进行，常见的拐杖辅助步行训练有挂拐迈步训练、挂拐三点步行训练等。

七、易化技术

易化技术是依据人体神经正常生理发育过程，即由头到脚，由近端到远端的发育过程，运用诱导和抑制的方法，使患者逐步学会如何以正常方式去完成日常生活动作的一类康复治疗技术，所以又称神经发育疗法。主要用于治疗脑损伤后的肢体运动障碍，其典型代表为 Bobath 技术、Brunnstrom 技术、Rood 技术和 PNF 技术。

（一）Bobath 疗法

Bobath 疗法是英国治疗师 Bexta Bobath 创立的主要用于治疗偏瘫患者和脑瘫患儿的一种训练方法。其基本观点是依据人体正常发育过程，诱导患者逐步学会正常运动的感觉及动作模式，学会如何控制姿势、维持平衡，训练翻正反应、平衡反应及其他保护性反应的出现。Bobath 的训练方法是对训练中出现的病理反射及运动模式加以抑制，先从头、躯干的控制能力出发，之后再针对与躯干相连的近端关节（如肩关节、髋关节）进行训练。当近端关节具备了一定运动和控制能力之后，再做开展远端关节（如肘、腕、踝等关节）的训练。训练中要注意尽量地应用患侧,而不主张用健侧代偿;对痉挛采取抑制,对弛缓采取促进的原则;同时注意要和作业疗法和护理等相结合。

Bobath 疗法的主要技术有以下几个方面。

1. 控制的关键点

这是治疗师改变患者异常的运动模式,抑制痉挛,引导患者进行主动运动时操纵患者的关键部位。近端的有颈、脊柱、肩、骨盆、胸骨柄、肩胛骨等;远端的有指、趾、腕、踝等。

2. 反射抑制模式

(1)手:患者双手掌心相对,十指交叉地握手,病变拇指在健拇指的上方,此种形式的握手称为 Bobath 式握手,其作用是防止病臂旋前,使病指在掌指关节处伸展。使病变拇指有较大的外展,从而对抗腕、指的屈曲,促进腕、指的伸展。

(2)上肢:使患者上肢处于外展、外旋、伸肘、前臂旋后、伸腕外展拇指的位置,以对抗上肢的异常屈曲痉挛模式。

(3)下肢:微屈髋、膝,内收、内旋下肢,背屈踝、趾。

(4)躯干:健侧卧位,治疗师一手扶其肩前推,一手扶其髋后拉,使患侧的肩和髋作反向运动。

(5)运动的促进技术:通过平衡、翻正或伸展防护反应引出运动;通过牵引促进屈肌,压缩促进伸肌;通过轻扳、轻叩等触觉刺激,促进弛缓肌的收缩。

3. 运动控制训练

这是让肢体负重并训练平衡:将肢体末端被动地移到空间的关节活动范围内的某一点上,然后释放,让患者练习将肢体控制在该位置上不动称为控制训练;在控制成功的基础上,训练患者主动地将肢体定位在 ROM 的各点上,然后由此向上和向下活动,最后再返回原处称为定位放置训练。

4. 处理偏瘫步态异常的方法

训练受控的背屈踝、受控的屈膝;在伸髋的情况下屈膝;内收、内旋股;迈步时不上抬病侧骨盆。

(二)Brunnstrom 疗法

Brunnstrom 疗法是美国治疗师 Signe Brunnstrom 提出的主要用于偏瘫患者的治疗方法。其独特之处在于他认为患者在偏瘫后所出现的基本肢体协同动作、原始姿势反射及共同运动的出现,在运动发育早期是正常存在的。偏瘫患者在恢复其肢体运动功能的过程中,也必须经过这几个阶段。因此,Brunnstrom 主张在运动功能恢复的最初阶段,强调患侧肢体的可动性,也就是说,要诱导患者利用和控制这些异常的模式以获得一些运动反应。之后,随着时间的推移、运动功能恢复阶段的递增和共同运动的动作能够较随意和自由地进行后,再训练患者摆脱共同运动模式,逐步完成向分离运动动作过渡的过程。

Brunnstrom 把偏瘫运动功能的恢复过程分为 6 个阶段,即 I 阶段弛缓期,患侧上、下肢呈弛缓性瘫痪;II 阶段约发病 2 周后出现痉挛和共同运动;III 阶段共同运动达高峰,痉挛加重;IV 阶段出现一些脱离共同运动的运动,痉挛开始减弱;V 阶段以分离运动为主,痉挛明显减弱;VI 阶段协调动作大致正常。根据以上理论,Brunnstrom 疗法 I ~ III 阶段的训练原则是利用紧张反射、联合反应、本体刺激与外周刺激来增强患侧肢体的肌张力;IV ~ V 阶段,是诱导患侧肢体逐步过渡到较困难的动作。

（三）本体感觉神经肌肉促进疗法

本体感觉神经肌肉促进疗法是美国 Kabat 首先提出的本体感觉神经肌肉促进疗法（PNF），是利用牵张、关节压缩和牵引、施加阻力等本体刺激，应用螺旋形对角线或运动模式来促进运动功能恢复的一种治疗方法。PNF 疗法除了依据人体正常运动发育过程之外，着重强调在运动模式中，身体各个关节的作用，即关节的可动性、稳定性、控制能力及完成复合动作的技巧性。

PNT 理论认为人体动作的特征是无论头、躯干、四肢各关节的运动方向都有一相交叉的两个运动方向。

1. 基本技术

（1）手法接触：向正确的方向施加抵抗，从而刺激肌肉、肌腱、关节内的感受器。

（2）牵张：在 PNT 的起始位上，治疗师对参与运动的主要肌群进行最大范围的牵拉。

（3）牵引：对关节进行牵拉，增大关节间隙，激活关节感受器，刺激关节周围的肌肉。

（4）挤压：对关节挤压，可减小关节间歇，同样可激活关节感受器，刺激关节周围肌肉同时收缩。

（5）口令：治疗师在适当的时候发出口令，可刺激主动运动，提高动作完成的质量。

（6）最大阻力：根据患者能力和需要分级给予，但不能阻碍患者完成全部关节活动。

（7）时序：是指在协调运动中肌肉从远端到近端收缩的顺序。

2. PNF 的特殊技术

（1）重复收缩：通过重复牵拉肌肉，增强等张收缩能力。

（2）节律性发动：整个活动过程先由治疗师被动完成，再让患者主动辅助完成，最后达到主动完成。

（3）慢逆转：对拮抗肌逆行最大限度紧张后，来促进较弱的主动肌进行等张收缩。

（4）慢逆转－挺住：与慢逆转技术相似，只是在所需关节活动范围的一处进行肌肉的等长收缩。

（5）节律性稳定：是在关节活动范围的任何一处交替地做主动肌和拮抗肌等长收缩，以提高肢体的控制能力。

（6）快逆转：是对主动肌和拮抗肌双侧进行牵拉刺激，其目的在于通过刺激拮抗肌紧张收缩，来促进主动肌的紧张收缩，以提高肌肉反应能力和控制能力。

（四）诱导疗法

诱导疗法是以美国治疗师 Margaret Rood 命名的一种治疗方法。它是通过刺激传入神经末梢所支配的区域，诱导骨骼肌运动，使之能完成对某一动作或姿势的控制过程。

1. 训练顺序

Rood 疗法根据人体神经生理及发育过程，主要遵循以下顺序。

（1）通过训练患者，先诱导出一些早期大体动作，如头、躯干动作及控制能力。

（2）开展姿势控制的训练时，首先固定远端肢体，然后沿其固定方向的纵轴给予向下的挤压力。

（3）当肢体末端被固定，通过对末端上方肢体的被动或主动活动，来训练肢体在动态下控制姿势的能力。

（4）当肢体近端控制能力提高后，固定近端关节，诱导远端肢体在空中自主运动。

2.具体诱导方法

（1）对体表特殊区域的刺激，利用手刷、冰块或手抚摸、叩击等方法刺激神经支配的肌肉在体表上的区域，从而引起该肌肉的收缩。注意刺激体表区域必须准确，刺激时间要短（3s左右），长时间刺激可抑制肌肉收缩。用冰块时勿置于耳后或左肩处，因为可能降低血压或危及心脏功能。

（2）对肌肉的刺激，快速牵拉可刺激肌肉收缩，反之慢速牵拉肌纤维至最长处，并维持约5min，则抑制肌肉的收缩。

（3）对关节感受器的刺激，持续或间断对关节挤压，可刺激关节感受器，使关节周围肌肉收缩，从而提高关节的稳定性。

八、运动再学习疗法

运动再学习法（motor relearning program，MRP）是由澳大利亚学者 Janet H. Cart 等提出的一种运动疗法。他把中枢神经损伤后运动功能恢复训练视为一种再学习或再训练的过程。主要以神经生理学、运动科学、生物力学、行为科学等为理论依据，以作业或功能活动为导向，在强调患者主观参与和认知重要性的前提下，按照科学的运动学习方法对患者进行再教育，以恢复其运动功能的一种方法。MRP 认为实现功能重组的主要条件是需要进行针对性的练习活动，练习得越多，功能重组就越有效，特别是早期练习有关的运动。而缺少练习可能会产生继发性神经萎缩或不能形成正常的神经突触。主张通过多种反馈，如视、听、皮肤、体位、手的引导等来强化训练效果，充分利用反馈在运动控制中的作用。MRP 由 7 个部分组成，包含了日常生活中的基本运动功能，分别为上肢功能、面部功能、仰卧到床边坐起、坐位平衡、站立与坐下、站立平衡和步行。治疗时根据患者的功能障碍选择最适合的部分开始训练。每一部分的训练分 4 个步骤：第 1 步，了解正常的活动成分并通过观察患者的动作来分析缺失的基本成分。第 2 步，针对缺失的运动成分，通过简洁的解释和指令，反复练习，并配合语言、视觉反馈及手法指导，逐渐恢复已丧失的运动功能。第 3 步，把所掌握的运动成分同正常的运动结合起来，不断纠正，使其逐渐正常化。第 4 步，在真实的生活环境中训练已掌握的运动功能，使其不断熟练。

（赵国静）

参 考 文 献

[1]陈宗宁,刘茜.现代实用临床医学研究内科学[M].北京:知识产权出版社,2013.

[2]吴永贵,王爱玲,洪汝涛.当代内科学进展[M].合肥:安徽科学技术出版社,2016.

[3]阳晓,周毅,段于峰.内科学[M].北京:北京大学医学出版社,2011.

[4]黄从新.内科学[M].北京:高等教育出版社,2011.

[5]丘蕾,可钦,翟爱荣.内科临床疾病诊疗学[M].南昌:江西科学技术出版社,2018.

[6]段丽萍,巩楠,徐岚.肾内科疾病病例解析[M].上海:第二军医大学出版社,2010.

[7]陈楠,王伟铭.肾脏疾病诊断学[M].上海:上海科学技术出版社,2009.

[8]陈晓敏.内科学精粹[M].杭州;浙江大学出版社,2012.

[9]施海明.内科学新理论新进展[M].上海:上海科学技术出版社,2012.

[10]张萍.新编现代实用内科学[M].青岛:中国海洋大学出版社,2014.

[11]罗杰,何国厚.实用内科诊疗常规[M].武汉:湖北科学技术出版社,2010.

[12]邵迥龙等.内科疾病临床诊疗[M].石家庄:河北科学技术出版社,2013.

[13]邓长金,舒春明.临床心血管内科常见疾病与治诊[M].武汉:湖北科学技术出版社,2011.

[14]闫雪洁,张洪青,于风云.临床内科疾病诊疗学[M].北京:知识产权出版社,2014.

[15]白民刚,祁学文,訾强等.临床心脏内科疾病诊疗学[M].天津:天津科学技术出版社,2011.

[16]王建法.实用内科临床诊疗[M].武汉:湖北科学技术出版社,2018.

[17]孙文青,张迅英,罗春.现代临床内科常见病诊疗学[M].北京:科学技术文献出版社,2011.